术中神经生理监测

Intraoperative Neuromonitoring

术中神经生理监测

Intraoperative Neuromonitoring

原　著　Marc R. Nuwer
　　　　David B. MacDonald

主　审　郭兰君　乔　慧

主　译　方　媛

副主译　李晓宇　茆　翔

北京大学医学出版社

SHUZHONG SHENJING SHENGLI JIANCE

图书在版编目（CIP）数据

术中神经生理监测 /（美）马克·努维尔（Marc R. Nuwer），（美）戴维·麦克唐纳（David B. MacDonald）原著；方媛主译. -- 北京：北京大学医学出版社，2025. 1. -- ISBN 978-7-5659-3250-2

Ⅰ. R651

中国国家版本馆 CIP 数据核字第 2024PF6812 号

北京市版权局著作权合同登记号：图字：01-2023-0964

Elsevier (Singapore) Pte Ltd.
3 Killiney Road, #08-01 Winsland House I, Singapore 239519
Tel: (65) 6349-0200; Fax: (65) 6733-1817

Intraoperative Neuromonitoring
Marc R. Nuwer, David B. MacDonald
ISBN: 978-0-12-819826-1

《术中神经生理监测》（方媛 主译）
ISBN: 978-7-5659-3250-2

注 意

本书涉及领域的知识和实践标准在不断变化。新的研究和经验拓展我们的理解，因此须对研究方法、专业实践或医疗方法作出调整。从业者和研究人员必须始终依靠自身经验和知识来评估和使用本书中提到的所有信息、方法、化合物或本书中描述的实验。在使用这些信息或方法时，他们应注意自身和他人的安全，包括注意他们负有专业责任的当事人的安全。在法律允许的最大范围内，爱思唯尔、译文的原文作者、原文编辑及原文内容提供者均不对译文或因产品责任、疏忽或其他操作造成的人身及（或）财产伤害及（或）损失承担责任，亦不对由于使用文中提到的方法、产品、说明或思想而导致的人身及（或）财产伤害及（或）损失承担责任。

术中神经生理监测

主　　译： 方　媛
出版发行： 北京大学医学出版社
地　　址：（100191）北京市海淀区学院路 38 号　北京大学医学部院内
电　　话： 发行部 010-82802230；图书邮购 010-82802495
网　　址： http://www.pumpress.com.cn
E-mail： booksale@bjmu.edu.cn
印　　刷： 北京信彩瑞禾印刷厂
经　　销： 新华书店
责任编辑： 畅晓燕　　**责任校对：** 靳新强　　**责任印制：** 李　啸
开　　本： 889 mm×1194 mm　1/16　　**印张：** 27.5　　**字数：** 838 千字
版　　次： 2025 年 1 月第 1 版　2025 年 1 月第 1 次印刷
书　　号： ISBN 978-7-5659-3250-2
定　　价： 180.00 元

译者名单

主　审　郭兰君　乔　慧

主　译　方　媛

副主译　李晓宇　茆　翔

译　者（按姓名汉语拼音排序）

程宏伟（安徽医科大学第一附属医院）
樊　星（北京市神经外科研究所）
方　媛（四川大学华西医院）
郭兰君（美国加利福尼亚大学旧金山分校）
郭　睿（四川大学华西医院）
郝小桃（复旦大学附属华山医院）
胡　佳（四川大学华西医院）
胡　悦（四川大学华西医院）
李　鹃（中南大学湘雅医院）
李晓宇（首都医科大学宣武医院）
刘献增（北京大学国际医院）
路俊锋（复旦大学附属华山医院）
茆　翔（安徽医科大学第一附属医院）
庞小凡（四川大学华西医院）
乔　慧（北京市神经外科研究所）
单　明（安徽医科大学第一附属医院）
沈　琦（四川大学华西医院上锦医院）
宋红梅（吉林大学白求恩第一医院）
田　蕊（四川大学华西医院）
王晨昊（四川大学华西医院）
王树杰（北京协和医院）
王燕燕（浙江大学医学院附属邵逸夫医院）
王　珏（江苏省中医院）
王志刚（四川大学华西医院）
吴君昊（四川大学华西医院）
伍　宵（安徽医科大学第一附属医院）
徐　欣（中国人民解放军总医院）
闫思宇（四川大学华西医院）
叶　菱（四川大学华西医院）
尹森林（四川大学华西医院）
应婷婷（上海交通大学医学院附属新华医院）
张冠妮（四川省医学科学院·四川省人民医院）
张思卿（四川大学华西医院）
宗轶烜（四川大学华西医院）

Preface for the Chinese Translation Volume

"The best way to deal with paraplegia is to prevent it from happening in the first place." The goal of intraoperative neuromonitoring (IONM) is to prevent postoperative neurologic deficits.

In the 1920s, Wilder Penfield pioneered the routine use of neurophysiology in the operating room to localize motor and sensory cortex with direct cortical stimulation. In the past century, IONM evolved into a major subspecialty of clinical neurophysiology. Methods are modified from traditional outpatient clinical neurophysiology testing. This volume presents the state of its art and science, its use as well as its drawbacks and problems. Individual chapters focus on each major application of IONM, presenting typical stimulation and recording techniques and alarm criteria.

Intraoperative testing also is a part of this IONM discipline. *Monitoring* establishes baseline findings and monitors for change across the whole time of the case, whereas *testing* assesses and interprets findings once or during a limited portion of surgery. Testing may seek such locations as the site of pathology, functional tissue, eloquent cortex, or the spinal cord posterior midline.

IONM's main purpose is to warn interventionalists, surgeons, and anesthesiologists about adverse changes at a very early stage in order to correct the cause and thereby prevent postoperative neurologic deficits. This involves testing neurologic function in the operating room and exploring neurologic function during surgery in order to detect impending neurologic damage and—by leading to procedural changes—prevent permanent damage.

The volume will appeal to clinicians and clinical neurophysiologists as a state-of the art reference about intraoperative neurophysiologic monitoring. The volume covers both the technical aspects of various neurophysiologic monitoring procedures and the specific approach to monitoring patients undergoing operative procedures on different regions of the brain; procedures on the spinal cord or to correct spinal deformities; surgery on peripheral and cranial nerves; and surgery on the heart, different regions of the aorta, and the carotid arteries. Intraoperative monitoring improves the outcome of various but not all procedures, and in the years ahead, further outcome studies will be important to clarify its indications.

The future of IONM is promising. Many surgeons now have learned their surgical skills using IONM. They realize how this makes surgery safer for their patients. When combined with modern imaging techniques, surgeons can assess patient status in terms of morphology and function, i.e., anatomy and physiology.

One wonders whether Wilder Penfield, in the 1920s, had any idea how much intraoperative neurophysiology would grow over the next century.

I hope this Chinese translation can be of great help to Chinese neurophysiologists, surgeons, and others who are engaged in intraoperative neurophysiology.

Marc R. Nuwer, M.D., Ph.D.

中文版序

“治疗截瘫的最佳方法是防止其发生。”术中神经生理监测（IONM）的目标是预防术后神经功能障碍。

在20世纪20年代，Wilder Penfield开创性地将神经生理学技术常规应用于手术室，通过直接皮层刺激定位大脑运动和感觉皮层。在过去的一个世纪里，IONM发展成为临床神经生理学的一个重要分支。其方法源自传统的门诊临床神经生理学测试。本书呈现了该技术的最新进展、临床应用、局限性和潜在的问题。各章节着重介绍了IONM在各领域的主要应用，包括常规的刺激和记录技术以及报警标准。

除了监测技术，IONM还包括术中定位技术。监测建立了基线，并在整个手术过程中监测其变化，而定位则是在手术的某个阶段或特定时间点进行评估和解释。定位技术可用于确定病理部位、功能组织、功能皮层或脊髓后正中线等部位。

IONM的主要目的是尽早提示介入医生、外科医生和麻醉医生有不良变化，以纠正原因，从而预防术后神经功能障碍。这包括在手术室测试神经功能，并在手术过程中评估神经功能，以便探测即将发生的神经损伤，并通过调整手术策略预防永久性神经功能损伤。

本书作为术中神经生理监测的最新参考资料，对临床医生和临床神经生理学家极富吸引力。该书涵盖了各种神经生理监测程序的技术，以及针对不同脑区手术、脊髓手术或脊柱畸形矫正、周围神经和脑神经手术、心脏手术、主动脉不同区域手术以及颈动脉手术的具体监测方法。术中监测改善了各种手术的结果，但并非所有手术都适用，未来研究结果对明确其适应证至关重要。

IONM的未来充满希望。现在，许多外科医生已经通过IONM的帮助掌握手术技术，并深刻意识到这样做可以使手术更加安全，更有益于患者。当与现代影像技术结合时，外科医生可以同时从解剖结构和生理功能角度评估患者的状况。

不禁令人遐想，Wilder Penfield在20世纪20年代是否预见到术中神经生理学会在未来百年间有如此迅速的发展。

希望这部中文译著能帮助到中国神经生理学家、外科医生和其他从事术中神经生理学工作的人员。

Marc R. Nuwer, M.D., Ph.D.

中文版前言

我们怀着极大的荣幸和愉悦为大家呈现由 Marc R. Nuwer 和 David B. MacDonald 主编的在术中电生理领域方面的重要著作《术中神经生理监测》（*Intraoperative Neuromonitoring*）的中文翻译版本。这部新出版的英文原著是该领域最高国际水平的著作，为了解术中神经电生理技术的科学性和标准化提供了宝贵的见解。

随着术中神经生理监测领域的知识需求在全球不断增长，我们将这部备受推崇的英文原著翻译成中文的目的在于弥合语言障碍，使这一丰富的信息能够为更广泛的中国专业读者们所学习和利用。参与本书翻译工作的人员都是在该领域从事术中电生理工作多年的专家学者。专家们之间的密切合作在确保准确传达原文的深度和精度方面起到了关键作用。

在本书各章节中，读者将深入研究术中神经生理监测的原理、技术和应用的丰富信息。从基本的神经生理学概念到尖端的进展，这本书为寻求更深入了解该领域的临床医生、技术人员和学生提供了指导性资源。

我们向 Marc R. Nuwer 和 David B. MacDonald 表达由衷的感激，感谢他们的开创性工作和愿景，这一愿景将继续塑造术中神经生理监测领域的未来。也非常感谢来自世界各地的术中电生理专家作者团队对这本书所做出的贡献。这本书的翻译是对跨越国界传播知识和促进全球从业者共同致力于提高手术安全以及推动术中电生理领域发展的体现。

我非常有幸参与了本书两个章节的撰写。所以有机会第一时间把该书推荐给了方媛教授。她对本书的翻译工作起到了至关重要的作用。在此向所有参与本书翻译的专家深表感谢。

愿这部翻译著作成为一个有价值的资源，为术中神经生理监测技术的不断发展做出贡献。

郭兰君
于美国旧金山

原著序

临床神经生理学的发展历程可以追溯到20世纪40—50年代，当时通常由远离临床的研究人员，在实验室（往往是在医院的地下室）对一些疑难病症患者进行研究。随着新技术如诱发电位的发展，神经生理学实验室在20世纪70—80年代迅速发展，以至于临床实践非常依赖这些技术。然而，随着新的影像技术广泛应用于临床诊断，它们的影响力随之减弱。但是，在过去的30年里，神经生理学家可以在手术和其他操作中监测神经系统功能，识别和保护易受损伤的区域，扮演着越来越重要的角色。其主要目的是尽早向介入、外科和麻醉医生发出不良变化的警告，以便及时纠正原因，从而防止术后神经功能废损。神经生理监测流程包括在手术室测试神经功能，并在手术过程中实时评估神经功能，以便探测即将发生的神经损伤，并通过改变手术操作来防止永久性神经功能废损。

实际上，术中监测以某种形式已经应用了近150年。最早在手术中电刺激人类大脑的外科医生可能是Victor Horsley，他于1884年在伦敦首次应用，紧随其后的是德国Fedor Krause和美国William Keen等。在20世纪上半叶，蒙特利尔的Wilder Penfield及其团队在癫痫手术中进行大脑皮层功能定位（直接刺激皮层以定位运动和感觉皮层），随后在暴露的大脑皮层表面记录电活动（皮层脑电图）用于引导手术切除致痫区。

本书作为“临床神经病学手册”（*Handbook of Clinical Neurology*）丛书之一，涵盖了各种神经生理监测程序的具体技术，以及针对不同脑区手术、脊髓或脊柱矫形手术、周围神经和脑神经手术、心脏手术、不同部位主动脉和颈动脉手术的具体监测方法。术中监测改善了多种手术的效果，但并非所有手术。未来，厘清其益处，消除其适应证的模糊空间至关重要。

我们向本书的两位主编表示祝贺和由衷的感谢：Marc R. Nuwer是加州大学洛杉矶分校（UCLA）David Geffen医学院神经病学教授，UCLA Ronald Reagan医学中心临床神经生理学部主任；David B. MacDonald曾任沙特阿拉伯利雅得King Faisal Specialist医院和研究中心临床神经生理科主任，目前在德国埃门丁根Arkana Forum担任科学总监。他们汇聚了一批术中监测领域不同专业的专家，带来了全面详实而又严谨审慎的专题内容。

我们审阅了本书所有章节，并提出改进建议。本书主编和各位作者撰写了独具学术性和思想性的各章节内容，我们对此深表感谢。本书作为术中神经监测专业参考书籍，展示了该领域最新的前沿技术，是对此感兴趣的临床医生和临床神经生理学家必读之书。

一如既往，我们要感谢我们的出版商Elsevier，特别是苏格兰的Michael Parkinson、圣地亚哥的Nikki Levy和Kristi Anderson，以及Elsevier全球图书制作的Punithavathy Govindaradjane，感谢你们在“临床神经病学手册”丛书制作和出版过程中所提供的帮助。

Michael J. Aminoff
François Boller
Dick F. Swaab

原著前言

“治疗截瘫的最佳方法是防止其发生。”术中神经生理监测（IONM）的目标是预防术后神经功能障碍。如今，IONM涵盖了多项技术，应用于多种神经系统结构中。

在过去40年里，IONM已经发展为临床神经生理学的重要分支学科，广泛应用于不同手术领域，技术和应用方法不断丰富。IONM的技术方法大多源自常规门诊神经生理学测试，并根据手术室的特殊需求进行了优化，以便发挥其作用。IONM现已渗透至许多外科亚专科领域，本书详细展现了该技术领域的最新技术和研究进展。

本书各章回顾了IONM领域的科学和实践基础，讨论了常规刺激和记录技术、解读及报警标准，同时分析了监测中可能面临的不足和问题，并提出应对策略。此外，每章还综述了相关的IONM文献，探讨了临床问题及相关预后研究，同时也包括关于安全性和麻醉问题的内容。

第Ⅰ部分从脑电图、诱发电位和肌电图技术的概述开始，讨论了各种监测方式的安全性问题。接下来的章节则按照不同疾病和解剖区域描述IONM的应用。第Ⅱ部分重点介绍了经常使用IONM的各种疾病，例如颅内肿瘤、癫痫和运动障碍，并深入探讨了特定解剖区域的监测，如脑干和小脑脑桥角。第Ⅲ部分从脊柱疾病（包括脊柱侧弯和脊髓病变）入手，进一步讨论了IONM在特定手术中的应用：颅内和脊柱手术、腰椎减压与融合术、马尾及脊髓拴系综合征手术，以及疼痛治疗手术。第Ⅳ部分涵盖了脑神经、其他躯体神经根及周围神经的手术监测。第Ⅴ部分聚焦血管外科中的IONM，包括颈动脉手术、颅内动脉瘤手术，以及升主动脉和降主动脉手术。各章分别探讨了监测技术及其临床应用。

20世纪20年代，Wilder Penfield首次在手术中常规使用神经生理学技术，通过直接皮层刺激定位运动和感觉皮层。或许他未曾预料到，术中神经生理学在接下来的百年间会取得如此巨大的发展。

Marc R. Nuwer
David B. MacDonald

原著者名单

J.E. Arle
Department of Neurosurgery, Harvard Medical School and Department of Neurosurgery, Beth Israel Deaconess Medical Center, Boston, MA, United States

L. Bello
Department of Oncology and Hemato-Oncology, Neurosurgical Oncology Unit, Università degli Studi di Milano, Milan, Italy

B.A. Crum
Department of Neurology, Mayo Clinic, Rochester, MN, United States

V. Deletis
Department of Neurosurgery, University Hospital Dubrava, Zagreb, Croatia; Albert Einstein College of Medicine, New York, NY, United States

C.C. Dong
Department of Surgery, University of British Columbia, Vancouver, BC, Canada

I. Fernández-Conejero
Unit of Intraoperative Neurophysiology, Department of Neurology, University Hospital of Bellvitge, Barcelona, Spain

G. Galloway
Department of Neurology, Wexner Medical Center, Ohio State University Medical Center, Columbus, OH, United States

J. Gertsch
Department of Neurology, UC San Diego Health, San Diego, CA, United States

A. Gonzalez
Department of Neuroscience, University of California Riverside, Riverside, CA, United States

L. Guo
Department of Surgical Neuromonitoring, University of California San Francisco, San Francisco, CA, United States

R.N. Holdefer
Department of Rehabilitation Medicine, University of Washington, Seattle, WA, United States

A.M. Husain
Department of Neurology, Duke University Medical Center and Neurodiagnostic Center, Veterans Affairs Medical Center, Durham, NC, United States

M.J. Jacobs
Department of Surgery, Maastricht University Medical Center, Maastricht, The Netherlands

H.L. Journée
Department of Neurosurgery, University Medical Center Groningen, University of Groningen, Groningen, The Netherlands

I. Keselman
Department of Neurology, University of California Los Angeles, Los Angeles, CA, United States

K. Kodama
Department of Neurosurgery, Shinshu University School of Medicine, Matsumoto, Japan

K.F. Kothbauer[†]
Formerly Department of Neurosurgery, University of Basel and Division of Neurosurgery, Luzerner Kantonsspital, Lucerne, Switzerland

A.D. Legatt
Department of Neurology, Montefiore Medical Center and Albert Einstein College of Medicine, Bronx, NY, United States

---

[†] 已故。

J.R. López
Department of Neurology and Neurological Sciences, Stanford University School of Medicine, Stanford, CA, United States

D.B. MacDonald
Arkana Forum, Emmendingen, Germany

M. Malcharek
Division of Neuroanesthesia and Intraoperative Neuromonitoring, Department of Anesthesia, Intensive Care and Pain Therapy, Klinikum St. Georg, Hospital of the University of Leipzig, Leipzig, Germany

W.H. Mess
Department of Clinical Neurophysiology, Maastricht University Medical Center, Maastricht, The Netherlands

M.R. Nuwer
Departments of Neurology and Clinical Neurophysiology, David Geffen School of Medicine, University of California Los Angeles, and Ronald Reagan UCLA Medical Center, Los Angeles, CA, United States

J. Prell
Department of Neurosurgery, University Halle-Wittenberg, Halle, Germany

F. Sala
Section of Neurosurgery, Department of Neurosciences, Biomedicine and Movement Sciences, University Hospital, Verona, Italy

K. Seidel
Department of Neurosurgery, Inselspital, Bern University Hospital, University of Bern, Bern, Switzerland

J.L. Shils
Department of Anesthesiology, Rush University Medical Center, Chicago, IL, United States

M.V. Simon
Department of Neurology, Massachusetts General Hospital, Boston, MA, United States

S. Skinner
Department of Intraoperative Neurophysiology, Abbott Northwestern Hospital, Minneapolis, MN, United States

B. Skrap
Section of Neurosurgery, Department of Neurosciences, Biomedicine and Movement Sciences, University Hospital, Verona, Italy

F. Soto
Department of Neurology, Clinica Las Condes, Santiago, Chile

M.M. Stecker
Fresno Institute of Neuroscience, Fresno, CA, United States

J.A. Strommen
Department of Neurophysiology, Abbott Northwestern Hospital, Minneapolis, MN, United States

A. Szelényi
Department of Neurosurgery, University Hospital, Ludwig-Maximilians-University (LMU), Munich, Germany

S. Ulkatan
Department of Neurosurgery, Mount Sinai Hospital, New York, NY, United States

A. Uribe
Department of Anesthesiology, Ohio State University, Columbus, OH, United States

目 录

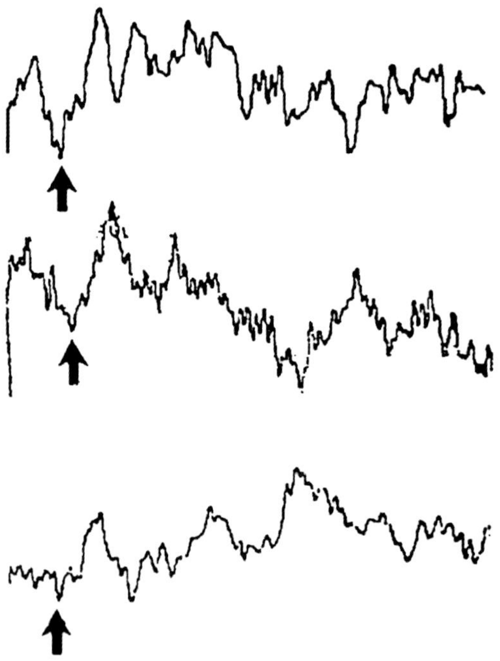

图 1.1 上段颈椎手术中皮层 SEP 早期的记录方法。作者指出，减压时症状侧的潜伏期获得了有效改善（箭头向左移）。（From Spetzler，R.F.，Selman，W.R.，Nash，C.L.，Brown，R.H.，1979. Transoral microsurgical odontoid resection and spinal cord monitoring. Spine 6，506-510.）

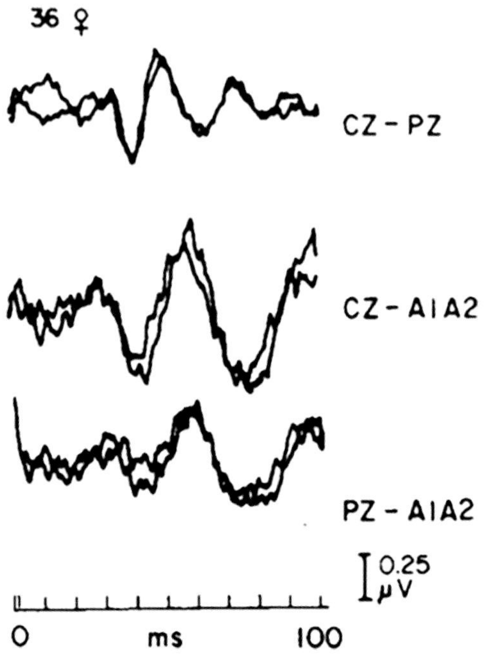

图 1.2 研究人员建立了诱发性更好、可重复性更强的 SEP 方法。顶部显示的双极记录比参考记录噪声更小，而且可重复性更高。这里使用胫后神经刺激，30 Hz 低频滤波进行记录。（From Nuwer，M.R.，Dawson，E.C.，1984. Intraoperative evoked potential monitoring of the spinal cord：enhanced stability of cortical recordings. Electroencephalogr Clin Neurophysiol 59，318-327.）

是在 20 世纪 80 年代发展起来的。这些技术应用于颅后窝手术中——最初是微血管减压和听神经瘤切除术（Moller 和 Moller，1985）。随后，EMG 技术被开发应用于监测其他脑神经和四肢肌肉（Beatty 等，1995；Harper，2004）。IONM 在脑和小脑脑桥角区肿瘤、颅内和胸部血管病变、脊髓拴系和髓内肿瘤以及许多其他手术中的应用也得到了推广。

在商用 IONM 设备于 1981 年左右问世之前，临床神经生理学家不得不为 IONM 的开展改装专用设备。早期的定制设备适用于特定应用场景或手术团队。1979 年，加州大学洛杉矶分校成立了第一个通用 IONM 临床服务中心，为各大医院外科医师提供了一系列技术支持。20 世纪 80 年代的神经生理和外科相关的学术会议开始接收 IONM 的研究报告。同期也开始有专门的研讨会面向临床神经生理学家、外科医师和技术人员传授 IONM 技术。这些会议极大拓展了 IONM 的受众。两本早期的 IONM 教科书（Nuwer，1986；Møller，1988）为这些受众提供了细节教学。到 20 世纪 80 年代末，IONM 已成为一种应用相对普遍的技术。

目 录

第Ⅰ部分

总　论

第 1 章
术中神经生理监测概述

Marc R. Nuwer[1*], Aatif M. Husain[2], Francisco Soto[3]

[1]Departments of Neurology and Clinical Neurophysiology, David Geffen School of Medicine, University of California Los Angeles, and Ronald Reagan UCLA Medical Center, Los Angeles, CA, United States

[2]Department of Neurology, Duke University Medical Center and Neurodiagnostic Center, Veterans Affairs Medical Center, Durham, NC, United States

[3]Department of Neurology, Clinica Las Condes, Santiago, Chile

摘 要

术中神经生理监测（intraoperative neuromonitoring，IONM）被广泛用于减少神经系统相关的不良手术结果。IONM 包含多种技术的应用。相关技术的早期应用可以追溯到 20 世纪 30 年代，而自 80 年代以来，应用技术种类获得了极大的拓展。多数方法侧重于术中变化与基线的对照，另一些方法则通过对神经功能的检测来实现神经或功能皮层的定位。经过神经生理专业培训的技术人员是解读结果、督导团队以及向手术医师或麻醉医师提出医疗建议的关键。一些神经生理专家会亲自从事一线工作，而有些情况下，会由训练有素的技术人员来开展工作。多数 IONM 工作是由神经生理技师在手术室直接完成的，医师也有在远程中控室实时在线完成工作的情况。当监测发现变化时，IONM 团队必须给予手术医师和麻醉医师清晰、及时、可信的信息。

关键词：术中神经生理监测，脑电图，肌电图，诱发电位，癫痫放电，小脑脑桥角肿瘤

术中神经生理监测（IONM）被广泛用于神经系统相关不良手术结果的预防。绝大多数 IONM 方法都是门诊常见的临床神经生理技术，如脑电图（electroencephalography，EEG）、肌电图（electromyography，EMG）、诱发电位（evoked potential，EP）和神经传导检查。也有一些仅在手术室中应用的 IONM 方法，如直接皮层电刺激、皮层脑电图和脊髓硬膜外记录。

IONM 的主要目的是及时提示手术医师和麻醉医师关注神经功能的不良变化，并及时纠正原因，从而避免术后神经功能障碍。除此之外，IONM 也可能发现一些系统性问题。通过追踪患者的神经功能状态，手术医师在采取更激进的手术操作或为高危患者进行手术时会获得更多的自信。此外，IONM 的应用会为患者和家属提供一定程度的安慰，因为他们知道手术过程中的神经功能风险处于持续评估之下，并能够获得及时应对。

术中电生理测试及定位同样属于 IONM 的范畴。通常的监测需要建立基线并监测整个手术过程中的波形变化，而测试则是通过单次检测或在有限的时间内对结果进行评估和解释。测试可以用于诸如目标病灶、功能组织、功能区皮层或脊髓后正中线的定位。

外科医师经过多年的实践和学习，接受了识别解剖标志的专业培训。他们首先通过图片和三维结构深入研究解剖学，然后通过尸体标本，并最终在患者身上进行观察实践。他们经过长期训练，学会了通过肉眼或借助显微镜的放大功能来观察正常

* 通讯作者：Dr. Marc R. Nuwer, M.D., Ph.D., Department Head, Clinical Neurophysiology, Reed Research Building, Room 1-194, 710 Westwood Plaza, Los Angeles, CA 90095-6987, United States. Tel: +1-310-206-3093, Fax: +1-310-267-1157, E-mail: mnuwer@mednet.ucla.edu

组织和病理组织之间的界限。神经导航技术提升了外科医师的实时观察能力，使其能够将手术器械的位置与患者解剖结构和影像病理进行对照。复杂生物系统的形态学正在外科领域得到更为深入的探索。然而，即使是经过良好训练的外科医师，也需要借助外力才能观察到超出视觉系统能力所及的东西——他们眼前组织的神经功能。在手术室中实时显示神经功能是IONM的重要作用之一，它能够在手术过程中探测神经功能，监测即将发生的神经损伤，并尝试进行预防。

IONM的误报在经验丰富的监测团队中是很少见的。在脊髓监测中，误预警（假阳性）率为1%（Nuwer等，1995）。有些预警实际上是真阳性事件，并通过预警触发手术医师干预，从而成功地避免了术后神经系统不良结果，但我们无法明确区分成功的真阳性警报和与技术相关的假警报。技术故障可能会导致难以获得高质量的监测结果。麻醉变化可能会导致难以与基线数据做比较。发出预警并不一定能防止损伤。IONM很少出现未能预测到术后神经系统损伤的情况（即假阴性病例）。部分假阴性是由于手术后患者病情恶化引起的，而另一部分则是由于损伤发生在未监测的通路。由IONM团队的失误，主要是未能就不良变化进行清晰识别和沟通，所造成的假阴性相当罕见。为了避免出现上述情况，IONM团队的技能、知识、培训和经验非常重要。

术中监测的历史

IONM最早的应用可以追溯到20世纪上半叶。Penfield（Penfield和Boldrey，1937）在癫痫患者的手术中使用了皮层功能区定位。他们使用直接皮层电刺激来定位运动和感觉皮层。Jasper加入了这个团队并直接从暴露的大脑皮层记录脑电图，他称之为皮层脑电图（electrocorticography，ECoG）技术。这种技术可以指导外科医师切除出现癫痫放电、慢波增多或快波减少的区域（Jasper，1949；Marshall和Walker，1949）。这些技术至今仍在使用。

20世纪70年代起，头皮脑电图监测被常规应用于颈动脉内膜切除术（Sharbrough等，1973）。该技术可用于评估颈动脉夹闭引起的脑缺血情况（Sundt等，1974）。在颈动脉内膜切除术中，脑电图取代了唤醒状态下的神经系统检查或其他缺血监测技术，至今仍然在手术中发挥保护作用。

20世纪70年代，日本研究人员采用术中硬膜外脊髓刺激和记录实现了脊髓手术的IONM（Shimoji等，1971；Imai等，1976；Tamaki等，1972，1981）。在英国，Jones等（1982）继续沿用了硬膜外脊髓记录，但将刺激位置改为腘窝处的胫后神经。这一改进避免了重复进行硬膜外电刺激所带来的安全问题。这些技术进展取代了Stagnara唤醒测试，在脊柱侧弯和其他脊柱畸形矫正手术中获得了应用（Vauzelle等，1973）。

克利夫兰小组及其追随者提出了踝部刺激头皮记录的监测方法（Nash和Brodkey，1977；Nash等，1974，1977；Engler等，1978；Speilholz等，1979）。这一体感诱发电位（somatosensory evoked potential，SEP）皮层IONM技术的雏形采用了1～100 Hz的滤波来记录50～200 ms的中长潜伏期皮层电位。图1.1展示了这些早期皮层SEP峰值的实例（Spetzler等，1979）。这些信号存在噪声和不稳定性，且对麻醉非常敏感。通过在200 ms的记录中是否存在波峰来评估信号变化。Grundy（1982）进一步控制了麻醉效果的可变性，并提出了将波幅下降50%作为预警的标准。

由于这些起步阶段的技术存在噪声过大，以及因背景变异性强而导致的低重复性等缺陷，早期通过记录头皮SEP进行脊髓IONM仍然存在问题（图1.1）。从20世纪70年代末开始，Nuwer和Dawson（1984）就信号稳定性问题进行了研究，他们通过应用限波滤波器和其他技术调整手段确立了短潜伏期SEP的记录技术，显著降低了变异性，从而建立了可靠的现代SEP监测范式。图1.2显示了使用这些新技术得到的可重复波形，该技术已被广泛用于脊髓术中监测。

尽管脊髓手术最令人担忧的问题是术后运动功能障碍，而SEP反映的是感觉传导通路，但体感诱发电位监测仍然是之后二十年脊髓IONM的首选技术。很少有SEP监测的假阴性病例报告。Burke普及了经颅电刺激技术，将监测扩展到运动传导通路，如图1.3所示（Hicks等，1991；Burke等，1992）。此后，随着对电极位置和刺激串的调整，该技术得到了进一步发展。

听觉诱发电位和面神经EMG术中监测的方法

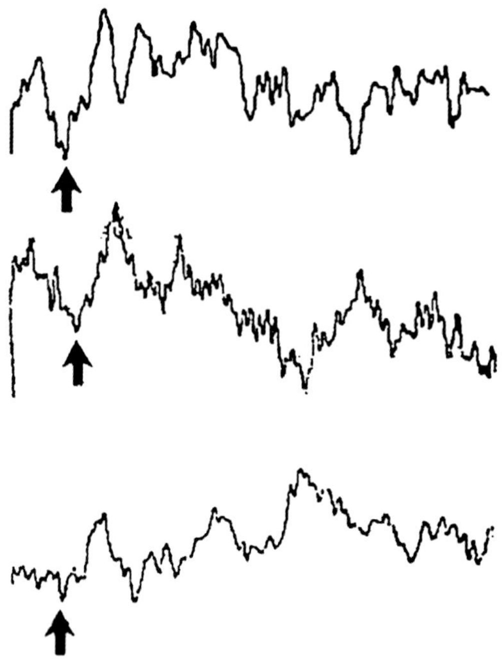

图 1.1 上段颈椎手术中皮层 SEP 早期的记录方法。作者指出，减压时症状侧的潜伏期获得了有效改善（箭头向左移）。（From Spetzler，R.F.，Selman，W.R.，Nash，C.L.，Brown，R.H.，1979. Transoral microsurgical odontoid resection and spinal cord monitoring. Spine 6，506-510.）

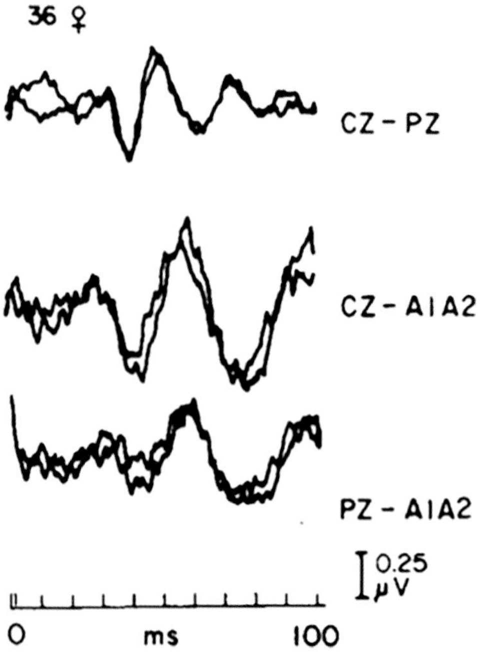

图 1.2 研究人员建立了诱发性更好、可重复性更强的 SEP 方法。顶部显示的双极记录比参考记录噪声更小，而且可重复性更高。这里使用胫后神经刺激，30 Hz 低频滤波进行记录。（From Nuwer，M.R.，Dawson，E.C.，1984. Intraoperative evoked potential monitoring of the spinal cord：enhanced stability of cortical recordings. Electroencephalogr Clin Neurophysiol 59，318-327.）

是在 20 世纪 80 年代发展起来的。这些技术应用于颅后窝手术中——最初是微血管减压和听神经瘤切除术（Moller 和 Moller，1985）。随后，EMG 技术被开发应用于监测其他脑神经和四肢肌肉（Beatty 等，1995；Harper，2004）。IONM 在脑和小脑脑桥角区肿瘤、颅内和胸部血管病变、脊髓拴系和髓内肿瘤以及许多其他手术中的应用也得到了推广。

在商用 IONM 设备于 1981 年左右问世之前，临床神经生理学家不得不为 IONM 的开展改装专用设备。早期的定制设备适用于特定应用场景或手术团队。1979 年，加州大学洛杉矶分校成立了第一个通用 IONM 临床服务中心，为各大医院外科医师提供了一系列技术支持。20 世纪 80 年代的神经生理和外科相关的学术会议开始接收 IONM 的研究报告。同期也开始有专门的研讨会面向临床神经生理学家、外科医师和技术人员传授 IONM 技术。这些会议极大拓展了 IONM 的受众。两本早期的 IONM 教科书（Nuwer，1986；Møller，1988）为这些受众提供了细节教学。到 20 世纪 80 年代末，IONM 已成为一种应用相对普遍的技术。

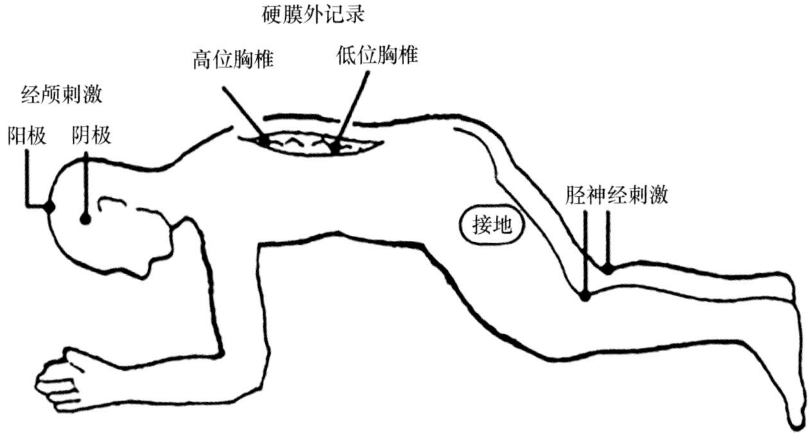

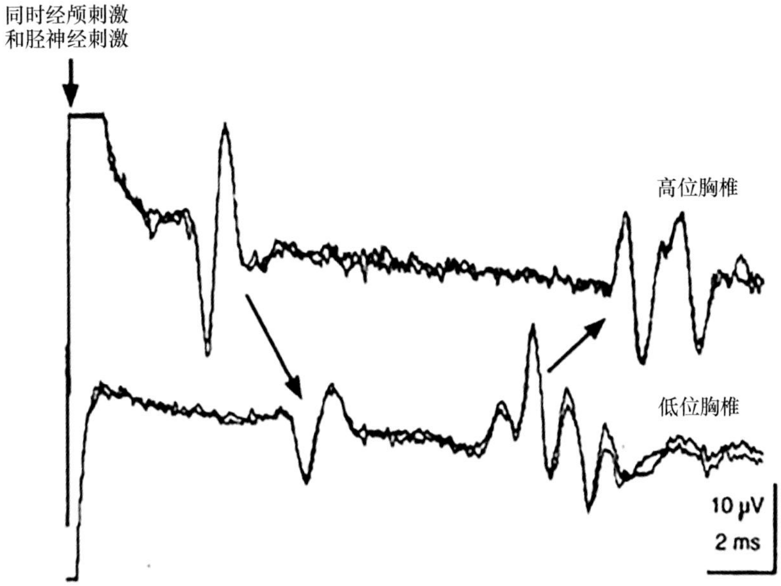

图 1.3 早期的体感诱发电位和运动诱发电位联合监测技术。**A.** 该技术用于同时记录阳极电刺激运动皮层引起的下行皮质脊髓传导电位，和刺激腘窝内胫神经引起的上行体感诱发电位。同时进行刺激，在两个水平记录诱发的传导，如下方迹线所示。下行的皮质脊髓传导电位潜伏期更短，沿脊髓向下传导，而上行的体感诱发电位潜伏期更长，沿脊髓向上传播。**B.** 这些迹线是 10 次波形的重复平均。皮质脊髓传导的负性显示为向上偏转，而体感诱发电位的负性显示为向下偏转，反映出电位从相反方向靠近双极记录电极。（From Burke，D.，Hicks，R.，Stephen，J.，et al.，1992. Assessment of corticospinal and somatosensory conduction simultaneously during scoliosis surgery. Electroencephalogr Clin Neurophysiol 85，388-396.）

技术人员配置和监督

IONM 可以分为监测（monitoring）和测试（testing）两种类型。监测识别信号与基线相比出现的不良变化，并将其作为损伤的标志，目标是在信号出现关键变化时做出预警。测试识别以功能区或病变皮层为代表的神经结构。监测持续观测手术过程中发生的变化。测试则是在某一特定时间发挥作用，以回答术中亟待解决的问题。两者统称为术中神经生理监测（IONM）——有时也会使用其他术语，比如术中监测（intraoperative monitoring）、手术神经生理学（surgical neurophysiology）或神经生理术中监测（neurophysiologic intraoperative monitoring）。

监测需要提供服务的团队具备充足的专业知识和良好的沟通能力。每个 IONM 团队都包含一些角色。技术人员承担手术室内的工作，负责连接电极、运行软件并协助医师。神经生理医师是团队中最重要的角色，他们需要负责指导监测，基于对监测的阐释做出医疗决策，并向外科医师和麻醉医师提出干预建议。有时可以额外请一名神经生理医师或非专业医师来担任 IONM 技术和应用的专家。

神经生理医师可以在手术室内进行实时监测，也可以通过远程方式进行实时监测。如果是远程监测，神经生理医师会通过电话、音频或文字的形式与手术室内的技术人员进行沟通。监测医师必须是手术所在医院的医务人员，具有所在地区的医师执业资格，并由所在科室医疗团队赋予从事神经生理监测的许可。IONM 团队概念定义了监测人员的职责所在和专业性要求，同时保留了医院和公共卫生机构的传统医疗监督角色。

神经生理医师不仅要进行监测工作，也要负责神经结构的测试，例如语言或运动皮层的定位。哪些皮层可以切除、哪些皮层应该保留，以及哪些皮层需要进一步测试都需要专业医师来给出判断并做出建议。临床神经生理医师应在手术室内对记录到的信号做出解释，并就测试结果与外科医师讨论并提出建议。这种参与形式可以称作个人监督。

神经生理医师需要具备扎实的神经生理学背景，对神经解剖学有深入了解，并能够快速解释手术期间发生的生理变化。对药物作用的知识在与麻醉师讨论监测计划和干预措施时至关重要。在手术团队中，神经生理医师是最适合就病例中出现的变化（包括与麻醉、血压和手术策略有关的变化）提供建议的角色。

一些神经生理医师在工作中同时对多个病例进行监测。文献表明，在同时监测 1 或 2 名乃至偶尔 3 名患者的情况下，可以实现效果良好的 IONM（Nuwer 等，1995）。然而由于分散注意力的影响，目前还没有足够的文献支持同时监测更多的病例。当医师将注意力分散在众多病例之间时，可能会忽略单个病例的信号变化，并且难以在众多病例中辨别出某一个病例信号恶化的情况。当有急性临床问题发生在同时进行监测的病例中时，神经生理医师可能需要将全部注意力集中在该问题病例上。在同时监测几个病例时，需要制订预案，以便在某一病例需要关注的情况下仍能妥善处理其他同时监测的病例。

技术人员通常缺乏足够的技能、知识、能力、培训和经验，难以在没有神经生理医师监督的情况下开展 IONM。技术人员需要了解技术要求、耗材使用、机器设置、故障排除，并且必须在手术过程中时刻关注信号变化。然而，技术人员缺乏医学专业知识和权威性，无法在监测出现不良变化时向手术医师做出临床建议。

机构要求医生负责监督并解释包括 CT、MRI 以及 IONM 等的各种医疗检查过程。IONM 团队需要取得相应的资格认证，才能在所属医院、州或国家提供服务。而且，医生需要按照行业惯例接受临床神经生理方面的培训。

作为 IONM 团队的关键成员，技术人员需要在神经生理学测试、技术、基础科学和相关临床科学方面有足够的经验。通常，技术人员的培训包括常规在住院部和门诊进行几年的 EEG 和诱发电位检查。这种实践是了解信号形态、识别变化和异常以及处理技术问题的重要基础。有些情况下，技术人员可以跟随一位熟练掌握 IONM 的专业人员直接进行数年的教育和见习。每一位技术人员在开始从事 IONM 工作时，都应受到有效监管，并逐步降低监管强度。技术人员的培训和权限应根据技术区分。如果技术人员要开展新的 IONM 项目，同样需要提供相应的有效监管，并逐步降低监管强度。

当发生变化时，沟通非常重要。监测负责人必须向手术医师和麻醉医师发出明确、及时和令人信服的信息。对这一信息的清晰理解是预防神经系统损伤的唯一机会。有效的沟通需要信任和可靠性。因此，从事 IONM 的神经生理医师需要足够的知识、培训和经验（Skinner 等，2017）。

总结

IONM 涵盖了诸多应用于各类外科手术的技术。适宜的技术人员和神经生理医师培训和准入机制能够为 IONM 的开展提供有力的支持。IONM 的目标，是通过对潜在的神经系统损伤进行反馈，从而改善患者治疗，避免术后神经功能废损，为更彻底的手术方案提供保障，为高危患者带来手术治疗的机会。IONM 具有良好的发展前景。新一代的外科医师是在 IONM 的应用下来训练和学习手术技能的，因此他们有使用术中神经生理监测来获取详细解剖和神经功能的需求。他们现在知道 IONM 的应用更有助于保障患者的安全。这为手术模式带来新的变化：新一代的外科医师正在从形态学和功能两个方面思考问题。

每年都有新的方法学在不断发展，例如通过脑干反射（Sinclair 等，2017）对脊髓内的皮质脊髓束进行定位，对连接不同脑区的复杂环路和神经束进行定位和监测，以及通过手术对大脑连接组学逐步加深认识。证据表明，术中神经生理监测（IONM）在某些特定病理的病例中有助于改善预后，该技术的应用将成为患者治疗的标准；而在另外一些手术中，IONM的应用并不会获得额外的益处，这明确了术中神经生理监测的适应证。新的监测方向和相应培训会为IONM带来进一步改进，使全球相关患者从中获益。

（李晓宇　译　樊星　乔慧　审校）

参考文献

Beatty RM, McGuire P, Moroney JM et al. (1995). Continuous intraoperative electromyographic recording during spinal surgery. J Neurosurg 82: 401–405.

Burke D, Hicks R, Stephen J et al. (1992). Assessment of corticospinal and somatosensory conduction simultaneously during scoliosis surgery. Electroencephalogr Clin Neurophysiol 85: 388–396.

Engler GL, Speilholz NI, Bernhard WN et al. (1978). Somatosensory evoked potentials during Harrington instrumentation for scoliosis. J Bone Joint Surg (Am) 60: 528–532.

Grundy BL (1982). Monitoring of sensory evoked potentials during neurosurgical operations: methods and applications. Neurosurgery 11: 556–575.

Harper CM (2004). Intraoperative cranial nerve monitoring. Muscle Nerve 29: 339–351.

Hicks RG, Burke DJ, Stephen JP (1991). Monitoring spinal cord function during scoliosis surgery with Cotrel-Dubousset instrumentation. Med J Aust 154: 82–86.

Imai T (1976). Human electrospinogram evoked by direct stimulation on the spinal cord through epidural space. J Japanese Ortho Assoc 50: 1037–1056.

Jasper HH (1949). Electrocorticograms in man. Electroencephalogr Clin Neurophysiol 2: 16–29.

Jones SJ, Edgar MA, Ransford AO (1982). Sensory nerve conduction in the human spinal cord: epidural recordings made during scoliosis surgery. J Neurol Neurosurg Psychiatr 45: 446–451.

Marshall C, Walker AE (1949). Electrocorticography. Bull Johns Hopkins Hosp 85: 344–359.

Møller AR (1988). Evoked potentials in intraoperative monitoring, Williams & Wilkins, Baltimore, 224 pp.

Moller MB, Moller AR (1985). Loss of auditory function in microvascular decompression for hemifacial spasm. Results in 143 consecutive cases. J Neurosurg 63: 17–20.

Nash Jr CL, Brodkey JS (1977). Clinical application of spinal cord monitoring for operative treatment of spinal disease, Case Western Reserve University, Cleveland140.

Nash Jr CL, Schatzinger L, Lorig R (1974). Intraoperative monitoring of spinal cord function during scoliosis spine surgery. J Bone Joint Surg (Am) 56: 1765.

Nash Jr CL, Lorig RA, Schatzinger LA et al. (1977). Spinal cord monitoring during operative treatment of the spine. Clin Ortho 126: 100–105.

Nuwer MR (1986). Evoked potential monitoring in the operating room, Raven Press, New York, 246 pp.

Nuwer MR, Dawson EC (1984). Intraoperative evoked potential monitoring of the spinal cord: enhanced stability of cortical recordings. Electroencephalogr Clin Neurophysiol 59: 318–327.

Nuwer MR, Dawson EG, Carlson LC et al. (1995). Somatosensory evoked potential spinal cord monitoring reduces neurologic deficits after scoliosis surgery: results of a large multicenter survey. Electroencephalogr Clin Neurophysiol 96: 6–11.

Penfield W, Boldrey E (1937). Somatic motor and sensory representation in the cerebral cortex of man as studied by electrical stimulation. Brain 37: 389–443.

Sharbrough FW, Messick Jr JM, Sundt Jr TM (1973). Correlation of continuous electroencephalograms with cerebral blood flow measurements during carotid endarterectomy. Stroke 4: 674–683.

Shimoji K, Higashi H, Kano T (1971). Epidural recording of spinal electrogram in man. Electroencephalogr Clin Neurophysiol 30: 236–239.

Sinclair C, Tellez M, Tapia O et al. (2017). A novel methodology for assessing laryngeal and vagus nerve integrity in patients under general anesthesia. Clin Neurophysiol 128: 1399–1405.

Skinner S, Holdefer R, McAuliffe J et al. (2017). Medical error avoidance in intraoperative neurophysiological monitoring: the communication imperative. J Clin Neurophysiol 34: 477–483.

Speilholz NI, Benjamin MV, Engler GL et al. (1979). Somatosensory evoked potentials during decompression and stabilization of the spine: methods and findings. Spine 4: 500–505.

Spetzler RF, Selman WR, Nash CL et al. (1979). Transoral microsurgical odontoid resection and spinal cord monitoring. Spine 6: 506–510.

Sundt Jr TM, Sharbrough FW, Anderson RE et al. (1974). Cerebral blood flow measurements and electroencephalograms during carotid endarterectomy. J Neurosurg 41: 310–320.

Tamaki T, Yamashita T, Kobayashi H et al. (1972). Spinal cord monitoring. J Jpn Electroencephalogr Electromyogr 1: 196.

Tamaki T, Tsuji H, Inoue S et al. (1981). The prevention of iatrogenic spinal cord injury utilizing the evoked spinal cord potential. Int Orthop 4: 313–317.

Vauzelle C, Stagnara P, Jouvinroux P (1973). Functional monitoring of spinal cord activity during spinal surgery. Clin Orthop 93: 173–178.

延伸阅读

Burke D, Hicks RG (1998). Corticospinal volleys evoked by transcranial electrical and magnetic stimulation. In: E StalbergHS Sharma, Y Olsson (Eds.), Spinal cord monitoring. Springer, Vienna, New York, pp. 445–461.

Nuwer JM, Nuwer MR (1997). Neurophysiologic surgical monitoring staffing patterns in the USA. Electroencephalogr Clin Neurophysiol 103: 616–620.

第 2 章
脑电图、皮层脑电图和皮层电刺激技术

Mirela V. Simon[1*]，Marc R. Nuwer[2]，Andrea Szelényi[3]

[1]*Department of Neurology, Massachusetts General Hospital, Boston, MA, United States*
[2]*Departments of Neurology and Clinical Neurophysiology, David Geffen School of Medicine, University of California Los Angeles, and Ronald Reagan UCLA Medical Center, Los Angeles, CA, United States*
[3]*Department of Neurosurgery, University Hospital, Ludwig-Maximilians-University (LMU), Munich, Germany*

摘　要

脑电图（EEG）和皮层脑电图（ECoG）是手术室中用于监测和描绘脑电活动的两种重要的神经生理学技术。在本章中，我们详细介绍了它们的原理、记录方法，并阐述了在手术环境中如何诠释结果（例如麻醉剂的影响），以及它们在癫痫和非癫痫手术中的临床应用。此外，我们还描述了头皮、皮层表面和皮层深部记录之间的差异，这将有助于更可靠地解释电生理重要参数（如波幅和形态）的意义，以及区分异常和正常的脑电活动模式。

电刺激用于术中不同皮层功能（如语言、顶叶和运动功能）的定位。临床实践中使用的刺激范式因刺激频率和探针而异。参数，如脉冲相的个数、脉冲 / 相持续时间（宽度）、脉冲频率、组成和极性，定义了它们的一系列特征，包括安全性、诱发癫痫发作的风险、刺激的效率和可靠性，以及定位（mapping）阈值。具体来说，在本章中，我们将讨论单极刺激和双极刺激、阳极极性和阴极极性、单相和双相脉冲、恒压和恒流范式之间的差异。

关键词：皮层脑电图，脑电图，Penfield 范式，多脉冲成串刺激范式，致痫灶，定位

脑电图（EEG）

脑电信号的电生理学

神经元的跨膜电位（60 ～ 70 mV）受其突触连接的影响。通过这些突触，从不同细胞传递的动作电位可以通过分别产生兴奋性突触后电位（excitatory postsynaptic potential，EPSP）或抑制性突触后电位（inhibitory postsynaptic potential，IPSP）来实现神经元的兴奋或抑制。在前一种情况下，数个 EPSP 将迅速叠加达到去极化阈值，从而产生动作电位。在后一种情况下，神经元细胞膜将被超极化，而不是去极化（Hubbard 等，1969；Shepherd，1974）。这些突触后电位的持续波动是细胞外场电位产生的基础（Creutzfeldt 和 Houchin，1974；Speckmann 等，1984），也是脑电图（EEG）记录的基石。因此，EEG 信号的产生是基于突触后电位而非动作电位（Lopes da Silva 和 Van Rotterdam，1999）。这是因为，不同于在给定的瞬间使神经元细胞膜一小部分去极化的动作电位，突触后电位则是在膜的一大部分上延伸，因此相比动作电位产生的电场更持久，随着距离的增加衰减得更慢。

更重要的是，突触后电位的持续时间（10 ～ 250 ms）明显长于动作电位（1 ～ 20 ms），使得前者有更大的机会叠加并产生更持久的电场。

总之，头皮脑电信号反映了远离记录点并同

* 通讯作者：Dr. Mirela V. Simon, M.D., M.Sc., Associate Professor of Neurology, WACC 739 G, Massachusetts General Hospital, 55 Fruit St., Boston, MA 02114, United States. Tel: +1-617-724-2655, Fax: +1-617-726-9250, E-mail: mvsimon@mgh.harvard.edu

时发生在不同神经元群体中的动态细胞外场电位，这些神经元群体处于特定的空间组织和连接之下。后者使它们能够同步工作（Lopes da Silva 和 Van Rotterdam，1999）。这些在头皮不同位置记录的场电位被相互比较，它们的相对差异被放大并转化为大脑的“电信号图”。

最后，尽管神经元对 EEG 信号的产生是至关重要的，但胶质细胞内部和周边的电荷也发挥了重要作用（Kuffler 等，1966；Somjen 和 Trachtenberg，1979）。这是由胶质细胞的几个功能和结构特征造成的。例如，胶质细胞的膜电位高度依赖于细胞外钾离子浓度，这一特性解释了胶质细胞和邻近神经元之间的重要功能关系：后者的放电增加细胞外钾离子浓度，可能最终导致胶质细胞去极化。更重要的是，胶质细胞不仅与相邻的神经元，而且彼此之间也有具有广泛而密切的联系。这些胶质细胞的特性促进了大而广泛传播的场电位的产生，这些场电位会体现在 EEG 信号中。

方法学

为了准确记录大脑不同部位之间的电势差，记录设置需要：①允许恒定电流在皮肤间通过导电电解质凝胶流向记录电极。因此，记录电极需要采用非极化材料制成，如银、氯化银或金。否则，随着电极的极化，电流流动就会逐渐减缓，并最终停止；②确保电流流动的低阻抗（阻抗小于 5 kΩ），这导致放大器的输入电压应接近需要测量的直流电压；③所有头皮记录部位的阻抗应当均匀，这对于避免在这些部位之间引入虚假电压差至关重要。

记录电极按照 10-20 国际电极系统的标准位置放置。对于电极配置的详细描述，我们建议参考 F. Tyner、J. Knott 和 W. Mayer 的《EEG 技术基础》（*Fundamentals of EEG Technology*）第 1 卷（Tyner 等，1993）。需要注意的是，我们认为对于术中记录，高密度 EEG（例如遵循 10-10 系统的设置）不仅不太实用、耗时、耗费劳动力，而且也不会增加 EEG 分析的准确性和（或）实用性。

当在手术室中直接应用头皮 EEG 用于检测脑缺血时，强烈建议使用 16 通道 EEG 记录。这样可以对不同半球区域进行广泛的采样，并在局灶性异常的检测方面具有更高的灵敏度。

我们还推荐双极和参考导联记录。对于后者，参考电极的位置需要确保尽可能低的电荷。因此，与头皮参考（如 Cz）相比，后颈部颈 2 或颈 5 水平的物理参考要更加合适。耳电极也是常用的参考电极。

一般而言，参考导联具有更好的定位价值，例如在定位皮层兴奋性增加的区域时。然而，对于半球间不对称性的评估，我们发现双极纵联更加有效。

在心脏和（或）主动脉弓手术中进行脑电图监测时，我们建议在双极和参考导联脑电图上添加双倍距离。前者用于确认深低温停循环（deep hypothermic circulatory arrest，DHCA）开始前是否存在稳定的电静息状态；后两个导联仍可准确检测和定位半球间不对称，以及冷却和（或）复温期间可能提示急性脑血管事件的慢波和（或）痫样放电等局灶性脑电活动。

无论使用何种导联，我们建议添加心电图（electrocardiogram，EKG）监测。这不仅有助于检测心律失常，还有助于区分真正的脑电活动（例如节律性尖波或节律性 Delta 波减慢）和 EKG/ 脉动伪迹。

另外，用于评估麻醉深度（例如在脊柱手术过程中）的脑电监测只需要包含已有的用于体感诱发电位（SEP）监测的头皮电极在内的几个通道。

脑电图信号反映了在头皮不同位置记录的电场电位的动态差异，是时间的函数，且落在从 0.1 ～ 100 Hz 的特定带宽内。从电极传输到放大器的实际电压是该电极电压与参考电极电压之间的差值。因此，所有电极必须指向相同的参考电极。此外，参考电极需要尽可能保持电惰性和安静，否则它会使放大器饱和，这种现象称为“消波（clipping）”。用于脑电图记录的差分放大器只会放大通道中两个输入端之间的电压差，同时拒绝“公共”部分的电压。这个比率被称为共模抑制比（common-mode rejection，CMR），它表示放大器能够拒绝不需要的信号（也就是共模电压）的能力。例如，CMR 为 100 000/1 意味着放大器可以将不需要的信号幅度降低 100 000 倍。CMR 通常用分贝（dB）来衡量，其中 20 dB 相当于 10 倍，40 dB 相当于 100 倍数。良好的现代设备具有 100 dB 的 CMR，可以将共同信号减少 100 000 倍。

这是噪声（如 60 Hz）在记录中减少的量。即使通过 CMR 比例指定的顺序大大减少了噪声，一些噪声仍可能存在并在输出中进一步传输，应用 60 Hz 的陷波滤波可能有助于消除它们。与 CMR 相对的是放大倍数，它表明通道中两个输入端之间的绝对电压差将被放大多少。例如，放大倍数为 10 000 意味着输入电压差为 0.01 V 将产生 100 V 的输出信号。最后，借助 A/D 转换器，这种电压差将表示为单位［例如微伏（μV）］，并在记录通道中以特定的波幅显示出来，这取决于所需的记录灵敏度。

EEG 软件配备了可调高频（high frequency，HFF）和低频（low frequency，LFF）滤波器，分别作为低通和高通频带，将记录的活动限制在所需的频率区间内。在手术室中进行 EEG 记录时，常用的滤波带通为 70 Hz 到 1 Hz。这意味着频率为 70 Hz 的电活动波幅将降低 30%，而频率高于 70 Hz 的电活动波幅将以对数方式下降至零。同样，1 Hz 活动的波幅将降低 30%，低于 1 Hz 的电活动波幅将以对数方式从 70% 下降到 0。然后将输出信号记录并显示。在数字记录中，记录的灵敏度和时间基准都可以变化。灵敏度反映了放大倍数显示，并可相应地调整，例如对于低波幅活动，可以增加灵敏度。同样，时间基准也可以变化。众所周知，麻醉对 EEG 记录的通常影响是波幅衰减和频率减慢，因此，在手术室中进行头皮 EEG 记录时，灵敏度通常较高，保持在每格 2 ～ 3 μV。有关 EEG 方法的更多细节可在 I.F.C.N. 临床 EEG 数字记录标准（Nuwer 等，1998）中找到。

EEG 解读

可靠的 EEG 解读毫无疑问需要解读者接受正式的 EEG 知识培训。这是因为 EEG 记录包括一系列正常或良性模式，这些模式与许多因素（例如年龄、患者状态和某些药物的使用）直接相关，个体间存在比较大的差异。在对全身麻醉下记录的 EEG 进行分析时，由于 EEG 频带随着同一麻醉药物的不同剂量水平以及不同的麻醉药物而显著波动，其复杂性又会更上一层（Nuwer，1993）。此外，一些药物的联合应用可能会产生超出预计的 EEG 模式。因此，我们在本节中的目的只是指出 EEG 解读上与术中神经生理特定相关的某些方面。手术室中的 EEG 记录通常是在全身麻醉下进行和解读的。因此，很少记录到清醒的背景，即使记录到，也通常被显著的肌电和瞬时伪差所淹没，因此既不可靠也缺乏帮助。无论如何，“清醒背景”不能用作“基线记录”，因为患者在手术关键步骤中是处于麻醉状态的。例如，在颈动脉内膜切除术中，用于解释颈动脉系统夹闭期间 EEG 变化的基线记录是在诱导麻醉后取得的，理想情况下，是在麻醉达到稳态并尽可能接近夹闭时间时取得的。

手术中的 EEG 麻醉背景通常会表现为普遍衰减（因此需要更高的记录灵敏度），以及混合的 θ（4 ～ 8 Hz）和 δ（1 ～ 4 Hz）慢波，并叠加更高频的活动，如 β 频段（13 ～ 30 Hz）活动。根据麻醉的深度和剂型，优势活动会发生变化。一般来说，在轻度麻醉状态下（如丙泊酚诱导），可以观察到大量的 β 活动，而在更深的状态下，则是 δ 慢活动占主导地位，随后出现不同程度和（或）形态的暴发抑制，这不仅取决于麻醉水平，也取决于麻醉剂类型。EEG 监测的一个直接且实用的作用是通过暴发抑制模式的程度来评估麻醉的深度。这种解释不仅可以更准确地评估麻醉对神经生理信号记录的影响程度，也为麻醉医师提供了重要的反馈。值得一提的是，即使在深度麻醉下，儿童也很少达到暴发抑制状态。相反，在这个年龄组，EEG 将显示大量的高波幅 δ 慢波。

此外，暴发抑制还提供了脑神经保护，这也是我们追求在心脏和（或）主动脉手术中实现低温诱导脑电静息的原因。在这些手术中，EEG 监测具有重要临床价值，因为提供神经保护的冷却温度（即 EEG 变为等电位的温度）在个体间存在显著差异（Nuwer，1993）。

另外，由于暴发抑制的存在，无法准确判断半球间不对称性、局灶性慢波或皮层兴奋性增加。这不仅是因为大量电静息期的存在，还因为连续 EEG 的暴发和（或）时间窗口经常是不同步的，因此不同脑区之间的电活动很难进行比较。此外，在这些暴发中经常出现大量的尖波活动；在这样的背景下，很难可靠地识别真正的癫痫样电活动。因此，在使用 EEG 监测来检测脑缺血或癫痫样 / 癫痫活动的过程中，应避免使用会导致暴发抑制模式的麻醉剂和（或）剂量水平。

在全身麻醉下对连续 EEG 背景中的局灶性变化进行评估时，β/α 频段的局部衰减是一个有用的提示：这可能表明相应区域存在皮层缺血或基础病理（如肿瘤或病灶周围水肿）。一个显著阻碍解读的重要因素是无论在清醒还是麻醉状态下，EEG 记录中频繁存在的肌肉伪迹。因此，我们建议在整个 EEG 监测期间使用肌松剂，例如在颈动脉内膜切除术中。然而，肌松剂的使用并不总是可取的，例如在应用多模态神经监测技术时，不仅要做 EEG，也要做运动诱发电位（motor evoked potential，MEP）监测（例如，大脑动脉瘤夹闭术）。根据我们的经验，在后一种情况下，由于使用丙泊酚全静脉麻醉，头皮肌肉张力伪迹远不及使用吸入麻醉进行 EEG 监测时明显（参见第 19 章）。

需要注意的是，我们不建议对肌肉伪迹进行数字滤波处理（通过降低 HFF）。这将导致余下的 α 或低 β 肌肉频率突出于背景，很容易被误读为脑电活动。

手术室临床应用

EEG 可以在各种外科手术过程中进行脑电活动的监测。也许它最重要的作用是在血管或神经外科手术中（例如颈动脉内膜切除术或大脑动脉瘤夹闭术）发现脑缺血的早期迹象。在开展动脉瘤夹闭术时，由于需要开颅，难以通过头皮电极完成监测的部分可以通过在术野边缘的硬膜下条形电极实现补充，这些电极可以放置于硬膜外或硬膜下，为监测提供额外的信息（参见 ECoG 部分；Nuwer，1993）。另一个重要的用途是在心脏和（或）主动脉手术中，EEG 可以判断深体温停循环之前的大脑冷却过程是否已经达成电静息，从而确保大脑神经功能的有效保护。EEG 还用于确定麻醉的水平。与肌电图（EMG）相结合，可以及时检测即将苏醒的情况。在这种情况下，两个通道的 EEG 通常已经足够，可以使用 SEP 监测的记录电极。

表 2.1 总结了头皮 EEG 记录在手术室中的主要作用，图 2.1 中可以找到几个示例。

麻醉注意事项

如前所述，麻醉剂的类型、组合和剂量将决定我们记录到的脑电图模式。因此，了解不同药物对脑电图的预期影响非常重要。这些内容在表 2.2 中进行了概述。

皮层脑电图

简介

皮层脑电图（ECoG），也称为颅内脑电图（intracranial EEG，iEEG），最早由 Berger（1929）通过将硬膜外记录电极放置在颅骨缺损患者身上实现了人类中的首次记录。几十年后，学界从不同区域的皮层记录到了局部场电位和反映皮层异常兴奋的癫痫样活动（Ajmone Marsan 和 Baldwin，1958；Walker 和 Marshall，1961；Bancaud 等，1965）。此外，Crandall 等（1963）和 Ajmone Marsan（1980）使用深部电极，首次在颞叶癫痫患者的深层结构记录到了电活动。所有这些早期颅内记录对于评

表 2.1 脑电图和皮层脑电图的临床应用

脑电图	皮层脑电图
监测脑缺血	**定位**
1. 颈动脉内膜切除术	1. 癫痫手术中 SOZ 和 EZ 的定位
2. 主动脉弓大血管间的血管搭桥手术	2. 非癫痫手术中的肿瘤定位
3. 主动脉弓或胸主动脉瘤修复	**监测**
4. 需要颈动脉夹闭和（或）重建的颈部肿瘤切除术	1. 评估患者在唤醒开颅手术中的状态
确保深低温停循环期间的脑电静息	2. 评估全麻开颅手术的麻醉深度
1. 主动脉弓动脉瘤修复	3. 评估癫痫样活动的基线
2. 心脏外科手术	4. 刺激触发后放电的监测
评估麻醉深度	5. 在神经血管手术中监测脑缺血
1. 所有需要 SEP/mMEP 监测或定位的手术（分别为 EEG 或 ECoG）	

SOZ，癫痫发作区；EZ，致痫区；SEP，体感诱发电位；mMEP，肌源性运动诱发电位；ECoG，皮层脑电图；EEG，脑电图

估癫痫患者的发作起始区和致痫灶都做出了重要贡献，这些癫痫患者被认为存在接受癫痫手术的适应证。此外，早期的 ECoG 显示，在颅内脑电图上看到的癫痫样放电比头皮记录可以更加精确地定位。

此外，多项研究报道了皮层电刺激产生的电生理反应，并显示其反应的变异性取决于受刺激皮层组织的兴奋性水平以及所属的皮层网络（Bates，1963；Bengzon 等，1968；Ajmone Marsan 和 O'Connor，1973；Gloor，1975；Ajmone Marsan，1980）。

所有这些早期数据奠定了术中 ECoG 的应用基础，该技术如今已经被认为是术中神经生理监测和定位的有效工具。

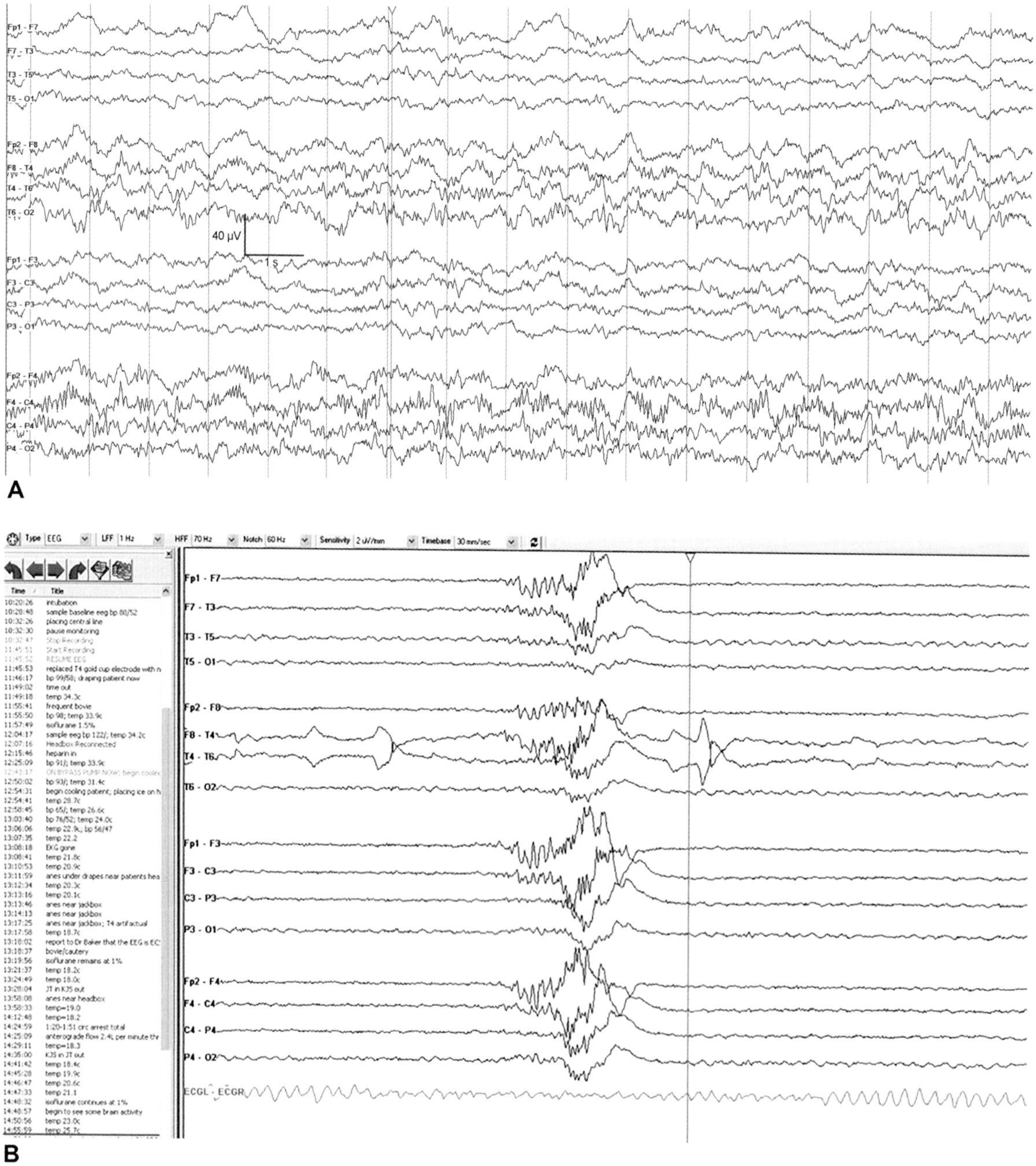

图 2.1　脑电图监测的临床应用示例。**A.** 脑电监测用于监测左侧颈动脉内膜切除术期间的脑缺血监测。请注意左侧半球随着快波的衰减，脑电频率显著减慢。**B.** 脑电监测用于监测心脏手术深低温停循环期间的脑电静息。脑电活动呈现带有单个暴发的显著抑制（页面中间），注意心电图记录中的心脏颤动伪迹弥漫出现在脑电图中。**C.** 脊柱手术期间脑电图用于评估麻醉深度的两个示例：一个示例由于轻度麻醉呈现连续背景（**C1**），第二个示例呈深度暴发抑制模式（**C2**）。该监测有助于评估麻醉对神经生理学记录的影响，特别是 MEP 阈值的估计

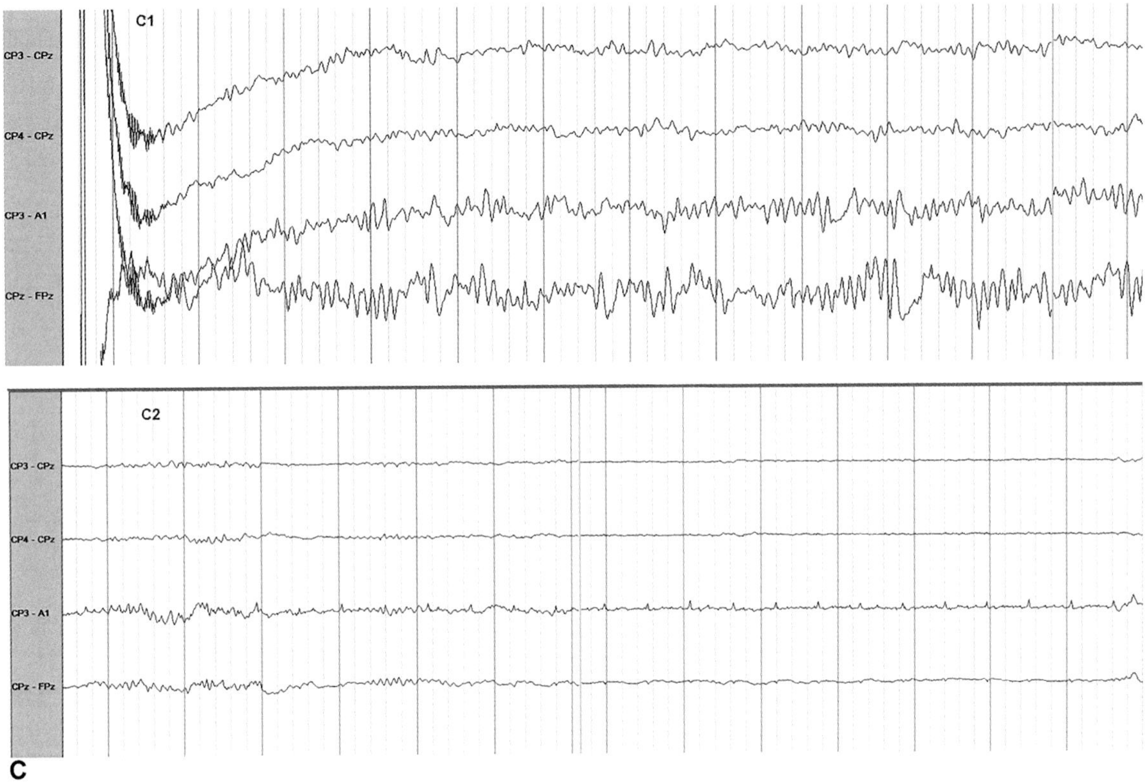

图 2.1（续）

术中 ECoG 相比 EEG 的净优势是：①更高的分辨率，能够检测很小幅度的癫痫样 / 癫痫活动，并且可以从深部结构进行采样和记录；②更灵活的设置，可以根据每个病例的需要进行定制，并可以在术中根据记录的实时解读进行修正。主要的缺点是：①样本采集受限于皮层表面；②记录时间较短，不能也不应代替术前的 iEEG 记录作为难治性癫痫复杂病例手术规划的一部分。

虽然术中 ECoG 的主要用途仍然是对癫痫患者进行刺激和癫痫发作起始区域的定位，但其应用已经超出了癫痫手术的范围，在其他需要对皮层活动进行定位和监测的开颅手术中获得了开展。

物理和生理学

在头皮上甚至直接从皮层表面识别脑深部放电的一个根本性问题，是其波幅会随着放电位置和其记录点之间距离的平方而衰减。

例如，起源于海马的 250 μV 尖波，在距离海马大约 4 cm 的颞叶新皮层上记录为约 4 μV 电位。此外，颅骨会对脑电信号造成相当程度的衰减，通常约 5 倍。因此，颞叶头皮电极会将这个尖波记录为 0.8 μV 的负向电位。这样小的电位很容易在 EEG 背景中丢失，而 EEG 背景将主要反映位于记录电极附近的新皮层的电活动，该情况下是颞叶新皮层。顺带一提，头皮不会过滤我们正常活动范围内的频率（即，只有高于 10 kHz 的活动可能会被过滤）。因此，如海马区 β 蜂鸣（beta buzzes）等高频活动，由于波幅较小，很可能在头皮记录中缺失。

同样，波幅随距离衰减的问题也出现在头皮诱发电位，例如体感或脑干听觉诱发电位的记录中，特别是诱发电位波幅较小或来自深部发生源时（即远场电位）。

解决在表面记录中识别小电位这一挑战的一种方法是平均处理，通过这个过程，EEG 活动将被消除，而感兴趣的电位将得到强化。

另一种方法是通过使用栅状、条形和深部电极进行 iEEG 记录，将记录电极置于更接近放电发生源的位置。这些记录除了更接近放电发生位置、能够识别更深部的发生源之外，还有其他几个优点：记录的质量更高，没有头皮 EEG 中的诸如运动、肌肉紧张、心电等伪迹。借助现代神经影像技术，这些电极的放置可以做到高精确和低风险；最后，这些电极也可以用于电刺激，实现功

表 2.2 麻醉对 EEG 和 ECoG 的影响及其临床意义		
麻醉	EEG/ECoG	临床意义
苯二氮䓬类药物（如咪达唑仑、地西泮）	θ/δ 慢波、快活动 暴发抑制不太常见 改变癫痫样或癫痫活动	癫痫手术监测 ECoG 时避免使用
巴比妥类（如硫喷妥钠、苯巴比妥、戊巴比妥）	增加快波 暴发抑制和 ECS（随剂量增加）	癫痫手术监测 ECoG 时和 EEG 监测以检测脑缺血（如 CEA）时避免使用
丙泊酚	增加快波与慢波 暴发抑制和 ECS（随剂量增加）	癫痫手术监测 ECoG 时和 EEG 监测以检测脑缺血（如 CEA）时避免使用 可用于 DHCA 前 ECS 脑电图监测 可用于皮层刺激进行运动功能定位（全麻开颅手术）
麻醉剂（如吗啡、芬太尼、瑞芬太尼、舒芬太尼、阿芬太尼）	低剂量：α 和 β 活动消失 较高剂量：显著的 θ 和 δ 活动，± 暴发抑制（尤其是舒芬太尼）	阿芬太尼作为促痫前药用于癫痫手术中癫痫灶定位； 除阿芬太尼外，可用于皮层刺激和定位
吸入剂（如七氟烷、异氟烷、恩氟烷、地氟烷、一氧化二氮）	一般情况下：显著弥漫 δ 活动，叠加快活动→暴发抑制→ ECS 一氧化二氮（N_2O）：诱导快波，弥漫性 δ 活动不显著，与卤化剂添加使用	N_2O 不足以单独诱导麻醉，它通常与其他药物混合使用； N_2O 和卤化剂对 SEP/MEP 具有协同抑制作用，但对 EEG 的抑制作用较小 在皮层刺激进行运动功能定位时避免使用； 在检测脑缺血（如 CEA）时的 ECOG/EEG 监测效果理想，并可与阿片类药物混合使用
依托咪酯	低剂量：诱导癫痫患者肌阵挛和癫痫发作 ↓后放电阈值 更高剂量：α 活动衰减→高波幅 θ →暴发抑制	增加皮层兴奋性 避免在皮层刺激进行功能定位时应用
氯胺酮	增强快波活动，高波幅 θ 活动，降低暴发抑制的波幅（例如，在基于丙泊酚的麻醉中） 可降低癫痫患者的癫痫发作阈值	避免在皮层刺激进行功能定位时应用 将其添加到丙泊酚输注中可能有助于脑电监测以检测脑缺血（例如 CEA）
Precedex（右美托咪定）	增加皮层兴奋性?	避免在皮层刺激定位功能区时应用
肌松剂（如罗库溴铵、维库溴铵、琥珀胆碱、顺式阿曲库铵）	增加信号的信噪比	在所有 EEG 和 ECoG 记录过程中使用（运动功能定位和唤醒开颅手术除外）

ECS，脑电静默；CEA，颈动脉内膜切除术；DHCA，深低温停循环；ECoG，皮层脑电图；EEG，脑电图

能定位或致痫灶定位（Munari 等，1993；Chauvel 等，2019）。

然而，在进行颅内记录时，主要的缺点之一是采样能力有限。

例如，栅状电极的单个触点可以记录大约直径 2 cm（约 3 cm^2）的皮层表面活动。这意味着由 64 个触点构成的网格可以覆盖约 200 cm^2 的皮层表面。由于单侧大脑半球的面积约为 5000 cm^2，这意味着一个 8×8 的栅状电极只能覆盖 4% 的面积。同理，深部电极的单个触点只能记录 5 mm 半径周围脑区的活动；因此，一个 10 触点的深部电极能够记录来自周边直径约 1 cm、长度约 6 cm、体积约 5 cm^3 的“圆柱体”范围脑组织的电活动。由于单侧大脑半球的体积约为 650 cm^3，这意味着 10 个 10 触点深部电极只能记录 8% 相应半球的活动。

因此，尽管在神经影像引导下，深部电极可以安全地到达大脑的任何区域，如扣带回或海马等深部结构乃至脑沟深处，但它们并不能对皮层表面进行广泛的覆盖。除了空间采样率不足外，

发作的起始与传播的电生理模式的相似性，使得很难用深部电极记录实现对癫痫发作区域的可靠定位。相反，深部电极最适合确定易激惹区域以及定义传播模式。

方法学

用于颅内记录和电刺激的电极必须符合医疗监管机构批准的多项要求，如导电性和生物相容性。生物相容性意味着电极与脑组织的被动接触不会导致生物损伤。因此，由于潜在的损伤风险，包括铜和银在内的几种金属已被发现不适合用于颅内电极的制造（Bickford 等，1957）。此外，根据这些电极在 ECoG 记录中的作用，它们所用的材料应该以一种独立于时间的方式准确地反映电势变化。最后，也是比较重要的一点，当用于皮层功能定位的电刺激时，材料不能被电流的快速通过腐蚀，避免在大脑中产生金属沉积。

如前所述，用于颅内记录的电极阵列，无论是用于记录还是刺激，可以放置在硬膜下（栅状和条形电极）或直接放置在脑实质中（深部电极）（图 2.2）。可以使用双极或参考导联，参考电极应放置在远离记录电极的电中性区域，如 EEG 部分所述。然而，由于直接从皮层记录的活动波幅要显著高于头皮电极所采集的活动，因此 ECoG 记录被“活跃”的头皮参考干扰的风险相对较低（Nuwer 和 Schuele，2018）。手术对侧的乳突是常用的参考点（Simon 等，2019）。

栅状或条形电极由矩形硅晶格组成，其中包含嵌入式的圆盘状触点，直径在 2 ～ 4 mm，触点之间通常相距约 10 mm（中心到中心）。而深部电极包含 4 ～ 16 个触点，触点为附着在刚性塑料管上的金属导电圆柱体。圆柱体间相距 5 ～ 10 mm，通常直径为 0.8 mm，长度为 2 ～ 5 mm。这些不同的几何形状不仅对记录的空间分辨率起着关键作用，

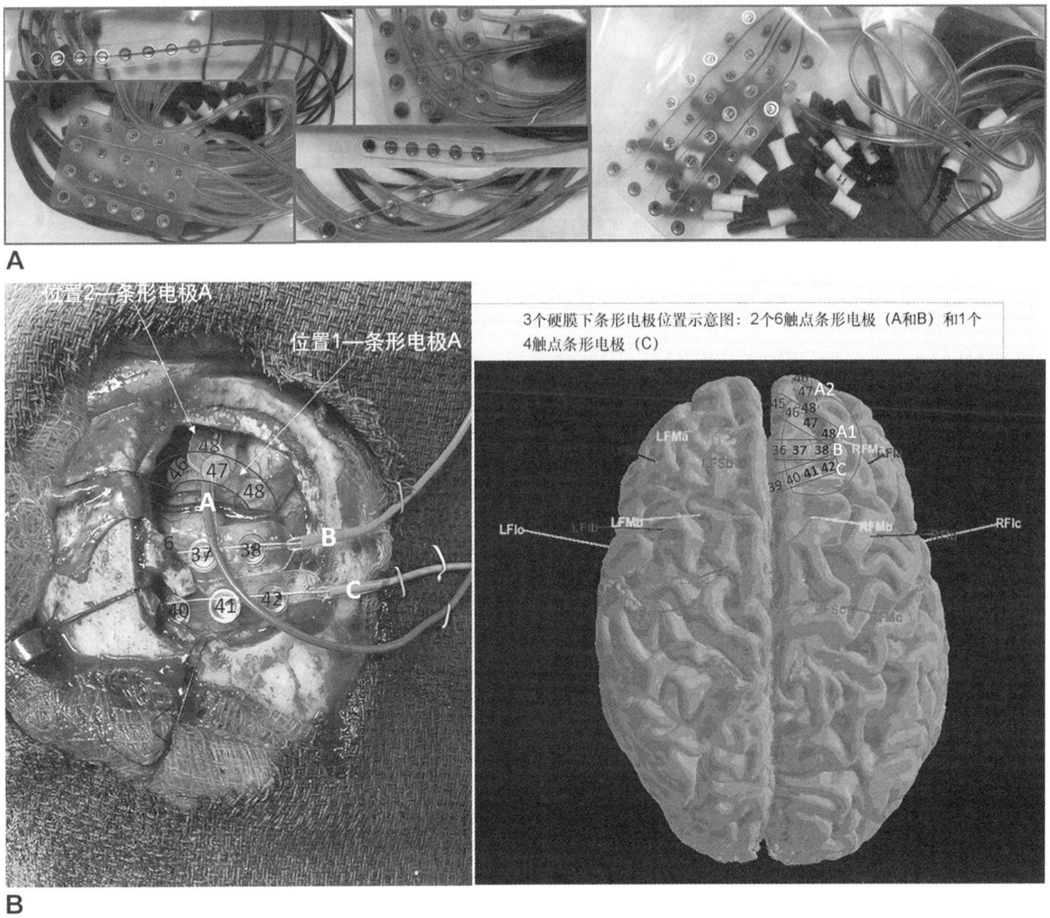

彩图

图 2.2（彩图请扫二维码或见书后） 颅内脑电图不同类型记录电极的示例：硬膜下栅状、条形和深部电极。**A.** 4、6、8 导的硬膜下条形电极，16、20、32 导硬膜下栅状电极。**B.** 用 3 个条形电极术中覆盖右前额上回（左侧图），以便在 2 期手术前使用双侧额深部电极进行侵入性记录，明确致痫区（右侧图）。

而且在执行用于功能定位的电刺激时对输送到相邻皮层的电荷密度也起着重要作用。

不同皮层区域的电生理特征，包括记录活动的波幅，直接受到其发生源细胞结构的影响。然而，观察到的波幅也取决于发生源与记录电极之间的距离。因此，在使用深部电极记录时，即使发生源规模很小，电极与它的密切距离也可能会导致记录到高波幅的电位。因此，仅在深部电极的单个触点上观察到的高波幅电位，可能表明其并非是临床上的重要起源。换言之，重要的发生源应该能够产生足够大的电场，从而可以在相邻的几个触点上获得记录，即使记录到的电位波幅较小。

总体而言，我们可以得出结论，记录电位的波幅在头皮脑电图和颅内脑电图记录中具有不同的含义。由于头皮脑电图电极与脑深部起源的距离大致相同，因此可以假定记录电位的波幅是起源部位放电大小的函数。相比之下，通过颅内电极记录的电位波幅取决于电极与起源之间的距离以及起源部位的几何形状（Gloor，1985）。

由于 ECoG 活动的波幅很高，相应记录的灵敏度要远低于头皮记录（通常为 15 ～ 30 μV/div），并且以与 EEG 记录相同的默认时间基准运行（即 30 mm/s）。根据要记录的活动类型，可以对低通滤波器和高通滤波器进行调整。因此，为了记录慢波震荡（例如，直流漂移），低通滤波器需要 10 s 的时间常数。同样，为了记录高频震荡（high-frequency oscillations，HFO），需要 500 ～ 700 Hz 的高通滤波和 2 kHz 的采样率（Nuwer 和 Schuele，2018）。

解读

iEEG 分析具有特定的特征和挑战。

第一，ECoG 记录以高波幅活动为特征，其中许多活动将显示出尖锐的形态。因此，正常的脑电图模式，如 μ 节律，很容易被错误地解读为癫痫样放电（图 2.3）。即使在全身麻醉下，仍然可能出现这种普遍的错误解读，特别是在与相同条件下的头皮 EEG 记录相比时。

第二，与前者相关，是区分良性电生理模式和异常的癫痫样 / 癫痫活动的挑战。一个很好的例子是对高频振荡（HFO）的解读（详见下文临床应用部分），HFO 既可能是正常的生理活动，也可能是致痫组织的异常脑电特征。

第三，栅状或条形电极相邻触点间活动不同步的现象非常普遍，就像暴发抑制模式中的暴发一样。

第四，麻醉和药物对皮层活动的影响使得术中 ECoG 的解释尤其具有挑战性（图 2.4）。当在全麻下癫痫手术中进行致痫灶（epileptogenic zone，EZ）和发作起始区（seizure onset zone，SOZ）的定位时，解读可能会变得更加棘手（Nuwer 和 Schuele，2018）。

最后比较重要的是，术中 ECoG 记录会产生多种伪迹，阻碍对脑电活动的准确解释，在相关领域评价不佳。例如，由于手术区域的限制，特别是当术野较小时，栅状或条形电极的放置可能具有挑战

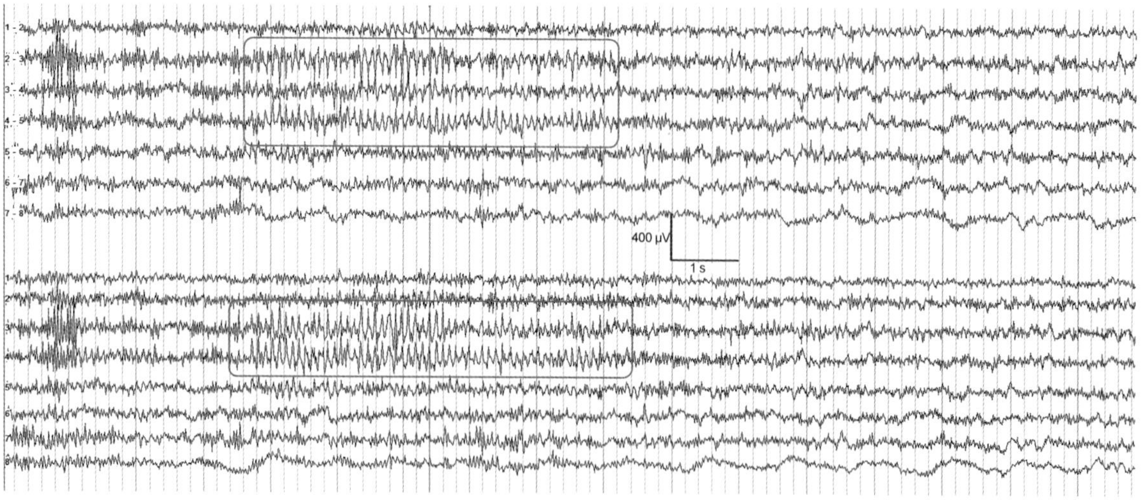

图 2.3 唤醒麻醉下左侧开颅术中记录的 ECoG。通过一个 8 触点的硬膜下条形电极进行记录，该电极放置于中央沟旁区，以右乳突为参考，记录显示 μ 节律（矩形框）。注意，当患者运动手腕时 μ 节律消失

性，并导致触点间出现孤立性高阻抗或阻抗分布不均。使用盐水冲洗不稳定的电极可以改善阻抗。我们还建议通过将它们缝合到术野边缘和（或）用浸泡过生理盐水的无菌纱布覆盖，来固定它们的位置。最常见的伪迹之一是由 EKG 或其他原因引入的节律性伪迹，特别是当记录电极靠近皮层血管时。同期进行 EKG 记录可以评估 QRS 波和记录电极不同触点所记录到的节律性活动“峰值”之间的同步时间关系（图 2.4）。最后，消除 60 Hz 伪迹对于 ECoG 的准确解释至关重要。打开 60 Hz 陷波器通常可以高效地过滤掉该频率的活动；但是，当期望记录 HFO 时，不推荐这么做。处理 60 Hz 伪迹的最佳方法仍然是识别和消除它的来源，确保正确接地和记录接触点之间小而均匀的阻抗。

临床应用

癫痫手术

术中 ECoG 的记录时间非常有限，同时也会受到麻醉剂的影响。由于这些原因，只有在特殊情况下，ECoG 才会成为术外有创性视频 iEEG 监测的

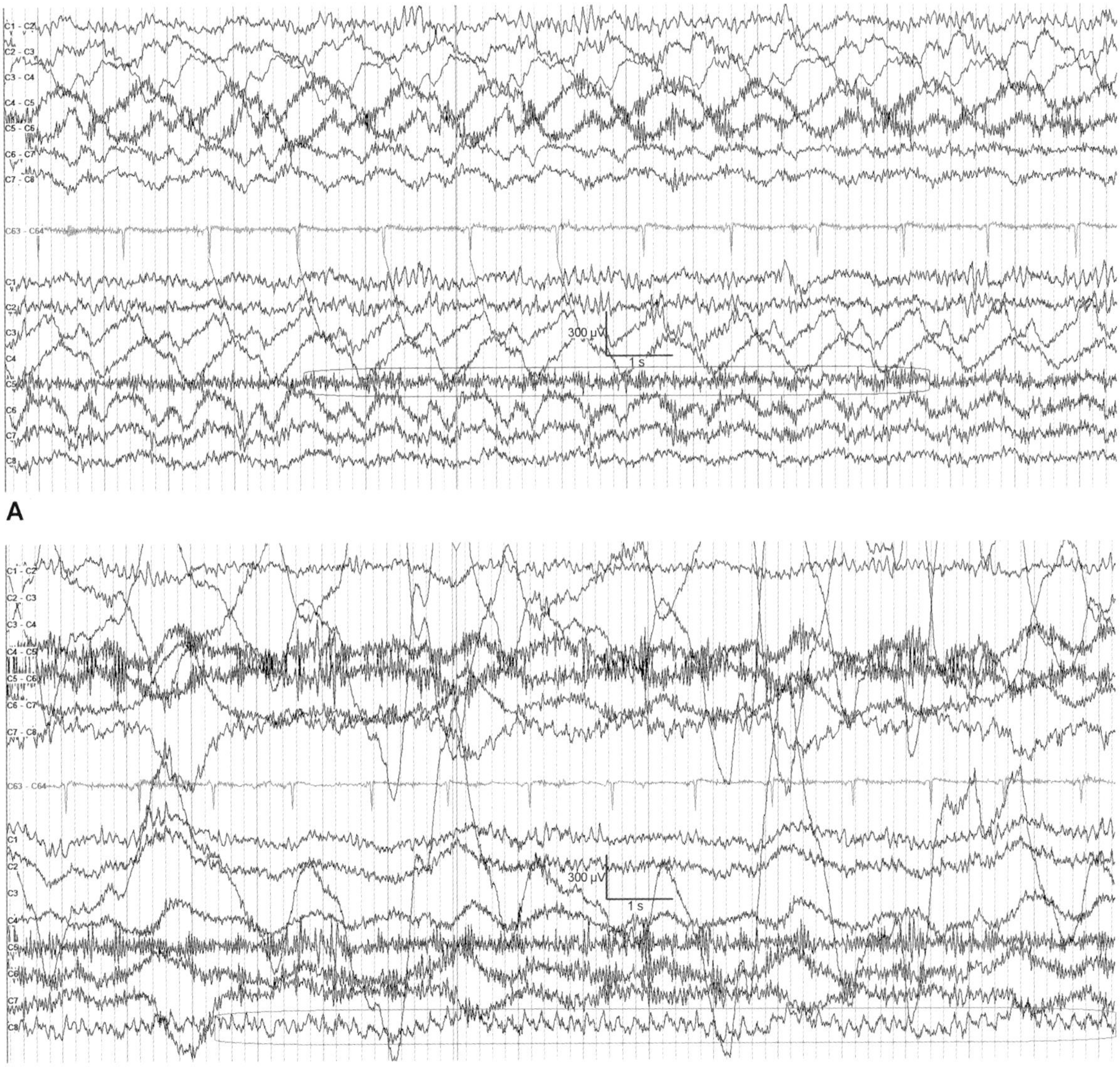

图 2.4（彩图请扫二维码或见书后） 术中 ECoG 显示癫痫发作期和发作后皮层活动的快速变化。这三张图片按时间倒序显示了在唤醒麻醉下开颅术中功能定位过程中，电刺激诱发癫痫发作后的 ECoG 记录。参考电极放置在右侧乳突，使用 8 触点硬膜下条形电极进行记录。**A.** 静推丙泊酚 20 mg 治疗刺激诱导的癫痫发作，在推注后几分钟内，硬膜下条形电极的几个触点可见大量的 β 活动（蓝色方框）。同时注意心电图上 QRS 波群时序锁定的节律性心电图 / 搏动伪迹（蓝线）。**B.** 几秒钟前，背景显示了癫痫发作的末期（红色方框），之后丙泊酚诱导的快活动开始主导记录。因为接触不稳定（触点 3）造成的伪迹也存在。**C.** 图中描述了最初的局灶性癫痫发作，以触点 7 和 8 为中心，可见节律性 6 ～ 7 Hz 的高幅尖波

彩图

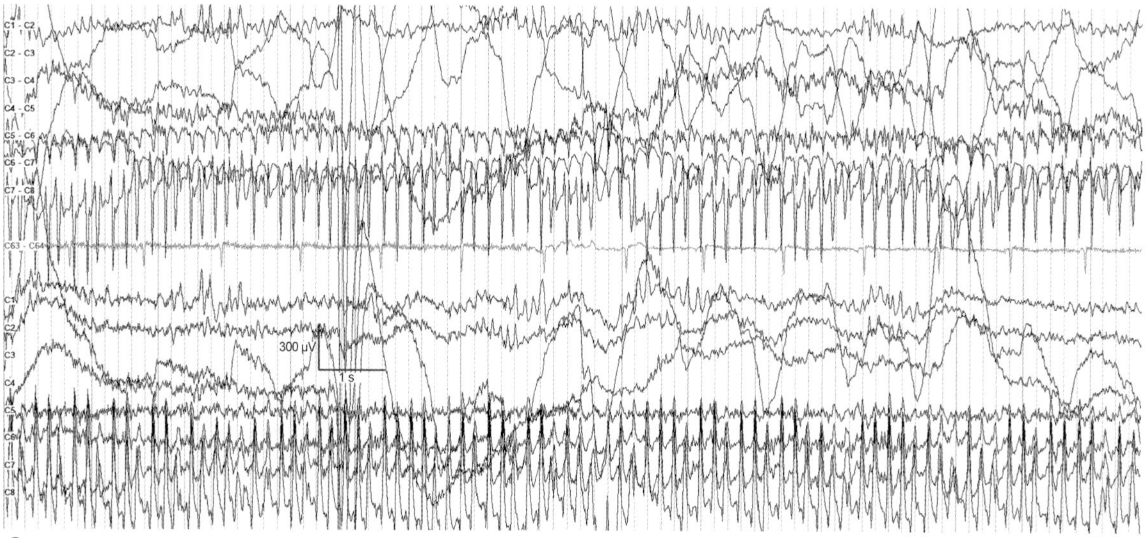

C

图 2.4（续）

替代或附加方案，例如：①Ⅱ期术外记录慢性植入物的相对禁忌证（例如，感染或出血等并发症风险较高的患者）；②神经影像学数据与刻板的癫痫发作症状学之间具有一致性，尤其症状性癫痫患者；③较多癫痫样 / 癫痫活动（这将增加术中 ECoG 短期持续记录获得的信息量）；④通过术后颅内记录，特别是深部电极记录进行致痫灶 / 发作起始区边界的确认时，覆盖的皮层范围有限（图 2.2）。病变切除后行 ECoG 监测在改善术后癫痫发作方面的作用存在争议。虽然目前有数据表明，残余高频震荡（HFO）的存在与不良预后相关（见下文关于 HFO 的章节），但残余尖波放电，特别是当这种放电仅限于切除边界时，这种相关性并不存在（Nuwer 和 Schuele，2018）。

本书的第 16 章将专门讨论 ECoG 在癫痫手术中的作用，因此，本节我们只会简要介绍该技术在两种特定临床场景下的应用：颞叶癫痫 / 颞叶癫痫附加症和额叶皮层发育不良，以及术中 HFO 的识别在未来难治性癫痫的有效手术治疗领域将会发挥的前景作用。

颞叶癫痫

术中 ECoG 在辅助颞叶癫痫切除手术规划上的应用仍存在争议，许多作者认为此类记录没有价值（Engel Jr，1987；Spencer 和 Inserni，1992），而其他作者（Engel Jr，1997；Chatrian 等，1998）则利用这一工具进行颞叶结构的选择性切除，例如根据 ECoG 记录调整海马切除的范围（Nayel 等，1991；Stefan 等，1991；Kanner 等，1995；Jooma 等，1995；McKhann 等，2000）。虽然我们认可在通常情况下，标准的前颞叶切除手术不需要手术中 ECoG 数据，但在某些情况下，我们发现它很有用，例如不确定颞叶新皮层是否参与癫痫发作起源时，特别是确定优势颞叶切除的安全后缘范围和（或）前后轴内侧结构的切除范围。也许 ECoG 最重要的作用仍然是在颞叶癫痫附加症中，根据发作的症状学和（或）脑电图记录，比如当癫痫样异常放电不仅在颞叶中，且在岛叶、额叶和（或）顶叶区域独立出现时（Walker，1967；Niedermeyer，1982；Rasmussen，1983；Quesney 和 Niedermeyer，1993；Cendes 等，1993；Tuunainen 等，1994）。

额叶皮层发育不良

ECoG 是定位潜在致痫性发育不良皮层的可靠工具（Palmini 等，1995），已知切除所有表现出异常癫痫样放电（例如，“连续节律性尖波”）的发育不良皮层组织可以实现术后无癫痫发作（Palmini 等，1995）。因此，这些记录可以用于确定适当的癫痫治疗切除范围。一般来说，易激惹区的特征是多灶性癫痫样异常放电，其范围可能相当广泛。根据易激惹区的位置和范围及其与功能区皮层的接近程度，可以考虑行切除、软膜下横切术或两者组合的手术方法。

这些记录在症状性额叶癫痫中特别有用（Simon 等，2012，2019），头皮 EEG 记录很少能提供识别癫痫发作起始区的信息，因为症状出现时往往伴随有大量的运动和肌肉伪差。我们遇到过广泛的皮层发育不良病变累及或非常接近主要的功能区皮层（例如运动区）的例子。在这种情况下，术中 ECoG 可以协助在较大范围的解剖异常内划定和切除较小的癫痫发作起始区，同时保护功能区皮层（Simon 等，2012；图 2.5）。

高频振荡（HFO）

HFO 被定义为至少 4 次高频活动（即 80 ～ 500 Hz）构成的振荡。根据其他特征和与不同发作模式的关联，这一发作间期实体被进一步分为涟波（ripples，80 ～ 250 Hz）和快速涟波（fast ripples，250 ～ 500 Hz），前者和后者的频率均不断增加（Gotman 和 Marciani，1985；Goncharova 等，2016），且分别以低波幅 β 蜂鸣和节律性尖波为特征先于癫痫发作出现（Jiruska 等，2017）。

最近，人们对这种发作间期 EEG 模式越发关注（Zijlmans 等，2011；Jacobs 等，2012；Wang 等，2013），与发作间期尖波相比，这种模式对发作起始区（SOZ）表现出更高的特异性，与尖波不同，它在发作间期和发作期都能很好地定位在同一

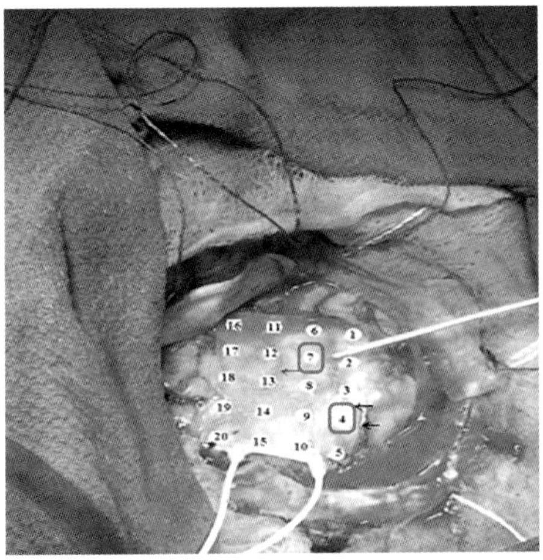

彩图

A

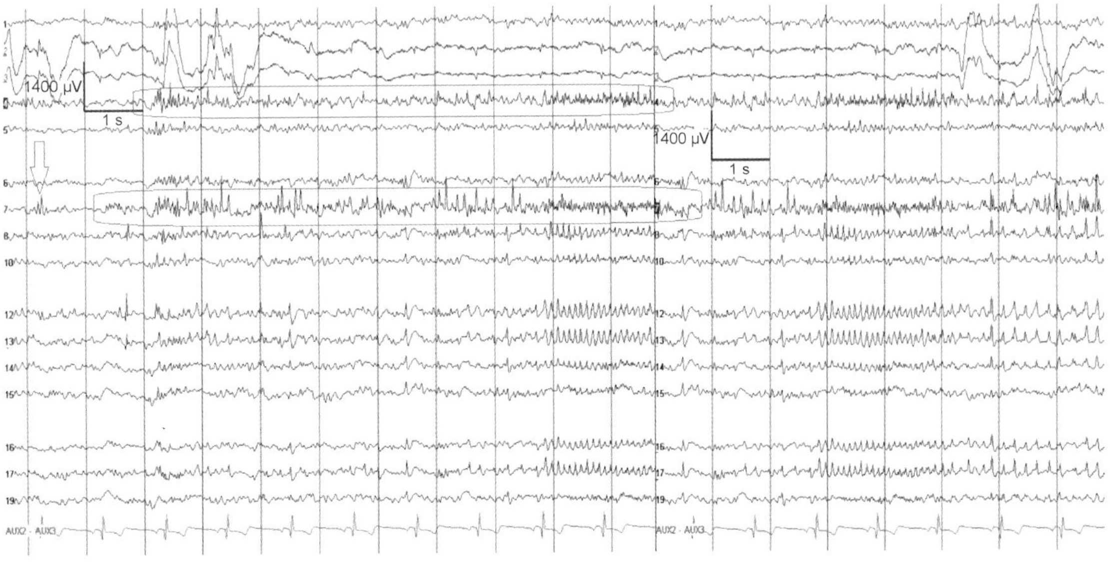

B

图 2.5（彩图请扫二维码或见书后） 术中 ECoG 显示非诱发的脑电图癫痫发作。**A.** 在全麻下右侧开颅手术中，以左侧乳突做参考，通过覆盖运动和运动前区的 20 导栅状电极进行记录。患者出现多次典型左上肢局灶性运动性癫痫发作，影像学检查发现大范围皮层发育不良病变，病变中心位于中央前沟附近。有一导联记录到脑电图癫痫发作（**B**），包含触点 4 和 7 处记录的低波幅快频率放电（红色方框），然后扩散到相邻触点。第一个发作性改变发生在触点 7 处（红色箭头）。可以看到这些触点的位置，覆盖在中央前回上。黑色的粗箭头指向中央沟

区域，该区域被认为是致痫灶（EZ）。因此，发作间期的 HFO 成为一种有前景的 EZ 定位电生理生物标志物。更重要的是，其他研究发现，切除术后 EEG 记录中残留的 HFO 是癫痫控制不佳的可靠预测因素（van't-Klooster 等，2015，2017；Holler 等，2015）。

因此，术中 ECoG 的一个新的潜在重要作用是在切除前和切除后记录中识别这种电生理生物标志物。

非癫痫手术

在癫痫手术以外的开颅手术中，ECoG 的主要作用仍然是识别功能定位过程中皮层电刺激触发的后放电（after dicharge，AD）（图 2.6）。然而，它的作用不仅限于此。在需要语言或认知测试的唤醒开颅手术中，ECoG 可以准确解释患者临床表现的波动，这可能是由于刺激触发或自发的发作性活动，也可能是由于患者从清醒到嗜睡 / 睡眠的状态变化。此外，在唤醒开颅手术中，ECoG 记录上识别 μ 和枕后 α 节律可以分别确认中央区周围和枕后区域的位置。

另外，在全麻开颅手术中的运动区定位过程中，ECoG 记录可以通过麻醉诱导的暴发抑制模式中的抑制活动长度间接评估麻醉深度。反过来，这有助于更准确地预判 M1 区的刺激阈值（Simon 等，2010；Simon，2019a）。这对于 M1 的精确定位至关重要。比如对 M2 区进行电刺激也可以触发肌肉反应，尽管需要的电流强度更高。按这一思路考虑，在高电流（即高于 M1 阈值）下对“非运动”区域（例如，顶叶皮层）的刺激，可能导致电流扩散到 M1 区，从而导致错误的定位。

病理组织和（或）病变周围水肿的存在，特别是当皮层下白质受累时，会导致高频活动（即 α/β 范围）的减弱，以及更严重的频率减慢（Simon，2019a；图 2.6 和图 2.7）。然而，根据我们的经验，由于需要在术区操作，术中 ECoG 很难实现精确的病变定位。许多作者已经描述了脑胶质瘤中肿瘤致痫的机制，例如谷氨酸的双重作用，它既是一种能够促进胶质瘤细胞增殖和对周围脑实质侵袭的肿瘤生长因子，也是一种可以诱发瘤周皮层癫痫活动的兴奋性神经递质（Rudà 等，2012；Pallud 等，2013；Tatum 4th 和 Quinones-Hinojosa，2018）。这解释了某些患者的难治性癫痫，以及肿瘤切除过程中（尤其是进行皮层电刺激功能定位时）术中癫痫发作风险的增加（Simon 等，2019；Dineen 等，2019）。因此，我们发现 ECoG 对病变周围皮层兴奋性的评估非常有用（图 2.6 和图 2.7）。由此我们可以推断出电刺激更容易引发后放电的区域。沿着这种思路，为了更好地控制术后癫痫发作，一些作者（Fallah 等，2015）建议，对于出现癫痫发作的胶质瘤患者，应当在 ECoG 的指导下进行切除，其目的不仅是清除病理组织，还包括周边的高兴奋性皮层。

最后一点，研究发现在监测皮层缺血方面，

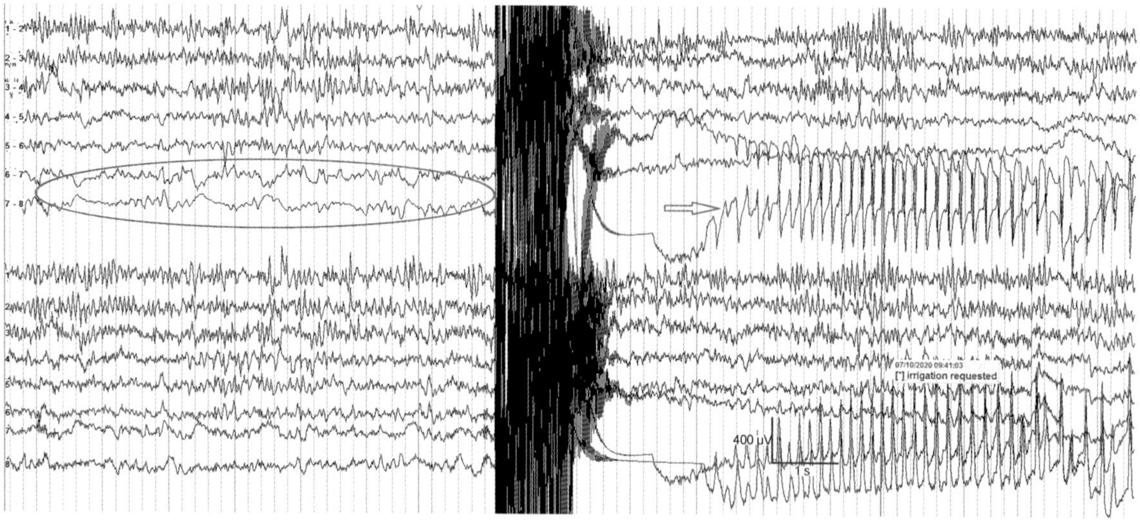

图 2.6 语言功能定位中 Penfield 刺激触发的后放电（AD）。请注意，位于肿瘤边缘的触点 7 和 8 处出现快波衰减而慢波增加（椭圆圈），偶尔出现尖波。AD 发生在相同位置（箭头），说明肿瘤周围皮层的兴奋性增加

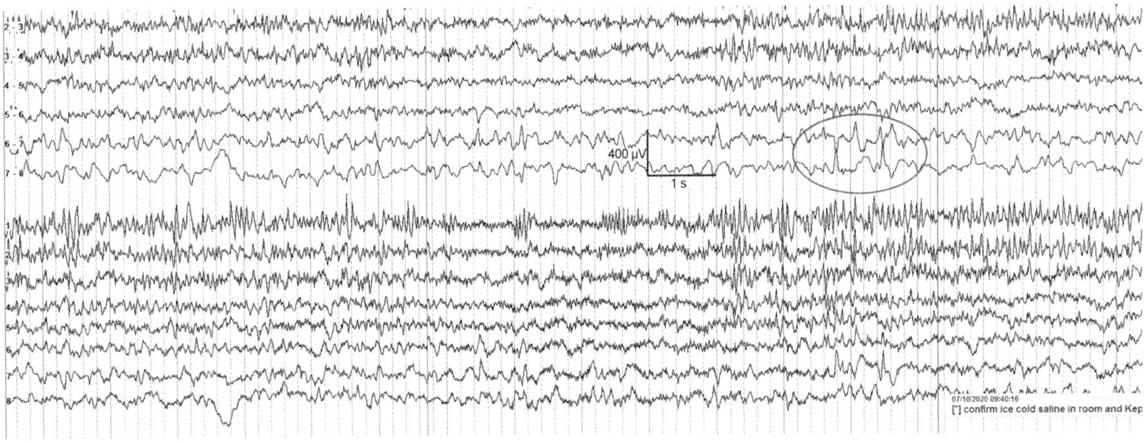

图 2.7 ECoG 记录定位病变。唤醒开颅术中，条状电极的触点 8 至 6 处记录到慢波增加、β 活动减慢和瘤周尖波（椭圆圈），这些触点与病理组织最为接近

ECoG 记录也优于 EEG（Nuwer，1993；Martin 等，2002；Debatisse 等，2005；Dehdashti 等，2006），它呈现出典型的高频活动和频率减慢的脑电模式。表 2.1 总结了皮层脑电图记录的临床应用。

麻醉注意事项

当 ECoG 用于致痫区定位或脑缺血监测时，我们建议避免使用容易导致背景不连续或不同程度暴发抑制的麻醉方案，如丙泊酚和阿片类药物输注的全静脉麻醉。在这些情况下，一氧化二氮和卤代烃或卤代烃与瑞芬太尼输注的组合更合适。然而值得一提的是，一氧化二氮单独使用时会导致额中央出现快活动。当 ECoG 用于致痫区的定位时，另一种麻醉策略是开始记录之前快速停止丙泊酚输注，特别是需要记录 HFO 的时候（Nuwer 和 Schuele，2018）（另见表 2.2）。

皮层电刺激技术

电刺激的物理学和生理学

电刺激产生的电场不仅取决于刺激参数，还取决于周围介质的导电率（Nathan 等，1993）。更重要的是，输送到邻近神经组织的电流强度，以及电刺激的效率，受到刺激电极附近的脑脊液，以及刺激电极与邻近神经结构的相对几何位置的显著影响，这些神经结构可以是神经元细胞体，尤其是它们的轴突丘、刺激区域的传入输入和经过的轴突（Ranck Jr，1975）。

对神经元的有效刺激可以导致神经元细胞膜的去极化或超极化，从而分别导致神经元兴奋或抑制（Rattay，1999）。前者产生动作电位和被刺激区域功能的“激活”，就如同我们在运动区功能定位中所做的；后者导致它的“抑制”，就像语言区定位。类似地，对传入或传出神经元（传送纤维）的刺激分别导致逆向或正向轴突刺激（Ranck Jr，1975）。

患者安全

电流密度

电刺激的强度非常重要。对于直接皮层脉冲电刺激，电刺激引起的组织学损伤模式最好建模为单个脉冲的强度和宽度组合的函数。在恒流模式中，损伤被计算为电流（单位时间的电荷）乘以脉冲宽度，得出累积电荷的值（当讨论双相脉冲时，指每个相位的电荷）。20 世纪 60 年代提出的“每相微库仑”记录成为公认的安全度量标准（见 Rowland 等，1960，关于组织学动物模型的描述）。Gordon 及其同事（1990）在人类中进行了研究（刺激计划切除的组织），加强了这一安全度量标准，引入了电流的几何密度——换句话说，一个物理上更小的电极具有更集中的空间电流。他们的研究建立的安全度量标准约为每相每平方厘米 50 微库仑。这种对电流强度的限制已经成为典型指南，包括有关提供电刺激的永久性留置装置的监管机构。在实践中，使用的最大电流受到实际情况的影响：鉴于有效阻抗为千欧姆量级，使用者应注意（如果没有预先设置），由于可以产生的最大电压，刺激输出的最大电流被限制在 20 mA 以内（例如，100 V 电压在 5 kΩ 阻抗下的电流是 20 mA）。其次，电流值越高，越有可能诱发癫痫发作。然而，安全强度阈值还取决于其他参数，例如脉冲宽度、频率和刺激时长，以及患者是处于麻醉还是清醒状态。

McCreery 等（1990）的研究发现，电刺激引起的皮层损伤与施加的电荷密度成正比。电荷密度与电流强度和脉冲宽度成正比，与刺激电极的表面积成反比。因此，在计算可施加的最大安全电荷密度时，刺激电极的几何形状成为一个重要因素，并且美国食品和药品监督管理局（FDA）要求每个电极制造商报告每种类型刺激电极的安全电荷密度限值。根据对动物慢性刺激的观察，50 $\mu C/cm^2$ 的值通常被认为是皮层电刺激的安全值，这是 FDA 批准的人类皮层电刺激的安全限值（Yuen 等，1981；Agnew 等，1989；Gordon 等，1990）。

$$
\text{电荷密度}\frac{\mu C}{cm^2} = \frac{\text{刺激强度（mA）} \times \text{脉宽（ms）}}{\text{电极表面面积（}cm^2\text{）}} \quad (2.1)
$$

因此，根据 FDA 的要求，需要了解并控制施加的电荷密度限值（Merrill 等，2005）。在临床使用前对刺激设备进行测试是必要的，这样才能确保刺激的安全性和结果解读的可靠性（Van Buren 等，1978）。

脉冲特征

含有间歇性脉冲的刺激范式被认为对成人和儿童群体都是安全的（Hambrecht，1978；Van Buren 等，1978；Gordon 等，1990；Jayakar 和 Duchowny，2000）。然而，由于长期电刺激可能会损伤神经组织（Lilly 等，1955；Rowland 等，1960），建议使用由两个强度和宽度相同但极性相反的部分组成双相脉冲（图 2.8 A）。双相脉冲每个相位的宽度可以在 0.3 ～ 1.25 ms 之间变化（Van Buren 等，1978；Lesser，1987）。除了对称的双相脉冲外，还有非对称的双相脉冲，其第二相的波幅较低，脉冲宽度较长，电荷仍然平衡（Merrill 等，2005）。虽然目前推荐使用双相脉冲进行电刺激，但仍有仅提供单相脉冲用于恒流刺激的设备获得 FDA 批准。在临床实践中，必须修改脉冲相位（单相或双相）、刺激频率和应用方式，以优化刺激结果并遵守安全规定。由于在功能区定位病例中应用的刺激通常是短暂且间断性的，并不会引起与长期刺激一样的安全问题。例如，对于皮层运动区定位，单相阳极刺激在临床实践中较为常用。在大鼠实验中，在暴露于 40 mA 和 50 mA 的短暂高频刺激 1 h 后，立即观察到树突的显著肿胀，但在刺激后 30 天检查动物时，并没有发现组织学异常（Oinuma 等，2007）。在人类研究中，没有研究表明这些短暂和间歇性的直接皮层刺激，即使超过了推荐的电荷密度，会导致神经组织损伤（Sartorius 和 Wright，1997；Szelényi 等，2007）。

电极材料和几何形状

如前文所述，用于直接皮层刺激的电极材料需要具有生物相容性（即与大脑的直接、间接接触不会产生毒性影响），同时不能被电流腐蚀，这一过程会导致金属在大脑中积聚；铂电极满足这两个标准，因此常用于临床实践中。由于电极表面积对电荷密度的影响最大（参见上文公式），人们必须意识到电极越小，电荷密度就越高，潜在的伤害也就越大。这也意味着与通常用以制造条形电极的直径为 2.5 mm 的圆盘电极相比，使用较小的电极进行刺激，例如直径为 1 mm 的单极探针，刺激强度会更高（Ritaccio 等，2018）。

刺激触发的后放电和癫痫发作

皮层电刺激的另一个安全隐患是其致痫效应（Bates，1963；Bengzon 等，1968；Ajmone Marsan 和 O'Connor，1973；Gloor，1975；Ajmone-Masan，1980），导致刺激诱发性后放电（AD）的发生。由于 AD 的传播会激活远离刺激部位的功能皮层，可能导致定位错误（Nuwer 和 Schuele，2018）。AD 的发生机制尚不完全清楚。Adrian 于 1936 年首次描述了 AD 在麻醉患者中的传播模式。一般认为 AD 反映了局部场电位（local field potential，LFP）的波动，因为它们是由电刺激触发的（Gerin，1960）。Kalamangalam 等的研究结果（Kalamangalam 等，2014）也支持了这一假设，他们表明 AD 是 LFD 同步振荡的结果，这些振荡受到直接皮层刺激后“解放”了某些神经元间的抑制影响。作者还表明，LFP 振荡耦合的幅度与刺激波幅成正比，在低电流时很弱，然后随着电流的增加而增强。随着振荡幅

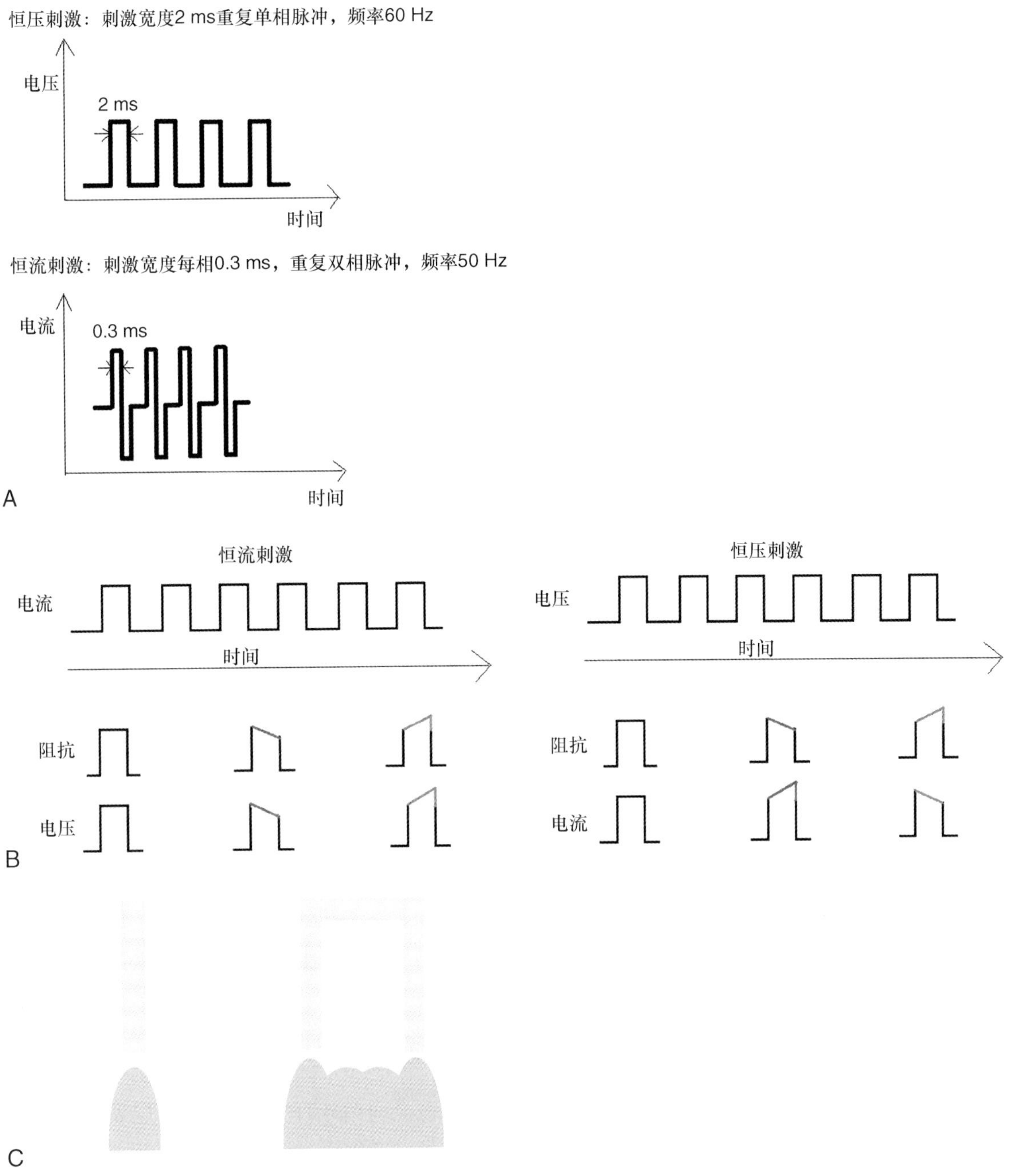

图 2.8　不同类型电刺激的特征。**A.** Penfield（上）和改良 Penfield（下）范式中的单相与双相电刺激。Penfield 方法最初由 Penfield 博士于 1952 年用于癫痫患者的术中功能定位，该方法应用了恒压模式和频率为 60 Hz、宽度为 2 ms 的重复单相脉冲。然而，这种技术会导致相对较高的皮层净电荷累积。因此，后来出现了一种更安全的改良范式，由宽度较小（每相 0.3 ～ 0.5 ms）的双相脉冲组成，以 50 ～ 60 Hz 频率重复刺激，并使用恒流刺激。这种改良范式目前被广泛用于术中和术外功能定位。**B.** 图示恒压和恒流刺激随时间阻抗变化的差异。**C.** Seo（2016）修改的单极和双极探针下方电流分布的简化模型

度的增加，这种振荡活动最终可以在 ECoG 记录中被观测到（Karakis 等，2015），以首次刺激内放电，随着刺激强度增加变成 AD 的形式。随着刺激强度的进一步提高，AD 运行将变得更长，并进一步组织、演变并自我传播为脑电图上和临床上的癫痫发作。后者可能导致错误的定位结果（Jasper，1954；Blume 等，2004），尤其是在定位语言功能时。此外，AD 可导致局灶性和全面性癫痫发作和抽搐，考虑到 Mayfield 头钉的刚性头部固定、颅内压突然升高、术野边缘脑组织的损伤，以及唤醒开颅手术中的窒息和误吸风险，患者进一步受害的风险显著增加（Simon 等，2019）。

我们之前的研究已经表明，在手术开始时给予抗癫痫药物（anti-epileptic drug，AED）可以降低术中癫痫发作的风险（Dineen 等，2019）。沿着这些思路，我们还知道用冰盐水迅速冲洗皮层能有效阻止 AD 的传播（Sartorius 和 Berger，1998；Nuwer 和 Schuele，2018）。最后，我们同意其他作者的观点（Lesser 等，1984；Blume 等，2004；Nuwer 和 Schuele，2018），即 ECoG 记录可以快速识别后放电，因此应在所有进行皮层电刺激功能定位的情况下开展。

刺激方法

在皮层功能定位中可以使用几种刺激技术。对于其中的每一种技术，都有特定的特征将它们区分开来：①恒定电压与恒定电流；②与刺激参数直接相关的刺激模式：极性和相位数、持续时间（宽度）、强度（刺激强度）、频率和组织（重复脉冲与成串刺激）；③刺激类型：单极与双极；④刺激器的类型及其有效表面。

我们在下文介绍一些关键因素，有助于理解不同刺激方法的效率、优点和缺点。

恒压与恒流刺激

在恒压刺激期间传输的电流量可能会有很大差异。多种因素导致电流的电阻变化，并改变电极或大脑接口的阻抗。影响因素是多方面的：电极几何形状导致接触面变化，神经和肿瘤组织导电性的个体差异，以及同一患者不同电极的机械电接触差异；还有刺激器相关的渐变脉冲波形和刺激电极阻抗的时间相关变化。相比之下，恒流刺激器（Bignall，1963）通过依赖来自电子设备的反馈来维持预定的电流，电子设备根据监测到的阻抗变化成比例地动态调整刺激电压。显然，恒流装置的使用会产生更恒定和可预测的电输出。这导致可靠的刺激触发反应，并允许对患者自身和不同患者间功能皮层的去极化阈值进行更一致的比较。由于这些与恒压刺激相比的优势，在目前的临床实践中，恒流模式被更广泛地用于直接皮层刺激。图 2.8 B 说明了恒定电压和恒定电流刺激的主要特性。

刺激极性

阳极和阴极刺激以不同的方式激活锥体神经元（Patton 和 Amassian，1954；Hern 等，1962；Gorman，1966）。

阳极刺激导致其顶端树突的超极化和轴突丘的去极化。因此，锥体神经元在最低的刺激阈值下以放射状的方式被激活。同时，阳极刺激会抑制与皮层表面呈切线方向运行的纤维和皮层间神经元。这反过来又增加了刺激的集中性，将其限制在皮层离体神经元。

相反，阴极刺激有利于皮层内神经元的兴奋，从而间接激活锥体神经元。此外，与作用于轴突丘的阳极刺激不同，阴极刺激使树突和胞体去极化。

由于皮层激活方向不同，阳极和阴极刺激将分别产生 D 波和 I 波。同样，由于锥体细胞激活部位的兴奋性差异，D 波，即在脊髓记录的皮质脊髓束下行的激活，反映了靠近轴突丘的锥体神经元的直接激活，在阳极刺激下比阴极刺激下的触发阈值显著降低。由于 I 波主要由神经元间的阴极刺激触发，而且受全身麻醉的显著影响，因此在全麻开颅手术中，使用阴极进行运动功能定位需要更高的电流。一般来说，在全身麻醉下，阴极刺激触发的运动诱发电位也会表现出更高的可变性和阈值。

此外，一般认为，阴极刺激更适合定位皮层运动前区和辅助运动区，即 M2 区，而阳极刺激更倾向于使最靠近中央沟和（或）其前缘的锥体神经元密度最高的区域去极化，即 M1 区（Hern 等，1962）。

α 运动神经元的有效去极化

在全身麻醉下，向运动皮层发送单个脉冲根本不足以产生运动诱发电位，因为麻醉显著降低了脊髓前角 α 运动神经元的兴奋性，提高了它们的去极化阈值。因此，一种能够有效使脊髓前角 α 运动神经元去极化的刺激范式，需要确保及时叠加多个兴奋性突触后电位（excitatory postsynaptic potential，EPSP），以达到高去极化阈值并产生动作电位。当一个电脉冲施加到运动皮层时，锥体轴突激活产生一个 D 波和数个 I 波。然而，在麻醉状态下，I 波很可能会缺如。反之，到达前角细胞的 D 波都会产生 EPSP，在全身麻醉下，该 EPSP 不能单独使 α 运动神经元去极化。为了实现这一点，需要多个 D 波以足够近的时间间隔到达 α 运动神经元，以便它们产生的单个 EPSP 能够快速叠加。

EPSP 的快速叠加是通过施加多个（4～6）高频（250～500 Hz）脉冲来实现的，脉冲间期极短（2～4 ms）。这种刺激范式也被称为多脉冲成串技术或高频（阳极）刺激（Taniguchi 等，1993）。

刺激类型

在历史上，低频刺激定位（Penfield，50～60 Hz；Penfield 和 Boldrey，1937）通常采用双极探针进行，而多脉冲高频刺激定位（5 个脉冲成串技术；Taniguchi 等，1993）通常采用单极探针结合前额参考电极。然而，在临床实践中，尤其是在美国，可以看到与这些应用方式不符的情况。因此，下面我们将独立于这两种主要的刺激范式（即 Penfield 和多脉冲成串刺激技术）讨论单极与双极刺激的特性。

单极皮层刺激

单极刺激可以通过将活动电极连接到阴极或阳极，而将回路电极连接到相反极性进行。

基本要求是，回路电极与活动电极相隔一定距离，安置在神经生理学上不活跃的位置，这意味着对于运动功能定位，回路电极不应被放置在同侧或对侧的运动前区和运动区。因此，回路电极是头皮电极，例如 Fpz，或是位于术野的皮下针电极（Simon 等，2010；Simon，2013；Dineen 等，2019；Simon，2019b）。

即便如此，回路电极最好具有更大的表面积，这样该位置产生的电流密度更小，从而更不容易引起混淆的症状性电刺激。必须提到的是，清醒的患者可能会在回路电极下方感到刺痛感，甚至轻微的电击。这可以通过皮下局部应用麻醉药物来预防。

这种单极刺激设置会产生一个环绕单极探针尖端的放射状电场。电场强度最高处位于电极尖端下方（图 2.8 C）。因此，在进行刺激时可能会发生电流分流（current shunting）和电流扩散（current spread）。前者可能发生在电流流动路径中突然出现较低电阻的情况时，例如在手术领域内存在血液或脑脊液的情况下。这可能导致反应的缺失或前后不一致，导致假阴性和（或）不可靠的定位（Acioly 等，2013）。可以通过将探针绝缘来最小化这种效应（Kartush 等，1985）。

单极刺激也更容易发生电流扩散，其程度与施加的电流强度呈正相关（Moller 和 Jannetta，1984）。Kartush 等（1985）估计，在 0.5～1 mA 的刺激强度和 0.2 ms 的脉冲宽度下，电流可从刺激尖端向外扩散约 2 mm。在实践中，采用不同刺激强度进行精确的定位将有助于确定具有最低刺激阈值的运动区。选择一个表面面积更大且与刺激探针距离较远的回路电极，有助于降低电流扩散的风险。

虽然总体而言，单极刺激通常适用于探索更安全的手术入路，而非精确识别特定结构，但运动功能定位还是优选单极刺激。这是因为，当采用初级功能皮层阈值时（即足以去极化并明确 M1 的最小电流强度），单极刺激是准确和可靠的。

单极刺激还可以使探针下的电流密度分布更加均匀，从而使刺激强度和反应强度之间具有更好的相关性（Jayakar，1993）。

最后，无论使用哪种刺激模式，由于其产生的放射状电场，单极刺激都优于双极刺激，能够以较低的阈值进行运动功能定位（Szelényi 等，2011）。

然而，当尝试通过颅内植入电极（如栅状、条形或深部电极）进行单极电刺激的术外定位时，使用颅外回路电极是不切实际的。另外，当我们选择植入颅内电极的另一个触点作为单极刺激的回路电极时，等于我们根据其解剖位置假定它位于非功能皮层（Kovac 等，2014）。这种范式的理论风险在于如果我们的假设有误，那么在距离活性刺激电极位置较远的地方可能会触发微妙的临床反应，从而影响我们定位的准确性。

双极皮层刺激

唤醒开颅手术中的语言、顶叶和视觉皮层功能定位优先选择该类刺激。刺激探针包含阳极和阴极，可以并排或呈同心排列。然而，在这两种排列中，阳极和阴极都是活跃的，并直接与皮层表面接触。虽然双极刺激中的电流分布远比单极刺激复杂，但电流在两个触点之间以更集中 / 受限的模式流动，电流密度局限于两电极之间，但在每个电极下方达到最大值（见图 2.8 C）。这也可能导致定位的一些模糊性，因为无法确定这两个位置中的哪一个更可能与触发的反应相关。使用双相刺激可以避免这个问题。如果偏好单相刺激，建议外科医生朝向表面的不同方向进行刺激。尤其是在皮层下定位中，这有助于确定潜在传导通路的方向。

与单极刺激类似，双极刺激同样会发生电流分流，并可以通过将探针绝缘将其影响最小化。另一方面，由于阳极和阴极并排分布，电流的非径向分布不会产生不必要的扩散。

刺激电极的类型

皮层电刺激可以使用手持式单极或双极刺激器和（或）硬膜下条形、栅状或深部电极的触点进行（图 2.9）。

这些电极的区别主要在于它们与皮层直接接触的有效刺激表面。正如在有关患者安全的章节中提到的，最大安全电流密度与该表面间接成正比，并且可以很容易地计算出来。

一般来说，在皮层功能定位中，间断使用手持式刺激器，既可用于阳性定位（即识别主要功能区），也可用于阴性定位（即采用主要功能区去极化阈值进行刺激，“排除”功能皮层，从而明确皮层切除术的安全入路）。这种刺激虽然应用广泛，可用于大面积皮层表面的标测，但为了获得准确的结果，每次刺激都需要施加一致的压力，以及需要神经外科医生和临床神经生理学家之间的良好协作。它需要外科医生实现以下方面的完全掌控：①刺激位置；②刺激顺序；③每次刺激的持续时间（即刺激探针和皮层接触的时间）；④连续刺激之间的时间间隔。最后两个因素对于控制后放电和癫痫发作的风险至关重要。

硬膜下栅状或条形电极刺激的优点是可以连续监测运动功能，以及定位术野外无法直接暴露的功能皮层。例如，行顶叶病变切除时，使用硬膜下条形电极的第一触点进行阳极刺激，利用正中神经 SEP 相位反转（phase reversal）技术定位中央前回，可定位 M1 手区并进行连续运动功能监测。

这种方法的主要缺点是电极和皮层表面之间的接触不够稳定，这在幕上手术中由于大脑漂移（brain shift）而频繁发生。在切除过程中，条形电极也很容易被外科医生的操作移位。然而根据我们的经验（Simon，2013；Simon 等，2019），尽管这种情况经常发生，但条形电极位置变化在大多数时候都很容易识别和纠正，并不会影响皮层刺激的可靠性。

最后，在癫痫手术的术前皮层功能定位过程中，栅状、条形和深部电极的触点会被用于进行皮层刺激。

上述情况的主要缺点是这些电极的位置以及它们与皮层表面是否接触良好，难以实现可视化。例如，当栅状电极植入数天后，其位置可能发生了显著变化，不再与之前配准的数据匹配。

在外科医生无法直接观察和（或）接近的皮层

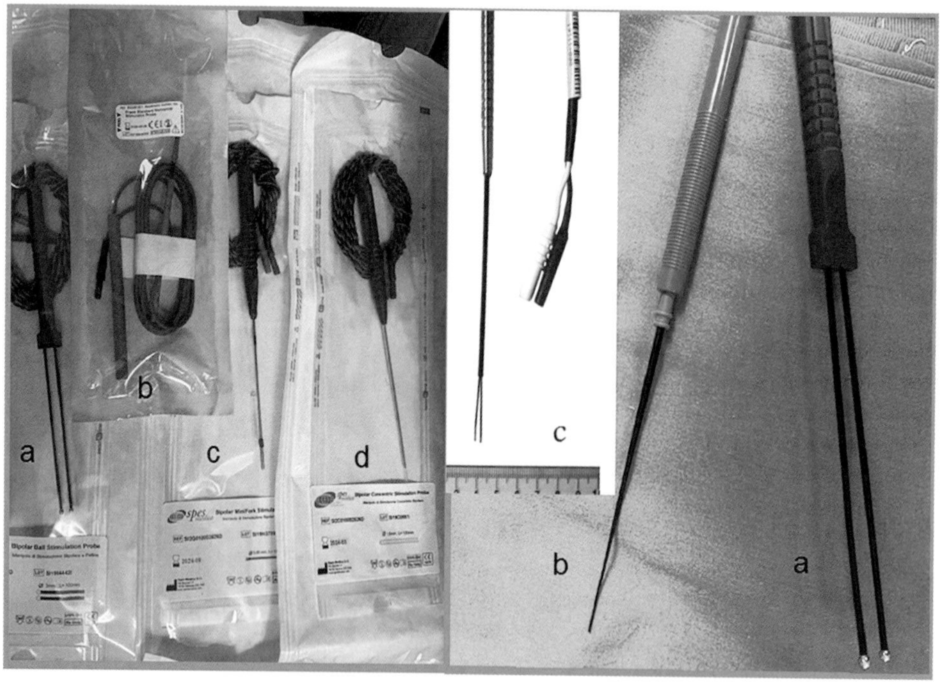

彩图

图 2.9（彩图请扫二维码或见书后） 临床实践中用于电刺激的不同类型电极。**A.** 双极球形刺激探针（Spes Medica）；**B.** Prass 标准单极刺激探针（美敦力 Xomed）；**C.** 双极迷你叉形刺激器（Spes Medica）；**D.** 双极同心刺激探针（Spes Medica）

区域使用栅状和条形电极进行皮层刺激的另一个缺点是，如果刺激诱发癫痫发作，无法用冰盐水进行皮层冲洗。

基于上述情况，出现了几种刺激范式，它们采用不同的刺激参数（例如，不同的频率、脉冲波宽、极性），并且优先（但不是必须）与双极或单极类型的刺激结合使用。由于它们的不同特性，在特定情况有不同的优先选择，例如不同年龄组或不同状态（唤醒与全身麻醉）下进行不同的功能定位（例如，语言与运动）。

临床实践中使用的刺激范式

Penfield 或低频模式（图 2.8 A）

该方法也被称为低频阴极刺激，是皮层刺激最经典的方法，Wilder Penfield 将该方法成功地用于他对感觉-运动区倒立小人模型以及前后部语言区的描绘。早在 20 世纪 30 年代，Foerster 和 Penfield 就首次提出了该方法，并广泛使用于功能定位的临床实践中（Berger 等，1989；Duffau 等，2000，2002a，2002b，2003a，2003b，2005，2008）。Hamberger 及其同事（2014）总结了整个美国临床实践中用于植入网格电极进行术外定位的所有改良 Penfield 方案。例如，尽管所有中心都使用恒流刺激，但其中大约一半使用双相脉冲，而另一半使用单相脉冲；大约一半的从业者使用双极刺激范式，而另一半则使用双极和单极刺激的混合范式。最常用的频率是 50 Hz，其次是 60 Hz；然而，临床实践中使用的频率范围变化很大，从 1～60 Hz 不等。同样，最常用的脉冲宽度为 0.3 ms，范围从 0.1～2 ms 不等。Kovac 等（2014）比较了双极与单极 60 Hz 刺激下的术外定位程序，结果显示采用单极刺激定位更快，后放电更少。然而，对于使用刺激表面小的单极探头进行的术中皮层定位，我们强烈建议不要应用 Penfield 范式和（或）高脉冲宽度，因为这种刺激策略会导致电流密度较大，从而增加刺激诱发的后放电和癫痫发作的风险（图 2.10）。

如前所述，刺激通常通过手持式刺激器在术中进行，也可以通过硬膜下栅状和（或）条形电极进行，比如癫痫患者的术前电极植入（Nuwer 和 Schuele，2018）。Penfield 刺激范式仍然是唤醒开颅手术中定位语言、感觉、上顶叶和视觉功能区的主要范式。然而，它在运动功能定位中的应用较少，尤其是在儿童和（或）异常皮层兴奋性增加的患者中进行全麻下运动功能定位的时候。

这是因为：

（1）在全身麻醉下，50～60 Hz 的刺激频率

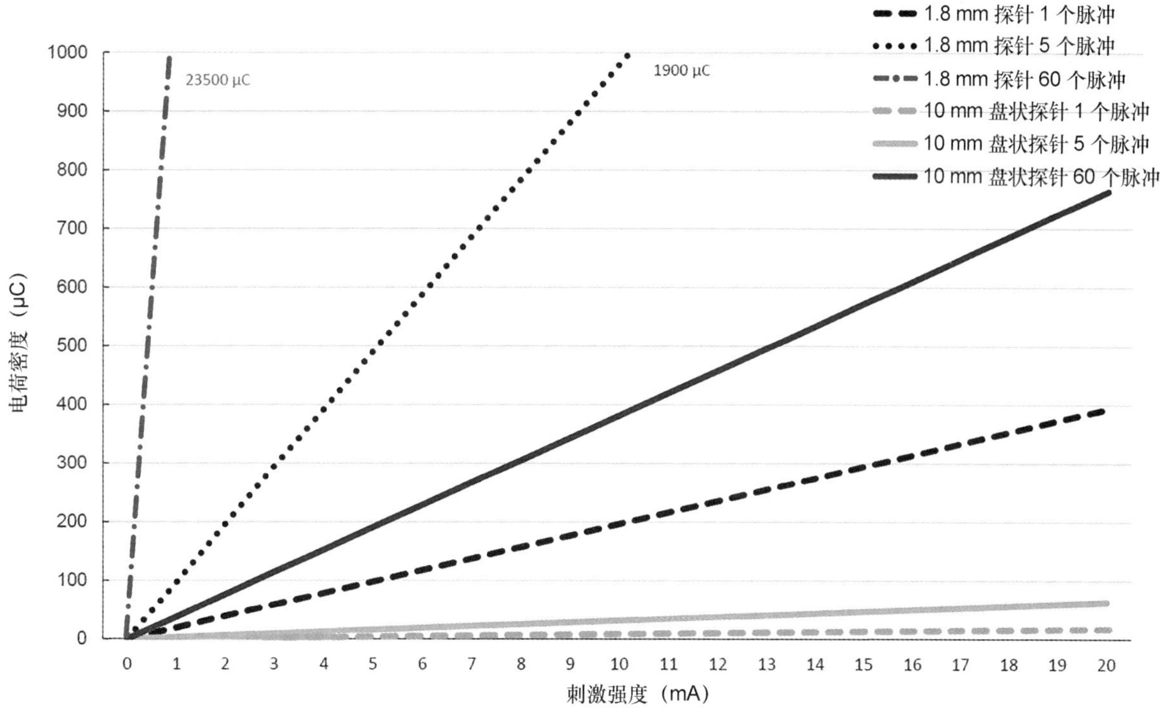

图 2.10 随刺激强度增加，电荷密度的变化。注意它依赖于所使用的单极刺激器类型（即其活性表面）和刺激范式的类型；当单极探针应用 Penfield 刺激范式（即 60 Hz 重复脉冲）时，电流强度增加相对较小，而电荷密度显著快速增加

对 α 运动神经元的去极化效率非常低；这导致成功定位时的电流会偏高。

（2）当预期激活 M1 区的刺激阈值较高，有时甚至高于 AD 和癫痫发作的诱发阈值时，对儿童患者的运动功能定位效率会较为低下。

（3）Penfield 范式相比其他刺激方法更容易引起癫痫（Szelényi 等，2007；Dineen 等，2019；Simon，2019a）。有趣的是，几位作者表明，50 ～ 60 Hz 范围内的皮层电刺激会导致抑制性皮层间神经元失活，这些神经元能够阻止局部场电位（LFP）的进一步形成。因此，从这种抑制性影响中"解放"出来后，LFP 会进一步同步并"耦合"成振荡节律，最终导致 AD 的发生（Kalamangalam 等，2014）。除了刺激频率对致痫性的影响外，通过 Penfield 刺激范式，特别是在全身麻醉下，进行成功的皮层运动定位需要更高的电流密度，导致诱发癫痫发作的概率更高。

（4）不能触发锁时复合肌肉动作电位（compound muscle action potential，CMAP），因此通过电生理实现运动功能精确定位具有挑战性；Penfield 刺激范式是根据对侧身体不同部位的触发运动和（或）自由肌电记录到的强直性肌肉活动进行运动功能定位。因此，使用 Penfield 刺激范式进行运动功能定位时，需要更高的刺激强度，并且定位的结果不能被保存和（或）量化。

（5）不能用于运动皮层的连续刺激和运动监测。

极低频刺激

其他研究（Zangaladze 等，2008）显示，一种直接源自 Penfield 方法的刺激范式，也使用重复脉冲，但脉冲频率明显更低。这种范式同样适用于功能定位，但致痫性较低。作者使用了 5 Hz 或 10 Hz 的重复脉冲，持续时间约为 5 s。然而，我们认为任何刺激技术的有效性和可靠性不仅取决于要定位的皮层功能，还取决于患者的状态和（或）被刺激皮层区域的兴奋性。例如，这种低频刺激在成年人和清醒状态下能够成功定位运动皮层，但在儿童中很可能无效，因为儿童的 M1 阈值较高，在全身麻醉下更是如此。

双重模式技术

10 岁以下儿童的功能皮层去极化阈值远高于成年人（Nezu 等，1997；Garvey 等，2003），有时甚至超出了 AD 的阈值（Jayakar 等，1992）。Lieberman 等（2006）研究表明，在控制其他混杂因素后，运动阈值与年龄呈独立负相关。因此，在幼儿中，预期需要高电流才能成功定位，然而高电流可能在定位成功之前就诱发后放电和癫痫发作。Jayakar 等（1992）开发了一种刺激范式，也源自 Penfield 方法，用于更有效、更安全的皮层功能定位。该技术应用了一个数学模型，通过逐步增加脉冲宽度和刺激强度，来达到足以获得阳性定位结果的基强度，同时将所需的能量最小化。通过使用这项技术，作者能够成功地在较低阈值（比标准 Penfield 技术低 8 mA）和较低能量（比标准 Penfield 技术低 64%）的情况下成功定位功能皮层。

多脉冲成串刺激技术（图 2.11）

多脉冲成串技术使用高频脉冲范式，能够在全身麻醉下有效实现 α 运动神经元的去极化。因此，这种方法也被称为高频阳极刺激；如前所述，阳极刺激能有效去极化锥体神经元，这一特点使得该方法在高密度锥体神经元（即 M1）的定位上独具优势，能在最低电流强度下触发肌源性运动诱发电位（muscle MEP，mMEP）（Neuloh 和 Schramm，2002）。该方法采用一个成串或多串（例如 0.2 ～ 2 Hz）重复的短单相脉冲（即 0.5 ms 脉冲宽度）。每串刺激中有 4 ～ 6 个脉冲，以高频（250 ～ 500 Hz）传输。由于运动功能定位可以在清醒状态下或全麻下进行，因此达到 M1 去极化阈值所需的电流强度可以在 1 ～ 25 mA 之间变化。既可以使用恒流也可以使用恒压刺激（Kombos 等，2000）。单极和双极刺激也都可以应用。我们认为单极刺激对于皮层和皮层下定位都更为优越，如下所述。通过连接到阳极（+）的手持式单极刺激器提供电刺激（图 2.9）。放置在术野的无菌针电极（Viasys Healthcare，一次性皮下针电极，不锈钢，长度 12 mm/ 直径 27 G）用作阴极（－）。头皮电极（例如，Fz 或对侧额部，F3 或 F4）也可以用作阴极

在皮层运动功能定位中，高频阳极刺激范式比起 Penfield 方法具有几个明显优势：

（1）安全性高。几位作者已经证明这种范式比 Penfield 方法致痫性更低（Szelényi 等，2007；Dineen 等，2019；Simon 等，2019）；此外，间断

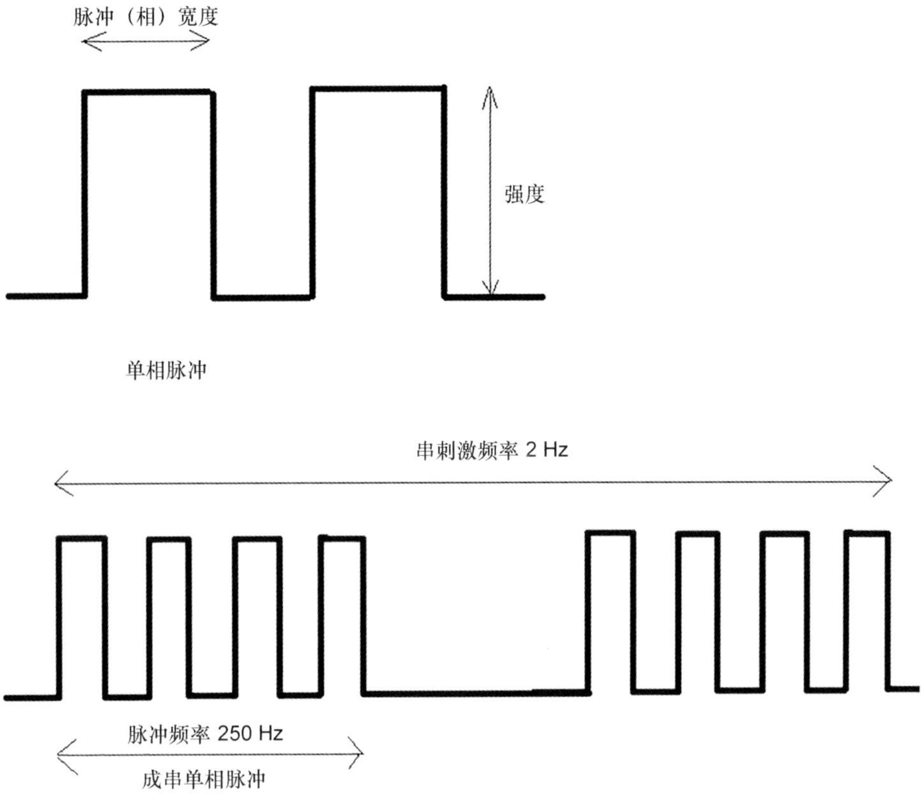

图 2.11　多脉冲串刺激技术。当用于皮层运动功能定位或监测时，这种模式也被称为高频阳极刺激。它通常由 4 ～ 6 个单相脉冲组成，频率 250 ～ 500 Hz。串刺激的频率可以变化，例如 0.1 ～ 2 Hz。每个脉冲的宽度通常为 0.5 ms

出现的刺激伪差比连续发生的伪差有助于早期发现后放电。

（2）高效去极化 M1 锥体神经元并在最低阈值下触发（Taniguchi 等，1993）。

（3）在全身麻醉下，快速累积兴奋性突触后电位（EPSP），从而实现 α 运动神经元的高效去极化。

（4）可以记录可靠的 CMAP，与刺激时间锁定；因此，它可以更准确地量化运动反应（例如，对 M1 阈值之上刺激和扩散的评估）。

（5）适用于连续运动功能监测（Kombos 等，2001，2009）。

（6）在儿童中确保高效、安全的运动功能定位。

鉴于这些优势，对术中电刺激运动功能定位和监测，我们推荐使用单极多脉冲串刺激技术。

双极多脉冲串刺激也已成功用于运动功能定位和监测（Katayama 等，1988；Simon 等，2013）。虽然这种刺激模式主要用于运动功能定位，但一些研究者也成功地将其用于语言功能定位。

（李晓宇　译　樊星　乔慧　审校）

参考文献

Acioly MA, Liebsch M, de Aguiar PH et al. (2013). Facial nerve monitoring during cerebellopontine angle and skull base tumor surgery: a systematic review from description to current success on function prediction. World Neurosurg 80: e271–e300.

Agnew WF, McCreery DB, Yuen TGH et al. (1989). Histologic and physiologic evaluation of electrically stimulated peripheral nerve: considerations for the selection of parameters. Ann Biomed Eng 17: 39–60.

Ajmone Marsan C (1980). Depth electrography and electrocorticography. In: MJ Aminoff (Ed.), Electrodiagnosis in clinical neurology. Churchill Livingstone, New York, NY, pp. 167–196.

Ajmone Marsan C, Baldwin M (1958). Electrocorticography. In: M Baldwin, P Bailey (Eds.), Temporal lobe epilepsy. Springfield, IL, Charles C Thomas, pp. 368–395.

Ajmone Marsan C, O'Connor M (1973). Electrocorticography. In: A Remond (Ed.), Handbook of electroencephalography and clinical neurophysiology. Elsevier, Amsterdam, pp. 3–49.

Bancaud J, Talairach J, Morel P et al. (1965). Generalized epileptic seizures elicited by electrical stimulation of the frontal lobe in man. Electroencephalogr Clin Neurophysiol 37: 275–282.

Bates JAV (1963). Special investigation techniques—indwelling electrodes and electrocorticography. In: H Hill, G Parr (Eds.), Electroencephalography: a symposium on its various aspects. MacMillan, New York, pp. 429–470.

Bengzon ARA, Rasmussen T, Gloor P et al. (1968). Prognostic factors in surgical treatment of temporal lobe epilepsy. Neurology 18: 717–731.

Berger H (1929). Über das Elektrenkephalogramm des menschen. Arch Psychiatr Nervenkr 87: 527–570 (translated by Gloor P. Electroenceph. Clin. Neurophysiol. Suppl. (1969). 28: 37–73.

Berger MS, Kincaid J, Ojemann GA et al. (1989). Brain mapping techniques to maximize resection, safety, and seizure control in children with brain tumors. Neurosurgery 25: 786–792.

Bickford RG, Fischer G, Sayre GP (1957). Histologic changes in the cat's brain after introduction of metallic and plastic coated wire used in electro-encephalography. Proc Staff Meet Mayo Clin 32: 14–21.

Bignall KE (1963). A transistorized constant current converter. Electroencephalogr Clin Neurophysiol 15: 702–703.

Blume WT, Jones DC, Pathak P (2004). Properties of after-discharges from cortical electrical stimulation in focal epilepsies. Clin Neurophysiol 115: 982–989.

Cendes F, Cook MJ, Watson C et al. (1993). Identification of dual pathology in patients with lesional epilepsy. Epilepsia 34: 126.

Chatrian GE, Tsai ML, Temkin NR et al. (1998). Role of the ECoG in tailored temporal lobe resection: the University of Washington experience. Electroencephalogr Clin Neurophysiol Suppl 48: 24–43.

Chauvel P, Gonzalex-Martinez J, Bulacio J (2019). Presurgical intracranial investigations in epilepsy surgery. In: KH Levin, P Chauvel (Eds.), Handbook of clinical neurology, Vol. 161—Clinical neurophysiology: diseases and disorders. Elsevier, Amsterdam.

Crandall PH, Walter RW, Rand RW (1963). Clinical application of studies on stereotactically implanted electrodes in temporal lobe epilepsies. J Neurosurg 20: 827–840.

Creutzfeldt O, Houchin J (1974). Neuronal basis of EEG waves. In: A Raymond (Ed.), Handbook of electroencephalography and clinical neurophysiology. vol. 2. Elsevier, Amsterdam, pp. 5–55. Part C.

Debatisse D, Pralong E, Dehdashti AR et al. (2005). Simultaneous multilobar electrocorticography (mEcoG) and scalp electroencephalography (scalp EEG) during intracranial vascular surgery: a new approach in neuromonitoring. Clin Neurophysiol 116: 2734–2740.

Dehdashti AR, Pralong E, Debatisse D et al. (2006). Multilobar electrocorticography monitoring during intracranial aneurysm surgery. Neurocrit Care 4: 215–222.

Dineen J, Maus DC, Muzyka I et al. (2019). Factors that impact the risk of intraoperative seizures triggered by electrical stimulation during Supratentorial functional mapping. Clin Neurphysiol 130: 1058–1065.

Duffau H, Capelle L, Sichez N et al. (2000). Intraoperative mapping of the subcortical language pathways using direct stimulation. Brain 125: 199–214.

Duffau H, Capelle L, Sichez N et al. (2002a). Intraoperative mapping of the subcortical language pathways using direct stimulations: an anatomo-functional study. Brain 125: 199–214.

Duffau H, Denvil D, Lopes M et al. (2002b). Intraoperative mapping of the cortical areas involved in multiplication and subtraction: an electrostimulation study in a patient with a left parietal glioma. J Neurol Neurosurg Psychiatry 73: 733–738.

Duffau H, Capelle L, Denvil D et al. (2003a). The role of dominant premotor cortex in language: a study using intraoperative functional mapping in awake patients. NeuroImage 20: 1903–1914.

Duffau H, Capelle L, Denvil D (2003b). Usefulness of intraoperative electrical sub-cortical mapping in surgery of low grade gliomas location within eloquent functional regions: functional results in a consecutive series of 103 patients. J Neurosurg 88: 764–778.

Duffau H, Gatignol P, Mandonnet E et al. (2005). New insights into the anatomo-functional connectivity of the semantic system: a study using cortico-subcortical electrostimulations. Brain 128: 797–810.

Duffau H, Peggy Gatignol ST et al. (2008). Intraoperative subcortical stimulation mapping of language pathways in a consecutive series of 115 patients with grade II glioma in the left dominant hemisphere. J Neurosurg 109: 461–471.

Engel Jr J (1987). Approaches to localization of the epileptogenic lesion. In: J Engel Jr (Ed.), Surgical treatment of the epilepsies. Raven Press, New York, pp. 75–100.

Engel Jr J (1997). Comment on the predictive value of intraoperative electrocorticography in resections for limbic epilepsy associated with mesial temporal sclerosis. Neurosurgery 40: 310–311.

Fallah A, Weil AG, Sur S et al. (2015). Epilepsy surgery related to pediatric brain tumors: Miami Children's hospital experience. J Neurosurg Pediatr 16: 675–680.

Garvey MA, Ziemann U, Bartko JJ et al. (2003). Cortical correlates of neuromotor development in healthy children. [internet]. Clin Neurophysiol 114: 1662–1670.

Gerin P (1960). Microelectrode investigations on the mechanisms of the electrically induced epileptiform seizure ('afterdischarge'). Arch Ital Biol 98: 21–40.

Gloor P (1975). Contributions of electroencephalography and electrocorticography to the neurosurgical treatment of the epilepsies. In: DP Purpura, JK Penry, RD Walker (Eds.), Neurosurgical Management of Epilepsies. Raven Press, New York, pp. 59–105.

Gloor J (1985). Neuronal generators and the problem of localization in electroencephalography: application of volume conductor theory to electroencephalography. J Clin Neurophysiol2: 327–354. https://doi.org/10.1097/00004691-198510000-00002.

Goncharova II, Alkawadri R, Gaspard N et al. (2016). The relationship between seizures, inter-ictal spikes and antiepileptic drugs. Clin Neurophysiol 127: 3180–3186.

Gordon B, Lesser RP, Rance NE et al. (1990). Parameters for direct cortical electrical stimulation in the human: histopathologic confirmation. Electroencephalogr Clin Neurophysiol 75: 371–377.

Gorman AL (1966). Differential patterns of activation of the pyramidal system elicited by surface anodal and cathodal cortical stimulation. J Neurophysiol 29: 547–564.

Gotman J, Marciani MG (1985). Electroencephalographic spiking activity, drug levels, and seizure occurrence in epileptic patients. Ann Neurol 1985: 597–603.

Hamberger MJ, Williams AC, Schevon CA (2014). Extraoperative neurostimulation mapping: results from an international survey of epilepsy surgery programs. Epilepsia 55: 933–939.

Hambrecht FT (1978). Functional electrical stimulation. An

overview of the present and speculations on the future. Electroencephalogr Clin Neurophysiol Suppl 34: 369–372.
Hern JE, Landgren S, Phillips CG et al. (1962). Selective excitation of corticofugal neurons by surface-anodal stimulation of the baboon's motor cortex. J Physiol 161: 73–90.
Holler Y, Kutil R, Klaffenboeck L et al. (2015). High-frequency oscillations in epilepsy and surgical outcome. A meta-analysis. Front Hum Neurosci 9: 574.
Hubbard JI, Llianas R, Quastel DM (1969). Electrophysiological analysis of synaptic transmission/monographs of the Physiological Society, Edwards Arnold Ltd, London.
Jacobs J, Staba R, Asano E et al. (2012). High-frequency oscillations (HFOs) in clinical epilepsy. Prog Neurobiol 98: 302–315.
Jasper HH (1954). Electrocorticography. In: W Penfield, HH Jasper (Eds.), Epilepsy and the functional anatomy of the human brain. Little Brown, Boston, pp. 692–738.
Jayakar P (1993). Physiological principles of electrical stimulation. Adv Neurol 63: 17–27.
Jayakar P, Duchowny M (2000). Methodological considerations in cortical electrical stimulation in children, Churchill Livingstone, New York.
Jayakar P, Alvarez LA, Duchowny MS et al. (1992). A safe and effective paradigm to functionally map the cortex in childhood. J Clin Neurophysiol 9: 288–293.
Jiruska P, Alvarado-Rojas C, Schevon CA et al. (2017). Update on the mechanisms and roles of high-frequency oscillations in seizures and epileptic disorders. Epilepsia 58: 1330–1339.
Jooma R, Yeh HS, Privitera MD et al. (1995). Seizure control and extent of mesial temporal resection. Acta Neurochir 133: 44–49.
Kalamangalam GP, Tandon N, Slater JD (2014). Dynamic mechanisms underlying afterdischarge: a human subdural recording study. Clin Neurophysiol 125: 1324–1338.
Kanner AM, Kaydanova Y, de Toledo-Morrell L et al. (1995). Tailored anterior temporal lobectomy. Relation between extent of resection of mesial structures and postsurgical seizure outcome. Arch Neurol 52: 173–178.
Karakis I, Leeman-Markowski BA, Leveroni CL et al. (2015). Intra-stimulation discharges: an overlooked cortical electrographic entity triggered by direct electrical stimulation. Clin Neurophysiol 126: 882–888.
Kartush JM, Niparko JK, Bledsoe SC et al. (1985). Intraoperative facial nerve monitoring. Laryngoscope 95: 1536–1540.
Katayama Y, Tsubokawa T, Maejima S et al. (1988). Corticospinal direct response in humans: identification of the motor cortex during intracranial surgery under general anaesthesia. J Neurol Neurosurg Psychiatry 51: 50–59.
Kombos T, Suess O, Funk T et al. (2000). Intraoperative mapping of the motor cortex during surgery in and around the motor cortex. Acta Neurochir 142: 263–268.
Kombos T, Suess O, Ciklatekerlio O et al. (2001). Monitoring of intraoperative motor evoked potentials to increase the safety of surgery in and around the motor cortex. J Neurosurg 95: 608–614.
Kombos T, Süss O, Vajkoczy P (2009). Subcortical mapping and monitoring during insular tumor surgery. Neurosurg Focus 27: E5.
Kovac S, Scott CA, Maglajlija V et al. (2014). Comparison of bipolar versus monopolar extraoperative electrical cortical stimulation mapping in patients with focal epilepsy. Clin Neurophysiol 125: 667–674.
Kuffler SW, Nicholls JG, Orkand RK (1966). Physiological properties of glial cells in the central nervous system of amphibia. J Neurophysiol 29: 768–787.
Lesser RP, Lüders H, Klem G et al. (1984). Cortical afterdischarge and functional response thresholds: results of extraoperative testing. Epilepsia 25: 615–621.
Lesser RP, Luders H, Klem G et al. (1987). Extraoperative cortical functional localization in patients with epilepsy. J Clin Neurophysiol 4: 27–53.
Lieberman JA, Lyon R, Feiner J et al. (2006). The effect of age on motor evoked potentials in children under propofol/isoflurane anesthesia. Anesth Analg 103: 316–321.
Lilly JC, Hughes JR, Alvord Jr EC et al. (1955). Brief, noninjurious electric waveform for stimulation of the brain. Science 121: 468–469.
Lopes da Silva F, Van Rotterdam AB (1999). Biophysical aspects of EEG and Magnetoencephalogram generation. In: E Niedermeyer, F Lopes da Silva (Eds.), Electroencephalography. Basic principles, clinical applications and related fields. Lippincott Williams & Wilkins, Baltimore, pp. 93–109.
Martin CJ, Sinson G, Patterson T et al. (2002). Sensitivity of scalp eeg, cortical eeg, and somatosensory evoked responses during surgery for intracranial aneurysms. Surg Neurol 58: 317–320.
McCreery DB, Agnew WF, Yuen TG et al. (1990). Charge density and charge per phase as cofactors in neural injury induced by electrical stimulation. IEEE Trans Biomed Eng 37: 996–1001.
McKhann GMII, Schoenfeld-McNeill J, Born DE et al. (2000). Intraoperative hippocampal electrocorticography to predict the extent of hippocampal resection in temporal lobe epilepsy surgery. J Neurosurg 93: 44–52.
Merrill DR, Bikson M, Jefferys JG (2005). Electrical stimulation of excitable tissue: design of efficacious and safe protocols. J Neurosci Methods 141: 171–198.
Moller AR, Jannetta PJ (1984). Preservation of facial function during removal of acoustic neuromas. Use of monopolar constant-voltage stimulation and EMG. J Neurosurg 61: 757–760.
Munari C, Kahane P, Tassi L (1993). Intracerebral low frequency electrical stimulation: a new tool for the definition of the "epileptogenic area"? Acta Neurochir Suppl 58: 181–185.
Nathan SS, Sinha SR, Gordon B et al. (1993). Determination of current density distributions generated by electrical stimulation of the human cerebral cortex. Electroencephalogr Clin Neurophysiol 86: 183–192.
Nayel MH, Awad IA, Luders H (1991). Extent of mesiobasal resection determines outcome after temporal lobectomy for intractable complex partial seizures. Neurosurgery 29: 55–61.
Neuloh G, Schramm J (2002). Mapping and monitoring of supratentorial procedures. In: V Deletis, J Shils (Eds.), Neurophysiology in neurosurgery: a modern intraoperative approach. Academic Press, San Diego, pp. 339–404.
Nezu A, Kimura S, Uehara S et al. (1997). Magnetic stimulation of motor cortex in children: maturity of corticospinal pathway and problem of clinical application. Brain and Development 19: 176–180.

Niedermeyer E (1982). Electrocorticography. In: E Niedermeyer, F Lopes da Silva (Eds.), Electroencephalography. Urban & Schwarzenberg, Munich, pp. 537–541.

Nuwer MR (1993). Intraoperative electroencephalography. J Clin Neurophysiol 10: 437–444.

Nuwer MR, Schuele S (2018). Electrocorticography. In: D Schomer, F Lopes da Silva (Eds.), Niedermeyer's electroencephalography, seventh ed. Oxford University Press, New York, pp. 771–780.

Nuwer MR, Comi G, Emerson R et al. (1998). I.F.C.N. standards for digital recording of clinical EEG. Electroencephalogr Clin Neurophysiol 106: 259–261.

Oinuma M, Suzuki K, Honda T et al. (2007). High-frequency monopolar electrical stimulation of the rat cerebral cortex. Neurosurgery 60: 189–197.

Pallud J, Capelle L, Huberfeld G (2013). Tumoral epileptogenicity: how does it happen? Epilepsia 54: 30–34.

Palmini A, Gambardella A, Andermann F et al. (1995). Intrinsic epileptogenicity of human dysplastic cortex as suggested by corticography and surgical results. Ann Neurol 37: 476–487.

Patton HD, Amassian VE (1954). Single and multiple-unit analysis of cortical stage of pyramidal tract activation. J Neurophysiol 17: 345–363.

Penfield W, Boldrey E (1937). Somatic motor and sensory representation in the cerebral cortex of man as studied by electrical stimulation. Brain 60: 389–443.

Quesney LF, Niedermeyer E (1993). Electrocorticography. In: E Niedermeyer, F Lopes da Silva (Eds.), Electroencephalography: Basic Principles, Clinical Applications and Related Fields. Williams and Wilkins, Baltimore, MD, pp. 695–699.

Ranck Jr JB (1975). Which elements are excited in electrical stimulation of mammalian central nervous system: a review. Brain Res 98: 417–440.

Rasmussen T (1983). Surgical treatment of complex partial seizures: results, lessons and problems. Epilepsia 24: S65–S75.

Rattay F (1999). The basic mechanism for the electrical stimulation of the nervous system. Neuroscience 89: 335–346.

Ritaccio AL, Brunner P, Schalk GJ (2018). Electrical stimulation mapping of the brain: basic principles and emerging alternatives. Clin Neurophysiol 35: 86–97.

Rowland V, Macintyre WJ, Bidder TGJ (1960). The production of brain lesions with electric currents. II. Bidirectional currents. Neurosurg 17: 55–69.

Rudà R, Bello L, Duffau H et al. (2012). Seizures in low-grade gliomas: natural history, pathogenesis, and outcome after treatments. Neuro-Oncology 14: iv55–iv64.

Sartorius CJ, Berger MS (1998). Rapid termination of intraoperative stimulation-evoked seizures with application of cold Ringer's lactate to the cortex. Technical note. J Neurosurg 88: 349–351.

Sartorius CJ, Wright G (1997). Intraoperative brain mapping in a community setting—technical considerations. Surg Neurol 47: 380–388.

Seo H, Kim D, Jun SC (2016). Effect of anatomically realistic full-head model on activation of cortical neurons in subdural cortical stimulation—a computational study. Sci Rep 6: 27353.

Shepherd GM (1974). The synaptic organization of the brain, Oxford University Press, London.

Simon MV (2013). Intraoperative neurophysiologic sensorimotor mapping—a review. J Neurol Neurophysiol 30: 571–590.

Simon MV (2019a). Intraoperative electrography in nonepilepsy surgery. In: MV Simon (Ed.), Intraoperative neurohysiology: a comprehensive guide to monitoring and mapping. Springer/Demos Medical, New York, pp. 209–233.

Simon MV (2019b). Mapping and monitoring of motor and primary somatosensory function. In: MV Simon (Ed.), Intraoperative neurophysiology: a comprehensive guide to monitoring and mapping. Springer/Demos Medical, New York, pp. 245–283.

Simon MV, Michaelides C, Wang S et al. (2010). The effects of EEG suppression and anesthetics on stimulation thresholds in functional cortical motor mapping. Clin Neurophysiol 121: 784–792.

Simon MV, Cole AJ, Chang EC et al. (2013). An intraoperative multimodal neurophysiologic approach to successful resection of precentral gyrus epileptogenic lesions. Epilepsia 53: e75–e79.

Simon MV, Eskandar EN, Cole AJ (2019). Intraoperative electrography in epilepsy surgery. In: MV Simon (Ed.), Intraoperative neurohysiology: a comprehensive guide to monitoring and mapping. Springer/Demos Medical, New York, pp. 173–207.

Somjen GG, Trachtenberg M (1979). Neuroglia as generator of extracellular current. In: EJ Speckmann, H Caspers (Eds.), Origin of cerebral field potentials. Thieme, Stuttgart, pp. 21–32.

Speckmann EJ, Caspers H, Elger CE (1984). Neuronal mechanisms underlying the generation of field potentials. In: Elbert T, Rockstroh B, Lutzenberger W and Birbaumer (Eds). Self-regulation of the brain and behavior. Springer, New York, pp. 9–25.

Spencer DD, Inserni J (1992). Temporal lobectomy. In: HO Lüders (Ed.), Epilepsy surgery. Raven Press, New York, pp. 533–545.

Stefan H, Quesney LF, Abou-Khalil B et al. (1991). Electrocorticography in temporal lobe epilepsy surgery. Acta Neurol Scand 83: 65–72.

Szelényi A, Joksimovic B, Seifert V (2007). Intraoperative risk of seizures associated with transient direct cortical stimulation in patients with symptomatic epilepsy. J Clin Neurophysiol 24: 39–43.

Szelényi A, Senft C, Jardan M et al. (2011). Intra-operative subcortical electrical stimulation: a comparison of two methods. Clin Neurophysiol 122: 1470–1475.

Taniguchi M, Cedzich C, Schramm J (1993). Modification of cortical stimulation for motor evoked potentials under general anesthesia: technical description. Neurosurgery 23: 219–226.

Tatum 4th WO, Quinones-Hinojosa A (2018). Onco-epilepsy: more than tumor and seizures. Mayo Clin Proc 93: 1181–1184.

Tuunainen A, Nousiainen U, Mervaala E et al. (1994). Postoperative EEG and electrocorticography: relation to clinical outcome in patients with temporal lobe surgery. Epilepsia 35: 1165–1173.

Tyner FS, Knott JR, Brem MW (1983). Electrode placement. In: FS Tyner, JR Knott, W Brem Mayer (Eds.), Fundamentals of EEG technology, Basic concepts and methods Vol. 1. Lippincott Williams & Wilkins, Philadelphia, pp. 136–145.

Van Buren JM, Wood JH, Oakley J et al. (1978). Preliminary

evaluation of cerebellar stimulation by double-blind stimulation and biological criteria in the treatment of epilepsy. J Neurosurg 48: 407–416.

van't Klooster MA, van Klink NE, Leijten FS et al. (2015). Residual fast ripples in the intraoperativecorticogram predict epilepsy surgery outcome. Neurology 85: 47.

van't Klooster MA, van Klink NEC, Zweiphenning WJEM et al. (2017). Tailoring epilepsy surgery with fast ripples in the intraoperative electrocorticogram. Ann Neurol81: 664–676. https://doi.org/10.1002/ana.24928.

Walker AE (1967). Temporal lobectomy. J Neurosurg 26: 642–649.

Walker AE, Marshall C (1961). Stimulation and depth recording in man. In: DE Sheer (Ed.), Electrical stimulation of the brain. University of Texas Press, Austin, pp. 498–518.

Wang S, Wang IZ, Bulacio JC et al. (2013). Ripple classification helps to localize the seizure-onset zone in neocortical epilepsy. Epilepsia 54: 370–376.

Yuen TGH, Agnew WF, Bullara LA et al. (1981). Histological evaluation of neural damage from electrical stimulation: considerations for the selection of parameters for clinical application. Neurosurgery 9: 292–299.

Zangaladze A, Sharan A, Evans J et al. (2008). The effectiveness of low-frequency stimulation for mapping cortical function. Epilepsia 49: 481–487.

Zijlmans M, Jacobs J, Kahn YU et al. (2011). Ictal and interictal high frequency oscillations in patients with focal epilepsy. Clin Neurophysiol 122: 664–671.

第 3 章 术中诱发电位技术

David B. MacDonald[1*], Charles C. Dong[2], Alberto Uribe[3]

[1] *Arkana Forum, Emmendingen, Germany*

[2] *Department of Surgery, University of British Columbia, Vancouver, BC, Canada*

[3] *Department of Anesthesiology, Ohio State University, Columbus, OH, United States*

摘 要

近年来，术中诱发电位技术在神经功能定位和监测方面取得了许多新的进展。特别是，优化体感诱发电位可以加速手术反馈，肌源性运动诱发电位可以选择性提供运动系统信息，而新的视觉诱发电位方法有望实现可靠的视觉系统监测。本章回顾了这些进展，并为理解其背景和重要性提供了全面的基础知识。

关键词：术中监测，功能定位，体感诱发电位，运动诱发电位，脑干听觉诱发电位，视觉诱发电位

引言

诱发电位是在特定刺激下，部分或完全通过中枢神经系统产生的时序锁定的生物电信号。已有相应成熟技术可以进行记录并用于诊断测试，但在本章，我们主要讨论较新的、尚在发展中的诱发电位定位和监测技术，以避免术中神经损伤。定位（Mapping）技术可帮助确定关键的神经结构，确定手术的安全范围。监测（Monitoring）技术通常用于确认神经功能完整性，确保高风险的手术操作能够安全完成。相对少见但更为重要的是，监测可以检测到干预后可恢复的可逆性神经损害，意味着可预防损伤，有时还可以提示安全的手术停止点。偶尔，监测也提示不可逆的神经损伤，但即便是这种结果，也可以帮助识别需要避免或改进的危险操作，以提高后续手术的安全性。

本章我们回顾了术中体感诱发电位（SEP）、运动诱发电位（MEP）、脑干听觉诱发电位（brainstem auditory evoked potential，BAEP）和视觉诱发电位（visual evoked potential，VEP）技术。本章内容针对已经熟悉这些诊断测试方法的读者。相关更多信息参见本书、参考文献以及其他专业教材（Nuwer，2008；Simon，2010；Møller，2011；Husain，2014；Deletis 等，2020）。

基本原则

本节内容包含一般概念和方法。后续章节内容将描述相应模式的技术。

诱发电位的产生

通过激活特定的感觉器官、神经或中枢结构，刺激引发了一系列时序锁定的、经该通路轴突传导的动作电位，并在其神经元或肌纤维中产生局部突触后电位。这些基础的反应通过叠加和容积传导生成了诱发电位，包含一系列波峰，来源于已知或推测的解剖结构，通过表面或侵入性电极进行记录。波峰的数量及其波幅、潜伏期和极性因模式和技术而异。对于既定技术，波幅反映了响应神经元单位的数量，而潜伏期反映了传导速度。

* 通讯作者：Dr. David B. MacDonald, M.D., FRCP(C), ABCN, Via Lancellotti 1, Castellabate (Salerno), 84048, Italy. Tel: +39-348-004-3790, E-mail: dbmacdon@icloud.com

诱发电位可以是行进或静止的、近场或远场的。行进电位起源于长传导束或神经，其潜伏期随刺激和记录部位间的距离而变化。静止反应源自神经元或肌纤维以及短传导束或神经，其潜伏期随刺激和发生器间的距离而变化。近场电位起源于靠近记录电极的结构，其幅度随电极的邻近度增加而升高。最后，远场反应起源于远离记录电极的结构，其幅度较少随电极的位置而变化。

平均、重复性和信噪比

大多数诱发电位的波幅相对较低，范围从小于1 μV到10～20 μV不等。因此，若进行单次扫描记录，信号通常会被相似或更高波幅的随机脑电（EEG）、肌电（EMG）和心电（ECG）的生物噪声污染或遮蔽。如果诱发电位每次记录中大致不变（具有大致相同的潜伏期、波幅和波形），那进行多次记录，并进行平均处理可以消除大量的随机噪声，以便进行解析。N代表记录次数，噪声波幅会随着增加而下降，但永远不会降到零，与时序锁定的信号虽受一些波动的影响，但逐渐稳定。因此，平均诱发电位受残留噪声和抖动的扭曲影响，连续的独立平均中的可重复性决定了它们的准确性（图3.1）。我们能自信地解释中高度可重复性的诱发电位，对低度可重复性的解读则需要谨慎，对于不可重复的信号至多只能解释为存在或不存在，甚至可能无法解释。

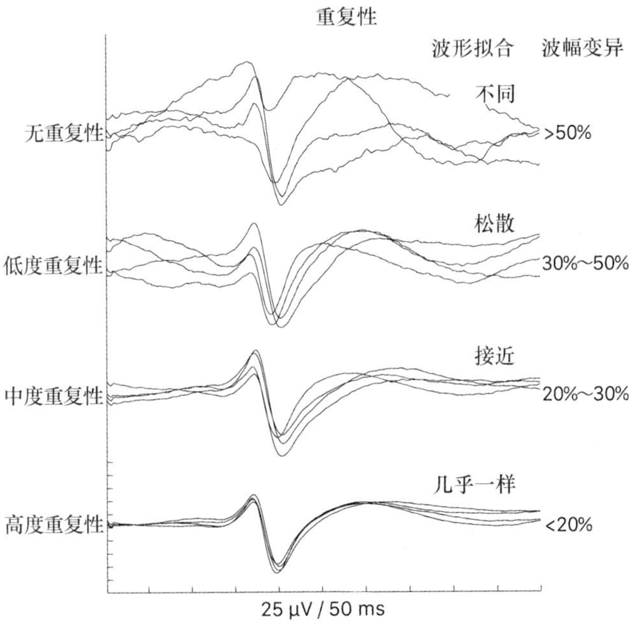

图3.1 诱发电位可重复性分类。波形拟合表示残余噪声的数量。波幅变异（amplitude variation，AV）是由于残余噪声引起的测试间信号随机波幅变异的百分比。基于波幅降低的报警必须超过AV，以确保它们不是随机发生的。建议达到中高度可重复性可进行监测。（Adapted from MacDonald，D.B.，Dong，C.，Quatrale，R.，et al.，2019. Recommendations of the International Society of Intraoperative Neurophysiology for intraoperative somatosensory evoked potentials. Clin Neurophysiol 130，161-179，with permission.）

信号达到中高度可重复性所需的记录次数（N）取决于信噪比（signal-to-noise ratio，SNR），信噪比定义为信号功率/噪声功率，其中功率是均方根波幅的平方（MacDonald等，2009）。具体来说，当SNR高于－10 dB时，N小于200，随着SNR降低，N急剧增加，当SNR低于－20 dB时，N超过1000（图3.2）。由于平均需要时间，会延迟手术反馈，因此建议使用最大化SNR的技术，以减少N，从而在不影响可重复性的情况下加速手术反馈。

未平均诱发电位

一些高SNR的诱发电位在单次测试中具有中高度的可重复性。例如肘窝和腘窝SEP，这些诱发电位可以在未平均的扫描记录中查看，以快速确定超强刺激强度（MacDonald等，2005，2009）。然而，当高SNR信号大致稳定时，再进行一些平均，进一步解析高信噪比的信号是有效的。

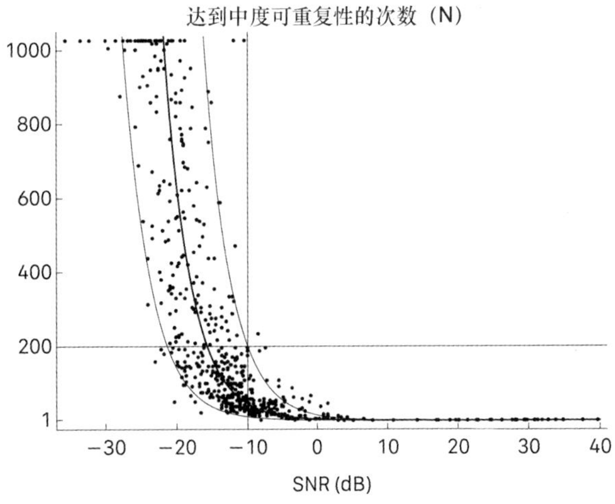

图3.2 信噪比（SNR）与达到中度可重复性所需的平均扫描次数（N）之间的关系。粗线和细线分别表示平均回归线和90%置信区间。（Modified from MacDonald，D.B.，Al-Zayed，Z.，Stigsby，B.，et al.，2009. Median somatosensory evoked potential intraoperative monitoring：recommendations based on signal-to-noise ratio analysis. Clin Neurophysiol 120，315-328，with permission.）

肌源性 MEP 是一个特殊的例外，由于 SNR 非常高，它的单次测试可靠性高，但测试间波幅和波形变异性相当大，这将违反信号平均的不变集原理（MacDonald 等，2013；Amassian，2020；Deletis，2020）。因此，建议使用未平均的肌源性 MEP。

刺激特性

刺激强度与诱发电位波幅之间存在非线性关系（Journée 等，2017）。具体而言，阈强度产生了一个阈限反应，然后逐渐增加至阈上强度会迅速提高响应波幅，直到在超最大强度时趋于平稳，此后不再有进一步的增益。请注意，因系统因素或刺激效能降低而导致的轻微阈值提高会将强度-波幅曲线向右移动，显著降低阈上强度的响应波幅，但对超最大强度的响应波幅没有影响（图 3.3）。因此，监测强调超最大强度刺激。例外情况包括检测病理性阈值升高的方法（Calancie，2017），以及为限制患者体动而采用阈上刺激强度诱发肌源性 MEP。

刺激频率也很重要。对平均技术而言，为防止时间同步的干扰，刺激频率一定不能被电源频率（50 Hz 或 60 Hz）整除。刺激速度更快可以加快采集速度，但往往会降低多突触信号波幅，适得其反。因此，监测可以采用个体化的频率调整来优化速度和波幅。未平均的肌源性 MEP 再次是一个例外，因为重复刺激速率更快通常有助于获得更高的波幅（Journée 等，2007；MacDonald 等，2013；Deletis，2020）。

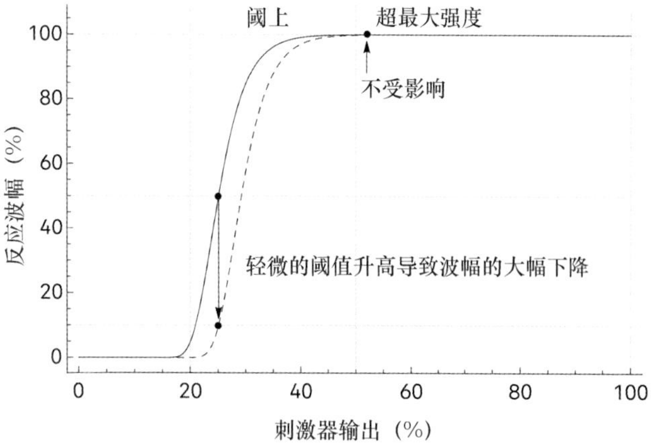

图 3.3 超最大强度刺激反应的稳定性。与初始阈刺激（实线）相比，轻微的阈值升高（虚线）导致阈上刺激反应的波幅大幅减低，但不会影响超最大强度刺激反应的波幅。（Adapted from Journée，H.L.，Berends，H.I.，Kruyt，M.C.，2017. The percentage of amplitude decrease warning criteria for transcranial MEP monitoring. J Clin Neurophysiol 34，22-31，with permission.）

电极

低且平衡的电极阻抗对于最大化信号质量、减少电磁干扰以及促进刺激非常关键。确保电极阻抗低于 5 kΩ，但最好低于 2 kΩ。

轻微摩擦表皮时，表面电极阻抗通常低于 2 kΩ，能安全有效地进行术中刺激和记录（MacDonald 等，2007）。此外，在进入手术室之前即可安置电极，可以减少术中的设置时间。一次性贴片电极可以自动固定在光滑的皮肤上，重复使用的 EEG 杯状电极可采用火棉胶牢固固定于头皮上。将可重复使用的电极线整理成套，预先编织头皮电极并贴好标签，外周记录装置采用卡扣导线，非常方便，使用后必须进行清洁和消毒。

也可使用一次性无菌针电极，阻抗低于 5 kΩ，可术中快速安置。螺旋针电极可以自动固定在头皮上，大多数从业者将它们用于经颅电刺激（transcranial electric stimulation，TES）MEP（Calancie 等，1998；Deletis，2020）。针电极可以用胶带固定在外周，适用于肌肉内记录，以最大化肌肉电位幅度（Skinner 等，2008），对于较厚或水肿的踝部，有时也需要使用针电极进行胫神经刺激。需要注意的是，针电极存在刺伤或感染的风险，此外因为其表面积较小，如果电外科设备的电流流经针电极，可能会产生高能量密度造成灼伤（MacDonald 等，2020）。因此，一些方案将针电极的应用限制于肌肉记录中。使用前必须确保消毒皮肤，手只接触针柄，不要试图重新覆盖针尖，使用后谨慎丢弃于锐器盒中，遵循医院的针刺使用程序。

使用侵入性电极有导致出血、感染或创伤的潜在严重风险，因此必须有充分的理由证明其合理性，即使用侵入式电极可以获得其他非侵入式电极无法获得的宝贵信息（MacDonald 等，2020）。合理使用侵入性技术的示例包括，用于皮层定位的硬脑膜下条状电极、用于直接神经刺激的刺激探头，以及用于脊髓髓内手术 D 波监测的脊髓硬膜外电极（Sala 等，2006；Frank 和 Kothbauer，2020）。对于常规骨科脊柱手术，使用非侵入性技术已经足够，仍使用侵入性技术即不太合理。在使用后，必须销毁一次性使用的侵入性电极，并对所有可重复使用的探针进行消毒。

布线管理

术中记录涉及使用多条导线与电线，需谨慎排布。其中一项关键技术是将外周记录导线缠绕，并使用紧密编织的头皮记录导线，以通过减少共模抑制来降低电磁干扰。电线和记录导线应松散地沿着设备组件之间以及患者连接和插座之间的最短路径布置，避免因张力导致的线断裂或断连。记录导线应位于麻醉导管或电线之下，避免缠绕在一起，以方便麻醉医师的操作。监测导线和电线应远离电刀设备、电线和负极板，以尽量避免可能导致电极烧伤的电磁感应；不应存在易感的线圈或环路和与电刀电线平行的电路（MacDonald 等，2020）。

记录和技术参数

记录时基（time base）应包含完整的信号和一个响应后片段。病理性延迟的诱发电位可能需要异于正常的长扫描时间。滤波器带宽应覆盖大部分信号频率内容，同时拒绝低频和高频噪声。术中的带宽通常比诊断使用的记录带宽要窄，可能需要进行个体优化。

建议波形在达到中高度可重复性水平时，手动停止平均处理，而不是使用设备设定的固定 N 值，固定 N 值可能过小（导致不准确）也可能过大（导致延迟反馈）。更重要的是需要连续记录每次测试的独立平均次数，以便探测到采用该平均次数时，在初期可能被忽略的波幅突然降低。不建议进行同时双侧刺激和记录以提高响应波幅，因为这可能会掩盖单侧波幅下降。

数字采样率必须超过高频滤波设置的 2 倍以上，以防止混叠现象。例如，对于 1500 Hz 的高频滤波，4000 Hz 的采样率就足够了。采样位数的数量需达到可获得宽广的动态范围和良好的垂直分辨率，通常 16 位足够。放大器应具有高输入阻抗、低噪声和高共模抑制比的特性。

解释与分析

术中诱发电位的解释和分析与诊断性测试不同（表 3.1）。诊断性研究旨在通过将独立的测试结果与个体间的正常范围进行比较，以诊断疾病。统计学有效的正常值范围和呈正态分布的潜伏期，比正常值范围模糊且呈偏态分布的波幅更加重要。其结果是二元的（阳性或阴性），可以通过独立的金标准来验证，以诊断疾病存在或不存在。这使得能够根据可验证的二元数据，进行 2×2 诊断测试的准确性分析，有效确定灵敏度和特异度。

表 3.1 诱发电位用于诊断测试和监测之间的差异

	诊断测试	监测
目的	发现疾病	预防疾病
方法	独立测试	内在关联的时间序列
标准	个体间正常值范围	个体内的关键差异
结果	二元（阴性、阳性）	三元（不可逆阳性、可逆阳性或阴性）
可验证性	可以	可逆阳性出现时不可验证
分析	2×2 诊断测试准确性 [a]	3×2 交叉列联表

[a] 需要可验证的二元数据，但常被错误地应用于部分不可验证的三元监测结果，因为常忽略可逆的阳性结果或强制其归入二元类别

相较之下，监测旨在通过基于个体内诱发电位的时间序列进行干预来预防疾病。麻醉状态下，不存在与正常值范围的比较。在术中，波幅比潜伏期更为重要，因为术中病理改变会导致急性的轴突或神经元功能障碍，主要表现为波幅降低（MacDonald 等，2019）。主要导致潜伏期延长的脱髓鞘化是亚急性−慢性过程，不会发生于手术期间。一些术中潜伏期延长常伴随着病理性波幅降低，但这不是首要考虑因素。时间序列呈现出良性的生理学“基线漂移”，即在手术的数小时内出现的波幅逐渐上升或下降。干预的标准取决于个体内的关键差异（通常是波幅降低），这不太可能是由于基线漂移或随机变异引起的（图 3.4）。结果是三元的（不可逆的阳性、可逆的阳性或阴性），可逆的阳性无法验证，因为当它们发生时无法被金标准（神经功能结局）验证。这些部分无法验证的三元结果使得 2×2 诊断测试的准确性分析失效，但常被误用。相反，分析应该使用 3×2 交叉列联表，即使用三类结果和有无术后功能废损来确定废损与每种结果的关联性（Holdefer 等，2015）。

通过与固定的初始基线对比，将术中监测误解为重复的诊断性测试，会增加出现假性结果的风

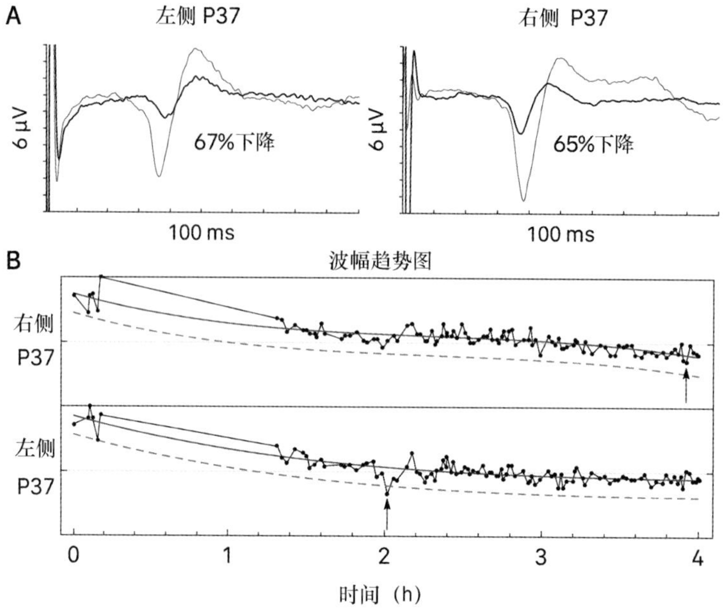

彩图

图 3.4（彩图请扫二维码或见书后） 区分波形病理性恶化和基线漂移。**A.** 与初始基线（绿色曲线）相比，手术后期，双侧胫神经皮层 P37 体感诱发电位波幅降低≥ 65%（黑色曲线）。**B.** 趋势图与多项式趋势线（蓝色），－3.0 标准差下限（红色虚线）和箭头提示图 A 中的 P37 电位，只有一侧是病理性的。具体来说，基线漂移可解释右侧 P37 逐渐降低，但不能解释左侧 P37 的突然降低，后者是从变化前的数值明显减小 30%，明显超过了变异性，突破了下限，并表现出轻微的潜伏期延迟（5%）。同时，左下肢运动诱发电位也突然消失。报警，随后进行干预，信号恢复，术后没有出现功能废损

险，例如由于基线下降漂移或随机变异而导致的虚假警告，或者未能识别不符合诊断标准的病理性波幅降低。在术中应用“监测”的概念，能尽量避免上述错误。

体感诱发电位

20 世纪 60 年代末和 70 年代初，开始尝试进行体感诱发电位（SEP）监测，由于当时实验技术和记录设备的局限性，结果令人质疑。之后随着方法和设备的改进，使其可以获得更为可靠的结果，并为其制订了指南（Nuwer 等，1993；美国脑电图学会，1994）。随后 SEP 的优化进展进一步完善了方法学和推荐意见（MacDonald 等，2019）。如今，SEP 可能是最常用的术中监测技术。

解剖学思考

SEP 是选择性评估背侧体感通路的技术，该传导通路可辨别触觉、振动觉和本体感觉（美国临床神经生理学会，2006a）。因此，它反映了组成该通路的外周传入神经、后索薄束与楔束、脑干薄束核与楔束核、内侧弓状交叉、内侧丘系、丘脑腹后外侧核和放射冠、投射至初级感觉皮层（S1）的丘脑皮质束等解剖结构。

基于上述解剖结构，SEP 监测无法探测到脊髓-丘脑的痛温觉通路和更加重要的皮质脊髓运动通路的选择性损伤。鉴于手术的主要目标通常为避免运动功能障碍，因此 SEP 监测价值似乎存疑。但归根结底，其仍然具有监测价值，因为在神经轴内背侧体感通路和皮质脊髓运动通路的走行和位置邻近。因此，出现相对较大的干扰，例如发生脊髓压迫时，SEP 恶化和给予相应干预后的 SEP 恢复，可以间接提示运动损伤的预防。事实上，单用 SEP 监测就有可能将脊柱侧弯手术后运动障碍的发生率降低一半（Nuwer 等，1995）。但较小的病变可以选择性地破坏其中一个通路，所以术中没有 SEP 报警但术后出现运动功能障碍，以及术中出现 SEP 恶化但术后没有运动功能障碍的例子不断出现（Lesser 等，1986；Chatrian 等，1988；Minahan 等，2001）。

如今，我们可以使用运动诱发电位（MEP）监测运动系统功能，而 SEP 则起到补充作用。当无法使用 MEP 时，SEP 仍然可以充当其替代角色，用于预防运动功能损伤。

解剖学争议

当背侧皮肤体感传入纤维上行至脊髓后索时，动物实验证据表明腿和手臂深层的本体感觉传入纤维可能会沿着背外侧纤维束上行，这意味着 SEP 的产生可能来自两条传导通路（Landgren 和 Silfvenius，1971；York，1985；Gilman，2002）。但深层本体感觉纤维是否参与了人类头皮 SEP 记录仍有争议（Burke 等，1981；Fukuda 等，2007）。此外，选择性的后索损伤会导致头端 SEP 消失（图 3.5）。因此，头皮记录的 SEP 至少反映了后索传导和皮肤传入纤维，但深层本体感觉纤维是否参与还不一定。

无交叉

存在罕见的感觉运动交叉异常情况（Vulliemoz 等，2005），其中与监测最相关的异常是水平凝视麻痹和进行性脊柱侧弯（MacDonald 等，2004）。这种常染色体隐性遗传疾病在中东等近亲结婚盛行的地区以外，都是散发的。在中东地区，这种疾病在脊柱侧弯监测病例中占 2.9%（MacDonald 等，2007），表现为脑干发育畸形、内侧弓状交叉缺如，神经冲动直接从后索传导至同侧感觉皮层。这会造成皮层 SEP 侧别错误，需要采用反向头皮导联才能准确记录。由于在术前可能无法诊断出无交叉，所以 SEP 的优化方案包括常规的交叉评估，以确保对所有患者进行最佳化监测（MacDonald 等，2019）。

刺激技术

刺激采用 0.2 ms 恒流矩形脉冲，给予超强刺激，阴极在刺激近端，以避免阳极传导阻断。上肢刺激点首选正中神经，阴极位于掌长肌和桡侧腕屈肌肌腱之间，大约位于腕横纹近端 3 cm 处，阳极位于腕横纹处。也可选择刺激手腕处的尺神经。下肢刺激点首选胫神经，阴极位于内踝和跟腱之间，阳极在其远端 3 cm 的位置。备选刺激部位包括腓骨头处的腓总神经或腘窝处的胫神经。然而，除非使用了神经肌肉阻滞（neuromuscular blockade，NMB），否则应避免在这些近端刺激部位使用超强刺激，因为反复的大肌肉强烈收缩有导致骨筋膜室综合征的风险（Weston，2002）。

刺激频率选取 5 Hz 通常适合，但也可以通过调整刺激频率来优化结果（Nuwer 和 Dawson，1984）。采用非同步并行平均的双侧交替刺激，能使上下肢 SEP 采集时间减半，加快手术反馈速度（美国脑电图学会，1994）。四肢交替刺激也可将采集时间减半，但因为需要降低刺激频率以满足四肢交错记录，可能并不能加快反馈速度。但这种技术仍然值得采用，因为较慢的刺激会提高头皮 SEP 波幅，并且可以同时进行四肢的记录（MacDonald 等，2019）。

麻醉

使用丙泊酚和阿片类药物的全静脉麻醉通常

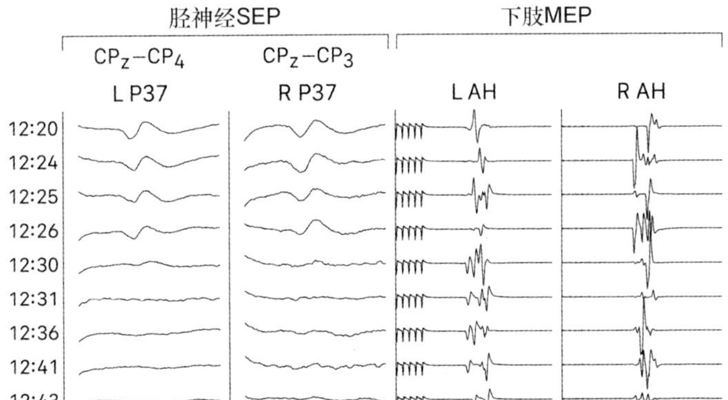

图 3.5 脊髓髓内手术中后索损伤。12:27 沿背侧中线切开脊髓后，双侧皮层 P37 体感诱发电位（SEP）消失。该反复观察表明，只有后索传导参与头皮 SEP 的产生。MEP，运动诱发电位；L 和 R，左侧和右侧；AH，踇展肌

是最佳选择，因为在与包括氧化亚氮（笑气）在内的吸入麻醉剂相比，其皮层 SEP 波幅和信噪比（SNR）更高（Kalkman 等，1991；Taniguchi 等，1992；Langeron 等，1999；Chen，2004）。氯胺酮、依托咪酯或苯二氮䓬类药物一般也能满足需要。对于部分患者而言，减少丙泊酚用量并使用< 0.5 最低肺泡浓度的卤化气体也可行，但并非适用所有患者（图 3.6）（Sloan 等，2015）。

使用神经肌肉阻滞剂有利于在易受肌电图干扰的通道中记录 SEP，例如非头皮参考导联和脊柱导联。但在同时进行肌源性电位监测时，通常禁忌使用神经肌肉阻滞剂。

传统 SEP 监测导联

表 3.2 列举了传统的监测导联（美国临床神经生理学会，2006a）。它们对于诊断测试很有效，因此自然沿用至手术中。但几乎所有这些监测导联在术中 SNR 都较低，因此需要超过 200 次的平均才能表现出中高度重复性，从而延迟了手术反馈。此外，这些导联默认患者存在交叉，忽略了罕见的无交叉现象。因此，建议优化 SEP。

SEP 优化

从 2001—2009 年的一系列研究优化了 SEP，以加快手术反馈，并适用于罕见的无交叉情况（MacDonald 等，2019）。表 3.3 总结了最佳导联。基本原则是使用经个体化优化的 SNR 最高的通道，并避免使用低 SNR 的导联，以在 1 ~ 200 次的平均内波形达到中–高度可重复性。

该方法每个肢体采用两个双极导联：一个是行进通路中的近场外周导联，用于对照；另一个是最优且稳定的近场头皮皮层 SEP 导联，用于监

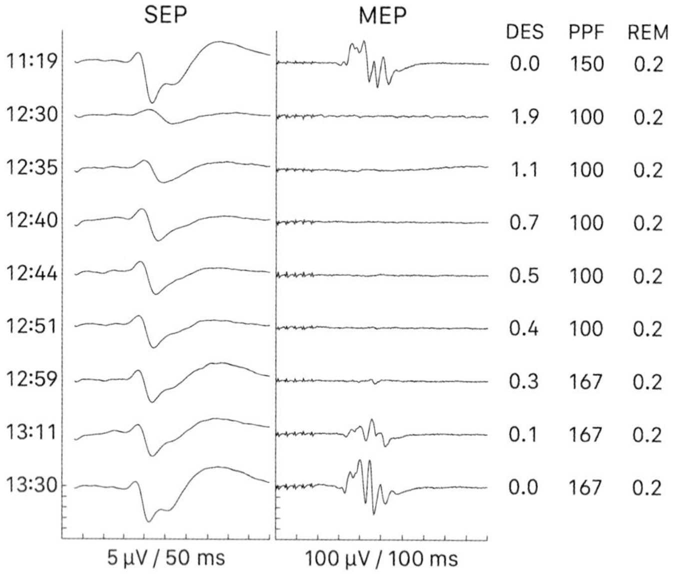

图 3.6 吸入麻醉对正中神经体感诱发电位（SEP）和胫前肌运动诱发电位（MEP）监测的影响。使用丙泊酚（propofol，PPF）150 μg/（kg · min）和瑞芬太尼（remifentanil，REM）0.2 μg/（kg · min）时，电位良好。尽管减少了丙泊酚的使用，加用 1.9 vol% 的地氟烷（desflurane，DES）（0.3 最低肺泡浓度）使 SEP 降低、MEP 消失。在立即停止使用地氟烷后，需要一个小时才能完全消除其浓度和效应影响

表 3.2 传统 SEP 监测导联

	交叉	外周	脊髓	皮层下	皮层
上肢	假定存在	EPi-Epc 或 EPi-Fz	C5S-EPc 或 C5S-Fz	CPi-EPc	CPc-Fz、CPc-Fpz 或 CPc-CPi
下肢	假定存在	PF	T12-IC	Fpz-C5S	CPz-Fpz、CPz-Fz 或 CPi-CPc

C5S 和 T12，第 5 颈椎和第 12 胸椎；EP，Erb 点；i 和 c，刺激神经的同侧和对侧；IC，髂嵴；PF，腘窝。

（From MacDonald，D.B.，Dong，C.，Quatrale，R.，et al.，2019. Recommendations of the International Society of Intraoperative Neurophysiology for intraoperative somatosensory evoked potentials. Clin Neurophysiol 130，161-179，with permission.）

表 3.3 SEP 监测最优导联

	交叉	外周	皮层——最高 SNR（粗体，最常用）
上肢	正常	CF	**CPc-CPz**、CPc-Cpi 或 CPc-Fz
	无交叉	CF	CPi-CPz、CPi-CPc 或 CPi-Fz
下肢	正常	PF	**CPz-CPc**、Cz-CPc、Pz-CPc、iCPi-CPc、CPi-CPc 或 Cz-Pz
	无交叉	PF	CPz-Cpi、Cz-Cpi、Pz-Cpi、iCPc-Cpi、CPc-Cpi 或 Cz-Pz

CF 和 PF，肘窝和腘窝；后缀 i 和 c，刺激神经的同侧和对侧；iCP，中间中央顶叶（CP1 或 CP2）。
可选导联：上肢 Epi- 乳突（M）、C5S-M。
皮层下记录备选导联（通常省略）：上肢 Cpi-M（CPc-M 用于无交叉），下肢 Fpz-M。
（From MacDonald，D.B.，Dong，C.，Quatrale，R.，et al.，2019. Recommendations of the International Society of Intraoperative Neurophysiology for intraoperative somatosensory evoked potentials. Clin Neurophysiol 130，161-179，with permission.）

测。外周对照导联能够发现或排除因肢体缺血或压力而导致的刺激失败或远端传导障碍（图 3.7）。记录带宽为 0.2 ～ 1000 Hz，包含了大部分频率范围，并通过 30 Hz 低频滤波器减少刺激伪迹。头皮皮层 SEP 监测几乎适用于除脑部中央区（Rolandic 区）以外的任何开放性手术。记录带宽为 30 ～ 300 Hz 有助于实现可重复性，并包含了大部分频率范围。

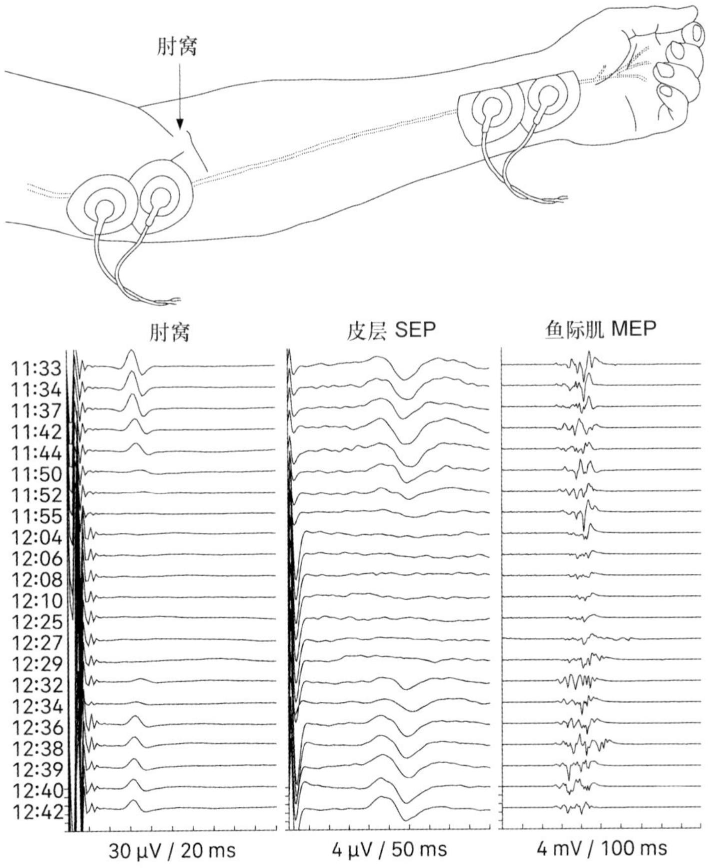

图 3.7 颈椎手术期间，体感诱发电位（SEP）的外周对照。正中神经皮层 SEP 消失和鱼际肌运动诱发电位（MEP）恶化提示脊髓可能受损，但肘窝电位消失表明存在远端传导障碍。暴露颈部时，过分向下牵拉肩部。怀疑胸廓出口动脉压迫和肢体缺血后，松开肩部后信号恢复，没有出现错误手术报警或术后功能废损。（Modified from MacDonald，D.B.，Al-Zayed，Z.，Stigsby，B.，et al.，2009. Median somatosensory evoked potential intraoperative monitoring：recommendations based on signal-to-noise ratio analysis. Clin Neurophysiol 120，315-328，with permission.）

上肢

上肢外周对照电位为肘窝电位，用一对位于肘窝横纹上方 3 cm 处、肱二头肌肌腱内侧的电极记录。其 SNR 非常高，单次记录即表现出高重复性。优化方案排除了 SNR 较低的传统 Erb 点记录 EPi-EPc 导联。EPi-M（M 代表乳突）导联 SNR 稍高，如果不会延迟手术反馈，则可以作为监测肩关节错位引起臂丛神经损害的一种选择。但在没有记录 Erb 点的情况下，也可以通过注意到皮层 SEP 逐渐恶化、肘窝信号保留、肩关节错位和复位后信号的恢复来推断。此外，仅凭 Erb 点记录无法区分是臂丛神经受损还是远端传导障碍。

皮层监测的 N20 电位通常起源于对侧 S1 回前缘。偶极子切向反应在中央沟后方为负性，在其前方为正性，投射到头皮 CPc 处（受刺激神经对侧，CP3 或 CP4）形成 N20，及双额部 P22。CPc-Fz 导联通过将倒置的前额 P22 添加到 N20 成分中使信号波幅提高。然而，额区快活动脑电（EEG）噪声通常会掩盖上述优势，反而降低 SNR。中央顶区导联通常 SNR 较高，因为该区域的快活动 EEG 噪声较少，且 CPc-CPz 导联由于电极间距离较短而噪声最低。因此，对于 75% 的正中神经刺激而言，CPc-CPz 导联通常是最佳选择，其余情况下 CPc-CPi 或 CPc-Fz 是最佳的选择。因此，可以常规使用 CPc-CPz，如果不太理想，可以测试其他两种导联，或者重新比较这三种，并选择重复性最高（SNR 最高）的导联。

如果尚未行下肢 SEP（见下文），首先可以使用冠状乳突参考记录来评估交叉情况（图 3.8）。如果发现是无交叉情况，就需改变优化导联的侧别，如表 3.3 所示。

下肢

下肢外周对照电位是腘窝电位，用一对位于膝盖后方、腘窝横纹上方 3 cm 处的电极记录。该信号通常 SNR 高，单次扫描即可重复，或者只需进行很少的平均次数，但周围神经病变可能会降低其质量。

皮层监测的 P37 电位起源于对侧 S1 回内侧旁

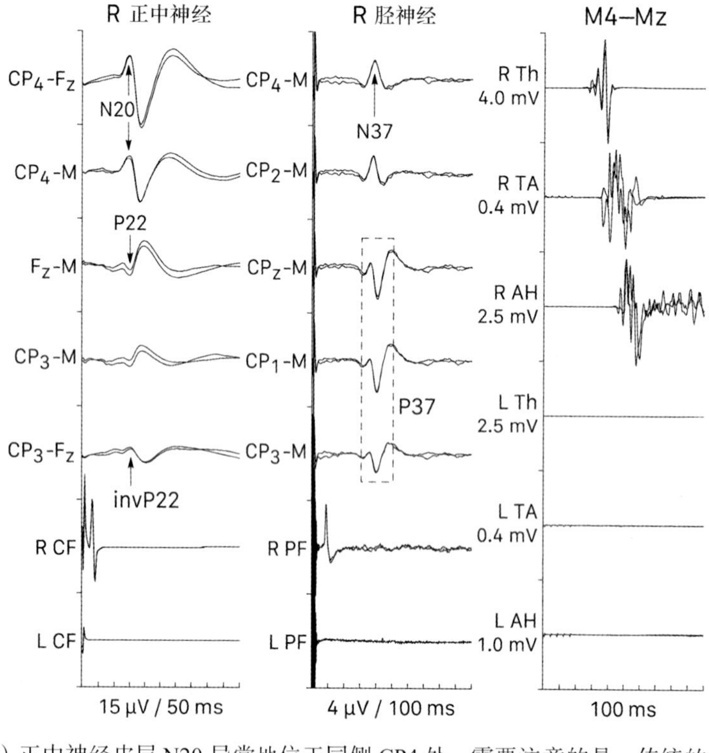

图 3.8 无交叉。右侧（R）正中神经皮层 N20 异常地位于同侧 CP4 处。需要注意的是，传统的 CP3-Fz 导联显示了一个来自 Fz 的倒置 P22（invP22），若没有冠状记录可能会被误认为是一个较小的 N20。右侧胫神经皮层 P37 区域（虚线矩形框）和 N37 也显示异常的对侧和同侧反应。传统的 CPz-Fpz 导联无法发现这种异常。右侧半球 M4-Mz 经颅电刺激产生右侧运动诱发电位。M，乳突；L，左侧；CF，肘窝；PF，腘窝；R，右侧；Th，鱼际肌；TA，胫骨前肌；AH，踇展肌

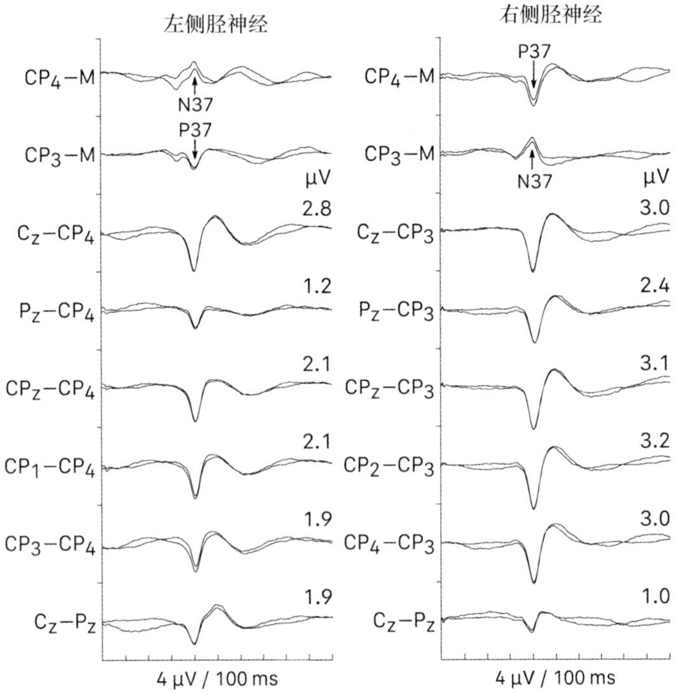

图 3.9 优化胫神经 P37。在 CP4- 乳突（M）和 CP3-M 导联中观察到同侧 P37 波和对侧 N37 波，证实了交叉现象。由于中央顶区双极导联的噪声类似，通常选择波幅最高的导联为最佳选择：该患者左侧的导联为 Cz-CP4，右侧的导联为 CP2-CP3

正中峤部。偶极子反应通常将 P37 投射到 CPz 和同侧头皮，同时在 CPc 处产生 N37 电位。但是存在相当大的变异性：P37 可能在 Cz、Pz、CPi 或 iCPi（受刺激神经同侧的中间 CP1 或 CP2 位置）最大，而当 P37 位于 Cz 时，N37 可能不明显或在 Pz 处达到最大。高 SNR 最佳导联包括将 P37 最大位置作为输入 1，将 N37 作为输入 2。传统的 CPz-Fpz 导联不适应这些变异，并且受到额区 EEG 快活动噪声的干扰，这会降低 SNR 并使额区参考导联不够理想。实际上，胫神经刺激中，40% 的 CPz-CPc 是最佳选择，并且是常规单导联监测的最佳选择。然而，表 3.3 中的六种候选导联中任意一种都可能是最佳导联。因此，优化 SEP 之初会先进行比较，并选择最佳的监测导联，同时通过 CPc-M 和 CPi-M 检查交叉情况（图 3.9）。对于罕见的无交叉情况，就需改变备选导联的侧别，如表 3.3 所示。

可以省略和备选的电位

优化方案通常会选择省略主要起源于脑干的上肢 P14 和下肢 P31 皮层下电位，因为 CPi-EPc 和 Fpz-C5S 导联由于 SNR 非常低，需要过度平均处理（图 3.10）。由于过量的吸入麻醉或已患脑部病变导致皮层 SEP 诱发不佳时，其可作为脊髓监测的备选方案。记录导联应为 CPi-M 和 Fpz-M，由于噪声稍低，它们的 SNR 略高。

上肢颈段 N13 电位，使用 C5S-EPc 记录，SNR 也很低（图 3.10）；C5S-M 由于噪声较低而具有更好的 SNR，如果它不延迟手术反馈则可作为可选项。使用 T12-IC 记录的下肢节段性腰电位，SNR 一般较低，通常被省略。

优化 SEP 的好处

优化方案可以在不影响重复性的情况下，实现尽可能快速的手术反馈。例如，只需要 1 ～ 2 min 即可获得四肢 SEP 和 MEP 的结果（图 3.11）。快速反馈可以迅速探测到波形病理性衰减，并进行干预，这有助于预防损伤（图 3.12）。

SEP 的报警标准

传统的 SEP 报警标准为基线值的波幅降低＞ 50% 或潜伏期延长＞ 10%，该标准不适于基线波幅的漂移或自发变异，并且过分强调潜伏期。因此，更新后的标准是与最近变化前的波形相比，肉眼可见明显的波幅降低，并且明显超过变异范围，尤其是突然和局部的变化（MacDonald 等，2019）。这种方法通过观察重复性来调整明显的随机变异的

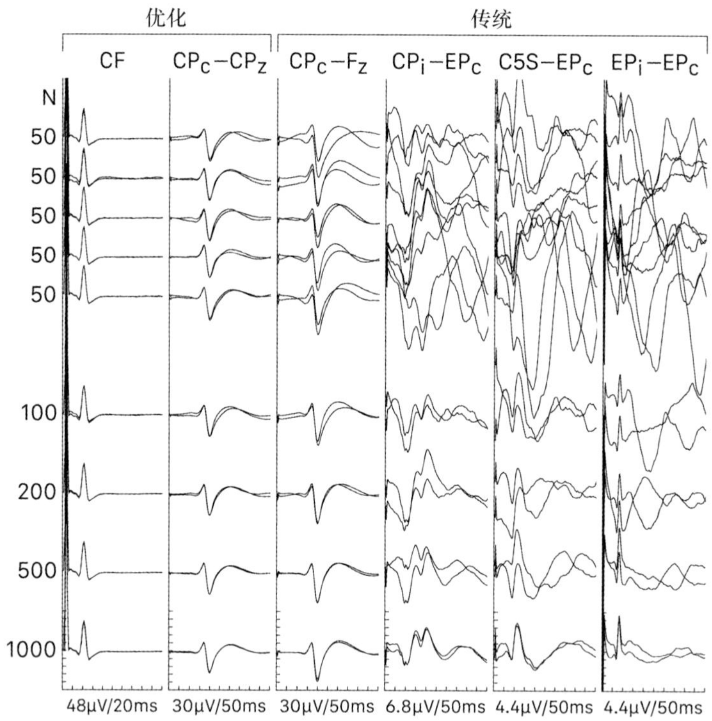

图 3.10 优化与传统的正中神经体感诱发电位导联。优化导联重复性高，平均扫描次数（N）仅为 50 次。传统的 CPc-Fz 需要 200 次平均扫描才能达到类似的重复性，而其他传统的导联需要 1000 次平均扫描才能达到中等重复性

波幅降低，从而调整基线漂移和随机变异的影响（表 3.4）。强调突然和局部的降低与典型的病理性下降相对应，而逐步的广泛变化趋势则是良性的系统性影响特征（图 3.4）。但是也有例外情况，例如突然增加麻醉药物剂量、异常进展的病理过程，或在没有记录头端对照时，出现普遍的双侧病理性下降。可结合手术进程和系统性全身情况来识别这些异常情况。

SEP 功能定位

皮层 SEP 功能定位是大脑中央区（Rolandic 区）开放手术中的常用技术，而后索 SEP 定位对于脊髓髓内手术非常有价值。

皮层 SEP 定位

皮层 SEP 定位可以明确 S1 区并由此推断出相邻的初级运动皮层（M1），以协助外科医生避免损伤这些结构（Wood 等，1988；Allison 等，1989；Nuwer 等，1992；Cedzich 等，1996；Cakmur 等，1997；Romstöck 等，2002；Simon，2013）。虽然可以通过刺激多组神经来绘制感觉皮层小人图，但通常使用正中神经 SEP 定位 S1 就足够了，然后沿其解剖结构进行定位。也可以在手术过程中保留在 S1 皮层位置的电极，用于监测皮层 SEP，但并不常用。

正中神经的刺激方式与 SEP 监测相同，记录肘窝电位有助于明确超强刺激电量。将条状电极或栅状电极放置在硬膜下假定的中央沟手区作记录。大骨瓣开颅有利于电极的放置，而小骨瓣开颅手术则可以将电极从骨窗边缘移动至颅骨下方。参考记录电极安置在乳突或头皮（例如 Fpz）处，而双极记录需要审慎解读（Kombos，2008）。记录带宽为 30 ～ 300 Hz，时基为 50 ms 为宜。由于 SNR 很高，获得高重复性 SEP 只需要非常少的扫描次数。

正中神经定位的标准是：①“相位反转”，中央沟后方出现 N20，前方同时出现 P20；②手区的波幅最高；③来自 S1 手区呈放射状分布的 P25 波，但一致性较差。结果不确定则需要多次调整电极位置，以找到预期的模式。90% 的患者定位是准确的（Romstöck 等，2002），但也存在一些差异。因此，当定位 M1 区至关重要时，遵循皮层 MEP 定位方法很重要。

胫神经定位并不常用，因为在额顶叶皮层内

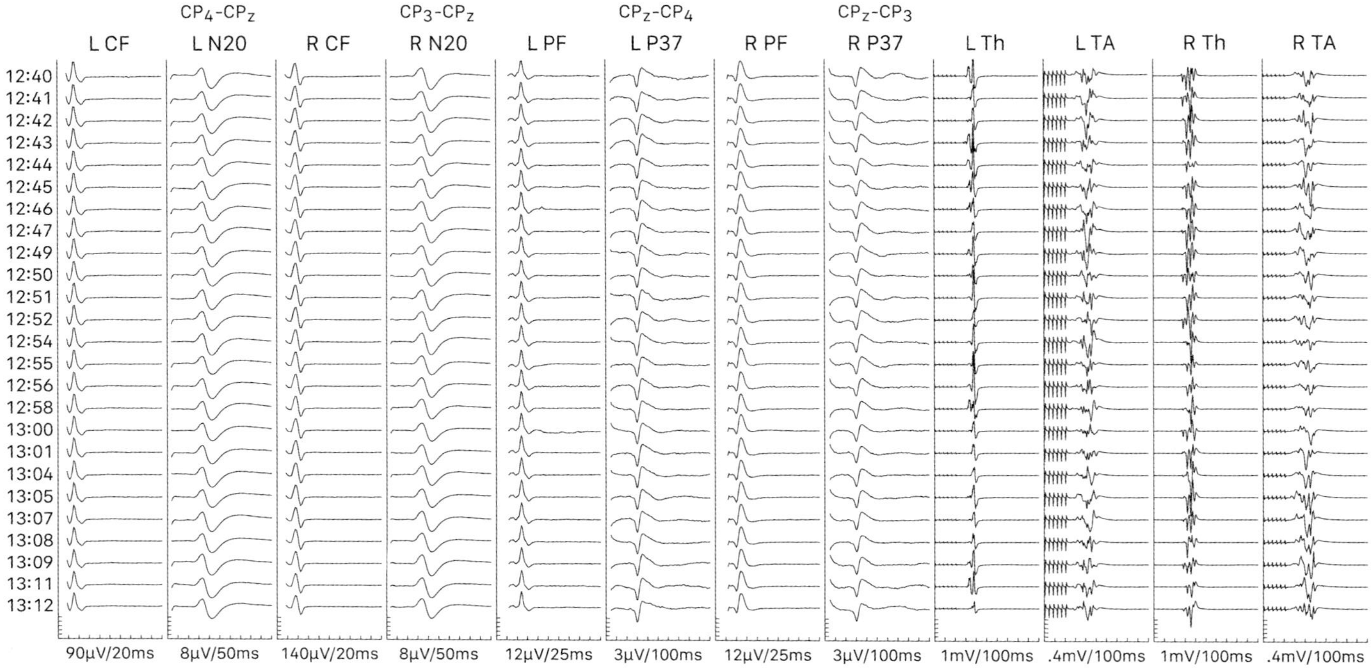

图 3.11 优化体感诱发电位实现快速反馈。注意波形的高重复性和每个周期之间的时间间隔为 1 ～ 2 min。L，左侧；R，右侧；CF，肘窝；N20，正中神经皮层反应；PF，腘窝；P37，胫神经皮层反应；Th，鱼际肌；TA，胫骨前肌。[Modified from MacDonald，D.B.，Seidel，K.，Shils，J.L.，2020. Safety. In：Deletis，V.，Shils，J.L.，Sala，F.，et al.（Eds.），Neurophysiology in neurosurgery：a modern approach，second edn. Academic Press，London，pp. 581-596，with permission.]

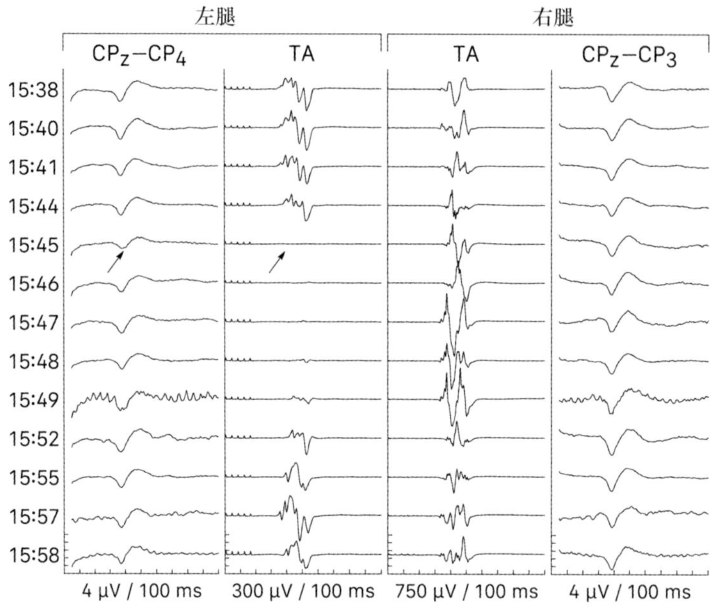

图 3.12 脊柱侧弯手术中，优化体感诱发电位实现快速诊断和干预。15:44，左侧胸椎下插入椎板钩后，左胫骨前肌（tibialis anterior，TA）运动诱发电位突然消失和胫神经体感诱发电位（CPz-CP4）下降 30%，提示脊髓受压。立即移除椎板钩后，信号迅速恢复。术后无功能障碍，腘窝和上肢电位不受影响。[Modified from MacDonald，D.B.，Seidel，K.，Shils，J.L.，2020. Safety. In：Deletis，V.，Shils，J.L.，Sala，F.，et al.（Eds.），Neurophysiology in neurosurgery：a modern approach，second edn. Academic Press，London，pp. 581-596，with permission.]

表 3.4 依据重复性可探测到的病理性波幅下降

重复性	波形形态	波幅变异度（%）	可探测到的下降幅度（%）
无重复性	离散	＞ 50	消失
低重复性	松散	30 ～ 50	＞≈ 50
中度重复性	大概近似	20 ～ 30	＞≈ 40
高度重复性	基本准确	＜ 20	＞≈ 30

（Modified from MacDonald，D.B.，Dong，C.，Quatrale，R.，et al.，2019. Recommendations of the International Society of Intraoperative Neurophysiology for intraoperative somatosensory evoked potentials. Clin Neurophysiol 130，161-179，with permission.）

侧放置电极很困难，同理在外侧裂皮层上进行三叉神经定位也很少见。这两种方法主要通过最大 SEP 波幅来定位 S1 区，但都不表现为中央沟相位反转（McCarthy 等，1993；Allison 等，1996；Kumabe 等，2005）。

后索 SEP 定位

行脊髓内手术，沿中线切开脊髓前，后索 SEP 定位可以识别左右薄束，以便外科医生沿中线切开。刺激胫神经，使用水平放置在脊髓背侧的小型八触点电极记录后索电信号（Yanni 等，2010）。中线位于左右后索电信号中最大波幅的电极之间。

有两种刺激后索的方法。一种是在腘窝记录逆行周围神经电位（Quinones-Hinojosa 等，2002）。另一种利用头皮 P37/N37 偏侧化，是目前首选的技术（Simon 等，2012；Nair 等，2014）。术中使用双极探头进行刺激，同时记录 CP3-CP4 的电位。刺激左侧薄束记录到的反应是向下的 P37-N37，刺激右侧薄束记录到的反应是向上的 N37-P37，刺激中线由于左右反应同相抵消而产生平滑的反应。作为对照的 CPz-Fz 导联记录了三个位置的 P37，以排除技术故障导致 CP3-CP4 波形低平的可能性。证据表明，该技术可能会减少术后感觉功能废损（Mehta 等，2012）。

运动诱发电位

可靠地监测运动系统功能是几十年来一直难以实现的目标。起初致力于在脊髓头端进行刺激，在脊髓尾端、周围神经或肌肉上进行记录，但选择性地仅激活运动传导束存在问题。例如，脊髓诱发电位是顺行的运动诱发电位和逆行的感觉诱发电位组成的混合电位。此外，从腘窝记录到的神经源性“运动”诱发电位主要是逆行传导的感觉电位（Minahan 等，2001）。即使肌肉反应表明运动通路参与生成，其也可能涉及逆行的脊髓后索侧支突触连接下运动神经元（lower motor neuron，LMN）。事实上，最近的证据证实，刺激脊髓后索能够诱发肌肉反应（Deletis 等，2018）。

因此，研究重点转至对大脑进行刺激，在脊髓或肌肉上进行记录。虽然刺激大脑会激活许多系统，但只有皮质-脊髓束和皮质-延髓束不经过中间突触而下行至下运动神经元，这一解剖特性使得运动系统具有“选择”性。1980 年，研究表明，在清醒的人类中，经颅电刺激（TES）可以产生肌源性 MEP。后来，经颅磁刺激使诊断性 MEP 测试更加舒适（Merton 和 Morton，1980；Barker 等，1987）。然而，这种单脉冲方法并不能在麻醉状态下引发肌肉反应。

因此，20 世纪 80 年代的术中 TES MEP 主要集中在脊髓硬膜外记录非突触皮质脊髓信号传导（Burke 等，1990，1992；Deletis，1993）。该技术对脊髓髓内手术至关重要，但由于其侵入性和无法监测 LMN，而没有得到广泛的应用。1993 年，一项突破性研究表明，采用短持续时间高频率的脉冲串进行直接皮层刺激（direct cortical stimulation，DCS）能够在麻醉状态下诱发肌源性 MEP（Taniguchi 等，1993）。1996 年，脉冲串 TES 肌肉 MEP 被证实可行（Jones 等，1996），但因安全顾虑（见第 5 章），直到 2002 年，TES 安全性被充分证实后（MacDonald，2002），得到美国食品和药品监督管理局批准，TES MEP 才被广泛接受。如今，MEP 已经成为术中监测的主流监测模式。

解剖学相关思考

MEP 能够评估对人类自主运动至关重要的皮质脊髓和皮质延髓通路。因此，其反映了来自 M1（初级运动皮层区）上运动神经元（upper motor neuron，UMN）及其轴突下行至放射冠、内囊后肢的传导，以及皮质延髓束与脑干或皮质脊髓束通过直接或局部中间神经突触连接脊髓下运动神经元（LMN）的传导。

多数皮质延髓轴突投射至对侧的脑神经运动核团，而部分投射至同侧。但也有特殊，下半部面部运动神经元主要接受交叉的 UMN 输入，而上半部面部运动神经元的输入是双侧的。通常，75% 的皮质脊髓束轴突在延髓锥体处交叉至对侧，并下行形成皮质脊髓侧束（Vulliemoz 等，2005）。未交叉的轴突多数沿同侧下行形成皮质脊髓前束，少数在脊髓内进行交叉。皮质脊髓侧束是 MEP 主要的发生器，因其含有更多的轴突并投射至四肢肌肉的 LMN，而较细的皮质脊髓前束则投射至中轴肌肉的 LMN。

其他的下行、上行和脊髓固有系统也会与 LMN 突触连接（Amassian，2020；Deletis，2020）。这些输入是产生肌源性 MEP 变异性的解剖基础，因为 LMN 的“背景突触轰炸”导致其膜电位的连续波动，从而导致其对 UMN 的输入保持兴奋性。

无交叉

罕见的感觉无交叉患者通常皮质脊髓束也未交叉，需要进行阳极-同侧 MEP 记录以进行准确监测（图 3.8）。因此，最好先使用半球（导联）刺激，双侧记录来评估运动（传导束）交叉，以确保对每一位患者进行最佳监测（MacDonald 等，2004，2013）。

生理基础

清醒状态下，对 M1（初级运动皮层区）进行单脉冲电刺激会引发一系列同步的皮质脊髓冲动传导，可以被记录为行进的近场电位（Amassian，2020）。首先是直接激活皮层运动轴突产生的 D 波。接着是一系列短的周期性 I 波，I 波是通过激活皮层突触回路间接诱发的皮层运动神经元放电。

下行的冲动作用于大量 LMN 产生一系列迅速的兴奋性突触后电位（EPSP）（Amassian，2020）。根据每个 LMN 的瞬时兴奋性，EPSP 的募集可能在某个亚群中达到兴奋阈值。响应运动单位电位的募集则能产生固定的近场肌源性 MEP，响应亚群的变异性则导致肌源性 MEP 的变异性。

麻醉对于非突触传导的 D 波影响不大，但却能够使 I 波降低或消失，并且降低 LMN 兴奋性。因此，单脉冲刺激通常并不能产生足够的 LMN EPSP 募集引发肌肉反应。高频短时的脉冲串刺激是在麻醉下诱发肌源性 MEP 的关键（Taniguchi 等，1993）。每个脉冲引发一个 D 波，而 I 波的促成在第二或第三个脉冲之后发生（Deletis，2020）。这种刺激方式能够产生足够的 LMN EPSP，以产生持续存在但变异性极大的肌源性 MEP。

刺激技术

经颅磁刺激主要产生 I 波，因此无法用于术中监测（Burke 等，1993）。电刺激是产生 D 波的标准方法，但最佳参数仍在研究之中。

恒流或恒压

首个获批的经颅电刺激（TES）设备是恒压刺激器，因此多数的后续设计也采用了相同的方式。然而，很多专家更青睐恒流刺激，以避免因阻抗变化而导致的电流变化，因此现今更多的 TES 设备提供恒流刺激模式。几乎所有的从业者都会使用恒流刺激模式来进行直接皮层刺激（DCS）。

脉冲宽度

最初 TES 设备采用了 0.05 ms 的"快速"脉冲宽度，该设置现在仍然很常见，但许多专家更喜欢使用 0.5 ms 的"慢速"脉冲宽度（Hausmann 等，2002；Deletis，2020）。然而，这种二分法是人为的，因为脉冲宽度（duration，D）是一个连续参数。事实上，对于 DCS（甚至可能包括 TES）MEP，0.2 ms 的宽度可能是最佳的，因为它接近平均时值（chronaxie），并通过平衡电流与电荷使阈能量最小化（图 3.13）（Abalkhail 等，2017）。此外，根据患者两个脉冲宽度的阈电荷推导出来的时值，相关从业者可以对脉冲宽度进行个体化优化（图 3.13）。需要注意的是，在进行 DCS 时，脉冲宽度需≥ 0.1 ms，以避免短脉冲刺激产生过多的能量，但同时脉冲宽度也需要≤ 1 ms，以避免较长脉冲刺激导致的电化学损伤（MacDonald 等，2020）。

强度–时间

刺激强度有三个度量指标：电流（I）、电荷（Q = I×D）以及能量［E = I^2×D× 阻抗（R）］。阈强度是关于脉冲宽度（D）的连续函数，因此 D 是基础参数（图 3.13）。具体而言，在脉冲宽度（D）短时，阈电流处于高值；随着脉冲宽度（D）增加，阈电流从高值迅速下降，并随 D 值增加趋于稳定。而阈电荷变化与 D 呈线性相关，当 D 等于时值（chronaxie）时，阈能量最小。这也就是为什么使用 D = 0.05 ms 的 TES 设备需要较高的最大强度（1000 V 或 1000 mA，阻抗 1 kΩ），而最大输出强度较小（250 mA）的设备则需要 D 值≥ 0.5 ms。但上述两种设计都并未接近 D 值的中间值，前者太强而后者太弱。但幸运的是，现在已经开始出现根据 D 值的变化调整最大输出的可变脉冲宽度的 TES 设备。需要指出的是，无论 D 值的数值为多少，最大能量都不能超过 1 kΩ 电阻下 50 mJ（国际电工技术委员会，2016）。对于 DCS MEP，最大强度则小得多。例如，当 D 值为 0.5 ms 时，最大

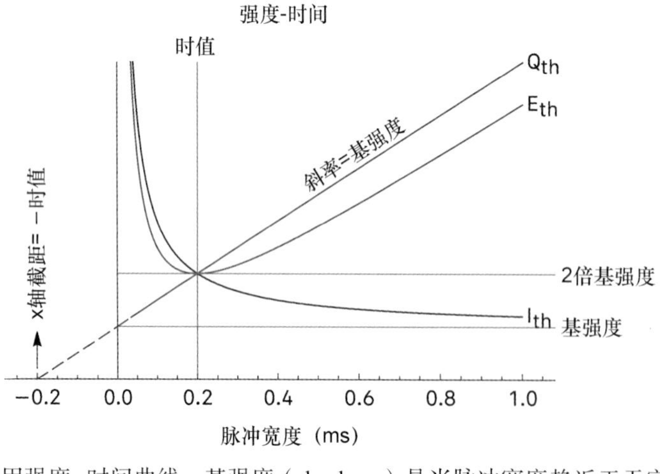

图 3.13 时值 0.2 ms 时的通用强度–时间曲线。基强度（rheobase）是当脉冲宽度趋近于无穷时的阈电流，时值是当阈电流为 2 倍基强度时的脉冲宽度。脉冲宽度从短至长变化，阈电流（I_{th}）从较高值逐渐趋近于基强度，阈电荷（Q_{th}）与斜率即基强度呈线性相关，而斜率与 X 轴的截距则为时值的负数。当脉冲宽度为时值时，阈能量（E_{th}）最小。因此，当脉冲宽度等于时值时，平衡了合适的电流与电荷，使能量最小。因为是线性关系，可以通过 2 个电荷–脉冲宽度点来推导出时值。Q_{th}，阈电荷；E_{th}，阈能量；I_{th}，阈电流。（Modified from Abalkhail，T.M.，MacDonald，D.B.，AlThubaiti，I.，et al.，2017. Intraoperative direct cortical stimulation motor evoked potentials：stimulus parameter recommendations based on rheobase and chronaxie. Clin Neurophysiol 128：2300-2308，with permission.）

安全电流为 25 mA，相应地，当 D 值为 0.2 ms 时，则为 36 mA（Abalkhail 等，2017）。

对于监测，现有三种强度可供选择：阈上强度、阈强度和超强度。阈上强度是最常见的；调整刺激强度，确保所有靶肌肉产生稳定的 MEP，但强度受限于患者体动对于手术的干扰程度。而阈强度法旨在关注单个肌肉的 MEP 阈值，这种耗时的测试方式实际上是间断进行的，而大部分监测都是使用的阈上强度（Calancie 等，1998；Calancie，2017）。少部分从业者使用超强度 TES 来降低因阈值的微小变化而导致的 MEP 变异性（图 3.3）（Langeloo 等，2003；Journée 等，2017）。该种方式可能适用于脊柱监测，但并不适用于大脑监测，因为其可能激活深部皮质脊髓束轴突，并且患者强烈的体动可能会限制监测频率。

脉冲数

单脉冲刺激能用于 D 波监测，且能在清醒开颅手术中诱发肌源性 MEP。在麻醉状态下，肌源性 MEP 则需要 3 ～ 7 个或更多个脉冲数，对于受皮质脊髓束支配的肌肉，5 个脉冲的成串刺激是不错的开始，部分患者需要更多脉冲个数。3 个脉冲成串刺激有助于将受皮质延髓束支配肌肉的短潜伏期 MEP 从刺激伪迹中分离出来（MacDonald 等，2013）。

刺激间期

已报道的脉冲串刺激的刺激间期（interstimulus interval，ISI）范围为 1 ～ 5 ms，但有充分的证据证明，4 ms 通常为最佳，可最小化肢体肌肉 MEP 阈值，个体化地调整 ISI 也许能进一步优化结果（Szelényi 等，2007；Abalkhail 等，2017）。ISI 较短也许能提高 MEP 波幅，但需要更大强度的刺激。尽管如此，ISI 设置为 1 ～ 2 ms 有助于将皮质延髓束支配肌肉的 MEP 与刺激伪迹分开（Dong 等，2005；Fernandez-Conejero，2020）。

易化

肌源性 MEP 易化技术是通过利用在测试前的预刺激来提高 LMN 的兴奋性（Andersson 和 Ohlin，1999；Journée 等，2007；MacDonald 等，2013；Deletis，2020）。专家们通常使用这类技术来对抗变异性。最常见的方法是进行 1 ～ 2 Hz 重复刺激或手动触发成串预刺激。类似的双次成串刺激可设置串间刺激间隔。还有一种不常见的方法，在刺激大脑前，以 50 Hz 频率刺激足底或手掌，通过退缩反射提高 LMN 兴奋性，产生特定肢体的 MEP 易化效应。

阳极与阴极选择

从上方刺激大脑皮层运动神经元时，阳极比阴极更加有效（Amassian，2020），而沿轴突走向刺激时，则相反。因此，TES 和 DCS 刺激导联采用了阳极-阴极方式。许多专家偏好使用 10-20 系统的 C 术语来表示头皮刺激点（C3、C1、Cz、C2、C4 和 Cz＋6 cm），但电极通常会置于 C 稍靠前位置，因此，为了清楚的表述，在此我们用 M（运动）术语：M3、M1、M2 和 M4 位于相应 C 坐标前面 1 cm 处，Mz 位于 Cz 前 2 cm 处，以便能够在 Cz 处记录 SEP（MacDonald 等，2013）。TES 共有 5 种刺激导联：半球内导联，半球间内侧、外侧以及四极串联导联，中线导联（Szelényi 等，2007；MacDonald 等，2013；Deletis，2020；Schwartz 等，2020）。

半球内导联为 M3-Mz 和 M4-Mz（图 3.14 A）。其主要激活阳极下的手与脸的运动区域。因此，其适用于对于交叉的评估，以及监测阳极对侧（若无交叉则为同侧）的手臂以及受皮质延髓束支配肌肉的肌源性 MEP，但对于下肢 MEP 则不够可靠。交替使用 M3-Mz 和 M4-Mz 刺激，单侧记录进行对称性评估。因为电极间距离较短，大部分电流在头皮处分流，穿透颅骨的部分在大脑中产生的电流较为浅表。因此，这些导联强度适中，患者体动不大且咬伤风险较低。适用于大脑、脑干、脑神经以及颅颈交界处手术的监测。

内侧半球间导联为 M1-M2 与 M2-M1（图 3.14 B）。该导联产生双侧激活，对于下肢尤甚，但能诱发不对称的肌源性 MEP，阳极对侧 MEP 为最大（若无交叉则为同侧）。因此，交替使用阳极进行 M1-M2 与 M2-M1 刺激，单侧记录能够进行对称性监测。另外，双相脉冲成串刺激能够通过单次刺激和双侧记录进行对称性监测（Ukegawa 等，2014）。该导联电极间距离较短，电流较为浅表，刺激强度适中，患者体动不大且咬伤风险较低。因此，适用于大脑、脑干及脊髓的监测。

外侧半球间导联使用 M3-M4 与 M4-M3（图 3.14 C）。产生更强的双侧激活，但仍然推荐阳极切换和双相刺激以进行对称性监测。因为电极间距离较大，通过头皮分流的电流相对较少，更多的电流穿透颅骨，深入大脑。因此，该导联刺激更强，产生的体动更大，舌咬伤风险更大。事实上，所有已发表的咬伤，包括舌头或嘴唇撕裂伤、牙齿或下颌骨骨折和气管插管导管破裂，都与该导联有关（MacDonald 等，2020）。必须使用保护性的软牙垫，但在其他导联中也应使用。电流穿透较深增加了皮层或较浅表的皮层下损伤出现假阴性的风险。出于以上所有理由，不推荐将外侧半球间导联 TES 用于大脑监测，但当内侧半球间导联刺激效果不够时，对于脊髓监测有用。

四极半球间串联导联使用 M1/M3-M2/M4 和 M2/M4-M1/M3，通过连接 M1-M3 和 M2-M4 实现（图 3.14 D）。四极半球间串联 TES 提高恒压电刺激 MEP 波幅，并降低阈值（Schwartz 等，2020）。然而，尚不清楚这是因为刺激了更大的运动区域，还是因为电极面积加倍导致的阻抗更小（阻抗＝电阻率 / 面积），从而产生了更多的电流。外侧半球间导联 TES 注意事项可能也适用于四极刺激。

中线导联使用 Cz-Cz 前 6 cm。其能够诱发对称的下肢 MEP，且体动不大、舌咬伤风险较低，但该导联刺激阈值较高，对上肢 MEP 诱发效果不佳。相对半球内、半球间导联，该导联不太容易受颅内空气的影响，在坐位颅后窝手术中，颅内空气会导致半球内或半球间 MEP 的下降或消失。因此，中线导联适用于该类手术或其他手术中。

最常用的 DCS MEP 技术是采用硬膜下电极或手持探针刺激大脑皮层，采用单极阳极刺激，而阴极则置于远处头皮（Szelényi 等，2013；Abalkhail 等，2017）。当进行皮层下刺激时，则是沿轴突走行刺激，因此采用阴极刺激，而远处头皮为阳极（Szelényi 等，2013；Raabe 等，2014）。

麻醉

非突触传递的 D 波不受神经肌肉阻滞（NMB）影响，虽然高浓度的吸入麻醉药物会轻微降低 D 波波幅，但相对来说 D 波不太受麻醉影响（Burke 等，2000）。然而，多突触的肌源性 MEP 对于麻醉高度敏感，特别是吸入麻醉能够显著降低肌源性 MEP 甚至使其消失（图 3.6）。因此，全静脉麻

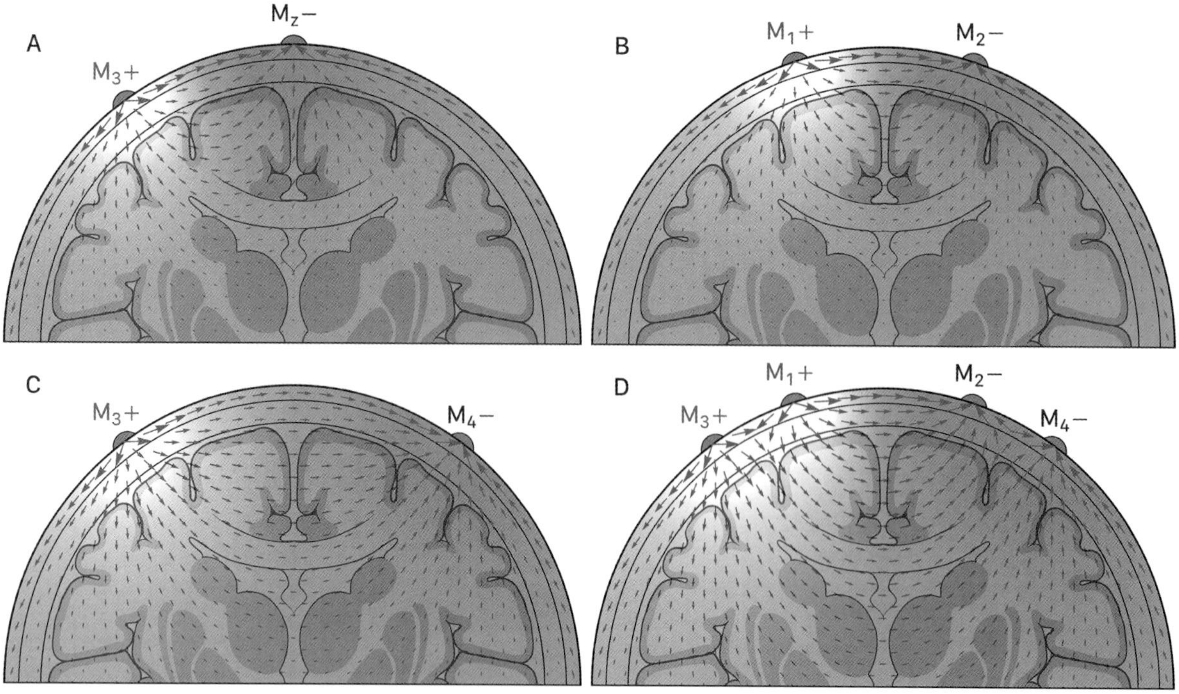

图 3.14（彩图请扫二维码或见书后） 经颅电刺激环路。**A.** 半球内环路；**B ～ D.** 半球间内侧、外侧以及四极串联环路。黄色和蓝色阴影区域表示最大阳极和阴极电荷。红色箭头及其长度代表均匀电导情况下的电场方向和强度，实际的电场要复杂得多

彩图

醉对于 MEP 的重要性超过 SEP（MacDonald 等，2013）。此外，全面神经肌肉阻滞显然与肌源性 MEP 监测不相容。而部分使用 NBM 使得解释本就变化无常的电位更加复杂，最好的办法是在插管后避免使用 NMB。然而，当插管操作本身可能使脊髓受压时，最好完全避免使用 NMB。

D 波记录

在手术部位以下（远端），采用侵入性双极脊髓电极记录 D 波，并在条件允许的情况下在手术部位以上（近端）记录作为对照（Frank 和 Kothbauer，2020）。通常，外科医生可以在椎板切开后置入电极并用缝线固定，以避免后续电极移位导致 D 波潜伏期和波幅变化。偶尔，麻醉医生也能通过无菌硬膜外穿刺针植入电极（Deletis，1993；MacDonald 和 Janusz，2002）。偶有通过腰椎穿刺向上放置硬膜下电极（Iwasaki 等，2003；Sutter 等，2007）。经皮放置电极需影像学检查确认。

刺激伪迹可能会掩盖这种短潜伏期的电位，特别是在高位脊髓节段。将低频滤波限制在 500 Hz 也许会有帮助，但这同时也会削弱 D 波波幅（Burke 等，1992）。另一种技术是将低频滤波打开至 0.2 ～ 1.5 Hz，此时能够在不衰减波幅的情况下限制刺激伪迹，但也会同时记录到低频噪声（Deletis，1993，2020）。因为信噪比较高，通常单次扫描就能记录到 D 波，但使用 1 ～ 2 Hz 的刺激速率，平均次数 4 ～ 20 次能够提高重复性。使用半球间导联 TES，进行信号平均时交替使用阳极与阴极，能够部分消除相反极性的刺激伪迹。高频滤波设置应 ≥ 1500 Hz，时基设置为 10 ～ 20 ms。可以适当调整显示灵敏度以及反应波幅，在颈段能够记录到 ≥ 50 μV 的波幅，而随着下行皮质脊髓束轴突数量的减少，在下胸段波幅可能降至几微伏。D 波在 T10 ～ 12 脊髓水平以下无法被监测到，皮质脊髓束止于腰骶段，而 D 波也在此消失。

肌源性 MEP 记录

消毒皮肤后，将一对针电极置入肌腹，针电极间隔 2 ～ 3 cm，记录四肢肌源性 MEP。与近端肌肉相比，肢体远端的肌肉刺激阈值较低，诱发更可靠，因为其在运动皮层区掌管区域更大。因此，常记录鱼际肌、胫骨前肌和踇展肌 MEP。也可根据需要添加其他肌肉，例如颈椎手术，增加三角肌、肱二头肌、肱三头肌和前臂肌，而对于腰骶段手术，增加股四头肌、腓肠肌和肛门括约肌。通常使用带宽 20 ～ 1500 Hz，时基 100 ms。调整显示灵敏度以包含完整的未裁切的反应，避免堆栈波形的重叠。

对于记录皮质延髓束支配肌肉 MEP，肌肉内针电极间距应该小于 0.5 cm，以减小其他颅内肌肉容积传导电位的干扰（Dong 等，2005；MacDonald 等，2013）。而间距更小的钩丝电极可更局部地记录颅内肌肉（Fernandez-Conejero，2020）。最常通过眼轮匝肌、口轮匝肌、颏肌和颏肌记录面肌 MEP，但也可以记录其他颅内肌肉的 MEP。由于 TES 刺激电极距记录电极较近，MEP 潜伏期较短，刺激伪迹通常是一个问题。将低频滤波设置为 ≥ 100 Hz 可能有所帮助，但同时却会削弱 MEP 波幅，而将其开放到 0.2 ～ 1.5 Hz 可能也有帮助，但同时却会增加低频噪声。此外，最近的刺激器设计采用延迟的电荷平衡反转放电来降低刺激伪迹（Sarnthein 等，2021）。高频滤波设置应该 ≥ 1500 Hz，时基通常设置为 50 ms。

D 波报警标准

对于 D 波，波幅下降标准是合理的，因为其非突触传递的、稳定且呈线性的特性（MacDonald 等，2013；Deletis，2020）。在脊髓髓内手术中，在排除了混杂因素之后，波幅下降接近 50% 即可报警，因为不可逆的波幅下降超过 50% 与永久性肌力下降相关，而波幅保留超过 50% 与术后无肌力障碍或出现短暂肌力障碍而长期可恢复相关（Sala 等，2006；Frank 和 Kothbauer，2020）。有证据显示，脑部中央区手术中，颈段记录 D 波下降 30% ～ 40% 有类似的重要意义（Yamamoto 等，2004；Fujiki 等，2006）。然而，目前还没有其他明确的适应证。特别需要指出的是，在脊柱侧弯矫正后，可能会出现假性的 D 波波幅下降或升高，最高可至 70%，可能的原因是脊柱矫正后，硬膜外电极在椎管内移位，其与脊髓的相对距离发生了变化（Ulkatan 等，2006）。

肌源性 MEP 报警标准

由于其多突触传递、不稳定且非线性的特性，肌源性 MEP 的报警标准一直存在争议（Calancie，

2017；Journée 等，2017；MacDonald，2017）。当皮质脊髓系统受损时，MEP 阈值提高，波幅降低并且反应消失。与其他诱发电位相比，MEP 消失非常常见，且通常是首先出现的病理征象。因此，在排除混淆因素后，一直存在的稳定反应突然局部消失，总是重要的报警标准，并且在干预后通常可逆。这是因为肌源性 MEP 对于皮质脊髓系统尤其是脊髓的损伤特别敏感。

其他报警标准包括波幅下降和突然的阈值提高，但它们受到测试间变异性、超阈值刺激（图 3.3）和系统性因素的挑战。特别是其“逐渐衰减”的特性导致广泛的渐进性波幅下降和阈值提高（Lyon 等，2005）。此外，不同类别的手术需要不同的报警标准（MacDonald 等，2013）。对这些问题进行全面讨论超出了本章的范围，表 3.5 进行了概述。

从个人角度来看，尽管波幅“逐渐衰减”现象一直发展至令人焦虑的水平，本章第一作者在脊柱手术中坚守了立场，术中没有发出报警，术后没有出现运动功能废损或影响手术治疗。的确，解释 MEP 会带来压力，有一种倾向是在每个案例中，将发生的所有微小的变化报告给外科医生。但不幸的是，过多虚假报警可能会使外科医生感到厌倦，而最终导致未能干预真正发生的病理性变化，导致灾难性后果（图 3.15）。毫无疑问的是，我们还需要做大量的工作来改进 MEP 报警标准。

MEP 定位

可以使用 MEP 在皮层、皮层下和脊髓水平定位运动系统。

大脑皮层 MEP 定位

定位 M1 区，通常使用硬膜下条状电极或刺激器进行直接皮层刺激，采用阳极刺激，1 ～ 1.5 Hz 重复成串脉冲，记录对侧脸、手臂和下肢肌肉（Taniguchi 等，1993；MacDonald 等，2013；Szelényi 等，2013）。最低 MEP 阈值能可靠地定位 M1 区。然后，采用稍高的阈上强度，可以绘制皮层运动区小人图谱，并排除其他皮层区域或病理组织中存在的主要运动功能。该技术快速而准确。但它可能会导致癫痫发作，但发生率通常较低（＜ 5%），低于传统的持续数秒的 50 ～ 60 Hz 脉冲串刺激技术（5% ～ 15%）。电刺激诱发的局灶性运动性癫痫在肌电记录中清晰可见，通常出现在发生临床症状之前。采用皮层脑电图可检测到后放电，但并非必需，因为这些放电不会像传统方法那样造成错误定位。通常，冰水灌洗可以快速终止诱发的癫痫发作，是否使用抗癫痫药物治疗则取决于当时状况。

皮层下 MEP 定位

使用单极阴极刺激，1 ～ 1.5 Hz、5 个脉冲成串刺激，探测残腔壁，记录对侧肌肉反应，可以估算皮层下至皮质脊髓束距离（Raabe 等，2014）。使用 0.5 ms 的脉冲宽度，MEP 阈值和刺激器－皮质脊髓束距离之间大约为 1 mA/mm 的关系。当阈值低于 5 mA 时，出现运动功能障碍的风险会增加。在手术切除过程中，通过吸引器或超声吸引器尖端进行刺激可以确保提前获得“接近”警告。

表 3.5　MEP 报警标准总结

监测部位	D 波标准	肌源性 MEP 报警标准			
		消失	波幅下降＞ 50%[a]	波幅下降＞ 80%[b]	刺激阈值提高≥ 100 V[c]
大脑	＞ 30% ～ 40%	重要标准	重要标准	—	—
脑干	—	重要标准	重要标准	—	—
脑神经	—	重要标准	重要标准	—	—
脊髓髓内	＞ 50%	重要标准	—	次要标准	次要标准
脊髓髓外	—	重要标准	—	适当标准	适当标准

[a] 当测试间变异超过 50% 时，考虑到反应的稳定性，则需要波幅降低比例更高。
[b] 可能需要超强刺激。
[c] 需要遵循已发布的方法学。
（Modified from MacDonald，D.B.，Dong，C.，Quatrale，R.，et al.，2019. Recommendations of the International Society of Intraoperative Neurophysiology for intraoperative somatosensory evoked potentials. Clin Neurophysiol 130，161-179，with permission.）

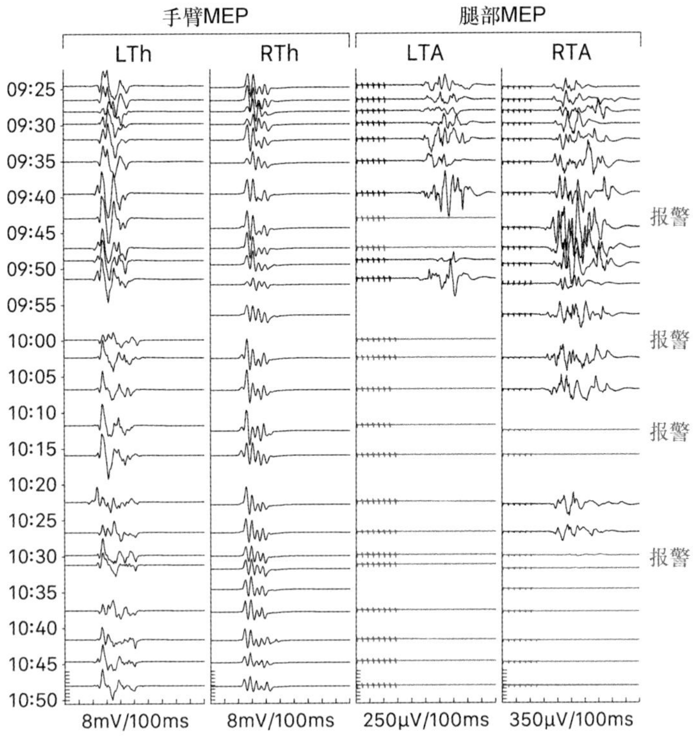

图 3.15 干预失败。一位访问外科医生（visiting surgeon）因在另一家医院经历了太多假报警而感到厌倦。在脊柱内固定手术中，下肢运动诱发电位（MEP）消失，报警后未进行干预，称“监测总是假阳性”。该患者遭受了永久性截瘫。LTh 和 RTh 表示左侧和右侧鱼际肌，LTA 和 RTA 表示左侧和右侧胫骨前肌

脊髓 MEP 定位

采用单极刺激进行脊髓定位是无选择性的（Barzilai 等，2017）。然而，使用串间间隔 60 ms 的双极、双脉冲成串刺激可以进行选择性功能定位（Deletis 等，2018）。这是因为皮质脊髓束的不应期＜ 60 ms，但后索的不应期＞ 60 ms。因此，刺激皮质脊髓束时，双串刺激的每个脉冲串都能产生相同的 MEP，但刺激脊髓后索时，首个脉冲串能够产生 MEP，第二个脉冲串则没有反应，或者对于术前存在痉挛的患者，产生一个比第一个脉冲串大或小的 MEP。也许可以通过手术工具，应用双极双脉冲成串刺激，以期提前预警。

脑干听觉诱发电位

在所有诱发电位中，脑干听觉诱发电位（BAEP）监测最为容易。它与包括吸入剂和 NMB 在内的所有麻醉药物都兼容。除了存在与温度相关的潜伏期偏移，BAEP 非常稳定，基线漂移很小。总而言之，BAEP 是一种非常确切的监测技术（Legatt，2002；美国临床神经生理学学会，2006b；Simon，2011；Møller，2020）。

解剖学和生理学

BAEP 的 5 个稳定波形反映了从远端耳蜗神经到达中脑的传导通路（Legatt，2018；Møller，2020）。Ⅰ波是听神经远端部分的近场电位，由同侧的耳廓、耳垂或乳突电极记录。后续波形是 Cz 记录的远场电位。Ⅱ波起源于近端耳蜗神经，也可能起源于耳蜗神经核。Ⅲ～Ⅴ波的发生源：Ⅲ波来自耳蜗神经核、外侧丘系和上橄榄核复合体，Ⅳ波来自上橄榄核复合体和外侧丘系，Ⅴ波来自外侧丘系和下丘。总体来说，Ⅲ波来自脑桥下部，而Ⅳ和Ⅴ波来自脑桥上部到中脑。在正常情况下Ⅱ和（或）Ⅲ波可能缺失，Ⅳ和Ⅴ波经常合并：Ⅳ波可能作为Ⅴ波上升支的子波，Ⅴ波可能作为Ⅳ波下降支的子波，或者两者合并形成单个峰。

刺激技术

采用超过正常听力水平强度 70 ～ 90 dB 的宽频短声进行刺激，可激发大多数的耳蜗受体。0.1 ms

电脉冲通过一个放置在患者头部附近的小型换能器产生短声，并通过薄的硅胶管传导到患者的外耳道，因此与诊断性BAEP相比，管长会延迟所有峰值时间约1 ms，但没有改变波间期。采用单侧刺激，同时在对侧给予40～60 dB白噪声掩蔽以防止短声通过骨传导至对侧耳蜗。

疏波短声初始为负声压，密波短声初始为正声压，但建议在监测中使用交替短声以部分抵消相反极性的刺激伪迹。使用约50 Hz的刺激频率可加快采集速度，如有需要也可降低频率。

BAEP 记录

记录导联为Ai-Cz，约定输入1为负极性，上升峰为负性波，可增加Ac-Cz导联以明确波峰，并可使用CPz或Fz替代Cz。带宽150～1500 Hz可以提高SNR，但BAEP的SNR仍然较低，通常需要平均500～2000次以达到中-高度的重复性。时间窗一般设定为15 ms，根据反应波幅，显示灵敏度选择从0.2～2 μV不等。

报警标准和适应证

报警标准为Ⅴ波波幅降低＞50%或消失，并无法用混杂因素来解释。潜伏期延长＞1 ms，伴有一定幅度的波幅降低可能是次要的报警信号。Ⅰ波稳定保留表明传导障碍部位在听神经远端附近，其消失表明神经远端损伤或刺激失败（例如耳垢堵塞耳道）。

听神经或前庭神经鞘瘤切除术是最常见的适应证。这些患者中许多在术前出现BAEP异常，只有那些Ⅴ波保留完好的患者可以行监测。若肿瘤＞2 cm，术后听力保留率低，Ⅴ波不可逆的降低或消失常见（图3.16 A）。但对于肿瘤较小的患者，可能发生BAEP可逆性恶化，并在术后保留实用听力（图3.16 B）（Legatt，2002；Simon，2011）。

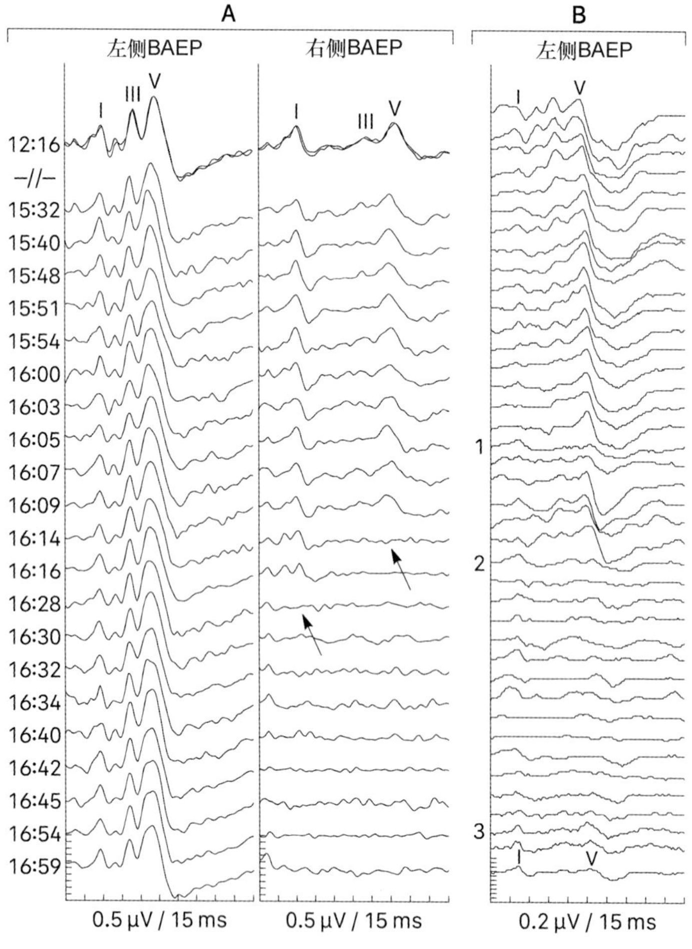

图3.16 脑干听觉诱发电位（BAEP）监测。**A.** 右侧巨大（4 cm）听神经瘤。12:16基线处显示右侧Ⅲ、Ⅴ波潜伏期延迟，波幅降低。随后Ⅴ波和Ⅰ波消失（箭头）预示了术后耳聋。**B.** 左侧小（1 cm）听神经瘤。出现可逆的Ⅴ波波幅减小（1）然后持续消失（2），但在关颅过程中部分恢复（3），术后无新的听力障碍

偏侧面肌痉挛微血管减压术是另一个常见的适应证，该手术可能由于牵拉或内听动脉缺血而损伤附近的耳蜗神经（Fernández-Conejero 等，2012）。通常情况下，BAEP 保持稳定，或者呈可逆性恶化，但不可逆的恶化也可能发生，并与术后听力丧失相关。

其他累及脑干和（或）脑神经损伤的颅后窝或椎基底动脉手术也可以受益于 BAEP 监测。这时，BAEP 是多模态监测策略的一部分，还包括 MEP、SEP 和其他方法（Neuloh 等，2008，2009；Slotty 等，2017）。

视觉诱发电位

最初，在吸入麻醉下尝试使用标准的发光二极管（light-emitting diode，LED）护目镜监测闪光视觉诱发电位（VEP），未能成功。然而最近的报道表明，神经外科和骨科手术中，全静脉麻醉下使用高亮度 LED 眼睑盘或护目镜刺激时，可以可靠地记录头皮或直接皮层 VEP（Kodama 等，2010；Ota 等，2010；Sasaki 等，2010；Uribe 等，2017）。

解剖学和生理学

由于需要患者有意识的视觉聚焦，门诊诊断室中常见的 N75-P100-N145 模式翻转 VEP，在麻醉状态下不可能出现。反而，单眼闪光刺激能稳定产生视网膜电图（electroretinogram，ERG）中标记为 a 和 b 的视网膜近场反应，在经过前视觉通路、视交叉和后视觉通路的成功传导后，双侧枕叶可产生多达 6 个稳定的近场波峰（美国临床神经生理学会，2006c）。因为个体间差异太大，无法明确正常范围，对于枕部记录波峰没有统一的命名惯例。事实上，对于诊断性闪光 VEP 的解释通常取决于波峰存在或消失。然而，其测试间稳定性可能足以监测到术中恶化。

刺激

采用全脸护目镜或由塑料或软硅胶制成的眼睑盘进行单眼刺激，使用 1.1 Hz 高亮度（20 000 Lux）红色 LED 闪光（Kodama 等，2010；Sasaki 等，2010；Luo 等，2015；Uribe 等，2017）。刺激脉宽为 10 ～ 40 ms，也有一些监测方案采用刺激间期（ISI）为 50 ms 的双闪光刺激，但不一定会升高 VEP 的波幅（Uribe 等，2017）。目前尚不清楚白色闪光是否更好。

记录

采用外眦电极记录视网膜电图作为对照很有价值，记录带宽为 10 ～ 750 Hz（Uribe 等，2017）。可通过视网膜电图反应的减弱或消失判断闪光 VEP 降低的原因是否是 LED 移位，以避免误报假阳性结果（Luo 等，2015）。

使用 Queen Square 或国际 10-20 系统坐标在头皮上记录。第一种方法将枕外隆凸上方正中 5 cm 定义为枕正中点（midoccipital，MO），MO 左右外侧 5 cm 分别为左枕和右枕点（left and right occipital，LO 和 RO），鼻根上方 12 cm 处为额正中点（mid-frontal，MF）（Uribe 等，2017）。可采用 MO、LO 和 RO 记录，MF 或耳旁为参考电极。第二种方法以 Oz、O1 和 O2 为记录电极，Fz 或耳旁为参考，Oz 处记录最成功（Luo 等，2015），因此监测中可以省略外侧枕部记录。记录带宽 5 ～ 100 Hz 或 20 ～ 500 Hz，时基 300 ～ 500 ms，信号平均次数 100 ～ 200 次。根据反应幅度调整显示灵敏度，灵敏度通常为几微伏。

在后头部颅内手术中，可使用硬膜下条状电极进行直接枕叶皮层记录（Ota 等，2010）。记录参数相似，但由于响应波幅较高，需要降低显示灵敏度；由于信噪比较高，需要的平均次数较少。

术前有视力障碍的患者可能会出现 VEP 缺失，但在恰当的麻醉条件下，大多数矫正视力＞ 0.4 的患者可以记录到 VEP（Kodama 等，2010；Luo 等，2015）。

麻醉

术中全静脉麻醉（total intravenous anesthesia，TIVA）对于头皮 VEP 监测很重要，TIVA 下平均波幅高于吸入麻醉，同时吸入麻醉可能也会导致 VEP 缺失（Kodama 等，2010；Uribe 等，2017）。相比之下，由于直接枕叶皮层记录 VEP 波幅较高，可能在上述两种麻醉方式下都可行（Luo 等，2015）。

报警标准和解释

大多数研究报告经验性地采取了波幅减小＞ 50%

或消失作为报警标准，并且有些研究将头皮 VEP 监测结果与患者预后进行了相关性分析（Kodama 等，2010；Sasaki 等，2010；Luo 等，2015）。总之，VEP 稳定基本上可以排除前视路损伤，但不能排除术后出现部分或完全偏盲的后视路损伤。这是因为头皮记录的单眼闪光刺激是一种视交叉前份视路功能检测策略，而视交叉后份视觉通路投射到双侧枕叶。前视路区域手术，如眼眶或视交叉区手术或前循环动脉瘤修补术，可出现头皮 VEP 可逆变化而不伴有术后视力障碍（第 20 章）。上述事件表明 VEP 可预防损伤，因为信号恶化促使干预，随后 VEP 恢复。头皮 VEP 不可逆的恶化与前路损伤引起的术后视力障碍有关，但存在少量假阳性情况。

因为 VEP 波形主要源于枕叶，直接记录枕叶皮层 VEP 的解读则不同。不可逆的 VEP 恶化可能预示后视路损伤致术后偏侧视野缺损，而 VEP 稳定则预示着大概率不会出现损伤（Ota 等，2010）。

结论

手术中的诱发电位技术在应用之初，虽然出现过一些令人怀疑和错误的结果，但多年以来已经取得了显著进展。现在，高度关注监测技术和麻醉技术，我们拥有了一套定位和监测工具，包括优化 SEP 以加快手术反馈、选择性 MEP 技术以评估运动系统、BAEP 技术，以及非常可靠的 VEP 技术以保护视觉通路。毫无疑问，未来诱发电位技术将会有更多的进展，极大提高我们在高风险手术中使用该技术来避免神经损伤的能力。

（庞小凡　宗轶烜　沈琦　译　吴君昊　方媛　审校）

参考文献

Abalkhail TM, MacDonald DB, AlThubaiti I et al. (2017). Intraoperative direct cortical stimulation motor evoked potentials: Stimulus parameter recommendations based on rheobase and chronaxie. Clin Neurophysiol 128: 2300–2308.

Allison T, McCarthy G, Wood CC et al. (1989). Human cortical potentials evoked by stimulation of the median nerve. I. Cytoarchitectonic areas generating short-latency activity. J Neurophysiol 62: 694–710.

Allison T, McCarthy G, Luby M et al. (1996). Localization of functional regions of human mesial cortex by somatosensory evoked potential recording and by cortical stimulation. Electroencephalogr Clin Neurophysiol 100: 126–140.

Amassian VE (2020). Animal and human motor system neurophysiology related to intraoperative monitoring. In: V Deletis, JL Shils, F Sala et al. (Eds.), Neurophysiology in neurosurgery: a modern approach, second edn. Academic Press, London, pp. 3–16.

American Clinical Neurophysiology Society (2006a). Guideline 9D: Guidelines on short-latency somatosensory evoked potentials. J Clin Neurophysiol 23: 168–179.

American Clinical Neurophysiology Society (2006b). Guideline 9C: Guidelines on short-latency auditory evoked potentials. J Clin Neurophysiol 23: 157–167.

American Clinical Neurophysiology Society (2006c). Guideline 9B: Guidelines on visual evoked potentials. J Clin Neurophysiol 23: 138–156.

American Electroencephalographic Society (1994). Guideline eleven: guidelines for intraoperative monitoring of sensory evoked potentials. J Clin Neurophysiol 11: 77–87.

Andersson G, Ohlin A (1999). Spatial facilitation of motor evoked responses in monitoring during spinal surgery. Clin Neurophysiol 110: 720–724.

Barker AT, Freeston IL, Jalinous R et al. (1987). Magnetic stimulation of the human brain and peripheral nervous system: an introduction and the results of an initial clinical evaluation. Neurosurgery 20: 100–109.

Barzilai O, Lidar Z, Constantini S et al. (2017). Continuous mapping of the corticospinal tracts in intramedullary spinal cord tumor surgery using an electrified ultrasonic aspirator. J Neurosurg Spine 27: 161–168.

Burke D, Skuse NF, Lethlean AK (1981). Cutaneous and muscle afferent components of the cerebral potential evoked by electrical stimulation of human peripheral nerves. Electroencephalogr Clin Neurophysiol 51: 579–588.

Burke D, Hicks RG, Stephen JP (1990). Corticospinal volleys evoked by anodal and cathodal stimulation of the human motor cortex. J Physiol 425: 283–299.

Burke D, Hicks R, Stephen J et al. (1992). Assessment of corticospinal and somatosensory conduction simultaneously during scoliosis surgery. Electroencephalogr Clin Neurophysiol 85: 388–396.

Burke D, Hicks R, Gandevia SC et al. (1993). Direct comparison of corticospinal volleys in human subjects to transcranial magnetic and electrical stimulation. J Physiol (Lond) 470: 383–393.

Burke D, Bartley K, Woodforth IJ et al. (2000). The effects of a volatile anaesthetic on the excitability of human corticospinal axons. Brain 123: 992–1000.

Cakmur R, Towle VL, Mullan JF et al. (1997). Intra-operative localization of sensorimotor cortex by cortical somatosensory evoked potentials: from analysis of waveforms to dipole source modeling. Acta Neurochir (Wien) 139: 1117–1124.

Calancie B (2017). Intraoperative neuromonitoring and alarm criteria for judging MEP responses to transcranial electric stimulation: the threshold-level method. J Clin Neurophysiol 34: 12–21.

Calancie B, Harris W, Broton JG et al. (1998). 'Threshold-level' multipulse transcranial electrical stimulation of motor cortex for intraoperative monitoring of spinal motor tracts: description of method and comparison to somatosensory evoked potential monitoring. J Neurosurg 88: 457–470.

Cedzich C, Taniguchi M, Schäfer S et al. (1996). Somatosensory evoked potential phase reversal and direct motor cortex stimulation during surgery in and around the central region. Neurosurgery 38: 962–970.

Chatrian GE, Berger MS, Wirch AL (1988). Discrepancy between intraoperative SSEP's and postoperative function. Case report. J Neurosurg 69: 450–454.

Chen Z (2004). The effects of isoflurane and propofol on intraoperative neurophysiological monitoring during spinal surgery. J Clin Monit Comput 18: 303–308.

Deletis V (1993). Intraoperative monitoring of the functional integrity of the motor pathways. In: O Devinsky, A Beric, M Dogali (Eds.), Electrical and magnetic stimulation of the brain and spinal cord. Raven Press, New York, pp. 201–214.

Deletis V (2020). Intraoperative neurophysiology and methodologies used to monitor the functional integrity of the motor system. In: V Deletis, JL Shills, F Sala et al. (Eds.), Neurophysiology in neurosurgery: a modern approach, second edn. Academic Press, London, pp. 17–34.

Deletis V, Seidel K, Sala F et al. (2018). Intraoperative identification of the corticospinal tract and dorsal column of the spinal cord by electrical stimulation. J Neurol Neurosurg Psychiatry 89: 754–761.

Deletis V, Shils JL, Sala F et al. (Eds.), (2020). Neurophysiology in neurosurgery: a modern approach, second edn. Academic Press, London.

Dong CC, Macdonald DB, Akagami R et al. (2005). Intraoperative facial motor evoked potential monitoring with transcranial electrical stimulation during skull base surgery. Clin Neurophysiol 116: 588–596.

Fernandez-Conejero I (2020). Corticobulbar motor evoked potentials in skull base surgery. In: V Deletis, JL Shils, F Sala et al. (Eds.), Neurophysiology in neurosurgery: a modern approach, second edn. Academic Press, London, pp. 137–150.

Fernández-Conejero I, Ulkatan S, Sen C et al. (2012). Intraoperative neurophysiology during microvascular decompression for hemifacial spasm. Clin Neurophysiol 123: 78–83.

Frank N, Kothbauer K (2020). Surgery for intramedullary spinal cord tumors and syringomyelia. In: V Deletis, JL Shils, F Sala et al. (Eds.), Neurophysiology in neurosurgery: a modern approach, second edn. Academic Press, London, pp. 351–364.

Fujiki M, Furukawa Y, Kamida T et al. (2006). Intraoperative corticomuscular motor evoked potentials for evaluation of motor function: a comparison with corticospinal D and I waves. J Neurosurg 104: 85–92.

Fukuda H, Sonoo M, Ishibashi M (2007). Muscle afferent contributions to tibial nerve somatosensory evoked potentials investigated using knee stimulations. Clin Neurophysiol 118: 2104–2111.

Gilman S (2002). Joint position sense and vibration sense: anatomical organisation and assessment. J Neurol Neurosurg Psychiatr 73: 473–477.

Hausmann ON, Min K, Boos N et al. (2002). Transcranial electrical stimulation: significance of fast versus slow charge delivery for intra-operative monitoring. Clin Neurophysiol 113: 1532–1535.

Holdefer R, MacDonald D, Guo L et al. (2015). An evaluation of motor evoked potential surrogate endpoints during intracranial vascular procedures. Clin Neurophysiol 127: 42–50.

Husain AM (Ed.), (2014). A practical approach to neurophysiologic intraoperative monitoring, second edn. Demos Medical Publishing, New York.

International Electrotechnical Commission (2016). IEC 60601-2-40 (Ed. 2.0): Medical electrical equipment – Part 2-40: Particular requirements for the basic safety and essential performance of electromyographs and evoked response equipment [Internet]. Available from: www.iec.ch [Accessed 16 Apr 2018].

Iwasaki H, Tamaki T, Yoshida M et al. (2003). Efficacy and limitations of current methods of intraoperative spinal cord monitoring. J Orthop Sci 8: 635–642.

Jones SJ, Harrison R, Koh KF et al. (1996). Motor evoked potential monitoring during spinal surgery:responses of distal limb muscles to transcranial cortical stimulation with pulse trains. Electroencephalogr Clin Neurophysiol 100: 375–383.

Journée H-L, Polak HE, De Kleuver M (2007). Conditioning stimulation techniques for enhancement of transcranially elicited evoked motor responses. Neurophysiol Clin 37: 423–430.

Journée HL, Berends HI, Kruyt MC (2017). The percentage of amplitude decrease warning criteria for transcranial MEP monitoring. J Clin Neurophysiol 34: 22–31.

Kalkman CJ, ten Brink SA, Been HD et al. (1991). Variability of somatosensory cortical evoked potentials during spinal surgery. Effects of anesthetic technique and high-pass digital filtering. Spine 16: 924–929.

Kodama K, Goto T, Sato A et al. (2010). Standard and limitation of intraoperative monitoring of the visual evoked potential. Acta Neurochir (Wien) 152: 643–648.

Kombos T (2008). Somatosensory evoked potentials for intraoperative mapping of the sensorimotor cortex. In: MR Nuwer (Ed.), Intraoperative monitoring of neural function. Handbook of clinical neurophysiology. vol. 8. Elsevier, Amsterdam, pp. 211–217.

Kumabe T, Nakasato N, Nagamatsu K et al. (2005). Intraoperative localisation of the lip sensory area by somatosensory evoked potentials. J Clin Neurosci 12: 66–70.

Landgren S, Silfvenius H (1971). Nucleus Z, the medullary relay in the projection path to the cerebral cortex of group I muscle afferents from the cat's hind limb. J Physiol (Lond) 218: 551–571.

Langeloo DD, Lelivelt A, Journée HL et al. (2003). Transcranial electrical motor-evoked potential monitoring during surgery for spinal deformity: a study of 145 patients. Spine 28: 1043–1050.

Langeron O, Vivien B, Paqueron X et al. (1999). Effects of propofol, propofol-nitrous oxide and midazolam on cortical somatosensory evoked potentials during sufentanil anaesthesia for major spinal surgery. Br J Anaesth 82: 340–345.

Legatt AD (2002). Mechanisms of intraoperative brainstem auditory evoked potential changes. J Clin Neurophysiol 19: 396–408.

Legatt AD (2018). Electrophysiology of cranial nerve testing: auditory nerve. J Clin Neurophysiol 35: 25–38.

Lesser RP, Raudzens P, Lüders H et al. (1986). Postoperative neurological deficits may occur despite unchanged intraoperative somatosensory evoked potentials. Ann Neurol 19:

22–25.
Luo Y, Regli L, Bozinov O et al. (2015). Clinical utility and limitations of intraoperative monitoring of visual evoked potentials. PLoS One 10: e0120525.
Lyon R, Feiner J, Lieberman JA (2005). Progressive suppression of motor evoked potentials during general anesthesia: the phenomenon of 'anesthetic fade'. J Neurosurg Anesthesiol 17: 13–19.
MacDonald DB (2002). Safety of intraoperative transcranial electrical stimulation motor evoked potential monitoring. J Clin Neurophysiol 19: 416–429.
MacDonald DB (2017). Overview on criteria for MEP Monitoring. J Clin Neurophysiol 34: 4–11.
MacDonald DB, Janusz M (2002). An approach to intraoperative neurophysiologic monitoring of thoracoabdominal aneurysm surgery. J Clin Neurophysiol 19: 43–54.
MacDonald DB, Streletz LJ, Al-Zayed Z et al. (2004). Intraoperative neurophysiologic discovery of uncrossed sensory and motor pathways in a patient with horizontal gaze palsy and scoliosis. Clin Neurophysiol 115: 576–582.
MacDonald DB, Al Zayed Z, Stigsby B (2005). Tibial somatosensory evoked potential intraoperative monitoring: recommendations based on signal to noise ratio analysis of popliteal fossa, optimized P37, standard P37, and P31 potentials. Clin Neurophysiol 116: 1858–1869.
MacDonald DB, Al Zayed Z, Al Saddigi A (2007). Four-limb muscle motor evoked potential and optimized somatosensory evoked potential monitoring with decussation assessment: results in 206 thoracolumbar spine surgeries. Eur Spine J 16: 171–187.
MacDonald DB, Al-Zayed Z, Stigsby B et al. (2009). Median somatosensory evoked potential intraoperative monitoring: recommendations based on signal-to-noise ratio analysis. Clin Neurophysiol 120: 315–328.
MacDonald DB, Skinner S, Shils J et al. (2013). Intraoperative motor evoked potential monitoring—a position statement by the American Society of Neurophysiological Monitoring. Clin Neurophysiol 124: 2291–2316.
MacDonald DB, Dong C, Quatrale R et al. (2019). Recommendations of the International Society of Intraoperative Neurophysiology for intraoperative somatosensory evoked potentials. Clin Neurophysiol 130: 161–179.
MacDonald DB, Seidel K, Shils JL (2020). Safety. In: V Deletis, JL Shils, F Sala et al. (Eds.), Neurophysiology in neurosurgery: a modern approach, second edn. Academic Press, London, pp. 581–596.
McCarthy G, Allison T, Spencer DD (1993). Localization of the face area of human sensorimotor cortex by intracranial recording of somatosensory evoked potentials. J Neurosurg 79: 874–884.
Mehta AI, Mohrhaus CA, Husain AM et al. (2012). Dorsal column mapping for intramedullary spinal cord tumor resection decreases dorsal column dysfunction. J Spinal Disord Tech 25: 205–209.
Merton PA, Morton HB (1980). Stimulation of the cerebral cortex in the intact human subject. Nature 285: 227.
Minahan RE, Sepkuty JP, Lesser RP et al. (2001). Anterior spinal cord injury with preserved neurogenic 'motor' evoked potentials. Clin Neurophysiol 112: 1442–1450.
Møller AR (2011). Intraoperative neurophysiological monitoring, third edn. Springer-Verlag, New York.
Møller AR (2020). Neurophysiology of the auditory system: basics and ION techniques. In: V Deletis, JL Shils, F Sala et al. (Eds.), Neurophysiology in neurosurgery: a modern approach, second ed. Academic Press, London, pp. 65–86.
Nair D, Kumaraswamy VM, Braver D et al. (2014). Dorsal column mapping via phase reversal method: the refined technique and clinical applications. Neurosurgery 74: 437–446.
Neuloh G, Strauss C, Schramm J (2008). Mapping and monitoring for brainstem lesions. In: MR Nuwer (Ed.), Intraoperative monitoring of neural function. Handbook of clinical neurophysiology. vol. 8. Elsevier, Amsterdam, pp. 522–533.
Neuloh G, Bogucki J, Schramm J (2009). Intraoperative preservation of corticospinal function in the brainstem. J Neurol Neurosurg Psychiatry 80: 417–422.
Nuwer MR (Ed.), (2008). Intraoperative monitoring of neural function. *In* Handbook of clinical neurophysiology vol. 8. Elsevier, Amsterdam.
Nuwer MR, Dawson EC (1984). Intraoperative evoked potential monitoring of the spinal cord. A restricted filter, scalp method during Harrington instrumentation for scoliosis. Clin Orthop Relat Res 183: 42–50.
Nuwer MR, Banoczi WR, Cloughesy TF et al. (1992). Topographic mapping of somatosensory evoked potentials helps identify motor cortex more quickly in the operating room. Brain Topogr 5: 53–58.
Nuwer MR, Daube J, Fischer C et al. (1993). Neuromonitoring during surgery. Report of an IFCN Committee. Electroencephalogr Clin Neurophysiol 87: 263–276.
Nuwer MR, Dawson EG, Carlson LG et al. (1995). Somatosensory evoked potential spinal cord monitoring reduces neurologic deficits after scoliosis surgery: results of a large multicenter survey. Electroencephalogr Clin Neurophysiol 96: 6–11.
Ota T, Kawai K, Kamada K et al. (2010). Intraoperative monitoring of cortically recorded visual response for posterior visual pathway. J Neurosurg 112: 285–294.
Quinones-Hinojosa A, Gulati M, Lyon R et al. (2002). Spinal cord mapping as an adjunct for resection of intramedullary tumors: surgical technique with case illustrations. Neurosurgery 51: 1199–1206.
Raabe A, Beck J, Schucht P et al. (2014). Continuous dynamic mapping of the corticospinal tract during surgery of motor eloquent brain tumors: evaluation of a new method. J Neurosurg 120: 1015–1024.
Romstöck J, Fahlbusch R, Ganslandt O et al. (2002). Localisation of the sensorimotor cortex during surgery for brain tumours: feasibility and waveform patterns of somatosensory evoked potentials. J Neurol Neurosurg Psychiatr 72: 221–229.
Sala F, Palandri G, Basso E et al. (2006). Motor evoked potential monitoring improves outcome after surgery for intramedullary spinal cord tumors: a historical control study. Neurosurgery 58: 1129–1143.
Sarnthein J, Tomilov M, Baag M et al. (2021). Improving intraoperative evoked potentials at short latency by a novel neuro-stimulation technology with delayed return discharge. Clin Neurophysiol 132: 1195–1199.
Sasaki T, Itakura T, Suzuki K et al. (2010). Intraoperative monitoring of visual evoked potential: introduction of a clinically useful method. J Neurosurg 112: 273–284.

Schwartz SL, Kale EB, Madden D et al. (2020). 'Quadripolar' transcranial electrical stimulation for motor evoked potentials. J Clin Neurophysiol.

Simon MV (Ed.), (2010). Intraoperative neurophysiology: a comprehensive guide to monitoring and mapping. Demos Medical Publishing, New York.

Simon MV (2011). Neurophysiologic intraoperative monitoring of the vestibulocochlear nerve. J Clin Neurophysiol 28: 566–581.

Simon MV (2013). Intraoperative neurophysiologic sensorimotor mapping and monitoring in supratentorial surgery. J Clin Neurophysiol 30: 571–590.

Simon MV, Chiappa KH, Borges LF (2012). Phase reversal of somatosensory evoked potentials triggered by gracilis tract stimulation: case report of a new technique for neurophysiologic dorsal column mapping. Neurosurgery 70: E783–E788.

Skinner SA, Transfeldt EE, Savik K (2008). Surface electrodes are not sufficient to detect neurotonic discharges: observations in a porcine model and clinical review of deltoid electromyographic monitoring using multiple electrodes. J Clin Monit Comput 22: 131–139.

Sloan TB, Toleikis JR, Toleikis SC et al. (2015). Intraoperative neurophysiological monitoring during spine surgery with total intravenous anesthesia or balanced anesthesia with 3% desflurane. J Clin Monit Comput 29: 77–85.

Slotty PJ, Abdulazim A, Kodama K et al. (2017). Intraoperative neurophysiological monitoring during resection of infratentorial lesions: the surgeon's view. J Neurosurg 126: 281–288.

Sutter M, Eggspuehler A, Muller A et al. (2007). Multimodal intraoperative monitoring: an overview and proposal of methodology based on 1,017 cases. Eur Spine J 16: S153–S161.

Szelényi A, Kothbauer KF, Deletis V (2007). Transcranial electric stimulation for intraoperative motor evoked potential monitoring: stimulation parameters and electrode montages. Clin Neurophysiol 118: 1586–1595.

Szelényi A, Journée HL, Herrlich S et al. (2013). Experimental study of the course of threshold current, voltage and electrode impedance during stepwise stimulation from the skin surface to the human cortex. Brain Stimul 6: 482–489.

Taniguchi M, Nadstawek J, Pechstein U et al. (1992). Total intravenous anesthesia for improvement of intraoperative monitoring of somatosensory evoked potentials during aneurysm surgery. Neurosurgery 31: 891–897.

Taniguchi M, Cedzich C, Schramm J (1993). Modification of cortical stimulation for motor evoked potentials under general anesthesia: technical description. Neurosurgery 32: 219–226.

Ukegawa D, Kawabata S, Sakaki K et al. (2014). Efficacy of biphasic transcranial electric stimulation in intraoperative motor evoked potential monitoring for cervical compression myelopathy. Spine (Phila Pa 1976) 39: E159–E165.

Ulkatan S, Neuwirth M, Bitan F et al. (2006). Monitoring of scoliosis surgery with epidurally recorded motor evoked potentials (D wave) revealed false results. Clin Neurophysiol 117: 2093–2101.

Uribe AA, Mendel E, Peters ZA et al. (2017). Comparison of visual evoked potential monitoring during spine surgeries under total intravenous anesthesia versus balanced general anesthesia. Clin Neurophysiol 128: 2006–2013.

Vulliemoz S, Raineteau O, Jabaudon D (2005). Reaching beyond the midline: why are human brains cross wired? Lancet Neurol 4: 87–99.

Weston P (2002). Anterior tibial compartment syndrome post scoliosis surgery. Neuromonitoring list [Internet]. Neuromon-l Log0204. Available from: www.neuromon.com [Accessed 11 Nov 2002].

Wood CC, Spencer DD, Allison T et al. (1988). Localization of human sensorimotor cortex during surgery by cortical surface recording of somatosensory evoked potentials. J Neurosurg 68: 99–111.

Yamamoto T, Katayama Y, Nagaoka T et al. (2004). Intraoperative monitoring of the corticospinal motor evoked potential (D-wave): clinical index for postoperative motor function and functional recovery. Neurol Med Chir (Tokyo) 44: 170–180.

Yanni DS, Ulkatan S, Deletis V et al. (2010). Utility of neurophysiological monitoring using dorsal column mapping in intramedullary spinal cord surgery. J Neurosurg Spine 12: 623–628.

York DH (1985). Somatosensory evoked potentials in man: differentiation of spinal pathways responsible for conduction from the forelimb vs hindlimb. Prog Neurobiol 25: 1–25.

第 4 章
肌电图监测

Julian Prell[1*]，Stanley Skinner[2]

[1]*Department of Neurosurgery, University Halle-Wittenberg, Halle, Germany*
[2]*Department of Intraoperative Neurophysiology, Abbott Northwestern Hospital, Minneapolis, MN, United States*

摘　要

尽管大多数神经生理医师都熟悉肌电图（EMG）用于临床诊断的目的，但这项技术在神经监测方面也有着悠久的历史。简而言之，术中 EMG 可以分为诱发肌电和监测自发活动的自由描记肌电。诱发肌电的应用参见本书其他部分。本章的重点是监测自发的，或者更准确地说，“手术诱发的”EMG。

本章介绍了术中 EMG 的历史和基本生理学原理，并对方法学进行了详细概述。在此基础上，我们描述了如何使用 EMG 来检测术中不良事件以及预测术后结果的例子。

在作者看来，肌电图技术不应被视为当代神经监测体系中“独立”的技术。当它与其他模态（主要是运动诱发电位）以互补的方式联合使用时，才可以发挥它的大部分潜力。考虑到这一点，我们简述了如何将上述模态结合起来改进神经监测。

关键词：肌电图，神经强直性放电，肌肉动作电位，诱发电位，A-train，术中神经生理监测

引言

在大多数术中神经生理监测（intra-operative neuro-physiologic monitoring，IONM）模态下，神经电生理医师负责记录诱发电位（EP），以测试神经系统在特定时间的功能状态。当然，EP 必须在手术和其他高风险操作（例如，从摆放体位开始）的过程中进行全程监测。当监测条件足够时，可重复的异常 EP 可能表明神经功能障碍和临床损伤的高度易感性。

EMG 监测与这种方法不同。EMG 放电不是由神经生理学家给予的刺激引起的，而是由有计划或无意的手术操作引起的。放电是不可预测的、离散的和短暂的事件，只有充分了解且有警惕性的监测人员才能发现。除非可以精确复制侵扰操作，或者所涉及的结构具有“重复性”（参见下文），否则可能无法重复。EMG 的放电模式识别、与手术的相关性、是否为伪迹或与基线病理性 EMG 的区别以及相关风险评估必须及时进行。此后，决定是否要进行传导通路完整性的评估（例如 MEP）。必须要理解，单独使用 EMG 作为神经完整性的评估，其效果是非常有限的，而且从本质上讲，EMG 不适合作为神经传导评估。

了解如何区分新发潜在有害的术中 EMG 模式和生理、基线或伪迹是本章的主要目标。我们还将阐述神经生理医师需要如何改进 EMG 监测方法，对神经功能做出更好的预测：至少，作为多模态策略的一部分，异常 EMG 出现通常可能表明需要对 EP 和（或）反射功能进行紧急测试。

历史

阿德里安（Adrian）首先记录了来自哺乳动物神经的“冲动”和“放电”。他报告了这些常见的

* 通讯作者：Julian Prell, M.D., Deputy Director of Neurosurgery, University of Halle-Wittenberg, 06120 Halle (Saale), Germany. Tel: +49-345-557-1407, Fax: +49-345-557-1412, E-mail: julian.prell@uk-halle.de

放电类型："（Adrian，1930）高频连续而有规律的脉冲串，变化非常缓慢，频率很少低于每秒150次（在37℃）；（Kugelberg，1946）低频率（低于每秒150次）的不规则放电；以及（Moller和Jannetta，1984）分组放电，每组由几个间隔非常紧密的脉冲组成，连续组间频率很低（每秒10次或更少）"（Adrian，1930）。Kugelberg描述了急性压迫或肢体缺血情况下EMG记录到的周围神经"损伤放电"（Kugelberg，1946）。记录的放电频率高达80～180 Hz。几十年后，有人建议在听神经瘤切除期间增加自由描记EMG的监测（Moller和Jannetta，1984）。术中面神经暴发样肌电活动通常为良性，而且有高频"轰炸机"样连续性肌电反应紧随其后（Prass和Luders，1986）。连续性肌电反应通常与术后面神经功能障碍有关。很快，在手术中对多组脑神经应用自由描记EMG和诱发EMG监测的案例被报告（Daube和Harper，1989）。最近发现，相比其他放电形式，高频且变化多端的连续性肌电反应与神经损伤风险的关联性更强，被定义为"A型连续性肌电反应（A-train）"。其他放电类型（通常较少与不良结果相关）也被同一研究报告并广泛接受：B型连续性肌电反应（B-train）为单个棘波（Bs）或暴发性放电（Bb），可能定期或不规则发生；C型连续性肌电反应（C-train）由许多重叠的成分组成，类似于EMG干扰模式，可能持续数分钟或更长时间（Romstock等，2000）（图4.1）。A-train和"神经强直性放电"在2000年之前已经在其他研究被描述过（Daube和Harper，1989；Harper和Daube，1998），它们的神经生理学特征似乎是相同的。

生理学

术中自由描记EMG（free-running EMG）的默认情况是平稳、静默和平坦的肌电。相比之下，与IONM相关的所有模式都由肌肉动作电位（muscle action potential，MAP）组成。MAP是由两个记录电极之间电势的时空变化引起的。因此，任何MAP

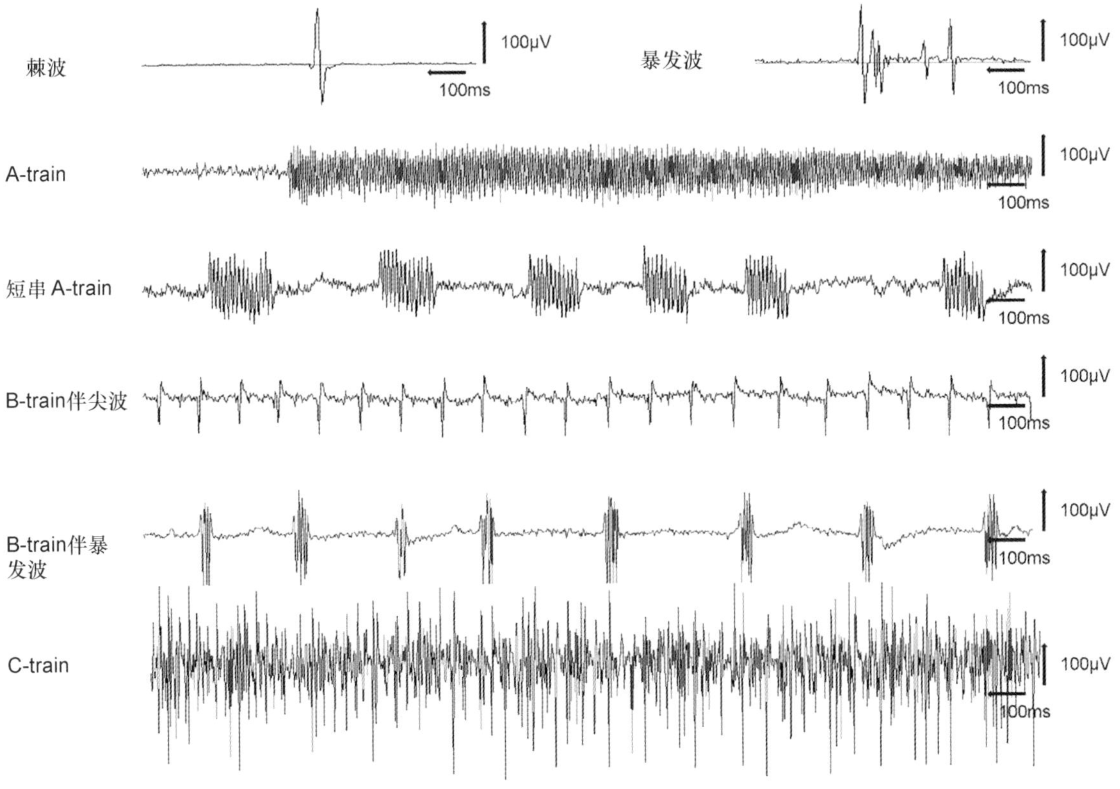

图4.1 典型的面神经"自发放电"肌电示例。虽然"棘波"和"暴发"型模式是阶段性的，主要由直接或间接操作引起，但"train"模式持续时间较长，并可能持续数秒或数分钟。B-train和C-train反映了运动单位的生理行为，它们可能与麻醉程度有关。A-train仅在直接或间接神经操作后出现，并被认为提示系统潜在损伤。其他作者也将其称为"神经强直性放电"。（Reprinted from Prell J，Rampp S，Rachinger J et al.（2008）. Spontaneous electromyographic activity during microvascular decompression in trigeminal neuralgia. J Clin Neurophysiol 25：225-232.）

的个体形状（幅度、持续时间、陡峭度、正相和负相波幅间的关系等）不仅描述了所涉及的肌纤维数量，还描述了它们与记录电极的空间关系。外观相似的 MAP 通常由同一组肌纤维的去极化引起。通常，这些纤维是单个给定运动单位的一部分，与至少一个记录针电极足够接近。因此，类似的 MAP 重复模式在 EMG 监测中起着至关重要的作用，它们反映了代表整个系统的运动单位的生理或病理行为。

波幅和频率的实用价值可以从这个概念中推断得出。未累加的 MAP 波幅直接说明了运动单位的大小及其与记录针电极的距离：大多数情况下，与记录针电极之间的距离是影响波幅的主要因素（图 4.2）。因此，如果所涉及的运动单位位于电极接受场的边缘，那么即使是有显著临床重要性的 A-train，也只会表现出极低的波幅。除此之外，高频模式的波幅甚至可能低于在同一运动单位内低频模式产生的波幅：MAP 通常以 4 ～ 12 ms 的持续时间被测量，而肌纤维细胞膜的绝对不应期为 1 ～ 2 ms。通过计算这些数据，肌细胞细胞膜在生物学上的“速度极限”应为 70 ～ 200 Hz，这个频率可以准确地对应 A-train 的 60～210 Hz 范围（Romstock 等，2000），以及神经强直性放电的 50 ～ 200 Hz（Harper 和 Daube，1998）——如前所述，这些显然是相同现象的不同名称。由于这种明显的最大频率行为，每个 MAP 都明显地在肌细胞细胞膜的相对不应期内被激发，这通常对应较低的波幅。这显然符合 A-train 与其他模式相比而言相对较低的波幅，以及时常出现波幅递减的特点（Romstock 等，2000；Prell 等，2008）（图 4.3）。一般来说，在观察自由描记 EMG 时，波幅是次要的监测目的。

另外，放电频率在肌电监测中至关重要。运动单位因肌肉神经系统而异，有一定的运动单位募集和最大放电频率范围。对于大多数系统，常规肌肉的最大运动单位电位（motor unit potential，MUP）放电频率低于 20 Hz，但在需要非常精细的运动控制的肌肉中，如面部肌肉和上肢远端的某些肌肉，其频率可能达到 40 Hz。在一些手术中，这种在 2 ～ 40 Hz 范围内的单个运动单位的重复放电可能在没有任何神经操作和没有其他明显原因的情况下持续数小时。然而，还没有证据表明这种类型的活动与任何术后功能损伤之间存在相关性。

虽然神经生理学家必须了解运动单位的这种“生理”行为，但临床上对 IONM 的主要兴趣在于其病理性放电模式。这些模式中最为重要的模式往往具备高频率这个特征，远远超过 40 Hz。它们

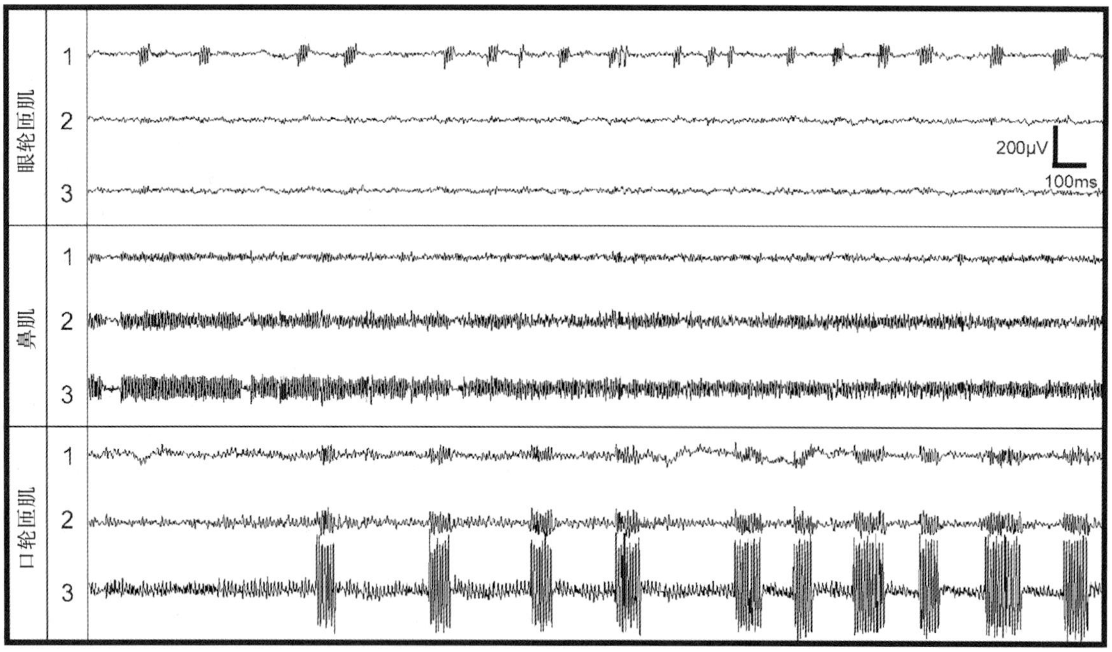

图 4.2 A-train 的空间分布示例。在每一块肌肉都出现 A-train，但主要表现在一个通道，相邻通道中仅表现为波幅降低（鼻肌和口轮匝肌）或不可见（眼轮匝肌）。（Reprinted from Rampp S，Rachinger J，Scheller C et al.（2012）. How many electromyography channels do we need for facial nerve monitoring? J Clin Neurophysiol 29：226-229.）

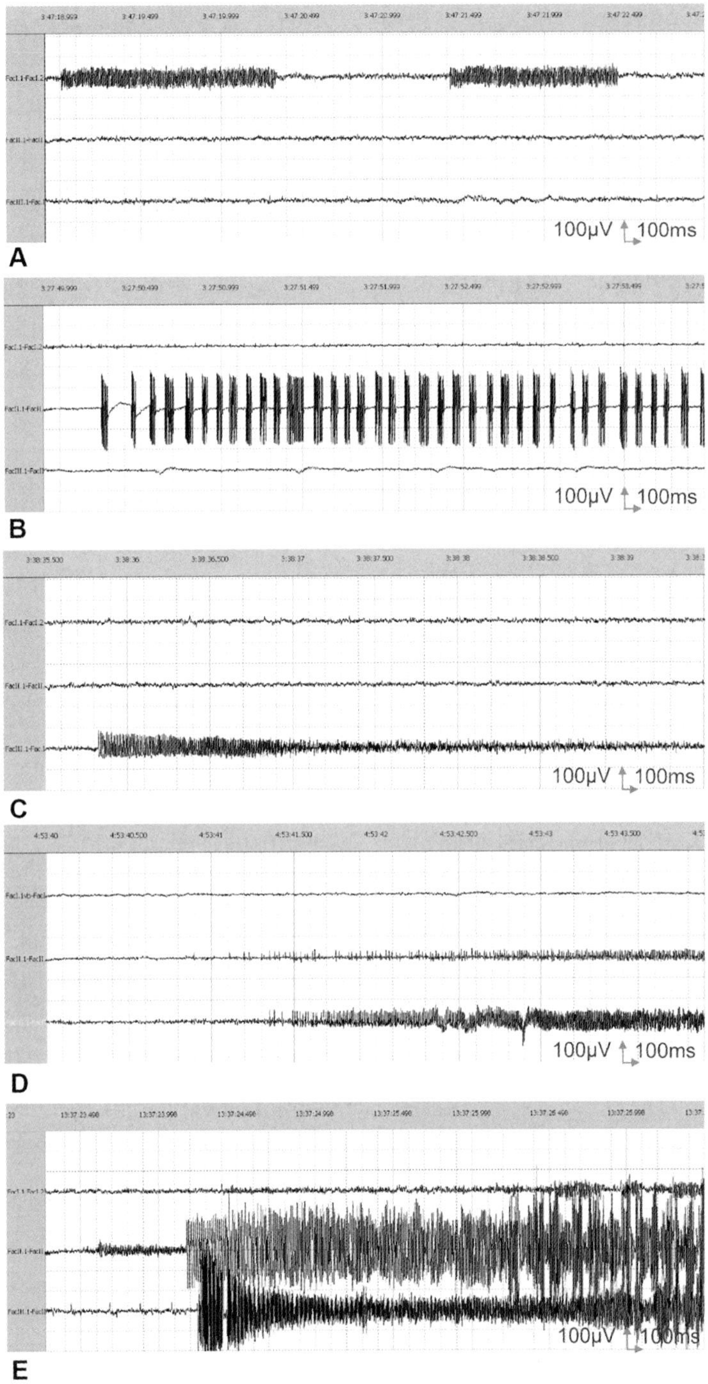

图 4.3 图示时间长度为 4 s 的轨迹；在每个例子中，每个通道都在监测眼轮匝肌、鼻肌和口轮匝肌（从上到下）。A-train 可以表现为几秒的典型串放电（**A**）、极短串放电（**B**），具有渐弱（**C**）或渐强模式（**D**）。在某些情况下，当成对电极记录的接收场内有多个运动单位受到影响时，几种类型的 A-train 可能同时出现（**E**）。（Reprinted from Prell J，Scheller C，Simmermacher S et al.（2021）. Facial nerve EMG：low-tech monitoring with a stopwatch. J Neurol Surg 82：308-316.）

在生理上不是由中枢神经系统常规的下行冲动引起的（但见下文“超节段肌电放电”部分），而是由外科手术操作直接刺激轴突引起的。这些刺激引起轴突去极化，进而导致这些轴突靶向的肌纤维出现可测量的去极化。在 EMG 中观察到的最终频率间接反映了被操作轴突的去极化频率。因此，如果 EMG 活动（神经刺激 / 损伤的下游）达到其生物学最大速度（约 200 Hz），则有理由怀疑在神经水平（上游）的去极化频率极高。

这些高频放电模式背后的病理生理学数据为我们的 IONM 观察提供了很好的解读。与机械感受器类似，快速的机械轴突冲击导致膜离子电导变化和去极化（Julian 和 Goldman，1962）。轴突募集的数量与机械刺激的速度（末端速度）成正比（Rosenblueth 等，1953）。慢性损伤的神经可能无法传导电刺激或物理刺激（Holland，1998）。然而，慢性神经病变（Howe 等，1977）或急性损伤的神经可能产生反复的异位活动，有时被称为“重复性”（Kugelberg，1944；Kugelberg，1948；Kugelberg 和 Cobb，1951；Bostock 和 Waxman，1995）。受损的神经元或轴突可能无法证明在受控的电或物理刺激后膜兴奋性的正常降低（调节）（Kugelberg，1946）。因此，“调节能力崩溃”可能是 A-train 的基础，包括①已经倾向于“反复”放电的慢性异常神经（通常是在轻微损伤后）和②急性损伤的神经（即使术前正常）。在一项关于小脑脑桥角手术期间面神经 EMG 监测的研究中，术前面部无力（慢性神经损伤）的患者比术前正常患者表现出更多的高频（60 ~ 210 Hz）连续性放电（毫秒到几秒）（Romstock 等，2000）。术中的连续性肌电反应，而非其他放电类型，与术后面神经功能恶化显著相关。这些发现已被用于面神经 EMG 分析的自动化算法证实（Prell 等，2007，2010）。在接受前庭神经鞘瘤（复发性肿瘤或已接受放疗作为一线治疗的肿瘤）手术的患者中，一些研究也说明了已有损伤的作用。即使采用非常温和的间接操作，也可以观察到大量的 A-train 活动（Rampp 等，2013）。在没有接受过任何治疗的前庭神经鞘瘤患者中，A-trains 总是与直接的面神经操作有关（Romstock 等，2000）。另一方面，对神经进行温和的稳定拉伸或缓慢压迫可能会导致传导阻滞，但不会产生“损伤放电”，通常被称为神经强直性放电（Daube 和 Harper，1989；Goldmann，1971）或 A-train。

迄今为止，上述机制如何转化为功能损伤尚不清楚。临床上，由此产生的轻瘫通常需要约 24 h 才会完全出现。手术后可能看起来很轻微，但第二天早上可能就非常明显。实际细胞损伤的机制可能会长期发挥作用。有人假设钙内流可能以一种延迟的形式发生，并由与 A-trains 相关的最大频率去极化相关的钠 / 钾紊乱引起（Rampp 等，2013）。

方法学

EMG 可以有效地记录电极尖端周边几立方毫米的非常有限的场域（Fuglevand 等，1992）。因此，表面电极或短的非肌内“EEG”针电极并不能有效记录术中神经强直性放电（Skinner 等，2008）。对大多数近端肢体肌肉的记录，可以选一根绝缘线，去掉其尖端几毫米处的涂层，将其插入肌肉内，远离肌肉中点附近的终板区。非绝缘针可用于较小的远端肌肉，如拇展肌或小指展肌。为了最大限度地监测神经张力，针头必须有足够的长度，以便至少有几毫米暴露的针柄位于肌肉中。

如果在每个肌肉中放置两个相互参考的“活动”电极，则可以获得最大数量的运动单位。由于肌内记录的极端近场特性，相距 1 ~ 2 cm 的肌内针不太可能接收到常见的局部电压（de Weerd，1984）；根据作者的经验，对于面部肌肉等小肌肉，即使电极间距离更近，乃至仅为 5 mm，IONM 也能取得较好的效果。紧密间隔的针电极也不太可能记录来自其他邻近肌肉的电位，并且更有可能拒绝来自手术器械、超声外科吸引器、电手术设备（电刀）或线状伪迹的杂散电压。现代监测实践不应包括肌肉到肌肉的记录（Lyon 等，2009）。有时，可能需要两对针电极。例如，在前路或后路手术接近 C4-C5 椎体水平的过程中，当 C5 根处于高风险时，可以在三角肌中放置两对肌肉内电极。对于面神经 EMG 监测，已经证明，额外的一对针电极将为整体肌电活动提供更好的“代表性样本”。观察到的 A-train 活动和功能结果之间的相关性将随着每对额外电极的增加而改善。对于面部肌肉，这种改善主要发生在从 1 对电极分别增加到 2 对、3 对和 4 对电极时。再增加额外的电极虽然也能改善相关性，但程度较小（Rampp 等，2012）（图 4.4）。

EMG 导联（及其放大器设置）通常有几种模式：自由描记 EMG、诱发 EMG 和肌源性经颅运动诱发电位（MEP）。一般来说，相对开放的滤波器和避免陷波滤波是优选项，如果采用良好的记录技术（例如，捆绑导线并绕开附近的伪迹来源，例如电源线、手术台 / 显微镜的伺服电机、电刀的返回电极 / 导线）则可以实现。一般放大器设置可能包括 5 ~ 30 Hz 的高通滤波（基线漂移过大的较高设置）、3 ~ 10 kHz 的低通滤波，以及 5 ~ 10 000 的增益。自由描记 EMG（每单位 50 ~ 100 μV）的灵敏度通常高于诱发 EMG（每单位 200 ~ 500 μV）。同时，自由描记（连续）EMG 的时间窗应具有足

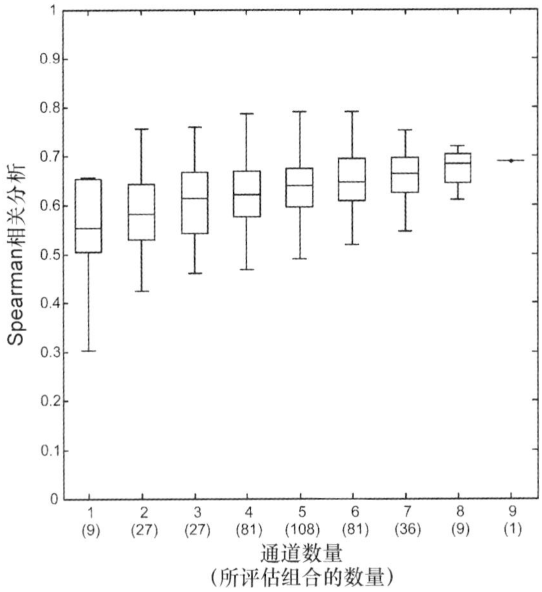

图 4.4　增加通道数量，分析面神经肌电图，A-train 活动持续时间（Traintime）与术后功能结果之间相关性更好：此图显示术后神经功能（Spearman's Rho）与分析中包括的通道数量的相关性。方框表示第一和第三个四分位数，中心线表示中位数，晶须点表示数据的总范围。每组所评估组合的数量标注在图的底部。[Reprinted from Rampp S，Rachinger J，Scheller C et al.（2012）. How many electromyography channels do we need for facial nerve monitoring? J Clin Neurophysiol 29：226-229.]

够的长度（每个窗口通常≥ 3 s），以便能够实时充分评估瞬时变化（神经强直性放电或伪迹），并在需要时截屏存档。加快扫描时间和使用扬声器可以有效帮助识别、分析和报告 EMG 的瞬时变化（Skinner，2011）（图 4.5）。虽然扬声器的“唤醒效应”非常有用——尤其是在长时间的手术中——但必须注意，仅靠扬声器监测（即所谓的基于外科医生的监测）是不够的。一项前瞻性研究对几种模式进行了比较，发现扬声器与视觉数据的结合优于仅使用扬声器，因为单独使用扬声器会漏掉 12.4% 的可见 A-train 活动（Prell 等，2021）。

Train 活动必须要与浅麻醉下运动单位的自主募集区分开来，后者可能发生在手术任何阶段（图 4.6）。肌肉的募集生理学各不相同，但通常最小的运动单位（motor unit，MU）首先被募集（起始＝2 ～ 3 Hz）。第一个被募集的 MU 在 6 ～ 8 Hz 的放电频率下保持瞬态稳定。当第一个 MU 达到其“募集频率”（通常为 10 ～ 15 Hz）时，第二个 MU 被募集。随后，更大的 MU 被募集，更多的肌肉被激活。当监测设备识别出从肌肉到肌肉的正常募集的有序序列（Henneman 等，1965）和（或）密集的多 MU 干扰模式的突然出现（有时伴有血压和脉搏升高）时，可能提示患者麻醉深度不足（Prell 等，2012）。

线性伪迹几乎总是显而易见的；然而，非常高频的神经强直性连续放电可能在缓慢的扫描速度下表现为类似线性伪迹的形态。仔细检查和（或）扬声器评估通常可以区分非常快速的（轰炸机样）A-train 神经强直性放电的频率变化和 60 Hz 伪迹。发现无法解释的形状奇特的电活动需要重新评估电极阻抗，并考虑非生理电位，如金属牵开器和其他外科器械的“交叉反应”产生的伪迹。在所有的神经监测中，手术环境通常能够解释暴发性波或 A-train 出现的原因（图 4.7 和图 4.8）。

肌肉松弛剂，即使是仔细调节滴注给药，通常也不能在自由描记或诱发 EMG 监测时使用，因为它们会阻碍肌肉活动。只要可能，应在诱导后不久进行基线记录。麻醉医生经常使用去极化神经肌肉阻滞剂进行插管，或者可能坚持对胃食管反流或气道已受损的神经系统疾病患者进行快速诱导和插管。外科医生可能会要求使用短效非去极化药物来加快体位摆放和手术暴露过程。然而，如果诱导后患者的体位摆放存在风险，则应推迟使用肌肉松弛剂，直到患者体位最终基本不影响传导束功能的稳定性（尤其是 MEP）。

面神经功能预测和 Traintime

前庭神经鞘瘤手术通常会对面神经的功能完整性造成重大影响。尤其是在较大的肿瘤中，神经在肿瘤包膜中分布得很薄。甚至在第一个手术步骤之前，神经就已经被压缩，髓鞘变得稀疏，甚至可能出现轻度乃至明显的功能损伤。因此，这类手术被认为是运动神经损伤的典型高危场景，为了在术中实现有意义的功能监测，学界已经做出了重大努力。面部运动神经系统是过去几十年来分析最为全面的肌电系统。虽然这些努力的成果可能会使该系统成为其他系统最有参考价值的模型，但仍需考虑到，这些结论仅限于类比，最终可能仍需证明是否准确。

对于 IONM 来说，人们普遍认为持续时间较长的、类似 train 的放电模式具有特殊的重要性。像

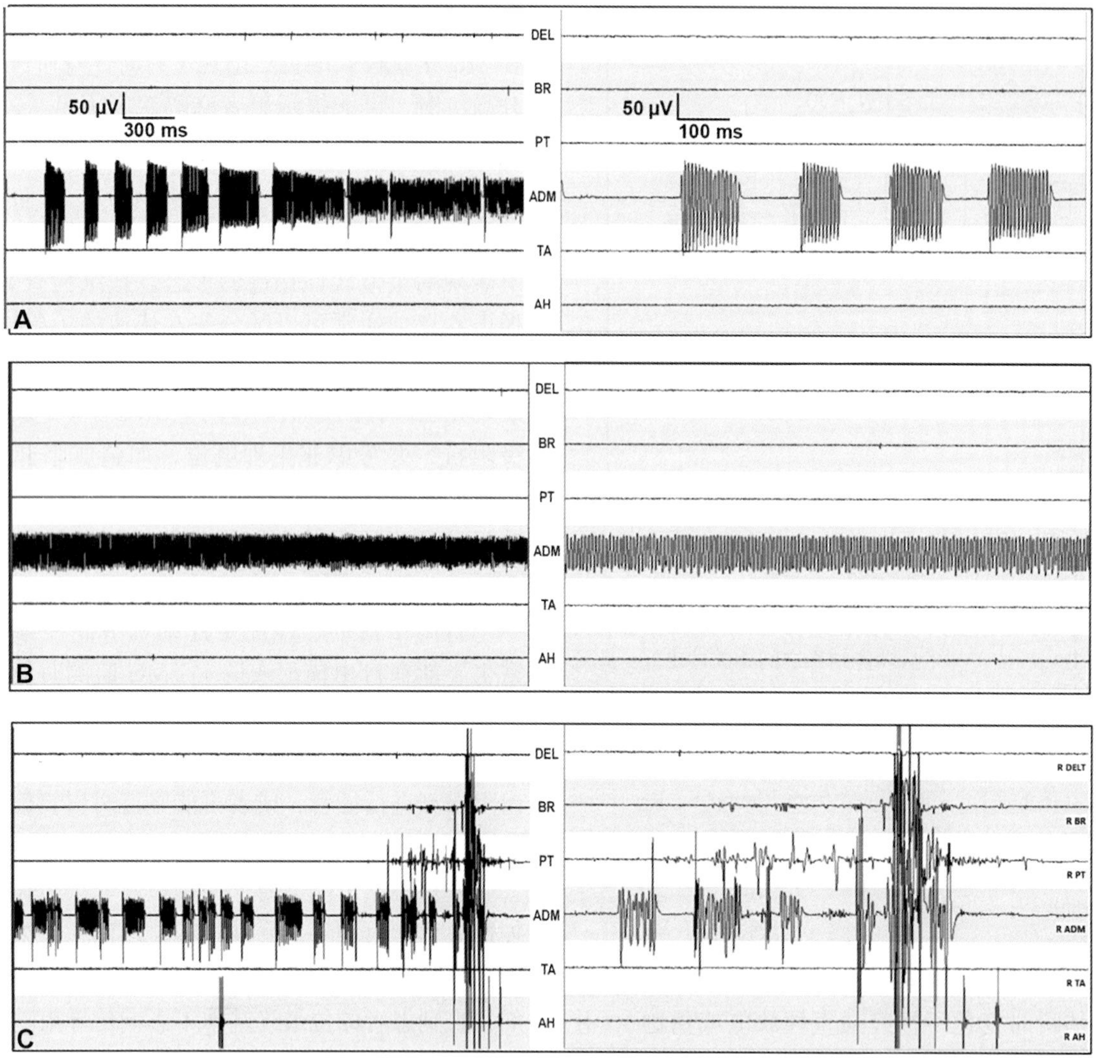

图 4.5 中年女性因颈部疼痛和 C7-T1 椎体滑脱行减压 / 融合手术。扫描时间窗：左＝3 s，右＝1 s。**A.** 在 C7-T1 主动减压期间，报告 140 Hz A-train 的暴发；**B.** 暴发的 A-train 演变为连续的 140＋Hz train 活动；**C.** 串暴发再次出现，转换为非串暴发。右侧 ADM MEP 迟发性消失。术后右侧 ADM 肌力 0/5 级，3 个月时肌力 1/5 级。DEL，三角肌；BR，肱桡肌；PT，旋前圆肌；ADM，小指展肌；TA，胫骨前肌；AH，踇展肌

“棘波（spike）”或“暴发样波（burst）”这样的短模式通常类似于接触活动，表明神经可能被触及或移动，但与损伤无关。然而，关于连续性肌电反应，人们已经争论了几十年。当神经强直性放电开始被描述时（Daube 和 Harper，1989；Harper 和 Daube，1998），这种类型的放电模式与潜在的术后面瘫之间的相关性并不明确。虽然有人指出，这种放电模式可以作为一种预警标准，表明面神经受到了不当操作甚至损伤，但也有人指出：无论神经强直性放电出现与否，都不能保证术后神经功能的完好（Harper 和 Daube，1998）。对于 A、B 和 C 型 train 的分类系统（Romstock 等，2000），情况各有不同，尽管回顾发现 A-train 和神经强直性放电相同。当对 30 名患者的完整的数字化 EMG 进行分析，以寻找特定模式与临床结果之间的关系时，观察到 A-train 与术后面瘫明显相关。然而，尽管怀疑 A-train 与术后面瘫存在定量相关性，并且出现多个 A-train 的患者中也确实存在面瘫更严重的趋势，但这种相关性尚未被证明具有统计学意义。最有可能的是，这是由于他们使用早期的数字数据存储和显示系统，在手动数据分析上存在限制。

后来系统利用 EMG 模式的自动化和客观分析克服了这些限制，并证明了观察到的 A-train 活动程度（量化为“Traintime”）与功能结果之间的相关性（Prell 等，2007）。该系统已被用于手术室，并能够实时自动检测和量化 A-train（Prell 等，2010）。随

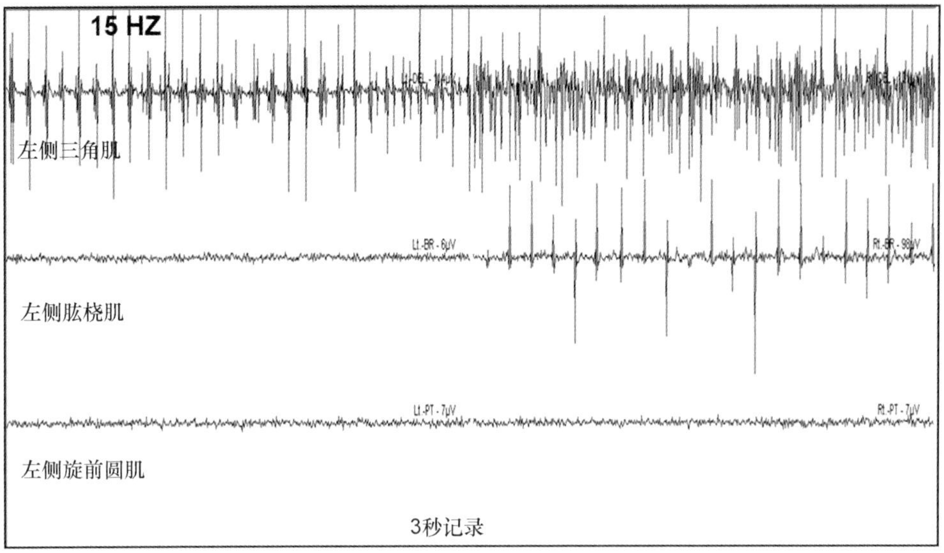

图 4.6 麻醉较浅时，左侧三角肌自由描记 EMG 中可以看到运动单位出现规则的 15 Hz 放电。进一步的募集导致左侧三角肌逐渐呈现干扰模式，并导致左侧肱桡肌的早期募集

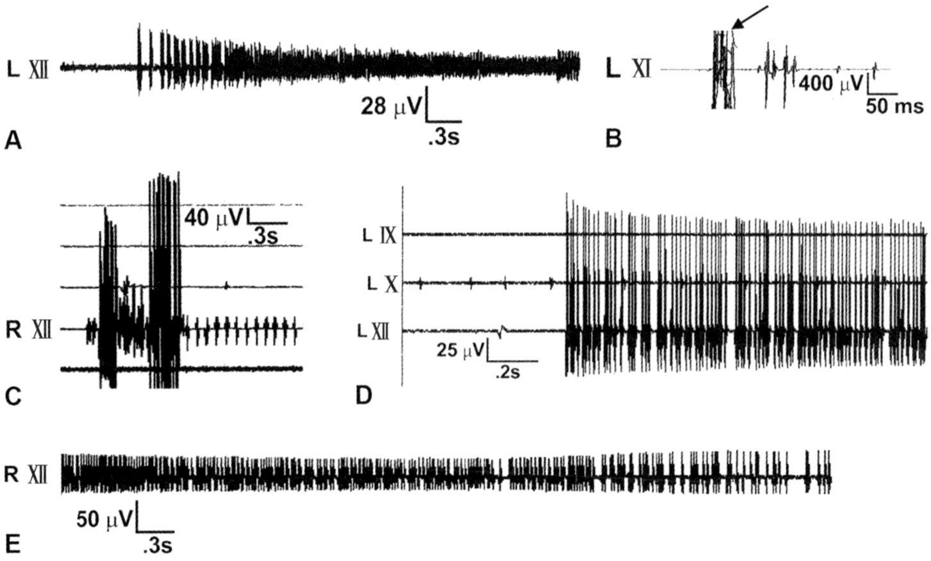

图 4.7 暴露和切除第四脑室肿瘤过程中记录到的肌电活动。**A.** 冷水灌洗引发 A-train；**B.** 电灼烧（箭头）后短暂暴发；**C.** 器械与舌下神经三角区域接触后的暴发和短 train；**D.** 棉垫置于三角区后引发的左侧舌下神经 train；**E.** 在舌下神经三角区尝试切除浸润性残余肿瘤时，可见典型的 A-train（低波幅、高频 / 可变频率），停止切除。L，左侧；R，右侧；Ⅺ，脊髓副神经；Ⅻ，舌下神经。[Reprinted from Skinner SA（2011）. Neurophysiologic monitoring of the spinal accessory nerve, hypoglossal nerve, and the spino-medullary region. J Clin Neurophysiol 28：587-598 with permission from the American Clinical Neurophysiology Society.]

后，将该系统与高度详细的回顾性可视化数据进行了分析比较（Prell 等，2014），在一项前瞻性研究中，也发现 Traintime 和通过实时视听分析观察到的 A-train 活动总量密切相关（Prell 等，2021）。Traintime 总是以秒为单位（Prell 等，2007，2010，2014），这是造成严重误解的原因。小组使用的软件算法计算的 Traintime 以秒为单位；然而，它不能捕捉到所有可见的 A-train 活动，只捕捉到了一小部分非常有代表性的样本（Prell 等，2014）（图 4.9 和图 4.10）。因此，“Traintime”测量的量与监测人员实时观察到的 A-train 相比，在维度上有很大不同：自动化检测到的 Traintime 约占整个真实 A-train 活动的 1.5%（Prell 等，2014，2021）。在充分了解事情复杂本质的情况下，研究者们提出了某些经验法

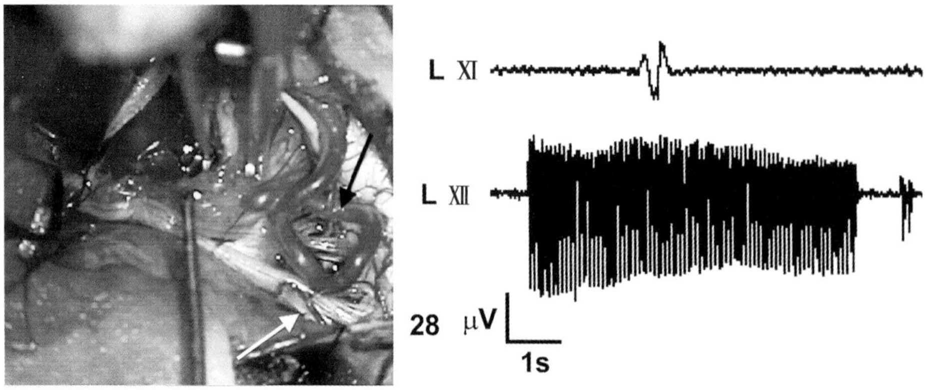

图 4.8 一把弯镊牵拉在小脑延髓池肿瘤上，造成左侧舌下神经（Ⅻ）产生 140＋Hz A-train。黑色箭头表示左侧小脑后下动脉的下环包绕舌下神经根部。白色箭头指向形成Ⅺ神经的根丝。L＝左侧，Ⅺ＝脊髓副神经，Ⅻ＝舌下神经。[Reprinted from Skinner SA（2011）. Neurophysiologic monitoring of the spinal accessory nerve，hypoglossal nerve，and the spinomedullary region. J Clin Neurophysiol 28：587-598 with permission from the American Clinical Neurophysiology Society.]

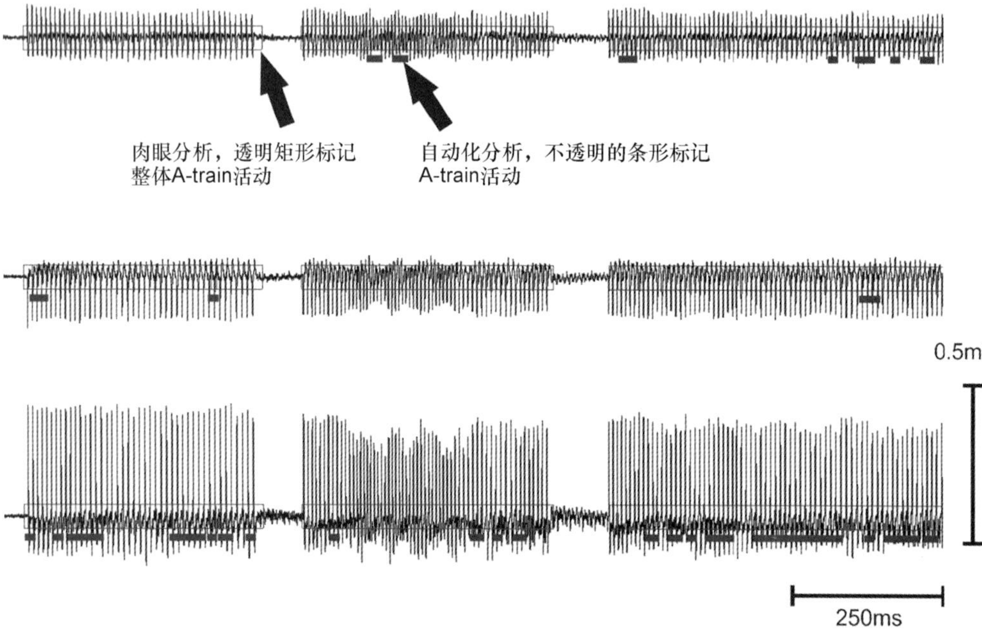

图 4.9 图示面神经肌电图的三个通道（鼻周肌肉的相邻通道）中 A-train 活动的起始。已经标记了单个 A-train（矩形）。自动分析的结果在相应通道下方用条形标记。监测到总体 A-train 活动的代表性部分。[Reprinted from Prell J，Strauss C，Rachinger J et al.（2014）. Facial nerve palsy after vestibular schwannoma surgery：dynamic risk-stratification based on continuous EMG-monitoring. Clin Neurophysiol 125：415-421.]

则。如果在前庭神经鞘瘤手术中，出现 A-train 的可视 / 可听时间不到 1 min，临床预后通常较好：手术后即刻评估获得的中位 House Brackmann（HB）评分（House 和 Brackmann，1985）可达Ⅱ级，1 年后的中位 HB 评分为Ⅱ级。另一方面，A-train 活动超过 2 min 的患者预后相对较差：术后即刻的中位 HB 评分为Ⅲ级，1 年后的中位 HB 评分仅能恢复到Ⅱ级，超过 40% 的患者术后 1 年的 HB 评分为Ⅲ级甚至Ⅳ级（Prell 等，2021）。

尽管与临床结果有很好的相关性，但 A-train 在数量上是不存在"安全区"的。研究表明，即使仅在极早期出现了 A-train，患者术后也可能出现严重面瘫，只是可能性相对较小（Prell 等，2014）。严格的 A-train time（持续时间）作为监测标准不能很好地反映临床结果，但 A-train 持续时间的增加与术后高级别面瘫风险的提升存在动态相关（Prell 等，2014）（图 4.11）。将 A-train 分析、神经强直性放电（Daube 和 Harper，1989；Harper 和 Daube，1998）

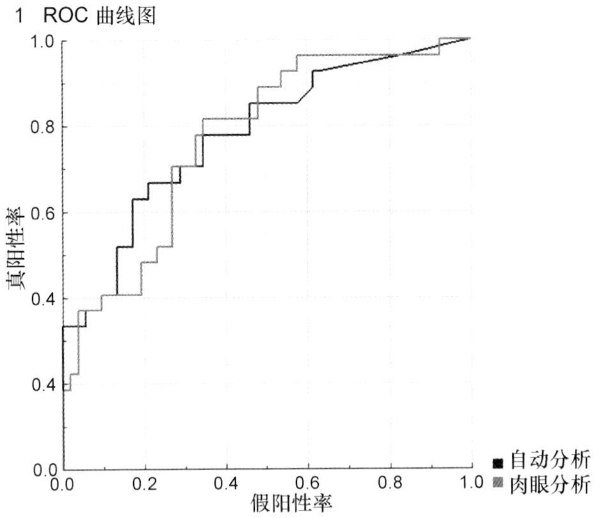

图 4.10 自动化和肉眼定量分析 A-train 的 ROC 曲线图。选择术后第 3 天的 HB 等级≤或＞ 3 作为状态变量。从区分能力的角度看，这两种方法提供了相当的结果。[Reprinted from Prell J，Strauss C，Rachinger J et al.（2014）. Facial nerve palsy after vestibular schwannoma surgery：dynamic risk-stratification based on continuous EMGmonitoring. Clin Neurophysiol 125：415-421.]

和传统的神经生理学数据（Kugelberg，1944，1946，1948）放在一起，可以得出一个简明结论：这些模式是病理性的，通常表明正在发生轴突损伤，这使它们在理论上成为非常有价值的 IONM 工具，也是该领域许多专家的共识。然而，与大多数其他 IONM 技术一样，目前还没有系统数据就有或无该监测的手术效果进行比较。

Traintime 和临床结果之间的相关性并不完美，这主要是由假阳性结果引起的；只要使用了足够数量的 EMG 通道，确保“代表性样本”能够覆盖整个 EMG 活动，真正的假阴性就不会出现（Rampp 等，2012）。对于假阳性，则没有这种简单的解决方案。在一些患者中，可以观察到大量的 A-train，但他们并未出现严重的术后损伤。为了解释这一点，已经提出了几个假说。Harper 等观察到神经强直性放电不仅与轴突的急性损伤有关，而且在神经切断后，对与肌肉相连的神经远端进行操作时也会出现神经强直性放电（Harper 和 Daube，1998）。

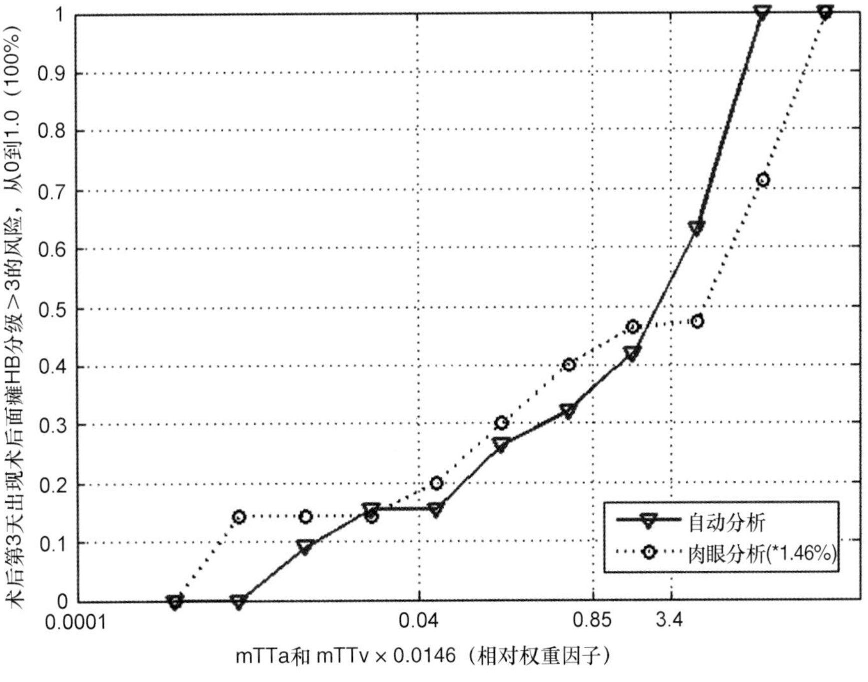

图 4.11 与 Traintime 有关的重度面瘫的相对风险：Traintime 是根据 x 轴上的肉眼和自动分析适应的对数标尺给出。y 轴示术后第 3 天出现术后面瘫 HB 分级＞ 3 的风险，从 0 到 1.0。根据 79 名接受前庭神经鞘瘤手术患者的术中面神经肌电图计算 Traintime。Traintime 呈对数间隔递增（步长：每次小数的半次方）。根据已发表文章中的适应性阈值进行标记。在这个风险曲线中，从 0% 到 15% 的风险急剧上升，然后是从 15% 到 50% 的浅斜坡，然后再次急剧上升到 100%。总之，更长的 Traintime 与术后发生重度面瘫的风险相关性更高。[Reprinted from Prell J，Strauss C，Rachinger J et al.（2014）. Facial nerve palsy after vestibular schwannoma surgery：dynamic risk-stratification based on continuous EMG-monitoring. Clin Neurophysiol 125：415-421.]

尽管这一观察多次被IONM从业者证实，但完全的神经横断很罕见。在现代前庭神经鞘瘤手术中，98%以上的病例能够实现面神经的解剖学保留（Samii等，2006）。然而，在反复操作后，小束甚至单个轴突的横断可能在IONM中产生相同的效果，这解释了一些假阳性病例。从过去的实验数据来看，在慢性损伤的纤维中看到的“重复性”（Kugelberg，1944，1948；Kugelberg和Cobb，1951；Bostock和Waxman，1995）也可能导致轴突亚群引发超出临床正常比例的A-train，这也可以解释假阳性监测结果。

另一种解释是可能与中间神经有关。研究表明，与教科书内容相反，该神经也携带有少量的运动神经纤维（Alfieri等，2011，2014）。特别是在大型前庭神经鞘瘤中，可能会发现该神经与面神经主干分离，在术野跟面神经有较远的距离，并且在手术操作中会受到明显干扰（Strauss等，2006）。因此，在许多情况下，中间神经可能会受到严重损伤，甚至被牺牲。在这些情况下，在横断的运动纤维附近操作可能具有上述效果。研究表明，对于在手术中发现这种中间神经“分裂”的患者，可以观察到大量额外的、与临床预后无关的A-train（Prell等，2015）。

基于现有数据，可以肯定地说，只要神经生理医师保持高度警觉，并使用至少包含3通道EMG（最好有更多通道）覆盖整体面部肌肉，监测其EMG活动，且神经没有受到严重损伤，术中没有出现A-train往往是一个极好的预后标志（Rampp等，2012）。当观察到A-train时，神经电生理医师应该发出警报，提示外科医生。这些A-train的含义可能是：

（1）对中间神经的操作：通常不会对面神经功能造成临床后遗症。

（2）对面神经的操作：如果干扰了先前未受损的纤维，先前未受损的运动单位受到损伤，则发生重度面瘫的风险增加。

（3）对面神经操作：如果运动单位在手术中受到急性损伤，或者长期受到肿瘤生长和牵拉的慢性损伤，相关操作可能不会造成额外风险。

在许多情况下，基于EMG发现的监测警报，都有必要进行额外的诱发电位（EP）测试，例如皮质延髓运动诱发电位（corticobulbar MEP，CoMEP），以获得有关神经运动系统功能完整性的额外信息。然而，具有讽刺意味的是，一旦应用严格的阈值报警法，CoMEP和A-train监测都存在假阳性结果比例上升的缺陷。在大多数已发表的研究结果中，CoMEP和A-train量化后按阈值预警的阳性预测值仅为53%～64%；在前庭神经鞘瘤手术中，除外肌电图技术，使用这两种技术的所有报警几乎都是虚惊一场（Dong等，2005；Prell等，2007，2010，2014，2015；Fukuda等，2008；Acioly等，2010；Matthies等，2011）。

虽然提出了一些假说来解释上述现象（至少对于A-trains：参见上文），但这并没有为神经生理医师在前庭神经鞘瘤患者中开展IONM提供太多帮助。最近一些处于初步阶段（尚未发表）的研究表明，因为受假警报影响的患者并不相同，两种方法的系统结合可能会有所帮助（Prell等，2019）：预测不良结局的优势比（odds ratio）从单独使用两种方法的6.9（CoMEP）和8.2（EMG）提高到两种方法组合的17.2。未来对于更大规模的患者队列开展研究可能会进一步阐明这种方法的潜力。

虽然上述的高频EMG活动——神经强直性放电或A-train，主要是针对前庭神经鞘瘤手术中的面神经EMG来描述的，但它们并不限于这种场景的应用。基于上述概念，当在其他运动系统监测中观察到它们时，它们很可能表明潜在的功能损伤——我们认为无论在哪里看到它们，都可以将其称为病理活动。

超节段肌电放电

脊柱手术中也会出现类似A-train的模式，并被证明是对“常规”EP监测的重要补充。这些模式在这种特定情况下被称为超节段肌电放电（suprasegmentally generated EMG discharge，SED），最初被报道为髓内肿瘤切除期间一种可能的新脊髓IONM方法（Skinner等，2005）。在这些低颈段和胸椎水平的病例中，通过针电极记录腿部肌肉EMG活动。这些放电来自术区下方≥2个节段的肌肉，来自于意外的机械干扰或热传导造成的椎管内轴突刺激/去极化（Skinner等，2013）。硬膜内或硬膜外操作后都可以记录到SED。此后，沿着急性损伤轴突传播的动作电位可能会触发足够多的下游运动神经元群体来产生 SED。下行电位不一定沿着皮质脊髓束传导，但在猪模型中切断后索并不能消除或减少 SED（Skinner 和 Transfeldt，2009）。通常，SED 与脊柱操作或直接脊髓冲击 / 操作密切相关。在周围神经张力活化的情况下，放电的可能性与物理刺激 / 损伤的速度成正比。例如，由多节段畸形矫正引起的机械损伤更可能与慢性脊髓压迫或牵拉有关。这种低速损伤可能最终产生运动传导阻滞，但可能不产生预示性 SED。

在动物实验中，SED 的出现预示着 MEP 丢失（图 4.12）。临床上也是如此。SED 类型已经被定义，并且它们与硬膜外脊柱手术期间 MEP 丢失的关系已经被描述（Skinner 等，2009）。严重级别的放电（重复的暴发和连续性放电或无暴发的高频连续性放电）与 50% 的 MEP 即刻丢失风险相关（图 4.13）。重复的尖波或简单的暴发可能与轻微的脊髓损伤有关，应当做出预警，但这与 MEP 消失无关。

SED 记录、伪迹识别和麻醉要求与神经强直性放电监测和 MEP 监测相似（因为下游运动神经元池必须能够对固有的 MEP 和无意的脊髓刺激 / 损伤做出反应）。神经强直性放电与脑神经、神经丛、马尾神经、神经根和周围神经的急性物理（冲击、拉伸、热）损伤有关；因此，术语“神经强直”不应取代“超节段”产生的放电。SED 监测可以补充颈椎和胸椎水平硬膜内和硬膜外手术期间 MEP 记录的皮质脊髓束监测，并可能能够反映神经轴更高水平的功能。

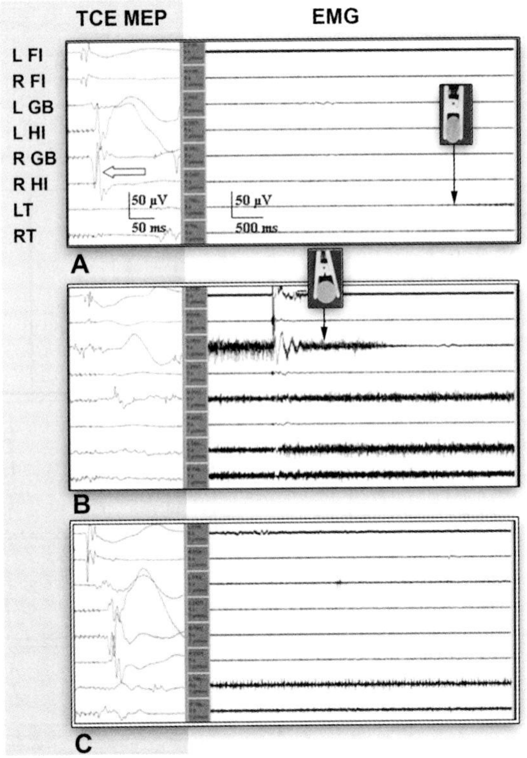

图 4.12 记录猪的 MEP 和 EMG。**A.** 记录基线 MEP 后（空心箭头），使用弹簧夹使中胸段硬膜外脊髓直径迅速减小 50%（长实心箭头）。**B.** 记录显示，在双侧 GB 和 T 处 EMG 放电被快速激活。闭合夹子后 14 s，后肢 MEP 消失（双侧 FI 保持完整）。立即打开并取下夹子（短实心箭头）。**C.** 在移除夹子后 80 s，MEP 完全恢复，EMG 放电缓慢下降。MEP，肌源性经颅电运动诱发电位；L，左侧；R，右侧；FI，前足底肌；GB，臀二头肌；HI，后足底肌；T，尾部 / 尾骨。[Reprinted from Skinner SA，Transfeldt EE（2009）. Electromyography in the detection of mechanically induced spinal motor tract injury：observations in diverse porcine models. J Neurosurg Spine 11：369-374 with permission from American Association of Neurological Surgeons，United States.]

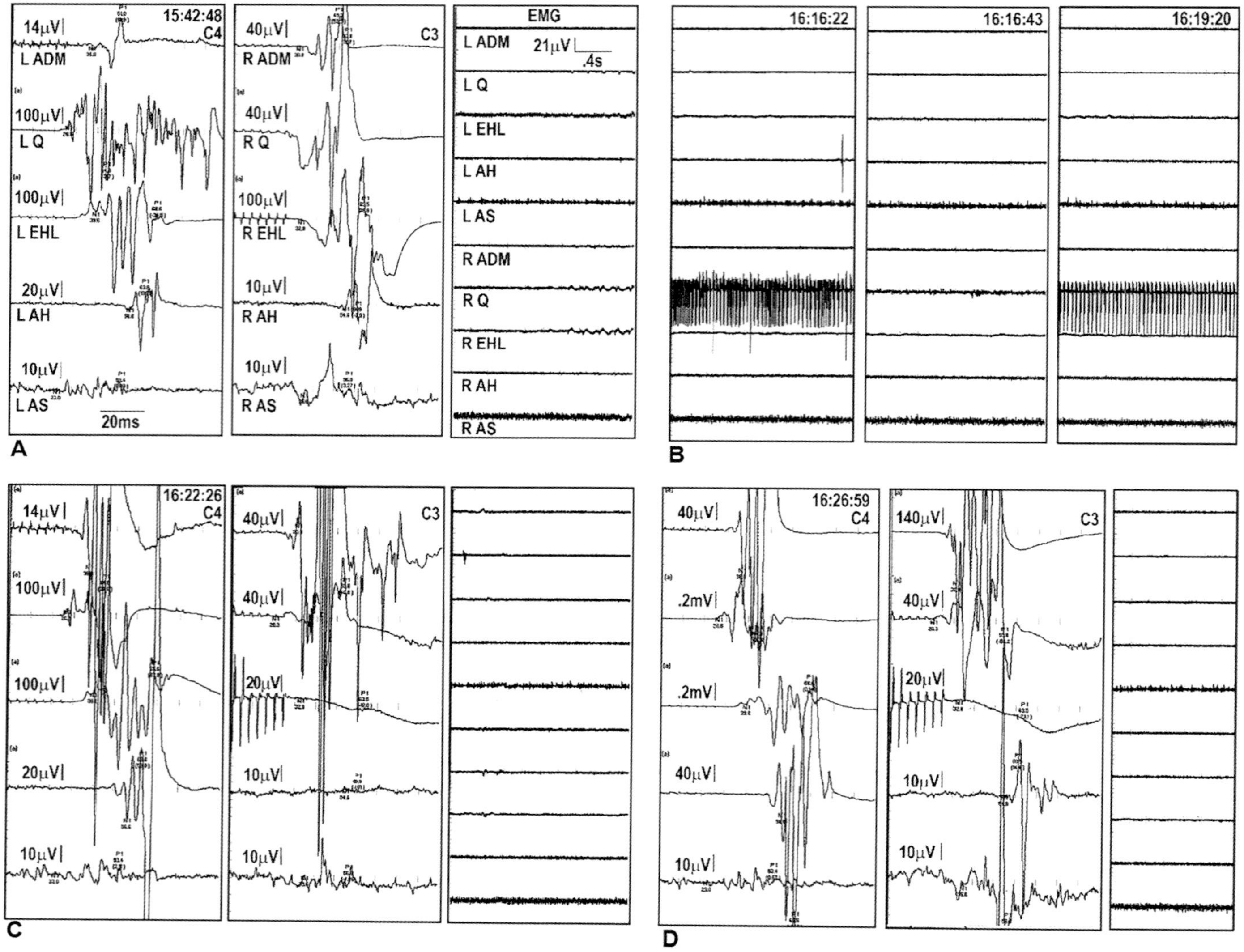

图 4.13 20 岁女性，双下肢感觉障碍，T11-T12 椎间盘突出，行经椎间孔 T11-T12 胸段椎体间融合术。**A.** 在上棒之前，C4 和 C3 MEP 和 EMG 正常。**B.** 上棒时右侧股外侧肌超节段肌电放电（SED）（16:16:22）。松解棒后（16:16:43）SED 消失，重新压缩时（16:19:20）再次出现。**C.** 保持棒压缩时，右侧 EHL、AH 的 MEP 丢失（16:22:26）；**D.** 脊柱后凸减少时 MEP 恢复（16:26:59）。外科医生接受较多的残余畸形，患者术后无功能变化。C4，右中央；C3，左中央；MEP，肌源性经颅电运动诱发电位；ADM，小指展肌；EHL，拇长伸肌；AH，踇展肌；AS，肛门外括约肌。［Reprinted from Skinner SA，Transfeldt EE，Mehbod AA et al.（2009）. Electromyography detects mechanically-induced suprasegmental spinal motor tract injury：review of decompression at spinal cord level. Clin Neurophysiol 120：754-764 with permission from Elsevier Publishing Company.］

（李晓宇　译　樊星　乔慧　审校）

参考文献

Acioly MA, Liebsch M, Carvalho CH et al. (2010). Transcranial electrocortical stimulation to monitor the facial nerve motor function during cerebellopontine angle surgery. Neurosurgery 66: 354–361; discussion 62.

Adrian ED (1930). Effects of injury on mammalian nerve fibres. Proc R Soc Lond B Biol Sci 106: 596–618.

Alfieri A, Fleischhammer J, Prell J (2011). The functions of the nervus intermedius. Am J Neuroradiol 32: E144 author reply E5.

Alfieri A, Rampp S, Strauss C et al. (2014). The relationship between nervus intermedius anatomy, ultrastructure, electrophysiology, and clinical function. Usefulness in cerebellopontine microsurgery. Acta Neurochir (Wien) 156: 403–408.

Bostock H, Waxman S (1995). Mechanisms of accommodation, adaptation in myelinated axons. In: J Kocsis, P Stys (Eds.), The axon. Oxford University Press, USA, pp. 311–327.

Daube JR, Harper DM (1989). Surgical monitoring of cranial and peripheral nerves. In: J Desmedt (Ed.), Neuromonitoring in surgery. Elsevier Science Publishers, New York, pp. 115–138.

de Weerd J (1984). Volume conduction and electromyography. In: N SL (Ed.), Current practice of clinical electromyography. Elsevier, New York, NY, pp. 9–28.

Dong CC, Macdonald DB, Akagami R et al. (2005). Intraoperative facial motor evoked potential monitoring with transcranial electrical stimulation during skull base surgery. Clin Neurophysiol 116: 588–596.

Fuglevand AJ, Winter DA, Patla AE et al. (1992). Detection of motor unit action potentials with surface electrodes: influence of electrode size and spacing. Biol Cybern 67: 143–153.

Fukuda M, Oishi M, Takao T et al. (2008). Facial nerve motor-evoked potential monitoring during skull base surgery predicts facial nerve outcome. J Neurol Neurosurg Psychiatry 79: 1066–1070.

Goldmann D (1971). Responses of nerve fibers to mechanical forces. In: H Autrum (Ed.), Handbook of sensory physiology. Springer-Verlag, New York, pp. 340–344.

Harper CM, Daube JR (1998). Facial nerve electromyography and other cranial nerve monitoring. J Clin Neurophysiol 15: 206–216.

Henneman E, Somjen G, Carpenter DO (1965). Functional significance of cell size in spinal motoneurons. J Neurophysiol 28: 560–580.

Holland NR (1998). Intraoperative electromyography during thoracolumbar spinal surgery. Spine (Phila Pa 1976) 23: 1915–1922.

House JW, Brackmann DE (1985). Facial nerve grading system. Otolaryngol Head Neck Surg 93: 146–147.

Howe JF, Loeser JD, Calvin WH (1977). Mechanosensitivity of dorsal root ganglia and chronically injured axons: a physiological basis for the radicular pain of nerve root compression. Pain 3: 25–41.

Julian FJ, Goldman DE (1962). The effects of mechanical stimulation on some electrical properties of axons. J Gen Physiol 46: 297–313.

Kugelberg E (1944). Accommodation in human nerves. Acta Physiol Scand 8: 1–105.

Kugelberg E (1946). Injury activity and trigger zones in human nerves. Brain 69: 310–324.

Kugelberg E (1948). Activation of human nerves by ischemia; Trousseau's phenomenon in tetany. Arch Neurol Psychiatry 60: 140–164.

Kugelberg E, Cobb W (1951). Repetitive discharges in human motor nerve fibers during the post-ischaemic state. J Neurol Neurosurg Psychiatry 14: 88–94.

Lyon R, Burch S, Lieberman J (2009). Mixed-muscle electrode placement ("jumping" muscles) may produce false-negative results when using transcranial motor evoked potentials to detect an isolated nerve root injury in a porcine model. J Clin Monit Comput 23: 403–408.

Matthies C, Raslan F, Schweitzer T et al. (2011). Facial motor evoked potentials in cerebellopontine angle surgery: technique, pitfalls and predictive value. Clin Neurol Neurosurg 113: 872–879.

Moller AR, Jannetta PJ (1984). Preservation of facial function during removal of acoustic neuromas. Use of monopolar constant-voltage stimulation and EMG. J Neurosurg 61: 757–760.

Prass RL, Luders H (1986). Acoustic (loudspeaker) facial electromyographic monitoring: part 1. Evoked electromyographic activity during acoustic neuroma resection. Neurosurgery 19: 392–400.

Prell J, Rampp S, Romstock J et al. (2007). Train time as a quantitative electromyographic parameter for facial nerve function in patients undergoing surgery for vestibular schwannoma. J Neurosurg 106: 826–832.

Prell J, Rampp S, Rachinger J et al. (2008). Spontaneous electromyographic activity during microvascular decompression in trigeminal neuralgia. J Clin Neurophysiol 25: 225–232.

Prell J, Rachinger J, Scheller C et al. (2010). A real-time monitoring system for the facial nerve. Neurosurgery 66: 1064–1073; discussion 73.

Prell J, Rampp S, Ache J et al. (2012). The potential of quantified lower cranial nerve EMG for monitoring of anesthetic depth. J Neurosurg Anesthesiol 24: 139–145.

Prell J, Strauss C, Rachinger J et al. (2014). Facial nerve palsy after vestibular schwannoma surgery: dynamic risk-stratification based on continuous EMG-monitoring. Clin Neurophysiol 125: 415–421.

Prell J, Strauss C, Rachinger J et al. (2015). The intermedius nerve as a confounding variable for monitoring of the free-running electromyogram. Clin Neurophysiol 126: 1833–1839.

Prell J, Sperling J, Strauss C et al. (2019). Facial nerve monitoring—a combination of EMG and MEP improves results. In: K Novak (Ed.), Abstract book 7th congress of the international society of intraoperative neurophysiology. ISIN, Vienna, AT p. 53.

Prell J, Scheller C, Simmermacher S et al. (2021). Facial nerve EMG: low-tech monitoring with a stopwatch. J Neurol Surg A Cent Eur Neurosurg82: 308–316. https://doi.org/10.1055/s-0040-1701616. Epub 2021 Jan 8.

Rampp S, Rachinger J, Scheller C et al. (2012). How many electromyography channels do we need for facial nerve monitoring? J Clin Neurophysiol 29: 226–229.

Rampp S, Strauss C, Scheller C et al. (2013). A-trains for intraoperative monitoring in patients with recurrent vestibular schwannoma. Acta Neurochir 155: 2273–2279; discussion 9.

Romstock J, Strauss C, Fahlbusch R (2000). Continuous electromyography monitoring of motor cranial nerves during cerebellopontine angle surgery. J Neurosurg 93: 586–593.

Rosenblueth A, Buylla RA, Ramos JG (1953). The responses of axons to mechanical stimuli. Acta Physiol Lat Am 3: 204–215.

Samii M, Gerganov V, Samii A (2006). Improved preservation of hearing and facial nerve function in vestibular schwannoma surgery via the retrosigmoid approach in a series of 200 patients. J Neurosurg 105: 527–535.

Skinner SA (2011). Neurophysiologic monitoring of the spinal accessory nerve, hypoglossal nerve, and the spinomedullary region. J Clin Neurophysiol 28: 587–598.

Skinner SA, Transfeldt EE (2009). Electromyography in the detection of mechanically induced spinal motor tract injury: observations in diverse porcine models. J Neurosurg Spine 11: 369–374.

Skinner SA, Nagib M, Bergman TA et al. (2005). The initial use of free-running electromyography to detect early motor tract injury during resection of intramedullary spinal cord lesions. Neurosurgery 56: 299–314; discussion 299-314.

Skinner SA, Transfeldt EE, Savik K (2008). Surface electrodes are not sufficient to detect neurotonic discharges: observations in a porcine model and clinical review of deltoid electromyographic monitoring using multiple electrodes. J Clin Monit Comput 22: 131–139.

Skinner SA, Transfeldt EE, Mehbod AA et al. (2009). Electromyography detects mechanically-induced suprasegmental spinal motor tract injury: review of decompression at spinal cord level. Clin Neurophysiol 120: 754–764.

Skinner SA, Hsu B, Transfeldt EE et al. (2013). Spinal cord injury from electrocautery: observations in a porcine model using electromyography and motor evoked potentials. J Clin Monit Comput 27: 195–201.

Strauss C, Prell J, Rampp S et al. (2006). Split facial nerve course in vestibular schwannomas. J Neurosurg 105: 698–705.

冲（δ-函数）起始点。考虑到排热影响的组织的温度过程ΔTH（t）函数可以被计算为不考虑排热的温度过程ΔT（t）和h（t）的任意时间函数的卷积：

$$\Delta TH(t)=\int_0^t \Delta T(u).h(t-u)\,du \qquad (5.5)$$

施加在电极上的电功率适用于射频（RF）和刺激源。δ-函数可以通过短脉冲flash射频得到。图5.4是从Cosman（2005）的图形数据推导出来的，显示了在三个强度下施加宽度为10 ms的flash射频后，在圆柱形电极尖端进行温度测量，得到的三条温度清除曲线。对于温度清除曲线的快速和慢速部分，推导出的时间常数估计为$\tau=7\sim9$ ms和$\tau=40\sim60$ ms。相应的组织化合物散热率为11%～14%/ms和1.5%～2.5%/ms。在三条清除曲线中画出了快速（1）和慢速（2）成分的估计指数过程。当组织由不同成分组成时，引入适度的多指数失真，有可能出现偏差。因此，人们可以看到不同组织之间的散热情况是如何变化的。

（2）一个明显较慢的散热机制是通过血液灌注降温。温度降低与组织灌注率和ΔT成正比。大脑、灰质和白质及皮肤的传热率（灌注）分别为0.56、0.74、21.2和0.11 ml/（min·g）（推导自ITIS数据库，2019a）。这意味着大脑和皮肤的血液灌注的热清除率分别为－0.93%和－0.18%/s。

（3）第三种散热机制是向环境辐射。热辐射与皮肤或大脑未覆盖部分的表面以及组织表面与空气之间的温差成正比。

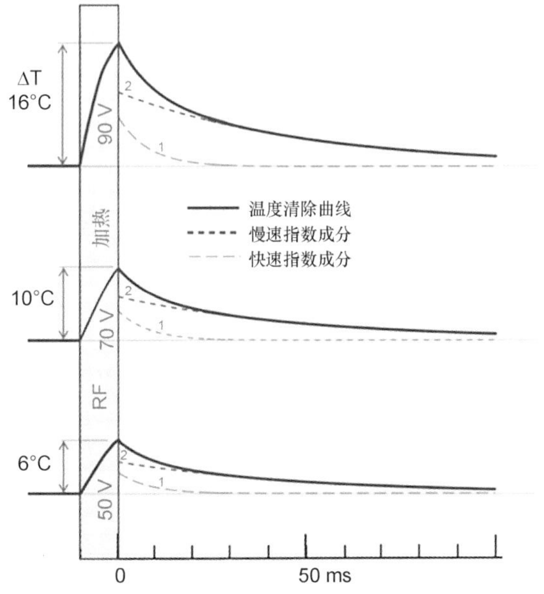

图5.4　长5 mm、直径0.7 mm的圆柱形电极，在三种不同电压下，进行10 ms的功率闪光射频后的温度清除曲线。阻抗300 Ω，在90、70和50 V的电压下作用功率分别为29、16和8 W。该曲线推导自Cosman（2005）的数据，近似于双指数曲线，由快速（1）和慢速（2）下降的指数时间函数组成。原图（未显示）尾部的不匹配，可能是由于单一指数时间函数2的偏差，而不是一个多指数偏差，因为组织的组成不只是单一的成分，而每个单指数都其有固定的时间常数

热毒性

自从20世纪50年代以来，在大脑中引入射频加热疗法，治疗运动障碍和疼痛相关综合征，人们对热诱导组织的损伤，特别是对大脑和神经组织的损伤已经有了一定的认识。基于控制温度加热，可逆和不可逆组织损伤的条件已有详细报告。其目的是将射频加热功率应用于组织，使目标组织的温度升至45～50℃，持续超过20 s，从而破坏细胞。这被称为“致命温度范围”（Cosman和Cosman，2005）。在该温度范围以下，不太可能造成永久性的组织损伤。通常使用45℃的温度设置、持续时间大于30 s测试“病变”，该条件下，神经功能暂时停止，以预测在更高温度下导致的永久性损伤。随后，神经功能会完全恢复。

脑深部电刺激（deep brain stimulation，DBS）导致的损伤也被研究过。当电流通过Medtronic 3387 DBS电极（长1.5 mm，直径1.27 mm）持续作用60～120 s时，在25 mA以下，功率为0.5 J/s时，不会产生明显的损伤（Strickland等，2013）。Oh等（2001）发现在电流低于25～45 mA时无法产生损伤。Bourdillon等（2016）发现，在30和120 s的持续刺激中，低于0.5 J/s或25 mA无法导致损伤。在32～58 mA的电流范围内，以高于0.94 J/s的射频功率刺激30 s时，出现损伤。在>45 mA时永久性病损常见，而75 mA的连续射频则一定会导致永久性损伤（Oh等，2001；Strickland等，2013）。

从文献的角度来看，持续射频电流25 mA，暴露时间15 s似乎是安全限值，低于此限值不太会发生神经组织损伤。

热损伤的防护

因烧伤导致的热组织损伤最可能发生在刺激

电极附近，此处电流密度和局部电极阻抗很高。如图 5.3 所示，电流密度在周围组织中迅速分散。根据经验确定的安全限值是 50 mJ（IEC60601-2-40，2016），已在文献中得到广泛认可。这个数字有点模糊，因为如果不与产生热效应的作用时间联系起来则与安全无关。

刺激产生的具体影响

刺激的目的是为了激活神经或肌肉组织，以进行特定的测量。各种能量模式都有“安全剂量”窗口，对组织造成损害的概率很小。损伤可能是由于：①刺激能量的直接物理影响导致局部热效应，②不良的生理效应，如癫痫发作和血压调节，以及③相关动作引起的其他副作用，如咬肌收缩造成的咬伤。本节将讨论最重要的 TES 刺激模式。

温度影响

如上所述，TES 的一个安全问题是诱发温度升高的相关损害，这与刺激强度和刺激作用时间有关。根据公式（5.3），ΔT 取决于刺激参数和电极尺寸的组合。使用常见的 TES 恒压刺激器，输出每串 8 个双相脉冲的刺激，脉冲宽度为每相 75 μs，电流为 1000 mA。使用最小的皮下电极（长 1.3 cm，直径 0.45 mm），在水、肌肉、皮肤和神经的环境中（电导率在 0.1 ～ 10 kHz 之间），电极表面温度将分别增加 1.45 ℃、1.78 ℃、1.79 ℃和 1.68 ℃。ΔT ＝ 1.8 ℃是这些数值的上限，可被视为最坏的情况，并在电极尺寸参数的函数中显示为等温线，如图 5.5 所示。

单串刺激的温度效应远低于 40℃。

因此，目前认为用于单串 TES 的所有皮下电极都是安全的。对于 8 个脉冲 / 串的双串刺激，ΔT 将翻倍为 3.6℃，组织温度仍然低于 45℃。最近开始用于监测的多串 TES 可能会达到该温度（Tsutsui 等，2015；Tsutsui 和 Yamada，2016）。多串刺激时间跨度 Δt 可能会延长到几秒钟以上，温度升高将是单串刺激温度升高 ΔT 的 n 倍。在图 5.5 中最坏情况下，螺旋电极和针电极可能成为导致兴奋性毒性效应的关键。

TES 脉冲串导致烧伤的一个潜在风险可能是电极脱落时电极接触面的减少。根据公式（5.3），温度升高随电极长度皮下部分的平方而增加。根据图 5.5 A，对于长度为 13 mm 的短针状电极，ΔT 陡然上升，高达 50℃以上。对于 30 mm 的大接触面电极来说，这种情况不太可能发生。温度上升也适用于电极插入部分周围 0.2 mm 的薄组织膜。如果这根针没有完全进入皮肤，这种降低趋势（即从大接触面到小接触面的 ΔT 陡然上升趋势的降低）则更小，发生烧伤的机会就会增加。同时，电极阻抗可能增加到 1 kΩ 以上（Journée 等，2004；Berends 和 Journée，2018）。这是一个自限机制，高电极阻抗限制了电流，以此抵消因接触面减少而导致的高温上升。要建议固定皮下针电极的位置，并定期检查阻抗或者电压或电流限制的警告。皮下针电极长 1.3 mm、直径 0.4 ～ 0.45 mm 是最小的尺寸。

散热效应

如图 5.4 所示，电极附近的温度升高将通过传导性热传递而迅速消散。在短暂的“闪光”长度内，散热速度－5%/ms 起到了明显的作用，其中 20 ms 的 ΔT 是 10 ms 的 1.6 倍，而不是预期的 2 倍。Cosman 和 Cosman（2005）的研究表明，热传导扩散范围超过电极 1 mm 以外。

根据公式（5.5），在一个脉冲串结束时的 ΔT，将在 0.5 s 后减少 99% 以上，如果没有散热的话则为 0%，无变化。这使得组织暴露在有危害高温的有效时间远低于 0.1 s，这比任何组织产生病损所需的几十秒时间低两个数量级。

刺激器的准确性

实际应用中，由于刺激器的类型和品牌不同，特定的刺激参数可能会差异很大，对于可靠地确定刺激阈值可能很重要。这可能使不同品牌的设备之间进行比较变得复杂。这些刺激器的电流和电压输出未必是恒定的。初始电流可能会出现峰值，在脉冲停止后显示出反弹效应，或显示出电容器充放电补偿的指数效应。电压脉冲的失真可能取决于负载阻抗。例如，Digitimer™ D185 恒压脉冲显示负指数上升的电流，然后是脉冲后的指数衰减（图 5.6 G 和 H）（Journée 等，2003）。Medtronic Eclipse™ 经颅电恒压刺激器显示为合理的方波脉冲，但当负载阻抗从 1 kΩ 下降到 220 Ω 时，8 个脉冲的脉冲串输出波幅会因负载阻抗的降低而出现－12% ～

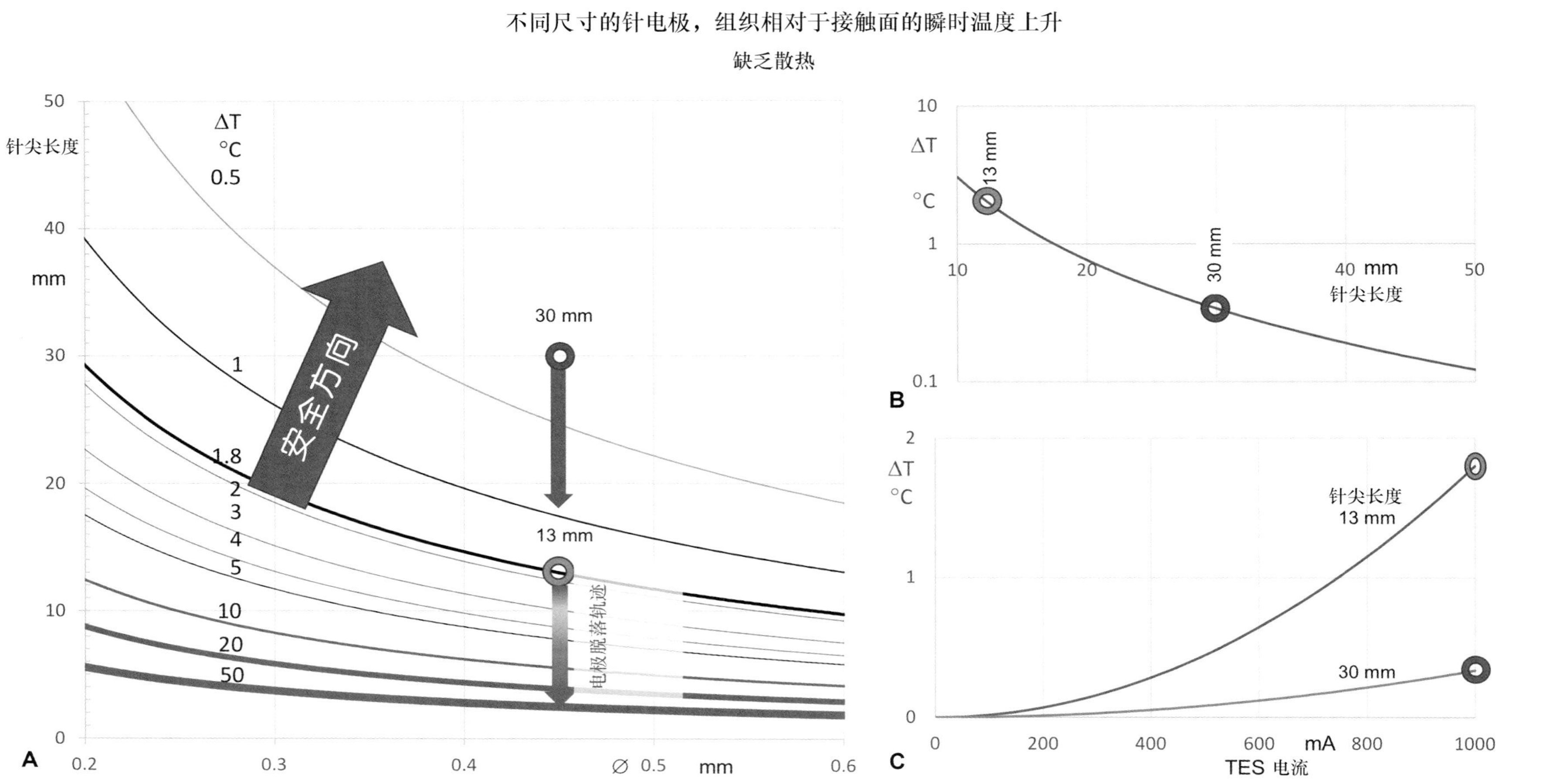

图 5.5 **A.** 不同长度和直径的圆柱形针电极，组织相对于接触面的瞬时温度上升。加粗黑线等温线 ΔT = 1.8℃代表 TES 的极端情况：8 个双相 TES 脉冲，每相 75 μs，1000 mA。圆圈代表 30 mm 大接触面电极和 13 mm 电极（接近螺旋电极长度）所产生的温升。垂直箭头表示因插入长度逐渐减少时的温升 ΔT。**B.** ΔT 与电极直径的函数曲线。**C.** ΔT 与 TES 电流的函数曲线

－49% 的衰减（图 5.6 C ～ F）。那些接触面较大的电极，阻抗往往较低，在 220 ～ 500 Ω 之间。与螺旋电极和小型针电极等小接触面电极相比，它们的刺激阈值较少依赖于局部电极阻抗（Journée 等，2004；Berends 和 Journée，2018）。当输出电路中没有使用隔离变压器时，电流刺激器通常会输出合理的不失真方波，并且输出的电流与设置电流一致（图 5.6 A 和 B），除非达到电压限制。

在低负载阻抗和高刺激强度情况下，经颅电压的输出电压可能明显低于设置值。这时，预估的温度效应将明显低于预期，这有利于提高安全性。测量 TES 阈值取决于电压刺激器的品牌，只能用来进行相对比较。通过实际测量输送的刺激电压和电流之后，可以通过校准获得绝对阈值。

脉冲宽度的优化

优化脉冲宽度可能有助于降低刺激阈值。与恒压刺激器脉冲宽度 50 ～ 75 μs 相比，200 μs 刺激阈值的基强度要低 30% ～ 35%，恒流刺激器常用脉冲宽度为 500 μs（MacDonald 等，2013）。当刺激强度成为一个关键的安全因素时，优化脉冲宽度是有用的。

TES 诱导的寄生电流与生理放大器传导

同时进行 MEP 和 SEP 监测时一个常见的问题是，刺激伪迹可能比在同一患者身上单独进行 SEP 或 MEP 更大。即使分别独立进行 SEP 或 MEP 测试，该情况也可能出现。当 SEP 和 EEG 电极安置于靠近 TES 电极时，就会出现这种情况。这时头皮可能会从刺激电极传导超过 100 V 的电压通过 SEP 和 EEG 电极传至生理放大器的输入端。生理放大器的输入端有吸收电流的电路来防止静电放电（electrostatic discharges，ESD）。超过给定的电压水平时，这些电路开始工作。当这些电路被激活时，通常较高的输入阻抗将变成低阻抗。如图 5.7 A 和 B 所示，这使得 TES 阳极和阴极与隔离地之间形成连接。如果没有隔离地连接，电流就会被其他几个放大器的输入端吸收并回流到患者身上（图 5.7 C）。HLJ 未公开的数据显示，采用 100 V 的刺激电压输出时（直接或推导得到），测试各品牌和类型的设备和放大器，在放大器输入阻抗从高到低的变化过程中，电压变化水平在 ±3 V 和 ±20 V

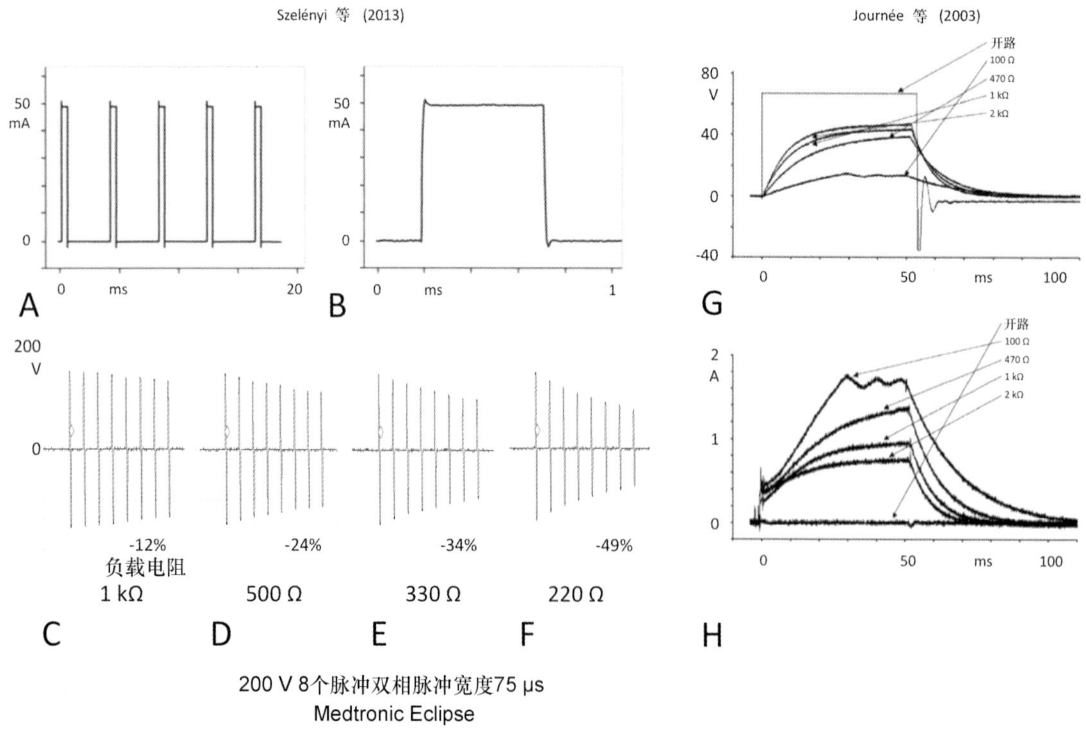

图 5.6 常见品牌的恒流和恒压 TES 刺激器的脉冲串波形。**A** 和 **B.** Inomed 的恒流刺激器在设定电流为 50 mA 时的电流脉冲波形（Szelényi 等，2013）；**C ～ F.** Medtronic 的 Eclipse 恒压刺激器，电压设置为 200 V 时，随负载阻抗逐渐增加，脉冲串输出幅度衰减的电流波形（未发表数据）；**G** 和 **H.** Digitimer D185 刺激器在不同负载阻抗下同时测量的电压和电流波形，显示为严重失真的单相方波（Journée 等，2003）

之间，对应的漏电流在 10 ～ 100 mA 之间。

寄生电流是由两个处于不同电势的导体相互靠近时，它们会受到对方电场的影响所致。电流沿电阻最小路径流动，因此当放大器的输入阻抗下降时，这就成为最可能的路径。低阻抗状态为寄生的 TES 漏电流创造了一个通道，从头部通过患者盒中的放大器和隔离地电路（图 5.7 A 和 B），或者在没有接地连接的情况下到 EMG 电极（图 5.7 C）。TES 引起的通过腿部的回流电流可高达几十毫安，并可能重新触发如图 5.2 中所示的心电图起搏。然而，由于图 5.1 A 中描述的类似原因，这种影响几乎很少发生。

同样，在单极电凝过程中也可能出现寄生电路通道。因为有可能会产生超过 45 mA 的寄生电流，当单极烧灼持续时间超过 30 ～ 60 min 时，可能会灼伤电极处的皮肤。如前所述，在 TES 中，EMG 和刺激电极的皮肤烧伤是不太可能发生的。在进行长时间单极电凝时，建议关闭放大器以最大限度降低上述可能烧伤的机会。

防止寄生传导

当必须用一台机器进行 SEP-MEP 联合监测时，如图 5.7 D 所示，可以用一个切换盒在进行 TES 期间暂时断开 EEG、SEP 电极与输入放大器的连接，以阻断寄生 TES 电流。建议将 EEG 放大器盒的隔离地放在远离心脏处，最好是靠近头部，如在颈部。建议在单极电凝期间也使用这个切换盒。

有些机器有独立的前置放大器盒，其中一个可用于 EEG 记录，另一个用于身体其他部位的电极。这些盒子应保持相互之间的电气隔离。要警惕心律失常（MacDonald 和 Deletis，2008）。建议不要在测量或接地电极附近使用单极电凝，而应使用双极电凝。

颅骨缺陷和新生儿解剖与 TES

脑组织被三层组织包绕，TES 的电流沿着这三层组织分布。这三层组织分别是导电性相对较好的头皮、导电性相对较差的颅骨和导电性良好的脑脊液（cerebrospinal fluid，CSF）。第三层是对外界机械性冲击的天然保护。来自 TES 的大部分作用电流将被第一层和第三层分流，只有一小部分电流会刺激脑组织中的轴突。虽然表达轴突兴奋性的激活函数与电场 $\vec{E}$ 不是一一对应的关系，但它是电场 $\vec{E}$ 在轴突方向投影的一阶导数向量，我们应该假设电流密度和运动阈值之间存在非常粗略的反比关系。在这种假设下，与直接皮层刺激（DCS）相反，电流密度分数也能在 TES 电流阈值中体现出来。由于中间层的分流以及与大脑的距离，电流密度会下降，因此 TES 运动阈值比 DCS 高。电极间距较近的 TES 阈值较高，例如 C1-C2 与 C3-C4 导联阈值分别为 58 与 40 mA（Szelenyi 等，2007）。Szelenyi（2013）研究显示的 TES 和 DCS 电流阈值分别为 54.2±22.8 和 13.5±5.9 mA，这提示比率为 1/4 到 1/5。根据我们使用深部脑刺激器的经验，皮质脊髓束附近的刺激阈值为 1 ～ 3 mA，约为 TES 阈值的 1/25。

颅骨具有液体饱和骨的电导性，传导电流不如头皮或 CSF。如 Agnew 和 McCreery（1987）所述，颅骨缺损、钻孔和颅骨孔可能引导高电流密度的刺激电流。然而，即使电流完全（100%）通过钻孔流出，这些电流仍然在 CSF 层中被大大分散，在脑表面的电流密度远远低于刺激电极附近的电流密度，已不太可能造成组织损伤。脑神经孔中的电流密度增强效应将没有钻孔中那么突出，文献中没有关于 TES 引起视觉或听觉效应的报道。

新生儿颅骨相对较薄，脑脊液层相对较厚，对 TES 阈值的影响相互抵消，新生儿的 TES 阈值与成人相当。结论是，颅骨缺损对脑组织没有伤害，对刺激阈值的影响不大。

直接皮层刺激和兴奋性毒性

通常使用直径在 1 ～ 3 mm 的球形探头进行 DCS 或神经刺激。通常使用短脉冲串进行运动功能刺激。据报道，双脉冲 DCS 运动功能刺激的最大刺激强度为 50 mA（Holsheimer 等，2007）。这相当于 TES 极端情况下的 1/20。当使用 8 脉冲成串刺激、0.1 ms 脉宽双相刺激，以及直径为 1 mm 的半球接触面（TSCF ＝ 0.5）刺激器时，球头表面的温升 ΔT 等于 1.35℃。当直径为 1.5 mm，球头表面的 ΔT 降低到 0.33℃。

即使没有排热，上述条件也可以被认为是安全的。然而，基于电流密度超过每相 12 $\mu C/cm^2$ 和每相 6 μC，大多数 DCS 技术被认为有潜在的兴奋性毒性。这包括使用 2 mm 球形探头进行持续 0.5 ms 脉

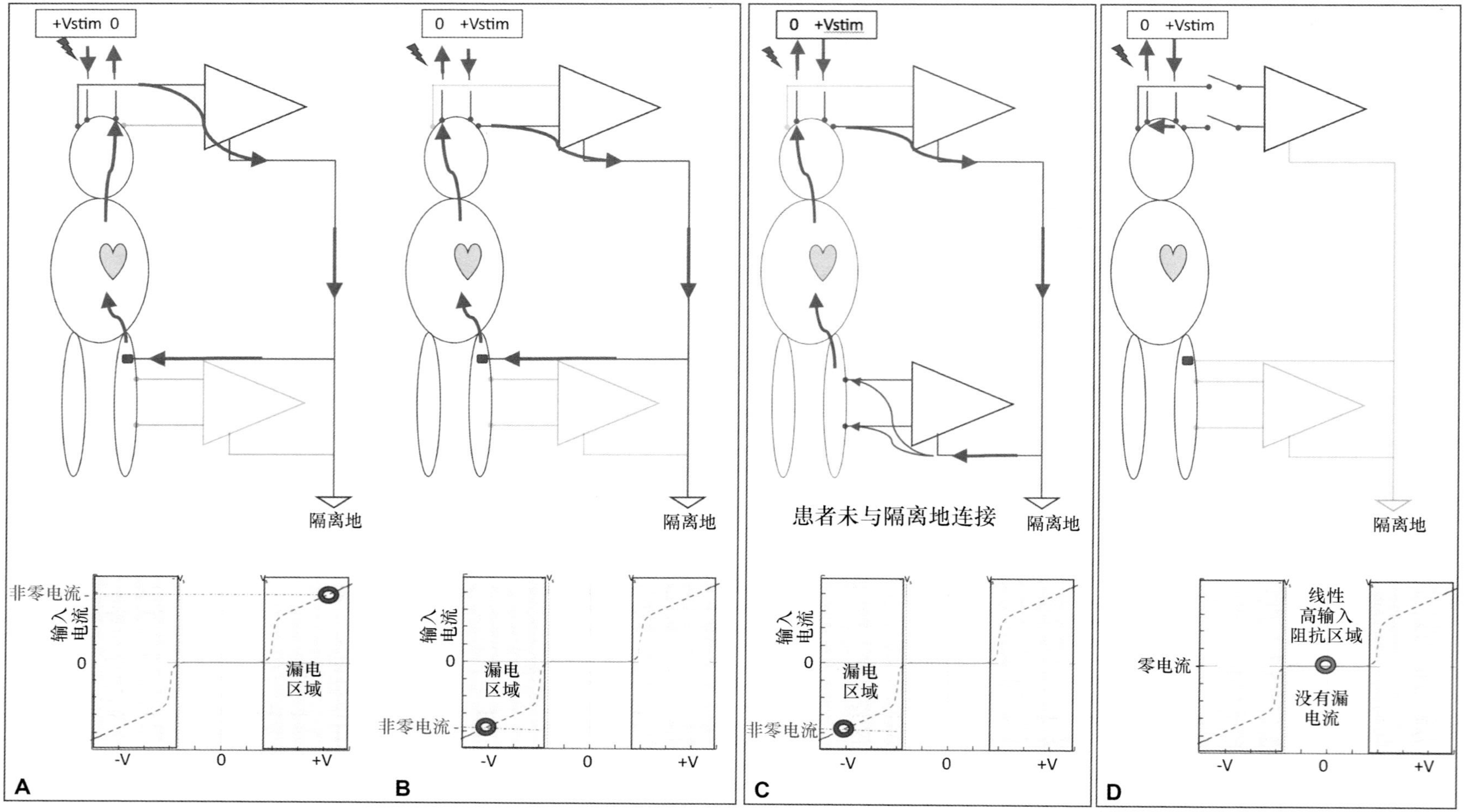

图 5.7 TES 漏电流的通路：通过 EEG 电极至放大器输入端至隔离地，以及通过身体返回到刺激器。**A.** 单相，C4 阳极；**B.** C3 阳极；**C.** C3 阳极，没有接地连接，电流随着放大器的输入端回流；**D.** 通过断开 SEP 放大器来防止 TES 漏电流。下方图片是从 SEP 放大器输入端到隔离地。圆圈表示漏电流的情况

宽的DCS（Gordon等，1990；MacDonald，2002）和2～3 mm直径的圆柱形电极（Sala和Lanteri，2003；Yamamoto等，2004；Szelényi等，2005；Abalkhail等，2017）或1 cm^2盘装电极（Taniguchi等，1993）进行MEP诱发的DCS。以上刺激时长太短不足以引发兴奋性毒性效应。

对于直径为1和2 mm的半球形刺激探针，Penfield刺激系列以刺激频率60 Hz、电流强度20 mA、双相0.5 ms脉宽的脉冲，计算出5 s内温度上升值分别为40.5℃和2.6℃。如果没有散热，使用1 mm球形刺激器可能会对半球接触面周围较薄的组织造成潜在的兴奋性毒性。然而，将散热加入考虑后，则不用再担心造成热兴奋性毒性。这一点通过与时间常数为20 ms的单指数脉冲响应函数的卷积可以清楚地显示出来，该函数显示温度的上升从40.5℃下降至仅为0.39℃。此外，在球尖直径分别为1、1.5、2、2.5和3 mm时，使用20 mA作用电流，热传导到周围组织，在距离组织表面2 mm的有效辐射距离内，导致的温度升高分别为7.8、3.6、1.9、1.2和0.73℃，作用电流为15 mA时，温升分别为1.4、1.1、0.65和0.41℃。在Cosman（2005）的flah射频脉冲的实验数据中，作用时间超过120 s，观察到了0.5～1℃的较低的温度积聚效应，其中血液灌注的排热也很明显。我们可以得出结论，连续使用Penfiled DCS是安全的，不会造成组织损伤。可以考虑选择大于1 mm的电极直径以限制电荷和电流密度。

目前还不清楚，当每相电荷和每相电荷密度超过电流的安全限制时，除了热效应外，其他可能导致兴奋毒性损伤的影响因素，这仍然是DCS的一个关注点（McCreery等，1990；MacDonald，2002；Merrill等，2005；MacDonald和Deletis，2008）。动物实验模型清楚地证明了采用50或60 Hz双相脉冲串，持续数小时或数天会造成兴奋性损害（McCreery等，1990）。这些长时间的暴露比TES和DCS中短暂的＜5 s和＜30 ms短脉冲串的时间高5～7个量级（MacDonald，2002）。在这些长时间暴露内，脉冲电荷（pulse charge，Q）和电荷密度（charge density，QD）（$\mu C/cm^2$）是决定损伤阈值的相互促进因素（McCreery等，1990；Merrill等，2005）。在这些发布的损伤阈值以下，大脑皮层可以无限期地耐受刺激；在此以上，损伤的严重程度随着刺激时间的增加而增加。在实践中，大多数DCS参数都超过了实验性损伤阈值，但暴露时间太短，似乎很安全。没有出现临床或组织学的损伤证据也支持这一点（Gordon等，1990；MacDonald，2002；MacDonald和Deletis，2008；MacDonald等，2013）。仅有的一项关于DCS的人类组织学研究没有报告热损伤（Gordon等，1990年）。在实践中，人们对刺激参数有更多选择。

TES肌肉收缩引起的并发症

咬伤

咬伤是最常见的TES并发症，发生率约为0.2%（MacDonald和Janusz，2002；MacDonald和Deletis，2008）。Yata等（2018）报告的发生率更高，为6.5%。所有咬伤的报道都涉及C3/4导联（Jones等，1996；Calancie等，1998，2001；MacDonald，2006；Duma等，2009；Yata等，2018）。

虽然JLS曾报道，在M1/M2以及M1和M2之间放置电极时发生过咬伤（未发表数据），由于颅外刺激电流通路作用于三叉神经分支和颞肌，通路较短，刺激C3/C4导联造成咬肌和颞肌的收缩要强于刺激C1/C2或Cz/Fz。此外，直接肌肉刺激必须满足肌肉在刺激电极附近的条件，这很可能是颞肌收缩的一个主导因素。预计通过皮质延髓通路激活的下颌肌肉收缩并不是特别强烈。

大多数舌、唇挫伤或撕裂伤是自愈性的（图5.8 A）。有1例下颌骨骨折和2例加强型气管导管破裂的报道（Calancie等，1998；Calancie等，2001；MacDonald，2006；Duma等，2009）。在牙齿之间放置软牙垫或卷起的纱布是降低咬伤风险的常规做法（图5.8 B）（Duma等，2009）。使用C3/C4导联时需要特别注意。

体动相关损伤

尽管文献至今还没有相关不良事件的报道，但普遍认为TES引起的体动可能导致损伤。下颌和头部的体动最可能来自颅外刺激，而胸、腰、骶段位置的运动显然来自皮质脊髓束通路（Hoebink等，2014，2016）。与C3/C4相比，在Cz/Fz处刺激诱导的颅颈和颈胸水平的运动更强，且颈部比腰部或骶部水平强约5倍，但腰部和骶部的运动似乎没有任何明显的差异。

彩图

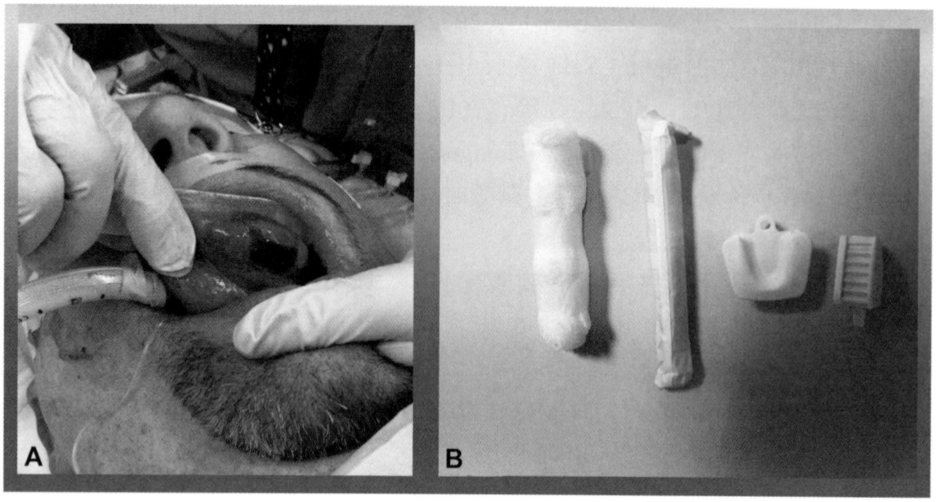

图 5.8（彩图请扫二维码或见书后） **A.** TES 导致舌咬伤的示例。**B.** 在上、下牙齿之间放置卷起的纱布或柔软的咬垫是预防咬伤的标准措施（Shils，经许可）

有一些可以尽量减少或管理体动的策略（MacDonald，2002；MacDonald 和 Deletis，2008）。DCS 诱发局部 MEP，并不会产生整体的体动。与 C3/4 相比，C3-Cz、C4-Cz、C1/2 和中线导联组合 TES 则限制了面部肌肉的运动。接近阈值的 TES 刺激强度可能会减少体动，但可能会导致 MEP 波幅变异性增加（Journée 等，2017）。当体动干扰不可避免，则需要通过手术视频和与外科医生的沟通以谨慎选择刺激时机。

痫性发作和后放电

皮层刺激可能引发后放电，逐渐发展为癫痫发作。持续数秒的 50 ～ 60 Hz 脉冲串刺激特别容易引起癫痫发作（MacDonald，2002）。Penfield 刺激技术常引起后放电，导致 5% ～ 20% 的患者出现癫痫发作（Sartorius 和 Wright，1997）。

短脉冲的成串 TES 很少引发癫痫发作，发生率约为 0.03%，且是自限性的，不伴有神经功能废损（MacDonald，2002）。DCS 短时脉冲串刺激导致的癫痫发作发生率约为 1%（Szelényi 等，2005）。

在进行 DCS 时，建议备好抗癫痫药物和冰水灌洗，以应对癫痫发作。TES 的相对禁忌证包括癫痫、皮层病变、颅骨缺损、起搏器或其他植入的生物电设备，以及颅内血管夹、分流或电极（MacDonald，2002；MacDonald 和 Deletis，2008）。尽管有这些相对禁忌证，但没有证据表明它们会增加 TES 并发症的风险，许多伴有一种或多种上述情况的患者都顺利进行了 MEP 监测。如果不进行 MEP 监测导致运动障碍的风险超过了相对禁忌证的不确定的额外风险，那么就有理由继续进行 MEP 监测。

MEP 和植入式设备

在进行 TES 和使用电凝时，起搏器、植入式心律转复除颤器（implantable cardioverter defibrillators，ICD）和植入式神经刺激器的安全性令人关切。然而，1 例病例报告显示，病窦综合征患者的起搏器功能在 DDD 模式下，受到自动阈值查找系统（NV-M5 NuVasive，San Diego）快速重复脉冲刺激的明显干扰。该患者使用大量的多脉冲序列，电流增加在 100 ～ 1200 mA 之间，需要连续进行几十秒刺激（Hayashi，2016）。与电诱导组织纤维只对电场梯度敏感相比，植入式起搏器和 ICD 的传感器在激活功能为零时仍对电场敏感。从临床角度来看，如果植入式刺激器的功能在监测过程中不是必要的，建议关闭设备并将输出电流设置为零。当所有的输出都关闭，或选择双极模式时，不会有明显的电流流经刺激器电路和人体。建议将所有电极远离植入电极的开孔。当需要在植入式刺激器设备的导电部分附近电凝时，强烈建议使用双极电凝。

截至本章撰写之时，尚无关于 TES 联合植入式脑深部电刺激（DBS）系统的使用数据公布。根据作者的经验，TES 与丘脑底核（sub-thalamic nucleus，STN）DBS 导线一起使用，没有出现问题。当 TES 与 DBS 系统一起使用时，我们将刺激电极置于 M3/M4 处，以远离 DBS 导线钻孔，这些钻孔通常位于靠近 M1/M2 的辅助运动区的前方。在 DBS 患者身上安置针电极时，需注意让所有 TES、SEP 和 EEG 导联线远离所有 DBS 部件。这些部件包括开孔盖和导联 / 延长线，这些导联 / 延长线在头皮下运行，通常在钻孔的后方一点，尽管钻孔下可能有一些导线盘绕。此外，在一侧的延长线将沿着头皮内侧运行到颈部。在较早的系统中，两个植入式脉冲发生器放置在胸部，导线将沿着颈部的两侧向下延伸。在放置刺激回流线时，例如在颅底或颅后窝手术中，针头应远离导线和延长线，以避免损坏它们。

有 3 例植入人工耳蜗后进行脊柱手术并进行 TES 监测的报道，这 3 例患者都没有出现相关并发症（Yellin 等，2016；Abiola 等，2018）。术前和术后均进行了导联阻抗检测和听力检查。总体导联阻抗变化为 3%，手术前后测听数据没有明显变化。患者没有报告术后听力变化（Abiola 等，2018）。

侵入性电极并发症

侵入性脊髓电极风险较小，但有潜在导致严重出血、创伤或感染性并发症的风险（MacDonald，2002；MacDonald 和 Deletis，2008）。对于髓内脊髓肿瘤手术，D 波的收益似乎超过了这些风险（Sala 等，2006）。然而，对于脊柱侧弯手术来说，情况可能并非如此（Ulkatan 等，2006）。置入硬膜下的电极可能会导致出血，但没有相关并发症报道，该技术可能有助于监测（Szelényi 等，2005）。

侵入性技术可能还有其他合理的适应证，可能需要知情同意。在使用肝素的介入手术中，如颅内动脉瘤的弹簧圈栓塞、支架放置或栓塞治疗，应限制使用针电极。作者将这些手术所需的针电极总数减少到 5 个（SEP/EEG 的 C3′、Cz′和 C4′，TES 的 M3、M4）。其他电极都使用射线可透过的表面粘贴电极。也有人曾尝试过金杯电极，但它们会干扰成像。

设备相关安全问题

漏电电流

所有交流电供电的医疗设备都会产生三种类型的漏电流：①机壳漏电流，从设备外壳经患者或操作者流至地面或其他外壳部分；②患者漏电流，从与患者连接处流向大地，可能源自患者身上的外部电压源；③患者辅助电流，流经患者连接处，例如阻抗测试器或偏置放大器（NFPA 99，2005；IEC 60601-1，2012）。应避免经胸或直接心脏传导，否则微量的漏电流也能产生重大影响。

术中的神经生理学设备通常与患者有多个连接，这些连接产生了经胸传导通路，并增加了总的漏电流（IEC 60601-1，2012）。其他电气设备连接使用外部电压源和接地通路，如电刀设备。此外，颈内或锁骨下静脉中心导管可能会形成进入心脏的导电路径。因此，监测设备的线缆、可能与该设备接触的操作者以及患者连接都不应与这些导管接触（IEC 60601-1，2012）。尽管截至本章撰写时还没有相关事件的报告，但术中监测时患者连接附近的 Erb 点可能与上述导管产生接触，最安全的做法是在监测时避免该点（MacDonald 和 Deletis，2008）。当然，必须防止意外直接心脏漏电流触电或总电源电压进入患者连接这种最坏的情况。

预防电击的保护手段

所有医疗电气设备必须有至少 2 种内置的防止漏电流触电的保护手段。可以是保护性接地、绝缘或满足具体技术规范的阻抗（IEC 60601-1，2012）。

单一故障安全

设备还必须是单一故障安全的，也就是说，当一种保护手段出现故障，不会造成不可接受的风险（IEC 60601-1，2012）。单一故障可能是自发的或来自使用过程中的应力，电源线接地断开是常见例子。有些单一故障会触发警报，而有些则无声无息，其安全性取决于定期的检查和维修，以便在下一次检查之前将第二次故障的发生概率降到最低。

漏电电流限制

生物医学测试证实，设备的所有接触面与地面或其他接触面之间的漏电电流都应在安全范围内。术中神经生理学设备的外部和内部的非心脏连接必须是安全的。目前，在设备正常和单一故障条件下，IEC 的相关交流电流限制分别为单一漏电流 100 和 500 μA，总漏电流 500 和 1000 μA（IEC 60601-1，2012；IEC 60601-2-40，2016）。此外，在外部电压（包括电源）与患者连接的特殊条件下，漏电电流不得超过 5000 μA。这可能会在心脏处产生约

0.25 μA 的电流，仍有较低的心室颤动风险，除非存在直接心脏连接通路（IEC 60601-1，2012）。请注意，这些限值会定期修订，且不同的司法管辖区之间可能有所不同。

定期检查

必须在设备制造、安装、有损坏迹象、维修后进行设备测试，每 6 个月或更长时间进行，具体遵从设备制造商、当地规定或使用频率（NFPA 99，2005）。生物医学工程师必须将一根电源线供电互联的设备作为一个单元进行测试，包括定制和改装过的设备。疏于定期测试可能会增加导致严重后果的双重故障的风险。

电源线和导线连接器

为了避免保护性接地故障，电源插座必须保持结构良好，不应使用锡焊接，时间长后会出现松动，必须使用重型电源线，两端有应力消除装置，不使用容易变形的直角插头（MDSR，1979；NFPA 99，2005）。虽然不鼓励使用延长线，但符合相同标准的可以接受（NFPA 99，2005）。定期测试中应该包括电源和延长线的检查。

患者导联线的另一端如果不带针脚保护结构，可能会因意外接触电源而导致触电（MDSR，1993）。因此，患者导联线必须使用“防触电”连接器，当没有插入预定的插孔上时，不会产生潜在的危险电接触（NFPA 99，2005；IEC 60601-1，2012）。

表 5.1 总结了关于术中神经生理监测设备安全使用的要求和禁止事项。

表 5.1　安全使用要求和禁止事项建议

安全使用的要求和禁止事项
- 请确保牙垫放在口腔两侧的牙齿之间，舌头在其间，而不在其下。
- 请确保针电极被完全置入皮肤，并用胶带固定。
- 在 TES 中使用螺旋电极而非针电极，以避免因患者体动脱落。
- EEG 电极与 MEP 电极连于不同的放大器，或在进行 TES 期间断开 EEG 电极连接。
- 确保机构的生物医学工程部门对 IONM 设备进行检查。
- 如果可能的话，请确保所有的植入式设备都设置为“关闭”模式。如果不可能，例如植入式除颤器和心脏起搏器，确保麻醉医生知道在 TES 刺激期间要注意观察心律失常。
- 当有 DBS 设备存在时，请使用双极电凝，并远离导线钻孔。
- 在要使用肝素的情况下，尽量减少使用针电极的数量。尽可能使用贴片电极。
- 准备好抗癫痫药和冰盐水，以应对 Penfield 刺激诱发的癫痫放电。
- 不要将电极电缆与电凝电缆平行放置。
- 不要将电极线与任何其他电缆线平行放置（最好不要靠近），如心电图线和中心静脉导管。
- 不要重复使用针电极。
- 不要把隔离地线放置在心脏区域附近。

结论

虽然术中神经生理学评估和监测提高了患者的安全性，但设备的使用也可能带来新的伤害风险。了解危险并采取预防措施可以将风险降到最低，并使术中神经生理学监测技术在专家手中足够安全。

鸣谢

感谢 Inomed、Medtronic Eclipse、Nicolet Pathfinder、INA 821-Texas Instruments 等公司提供的设备，并感谢作者 HLJ 测试和 Medtronic（Minneapolis MN，USA）和 Inomed（Emmendingen，Germany）公司提供的支持。

（庞小凡　王志刚　郭睿　译　方媛　审校）

参考文献

Abalkhail TM et al. (2017). Intraoperative direct cortical stimulation motor evoked potentials: stimulus parameter recommendations based on rheobase and chronaxie. Clin Neurophysiol. https://doi.org/10.1016/j.clinph.2017.09.005.

Abiola G et al. (2018). Safe intraoperative neurophysiologic monitoring during posterior spinal fusion in a patient with cochlear implants. Otol Neurotol. https://doi.org/10.1097/MAO.0000000000001788.

Agnew WF, McCreery DB (1987). Considerations for safety in the use of extracranial stimulation for motor evoked potentials. Neurosurgery. https://doi.org/10.1097/00006123-198701000-00030.

Berends HI, Journée HL (2018). Influence of the montage of stimulation electrodes for intraoperative neuromonitoring during orthopedic spine surgery. J Clin Neurophysiol 35 (5): 419. https://doi.org/10.1097/WNP.0000000000000498.

Bourdillon P et al. (2016). Stereo-electro-encephalography –

guided radiofrequency thermocoagulation: from in vitro and in vivo data to technical guidelines. World Neurosurg. https://doi.org/10.1016/j.wneu.2016.06.095.

Calancie B et al. (1998). "Threshold-level" multipulse transcranial electrical stimulation of motor cortex for intraoperative monitoring of spinal motor tracts: description of method and comparison to somatosensory evoked potential monitoring. J Neurosurg 88: 457–470. https://doi.org/10.3171/jns.1998.88.3.0457.

Calancie B et al. (2001). Threshold-level repetitive transcranial electrical stimulation for intraoperative monitoring of central motor conduction. J Neurosurg 95 (2): 161. https://doi.org/10.3171/spi.2001.95.2.0161.

Carslaw HS, Jaeger JC (1959). Conduction of heat in solids, second edn. Oxford University Press.

Cosman ER, Cosman ER (2005). Electric and thermal field effects in tissue around radiofrequency electrodes. Pain Med. https://doi.org/10.1111/j.1526-4637.2005.00076.x.

Duma A, Novak K, Schramm W (2009). Tube-in-tube emergency airway management after a bitten endotracheal tube caused by repetitive transcranial electrical stimulation during spinal cord surgery. Anesthesiology. https://doi.org/10.1097/ALN.0b013e3181b8f694.

Faes TJ et al. (1999). The electric resistivity of human tissues (100 Hz-10 MHz): a meta-analysis of review studies. Physiol Meas 20 (4): R1–10. https://doi.org/10.1088/0967-3334/20/4/201.

Gordon B et al. (1990). Parameters for direct cortical electrical stimulation in the human: histopathologic confirmation. Electroencephalogr Clin Neurophysiol. https://doi.org/10.1016/0013-4694(90)90082-U.

Hayashi K (2016). Unpredictable interference of new transcranial motor-evoked potential monitor against the implanted pacemaker. J Clin Anesth 35: 230–231. https://doi.org/10.1016/j.jclinane.2016.09.002.

Hoebink E et al. (2014). 11. Evoked movements in transcranial electrical stimulation on 4 locations of the body at different stimulation electrode montages and stimulation paradigms. Clin Neurophysiol. https://doi.org/10.1016/j.clinph.2013.12.014.

Hoebink EA et al. (2016). Movement along the spine induced by transcranial electrical stimulation related electrode positioning. Spine. https://doi.org/10.1097/BRS.0000000000001495.

Holsheimer J et al. (2007). The role of intra-operative motor evoked potentials in the optimization of chronic cortical stimulation for the treatment of neuropathic pain. Clin Neurophysiol. https://doi.org/10.1016/j.clinph.2007.07.015.

IEC 60601-1 (2012). IEC 60601–1 (Ed. 3.1): medical electrical equipment—part 1: general requirements for basic safety and essential performance [Internet]. Available at: www.iec.ch.

IEC60601-2-40 (2016). IEC 60601–2-40 (Ed. 2.0): Medical electrical equipment—part 2–40: particular requirements for the basic safety and essential performance of electromyographs and evoked response equipment [Internet]. *International.*

ITIS database (2019a). Heat-transfer-rate(perfusion) assessed 15 Dec 2019. https://itis.swiss/virtual-population/tissue-properties/database/heat-transfer-rate/.

ITIS database (2019b). Heat-transfer-capacity. assessed 15 Dec 2019. https://itis.swiss/virtual-population/tissue-properties/database/heat-capacity/*Electrotechnical Commission.* Available at: www.iec.ch.

Jones SJ et al. (1996). Motor evoked potential monitoring during spinal surgery: responses of distal limb muscles to transcranial cortical stimulation with pulse trains. Electroencephalogr Clin Neurophysiol 100 (5): 375–383.

Journée HL et al. (2003). Failure of Digitimer's D-185 transcranial stimulator to deliver declared stimulus parameters. Clin Neurophysiol 114 (12). https://doi.org/10.1016/S1388-2457(03)00257-8.

Journée HL, Polak HE, de Kleuver M (2004). Influence of electrode impedance on threshold voltage for transcranial electrical stimulation in motor evoked potential monitoring. Med Biol Eng Comput 42 (4): 557–561. https://doi.org/10.1007/BF02350999.

Journée HL, Berends HI, Kruyt MC (2017). The percentage of amplitude decrease warning criteria for transcranial MEP monitoring. J Clin Neurophysiol 34 (1): 22–31. https://doi.org/10.1097/WNP.0000000000000338.

MacDonald DB (2002). Safety of intraoperative transcranial electrical stimulation motor evoked potential monitoring. J Clin Neurophysiol. https://doi.org/10.1097/00004691-200210000-00005.

MacDonald DB (2006). Intraoperative motor evoked potential monitoring: overview and update. J Clin Monit Comput. https://doi.org/10.1007/s10877-006-9033-0.

MacDonald DB, Deletis V (2008). Safety issues during surgical monitoring. In: MR Nuwer (Ed.), Handbook of clinical neurophysiology, 8th edn. Elsevier, pp. 882–898.

MacDonald DB, Janusz M (2002). An approach to intraoperative neurophysiologic monitoring of thoracoabdominal aneurysm surgery. J Clin Neurophysiol. https://doi.org/10.1097/00004691-200201000-00006.

MacDonald DB et al. (2013). Intraoperative motor evoked potential monitoring—a position statement by the American Society of Neurophysiological Monitoring. Clin Neurophysiol 124 (12): 2291–2316. https://doi.org/10.1016/j.clinph.2013.07.025.

McCreery DB et al. (1990). Charge density and charge per phase as cofactors in neural injury induced by electrical stimulation. IEEE Trans Biomed Eng. https://doi.org/10.1109/10.102812.

MDSR (1979). Electrical plugs: a compendium of problems [Internet], Medical Device Safety Reports. Available at: www.mdsr.ecri.org.

MDSR (1993). Risk of electric shock from patient monitoring cables and electrode lead wires [Internet]. Available at: www.mdsr.ecri.org.

Merrill DR, Bikson M, Jefferys JGR (2005). Electrical stimulation of excitable tissue: design of efficacious and safe protocols. J Neurosci Methods. https://doi.org/10.1016/j.jneumeth.2004.10.020.

Morano JM, Tung A (2019). Bradycardic arrest during somatosensory-evoked potential monitoring: a case report. A A Pract 13 (12): 461–463.

NFPA 99 (2005). NFPA 99: standards for health care facilities [internet], National Fire Protection Association. Available at: www.nfpa.org.

Oh MY et al. (2001). Deep brain stimulator electrodes used for lesioning: proof of principle. Neurosurgery. https://doi.org/10.1097/00006123-200108000-00018.

Ponder BL et al. (2003). Acute bradycardia as a result of intraoperative transcranial electric motor evoked potential stimulation: a case report. Am J Electroneurodiagnostic Technol. https://doi.org/10.1080/1086508x.2003.11079424.

Rattay F (1986). Analysis of models for external stimulation of axons. IEEE Trans Biomed Eng. https://doi.org/10.1109/TBME.1986.325670.

Sala F, Lanteri P (2003). Brain surgery in motor areas: the invaluable assistance of intraoperative neurophysiological monitoring. J Neurosurg Sci.

Sala F et al. (2006). Motor evoked potential monitoring improves outcome after surgery for intramedullary spinal cord tumors: a historical control study. Neurosurgery 58: 1129–1143. https://doi.org/10.1227/01.NEU.0000215948.97195.58.

Sartorius CJ, Wright G (1997). Intraoperative brain mapping in a community setting—technical considerations. Surg Neurol 47: 380–388. https://doi.org/10.1016/S0090-3019(96)00340-0.

Strickland BA et al. (2013). Radiofrequency lesioning through deep brain stimulation electrodes: a pilot study of lesion geometry and temperature characteristics. J Clin Neurosci. https://doi.org/10.1016/j.jocn.2013.03.007.

Szelényi A et al. (2005). Motor evoked potential monitoring during cerebral aneurysm surgery: technical aspects and comparison of transcranial and direct cortical stimulation. Neurosurgery 57: 331–338. https://doi.org/10.1227/01.NEU.0000176643.69108.FC.

Szelényi A, Kothbauer KF, Deletis V (2007). Transcranial electric stimulation for intraoperative motor evoked potential monitoring: stimulation parameters and electrode montages. Clin Neurophysiol 118: 1586–1595.

Szelényi A et al. (2013). Experimental study of the course of threshold current, voltage and electrode impedance during stepwise stimulation from the skin surface to the human cortex. Brain Stimul 6 (4). 482–489. https://doi.org/10.1016/j.brs.2012.10.002.

Taniguchi M, Cedzich C, Schramm J (1993). Modification of cortical stimulation for motor evoked potentials under general anesthesia: technical description. Neurosurgery 32 (2): 219–226.

Tsutsui S, Yamada H (2016). Basic principles and recent trends of transcranial motor evoked potentials in intraoperative neurophysiologic monitoring. Neurol Med Chir. https://doi.org/10.2176/nmc.ra.2015-0307.

Tsutsui S et al. (2015). Augmentation of motor evoked potentials using multi-train transcranial electrical stimulation in intraoperative neurophysiologic monitoring during spinal surgery. J Clin Monit Comput 29: 35–39. https://doi.org/10.1007/s10877-014-9565-7.

Ulkatan S et al. (2006). Monitoring of scoliosis surgery with epidurally recorded motor evoked potentials (D wave) revealed false results. Clin Neurophysiol. https://doi.org/10.1016/j.clinph.2006.05.021.

Yamamoto T et al. (2004). Intraoperative monitoring of the corticospinal motor evoked potential (D-wave): clinical index for postoperative motor function and functional recovery. Neurol Med Chir. https://doi.org/10.2176/nmc.44.170.

Yata S et al. (2018). Bite injuries caused by transcranial electrical stimulation motor-evoked potentials' monitoring: incidence, associated factors, and clinical course. J Anesth. https://doi.org/10.1007/s00540-018-2562-0.

Yellin JL et al. (2016). Safe transcranial electric stimulation motor evoked potential monitoring during posterior spinal fusion in two patients with cochlear implants. J Clin Monit Comput 30: 503–506. https://doi.org/10.1007/s10877-015-9730-7.

第Ⅱ部分

颅内手术

第 6 章
癫痫手术的神经生理学

David B. MacDonald [1*], Mirela V. Simon [2], Marc R. Nuwer [3]

[1]*Arkana Forum, Emmendingen, Germany*

[2]*Department of Neurology, Massachusetts General Hospital, Boston, MA, United States*

[3]*Departments of Neurology and Clinical Neurophysiology, David Geffen School of Medicine, University of California Los Angeles, and Ronald Reagan UCLA Medical Center, Los Angeles, CA, United States*

摘　要

术中神经生理监测（IONM）是当前癫痫外科术前检查的补充，可提供致痫灶相关信息，并在癫痫手术中实时识别重要脑功能区，持续评估神经功能完整性。本章总结了用于定位癫痫灶以及用直接脑组织刺激和诱发电位技术定位、监测重要功能区的 IONM 方法。这些技术包括皮层脑电图、高频振荡描记、单脉冲电刺激、皮层和皮层下运动诱发电位、体感诱发电位、视觉诱发电位和皮层-皮层诱发电位。这些技术有助于在避免永久性术后神经功能缺损的同时，最大限度地切除致痫灶。

关键词： 术中神经生理，定位，监测，癫痫手术，高频振荡

引言

当前癫痫手术的术前评估技术采用头皮或颅内脑电图（EEG）以及脑功能及纤维束成像等先进的神经影像学检查，结合术中神经导航，显著提高了癫痫手术的设计、疗效和安全性。然而，由于切开硬脑膜和病变部分切除后发生脑移位，术前图像可能与术中解剖不再准确匹配。此外，这些技术无法在术中评估神经功能的完整性。对暴露的脑组织行术中神经生理定位和监测可提供补充信息，在避免出现术后神经功能缺损的前提下最大限度地切除致痫灶。

在本章中，我们总结了适用于局灶性癫痫切除手术的术中神经生理监测（IONM）技术，包括使用皮层脑电图（ECoG）进行的致痫灶定位以及使用直接脑组织刺激和诱发电位进行功能定位和监测。由于 IONM 在大脑半球切除术或胼胝体切开术中作用不大，所以重点放在切除手术。感兴趣的读者可以在第 2、3、8 章及其参考文献和其他专业教材中查阅额外的相关信息（Lüders，1992，2008；Engel 和 Pedley，1998；Nuwer，2008；Simon，2019；Deletis 等，2020）。

定位致痫灶

数十年来，在癫痫手术中应用 ECoG 定位和切除致痫灶已成为常规程序（Jasper，1954）。如今，先进的术前评估有时使用围术期 ECoG 或深部电极脑电图监测来预先确定切除范围，这使得术中癫痫灶定位成为非必选的学术研究项目或可省略的工作。尽管如此，在某些情况下 ECoG 仍有助于确定最终切除范围（MacDonald 和 Pillay，2000；Gallentine 和 Mikati，2009）。为了更好地理解当前术中 ECoG 的应用价值，应了解下述概念框架（Lüders 和 Awad，

* 通讯作者：Dr. David B. MacDonald, M.D., FRCP(C), ABCN, Via Lancellotti 1, Castellabate (Salerno), 84048, Italy. Tel: +39-348-004-3790, E-mail: dbmacdon@icloud.com

1992；Carreño 和 Lüders，2008）。

致痫灶

致痫性病变是脑内引起局灶性癫痫的病理性改变，可包含或不包含致痫性神经元，前者如海马硬化或皮质发育不良，后者如海绵状血管瘤或感染性囊肿。完全切除致痫灶对于术后无癫痫发作至关重要，切除不完全常常会导致癫痫复发（Clarke 等，1996）。然而，在一些患者中，仅行致痫灶切除可能难以实现癫痫发作的完全控制（图 6.1）。

术前磁共振成像（MRI）和其他神经影像学技术常常可显示致痫性病变。但是仍存在一些“非病灶性”或 MRI 阴性的局灶性癫痫患者，基于切除组织的病理检查就显得更为重要，可显示影像所不能显示的组织学异常。

致痫区

致痫区是癫痫发作产生的脑区，是必须同病灶一起充分切除以实现术后无癫痫发作的区域。该定义存在一些问题：①术前无法精准确定致痫区；②术后无癫痫发作需要长期随访；③若术后无癫痫发作，可能存在切除范围超出必要的情况。致痫区可以是致痫病灶，也可以包含并大于致痫病灶，也可与之不同（Clarke 等，1996）。

发作起始区

发作起始区是脑电图癫痫样发作起始的脑区，可辅助定位致痫区。目前，术前 ECoG 和（或）深部 EEG 电极记录到的自发性癫痫发作是确定发作起始区的最佳方式。然而，限于电极数量限制，存在空间采样问题，对于未覆盖区域的发作起始可能记录不到，记录到的发作起始区也可能是发作传播过程中的某个记录点。

激惹区

激惹区是指癫痫发作间期脑电图放电的区域。

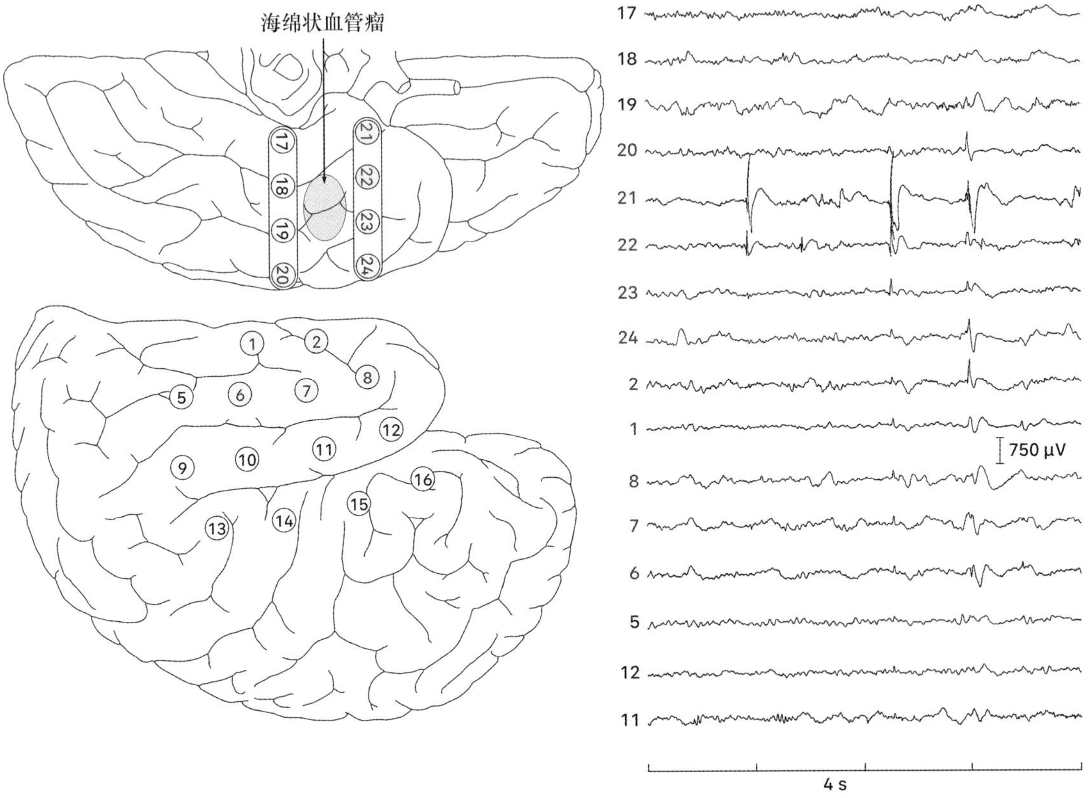

图 6.1 一例难治性颞叶癫痫患者，行海绵状血管瘤病灶切除术，术中（未切除前）参考导联皮层脑电图。以对侧头皮电极为记录参考。未切除激惹区包括前颞叶内侧独立的棘波灶（21、22 点）和外侧同步的棘波灶（1、2、6、7、8、20、23、24 点），切除后残留的放电持续存在。尽管已完全切除病灶，但在 2 年的随访中，患者继续出现局灶性癫痫发作，伴意识丧失和左侧颞叶脑电图癫痫样放电异常。（Modified from MacDonald，D.B.，Pillay，N.，2000. Intraoperative electrocorticography in temporal lobe epilepsy surgery. Can J Neurol Sci 27（Suppl. 1），S85-S91，with permission.）

这些病理性放电是大量致痫神经元群同步阵发性去极化的总和（Speckman 和 Elger，1987）。激惹区可用来大致了解发作起始区，但间期放电分布通常大于发作起始区，有时非常广泛甚至累及双侧。因此，广泛且连续的发作间期模式可能会误导我们进行广泛的皮层切除。或者，广泛但不连续的皮层发作间期模式会凸显癫痫发作传播网络，可能会给我们造成多灶性癫痫的错误印象，从而选择放弃手术治疗。此外，发作间期模式随时间和觉醒状态而变化。在特定记录期，发作间期可能并不出现放电。因此，发作间期放电分布用于确定手术切除范围并不可靠（Lüders 和 Awad，1992；Chatrian 和 Quesney，1998；Carreño 和 Lüders，2008）。

术中 ECoG

从上述概念框架来看，术中使用 ECoG 定位癫痫灶的局限性是显而易见的。最重要的一点是，简短的≤ 20 min 的记录时间，几乎不可能出现癫痫发作，仅能有效定位激惹区。此外，麻醉可抑制或诱发发作间期放电。如果未能预先确定手术切除范围，术前 ECoG 提示一范围较小的激惹区且与预计的致痫区和病灶一致，那么将其纳入切除范围似乎是合理的（图 6.2）。另一方面，完全切除大面积或不一致的激惹区则可能是不必要，甚至是很危险的（图 6.3）。此外，当发作间期没有放电时，该方法则起不到作用。

对术中 ECoG 不做区分，认为所有记录到的尖波意义相似，往往造成脑电与预后相关性较差（Cascino 等，1995；Tran 等，1995；Kanazawa 等，1996；MacDonald 和 Pillay，2000）。因此，一些同行试图将切除前放电区分为对癫痫发生至关重要的主要病灶和不太重要的次要或传播病灶（Gloor，1975）。如果这可行，那么切除范围应包括主要病灶以实现癫痫无发作，同时保留次要放电区。然而，目前该操作尚无普遍接受的统一标准（Binnie 等，1994；Chatrian 和 Quesney，1998；MacDonald

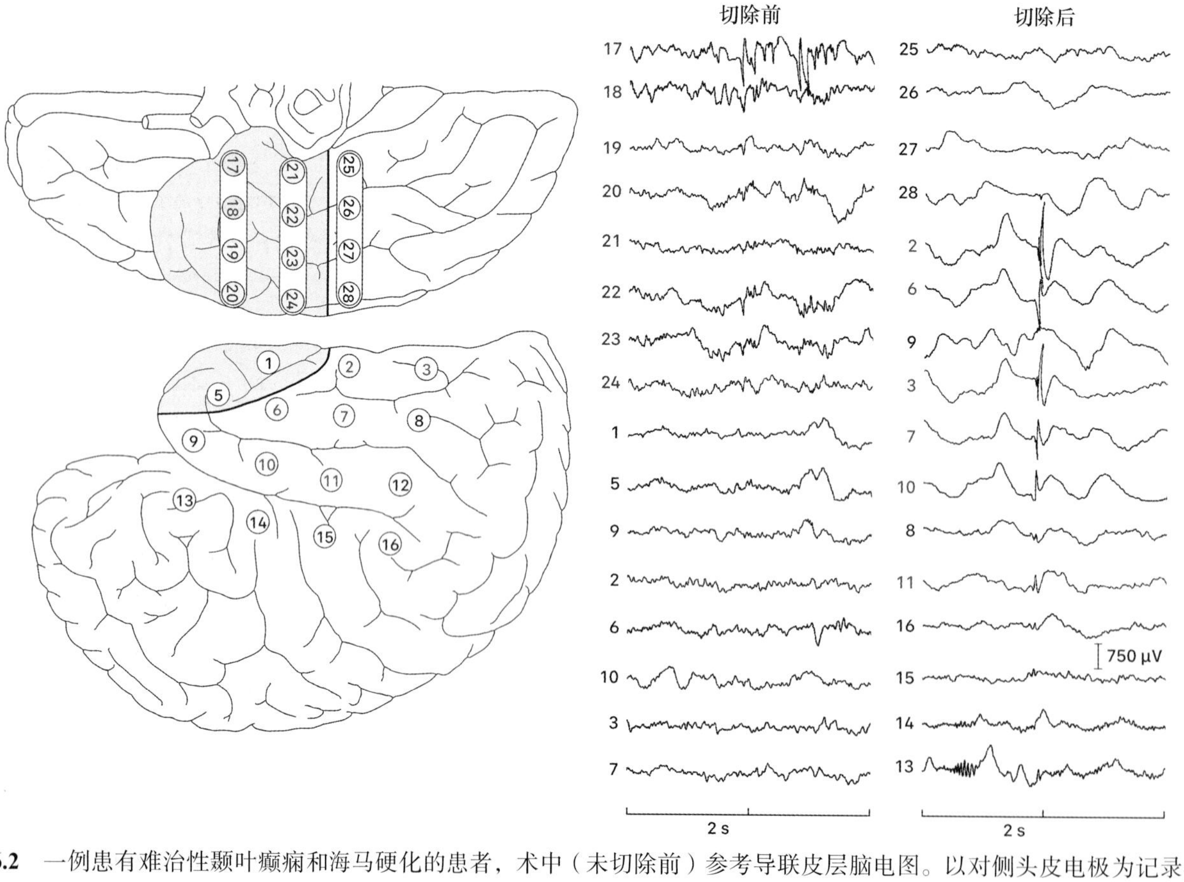

图 6.2 一例患有难治性颞叶癫痫和海马硬化的患者，术中（未切除前）参考导联皮层脑电图。以对侧头皮电极为记录参考。个体化切除范围（灰色）包括完整激惹区，该激惹区由颞叶前份孤立棘波灶（17、18 点）和附近的同步棘波灶（19、20、21、22、23、24 点）组成。切除后发现颞叶外侧未切除部分有新的棘波激活灶（2、3、6、7、10、11 点）。患者随访 5 年无癫痫发作和先兆，脑电图阴性。（Modified from MacDonald，D.B.，Pillay，N.，2000. Intraoperative electrocorticography in temporal lobe epilepsy surgery. Can J Neurol Sci 27（Suppl. 1），S85-S91，with permission.）

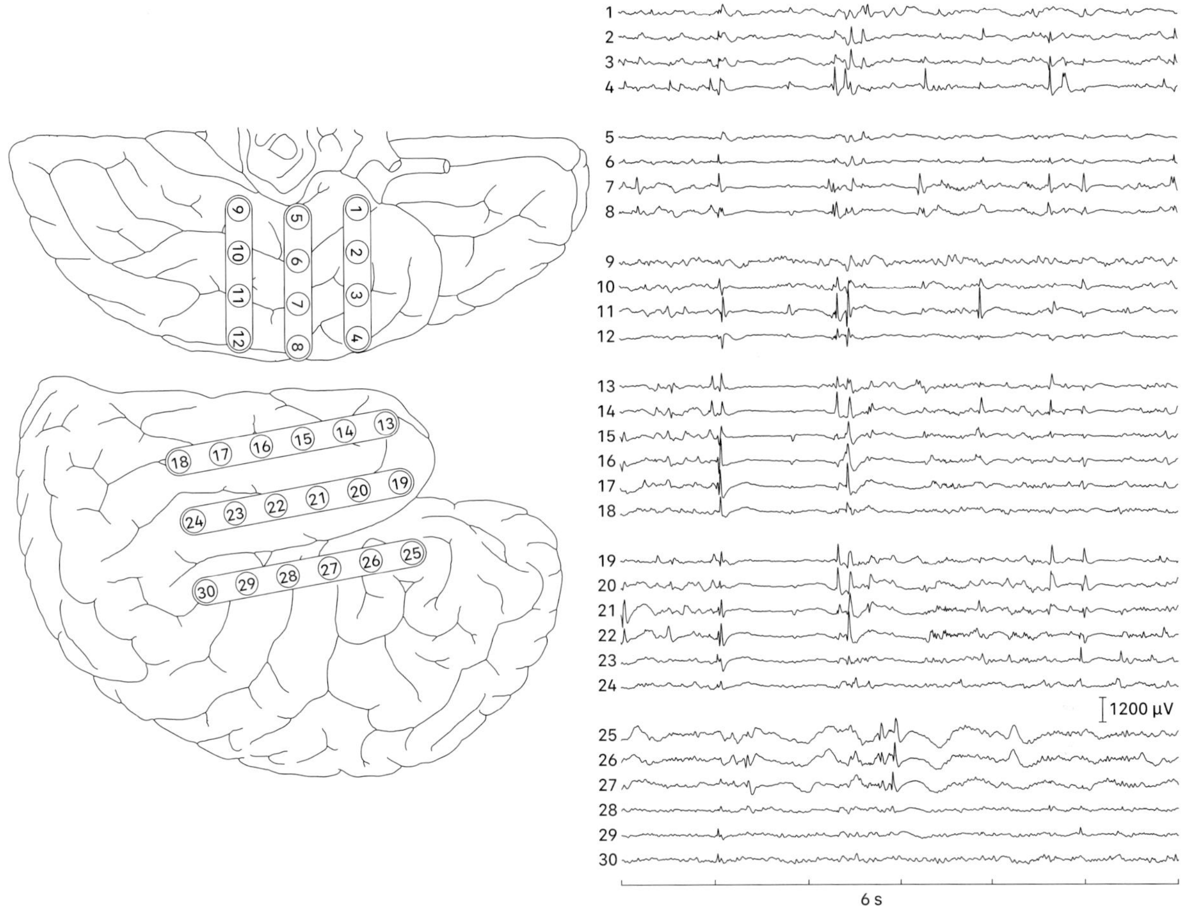

图 6.3 一例患有难治性颞叶癫痫和海马硬化的患者，术中（未切除前）参考导联皮层脑电图。以对侧乳突电极为参考电极。激惹区包括广泛独立和同步的棘波灶，范围太大，无法切除，因此外科医生根据解剖学进行了标准的颞叶切除术。尽管未切除后颞叶和外侧裂棘波灶，但患者在5年随访时仅有先兆但无癫痫发作。[Modified from MacDonald，D.B.，2015. Intraoperative monitoring. In：Toga，A.W.（Ed.），Brain mapping：an encyclopedic reference. Elsevier，Academic Press，pp. 871-879，with permission.]

和 Pillay，2000；Worrell 等，2008；Fernández 和 Loddenkemper，2013）。一种方法是区分孤立放电和同步化放电。孤立放电有时只出现在一个或几个相邻电极上，而同步化放电是与孤立放电处的放电一起出现的（图6.1和图6.2）。可以通过实时肉眼分析进行区分，并且有一些证据表明，完全切除孤立病灶的患者可获得更大比例的无癫痫发作（MacDonald 和 Pillay，2000）。然而，它并不是一种被普遍接受的分类方法。有人试图通过时间延迟来识别传播的放电，但这很难实时进行。也有一些定量的方法，如测量放电频率或累积波幅（Tsai 等，1993a，1993b），但这些术后的分析对术中决策毫无用处。

另一个难点是病灶切除后 ECoG 分析，因为切除本身通常会激发新的放电，这种"急性损伤电位"在切除前不存在，也不能预测癫痫复发（图6.2）。这种良性的切除后激活有时可能难以与残留的未切除的放电区分开来。关于如何区分切除后激活和真正的残留放电有一些建议（Jasper，1954；Gloor，1975；MacDonald 和 Pillay，2000；Simon 等，2019），但没有达成普遍共识。因此，尚不清楚切除后放电的存在与否在多大程度上可以确定是否扩大切除，以及是否可预测术后发作情况（Chatrian 和 Quesney，1998；Worrell 等，2008；Fernández 和 Loddenkemper，2013）。

目前缺乏相关随机对照试验，仍旧难以解释上述问题。经过近一个世纪的临床实践，对于依据发作间期放电分布或特征来引导癫痫手术切除的术中 ECoG 的应用价值，目前仍没有一致结论（Binnie 等，1994；Chatrian 和 Quesney，1998；Worrell 等，2008；Gallentine 和 Mikati，2009；Fernández 和 Loddenkemper，2013）。

技术

重要的是要了解 ECoG 记录的是单个电极的局灶活动，而不是头皮脑电图的广泛电场。事实上，一个电极上的高波幅放电可能在距离仅 1 cm 的另一个电极上不存在，并且相邻电极可能会记录到偶极子的负极和正极。因此，参考导联通常能记录到最清晰的 ECoG 电活动。参考电极可以是切开前的头皮或乳突电极，或者是插入头皮皮瓣的针电极。如果出现无法消除的参考伪迹或因个人偏好，也可以使用双极导联，但同时需注意与头皮脑电图的基本区别。基于全头皮脑电图的平均导联和源推导法（source derivation，SD）因为数学基础不同，并不适用于 ECoG。记录心电图通道有助于区分节律性放电或慢活动与心电图及心冲击伪迹。

为了真正了解发作间期放电情况，不仅要记录放电在哪个区域，也要关注放电不在哪些区域。电极摆放和导联显示应基于解剖进行编排，以达到实时定位的目的。例如，由内到外、从前到后或按其他逻辑排列，电极组之间要注意空间位置，如图 6.3 所示。

过去，常见做法是开颅后将可重复使用的 ECoG 头盒连接到患者颅骨上。多个使用弹簧支撑的记录电极，可以通过旋转臂将电极安全固定在需监测的皮层表面，再附加硬膜下条状电极，有时也会使用深部电极来记录其他区域的放电。图 6.1 和图 6.2 中的外侧颞叶和侧裂上记录是用 ECoG 头盒记录的。今天，大多数术中记录采用硬膜下条状电极和（或）网格状电极，如图 6.3 所示，有时还会使用深部电极。这些排列使电极间距更加密集，从而实现更大范围的空间采样，包括滑动到脑叶或沟裂中的电极触点，以及直接记录海马或其他深部结构。然而，在记录时使所有硬膜下电极与皮层保持接触可能具有一定的挑战性。

记录带宽通常为 1 ～ 70 Hz，数字采样率≥ 200 Hz，时基为 10 ～ 20 s，调整显示灵敏度以充分利用动态范围，避免轨迹重叠或剪切。通常，因为 ECoG 波幅较高，灵敏度比头皮脑电图约高 10 倍。在大脑示意图上绘出电极的大致位置，并在出现异常时做出标记是很有帮助的（图 6.1 至图 6.3）。这些示意图的倒置外观是手术室团队所见视图，使用这种显示方向可以避免混淆多个条状电极。

阅图者

实时阅读多通道 ECoG 定位癫痫放电需要高度集中注意力。阅图者需是经过临床癫痫学、脑电图和术中 ECoG 技术培训并具有丰富经验的专家。这对于从轮廓分明的背景活动中区分放电，对其进行分类，做出即时的临床解读，并据此做出不可逆转的手术决策至关重要。因此，致痫灶定位技术建议由该领域具有良好教育背景的 IONM 专家来完成。

麻醉

应用 ECoG 定位致痫灶，有多种麻醉方式（Kraemer 和 Spencer，1993；Fernández 和 Loddenkemper，2013）。有些倾向于使用丙泊酚和阿片类药物输注的全静脉麻醉方式。然而，丙泊酚可能会抑制放电或引起暴发抑制，导致解读出错。因此，在记录期间可以减少甚至停用丙泊酚，同时继续或增加阿片类药物和神经肌肉阻滞剂以防止自发运动（MacDonald 和 Pillay，2000）。目的是获得相对不受麻醉影响的 ECoG，但常规需要告知患者可能出现术中知晓，尽管麻醉药物短暂减量导致这种情况很少见。

也有人倾向于使用卤化气体和一氧化二氮与神经肌肉阻滞剂的平衡麻醉，目的是让患者保持睡眠和不动，同时仍能够获得有效的 ECoG 信息。然而，这种方法可能对 ECoG 结果的影响更大，而且对于手术所需的其他 IONM 方法可能不是最佳选择。如有必要，麻醉医生可以在 ECoG 定位后切换为全静脉麻醉，以保证诱发电位的定位和监测（Simon 等，2012）。当然，清醒开颅手术期间的 ECoG 记录几乎不受麻醉影响，但这是否会更利于定位癫痫灶尚不清楚。

如果监测 ECoG 数分钟后仍为阴性，可考虑使用一些激活剂，如美索比妥、阿芬太尼或瑞芬太尼（Cascino 等，1993；Cascino，1998；Wass 等，2001；Simon 等，2019）。这些药物通常会增加放电频率和分布，但它们是否会误导定位尚有待商榷。

术中癫痫灶定位的新方法

高频振荡

过去二十年的研究表明，80 ～ 500 Hz 的发作间期高频振荡（high-frequency oscillation，HFO）可能比发作间期放电甚至癫痫发作更好地定位致痫区（Frauscher等，2017）。如果是这样，那我们就可能通过切除前的发作间期数据可靠地确定癫痫灶。此外，我们还能够预测结果，因为有证据表明切除后HFO的持续存在与癫痫复发相关（Höller等，2015；van't Klooster等，2015，2017）。

HFO可以细分为涟波（ripples，80～250 Hz）和快速涟波（fast ripples，250～500 Hz），后者被认为癫痫发生的标志物。记录这些低电压模式需要具有80～250或250～800 Hz记录带宽和2000 Hz采样率的低噪放大器，同时大幅扩展时基以解析高频信号。多通道HFO记录会快速产生大量数据，人类几乎无法实时解读。因此，应用计算机算法自动检测HFO已应用于术中ECoG，一些证据表明这些结果与癫痫预后相关（Fedele等，2016，2017）。

然而，该技术应用还存在一些重要障碍。其一，一些正常皮层也会产生HFO，这意味着识别致痫性HFO是一个频率、状态、空间稳定性以及与病理波放电同步性的问题。其二，目前缺乏前瞻性验证，即没有证据表明采用HFO引导的切除比使用传统方法的结果更好。事实上，最近有证据表明结果相关性可能不如最初想象的那么好，这引发了人们对HFO重要性的怀疑（Jacobs等，2018）。因此，我们需要进一步研究这些模式的临床应用（Fedele等，2019）。

单脉冲电刺激

另一种可能有用的方法是直接皮层单脉冲电刺激（single-pulse electric stimulation，SPES），同时记录由皮层下纤维束连接的附近或远处皮层的诱发电位（Matsumoto等，2017）。刺激致痫区会导致异常的高波幅反应和伴随迟发电位，而正常皮层SPES则不存在该电位。在某种程度上，这种方法是对更早期观点的改进，即50～60 Hz电刺激可能通过引发惯常先兆或癫痫发作来检测致痫区（Chatrian和Quesney，1998）。这种方法从未获得普遍接受，因为50～60 Hz的刺激可以引起正常皮层的癫痫发作，这可能会产生误导。尽管SPES方法不依赖于诱发癫痫发作，也很少诱导癫痫发作，相关研究仍在进行中。

功能定位

与其他脑部手术一样，在功能区皮层或附近进行癫痫病灶切除手术存在神经损伤的风险，可致术后永久性功能废损。神经生理学定位可以快速识别这些区域，从而避免损伤。可以完全切除致痫灶且不影响重要功能区，或显示其与重要功能区重叠，从而有助于设计安全的次全切除方案或改变策略，例如多处软膜下横断。有两种基本方法：Penfield技术和诱发电位技术，具体内容详见第2、3和8章。

Penfield技术

Penfield技术以癫痫外科先驱Wilder Penfield的名字命名，他并不是术中脑电刺激的发明者，但他将其发展成为一种常规的临床方法，被后世数代神经外科医生沿用（Penfield和Jasper，1954）。该技术通常包括使用手持探针直接予以皮层50或60 Hz脉冲刺激，持续1～5 s，同时观察患者的反应。尽管对于一些患者，可在全麻状态下通过临床和（或）肌电图观察到运动反应，但该方法多应用于清醒开颅手术中（Yingling等，1999）。

刺激探针通常是双极的，但也可以是单极的。用于局部刺激的电极通常为直径2 mm不锈钢球形电极，电极间距离5～10 mm。为了最大限度地提高安全性，通常采用双相恒流矩形脉冲，每个相位的持续时间应该在0.1～1 ms之间（Merrill等，2005；MacDonald等，2020）。最大强度通常为每相10 mA（峰-峰值20 mA）。有时串频率低到20 Hz或以下。

刺激初级运动皮层（M1）通常会引起对侧局灶性肌肉强直收缩，或低频成串刺激导致阵挛活动（Penfield和Jasper，1954；Burchiel等，1989）。运动部位对应于运动区的受刺激部分。可通过视觉和（或）肌电图观察到诱发运动。清醒患者中，可能需要多次试验以确认反应并排除自主运动。刺激运动前区或顶叶皮层也可引起运动反应，表明Rolandic皮层周围存在一定程度的功能嵌合（Nii等，1996；Branco等，2003；Farrell等，2007a）。然而，密度最大的阳性位点和最低运动阈值可以可靠地识别M1，紧接着可以用略高于阈值的强度描绘出运动皮层小人图。

定位初级感觉皮层（S1）会引发患者出现对

侧局灶性感觉障碍，例如感觉异常、温暖、寒冷或运动幻觉（Penfield 和 Jasper，1954；Burchiel 等，1989）。同样，有时也可以从 S1 前后的皮层引发感觉反应（Nii 等，1996；Farrell 等，2007a），并且可能需要多次试验来确认其可重复性并最终定位。找到 S1 后，可以根据需求描绘出感觉皮层小人图。定位初级视觉皮层可以引起患者对侧视野中的闪光或色彩组成的光幻视（Penfield 和 Jasper，1954；Farrell 等，2007b），但对这一区域的探索相对较少。

刺激其他区域可能会产生各种现象，例如嗅觉、味觉、听觉或视觉幻觉，以及记忆障碍或者心率或血压的自主神经系统变化（Penfield 和 Jasper，1954；Oppenheimer 等，1992）。尽管 Penfield 本人发现这些反应很有意思，但在今天却很少有人关注。

与刺激初级感觉运动或视觉皮层诱发的阳性反应不同，刺激语言区会产生阴性反应，包括失语、言语障碍或错语症（Penfield 和 Jasper，1954；Lüders 等，1988；Burchiel 等，1989；Talacchi 等，2013）。我们应该试着将语言障碍与刺激运动皮层或运动前区皮层发音区而引起的发音障碍、构音障碍、失音或发音困难区分开来，因此，应避免刺激诱发的口腔、舌头或喉部肌肉收缩。患者必须时刻保持警醒并加入语言任务。在这种技术的最简单形式中，外科医生在让患者大声数数的同时，行间断刺激。持续出现数数中断（言语停止）可以识别语言皮层。这种效果在 Broca 区（运动）和 Wernicke 区（感觉）言语区较为相似，刺激颞下回也可能发生（Lüders 等，1988；Haglund 等，1994）。

更复杂的语言定位涉及由神经心理学家或语言病理学家使用各种任务进行测试，例如命名或动词生成，并在外科医生间断刺激时记录更微妙的语言障碍（Ojemann 等，2002；De Witte 和 Mariën，2013；Talacchi 等，2013）。命名是最常见的任务。向患者展示一组图像，患者通过说“这是一个……”然后进行图像命名。通过刺激引起的命名不能或命名错误识别语言皮层。更复杂的测试方案因中心而异，一些方案设计了针对特定患者的任务（Bello 等，2014；Dineen 等，2019a）。识别的语言区域因患者而异，定位可以揭示双语或多语言患者的特异性语言皮层区域（Lucas 等，2004；Giussani 等，2007）。

一些专科中心将 Penfield 技术扩展到其他联合皮层，例如负性运动区或辅助运动皮层，以及其他认知功能，例如语言记忆和学习功能（Lüders 等，1995；Ojemann，2010；Bello 等，2014）。此外，一些外科医生进行皮层下 Penfield 刺激来识别功能重要的运动、语言或传导束（Bello 等，2007，2014；Duffau 等，2008）。这通常在脑肿瘤切除术中进行，但也可以选择应用于癫痫手术中。

Penfield 技术的缺点

Penfield 技术的一个显著缺点是清醒开颅手术本身对患者而言非常艰难，不适用于 11 岁以下的儿童，或由于情感脆弱或认知障碍而无法配合手术的成年人。此外，麻醉医生技术及经验应足够丰富，可实现患者在睡眠-清醒-睡眠状态不断变换，同时在清醒测试阶段保持足够的舒适与警觉，有效配合测试。此外，清醒开颅手术也带来了一些伦理挑战，例如外科医生与患者的利益冲突和一些患者在术中拒绝进行相关配合（Ford 等，2007；Kirsch 和 Bernstein，2012）。事实上，清醒开颅手术不仅仅是一种选择，更应该被足够重视，因其可以获得全麻无法获得的重要的功能信息。

另一个缺点是多达 25% 的患者经常引发后放电（Dineen 等，2019b）。后放电包括在刺激区域附近或远离刺激区域的皮层中重复出现的 ECoG 放电，实际上这些是癫痫的电发作模式，因为它们在频率、波幅和分布上都有演变（Dineen 等，2019b）。在 5% ～ 15% 的患者中还会发展为临床癫痫发作（Sartorius 和 Wright，1997），并可能演变成抽搐，有潜在的严重并发症，包括舌撕裂、肩关节脱位、骨折、脑损伤或死亡。幸运的是，截至目前尚无相关后遗症的报道（Szelényi 等，2010a；Dineen 等，2019b；MacDonald 等，2020）。此外，有证据表明，术前服用负荷剂量的左乙拉西坦等抗癫痫药物可以减少但不能完全避免癫痫发作（Dineen 等，2019b）。此外，诱发性癫痫发作通常在用 4℃生理盐水或林格液冷冲洗后会迅速缓解，并且可以在短暂停顿后恢复测试。否则，可能需要静脉使用抗癫痫药物，但这些药物往往会引起镇静，干扰后续测试。

未被刺激的皮层因后放电诱发的发作，症状表现如强直-阵挛运动或言语停止，也能造成错误定位。因此，Penfield 刺激的同时监测 ECoG 是必要的（Dineen 等，2019b；MacDonald 等，2020）。应尝试将刺激强度保持在后放电阈值以下以避免引发临床癫痫发作，并在出现后放电时忽略患者的反应（图 6.4）。

诱发电位定位技术

我们还可以应用体感诱发电位（SEP）、运动诱发电位（MEP）、视觉诱发电位（VEP）以及皮层-皮层诱发电位（cortico-cortical evoked potential，CCEP）进行定位。这些技术避免了 Penfield 方法的一些缺点。例如，由于在全静脉麻醉下进行，避免了清醒开颅手术给患者带来的不好体验和伦理挑战，同时适用于包括儿童在内的所有患者（Sala 等，2002，2010）。此外，不涉及皮层刺激的 SEP 和 VEP 不会诱发后放电或癫痫发作。虽然 MEP 确实需要使用 5 个短脉冲成串刺激皮层，但这些刺激引起的后放电较少，仅在＜ 1% ～ 5% 的患者中诱发临床癫痫发作，因此比用于定位 M1 的 Penfield 技术更安全（Szelényi 等，2007a；Dineen 等，2019b；MacDonald 等，2020）。诱发的运动性发作少见，且在肌肉记录中迅速显现，通常用冷水冲洗即可消除。此外，MEP 是一个短潜伏期的锁时电位，不会因后放电导致错误定位。因此，尽管一些方案常规使用 ECoG，同步 ECoG 是可选方案（Dineen 等，2019b）。最后，用于 CCEP 的单脉冲皮层刺激具有非常低的诱发癫痫发作的风险（MacDonald，2002）。

体感诱发电位

对于感觉运动皮层或附近的癫痫手术，通常先用硬膜下条状或网状电极记录皮层 SEP，识别 S1、中央沟，并推断识别 M1（Nuwer，1986；Wood 等，1988；Allison 等，1989；Cedzich 等，1996；Romstöck 等，2002；Kombos，2008；Jahangiri 等，2011）。尽管吸入麻醉下也可获得皮层 SEP，但全静脉麻醉可能仍是最佳方案。虽然可以通过刺激多组神经来定位感觉皮层小人，但是在识别出 S1 后并根据解剖定位也是可以的。最常使用正中神经 SEP，其定位标准是：①中央沟附近的 N20/P20 相位反转；② S1 区记录到 P25，虽略不稳定；③手区波幅最高（MacDonald 等，2019）。应用胫神经或三叉神经皮层 SEP 最大波幅标准进行 S1 定位较为少见，因为这些操作并没有恒定出现中央沟相位反转。相反，它们在中央沟前后电位极性相同，并在 S1 处波幅梯度最大（Simon 等，2021a）。在 90% 的患者中正中神经 SEP 定位结果是准确的（Romstöck 等，2002），但偶尔也会出现 M1 推断错误。因此，当 M1 识别至关重要时，应在 SEP 定位后进行直接皮层刺激 MEP 定位（图 6.5）。

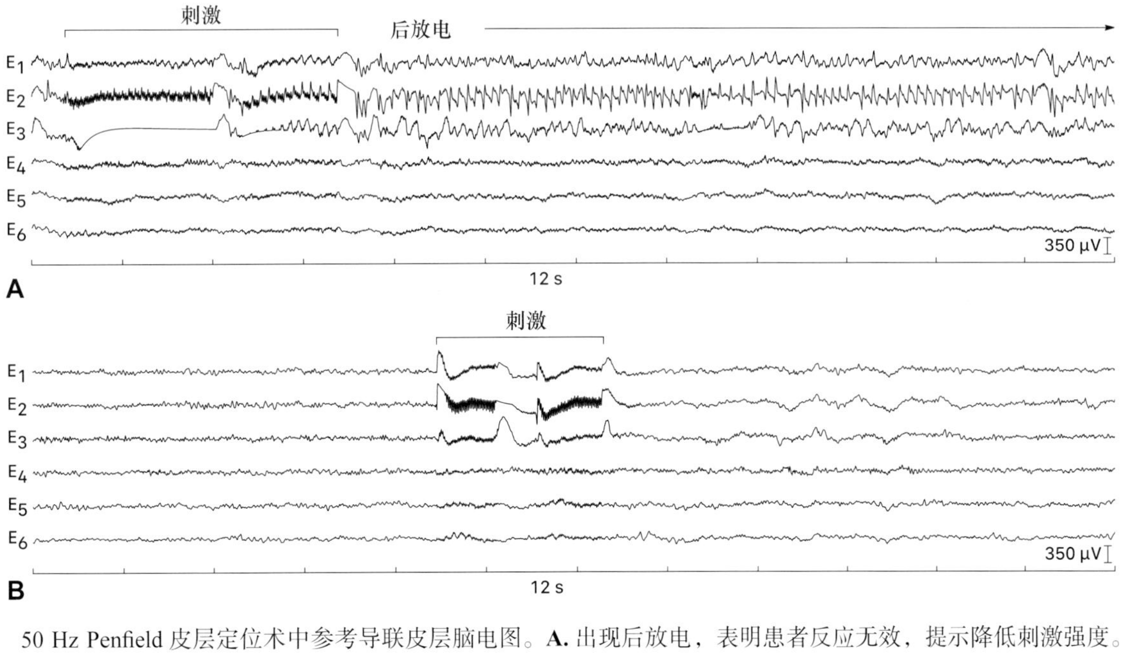

图 6.4 50 Hz Penfield 皮层定位术中参考导联皮层脑电图。**A.** 出现后放电，表明患者反应无效，提示降低刺激强度。**B.** 无后放电，确定患者的稳定反应。［Modified from MacDonald，D.B.，2015. Intraoperative monitoring. In：Toga，A.W.（Ed.），Brain mapping：an encyclopedic reference. Elsevier，Academic Press，pp. 871-879，with permission.］

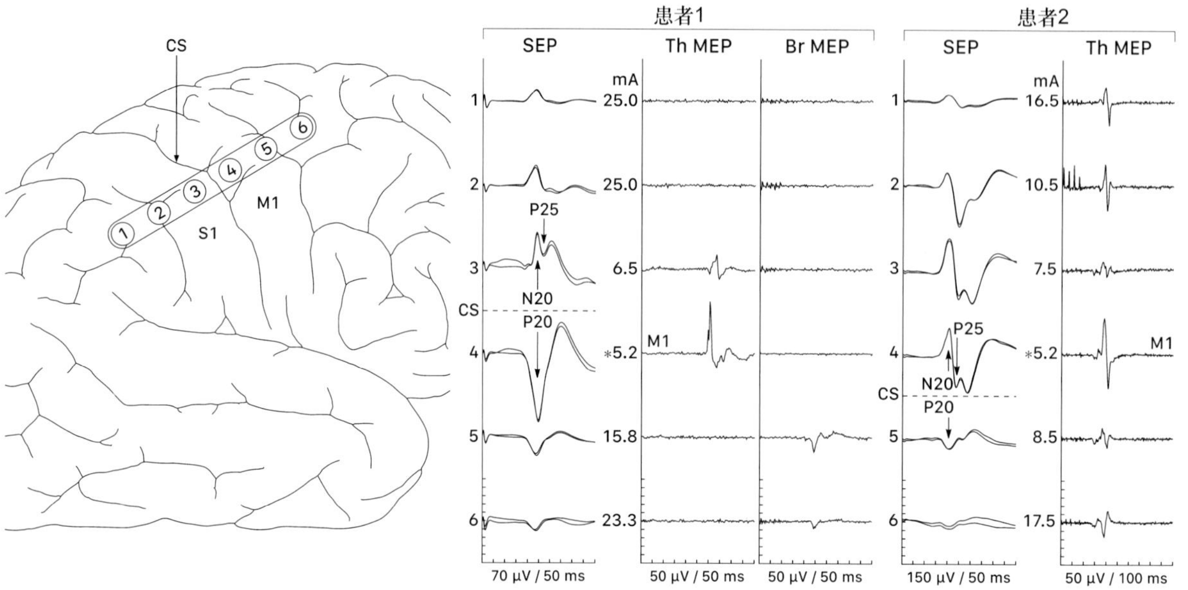

图 6.5 术中皮层体感诱发电位（SEP）和运动诱发电位（MEP）定位。患者 1，N20/P20 相位反转、高波幅 P25 表明中央沟（CS）位于电极 3 和 4 之间，电极 3 位于初级感觉皮层（S1）上，电极 4 位于初级运动皮层（M1）。使用该电极采用阳极刺激、5 个 0.5 ms 成串脉冲、刺激间期（ISI）4 ms，直接皮层刺激，电极 4 处 MEP 阈值（*）最低，证实了推断的 M1 定位。患者 2，使用相同 SEP 标准提示电极 4 位于 S1 上，电极 5 位于 M1 上。然而，MEP 最低阈值显示，电极 4 实际上位于 M1。因此，由于偶发差异，当 M1 定位非常重要时，MEP 定位应在 SEP 定位后进行。Th，大鱼际肌；Br，肱桡肌。（Modified from MacDonald，D.B.，Dong，C.，Quatrale，R.，et al.，2019. Recommendations of the International Society of Intraoperative Neurophysiology for intraoperative somatosensory evoked potentials. Clin Neurophysiol 130，161-179，with permission.）

皮层下定位投射至 S1 和 M1 的丘脑皮质束也是可行的（Simon 等，2021b）。具体而言，皮层下 Penfield 或重复短脉冲刺激会导致正中神经皮层 SEP 波幅在中央沟前后急剧下降，并在刺激结束后立即恢复。然而，通过 2 例患者获得的这些初步结果仍需要进一步研究。

运动诱发电位

使用单极阳极 5 个脉冲成串直接皮层刺激可诱发运动皮层刺激部位相应的对侧局灶性肌源性 MEP，并且根据最低阈值可靠定位 M1 区（图 6.6）（Taniguchi 等，1993）。阳极比阴极更能有效地诱发直接皮层 MEP，对此，全静脉麻醉很重要。对于肢体肌源性 MEP，通常刺激间期（ISI）4 ms 是最佳选择（Szelényi 等，2007b；MacDonald 等，2013；Abalkhail 等，2017）；而使用 ISI 2 ms 可提高短潜伏期皮质延髓肌源性 MEP 与刺激伪迹的分离程度（MacDonald 等，2013；Fernandez-Conejero，2020）。尽管许多从业者选择脉冲宽度为 0.5 ms，但有充分的证据表明 0.2 ms 通常是最佳的，因为处于平均时值，从而在平衡适度电荷和电流的同时使能量最小化（Abalkhail 等，2017）。最大电流强度通常为 25 mA，脉冲宽度为 0.5 ms，但在 0.2 ms 宽度下，刺激电流可增加到 36 mA（Abalkhail 等，2017）。如果已经进行了 SEP 定位，则可以通过该硬膜下条状电极进行刺激，寻找 MEP 刺激阈值最低的电极（图 6.5）。然后，在略高于刺激阈值的强度下，例如 1.1× 阈值，外科医生可以使用手持式刺激探头快速绘制出运动皮层小人图，并在切除前排除病理组织中的运动功能（图 6.7）。该技术比 Penfield 电极定位要快得多。

如果手术有损伤皮层下皮质脊髓束轴突的风险，那么外科医生可以间断使用手持式探头，以 1 ～ 1.5 Hz 频率，采用阴极、5 个脉冲成串刺激术腔（Kombos 等，2009；Szelényi 等，2011；Bello 等，2014）。阴极比阳极能更有效地诱发皮层下 MEP。脉冲宽度采用 0.5 ms，MEP 阈值 / 距离标准约为 1 mA/mm，用于估计与皮质脊髓束的距离（Szelényi 等，2011；Seidel 等，2013；Shiban 等，2015）。在这里，脉冲宽度不建议使用 0.2 ms，因为会以一种不确定的方式增加 mA/mm 比率（Shiban 等，2015；Abalkhail 等，2017）。阈值≤ 2 ～ 3 mA

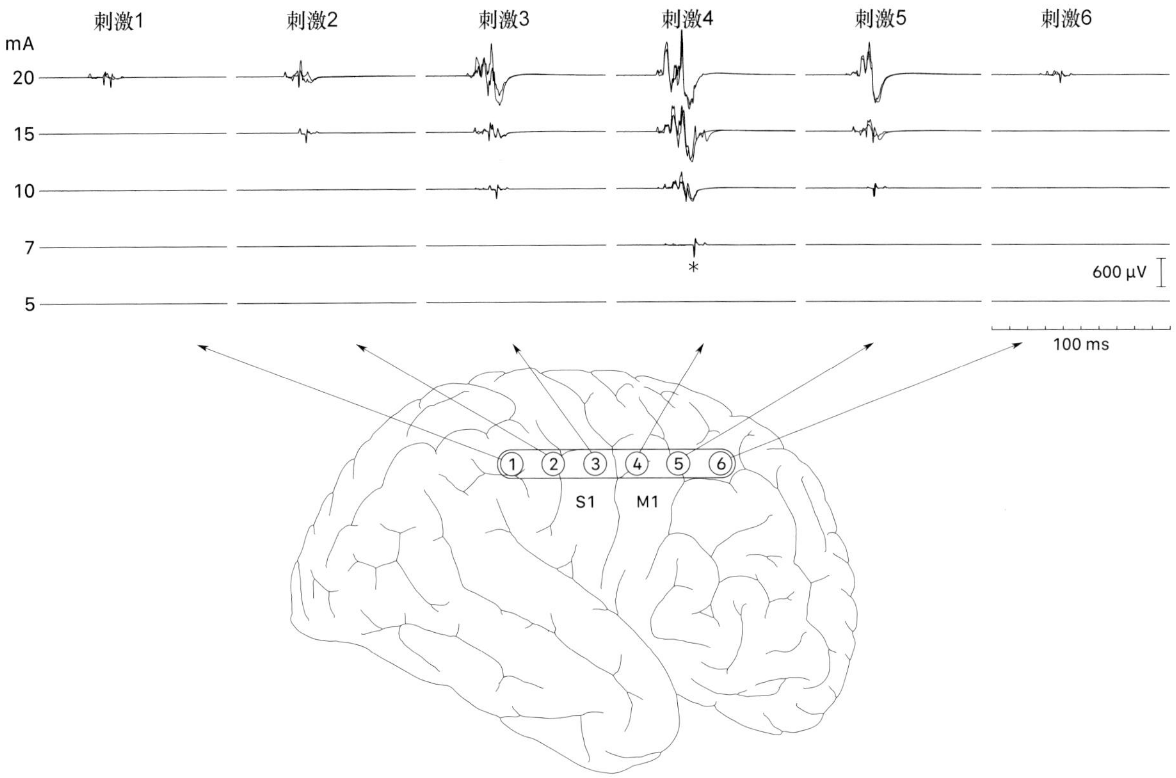

图 6.6 术中直接皮层刺激运动诱发电位（MEP）定位，通过对侧大鱼际肌记录。采用 1.5 Hz、阳极、5 个脉冲成串刺激，脉宽 0.5 ms、ISI 4 ms。在高强度（20 mA）下，MEP 不仅源自初级运动皮层（M1），还源自初级感觉皮层（S1）、顶叶和运动前区皮层。远离 M1 的刺激反应可以通过电流扩散或皮层-皮层投射到 M1 运动神经元来介导。MEP 产生的区域随着强度逐渐降低而减少，直到最低阈值（*）定位 M1

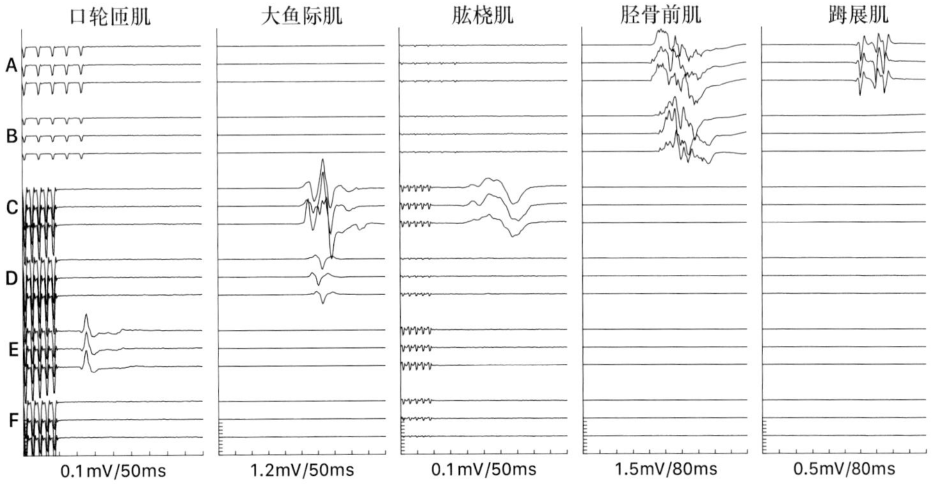

图 6.7 一例右顶叶脑肿瘤引起局灶性癫痫患者，术中使用手持式探针进行运动功能皮层定位，诱发出对侧运动诱发电位。采用 1.5 Hz、阳极、5 个脉冲成串刺激，脉宽 0.5 ms，刺激强度略高于阈值。**A.** 脚和腿；**B.** 腿；**C.** 手和前臂；**D.** 手；**E.** 面部；**F.** 离开运动皮层。[Modified from MacDonald，D.B.，2015. Intraoperative monitoring. In：Toga，A.W.（Ed.），Brain mapping：an encyclopedic reference. Elsevier，Academic Press，pp. 871-879，with permission.]

表明与皮质脊髓束非常接近，存在损伤的风险，可能在该方向需停止进一步切除（图 6.8）（Nossek 等，2011；Seidel 等，2013）。

还可以将吸引器或超声吸引器的尖端连接刺激器，在切除过程中以 1 ～ 1.5 Hz 的频率，采用阴极、5 个脉冲成串进行刺激，进行动态皮层下定位（Seidel 等，2013；Raabe 等，2014）。该技术应用越来越广泛，可对皮质脊髓束侵犯早期报警，并且

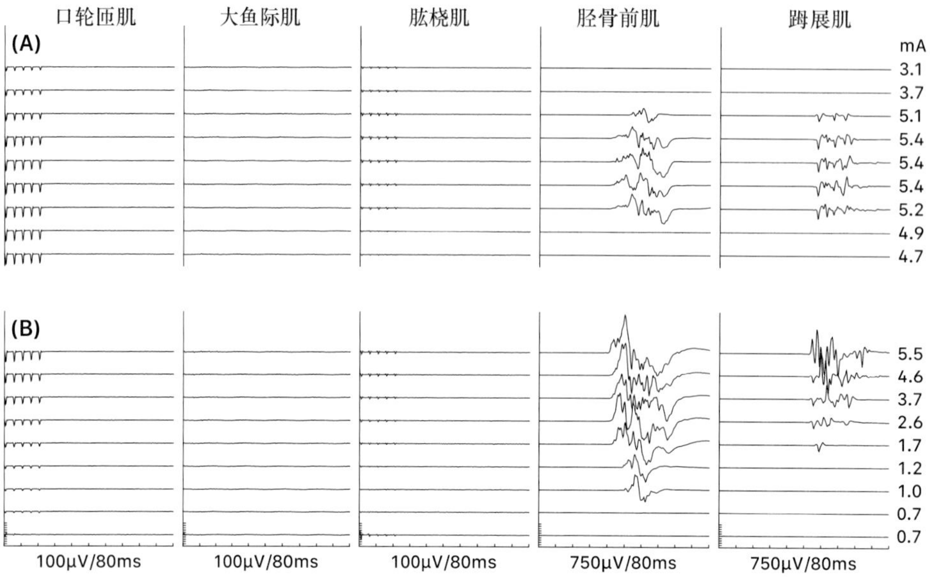

图 6.8 一例右顶叶脑肿瘤引起局灶性癫痫患者，术中使用手持式探针间断进行皮层下运动诱发电位（MEP）定位。刺激频率 1.5 Hz、阴极、5 个脉冲成串刺激，脉宽 0.5 ms、ISI 4 ms。**A.** 在邻近腿部运动皮层行部分切除后，左腿 MEP 的皮层下刺激阈值为 5.1 mA。**B.** 进一步切除后，阈值降至 1.0 mA，从而停止了该方向的手术。患者术后癫痫无发作，幸运的是没有出现术后运动功能障碍。[Modified from MacDonald，D.B.，2015. Intraoperative monitoring. In：Toga，A.W.（Ed.），Brain mapping：an encyclopedic reference. Elsevier，Academic Press，pp. 871-879，with permission.]

似乎不会诱发临床癫痫发作。

在实施皮层下 MEP 时，重要的是要理解这些反应并不表明刺激部位以上运动结构的功能完整性。这是因为轴突变性需要一定的时间，以至于在急性运动皮层或浅表轴突损伤后深层皮质脊髓轴突仍保持兴奋状态（图 6.9）。因此，建议尽可能同时进行经颅 MEP 监测（见下文，功能监测）。

也有关于在 Rolandic 区附近脑肿瘤手术中使用单脉冲直接皮层或皮层下刺激定位 M1，使用 D 波定位皮质脊髓束的相关报道（Katayama 等，1988；Yamamoto 等，2004；Fujiki 等，2006；Fukaya 等，2011），但不是专门针对癫痫手术的监测方式。这种方法不太可能导致任何癫痫发作，已发表的结果表明在全麻下定位成功。然而，它需要使用侵入性硬膜外或硬膜下颈髓记录电极，因此没有得到广泛应用。

视觉诱发电位

将发光二极管嵌入硅胶或塑料圆盘内，进行高亮度的闪光刺激，附着在患者紧闭的眼睑上或特殊设计的护目镜上，可诱发 VEP，经头皮或使用硬膜下条状电极直接从枕叶皮层记录（Kodama 等，2010；Ota 等，2010；Sasaki 等，2010；Uribe 等，2017）。要获得稳定的记录，全静脉麻醉很重要。据推测，采用硬膜下条状电极或网状电极直接记录，可以通过最大 VEP 波幅来定位初级距状视觉皮层，但在全麻下使用这种技术定位的资料很少。清醒开颅手术中有证据表明，可以用颅内电极模式反转 VEP 定位视觉皮层（Rajan 和 Simon，2019）。

皮层-皮层诱发电位

有证据表明，使用单脉冲直接刺激皮层，在附近或远隔处皮层可记录到经皮层下纤维束传导的皮层-皮层诱发电位（cortical-cortical evoked potential，CCEP），这可能成为一种有用的术中定位技术（Matsumoto 等，2004，2017；Kunieda 等，2015；Giampiccolo 等，2021）。目前最大的临床关注点是定位语言区，并且有一些证据表明，在全身麻醉下可以定位 Broca 区和 Wernicke 区，这将是一项重大突破。然而，这种方法仍处于研究阶段，目前术中语言区定位仍需要 Penfield 技术和清醒开颅手术，相关结果仍有待进一步研究探讨。

长潜伏期喉肌反应

使用持续时间 0.5 ms、ISI 4 ms 的 4 个脉冲成串刺激，刺激额下回尾盖部运动前区皮层一个小区

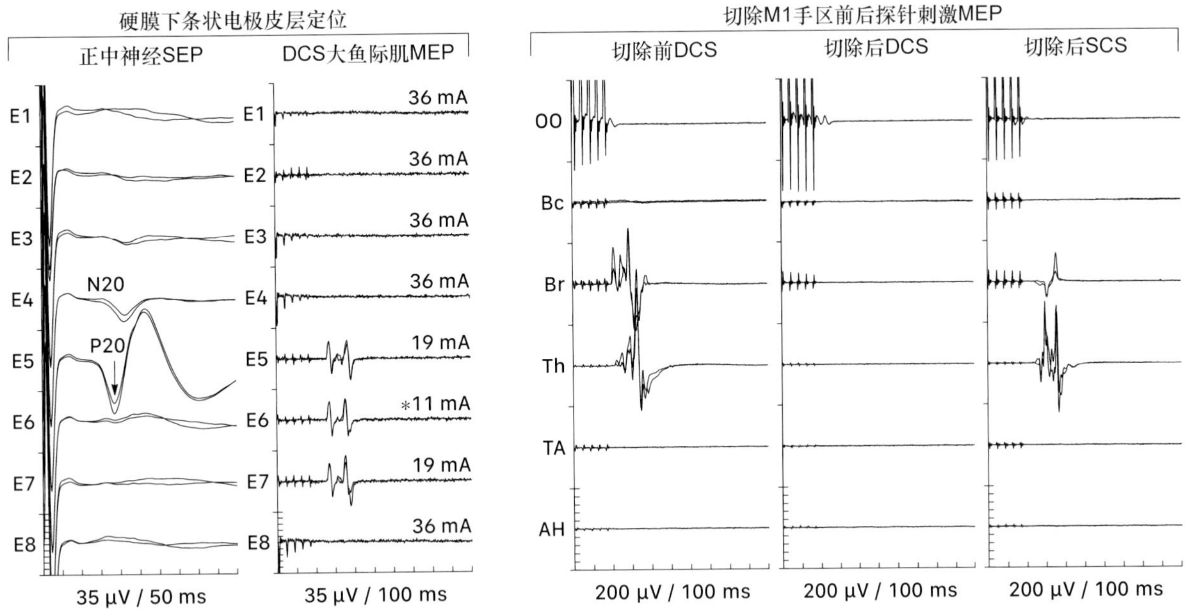

图 6.9 一名 5 岁患儿，右利手，因右额叶皮层发育不良，导致几乎持续性左手运动性癫痫发作，行术中功能定位。术前颅内监测显示癫痫发作起始在或邻近初级运动皮层（M1）。为了达到术后癫痫无发作，家属愿接受术后左手瘫痪的后果。硬膜下条状电极体感诱发电位（SEP）定位显示电极 4 和 5 之间出现正中神经 N20/P20 相位反转，表明电极 5 位于 M1 上。然而，采用 5 个脉冲、脉宽 0.2 ms、ISI 4 ms 直接皮层刺激（DCS），显示大鱼际肌运动诱发电位（MEP）最低阈值（*）M1 区位于电极 6，该电极位于癫痫发作起始区。切除前，使用刺激探针行 DCS，通过诱发大鱼际肌（Th）和肱桡肌（Br）的 MEP 进行定位。在切除包括 M1 手部区域在内的癫痫病灶后，对周围未切除皮层行 DCS 未诱发 MEP。然而，对暴露白质行皮层下刺激（subcortical stimulation，SCS）诱发出 MEP。患者术后癫痫无发作，但左手瘫痪。AH，踇展肌；Bc，二头肌；OO，口轮匝肌；TA，胫骨前肌

域，会引起环甲肌和声带肌的长潜伏期反应（long latency response，LLR）（Deletis 等，2014；Rogić 等，2014）。LLR 是一种 MEP，起始潜伏期大约为 55 ms，起源于任一半球，不具有语言特异性。然而，在语言优势半球，LLR 起源点位于 Broca 区内或附近。对优势半球 LLR 起源点进行 Penfield 或重复短脉冲刺激，可致清醒患者产生言语停止，但这种影响可能是失声而非失语，因为同时伴有喉部肌肉收缩。此外，Broca 区比 LLR 起源点大得多。然而，由于 LLR 起源点在全静脉麻醉下仍然存在，因此它可以对不适合清醒开颅手术患者的优势半球 Broca 区位置进行大致定位。尽管如此，该技术仍处于研究阶段，目前术中语言区定位仍依赖于清醒开颅手术。

功能监测

确定了重要功能结构后，可以将电极留在该区域，并用它们在切除过程中监测神经功能完整性（Sala 等，2002；Sala 和 Lanteri，2003；Yamamoto 等，2004；Fujiki 等，2006；Szelényi 等，2010b；MacDonald 等，2013，2019；Seidel 等，2013；Deletis，2020）。这些可以引导手术继续进行，发现信号恶化及时干预以恢复信号和避免损伤，或记录不可逆转损伤的发生。详细内容见第 3 和 8 章。

Penfield 技术不适用于此应用，因为外科医生在操作时通常会搁置刺激探针。最近有一种趋势，在切除过程中通过吸引器或超声吸引器的尖端进行 Penfield 刺激，但这是一种动态定位而不是监测技术。因此，通常用诱发电位来完成监测。

体感诱发电位

可以将电极留在 S1 区，监测正中和（或）胫神经 SEP，尽管这种做法很少见，因为通常主要关注点是运动系统。尽管如此，仍有证据表明直接皮层 SEP 监测可以避免或监测丘脑皮质体感通路损伤，这些损伤常导致术后感觉功能废损（Simon 等，2021a）。如果开颅手术术野无法达及 S1，则可以监测头皮 SEP（第 3 章）。在任何情况下，手术对侧半球头皮 SEP 都可以提供参照。传统的 SEP 报

警标准是波幅比基线降低＞50%或潜伏期延长＞10%。然而，国际术中神经生理学学会建议报警标准为，相对于最近的变化前数值，波幅明显降低，并明显超过测试间变异性（MacDonald 等，2019）。请注意，在大范围切除手术时，应慎重解读头皮 SEP 降低，因为脑移位后皮层发生源方向改变可能导致记录波幅改变。

运动诱发电位

更常见的做法是将硬膜下条状刺激电极放在 M1 手区和（或）腿区以监测对侧肌肉 MEP。因为使用这种技术，患者几乎不产生体动，很少会干扰手术，因此可以频繁记录 MEP，例如每 2 秒一次，以提供几乎实时的手术反馈（图 6.10）。如果开颅术野无法达及 M1，则可使用 M3-Mz、M4-Mz、M1/M2 或 Cz-Cz＋6 cm 刺激点以略高于刺激阈值的强度进行经颅电刺激，以激活相对浅表的运动系统，从而实现较低频率的 MEP 监测（Szelényi 等，2005，2007b；MacDonald 等，2013）。在任何一种情况下，手术对侧半球经颅 MEP 都可以提供参照。建议避免使用 M3/M4 和四极串联 M1M3/M2M4 进行经颅刺激，这在理论上可以促进深层激活，从而无法监测到浅表运动系统受损（第 3 章）。

无论是直接皮层刺激还是经颅刺激，如果响应稳定性足够，脑外科手术的 MEP 预警标准是波幅消失或持续波幅降低＞50%（图 6.11）（Neuloh 等，2004；MacDonald 等，2013；MacDonald 等，2017）。如果自发的测试间变异性超过 50%，则可能需要更大的降幅才能发出预警。刺激阈值急性升高也可能与风险相关（Szelényi 等，2010b），但目前还没有公认的阈值标准。首先必须排除混杂因素，如皮层刺激电极移位或因邻近手术操作或部分切除后皮层下坠而与电极失去接触。事实上，标准硬膜下条状电极很难与皮层持续保持接触。期待更薄、更柔韧材料和更好附着力的新型电极设计能够解决这个问题。记录电位稳定与良好的运动功能结局密切相关；可逆性消失或降低提示需防止损伤，但也可能与新发运动功能废损相关；不可逆性消失或降低通常预示着出现术后无力（Neuloh 等，2004，2010；Szelényi 等，2010b；MacDonald 等，2013）。

单脉冲 D 波技术也应用于 Rolandic 区附近脑肿

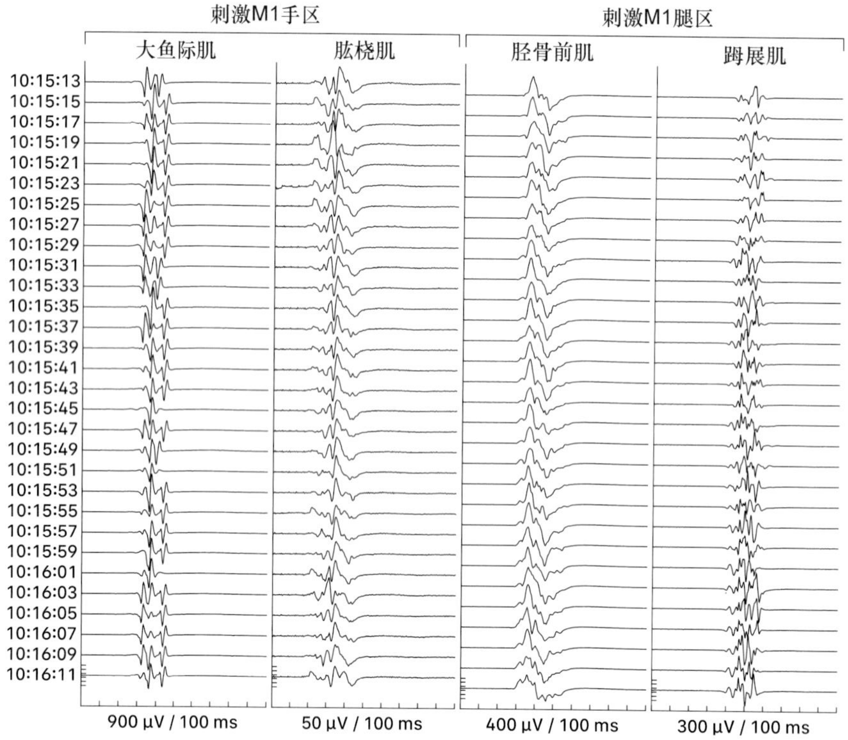

图 6.10 一例患有难治性局灶性癫痫的患者，行左额叶肿瘤切除，术中行直接皮层刺激运动诱发电位（MEP）监测。交替刺激初级运动皮层（M1）手区和腿区。采用 0.5 Hz、阳极、5 个脉冲，脉宽 0.5 ms、ISI 4 ms 和刺激强度 12 mA。MEP 稳定，患者没有术后运动功能障碍。[Modified from MacDonald，D.B.，2015. Intraoperative monitoring. In：Toga，A.W.（Ed.），Brain mapping：an encyclopedic reference. Elsevier，Academic Press，pp. 871-879.]

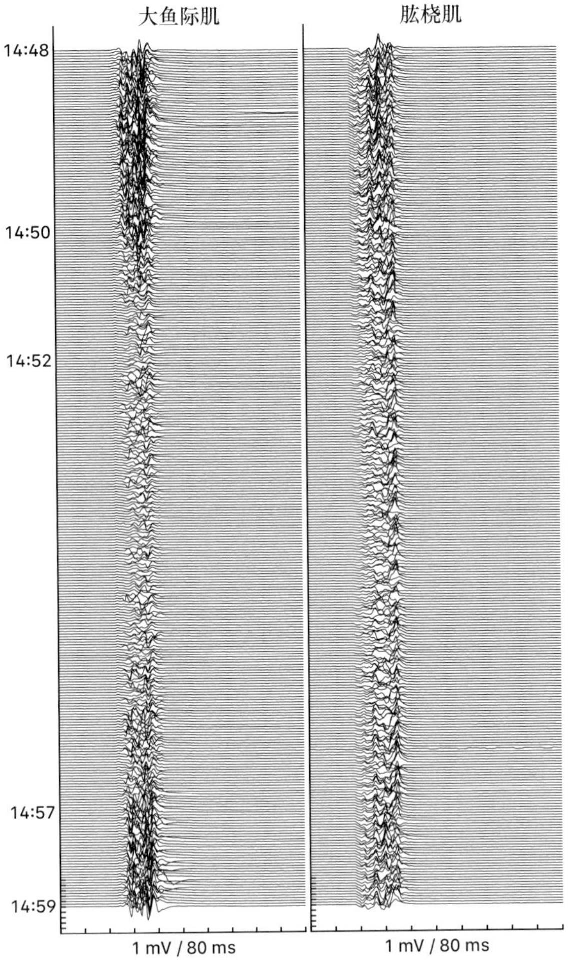

图 6.11 一例患有难治性局灶性运动性癫痫发作的患者，行右侧初级运动皮层海绵状血管瘤切除，术中行直接皮层刺激运动诱发电位（MEP）监测。由于左侧大鱼际肌 MEP 波幅持续降低＞ 50%，于 14:52 报警，手术暂停，进行温水冲洗并移除牵开器。14:57 信号恢复后继续手术，完全切除病灶，MEP 无进一步恶化。患者术后无癫痫发作，无运动功能障碍。[Modified from MacDonald，D.B.，2015. Intraoperative monitoring. In：Toga，A.W.（Ed.），Brain mapping：an encyclopedic reference. Elsevier，Academic Press，pp. 871-879，with permission.]

瘤切除术中的运动系统监测（Yamamoto 等，2004；Fujiki 等，2006），但并非专门用于癫痫手术。D 波波幅降低＞ 30% ～ 40% 可能预示着术后永久性无力，而其保留则预示着早期的运动功能废损在长期会恢复。因此，D 波监测可能与其在脊髓髓内手术中的作用相似（第 13 章）。然而，应用侵入式颈髓电极是相当大的障碍。

其他诱发电位

有一些关于在脑肿瘤切除术中使用硬膜下条状电极直接监测皮层 VEP 的报道（Ota 等，2010），但不是专门针对癫痫手术。经验性报警标准是波幅降低＞ 50%。这项技术可以监测并可能有助于避免视交叉后视觉通路或枕叶皮层损伤，但仍有待进一步研究。同样，也有一些关于脑肿瘤手术中 CCEP 监测的报道（Kunieda 等，2015；Matsumoto 等，2017；Giampiccolo 等，2021），该技术可能最终会在癫痫手术中发挥作用。

结论

作为术前检查和术中神经导航的补充，癫痫手术中神经生理学监测有助于最大限度地切除癫痫病灶，同时避免因重要功能组织损伤导致的术后神经功能废损。传统致痫灶术中定位技术，使用 ECoG 识别和区分激惹区，存在很大的局限性，但在特定的患者中仍然有一定作用。新型致痫灶定位技术，如计算机化 HFO 定位或 SPES 技术未来可期，但目前仍在研究中。使用 Penfield 和（或）诱发电位技术的功能定位和监测与其他脑手术基本相同，并可能有助于提高癫痫手术的安全性。

（单明　译　程宏伟　审校）

参考文献

Abalkhail TM, MacDonald DB, AlThubaiti I et al. (2017). Intraoperative direct cortical stimulation motor evoked potentials: stimulus parameter recommendations based on rheobase and chronaxie. Clin Neurophysiol 128: 2300–2308.

Allison T, McCarthy G, Wood CC et al. (1989). Human cortical potentials evoked by stimulation of the median nerve. I. Cytoarchitectonic areas generating short-latency activity. J Neurophysiol 62: 694–710.

Bello L, Gallucci M, Fava M et al. (2007). Intraoperative subcortical language tract mapping guides surgical removal of gliomas involving speech areas. Neurosurgery 60: 67–80.

Bello L, Riva M, Fava E et al. (2014). Tailoring neurophysiological strategies with clinical context enhances resection and safety and expands indications in gliomas involving motor pathways. Neuro-oncology 16: 1110–1128.

Binnie CD, McBride MC, Polkey CE et al. (1994). Electrocorticography and stimulation. Acta Neurol Scand Suppl 152: 74–82.

Branco DM, Coelho TM, Branco BM et al. (2003). Functional variability of the human cortical motor map: electrical stimulation findings in perirolandic epilepsy surgery. J Clin Neurophysiol 20: 17–25.

Burchiel KJ, Clarke H, Ojemann GA et al. (1989). Use of stimulation mapping and corticography in the excision of arteriovenous malformations in sensorimotor and

language-related neocortex. Neurosurgery 24: 322–327.
Carreño M, Lüders H (2008). General principles of pre-surgical evaluation. In: H Lüders (Ed.), Textbook of epilepsy surgery. Inform UK Ltd, London, pp. 409–422.
Cascino GD (1998). Pharmacological activation. Electroencephalogr Clin Neurophysiol Suppl 48: 70–76.
Cascino GD, So EL, Sharbrough FW et al. (1993). Alfentanil-induced epileptiform activity in patients with partial epilepsy. J Clin Neurophysiol 10: 520–525.
Cascino GD, Trenerry MR, Jack CR et al. (1995). Electrocorticography and temporal lobe epilepsy: relationship to quantitative MRI and operative outcome. Epilepsia 36: 692–696.
Cedzich C, Taniguchi M, Schäfer S et al. (1996). Somatosensory evoked potential phase reversal and direct motor cortex stimulation during surgery in and around the central region. Neurosurgery 38: 962–970.
Chatrian GE, Quesney LF (1998). Intraoperative electrocorticography. In: J Engel, TA Pedley (Eds.), Epilepsy—a comprehensive textbook. Lippincott - Raven Press, New York, pp. 1749–1765.
Clarke DB, Olivier A, Andermann F et al. (1996). Surgical treatment of epilepsy: the problem of lesion/focus incongruence. Surg Neurol 46: 579–585.
De Witte E, Mariën P (2013). The neurolinguistic approach to awake surgery reviewed. Clin Neurol Neurosurg 115: 127–145.
Deletis V (2020). Intraoperative neurophysiology and methodologies used to monitor the functional integrity of the motor system. In: V Deletis, JL Shills, F Sala et al. (Eds.), Neurophysiology in neurosurgery: a modern approach, second edn. Academic Press, London, pp. 17–34.
Deletis V, Rogić M, Fernandez-Conejero I et al. (2014). Neurophysiologic markers in laryngeal muscles indicate functional anatomy of laryngeal primary motor cortex and premotor cortex in the caudal opercular part of inferior frontal gyrus. Clin Neurophysiol 125: 1912–1922.
Deletis V, Shils JL, Sala F et al. (Eds.), (2020). Neurophysiology in neurosurgery: a modern approach, second edn. Academic Press, London.
Dineen J, Nahed BV, Simon MV (2019a). Mapping and monitoring of language and parietal functions. In: MV Simon (Ed.), Intraoperative neurophysiology: a comprehensive guide to monitoring and mapping, 2nd ed. Demos Medical Publishing, New York, pp. 284–302.
Dineen J, Maus DC, Muzyka I et al. (2019b). Factors that modify the risk of intraoperative seizures triggered by electrical stimulation during supratentorial functional mapping. Clin Neurophysiol 130: 1058–1065.
Duffau H, Peggy Gatignol ST, Mandonnet E et al. (2008). Intraoperative subcortical stimulation mapping of language pathways in a consecutive series of 115 patients with Grade II glioma in the left dominant hemisphere. J Neurosurg 109: 461–471.
Engel J, Pedley TA (Eds.), (1998). Epilepsy—a comprehensive textbook. Lippincott – Raven Press, New York.
Farrell DF, Burbank N, Lettich E et al. (2007a). Individual variation in human motor-sensory (rolandic) cortex. J Clin Neurophysiol 24: 286–293.
Farrell DF, Leeman S, Ojemann GA (2007b). Study of the human visual cortex: direct cortical evoked potentials and stimulation. J Clin Neurophysiol 24: 1–10.
Fedele T, van't Klooster M, Burnos S et al. (2016). Automatic detection of high frequency oscillations during epilepsy surgery predicts seizure outcome. Clin Neurophysiol 127: 3066–3074.
Fedele T, Ramantani G, Burnos S et al. (2017). Prediction of seizure outcome improved by fast ripples detected in low-noise intraoperative corticogram. Clin Neurophysiol 128: 1220–1226.
Fedele T, Ramantani G, Sarnthein J (2019). High frequency oscillations as markers of epileptogenic tissue—end of the party? Clin Neurophysiol 130: 624–626.
Fernández IS, Loddenkemper T (2013). Electrocorticography for seizure foci mapping in epilepsy surgery. J Clin Neurophysiol 30: 554–570.
Fernandez-Conejero I (2020). Corticobulbar motor evoked potentials in skull base surgery. In: V Deletis, JL Shils, F Sala et al. (Eds.), Neurophysiology in neurosurgery: a modern approach, second edn. Academic Press, London, pp. 137–150.
Ford PJ, Boulis NM, Montgomery Jr EB et al. (2007). A patient revoking consent during awake craniotomy: an ethical challenge. Neuromodulation 10: 329–332.
Frauscher B, Bartolomei F, Kobayashi K et al. (2017). High-frequency oscillations: the state of clinical research. Epilepsia 58: 1316–1329.
Fujiki M, Furukawa Y, Kamida T et al. (2006). Intraoperative corticomuscular motor evoked potentials for evaluation of motor function: a comparison with corticospinal D and I waves. J Neurosurg 104: 85–92.
Fukaya C, Sumi K, Otaka T et al. (2011). Corticospinal descending direct wave elicited by subcortical stimulation. J Clin Neurophysiol 28: 297–301.
Gallentine WB, Mikati MA (2009). Intraoperative electrocorticography and cortical stimulation in children. J Clin Neurophysiol 26: 95–108.
Giampiccolo D, Parmigiani S, Basaldella F et al. (2021). Recording cortico-cortical evoked potentials of the human arcuate fasciculus under general anaesthesia. Clin Neurophysiol 132: 1966–1973.
Giussani C, Roux F-E, Lubrano V et al. (2007). Review of language organisation in bilingual patients: what can we learn from direct brain mapping? Acta Neurochir (Wien) 149: 1109–1116.
Gloor P (1975). Contributions of electroencephalography and electrocorticography to the neurosurgical treatment of the epilepsies. In: D Purpura, J Penry, R Walter (Eds.), Advances in neurology. vol. 8. Raven Press, New York, pp. 59–105.
Haglund MM, Berger MS, Shamseldin M et al. (1994). Cortical localization of temporal lobe language sites in patients with gliomas. Neurosurgery 34: 567–576.
Höller Y, Kutil R, Klaffenböck L et al. (2015). High-frequency oscillations in epilepsy and surgical outcome. A meta-analysis. Front Hum Neurosci 9: 574.
Jacobs J, Wu JY, Perucca P et al. (2018). Removing high-frequency oscillations: A prospective multicenter study on seizure outcome. Neurology 91: e1040–e1052.
Jahangiri FR, Sherman JH, Sheehan J et al. (2011). Limiting the current density during localization of the primary motor cortex by using a tangential-radial cortical somatosensory evoked potentials model, direct electrical cortical stimulation, and electrocorticography. Neurosurgery 69: 893–898.

Jasper HH (1954). Electrocorticography. In: W Penfield, HH Jasper (Eds.), Epilepsy and the functional anatomy of the human brain. Little, Brown and Company, Boston, pp. 692–738.

Kanazawa O, Blume WT, Girvin JP (1996). Significance of spikes at temporal lobe electrocorticography. Epilepsia 37: 50–55.

Katayama Y, Tsubokawa T, Maejima S et al. (1988). Corticospinal direct response in humans: identification of the motor cortex during intracranial surgery under general anaesthesia. J Neurol Neurosurg Psychiatry 51: 50–59.

Kirsch B, Bernstein M (2012). Ethical challenges with awake craniotomy for tumor. Can J Neurol Sci 39: 78–82.

Kodama K, Goto T, Sato A et al. (2010). Standard and limitation of intraoperative monitoring of the visual evoked potential. Acta Neurochir (Wien) 152: 643–648.

Kombos T (2008). Somatosensory evoked potentials for intraoperative mapping of the sensorimotor cortex. In: MR Nuwer (Ed.), Intraoperative monitoring of neural function. Handbook of Clinical Neurophysiology. vol. 8. Elsevier, Amsterdam, pp. 211–217.

Kombos T, Süss O, Vajkoczy P (2009). Subcortical mapping and monitoring during insular tumor surgery. Neurosurg Focus 27: E5.

Kraemer DL, Spencer DD (1993). Anesthesia in epilepsy surgery. In: J Engel (Ed.), Surgical treatment of the epilepsies, second edn. Raven Press, New York, pp. 527–538.

Kunieda T, Yamao Y, Kikuchi T et al. (2015). New approach for exploring cerebral functional connectivity: review of cortico-cortical evoked potential. Neurol Med Chir (Tokyo) 55: 374–382.

Lucas 2nd TH, McKhann 2nd GM, Ojemann GA (2004). Functional separation of languages in the bilingual brain: a comparison of electrical stimulation language mapping in 25 bilingual patients and 117 monolingual control patients. J Neurosurg 101: 449–457.

Lüders HO (Ed.), (1992). Epilepsy surgery. Raven Press, New York.

Lüders HO (Ed.), (2008). Textbook of epilepsy surgery. Inform UK Ltd, London.

Lüders HO, Awad I (1992). Conceptual considerations. In: HO Lüders (Ed.), Epilepsy surgery. Raven Press, New York, pp. 51–62.

Lüders H, Lesser RP, Dinner DS et al. (1988). Localization of cortical function: new information from extraoperative monitoring of patients with epilepsy. Epilepsia 29: S56–S65.

Lüders HO, Dinner DS, Morris HH et al. (1995). Cortical electrical stimulation in humans. The negative motor areas. Adv Neurol 67: 115–129.

MacDonald DB (2002). Safety of intraoperative transcranial electrical stimulation motor evoked potential monitoring. J Clin Neurophysiol 19: 416–429.

MacDonald DB (2017). Overview on criteria for MEP monitoring. J Clin Neurophysiol 34: 4–11.

MacDonald DB, Pillay N (2000). Intraoperative electrocorticography in temporal lobe epilepsy surgery. Can J Neurol Sci 27: S85–S91.

MacDonald DB, Skinner S, Shils J et al. (2013). Intraoperative motor evoked potential monitoring—a position statement by the American Society of Neurophysiological Monitoring. Clin Neurophysiol 124: 2291–2316.

MacDonald DB, Dong C, Quatrale R et al. (2019). Recommendations of the International Society of Intraoperative Neurophysiology for intraoperative somatosensory evoked potentials. Clin Neurophysiol 130: 161–179.

MacDonald DB, Seidel K, Shils JL (2020). Safety. In: V Deletis, JL Shils, F Sala et al. (Eds.), Neurophysiology in neurosurgery: a modern approach, second edn. Academic Press, London, pp. 581–596.

Matsumoto R, Nair DR, LaPresto E et al. (2004). Functional connectivity in the human language system: a cortico-cortical evoked potential study. Brain 127: 2316–2330.

Matsumoto R, Kunieda T, Nair D (2017). Single pulse electrical stimulation to probe functional and pathological connectivity in epilepsy. Seizure 44: 27–36.

Merrill DR, Bikson M, Jefferys JGR (2005). Electrical stimulation of excitable tissue: design of efficacious and safe protocols. J Neurosci Methods 141: 171–198.

Neuloh G, Pechstein U, Cedzich C et al. (2004). Motor evoked potential monitoring with supratentorial surgery. Neurosurgery 54: 1061–1070.

Neuloh G, Bien CG, Clusmann H et al. (2010). Continuous motor monitoring enhances functional preservation and seizure-free outcome in surgery for intractable focal epilepsy. Acta Neurochir (Wien) 152: 1307–1314.

Nii Y, Uematsu S, Lesser RP et al. (1996). Does the central sulcus divide motor and sensory functions? Cortical mapping of human hand areas as revealed by electrical stimulation through subdural grid electrodes. Neurology 46: 360–367.

Nossek E, Korn A, Shahar T et al. (2011). Intraoperative mapping and monitoring of the corticospinal tracts with neurophysiological assessment and 3-dimensional ultrasonography-based navigation. Clinical article. J Neurosurg 114: 738–746.

Nuwer MR (1986). Evoked potential monitoring in the operating room, Raven Press, New York.

Nuwer MR (Ed.), (2008). Intraoperative monitoring of neural function. *In* Handbook of Clinical Neurophysiology vol. 8. Elsevier, Amsterdam.

Ojemann G (2010). Cognitive mapping through electrophysiology. Epilepsia 51: 72–75.

Ojemann JG, Ojemann GA, Lettich E (2002). Cortical stimulation mapping of language cortex by using a verb generation task: effects of learning and comparison to mapping based on object naming. J Neurosurg 97: 33–38.

Oppenheimer SM, Gelb A, Girvin JP et al. (1992). Cardiovascular effects of human insular cortex stimulation. Neurology 42: 1727–1732.

Ota T, Kawai K, Kamada K et al. (2010). Intraoperative monitoring of cortically recorded visual response for posterior visual pathway. J Neurosurg 112: 285–294.

Penfield W, Jasper HH (Eds.), (1954). Epilepsy and the functional anatomy of the human brain. Little, Brown and Company, Boston.

Raabe A, Beck J, Schucht P et al. (2014). Continuous dynamic mapping of the corticospinal tract during surgery of motor eloquent brain tumors: evaluation of a new method. J Neurosurg 120: 1015–1024.

Rajan S, Simon MV (2019). Intraoperative neurophysiologic monitoring and mapping of the visual pathways. In: MV Simon (Ed.), Intraoperative neurophysiology: a comprehensive guide to monitoring and mapping, second

edn. Demos Medical Publishing, New York, pp. 303–311.
Rogić M, Deletis V, Fernández-Conejero I (2014). Inducing transient language disruptions by mapping of Broca's area with modified patterned repetitive transcranial magnetic stimulation protocol. J Neurosurg 120: 1033–1041.
Romstöck J, Fahlbusch R, Ganslandt O et al. (2002). Localisation of the sensorimotor cortex during surgery for brain tumours: feasibility and waveform patterns of somatosensory evoked potentials. J Neurol Neurosurg Psychiatr 72: 221–229.
Sala F, Lanteri P (2003). Brain surgery in motor areas: the invaluable assistance of intraoperative neurophysiological monitoring. J Neurosurg Sci 47: 79–88.
Sala F, Krzan MJ, Deletis V (2002). Intraoperative neurophysiological monitoring in pediatric neurosurgery: why, when, how? Childs Nerv Syst 18: 264–287.
Sala F, Manganotti P, Grossauer S et al. (2010). Intraoperative neurophysiology of the motor system in children: a tailored approach. Childs Nerv Syst 26: 473–490.
Sartorius CJ, Wright G (1997). Intraoperative brain mapping in a community setting–technical considerations. Surg Neurol 47: 380–388.
Sasaki T, Itakura T, Suzuki K et al. (2010). Intraoperative monitoring of visual evoked potential: introduction of a clinically useful method. J Neurosurg 112: 273–284.
Seidel K, Beck J, Stieglitz L et al. (2013). The warning-sign hierarchy between quantitative subcortical motor mapping and continuous motor evoked potential monitoring during resection of supratentorial brain tumors. J Neurosurg 118: 287–296.
Shiban E, Krieg SM, Haller B et al. (2015). Intraoperative subcortical motor evoked potential stimulation: how close is the corticospinal tract? J Neurosurg 123: 711–720.
Simon MV (Ed.), (2019). Intraoperative neurophysiology: a comprehensive guide to monitoring and mapping, second ed.Demos Medical Publishing, New York.
Simon MV, Cole AJ, Chang EC et al. (2012). An intraoperative multimodal neurophysiologic approach to successful resection of precentral gyrus epileptogenic lesions. Epilepsia 53: e75–e79.
Simon MV, Eskander EN, Cole AJ (2019). Intraoperative electrography in epilepsy surgery. In: MV Simon (Ed.), Intraoperative neurophysiology: a comprehensive guide to monitoring and mapping, second edn. Demos Medical Publishing, New York, pp. 173–207.
Simon MV, Curry WT, Jones PS et al. (2021a). Intraoperative thalamocortical tract monitoring via direct cortical recordings during craniotomy. Clin Neurophysiol 132: 1416–1432.
Simon MV, Lee DK, Choi BD et al. (2021b). Neurophysiologic mapping of thalamocortical tract in asleep craniotomies: promising results from an early experience. Oper Neurosurg (Hagerstown) 20: 219–225.
Speckman EJ, Elger CE (1987). Introduction to the neurophysiological basis of the EEG and DC potentials. In: E Niedermeyer, F Lopes da Silva (Eds.), Electroencephalography. Urban & Schwartzenberg, Baltimore-Munich, pp. 1–13.
Szelényi A, Kothbauer K, de Camargo AB et al. (2005). Motor evoked potential monitoring during cerebral aneurysm surgery: technical aspects and comparison of transcranial and direct cortical stimulation. Neurosurgery 57: 331–338.
Szelényi A, Joksimovic B, Seifert V (2007a). Intraoperative risk of seizures associated with transient direct cortical stimulation in patients with symptomatic epilepsy. J Clin Neurophysiol 24: 39–43.
Szelényi A, Kothbauer KF, Deletis V (2007b). Transcranial electric stimulation for intraoperative motor evoked potential monitoring: stimulation parameters and electrode montages. Clin Neurophysiol 118: 1586–1595.
Szelényi A, Bello L, Duffau H et al. (2010a). Intraoperative electrical stimulation in awake craniotomy: methodological aspects of current practice. Neurosurg Focus 28: E7.
Szelényi A, Hattingen E, Weidauer S et al. (2010b). Intraoperative motor evoked potential alteration in intracranial tumor surgery and its relation to signal alteration in postoperative magnetic resonance imaging. Neurosurgery 67: 302–313.
Szelényi A, Senft C, Jardan M et al. (2011). Intra-operative subcortical electrical stimulation: a comparison of two methods. Clin Neurophysiol 122: 1470–1475.
Talacchi A, Santini B, Casartelli M et al. (2013). Awake surgery between art and science. Part II: language and cognitive mapping. Funct Neurol 28: 223–239.
Taniguchi M, Cedzich C, Schramm J (1993). Modification of cortical stimulation for motor evoked potentials under general anesthesia: technical description. Neurosurgery 32: 219–226.
Tran TA, Spencer SS, Marks D et al. (1995). Significance of spikes recorded on electrocorticography in nonlesional medial temporal lobe epilepsy. Ann Neurol 38: 763–770.
Tsai ML, Chatrian GE, Pauri F et al. (1993a). Electrocorticography in patients with medically intractable temporal lobe seizures. I. Quantification of epileptiform discharges prior to resective surgery. Electroencephalogr Clin Neurophysiol 87: 10–24.
Tsai ML, Chatrian GE, Holubkov AL et al. (1993b). Electrocorticography in patients with medically intractable temporal lobe seizures. II. Quantification of epileptiform discharges following successive stages of resective surgery. Electroencephalogr Clin Neurophysiol 87: 25–37.
Uribe AA, Mendel E, Peters ZA et al. (2017). Comparison of visual evoked potential monitoring during spine surgeries under total intravenous anesthesia versus balanced general anesthesia. Clin Neurophysiol 128: 2006–2013.
van't Klooster MA, van Klink NEC, Leijten FSS et al. (2015). Residual fast ripples in the intraoperative corticogram predict epilepsy surgery outcome. Neurology 85: 120–128.
van't Klooster MA, van Klink NEC, Zweiphenning WJEM et al. (2017). Tailoring epilepsy surgery with fast ripples in the intraoperative electrocorticogram. Ann Neurol 81: 664–676.
Wass CT, Grady RE, Fessler AJ et al. (2001). The effects of remifentanil on epileptiform discharges during intraoperative electrocorticography in patients undergoing epilepsy surgery. Epilepsia 42: 1340–1344.
Wood CC, Spencer DD, Allison T et al. (1988). Localization of human sensorimotor cortex during surgery by cortical surface recording of somatosensory evoked potentials. J Neurosurg 68: 99–111.

Worrell GA, Stead M, Cascino GD (2008). Electrocorticography. In: MR Nuwer (Ed.), Intraoperative monitoring of neural function. Handbook of clinical neurophysiology. vol. 8. Elsevier, Amsterdam, pp. 141–149.

Yamamoto T, Katayama Y, Nagaoka T et al. (2004). Intraoperative monitoring of the corticospinal motor evoked potential (D-wave): clinical index for postoperative motor function and functional recovery. Neurol Med Chir (Tokyo) 44: 170–180.

Yingling CD, Ojemann S, Dodson B et al. (1999). Identification of motor pathways during tumor surgery facilitated by multichannel electromyographic recording. J Neurosurg 91: 922–927.

第 7 章
运动障碍疾病手术的神经生理学

Jay L. Shils[1*]，Jeffrey E. Arle[2]，Andres Gonzalez[3]

[1]*Department of Anesthesiology, Rush University Medical Center, Chicago, IL, United States*
[2]*Department of Neurosurgery, Harvard Medical School and Department of Neurosurgery, Beth Israel Deaconess Medical Center, Boston, MA, United States*
[3]*Department of Neuroscience, University of California Riverside, Riverside, CA, United States*

摘　要

在治疗药物难治性运动障碍疾病的立体定向手术中，术中神经生理学的角色从单纯监测手术效果转变为手术过程中不可或缺的一环。由于这些脑深部靶点的体积小、可视性差以及其生理特性，外科医生需要依靠神经生理学方法来确认正确的解剖定位。较新的手术基于影像学技术和麻醉状态下进行脑深部电刺激电极的植入，但其本质上仍是电生理学靶点，因此某种形式的术中生理监测是必需的。本章回顾了目前在这些神经外科手术中常用的神经生理监测之微电极记录方法。

关键词：微电极记录，振荡，神经生理定位，微电极推进器，躯体特定区域，单细胞

引言

微电极记录（micro-electrode recording，MER）是实验室研究技术的一个分支。在非运动障碍性疾病手术中，标准的术中神经生理学（intraoperative neurophysiology，ION）技术可以提醒外科团队发生了一些可纠正的问题。对于术中神经生理监测的其他应用，技术方法即是手术过程本身的必要部分，比如手术中的图谱绘制和定位方法。微电极记录（MER）代表了对脑深部靶点图谱绘制和定位的具体应用方法。自 20 世纪 60 年代初期 MER 开始应用于手术室进行单神经元记录（Albe-Fessard 等，1966），现已成为进行脑深部电刺激（DBS）电极植入手术时常用的神经生理学辨认工具。

目前常用的 DBS 电极植入技术包括基于框架的和无框架的 2 种立体定向方法，并由影像学和术中生理学确认靶点的精准性。除了麻醉后植入手术外，目前一般认为需要术中生理来确认靶点。本章将聚焦于术中单神经元记录或 MER 技术在治疗帕金森病时苍白球内侧（internal globus pallidum，GPi）和丘脑底核（STN）靶点定位以及治疗肌张力障碍时 GPi 靶点定位中的应用。

微电极技术

术中 MER 可提供在运动障碍疾病手术过程中遇到的神经结构最详细的结构和生理信息（Gillingham，1966；Hardy，1966；Ohye 和 Narabayashi，1979；Tasker 等，1982；Hirai 等，1983；Lenz 等，1988a；Bakay 等，1992a 和 b；Sterio 等，1994；Dogali 等，1995，1994；Lozano 等，1996；Taha 等，1996a 和 b；Fazzini 等，1997；Guridi 和 Lozano，1997；Hutchison 等，1998；Alterman 等，1999a；Danish 等，2008；Coste 等，2009；Wong 等，2009；York 等，2009；Zaidel 等，2009；Baker 等，2010；Marceglia 等，2010；Bardinet 等，2011）。术中微

* 通讯作者：Jay L. Shils, Ph.D., Director of Intraoperative Neurophysiological Monitoring, Rush University Medical Center, Department of Anesthesiology, 1620 W. Harrison St., Suite 1483, Jelke Bldg., Chicago, IL, 60612, United States.
Tel: +1-312-942-3662, E-mail: jay_l_shils@rush.edu

电极是金属电极，与用于进行细胞内记录的微管电极不同，直径为 10 ～ 40 μm，阻抗为 0.5 ～ 1.5 MΩ。通过记录独特的神经元活动，微电极记录提供了单神经元有关时间-电生理特征的实时信息，用于识别放置 DBS 的关键核团。我们的经验表明，一旦掌握 MER，便可以快速且高效地应用该技术，并提供与电极位置有关的宝贵数据。

局部场电位

除了 MER 数据外，一些电极还包含额外的记录面，用于记录局部场电位（local field potential，LFP）（Wang 等，2007；Holdefer 等，2010；Zaidel 等，2010；Bakstein 等，2012；Hirschmann 等，2013）。微电极能够记录单个神经元的胞外电位，LFP 的宏电极可记录多个神经元的放电（100 ～ 10 000 个）。这些非微电极记录到的信号类似于深部电极在癫痫患者进行癫痫灶定位时记录的信号。使用频谱或其他统计时间序列方法分析 LFP 信号，可以获取可能参与基底节处理感觉运动方面和疾病本身相关特殊环路的复杂网络模式信息。研究这些 LFP 的时域波幅变化和功率谱能量分布，可以更好地揭示疾病发生的机制，从而优化 DBS 电极放置位置。更重要的是，考虑到这些振荡通常较为稳定，不随时间变化，这些数据未来或可用于闭环刺激系统（Abosch 等，2012）。

LFP 是数百到数千个细胞的突触后电活动信号的平均。当系统活动由相关事件组成时，与分析单个神经元信号相比，分析这群密切关联的神经元的平均电活动可以更好地了解整个网络。譬如在一首复杂的交响乐曲中，单一乐器只是完整乐曲中的一个元素，单单聆听一个乐器很难全面理解该乐曲。而倾听整个管弦乐队合奏才能更好地理解整个乐曲的主旨。另一方面，如果网络内神经元电活动缺乏关联性，那么分析平均后的信号也难以获取更多信息。不过，当已知某个神经网络活动有序，但检测到的实际信号处于随机无序状态时，可能与某些疾病的发生有关。布朗和同事在帕金森病患者中的研究表明，在药物“开 / 关”状态之间存在功率谱密度的变化（Brown，2003；Zaidel 等，2009）。此外，研究表明，通过将 DBS 电极的刺激能量集中在具有特定波谱带波峰的这些区域，可以部分预测患者的预后（Holdefer 等，2010；Zaidel 等，2010；Bakstein 等，2012；Hirschmann 等，2013）。布朗假设 β 振荡的高能量抑制了正常运动信息的传递，导致运动启动困难（Brown，2003）。β 频率在 12 ～ 30 Hz 范围内（Brown，2003）。运动障碍中另一个重要的能量范围是 γ 频段，在 60 ～ 90 Hz 范围内。Zaidel 及其同事的研究表明，在运动相关的活动中，可以同时出现 β- 和 γ- 振荡变化，但与腹外侧（ventrolateral，VL）区相比，丘脑底核的“背外侧振荡区”β 活动似乎更高。VL 区有较少的运动相关细胞活动，而 γ 活动在 VL 区更高（Zaidel 等，2009）。此外，他们还证明，将最终电极放置在背外侧振荡区，即高 β 功率区域时，患者似乎疗效更好（Brown，2003）。然而，Swan 等最近发表的一篇论文表明，大鼠丘脑底核 β 频率振荡本身并不足以导致帕金森症状的发展（Swan 等，2019）。目前，将 LFP 作为实时分析工具用于优化电极位置的作用仍在研究中，但很多商业系统现在已经包括分析这些数据的工具。

立体定向技术概述

手术前，会进行脑部 MRI 扫描。手术当天早上，为患者戴上立体定向头架（图 7.1 A）。仔细地将患者头部置于框架中央，将头架底部与颧骨对齐，使头架底部与前连合-后连合（anterior commissure-posterior commissure，AC-PC）连线的方向基本平行。如此固定后，垂直于头架 z 轴扫描获得的轴位影像将平行于 AC-PC 线。随后将患者转运到放射科，进行立体定向 CT 扫描（图 7.1 B）。然后将扫描的 CT 图像（图 7.1 B）与之前的 MRI 图像（图 7.1 D）进行数字融合（图 7.1 C）。采用这种融合方法是因为 MRI 可能存在固有的图像失真，而 CT 没有，这些失真可能会导致坐标不准确。然而，MRI 仍然是必要的，因为能更清晰地可视化某些结构。在一些中心，在术中已常规使用 O 臂可视化观察微电极和 DBS 电极在手术过程中的位置作为辅助实时定位方式，但电生理仍然是金标准（Carlson 等，2017；Bus 等，2018）。术区靶点坐标是基于与 AC-PC 线的相对关系来确定的（图 7.1 D）。相对于 AC-PC 线的常见靶点坐标见表 7.1。患者转运到手术室后，仰卧于手术台上，调节至“沙滩

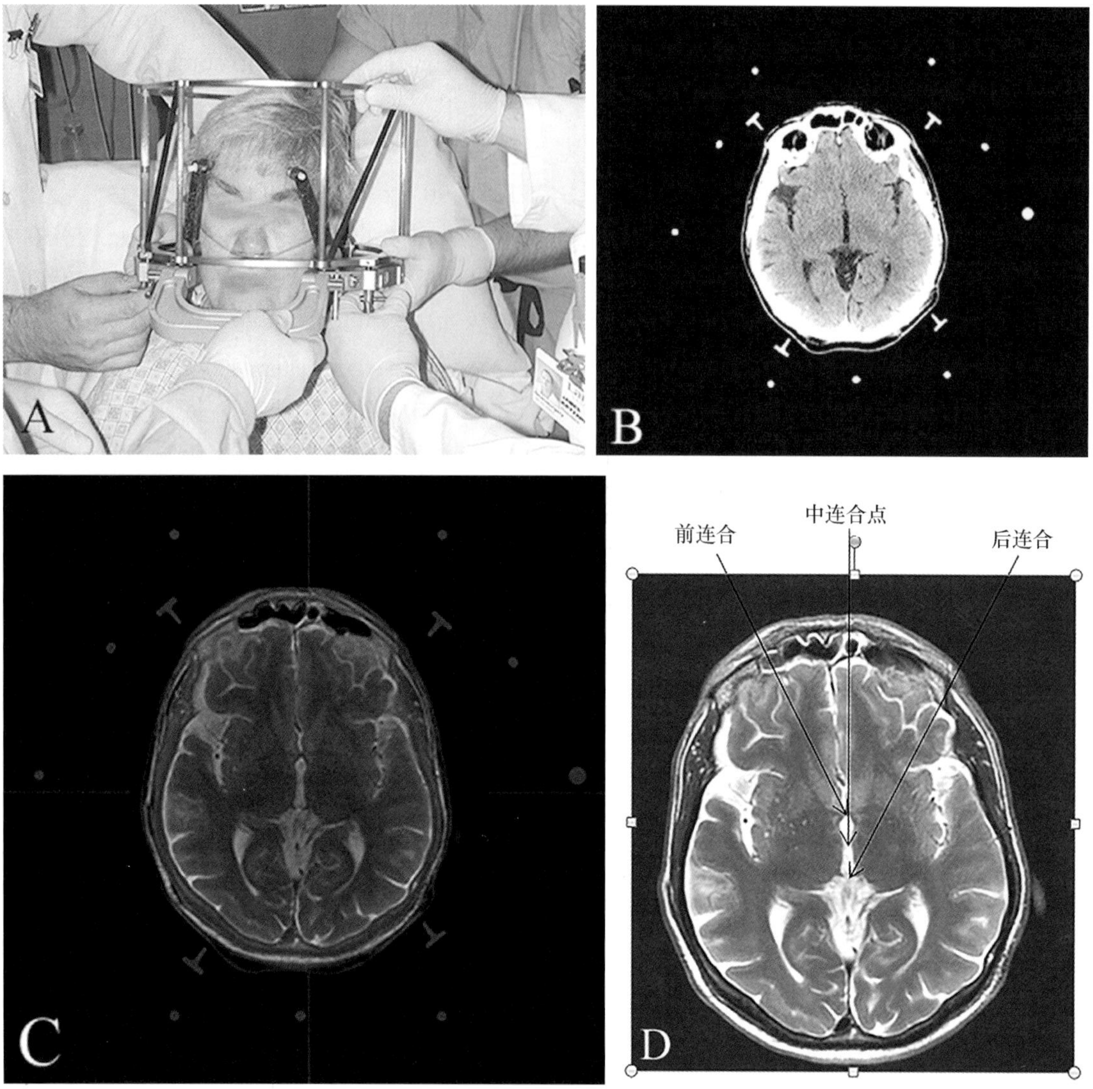

图 7.1（彩图请扫二维码或见书后） 立体定向框架的安装及用于大致定位的影像。**A.** CRW（Integra，Burlington，MA）头架安装于患者头部，将带有垂直和倾斜杆的环固定在头架上以实现定位，并用于计算每个计算机断层成像（CT）图像上的 X、Y 和 Z 坐标。**B.** 术中当天带定位点拍摄 CT 图像。图像周围的 9 个大圆标记标示这些定位点。**C.** CT 和磁共振成像（MRI）融合图像。CT 图像显示为蓝色，MRI 显示为琥珀色。**D.** 融合过程中所使用的 MRI。此特定层面显示了前连合点和后连合点。（With permission from Shils，J.L.）

彩图

表 7.1　初始靶点坐标

靶点	内-外侧坐标	前-后侧坐标	腹-背侧坐标
GPi	中线旁开 20 mm	MCP 前 3 mm	AC-PC 腹侧 6 mm
STN	中线旁开 11.5 mm	MCP 后 3 mm	AC-PC 腹侧 6 mm

AC-PC，前连合-后连合线；GPi，苍白球内侧；MCP，中连合点；STN，丘脑底核

椅”样体位。根据靶点坐标调整立体定向系统，将预设靶点置于操作弧线中心。弧形切开头皮。在鼻根后方大约 11.5 cm、瞳孔中线的外侧，钻取直径 14 mm 的骨孔。在开孔处切开硬脑膜，尤其注意不要损伤脑组织或浅表静脉。将电极固定系统的初始部分（基座）固定到骨孔上，然后在拟插入穿刺针的位置软脑膜上切一小口。将微电极推进器的基座（注意，微电极推进器可以是远程或手动控制，也可以是由外科医生操作的计算机控制的机械臂的一部分）安装到立体定向系统上。然后，通过推进系统钝性插入穿刺针，小心地穿过额叶。此时，经穿刺针套管置入电极，开始记录。

首先，将（微）电极从套管出口推进 1 ～ 5 mm 进入脑内，测量电极与组织系统的阻抗。阻抗是使用低微安电流测量的，而不是标准 EEG 阻抗计中常用的毫安电流。这是为了最小化电极尖端处的电阻发热。根据我们的经验，阻抗 500 ～ 1000 MΩ 时

单神经元记录结果最佳。此时需排除任何噪声信号问题。较大的噪声通常是由于设备接地不良、电缆损坏或系统组件故障（很多是由于灭菌过程引起的）。现在使用的系统比过去更不容易受到外部噪声的影响，但大型噪声源例外，如术中 MRI 设备，即使在屏蔽房间内，也会产生很大的噪声问题。值得一提的是，在我们机构，记录过程中术中 O 臂保持开启、电刀系统关闭的情况下，没有噪声问题。每次记录针道信号后，收集的数据被描绘到依据 Schaltenbrand-Wahren 立体定向图谱（Schaltenbrand 和 Wahren，1977）绘制的网格矢状切面上，或与术中 O 臂图像进行比较（Kochanski 等，2017）。这些定位技术用于确定大脑中靶点最可能的位置和方向。当数据证实解剖学和生理学靶点是一致时，即可继续下一步电极植入和刺激测试。

苍白球内侧手术步骤

据报道，对于药物难治性帕金森病和肌张力障碍患者，DBS 应用于苍白球（Gp）可改善震颤、僵直、肌张力障碍和左旋多巴诱发的异动症（Lozano 等，1997；Vitek 等，1998a；Kumar 等，1999；Isaias 等，2009；Follett 等，2010；Weaver 等，2012；Panov 等，2013），对抽动秽语综合征（Tourette's syndrome）患者也一样有效果。成功的 GPi 干预需要针对苍白球的感觉运动区进行准确定位，该区域位于核团的后、外侧及腹部（Starr 等，2005）。在定位 GPi 区域时，电极应通过 3 个关键的核团结构：纹状体、苍白球外侧（external globus pallidus，GPe）和苍白球内侧（GPi）（图 7.2）。初始针道相对于 AC-PC 水平线呈 60°～70°，内-外侧角为 90°。

以前，我们一直将靶点定于 GPi 基底。因此，当从靶点背侧 20 mm 开始时，首先遇到的神经元来自纹状体，其特征性放电模式表现为低到高幅度的细胞外电位（取决于电极尖端相对于电极的位置），并且通常听起来像爆米花声音一样（图 7.2 A）。这个区域的单神经元放电活动通常很稀疏，因为该区域神经元之间存在很大空间，背景通常很安静。电极也可能穿过一些没有电活动的区域。

随着电极进入 GPe，背景活动变得更加活跃，这是由于细胞密度更高，因此总体活动更多。GPe 神经元具有 2 种不同的放电模式：①不同步的间断型活动（图 7.2 C）；②暴发型活动（图 7.2 D）。间断型细胞以不规律模式放电，平均放电频率在 30～100 Hz 之间。它们以中到高幅度的放电为特征，伴有放电间隔，峰间间隔（inter-spike interval，ISI）时间为 10～500 ms。可通过它们的断续形式、

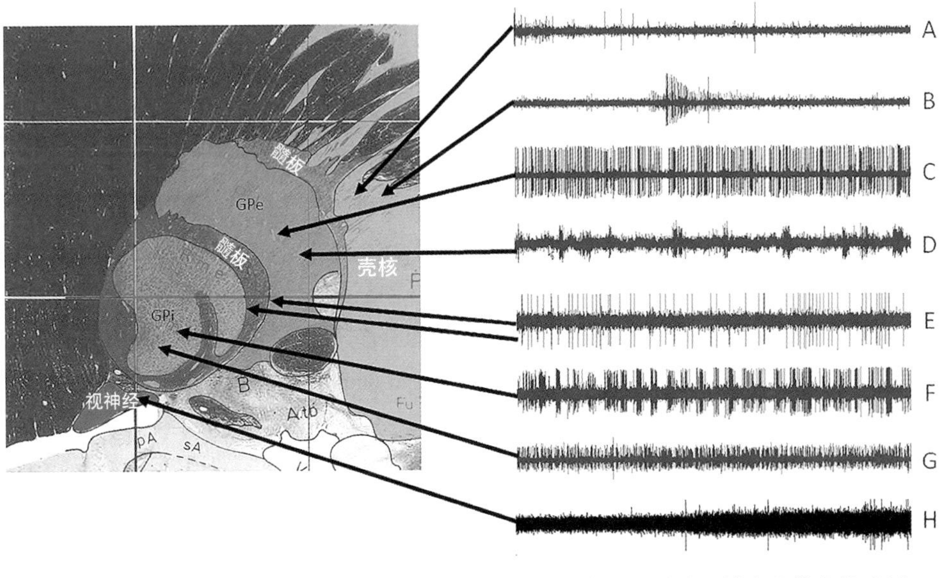

图 7.2 距离大脑中线 20 mm，苍白球和相关结构的矢状位图像。右侧是每个区域放电模式的代表性示例：**A.** 纹状体爆米花细胞；**B.** 边界细胞；**C.** 苍白球外侧（GPe）间断型细胞；**D.** GPe 暴发型细胞；**E.** X 细胞；**F.** 苍白球内侧（GPi）震颤细胞；**G.** GPi HF 细胞；**H.** 视束。[Modified from Shils，J.L.，Tagliati，M.，Alterman，R.L.，2002. Neurophysiologic monitoring during surgery for movement disorders. In：Deletis，V.，Shils，J.L.（Eds.），Neurophysiology for neurosurgery：a modern approach. Academic Press，New York，405-448.]

不同步的间断和放电形式来区分类型。极少数间断型细胞（＜5%）可能表现出躯体特定区域的运动反应，更易在肌张力障碍患者中出现。暴发型细胞的特点为短时高频暴发放电，频率最高可达500 Hz，波幅变化很大。X细胞是在所有区域中都可能遇到的放电模式（图7.2 E），以高频放电（约500 Hz）和递减波幅包络为特征。此包络时间可以短至500 ms，长至30 s或更长时间。X细胞模式代表细胞膜破裂导致的细胞死亡。

根据针道不同，任何一个记录针道可能会遇到4～8 mm的GPe。GPe下边界包含边界细胞（图7.2 B），其放电活动以低频放电（介于2～20 Hz之间）为特征，具有高周期性，并且通常具有高波幅放电。这些细胞在GPe的下边界以及GPi周围所有边界（包括内髓板）都很常见。边界细胞在GPe的上边界较少，但仍有可能存在。边界细胞有助于定位苍白球（GPe和GPi）内的边界。

在GPe下面有一个安静的髓板区域（图7.2），特征为背景活动急剧减少。经过1～3 mm的髓板记录后，会遇到具有或没有背景活动增加的边界细胞，表明已进入GPi。GPi活动包括2种模式：①与震颤相关的活动；②高频活动。通过肌电和单细胞放电相关研究显示（Lenz等，1988b），震颤细胞（图7.2 F）的节律性放电与患者的震颤直接相关。但并非所有患者都有这种细胞活动，特别是那些疾病表现中没有震颤的患者。在肌张力障碍患者或其他疾病患者中通常没有出现震颤活动。高频放电单位（图7.2 G）的特点是在PD患者的放电频率范围为80～150 Hz，在簇状活动之间没有较大的时间间隔。在肌张力障碍患者中，根据作者的经验和文献发现神经元放电频率较低，类似于GPe频率（Starr等，2005）。在我们的经验中，在记录过程中没有使用麻醉药物时，我们观察到放电频率在60～90 Hz范围内。当使用麻醉药物时，放电频率通常会略低一些。鉴于这些电生理特性，更难在肌张力障碍患者中区分GPe和GPi活动。在这两种疾病状态中，高频放电神经元呈现出一致的幅度和频率。同样，在这两种疾病状态，位于GPi感觉运动区的神经元中有很大一部分会对特定关节或肢体的主动或被动运动做出反应。Guridi和同事们观察到GPi感觉运动细胞存在生理学上定义的感觉运动区图谱，面部和上肢位于腹外侧，而下肢位于背内侧（Guridi等，1999）。Taha及其同事发现一个略有不同的排列方式，手臂位于头端和尾端，而腿部位于手臂之间的中心位置（Taha等，1996b）。Vitek和同事们则发现腿部较手臂的分布更偏向内侧和背侧，面部更偏向腹侧（Vitek等，1998b）。我们的经验与Taha等类似。肌张力障碍患者的感觉运动反应可能与这些PD患者不同，一个细胞可能对多个关节运动做出反应。GPi分为外部和内部两部分，标记为GPi_e（外部GPi）和GPi_i（内部GPi）。两个区域细胞记录模式相似，但GPi_e可能比GPi_i细胞密度低。GPi的完整记录通常跨越5～12 mm。

不同疾病的GPi特征性放电模式不同（图7.3）。对于帕金森病患者来说，单神经元放电通常是高度活跃的，而对于肌张力障碍患者，单神经元放电频率较低，类似于间断的GPe放电活动。对于抽动秽语综合征患者，单神经元放电模式介于帕金森病和运动障碍疾病之间，一些区域ISI（即2次放电间隔）非常长，而某些区域的ISI非常短。尽管没有关于未麻醉患者放电模式的相关文献，患者在肌张力障碍状态时，放电模式显示是低活跃的，具有非常窄的短ISI活动区域。

背景活动急剧降低表明电极正在从GPi退出。除主要核团结构外，还需要避免3个纤维束：①豆状核袢（ansa lenticularis，AL）；②内囊；③视束（optic tract，OT）。AL是电静默区域，尽管偶尔可记录到具有低的放电频率的细胞。OT位于AL的正下方（图7.2），这解释了早期苍白球内侧切除手术文献报道的视野相关并发症的高发率（Laitinen等，1992；Vitek等，1998b）。通过高质量的记录，可以听到微电极顶端进入OT时的高频活动增加（调整高频滤波以包括更高的频率可能有助于突出过渡的过程；图7.2 H）。听到这种背景变化后，可以通过关闭手术室的环境光并用手电筒照射患者眼睛来确认进入OT。记录到听觉活动就像瀑布声。最后，可能会遇到位于GP内侧和后侧的内囊。内囊内的背景记录类似于OT。口腔或对侧半身的运动会产生与运动相关的高频电活动增加。

MER电生理定位满意后，即可植入DBS电极。在固定DBS电极之前，经电极触点进行刺激测试。这是为了确保电极与内囊和OT有足够的安全距离，同时观察症状是否改善。若4 V以下的直

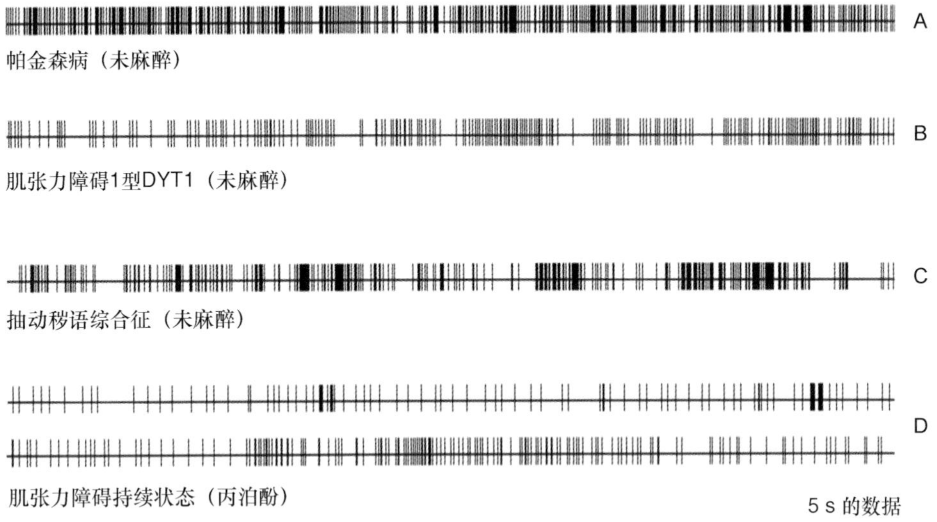

图 7.3 不同疾病状态下的苍白球内侧（GPi）记录。**A.** 帕金森病（PD）具有非常短的峰间间隔（ISI）以及不同步放电。**B.** 与 PD 相比，肌张力障碍 1 型（dystonia type 1，DYT1）表现为不同步 ISI 和较长的 ISI。**C.** 抽动秽语综合征，其表现为不同步活动，具有与 PD 相似的极短 ISI 和与肌张力障碍相似的较长 ISI。**D.** 肌张力障碍持续状态患者，使用丙泊酚。这名特殊患者使用了大剂量的丙泊酚，但由于对丙泊酚的适应，仍可与我们互动。（With permission from Shils，J.L.）

接刺激可诱发对侧肢体肌肉收缩，表明 DBS 电极离内囊太近，应稍微回撤一些。若 4 V 以下可诱发视幻觉，表明电极距离 OT 太近，也应稍微回撤。对于 PD 患者，刺激反应包括震颤、僵硬和动作迟缓症状的改善，证明放置位置“良好”。对于肌张力障碍，刺激反应较不明确。在某些情况下，反应甚至可能是负面的。例如，刺激内囊出现肌肉收缩是常见的负反应。对于存在肌张力障碍的部位，即使 GPi 电极位置合适，也可能出现肌肉收缩。为了区分刺激的是内囊还是 GPi，我们将刺激频率降低到 1 ～ 2 Hz。然后逐渐增加电流幅度，同时留意与刺激脉冲直接相关的肌肉抽动。在高于持续肌肉收缩幅度至少 3 倍的刺激下，如果仍然没有观察到与刺激时间同步的肌肉收缩，则可以放置 DBS 电极。另一方面，如果观察到相关反应，则需要调整电极位置。

丘脑底核手术步骤

STN 进入角度相对于 AC-PC 线为 70°，相对垂直于 AC-PC 线的垂直线旁开 10°～ 15°。MER 从丘脑前腹侧开始，依次通过未知带（zona incerta，ZI）、Forel H2 区、STN 和黑质网状部（substantia nigra pars reticulata，SNr）（图 7.4）。在丘脑中，通常遇到低幅度和低频率放电的细胞。一般可见 2 种活动模式：①暴发性活动（图 7.4 A）；②不规则、低频（1 ～ 30 Hz）活动（图 7.4 B）。这一区域内细胞活动的密度并不均匀。我们观察到，在丘脑区域内，腹嘴前核（ventral oralis anterior，VOA）比丘脑薄网状核有更高的细胞强度。此外，电极越靠丘脑后部，越可能遇到暴发性活动（类似于上面描述的 GPe 中见到的活动）。丘脑和 ZI 之间的边界（图 7.4 C）可能非常明显，但并非所有情况都是如此。从发育角度看，ZI 是丘脑网状核的延续，两者之间的过渡可能并不清晰。2 种电生理方法可用于区分 ZI 与丘脑。首先，ZI 中细胞电活动较稀疏，且更无规律。细胞的放电频率较低，同步性稍差。振幅也略低（这很可能是由于电活动稀疏，且远离记录电极）。从丘脑到 ZI 过渡的第 2 个指标是背景记录的变化。虽然丘脑主体的背景信号相对活跃，但 ZI 的背景要安静得多。通常，记录电极离开丘脑时会记录 6 mm（更靠前的针道）至 10 mm（更靠后的针道），位于预定靶区的前上方，然后穿过 2.5 mm（更靠前）至 4 mm（更靠后）的 ZI 区域，进入 Forel H2 区（纤维束）。如果遇到超过 4 mm 的相对“安静”活动，则应怀疑针道在 STN 的前方或后方（表 7.2）

背景活动的降低表明进入 Forel H2 区，该区域位于 STN 核团正上方，距中线 10 ～ 12 mm。在 1 ～ 4 mm 范围内几乎记录不到细胞活动。电极进

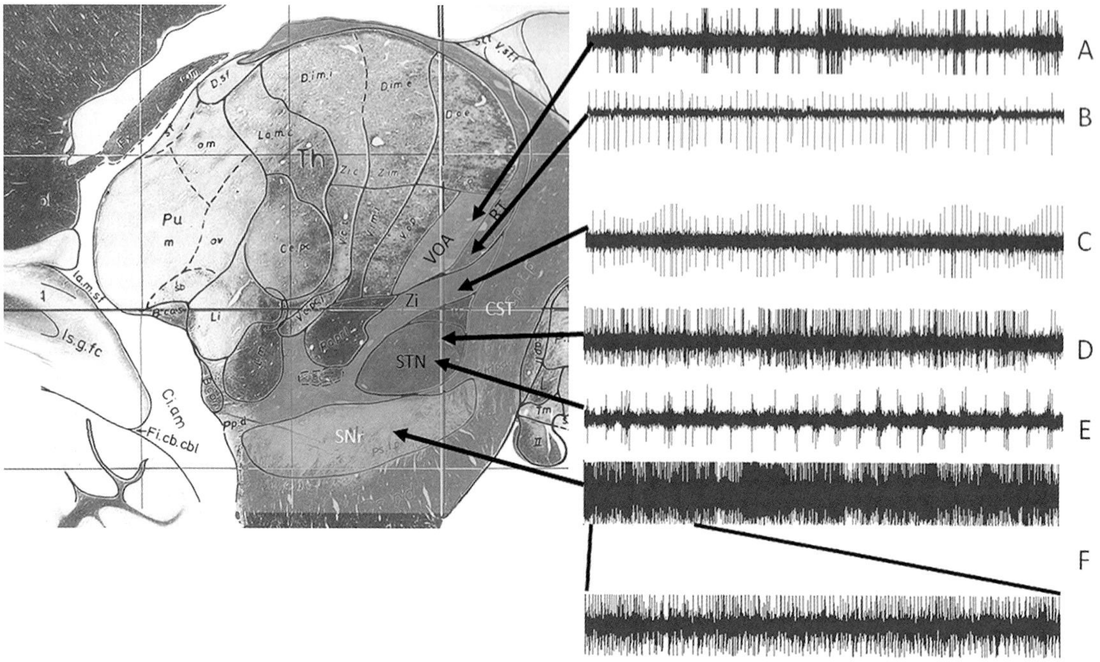

图 7.4 距离大脑中线 12 mm，丘脑底核（STN）和相关结构的矢状面图像。右侧是每个区域的典型放电模式：**A.** 前丘脑暴发型细胞；**B.** 前丘脑低频细胞；**C.** Zi 细胞；**D.** STN 震颤细胞；**E.** STN 细胞；**F.** 黑质网状部（SNr）细胞。CST，皮质脊髓束；RT，丘脑网状核；VOA，腹嘴前核。［Modified from Shils，J.L.，Tagliati，M.，Alterman，R.L.，2002. Neurophysiologic monitoring during surgery for movement disorders. In：Deletis，V.，Shils，J.L.（Eds.），Neurophysiology for neurosurgery：a modern approach. Academic Press，New York，405-448.］

入 STN 时，背景活动增加。在 STN 内可以观察到 2 种细胞活动的模式：①类似于在 GPi 中遇到的震颤活动（图 7.4 D），②中等频率（25 ～ 50 Hz）单个神经元活动（图 7.4 E）。我们发现，STN 背侧段细胞的放电频率较 STN 腹侧低，可以观察到运动感觉相关的活动，但其体感-区域对应关系并不明显。当电极退出 STN 时，它可能会穿过一个窄的安静区域或直接进入 SNr。进入 SNr 的迹象为单神经元放电频率显著增加（图 7.4 F），通常大于 80 Hz。根据针道靠前或靠后的程度，可能会记录到高达 7 mm 的 SNr。STN 和 SNr 之间的边界可能难以区分，特别是当两者邻近时，例如距中线 10 ～ 12 mm 时（图 7.4）。唯一指标是放电频率轻微增加，也可能是活动幅度的降低。记录到 4 ～ 6 mm 的 STN 并伴有显著的运动感觉活动，是置入 DBS 电极的必要条件。此外，尽管新的分段式电极的电场也可以“避开”STN 边缘，上述的大范围 STN 记录可确保电极被完整地植入到核团内，而不是靠近内侧或外侧缘。

在 STN 进行刺激测试的主要目的是检查刺激是否引发不良事件（表 7.2），因为除了震颤停止和僵硬略微减轻之外，其他 STN 刺激的积极效应可能需要数小时或数天才能观察到。刺激测试以双极模式进行（这是因为当植入完整系统时，植入式脉冲发生器才能作为单极刺激的回路）。常见的刺激参数为：脉冲宽度 60 μs，刺激频率 130 Hz 或 180 Hz，以及刺激强度 0 ～ 4 mA（注意，较老的系统仅支持恒压刺激）。开始刺激时常常会出现短暂的感觉异常，特别是刺激最下方触点时。持续的感觉异常提示刺激到内侧丘系通路（表 7.2）。另外，出现对侧的肢体或面部肌肉收缩表明电极位置向目标前外侧偏移。最后，如果电极放置过于偏核团内侧或过深，可能会出现眼球运动异常。

数据分析

过去，每个 MER 针道记录的数据都绘制在网格图纸上，并与 Schaltenbrand-Wahren 人体立体定向图谱（Schaltenbrand 和 Wahren，1977）上的图像叠加，以确定针道最适合的矢状面层面。这仍然是学习所有相关结构解剖和关系的最佳方法。新技术涉及术中成像，并将 MER 记录与该数据相关

表 7.2　STN 微电极记录与宏刺激的负反应

	微电极记录	解剖	效应
太偏后侧	丘脑密集	内侧丘系	持续性感觉异常
		丘脑	
	STN 比预想位置低		
	STN 宽度较小		
太偏前侧	STN 比预想位置高	皮质延髓束 / 膝状体	面部动作
	STN 宽度较小		构音障碍
	STN 和 SNr 之间距离较长		双侧眼睑闭合
		皮质脊髓束	肢体收缩
		下丘脑	自主神经特征
		非常靠前和内侧	脸红
			出汗
			惊恐
太偏外侧	STN 比预想位置高	皮质延髓束 / 膝状体	面部动作
	STN 宽度较小		构音障碍
	STN 和 SNr 之间距离较长		双侧眼睑闭合
	（完全无法到达 SNr）	皮质脊髓束	肢体收缩
		内囊的前眼区	双眼对侧共轭运动
			凝视偏离
太偏内侧	STN 比预想位置低	内侧丘系	持续性感觉异常
	STN 宽度较小		
	STN 底部 2～3 mm 处无 SNr	动眼神经根	同侧眼球内转
			偏离
			散瞳和（或）眼睑内缩
	可能是红核：与 STN 放电模式相似	红核	出汗
			恶心
			极度不适
			温暖感觉

SNr，黑质网状部；STN，丘脑底核

联，以获取相关结构的实时图像，而 MER 数据仅用于进行电生理确认（Kochanski 等，2017）。当使用网格图像方法时，匹配的准确性取决于针道的数量、沿着每个针道遇到的结构数量，以及患者的解剖结构与图谱的匹配程度。这个图谱是从单个人体样本中得出的，并不一定适用所有人。有时对于某一针道很难找到最佳的匹配位置，尤其是在进行 STN 干预时，因为图谱切片与立体定向通道可能不在同一平面内，针道可能穿过多个平面。

结论

上述手术操作的具体细节因医疗中心而异，但大多数医疗中心仍然使用某种形式的神经生理学定位，包括：①微电极记录；②半微电极记录；③电刺激；④诱发反应测试。基于我们超过 3000 个针道的经验，我们认为 MER 收集的信息在进行这些手术时非常有价值。当操作正确时，MER 已被证明与其他立体定向操作一样安全（Alterman 和 Kelly，1998；Vitek 等，1998b；Alterman 等，1999b）。鉴于手术目的是调控神经网络的电生理活动，MER 能够提供最详细的电生理数据用于确定最佳的电极放置位置。

（李晓宇　译　徐欣　尹森林　审校）

参考文献

Abosch A, Lanctin D, Onaran I et al. (2012). Long-term recordings of local field potentials from implanted deep brain stimulation electrodes. Neurosurgery 71: 804–814.

Albe-Fessard D, Arfel G, Guiot G et al. (1966). Electrophysiological studies of some deep cerebral structures in man. J Neurosci 3: 37–51.

Alterman RL, Kelly PJ (1998). Pallidotomy technique and results. Neurosurg Clin N Am 9: 337–343.

Alterman RL, Sterio D, Beric A et al. (1999a). Microelectrode recording during posterioventral pallidotomy: impact on target selection and complications. Neurosurgery 44: 315–323.

Alterman RL, Reiter GT, Shils J et al. (1999b). Targeting for thalamic deep brain stimulation implantation without computer guidance: assessment of targeting accuracy. Stereotact Funct Neurosurg 72: 150–153.

Bakay RA, DeLong MR, Vitek JL (1992a). Posteroventral pallidotomy for Parkinson's disease. J Neurosurg 77: 487–488.

Bakay RAE, Vitek JL, DeLong MR (1992b). Thalamotomy for tremor. In: SS Rengachary, RN Wilkins (Eds.), Neurosurgical operative atlas. vol. 2. Williams and Wilkins, Baltimore, pp. 299–312.

Baker KB, Lee JY, Mavinkurve G et al. (2010). Somatotopic organization in the internal segment of the globus pallidus in Parkinson's disease. Exp Neurol 222: 219–225.

Bakstein E, Burgess J, Warwick K et al. (2012). Parkinsonian tremor identification with multiple local filed potential feature classification. J Neurosci Methods 209: 320–330.

Bardinet E, Belaid H, Grabli D et al. (2011). Thalamic stimulation for tremor: can target determination be improved? Mov Disord 26: 307–312.

Brown P (2003). Oscillatory nature of human basal ganglia activity: relationship to the pathophysiology of Parkinson's disease. Mov Disord 18: 357–363.

Bus S, Pal G, Ouyang B et al. (2018). Accuracy of microelectrode trajectory adjustments during DBS assessed by intraoperative CT. Stereotact Funct Neurosurg 96: 231–238.

Carlson JD, McLeod KE, McLeod P et al. (2017). Stereotactic accuracy and surgical utility of the O-arm in deep brain stimulation surgery. Oper Neurosurg 13: 96–107.

Coste J, Ouchchane L, Sarry L et al. (2009). New electrophysiological mapping combined with MRI in parkinsonian's subthalamic region. Eur J Neurosci 29: 1627–1633.

Danish SF, Baltuch GH, Jaggi JL et al. (2008). Determination of subthalamic nucleus location by quantitative analysis of despiked background neural activity from microelectrode recordings obtained during deep brain stimulation surgery. J Clin Neurophysiol 25: 98–103.

Dogali M, Beric A, Sterio D et al. (1994). Anatomic and physiologic considerations for Parkinson's disease. Stereotact Funct Neurosurg 62: 53–60.

Dogali M, Fazzini E, Kolodny E et al. (1995). Stereotactic ventral pallidotomy for Parkinson's disease. Neurology 45: 753–761.

Fazzini E, Dogali M, Sterio D et al. (1997). Stereotactic pallidotomy for Parkinson's disease. Neurology 48: 1273–1277.

Follett KA, Weaver FM, Stern M et al. (2010). Pallidal versus subthalamic deep-brain stimulation for Parkinson's disease. N Engl J Med 362: 2077–2091.

Gillingham FJ (1966). Depth recording and stimulation. J Neurosurg 24: 382–387.

Guridi J, Lozano AM (1997). A brief history of pallidotomy. Neurosurgery 41: 1169–1180.

Guridi J, Gorospe A, Ramos E et al. (1999). Stereotactic targeting of the globus pallidus internus in Parkinson's disease: imaging versus electrophysiological mapping. Neurosurgery 45: 278–289.

Hardy J (1966). Electrophysiological localization and identification. J Neurosurg 24: 410–414.

Hirai T, Miyazaki M, Nakajima H et al. (1983). The correlation between tremor characteristics and the predicted volume of effective lesions in stereotaxic nucleus ventralis intermedius thalamotomy. Brain 106: 1001–1018.

Hirschmann J, Hartmann CJ, Butz M et al. (2013). A direct relationship between oscillatory subthalamic nucleus-cortex coupling and rest tremor in Parkinson's disease. Brain 136: 3659–3670.

Holdefer RN, Cohen BA, Greene KA (2010). Intraoperative local field potential recordings for deep brain stimulation in Parkinson's disease and essential tremor. Mov Disord 25: 2067–2075.

Hutchison WD, Allan RJ, Opitz H et al. (1998). Neurophysiological identification of the subthalamic nucleus in surgery for Parkinson's disease. Ann Neurol 44: 622–628.

Isaias IU, Alterman RL, Tagliati M (2009). Deep brain stimulation for primary generalized dystonia: long term outcomes. Arch Neurol 66: 465–470.

Kochanski RB et al. (2017). Optimization of microelectrode recording in deep brain stimulation surgery using intraoperative computed tomography. World Neurosurg 103: 168–173.

Kumar R, Dagher A, Hutchison WD et al. (1999). Globus pallidus deep brain stimulation for generalized dystonia: clinical and PET investigation. Neurology 53: 871–874.

Laitinen LV, Bergenheim AT, Hariz MI (1992). Ventroposterolateral pallidotomy can abolish all parkinsonian symptoms. Stereotact Funct Neurosurg 58: 14–21.

Lenz FA, Dostrovsky JO, Tasker RR et al. (1988a). Single-unit analysis of the human ventral thalamic nuclear group: somatosensory responses. J Neurophysiol 59: 299–316.

Lenz FA, Dostrovsky JO, Kwan HC et al. (1988b). Methods for microstimulation and recording of single neurons and evoked potentials in the human central nervous system. J Neurosurg 68: 630–634.

Lozano A, Hutchison W, Kiss Z et al. (1996). Methods for microelectrode-guided posteroventral pallidotomy. J Neurosurg 84: 194–202.

Lozano AM, Kumar R, Gross RE et al. (1997). Globus pallidus internus pallidotomy for generalized dystonia. Mov Disord 12: 865–870.

Marceglia S, Mrakic-Sposta S, Tommasi G et al. (2010). Multicenter study report: electrophysiological monitoring procedures for subthalamic deep brain stimulation surgery in Parkinson's disease. DBS study Group of the Italian Neurological Society. Neurol Sci 31: 449–457.

Ohye C, Narabayashi H (1979). Physiological study of presumed ventralis intermedius neurons in the human thalamus. J Neurosurg 50: 290–297.

Panov F, Gologorsky Y, Connors G et al. (2013). Deep brain stimulation in DYT1 dystonia: a 10-year experience. Neurosurgery 73: 86–93.

Schaltenbrand G, Wahren W (1977). Atlas for stereotaxy of the human brain, Thieme, New York.

Starr PA, Rau GM, Davis V et al. (2005). Spontaneous pallidal neuronal activity in human dystonia: comparison with Parkinson's disease and normal macaque. J Neurophysiol 93: 3165–3176.

Sterio D, Beric A, Dogali M et al. (1994). Neurophysiological properties of pallidal neurons in Parkinson's disease. Ann Neurol 35: 586–591.

Swan CB, Schuite DJ, Brocker DT et al. (2019). Beta frequency oscillations in the subthalamic nucleus are not sufficient for the development of symptoms of parkinsonian bradykinesia/akinesia in rats. eNeuro 6: 20.

Taha JM, Favre J, Baumann TK et al. (1996a). Functional anatomy of the pallidal base in Parkinson's disease. Neurosurgery 39: 1164–1168.

Taha JM, Favre J, Baumann TK et al. (1996b). Characteristics and somatotopic organization of kinesthetic cells in the globus pallidus of patients with Parkinson's disease. J Neurosurg 85: 1005–1012.

Tasker RR, Organ LW, Hawrylyshyn PA (1982). The thalamus and midbrain of man. A physiological atlas using electrical stimulation, Charles C. Thomas, Springfield, IL.

Vitek JL, Zhang J, Evatt M et al. (1998a). GPi pallidotomy for dystonia: clinical outcome and neuronal activity. In: S Fahn, CD Marsden, M DeLong (Eds.), Advances in neurology. vol. 78. Lippincott-Raven, Philadelphia, pp. 211–219.

Vitek JL, Bakay RAE, Hashimoto T et al. (1998b). Microelectrode-guided pallidotomy: technical approach and its application in medically intractable Parkinson's disease. J Neurosurg 88: 1027–1043.

Wang S, Chen Y, Ding M et al. (2007). Revealing the dynamic causal interdependence between neural and muscular signals in parkinsonian tremor. J Franklin Inst 344: 180–195.

Weaver FM, Follett KA, Stern M (2012). Randomized trial of deep brain stimulation for Parkinson disease. Neurology 79: 55–65.

Wong S, Baltuch GH, Jaggi JL et al. (2009). Functional localization and visualization of the subthalamic nucleus from microelectrode recordings acquired during DBS surgery with unsupervised machine learning. J Neural Eng 6: 026006.

York MK, Wilde EA, Simpson R et al. (2009). Relationship between neuropsychological outcome and DBS surgical trajectory and electrode location. J Neurol Sci 287: 159–171.

Zaidel A, Spivak A, Shpigelman L et al. (2009). Delimiting subterritories of the human subthalamic nucleus by means of microelectrode recordings and a hidden Markov model. Mov Disord 24: 1785–1793.

Zaidel A, Spicak A, Grieb B et al. (2010). Subthalamic span of β oscillations predicts deep brain stimulation efficacy for patients with Parkinson's disease. Brain 133: 2007–2021.

第 8 章
脑肿瘤手术的功能定位和监测

Kathleen Seidel [1]*，Andrea Szelényi [2]，Lorenzo Bello [3]

[1]*Department of Neurosurgery, Inselspital, Bern University Hospital, University of Bern, Bern, Switzerland*
[2]*Department of Neurosurgery, University Hospital, Ludwig-Maximilians-University (LMU), Munich, Germany*
[3]*Department of Oncology and Hemato-Oncology, Neurosurgical Oncology Unit, Università degli Studi di Milano, Milan, Italy*

摘　要

目前有许多不同的方法和策略可用于指导幕上肿瘤手术，进而扩大肿瘤的切除范围和保证患者的生活质量。神经生理监测技术（如不同的诱发电位）有助于持续评估所监测神经系统的功能完整性，并能提示血管损伤。对于神经生理的功能定位技术，重点不仅是保护皮层，而且要防止皮层下通路的损伤。因此，仅靠皮层定位是不够的，还应结合皮层下定位以识别神经传导通路，手术中可以交替进行肿瘤切除和术中刺激，或使用带电手术器械如电刺激吸引器进行连续定位来完成。目前更多改良的技术正逐步出现以优化复杂运动网络、语言甚至更高级皮层功能的定位。最后，决定术中选择唤醒或者全麻方式，需要考虑各种因素，例如手术目标、患者期望和合作程度、治疗团队的专业知识以及包括组织病理在内的神经肿瘤学信息。因此，具体方案的选择应根据不同的病例以及多学科团队的经验来确定。

关键词：唤醒手术，脑肿瘤，皮质脊髓束，电刺激，胶质瘤，术中神经生理学，定位，运动诱发电位，体感诱发电位，视觉诱发电位

引言和神经肿瘤学相关思考

神经肿瘤外科追求两大目标：最大限度地切除肿瘤以提高患者生存率，以及避免患者术后出现功能障碍以提高其生活质量（Chang 等，2011a；De Witt Hamer 等，2012）。因此，肿瘤切除应该基于神经系统功能，而非仅仅基于解剖（Sala 和 Lanteri，2003；Chang 等，2011a；De Witt Hamer 等，2012；Seidel 等，2013；Bello 等，2014；Raabe 等，2014）。完全切除或肉眼下全切除仍然是包括胶质瘤在内的大多数颅内肿瘤的手术目标，越来越多的证据表明，达到此切除程度可以延长低级别胶质瘤和胶质母细胞瘤的总生存期和无进展生存期（Lacroix 等，2001；McGirt 等，2008，2009；Smith 等，2008；Stummer 等，2008；Senft 等，2011；Sanai 等，2011b；Kamp 等，2012）。然而，根据术前影像判断，这些肿瘤中 50% 以上位于“可能存在功能的”脑区（Stummer 等，2006；Chang 等，2011a；De Witt Hamer 等，2012）。定位技术不仅有助于保护患者的神经功能，其还可以通过证实术前无法确定的脑功能区进而提高全切肿瘤的成功率。若不是这种情况的话，则可继续切除肿瘤。近来提出和讨论“假定功能区”的概念作为可调节的危险因素，用于预测疾病进展和死亡（Chang 等，2011a）。

影像技术的进步，如功能磁共振成像、纤维束追踪算法，以及术前导航经颅磁刺激检查，有助于规划手术入路和规避术中风险。然而，在打开硬脑膜后，特别是在切开皮层和肿瘤减积之后，神经导

* 通讯作者：Dr. Kathleen Seidel, P.D., M.D., Attending/Staff Physician, Department of Neurosurgery, Inselspital Bern University Hospital, Bern, Switzerland. Tel.:+41-31-632-0014, Fax: +41-31-632-4759, E-mail: kathleen.seidel@insel.ch

航会因脑移位而不准确（Stieglitz，2012）。因此，切除靠近脑功能区的肿瘤的最后和最深部分可能会导致神经功能损伤。这种更彻底切除所带来的肿瘤学获益（Lacroix 等，2001；Stummer 等，2006；McGirt 等，2009；Sanai 等，2011a；Jakola 等，2012；Salvati 等，2012；Schucht 等，2014a）可能会被增加的神经功能障碍风险所抵消（Schucht 等，2014b）。因此，“最大范围安全切除”的核心概念应在术中神经生理监测和定位方法的指导下进行。本章的目标就是阐述上述方法以及如何在手术环境中使用。

全麻和唤醒手术的技术考虑、方法和设置

为了明确脑功能区或传导束，应当将神经生理监测与定位技术相结合。应当兼顾考虑关注的功能区、患者和外科医生的喜好以及相应的疾病来选择最佳的个体化方案。关于清醒或全麻环境哪一种更适合监测运动和躯体感觉功能，存在不同的观点（Spena 等，2017）。然而，人们普遍认同诸如语言（包括语言的所有方面，从命名到计数）、视觉感知和空间定向等这些认知功能的评估是唤醒手术的领域，需要术中通过对清醒且合作的患者进行测试来实现（Szelenyi 等，2010a）。

唤醒开颅手术的准备

唤醒技术不仅需要在手术室内进行标准化的设置，还需要患者充分的准备。参与这一过程的每一个人，包括神经外科团队、手术室护士、麻醉医师、神经心理学家或神经语言学家，以及神经生理学家或神经内科医生都需要了解手术的进程和潜在的风险。建立一个方案或临床标准可能会有助于唤醒技术的开展。

完整的唤醒过程需要精确计时和确保相关的准备工作到位，目的是在打开硬脑膜后立刻测试清醒的患者。因此，在开颅阶段可给予轻微的镇静（Szelenyi 等，2010a；Spena 等，2017），或者可以使用睡眠-唤醒-睡眠（sleep-awake-sleep）的模式。后者可以采用插管下的深度镇静或者浅麻醉来进行，两者都可以及时唤醒患者以进行详细测试。

直接皮层刺激的准备

一旦应用到直接皮层刺激（DCS），就有可能诱发癫痫。通常情况下，在最初可以通过使用冰盐水或林格液来终止癫痫的发作（Sartorius 和 Berger，1998）。在出现癫痫反复发作或发生脑肿胀的情况下，可以考虑丙泊酚或巴比妥类药物。然而，使用这些药物之后可能会降低皮层兴奋性，导致刺激阈值的改变，甚至终止手术。

神经生理学方法

全麻下幕上肿瘤手术的术中神经生理监测的应用，主要采用运动诱发电位（MEP）、体感诱发电位（SEP）和（或）视觉诱发电位（VEP）与直接皮层和皮层下刺激技术相结合的方式。即便唤醒手术可能因为患者不配合或出现无法解释的神经功能恶化而导致唤醒失败，但是诱发电位作为一种“后备”方法可以为某些部位的肿瘤提供持续的手术指导。现有不同的直接皮层和皮层下刺激技术，首先描述诱发电位的方法学部分。

运动诱发电位（MEP）

经颅电刺激（TES）或者 DCS 都可用于诱发锁时的肌肉 MEP。为了诱发 MEP，需要施加高频脉冲短串刺激，该短串刺激通常包含 5 个脉冲，其刺激间隔为 2 ～ 4 ms，对应于串刺激内 250 ～ 500 Hz 的脉冲频率（Taniguchi 等，1993）。更多细节请参阅第 3 章。这种刺激方式被称为短串刺激技术、5 个脉冲成串刺激或高频（high-frequency，HF）刺激。

TES 方法的优点是可以使用对侧非手术大脑半球的 MEP 作为系统对照。然而在脑肿瘤手术中，为了适应切口和开颅手术的部位，可能需要移动同侧头皮刺激电极的位置（离开最佳位置），这可能需要提高 TES 的刺激强度才能从手术侧大脑半球获得 MEP，其可能会导致深部组织的激活以及因表浅部位的损伤产生假阴性结果。然而，在打开硬脑膜之前和关闭硬脑膜期间可能会出现延迟性血管损伤，这时仍可能获得 MEP 从而延长了监测时间。半球内刺激（例如 C4-Cz）是诱发手部肌肉 MEP 的首选，因为运动皮层的手部肌肉表征最为集中（Szelenyi 等，2007b）。TES MEP 监测应选择何种

刺激强度尚无一般性标准。刺激强度接近阈值会导致 MEP 波幅不稳定，而过强的阈上刺激可能会导致深部白质被激活，进而导致皮层或浅表皮层下损伤出现假阴性结果。针对手术监测最重要的肌群，将刺激强度设置为高于 MEP 阈值的 20% 是一种较为合理的经验法则。建议至少监测 3 块对侧手部及手臂、2 块面部和 2 块腿部肌肉；根据肿瘤的位置和术前运动功能状态，可以增加更多肌肉的监测。

直接皮层刺激技术

行运动功能区 MEP 监测时，直接皮层刺激（DCS）是首选方法，因其能够施加最为集中的刺激。持续评估 MEP，需要在中央前回放置一个 4 ～ 8 个触点的条形电极。通常会使用单极刺激器进行运动功能区定位。在全麻手术中，通常会采用条形电极和刺激探针，结合短串高频的刺激模式。

在唤醒开颅手术中，一般使用双极刺激器，以 16.7 ～ 20 ms（50 ～ 60 Hz 的脉冲频率）为刺激间距，连续刺激 1 ～ 4 s。这种范式通常被称为 50 ～ 60 Hz 或低频刺激（low-frequency，LF）方法；有时也称之为 Penfield 方法，以纪念将该方法作为常规使用的先驱 Wilder Penfield。由于刺激持续时间至少为 1 s，这种 LF 方法并不会引起单一的锁时反应，而是会引发一系列阳性或阴性的反应。如果刺激初级运动皮层，患者会出现强直-阵挛运动；刺激运动前区会出现肌张力障碍样运动；刺激辅助运动区则会观察到诸如自主运动中断等负性运动现象；刺激初级躯体感觉皮层会使患者出现主观感觉异常；刺激与语言和认知网络相关的皮层和皮层下结构会导致正在执行的任务发生部分或完全抑制，例如出现命名障碍。表 8.1 对两种最常用的刺激模式进行了概述。

表 8.1　直接皮层刺激和皮层下定位的两种经典设置及其应用方法的概述

	高频刺激	低频刺激
刺激范式	5 个成串刺激	连续刺激 1 ～ 4 s
脉冲频率	250 ～ 500 Hz	50 ～ 60 Hz
脉冲形式	单相	双相（阳级 / 阴级）
皮层脉冲极性	阳极（正极）	n/a（双极）
皮层下脉冲极性	阴极（负极）	n/a（双极）
脉冲宽度	0.2 ～ 0.5 ms[a]	0.5 ～ 1.0 ms
刺激探头	单极	双极
探头直径	2 ～ 11.3 mm[b]	2 mm
探头形状	扁平或球状	球状
癫痫发生率[c]	1.2%（报告最高达 5%）	6.8%（报告最高达 15%）

[a] Abalkhail 等（2017）。
[b] Taniguchi 等（1993）。
[c] Szelényi 等（2007a）。
在大多数情况下，高频（HF）刺激（也称为短串刺激方法）会使用单极刺激器，低频（LF）刺激会使用双极刺激器，文中也对其他组合进行了概述。两种情况在术中均能诱发癫痫，但发生率不同。

体感诱发电位（SEP）

在第 3 章中已详细介绍了有关 SEP 的方法。在脑肿瘤手术中，主要使用正中神经和胫神经 SEP 检测皮层或皮层下缺血，该缺血会影响到躯体感觉皮层或丘系通路（另见第 20 章）。因脑实质的临界皮层血流灌注低于 15 ml/（100 g · min）与 SEP 波幅下降之间存在明确相关（Astrup 等，1977），建议进行双侧刺激，并记录（a）外周肘窝和腘窝电位作为技术对照，以及（b）正中神经 N20 和胫神经 P37 皮层监测反应（MacDonald 等，2019），并将健侧大脑半球所记录到的正中神经和胫神经皮层电位作为系统对照，记录这些对照可以及时检测与手术切除无关的混杂因素，如麻醉深度、体温或技术设备缺陷等。在幕上手术中，波幅降低超过 50% 和皮层电位潜伏期延长通常用为报警标准。然而，当不同测试间的可重复性较高时，较小的波幅下降已具有足够的意义，而当可重复性较低时，可能需要采用波幅消失的标准以检测非随机性波幅下降（MacDonald 等，2019）。

SEP 相位反转技术是一种特殊的应用（第 3 章），其通过记录中央后回和中央前回之间的正中神经皮层 SEP 极性倒置现象来确定中央沟（Goldring，1978）。许多在皮层定位技术方面非常具有经验的外科团队并不常规使用这种方法，因为他们认为直接皮层定位足以提供精确的信息。然而 SEP 相位反转仍不失为一个极好的方法，其在解剖变形和定位结果不准确的情况下具有极大帮助（Simon 等，2014）。

视觉诱发电位（VEP）

在早期有关术中全视野闪光 VEP 可靠性的阴

性报道（Cedzich 等，1987；Cedzich 等，1988）之后，这种方法被遗弃十年之久。然而，在引入全静脉麻醉和应用高强度发光二极管（light emitting diode，LED）闪光源之后，VEP 的使用得到了恢复（Kamada 等，2005；Sasaki 等，2010）。大多数 LED 光源发射红光，但一些作者提出可以使用白光光源（Gutzwiller 等，2018）。若术前患者存在视力受损和（或）视野缺损可能会影响 VEP 记录，记录视网膜电图是实时检测 LED 位移的关键。有研究表明，在某些情况下，视交叉后病变所导致的 VEP 波幅降低与术后视野缺失之间存在关联（Gutzwiller 等，2018）。在这项研究中，研究者将报警阈值（包括视交叉和视交叉后病变）设置为可重复的 VEP 波幅下降 20%。作者称他们已证实"一旦患者眼睛在术后发生视功能改变，那将一定会比离散 1/4 象限盲更严重"。该标准对于术后视功能障碍的预测特异度达 94.4%。然而 Luo 等（2015）采用 N75 波幅降低＞ 50% 作为报警标准，他们发现"在切除视觉皮层病变时，VEP 监测不能发现由于后视路损伤而导致的新发主要视野缺损。术中 VEP 十分灵敏，能够在早期可逆阶段，发现在夹闭动脉瘤时和对前视觉通路进行机械操作过程中所发生的血管损伤。"因此，由于全视野闪光刺激和视交叉后视觉通路的解剖因素影响，在进行视交叉后病变手术中，对于 VEP 的解读仍需十分谨慎。

幕上手术中的神经生理监测

重要的是要理解，脑功能定位技术仅能提供刺激部位及其远端的信息。如果需要对麻醉患者的运动或感觉系统完整性信息进行反馈，建议采用可以连续评估的监测方法（Sala 和 Lanteri，2003；Landazuri 和 Eccher，2013；Seidel 等，2013；Asimakidou 等，2021）。例如，只有通过监测手段才能探测到由于对穿支血管进行止血时造成的远端血管损伤（Neuloh 等，2004；Neuloh 等，2007；Szelenyi 等，2010b）。因此，定位技术应当始终与监测技术相结合。

如上所述，神经生理监测技术包括诱发电位的应用，其局限性前文也已谈及。在麻醉患者中，TES MEP、头皮 SEP 和头皮 VEP 可以对从皮肤切开到皮肤缝合的整个手术过程进行完整评估。由于开颅和切开硬脑膜可能会对信号的质量及其波幅和潜伏期产生影响，因此应在这些手术步骤中设定基线，然而关键的监测阶段始于切开硬脑膜时。监测团队报告所观察到的信号变化，神经外科团队提供当前肿瘤切除策略及其位置信息，两个团队间进行密切沟通，这是团队间共同分析手术操作和信号变化之间关联性的重要策略。

手术步骤相关的非特异性诱发电位改变

皮瓣准备、开颅和打开硬脑膜均会因导电组织的空间位置发生变化而导致电场改变，这可能会导致患侧大脑半球发生信号改变，但不表明即将发生损伤。为了能够及时发现与这些手术步骤相关的信号改变，记录这些操作之前、期间和之后的电位非常重要。打开硬脑膜会伴随脑脊液的丢失，可导致脑移位和颅腔积气，这会使大脑和颅骨之间因为空气形成电绝缘，此种结果通常会导致头皮 SEP 波幅降低和 TES MEP 刺激强度提高（Kombos 等，2000b）。对于一些肿瘤入路，在皮层切开术后需要用到牵开器，这也可能会导致脑移位。对于较大的肿瘤，肿瘤切除手术也可能会导致大脑下垂，从而再次发生脑移位。脑移位会使头皮电极位置与脑表面之间的空间位置发生改变，导致诱发电位的变化，而不表示神经功能损伤。

SEP 和 MEP 监测在脑胶质瘤手术中的可行性

探讨 SEP 监测在幕上肿瘤手术中可行性的文献很少。然而，这些研究表明，在神经功能完好的患者中，刺激任何神经都可以记录到 SEP。早期关于胶质瘤手术 MEP 监测的文献表明，能够从病变邻近甚至浸润初级运动皮层的患者中成功记录到 MEP，记录成功率为 92%（Neuloh 和 Schramm，2004；Neuloh 等，2007）；通过条形电极直接皮层电刺激，监测 MEP 的成功率高达 96%（Kombos 等，2000a）。而在术前有运动障碍的患者中，成功率较低，为 88%（Kombos 等，2003）。在这些患者中，MEP 可能对安全性造成误导，因激发电位所需要的刺激强度更高，所记录电位可能是通过激活深部的皮质脊髓束（corticospinal tract，CST）轴突而非初级运动皮层产生的。

引起诱发电位变化的关键手术步骤

当可以通过放置条形电极直接评估运动和躯体感觉皮层时，头皮记录和刺激不再作为首选。如果不能直接暴露运动皮层，可以选择将条形电极置入到硬膜下（Suzuki 等，2003；Szelenyi 等，2005；Guo 和 Gelb，2011）。当切除中央区内或邻近区域的肿瘤时，建议使用直接皮层刺激以达成局部可靠的 MEP 监测（Seidel 等，2012）。在通过定位确认解剖学结构后，应将条形电极放置在运动和感觉皮层上，以便连续交替进行皮层 MEP 刺激和 SEP 记录。

交替进行定位与监测的流程十分必要。应立即报告诱发电位的变化，并与大脑解剖和当前手术操作相关联。与脑下垂相关的 SEP 波幅降低和 MEP 刺激阈值提高并不需要改变手术策略。相反，沿着大脑中动脉进行切除时所导致的电位改变可能预示着即将发生的血管痉挛甚至损伤，这种电位改变需要对切除残腔进行检查，并可考虑应用尼莫地平或罂粟碱（Neuloh 等，2007）。此外，手术团队还必须考虑到，信号变化可能会在关键手术步骤后延迟达 20 min 才出现，比如发生静脉回流障碍（Neuloh 等，2007）。

MEP 和 SEP 信号变化与神经功能结局的关系

在胶质瘤手术中，发生脑缺血所致的永久性神经功能障碍这一问题最令人担忧，文献描述功能障碍发生率为 21% ～ 80%（Gempt 等，2013；Jakola 等，2014）。位于岛叶内的低级别胶质瘤和复发肿瘤手术与卒中发生的相关性最高（Berger 等，2019；Gogos 等，2020）。

在一篇总结了 251 例使用 SEP 进行监测且主要为幕上脑血管手术的文献中，Wiedemayer 等（2002）描述了 29 例真阳性和 206 例真阴性发生“神经功能损伤”的结局，SEP 对所有类型神经功能障碍的预测敏感度为 64%，阴性预测值为 95%。然而，对于严重神经功能障碍，SEP 敏感性为 81%，阴性预测值达 98%。Neuloh 等（2004）最早报道了胶质瘤手术中使用 MEP 的病例研究，胶质瘤位于运动皮层或运动通路邻近区域。通过连续 MEP 监测和定位，手术后永久性运动功能障碍的发生率仅为 5%。若在术中出现不可逆性 MEP 消失总是（100%）与新发运动功能障碍相关，其中 80% 是永久性运动功能障碍。不可逆性 MEP 下降（MEP 的波幅下降＞ 50%）与 69% 新发运动功能障碍相关，其中 25% 是永久性的。可逆性 MEP 下降或消失，约与 47% 的新发运动功能障碍相关，其中仅 5% 是永久性的。其他团队研究证实了类似的相关性，并分析了术中不同程度的 MEP 波幅降低与术后影像之间的关系（Gempt 等，2013；Seidel 等，2013）。Gempt 等（2013）证实，70% 的永久性 MEP 消失与术后早期 MRI 显示的累及运动通路的缺血性损害有关。有趣的是，即使发生 MEP 下降后没有出现新发的运动功能障碍，仍和术后 MRI 中看到的缺血征象相关，这意味着现在的报警标准可能需要细化。Szelenyi 等（2010b）证明 MEP 消失比 MEP 下降更容易出现 CST 皮层下手术后 MRI 改变导致的运动功能障碍。相比之下，MEP 的下降则提示运动皮层的受损。因此，如果在运动皮层附近进行手术，即使 MEP 下降也应该被视为一种报警信号（Szelenyi 等，2010c）。

MEP 报警标准

正如 MacDonald（2017a）指出，对于 MEP 监测而言，尽管目前有大量的证据，但仍还没有一个可靠的报警标准能够适用于所有手术。在幕上手术中，通常将波幅降低 50% ～ 80% 联合提高刺激强度作为报警标准（Kombos 等，2001；Neuloh 等，2004；MacDonald，2017b）。Abboud 等（2016，2018）提出了一种有趣的方法来控制非特异性 MEP 波幅波动：波幅和运动阈值的同侧 / 对侧比值。受监测侧 / 对照侧（健侧）的百分比增加超过 20% 的阈值水平可以用为报警标准，其对术后新发运动障碍的预测值接近 100%。当然，这种方法需要在更大的队列中进行进一步的研究。

当在 CST 邻近区域进行手术时，皮层下运动功能定位可作为距离估计的替代参数（详见下文皮层下功能定位部分）。如果刺激强度≤ 2 mA 激活了 CST，由于 MEP 改变导致发生永久性运动功能障碍的可能性将会增加（Seidel 等，2013）。因此，正确使用皮层和皮层下直接电刺激诱发 MEP，对于确定运动皮层和 CST 的安全边界是必要的。

全麻下幕上手术中的皮层功能定位

在靠近初级运动皮层部位进行手术时，如果使用 TES MEP 监测，最关键的问题是 MEP 的激活部位，尤其是当使用高刺激强度时。在高刺激强度下（另见前几节）通常更多地在 CST 尾端诱发 MEP，这可能会导致漏诊皮层或浅表皮层下损伤，并产生假阴性结果（Rothwell 等，1994；Neuloh 和 Schramm，2009；Boex 等，2016）。因此，中央前回的手术需要使用更为局部的刺激方法。

然而，有时却无法通过放置条形电极进行 DCS MEP 监测，因其会干扰手术入路，特别是皮层切口处。因此，对于累及中央前回的肿瘤，行间断或连续运动功能定位的同时逐步切除肿瘤，可能是能够实时辨认运动皮层的最可靠且最实用的技术。皮层功能定位是识别中央前回初级运动区（primary motor area，M1）的重要方法，皮层下运动功能定位可提供有关 CST 与 M1 发出的 U 形纤维之间空间关系的有用信息（图 8.1）。短串高频定位技术主要用于识别 M1 和 CST，而 50 ~ 60 Hz 的低频定位技术常用于邻近皮层下运动功能区的手术（Kombos 等，2000a；Duffau 等，2003；Rossi 等，2019）。

如前文所述，只要条件允许，应在皮层切开后将定位技术与监测技术结合起来，以评估神经功能完整性，并提示血管损伤。这可以通过在全麻手术中放置硬膜下条形电极进行 DCS MEP 监测（Seidel 等，2012；Seidel 等，2013），或者是在唤醒手术中通过评估患者的运功功能来实现（Szelenyi 等，2010a）。

全麻手术中皮层下功能定位 CST

术中脑功能定位的手术目标是实现最大程度切除肿瘤的同时，将神经功能障碍发生率降至最低（Chang 等，2011a；De Witt Hamer 等，2012）。在肿瘤切除过程中，一个常见的问题是判断切除腔某一点到 CST 的距离。因此，对于外科医生和神经

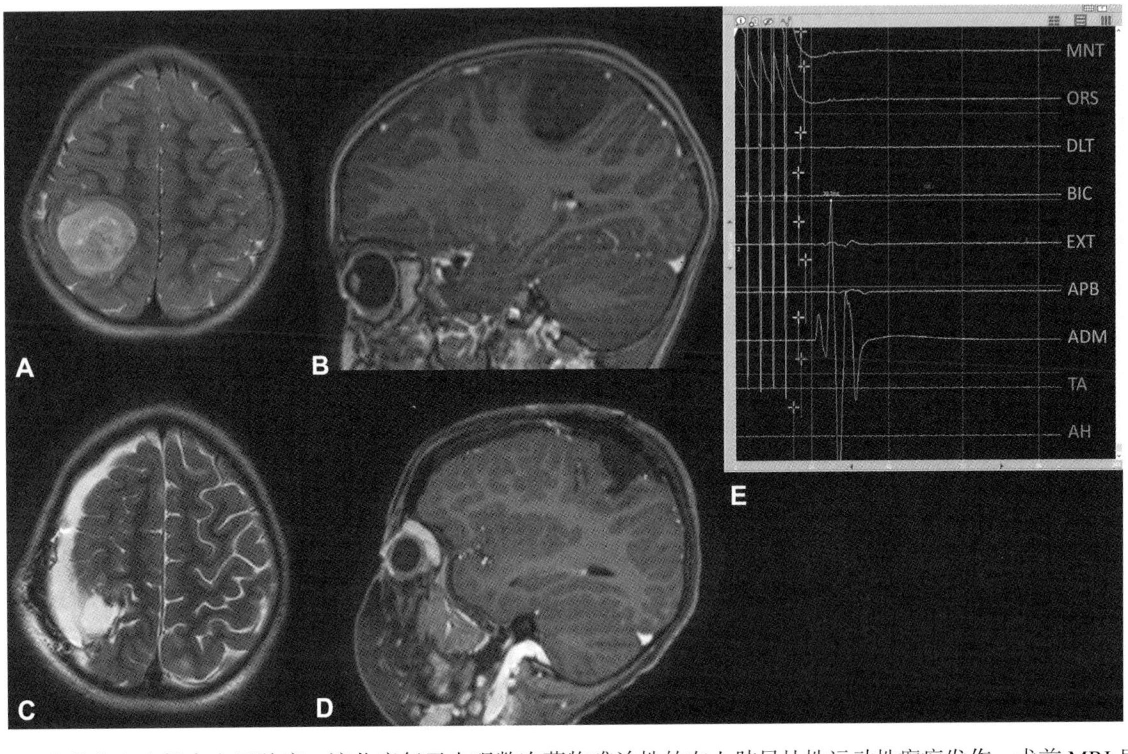

图 8.1　2 岁儿童患右侧中央区肿瘤。该儿童每天出现数次药物难治性的左上肢局灶性运动性癫痫发作。术前 MRI 显示在右额顶区内非强化肿瘤（**A.** T2 轴位；**B.** T1 矢状位）。术中使用高频短串刺激技术进行皮层功能定位未能诱发出任何运动诱发电位（MEP）。然而，在切除肿瘤过程中，降低刺激强度，皮层下功能定位（**E**）诱发出左侧小指展肌（ADM）MEP 以及波幅较小的拇短展肌（APB）和趾伸肌（EXT）电位。术后 MRI（**C** 和 **D**）显示肿瘤完全切除，组织病理学证实为多层菊形团胚胎性肿瘤。术后，这名儿童没有出现运动或感觉功能障碍，予小剂量左乙拉西坦治疗，无癫痫发作。AH，拇外展肌；BIC，肱二头肌；DLT，三角肌；MNT，颏肌；ORS，口轮匝肌；TA，胫骨前肌。图 E 中的 X 轴表示时间（单位为 ms）

生理医生而言，定位识别 CST 避免出现机械性损伤是一个巨大挑战。

诱发 MEP 取决于施加到组织上的电荷（Szelenyi 等，2011）。电荷指电流随时间变化的积分，即电量。对于矩形脉冲，其等于电流乘以脉冲持续时间。此外，电荷密度会随距离增加而衰减，电荷越高，产生 MEP 的面积就越大，反之亦然（Seidel 等，2013）。这也意味着，随着刺激强度或电荷的增加，能够在距离 CST 更远的地方找到阳性刺激点（图 8.2）。现在越来越多的团队研究“刺激强度与距 CST 的距离”之间的关系，他们以不同的脉宽施加刺激，将能够诱发 MEP 的刺激强度（mA）与刺激点距 CST 的距离（mm）联系起来研究（Kamada 等，2009；Maesawa 等，2010；Nossek 等，2011；Prabhu 等，2011；Ohue 等，2012；Shiban 等，2015a）。

Kamada 等（2009）首次进行了相关性研究，使用 5 个脉宽 0.2 ms 成串脉冲进行单极阴极皮层下电刺激，发现距离与刺激强度之间存在收敛非线性相关性，并推算 1.8 mA 为与 CST 直接接触的阈值。Nossek 等（2011）采用刺激频率 300 Hz、5～7 个脉宽 0.5 ms 成串脉冲进行皮层下单极定位，使用术中超声引导对导航脑移位进行校正，对阈值进行比较。他们提出了关于 MEP 刺激阈值与距 CST 的距离之间近似线性的关系，每 1 mm 脑组织对应于 0.97 mA，这符合 1 mA = 1 mm 的“经验法则”（Seidel 等，2013）。在 Ohue 等（2012）的另一项研究中，同样推断提出了刺激强度与距 CST 距离之间的线性关系，该研究使用了频率为 500 Hz 的 5 个脉宽 0.2 ms 成串脉冲，并分析了术后切除腔到术后早期弥散张量 MRI 上 CST 的距离。Maesawa 等（2010）和 Prabhu 等（2011）将皮层下电刺激和术中 MRI 纤维束成像技术进行了比较。Maesawa 等（使用双极刺激器，5 个脉冲成串刺激，脉宽 0.4 ms，500 Hz）发现了刺激强度和距离之间的大致线性关系，而 Prabhu 等（使用单极刺激器，5 个脉冲成串刺激，脉宽 0.3～0.5 ms，500 Hz）描述了如果探头到 CST 的距离 < 5 mm，神经功能障碍将呈现进一步恶化的趋势。Shiban 等（2015a）在肿瘤切除结束时，使用钛夹标记术中刺激部位，并在此位置以 0.3 ms、0.5 ms 和 0.7 ms 的不同脉宽进行阴极或阳极刺激来执行不同的刺激模式，在术后采用弥散张量成像纤维束示踪技术确定 CST，测量其与钛夹之间的距离，最终计算出此距离与皮层下 MEP 电荷的相关性。相关和回归分析表明，刺激强度与钛夹部位距 CST 的距离之间存在非线性关系，阴极 0.5 ms 脉宽刺激最适合于皮层下刺激。

当比较这些不同的研究时，发现施加刺激的数量、脉宽、极性，尤其是电荷可能是较为重要的参数。因此，在进行皮层下运动功能定位时，建议保持刺激个数和脉宽恒定，应用恒流阴极刺激（Seidel 等，2012；Seidel 等，2013；Raabe 等，2014；Plans 等，2017）。然而要认识到，到目前为止，尽管关于这种刺激强度与距离间的关系还没有明确的说法，但临床上采用 5 个 0.5 ms 阴极恒流脉冲行皮层下短串单极刺激时，越来越多的团队采用“1 mA

彩图

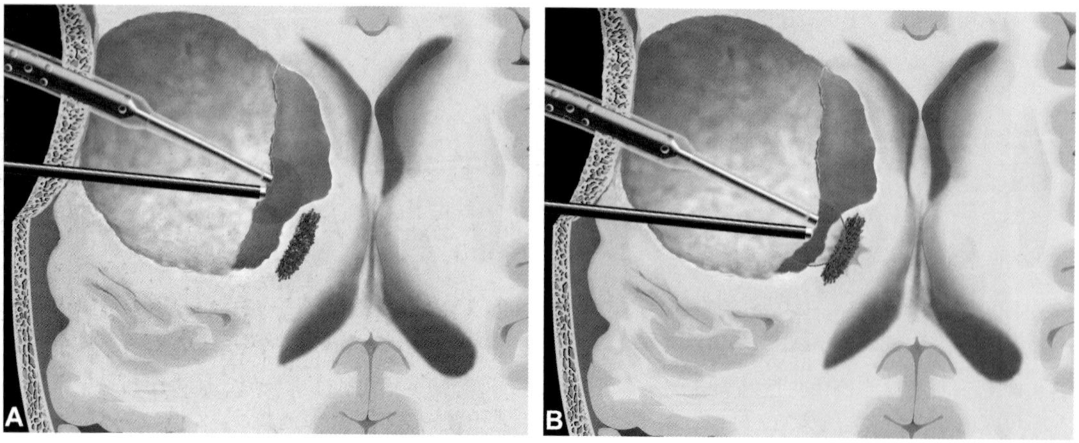

图 8.2（彩图请扫二维码或见书后） 右侧岛叶肿瘤皮层下定位的轴位示意图，肿瘤尚未侵犯皮质脊髓束（CST），通过降低刺激强度进行皮层下定位。**A.** 外科医生一手持超声外科吸引器（CUSA），另一只手持刺激器或具有电刺激的吸引器，同时进行肿瘤切除和功能定位。绿色表示残余肿瘤组织，紫色表示 CST，红色区域代表电场。**B.** 当电场到达 CST 时便会诱发运动诱发电位。通过降低刺激强度，逐步切除肿瘤，并在定位指导下安全接近 CST

对应 1 mm”这一不太精确的经验法则。

一个问题也随之而来：停止切除肿瘤的最低定位阈值设为多少 mA 较为合理？因“最大范围安全切除肿瘤”这一核心理念，在低级别肿瘤手术中这个问题则显得更加重要（Chang 等，2011a；De Witt Hamer 等，2012；Seidel 等，2013；Raabe 等，2014）。多项研究表明，MEP 阈值降低与 CST 机械损伤的风险增加呈相关性（Sala 和 Lanteri，2003；Prabhu 等，2011；Seidel 等，2013；Plans 等，2017；Sanmillan 等，2017）。Seidel 等（2013）证明了在低刺激强度下进行单极皮层下阴极短串刺激，运动刺激阈值与发生 CST 损伤的风险相关。然而，已证实若保持 DCS MEP 监测稳定的同时常进行重复定位，即使定位阈值≤ 3 mA 也可能是安全的（Landazuri 和 Eccher，2013；Seidel 等，2013）。因此，在定位刺激上、下界值之间存在一安全范围，若刺激处于此范围则不会发生 CST 机械性损伤，在皮层下定位采用极低的刺激 MEP 阈值前，MEP 监测既不会发生明显的信号变化，也不会发生永久性运动功能障碍（Landazuri 和 Eccher，2013；Seidel 等，2013）。然而，在行皮层下短串刺激定位时，终止切除肿瘤的刺激强度界限取决于各种因素，如肿瘤组织病理学、肿瘤切除的计划目标、其他功能区是否浸润以及不同的止血方法。因此，安全阈值会因各外科中心而异（图 8.3）（Sala 和 Lanteri，2003；Mikuni 等，2007；Nossek 等，2011；Prabhu 等，2011；Ohue 等，2012；Seidel 等，2013；Bello 等，2014；Raabe 等，2014；Shiban 等，2015a；Plans 等，2017；Sanmillan 等，2017；Moiyadi 等，2018）。

此外，尽管传统的间断定位技术能够在较高且十分安全的定位阈值下终止肿瘤切除，例如应用单极短串刺激的阈值设置为 3 ～ 6 mA（Seidel 等，2013），但是可能会因为手术部位的空间和时间覆盖范围不够，而出现无法防止运动障碍发生的情况。一种改进的方法是在尽可能长的时间范围内，直接在肿瘤切除部位进行连续定位，当靠近 CST 且采用极低的定位阈值（≤ 3 mA）时，这种方法十分重要。

为了遵循上述连续监测理念，Raabe 等（2014）最近描述了一种新的定位方案，并开发出一种设备，允许在不中断肿瘤切除手术进程的情况下进行连续的皮层下电刺激。该方法将阴极 HF 刺激（5 个 0.5 ms 脉宽的脉冲，250 Hz）集成到手术吸引器尖端，以 0.4 ～ 2 Hz 频率重复刺激。通过记录阳性 MEP 反应加上报警声音提示，向外科医生提供实时的反馈。对这种连续“动态”定位方法进行概念验证分析，证实其安全性，由于 CST 的远端血管损伤导致永久性运动功能障碍的发生率仅为 3%。在这篇文献中，没有患者因 CST 机械性损伤而导致永久性运动障碍。术中癫痫发生率为 4%，均由同步皮层脑电图（ECoG）记录发现，且能够很容易终止而不需要改变手术流程。Schucht 等（2014b）将这一连续动态定位技术应用于胶质母细胞瘤手术，证实尽管肿瘤距离 CST 很近，但 69% 患者的影像强化肿瘤都得到了完全切除，由血管损伤导致

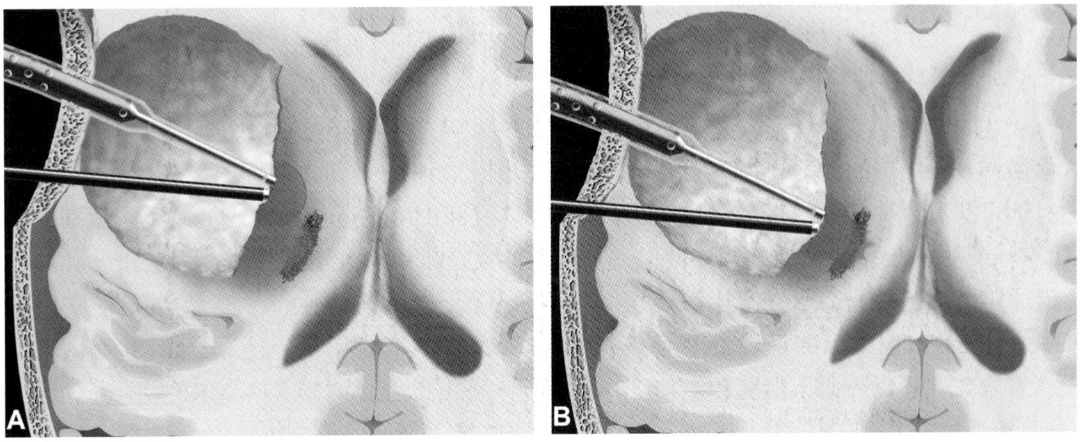

彩图

图 8.3（彩图请扫二维码或见书后） 右侧岛叶肿瘤皮层下定位的轴位示意图，肿瘤已经浸润皮质脊髓束（CST），通过降低刺激强度进行皮层下定位。**A.** 外科医生一手持超声外科吸引器（CUSA），另一只手持刺激器或具有电刺激的吸引器，同时进行肿瘤切除和功能定位。绿色表示残余肿瘤组织，紫色表示肿瘤侵犯 CST，红色区域代表电场。**B.** 当电场到达 CST 时便会诱发运动诱发电位。请注意，手术策略和最低刺激强度报警标准可能与图 8.2 所示的临床情况不同，在图 8.2 中，肿瘤并未浸润 CST

永久性运动障碍的发生率为4%。这种连续“动态”定位并不能完全避免所谓的CST“机械”损伤，但其能允许在任何手术部位的任何手术操作中同时进行定位，以增加定位覆盖范围并提供实时反馈（Seidel等，2020）。通过这种方式，定位技术可以贯穿于肿瘤切除全过程中，并可在切除肿瘤的任何位置进行。

最近，连续皮层下电刺激这一概念也同样应用于使用超声外科吸引器（cavitron ultrasonic surgical aspirator，CUSA）的直接电刺激技术中，且再次被证实为一种安全可靠的方法（Shiban等，2015b；Roth等，2017）。然而在极少数情况下，CUSA的操作也可能干扰定位结果（Carrabba等，2008）。将定位技术集成入标准吸引器中可能更符合人体工程学，因为连续定位可以在切除肿瘤的任何步骤中进行，包括软膜下剥离和止血，可以使用各种器械进行操作（Raabe等，2014；Schucht等，2014b；Schucht等，2015；Moiyadi等，2018；Seidel等，2020）。故将刺激探头集成进任何手术器械（CUSA或吸引器）中均会提高皮层下定位的可靠性、手术接受度和临床可操作性。

然而，需要清楚知道，到目前为止，连续的动态定位技术仅应用于防止CST损伤的发生。在切除运动功能区肿瘤后，患者可能会发生更细微的、且多为一过性的术后运动障碍，这与M1或CST的损伤无关（Seidel等，2019）。为了能够发现这些问题，有必要采用术中神经生理学方法去评估感觉-运动功能的整合以及执行环路，这将在下一节进行讨论。

感觉-运动功能的整合和执行回路

尽管对于大多数涉及M1区的肿瘤，标准方法已足够解决问题，但可能有重要的局限性。在累及运动前区或顶叶的肿瘤手术中，采用这种方法保留M1区及其纤维通路可能不足以完全保留运动功能。尽管距离中央沟2 cm以内的肿瘤患者行全麻手术后没有出现新发永久性运动障碍，但有相当比例的患者发生了手部失用症，这是一种难以康复的高度致残性功能障碍（Rossi等，2018）。这是由于非初级运动区及其皮层下神经网络在执行以及调整动作以适应动作目标中起到了重要的作用。因此，虽然直接皮层或皮层下电刺激/定位能够识别M1区及其下行纤维而不需要获得患者配合，但参与更高水平的运动编码和运动控制的结构如运动前区和辅助运动区，只有让清醒的患者执行正在进行的运动任务才能实现定位。通过术中使用直接电刺激（direct electric stimulation，DES）干扰这些任务有助于识别需要保留的功能皮层和皮层下部位。通常应用于此目的的主要有两种运动任务，最简单的方法是让患者持续进行手臂的重复自主运动（屈伸），并观察DES在任务执行过程中产生的干扰，以此确定能够中断正在进行运动的所有皮层和皮层下部位；第二种是手部操纵任务（hand manipulation task，HMt）（Fornia等，2019），要求患者在一个形状像螺丝刀的工具上进行旋转运动。通过DES刺激不同的皮层区域（初级感觉皮层、M1区、腹侧运动前区）或纤维束（U形纤维、上纵束）以干扰正在进行运动的特定模式。除了运动任务本身，HMt还可以研究运动控制的关键要素即感觉-运动功能的整合程度。临床上，HMt的使用显著降低了术后意念运动性失用的发生率（使用该任务时总体发生率仅为2.5%，而不使用该任务时则为50%）和术后康复的需求（Rossi等，2018）。因此，在累及运动前区或顶叶的肿瘤手术中，推荐该测试。

另一个需要关注的问题是切除累及或起源于M1区的肿瘤。在这种情况下，LF刺激主要用于唤醒状态，其识别皮层和皮层下运动位点的成功率为90%和73%。然而，LF刺激应用于生长在额叶内并向后生长侵犯M1区的肿瘤手术效果更好，因为在这些位置，LF刺激对于识别切除后缘的CST非常有用，50%的病例实现了肉眼下的肿瘤完全切除，其中仅10%发生了严重的永久性运动障碍（Rossi等，2019）。与这组相比，当肿瘤起源于M1区内，尤其是当肿瘤还没有到达表面时，LF刺激往往会从多个皮层部位激发运动反应，从而无法识别中央前回内的安全皮层切开区域，可能无法指导肿瘤的皮层下切除。针对这类肿瘤，HF刺激更加实用且有效。标准的5个成串刺激方法适用于到达皮层表面的肿瘤，其边缘清晰，在MRI上显示对比增强。在先前经过治疗（例如放射治疗）导致皮层兴奋性降低的情况下，需要增加成串脉冲个数或脉宽（7～9个脉冲，脉宽0.5～0.8 ms）以获得可靠的定位结果。对于弥漫性肿瘤（低级别浸润性）或深部肿瘤，建议采用标准（5个脉冲）和减少脉冲个数（2个脉冲，甚至单个脉冲刺激）相结合的方法来确定皮层切开的安全区域或将切除范围扩大到皮层下（Fornia等，2019；Vigano等，2019）。当将HF用于M1区肿瘤时，有报道称其永久性功能障碍发生率＜2%，超过85%的患者都能实现肿瘤的完全切除（Rossi等,2019）。HF刺激首选全身麻醉，因为HF导致皮层兴奋性稳定，这对于评估定量参数（即MEP波幅和电流强度）至关重要，而在唤醒状态下这些参数变化很大。此外，与LF刺激相比，即便在皮层兴奋性增强的情况下，HF刺激也较少引发癫痫发作。

唤醒手术中的语言和认知功能定位

对于累及语言或认知通路的内源性肿瘤患者，建议进行语言和认知功能定位。以往此类型的定位策略仅用于病变位于所谓的优势半球患者，如今，由于对语言和认知网络结构知识的不断深化，定位技术也已扩展应用至非优势半球。

语言是一种复杂的功能，包括不同成分如言语（发音）、语义和音素，广义上还包括阅读和书写。近些年人们提出了各种语言组织模型（Hickok和Poeppel，2007）。根据目前的观点，人类语言不依赖于特定的皮层区域，也不存在严格的偏侧化，而是基于一个复杂的、主要为双侧化的皮层下网络系统，其复杂程度还取决于性别、教育程度以及文化因素。根据这一观点，科学家们发现了语言的腹侧和背侧通路。腹侧通路将声学语音输入信息映射为概念和语义表征，其能够对语音等听觉信息进行感知与识别。此外，尽管优势半球占主导地位，但腹侧通路仍呈现双侧激活。背侧通路参与了与运动系统的交互（感觉-运动功能整合）。背侧通路大多呈现偏侧化，主要位于优势半球。当前的语言模型有两个重要节点：一个节点在后部，位于顶叶内（颞-顶连接部），负责将听觉输入信息解码为概念和语义表征；另一个节点位于腹侧运动前区（ventral premotor，vPM）（包括额下回岛盖部和三角部，二者作为经典Broca区的一部分），该部位主要参与感觉-运动功能的整合以及将语义和语音输入信息转换为文字（言语发音）。

在目前的临床实践中，语言和其他认知功能评估要求患者在术中保持清醒与合作。此外，在术前阶段，需要评估个体患者大脑功能重塑程度。术前评估还可预估患者维持术中清醒以及正确执行术中任务的能力（Mandonnet等，2017；Rofes等，2017）。对于包括神经心理测试和语言评估在内的这些复杂评估，必须要有神经心理学家或语言治疗师的参与。神经心理学评估可以了解所有功能领域，如记忆、语言、执行功能和智力（Mandonnet等，2017；Rofes等，2017）。语言评估是根据受教育程度来确定患者的口语、语言优势、语言产生以及理解力。在此阶段，可以选择需要在术中使用的测试。

在术中阶段，在大脑皮层和（或）皮层下水平识别语言功能区。患者必须完全清醒、合作，并且能够执行不同的任务。通过将DES应用于皮层或皮层下部位来识别语言皮层或皮层下结构。定位的第一步是要确定刺激电流强度，通常通过刺激vPM来实现（Duffau等，2002；Bello等，2007），目前有各种方法可用。一旦确定了电流强度，通常使用相同的电流强度在皮层和皮层下水平进行定位。进行测试的条目通常以幻灯片的形式呈现在计算机屏幕上，速度为每5秒一张幻灯片。在幻灯片出现之前施加电刺激，在每张施加刺激的幻灯片之间呈现一张不施加刺激的“假”幻灯片。不应让患者意识到何时会施加刺激（Duffau等，2002；Bello等，2007）。在“皮层定位时间段”内可以识别肿瘤边缘和周围组织之间的功能关系。通常使用的任务包括图片命名和语义联想任务，这些任务需要对额叶、颞叶或顶叶进行刺激。皮层定位能够让外科医生识别皮层切开位点，并计划皮层切除的范围。“皮层下定位时间段”是肿瘤切除最关键的阶段，决定了术中肿瘤切除的范围和患者的功能结果。在皮层下定位时，识别出肿瘤的功能边界，通常从皮层定位阶段判定为非功能皮层区边缘开始，寻找边界。外科医生应心中有肿瘤周围的功能网络结构图，这使得可以在定位时采用要执行的测试，并在该过程的不同阶段识别每个网络。当患者执行不同的任务时，由外科医生助手将刺激探头靠近肿瘤切除部位并持续施加刺激，或者来回交替施加刺激。如果出现错误，嘱患者休息恢复。通过这种方式逐渐对肿瘤进行功能性断离，并且根据功能边界实现肿瘤的精准切除。

命名是最常用的测试，但应该与颞叶后份有关的语义联想任务交替进行，以识别下纵束（inferior longitudinal fasciculus，ILF），在顶叶识别ILF和视束，或在外侧额叶识别与高级认知功能有关的岛叶周围连接。在不同的测试之间，还会评估患者的自发言语（Chang等，2011a；Chang等，2011b；Duffau和Taillandier，2015）。

关于神经生理学范式，传统上将LF刺激用于语言或认知功能定位。可通过两种不同方案中的任意一种来确定vPM的刺激强度。第一种方案使用不产生ECoG后放电的最大电流（Berger等，1989；Ojemann等，1989；Sanai等，2008），从2 mA开始，电流幅度以0.5 mA的步长递增，直到刺激电流能够诱发短暂的后放电。将略低于此的电流强度用于进行皮层和皮层下水平定位，电流强度通常在3.5～15 mA之间。在整个皮层和皮层下语言功能定位过程中，连续监测ECoG以记录后放电或后放电尖波，这可减少因持续刺激引起癫痫发生的机会，并能够防止由于电流传播效应所致发生命名或任务错误的可能性。后放电的发生和电流强度相关，使用这种方法在术中诱发癫痫的发生率在2%～25%之间。第二种方案使用将探头施加在vPM区域并执行数数或命名任务时，诱发构音障碍的最小电流强度（Duffau等，2002；Bello等，2007）。这种方法的初始电流幅度为2 mA，然后以0.5 mA的步长递增，直到出现明显的任务干扰（构音障碍）。电流强度范围在2～5.5 mA之间，明显低于第一种方案。在定位过程中，该方案也推荐使用ECoG探测后放电以避免癫痫发作和出现假阳性结果，根据文献报道，其诱发癫痫发作的概率更低，在0.5%～5%之间。

如果ECoG检测到脑电发作，临床或EMG记录发现局灶性癫痫发作，建议使用冰盐水冲洗暴露皮层以终止癫痫发作，并预防全面性发作。如果发作不能停止，通常使用0.5～1 ml丙泊酚静脉推注以停止癫痫发作和进一步进展的全面性发作。

LF刺激是进行语言和认知功能定位的首选方法。然而，在既往接受过治疗（特别是放射治疗）、长期癫痫病史、服用大量抗癫痫药物或癫痫控制不佳的患者中，低电流强度（2 mA）下LF刺激也可能诱发癫痫发作，或者即便将电流逐渐增加到15 mA以上仍然出现阴性定位结果。在第一种情况下，大脑皮层的癫痫阈值非常低，在诱发出任何语言中断之前，电流刺激就会引起癫痫发生（通常是累及嘴唇的局灶性发作），故不能进行有效的语言功能定位。在第二种情况下，诱发语言干扰的刺激阈值过高，LF刺激会出现假阴性定位结果。在这些情况下，为了克服LF刺激的局限性，可以使用HF刺激范式，且为了能在语言任务中产生干扰，HF成串刺激的重复频率应该增加到3 Hz（Riva等，2016；Verst等，2019）。

除了语言之外，还可以在手术室内评估其他类型的功能。在肿瘤累及后颞叶或顶叶视觉通路的情况下，可使用视觉功能定位任务规避发生视野缺损的风险，任务包括呈现在对侧视野中的一系列图像或视觉刺激。将DES应用于视辐射或顶叶后部皮层可产生光幻视或短暂性视野缺损。当肿瘤累及顶叶外侧时，要求患者执行视野的视空间感知任务，比如线段等分实验（Thiebaut de Schotten等，2005；Bartolomeo等，2007），或视觉搜索任务（Vallar等，2014），这些任务可以在术中防止视空间障碍的发生。除了语言、视空间能力和运动功能外，维持患者的生活质量还需要保留更高级的认知功能，如心智、同理心和执行功能。这些功能大多似乎是由位于非优势半球的皮层下结构所调节，在术中可以嘱患者执行特定任务来加以评估，例如Stroop实验（Puglisi等，2018）或眼神读心实验（Nakajima等，2018）。初步研究表明，术中执行这些任务能够更大机会地保留这些重要的高级认知功能。

总结

正如本章所述，许多不同的方法和策略都可用于指导幕上肿瘤手术，目的是在扩大肿瘤切除范围的同时保证患者的生活质量。

神经生理监测技术有助于持续评估所监测神经系统的功能完整性，并对血管损伤发出警告。在功能定位过程中，重点不仅是保护皮层，而且要防止皮层下通路受到损伤。因此，仅皮层功能定位是不够的，还应结合皮层下定位来识别重要的神经传导通路和白质纤维束，这可以通过切除肿瘤和术中刺激交替进行的方式或使用电气化手术器械进行连续定位来完成（例如图8.4）。越来越精细的技术正在不断发展，以改进对运动网络、语言和更高级皮层功能的定位。

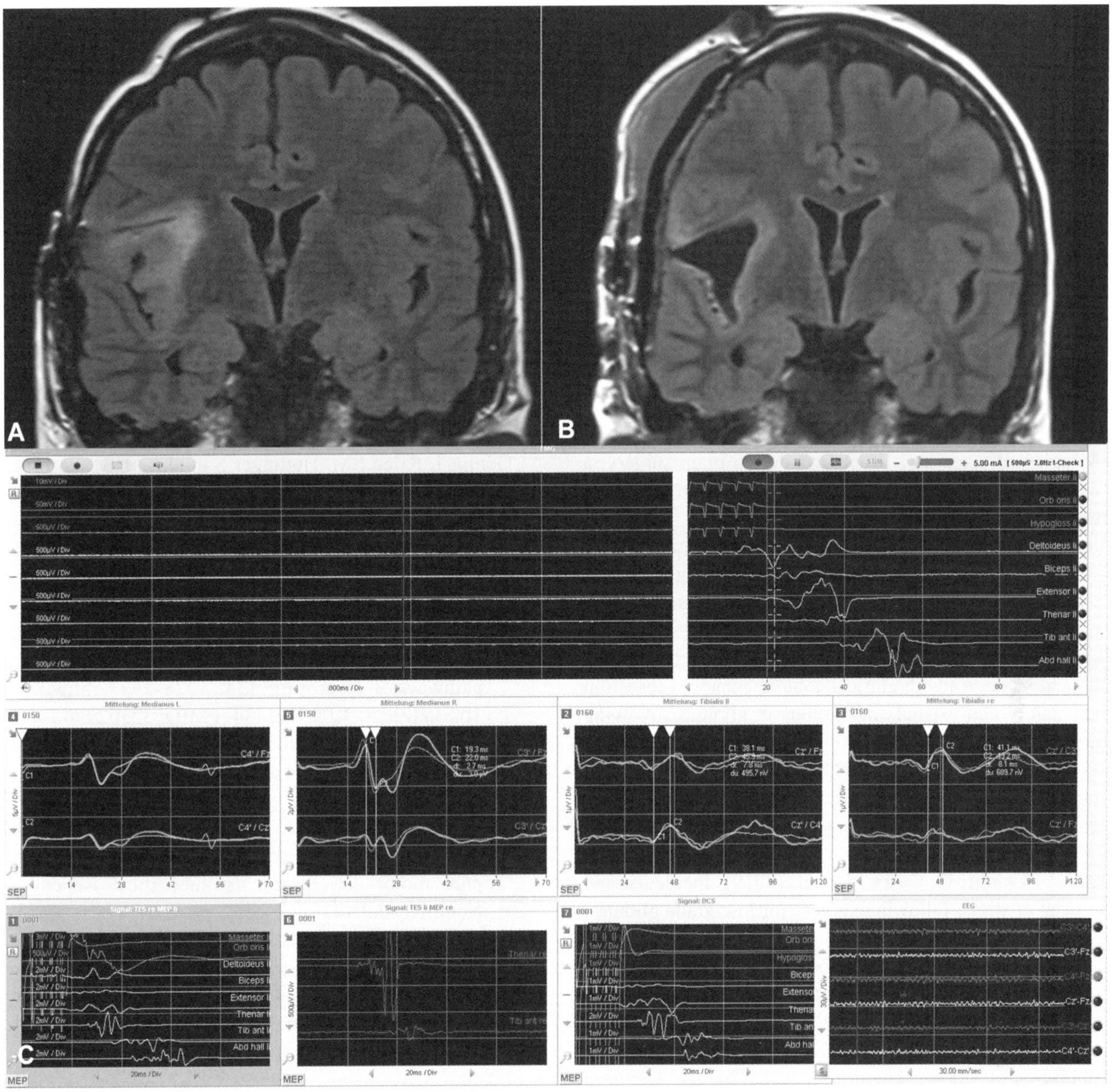

图 8.4 全麻下右侧岛叶低级别胶质瘤手术的术中监测设置。患者为 46 岁女性，表现为全面性癫痫发作。**A.** 术前 FLAIR MRI 显示为岛叶低级别胶质瘤。通过以下技术指导肿瘤切除：术中监测体感诱发电位（SEP）、肌电图（EMG）、经颅电刺激（TES）和直接皮层刺激（DCS）运动诱发电位（MEP）、连续动态定位直至皮层下刺激阈值（3 mA），以及脑电图（EEG）。**C.** 术中监测显示屏幕的截图。上方窗口显示了在动态高频皮层下定位（250 Hz 下 5 个成串脉冲，脉宽 0.5 ms，电流强度 5 mA）期间的自由描记 EMG（左）以及诱发的 MEP（右）。中间窗口从左到右分别显示左、右正中神经，然后是左、右胫神经头皮皮层 SEP。下方窗口从左到右分别显示肿瘤对侧和同侧的 TES MEP、使用条形电极的 DCS MEP 以及 EEG。**B.** 术后 FLAIR MRI 显示皮质脊髓束有一小块肿瘤残留。最终组织病理学证实为少突胶质细胞瘤（WHO Ⅱ级；IDH 突变，1p/19q 基因共缺失，MGMT 高甲基化）。即便 5 年后，这一微小的残余肿瘤也没有发生进展，患者重归工作且没有出现任何症状。除非特指，X 轴表示时间（单位为 ms）

选择唤醒还是全麻下手术需要考虑各种因素，如手术目标、患者的期望和合作程度、治疗团队的专业知识以及神经肿瘤学方面（如组织病理学）等。因此，方案的选择应根据不同的临床情况以及所治疗患者的多学科团队的经验而定。

（郝小桃 译 路俊锋 审校）

参考文献

Abboud T, Schaper M, Dührsen L et al. (2016). A novel threshold criterion in transcranial motor evoked potentials during surgery for gliomas close to the motor pathway. J Neurosurg 125: 795–802. https://doi.org/10.3171/2015.8.JNS151439. Epub 2016 Jan 22, PMID: 26799297.

Abboud T, Schwarz C, Westphal M et al. (2018). A comparison between threshold criterion and amplitude criterion in transcranial motor evoked potentials during surgery for supratentorial lesions. J Neurosurg 131: 740–749. https://doi.org/10.3171/2018.4.JNS172468. PMID: 30192199.

Abalkhail TM, MacDonald DB, AlThubaiti I et al. (2017). Intraoperative direct cortical stimulation motor evoked potentials: Stimulus parameter recommendations based on rheobase and chronaxie. Clin Neurophysiol 128: 2300–2308.

Asimakidou E, Abut PA, Raabe A et al. (2021). Motor evoked potential warning criteria in supratentorial surgery: a scoping review. Cancers (Basel) 13: 2803. https://doi.org/10.3390/cancers13112803. PMID: 34199853.

Astrup J, Symon L, Branston NM et al. (1977). Cortical evoked potential and extracellular K+ and H+ at critical levels of brain ischemia. Stroke 8: 51–57.

Bartolomeo P, Thiebaut de Schotten M, Duffau H (2007). Mapping of visuospatial functions during brain surgery: a new tool to prevent unilateral spatial neglect. Neurosurgery 61: E1340.

Bello L, Gallucci M, Fava M et al. (2007). Intraoperative subcortical language tract mapping guides surgical removal of gliomas involving speech areas. Neurosurgery 60: 67–80. discussion 80-62.

Bello L, Riva M, Fava E et al. (2014). Tailoring neurophysiological strategies with clinical context enhances resection and safety and expands indications in gliomas involving motor pathways. Neuro Oncol 16: 1110–1128.

Berger MS, Kincaid J, Ojemann GA et al. (1989). Brain mapping techniques to maximize resection, safety, and seizure control in children with brain tumors. Neurosurgery 25: 786–792.

Berger A, Tzarfati G, Costa M et al. (2019). Incidence and impact of stroke following surgery for low-grade gliomas. J Neurosurg 1–9.

Boex C, Haemmerli J, Momjian S et al. (2016). Prognostic values of motor evoked potentials in insular, precental, or postcentral resections. J Clin Neurophysiol 33: 51–59.

Carrabba G, Mandonnet E, Fava E et al. (2008). Transient inhibition of motor function induced by the Cavitron ultrasonic surgical aspirator during brain mapping. Neurosurgery 63: E178–E179. discussion E179.

Cedzich C, Schramm J, Fahlbusch R (1987). Are flash-evoked visual potentials useful for intraoperative monitoring of visual pathway function? Neurosurgery 21: 709–715.

Cedzich C, Schramm J, Mengedoht CF et al. (1988). Factors that limit the use of flash visual evoked potentials for surgical monitoring. Electroencephalogr Clin Neurophysiol 71: 142–145.

Chang EF, Clark A, Smith JS et al. (2011a). Functional mapping-guided resection of low-grade gliomas in eloquent areas of the brain: improvement of long-term survival. Clinical article. J Neurosurg 114: 566–573.

Chang EF, Wang DD, Perry DW et al. (2011b). Homotopic organization of essential language sites in right and bilateral cerebral hemispheric dominance. J Neurosurg 114: 893–902.

De Witt Hamer PC, Robles SG, Zwinderman AH et al. (2012). Impact of intraoperative stimulation brain mapping on glioma surgery outcome: a meta-analysis. J Clin Oncol 30: 2559–2565. https://doi.org/10.1200/JCO.2011.38.4818. Epub 2012 Apr 23, PMID: 22529254.

Duffau H, Taillandier L (2015). New concepts in the management of diffuse low-grade glioma: proposal of a multistage and individualized therapeutic approach. Neuro Oncol 17: 332–342.

Duffau H, Capelle L, Sichez N et al. (2002). Intraoperative mapping of the subcortical language pathways using direct stimulations. An anatomo-functional study. Brain 125: 199–214.

Duffau H, Capelle L, Denvil D et al. (2003). Usefulness of intraoperative electrical subcortical mapping during surgery for low-grade gliomas located within eloquent brain regions: functional results in a consecutive series of 103 patients. J Neurosurg 98: 764–778.

Fornia L, Rossi M, Rabuffetti M et al. (2019). Direct electrical stimulation of premotor areas: different effects on hand muscle activity during object manipulation. Cereb Cortex.

Gempt J, Krieg SM, Huttinger S et al. (2013). Postoperative ischemic changes after glioma resection identified by diffusion-weighted magnetic resonance imaging and their association with intraoperative motor evoked potentials. J Neurosurg 119: 829–836.

Gogos AJ, Young JS, Morshed RA et al. (2020). Triple motor mapping: transcranial, bipolar, and monopolar mapping for supratentorial glioma resection adjacent to motor pathways. J Neurosurg 134: 1728–1737. https://doi.org/10.3171/2020.3.JNS193434. PMID: 32502996.

Goldring S (1978). A method for surgical management of focal epilepsy, especially as it relates to children. J Neurosurg 49: 344–356.

Guo L, Gelb AW (2011). The use of motor evoked potential monitoring during cerebral aneurysm surgery to predict pure motor deficits due to subcortical ischemia. Clin Neurophysiol 122: 648–655.

Gutzwiller EM, Cabrilo I, Radovanovic I et al. (2018). Intraoperative monitoring with visual evoked potentials for brain surgeries. J Neurosurg 130: 654–660.

Hickok G, Poeppel D (2007). The cortical organization of speech processing. Nat Rev Neurosci 8: 393–402.

Jakola AS, Myrmel KS, Kloster R et al. (2012). Comparison of a strategy favoring early surgical resection vs a strategy favoring watchful waiting in low-grade gliomas. JAMA 308: 1881–1888.

Jakola AS, Berntsen EM, Christensen P et al. (2014). Surgically acquired deficits and diffusion weighted MRI changes after glioma resection–a matched case-control study with blinded neuroradiological assessment. PLoS One 9: e101805.

Kamada K, Todo T, Morita A et al. (2005). Functional monitoring for visual pathway using real-time visual evoked potentials and optic-radiation tractography. Neurosurgery 57: 121–127. discussion 121-127.

Kamada K, Todo T, Ota T et al. (2009). The motor-evoked potential threshold evaluated by tractography and electrical stimulation. J Neurosurg 111: 785–795.

Kamp MA, Dibue M, Niemann L et al. (2012). Proof of principle: supramarginal resection of cerebral metastases in eloquent brain areas. Acta Neurochir (Wien) 154: 1981–1986.

Kombos T, Suess O, Funk T et al. (2000a). Intra-operative mapping of the motor cortex during surgery in and around the motor cortex. Acta Neurochir (Wien) 142: 263–268.

Kombos T, Suess O, Pietila T et al. (2000b). Subdural air limits the elicitation of compound muscle action potentials by high-frequency transcranial electrical stimulation. Br J Neurosurg 14: 240–243.

Kombos T, Suess O, Ciklatekerlio O et al. (2001). Monitoring of intraoperative motor evoked potentials to increase the safety of surgery in and around the motor cortex. J Neurosurg 95: 608–614.

Kombos T, Kopetsch O, Suess O et al. (2003). Does preoperative paresis influence intraoperative monitoring of the motor cortex? J Clin Neurophysiol 20: 129–134.

Lacroix M, Abi-Said D, Fourney DR et al. (2001). A multivariate analysis of 416 patients with glioblastoma multiforme: prognosis, extent of resection, and survival. J Neurosurg 95: 190–198.

Landazuri P, Eccher M (2013). Simultaneous direct cortical motor evoked potential monitoring and subcortical mapping for motor pathway preservation during brain tumor surgery: is it useful? J Clin Neurophysiol 30: 623–625.

Luo Y, Regli L, Bozinov O et al. (2015). Clinical utility and limitations of intraoperative monitoring of visual evoked potentials. PLoS One 10: e0120525. https://doi.org/10.1371/journal.pone.0120525, eCollection 2015. PMID: 25803287.

MacDonald DB (2017a). Motor evoked potential warning criteria. J Clin Neurophysiol 34: 1–3. https://doi.org/10.1097/WNP.0000000000000346. PMID: 28045851.

MacDonald DB (2017). Overview on criteria for MEP monitoring. J Clin Neurophysiol 34: 4–11.

MacDonald DB, Dong C, Quatrale R et al. (2019). Recommendations of the International Society of Intraoperative Neurophysiology for intraoperative somatosensory evoked potentials. Clin Neurophysiol 130: 161–179.

Maesawa S, Fujii M, Nakahara N et al. (2010). Intraoperative tractography and motor evoked potential (MEP) monitoring in surgery for gliomas around the corticospinal tract. World Neurosurg 74: 153–161.

Mandonnet E, Sarubbo S, Duffau H (2017). Proposal of an optimized strategy for intraoperative testing of speech and language during awake mapping. Neurosurg Rev 40: 29–35.

McGirt MJ, Chaichana KL, Attenello FJ et al. (2008). Extent of surgical resection is independently associated with survival in patients with hemispheric infiltrating low-grade gliomas. Neurosurgery 63: 700–707. author reply 707-708.

McGirt MJ, Chaichana KL, Gathinji M et al. (2009). Independent association of extent of resection with survival in patients with malignant brain astrocytoma. J Neurosurg 110: 156–162.

Mikuni N, Okada T, Nishida N et al. (2007). Comparison between motor evoked potential recording and fiber tracking for estimating pyramidal tracts near brain tumors. J Neurosurg 106: 128–133.

Moiyadi A, Velayutham P, Shetty P et al. (2018). Combined motor evoked potential monitoring and subcortical dynamic mapping in motor eloquent tumors allows safer and extended resections. World Neurosurg 120: e259–e268.

Nakajima R, Yordanova YN, Duffau H et al. (2018). Neuropsychological evidence for the crucial role of the right arcuate fasciculus in the face-based mentalizing network: a disconnection analysis. Neuropsychologia 115: 179–187.

Neuloh G, Schramm J (2004). Motor evoked potential monitoring for the surgery of brain tumours and vascular malformations. Adv Tech Stand Neurosurg 29: 171–228.

Neuloh G, Schramm J (2009). Are there false-negative results of motor evoked potential monitoring in brain surgery? Cen Eur Neurosurg 70: 171–175.

Neuloh G, Pechstein U, Cedzich C et al. (2004). Motor evoked potential monitoring with supratentorial surgery. Neurosurgery 54: 1061–1070. discussion 1070-1062.

Neuloh G, Pechstein U, Schramm J (2007). Motor tract monitoring during insular glioma surgery. J Neurosurg 106: 582–592.

Nossek E, Korn A, Shahar T et al. (2011). Intraoperative mapping and monitoring of the corticospinal tracts with neurophysiological assessment and 3-dimensional ultrasonography-based navigation. Clinical article. J Neurosurg 114: 738–746.

Ohue S, Kohno S, Inoue A et al. (2012). Accuracy of diffusion tensor magnetic resonance imaging-based tractography for surgery of gliomas near the pyramidal tract: a significant correlation between subcortical electrical stimulation and postoperative tractography. Neurosurgery 70: 283–293. discussion 294.

Ojemann G, Ojemann J, Lettich E et al. (1989). Cortical language localization in left, dominant hemisphere. An electrical stimulation mapping investigation in 117 patients. J Neurosurg 71: 316–326.

Plans G, Fernandez-Conejero I, Rifa-Ros X et al. (2017). Evaluation of the high-frequency monopolar stimulation technique for mapping and monitoring the corticospinal tract in patients with supratentorial gliomas. A proposal for intraoperative management based on neurophysiological data analysis in a series of 92 patients. Neurosurgery 81: 585–594.

Prabhu SS, Gasco J, Tummala S et al. (2011). Intraoperative magnetic resonance imaging-guided tractography with integrated monopolar subcortical functional mapping for resection of brain tumors. Clinical article. J Neurosurg 114: 719–726.

Puglisi G, Sciortino T, Rossi M et al. (2018). Preserving executive functions in nondominant frontal lobe glioma surgery: an intraoperative tool. J Neurosurg 131: 474–480.

Raabe A, Beck J, Schucht P et al. (2014). Continuous dynamic mapping of the corticospinal tract during surgery of motor eloquent brain tumors: evaluation of a new method. J Neurosurg 120: 1015–1024.

Riva M, Fava E, Gallucci M et al. (2016). Monopolar high-frequency language mapping: can it help in the surgical management of gliomas? A comparative clinical study. J Neurosurg 124: 1479–1489.

Rofes A, Mandonnet E, Godden J et al. (2017). Survey on current cognitive practices within the European low-grade glioma network: towards a European assessment protocol. Acta Neurochir (Wien) 159: 1167–1178.

Rossi M, Fornia L, Puglisi G et al. (2018). Assessment of the praxis circuit in glioma surgery to reduce the incidence of postoperative and long-term apraxia: a new intraoperative test. J Neurosurg 130: 17–27.

Rossi M, Conti Nibali M, Vigano L et al. (2019). Resection of tumors within the primary motor cortex using high-frequency stimulation: oncological and functional efficiency of this versatile approach based on clinical

conditions. J Neurosurg 1–13.
Roth J, Korn A, Bitan-Talmor Y et al. (2017). Subcortical mapping using an electrified cavitron ultrasonic aspirator in pediatric supratentorial surgery. World Neurosurg 101: 357–364.
Rothwell J, Burke D, Hicks R et al. (1994). Transcranial electrical stimulation of the motor cortex in man: further evidence for the site of activation. J Physiol 481: 243–250.
Sala F, Lanteri P (2003). Brain surgery in motor areas: the invaluable assistance of intraoperative neurophysiological monitoring. J Neurosurg Sci 47: 79–88.
Salvati M, Pichierri A, Piccirilli M et al. (2012). Extent of tumor removal and molecular markers in cerebral glioblastoma: a combined prognostic factors study in a surgical series of 105 patients. J Neurosurg 117: 204–211.
Sanai N, Mirzadeh Z, Berger MS (2008). Functional outcome after language mapping for glioma resection. N Engl J Med 358: 18–27.
Sanai N, Polley MY, McDermott MW et al. (2011a). An extent of resection threshold for newly diagnosed glioblastomas. J Neurosurg 115: 3–8.
Sanai N, Snyder LA, Honea NJ et al. (2011b). Intraoperative confocal microscopy in the visualization of 5-aminolevulinic acid fluorescence in low-grade gliomas. J Neurosurg 115: 740–748.
Sanmillan JL, Fernandez-Coello A, Fernandez-Conejero I et al. (2017). Functional approach using intraoperative brain mapping and neurophysiological monitoring for the surgical treatment of brain metastases in the central region. J Neurosurg 126: 698–707.
Sartorius CJ, Berger MS (1998). Rapid termination of intraoperative stimulation-evoked seizures with application of cold Ringer's lactate to the cortex. Technical note. J Neurosurg 88: 349–351.
Sasaki T, Itakura T, Suzuki K et al. (2010). Intraoperative monitoring of visual evoked potential: introduction of a clinically useful method. J Neurosurg 112: 273–284.
Schucht P, Knittel S, Slotboom J et al. (2014a). 5-ALA complete resections go beyond MR contrast enhancement: shift corrected volumetric analysis of the extent of resection in surgery for glioblastoma. Acta Neurochir (Wien) 156: 305–312. discussion 312.
Schucht P, Seidel K, Beck J et al. (2014b). Intraoperative monopolar mapping during 5-ALA-guided resections of glioblastomas adjacent to motor eloquent areas: evaluation of resection rates and neurological outcome. Neurosurg Focus 37: E16.
Schucht P, Beck J, Seidel K et al. (2015). Extending resection and preserving function: modern concepts of glioma surgery. Swiss Med Wkly 145: w14082.
Seidel K, Beck J, Stieglitz L et al. (2012). Low-threshold monopolar motor mapping for resection of primary motor cortex tumors. Neurosurgery 71: 104–114. discussion 114-105.
Seidel K, Beck J, Stieglitz L et al. (2013). The warning-sign hierarchy between quantitative subcortical motor mapping and continuous motor evoked potential monitoring during resection of supratentorial brain tumors. J Neurosurg 118: 287–296.
Seidel K, Hani L, Lutz K et al. (2019). Postoperative navigated transcranial magnetic stimulation to predict motor recovery after surgery of tumors in motor eloquent areas. Clin Neurophysiol 130: 952–959.
Seidel K, Schucht P, Beck J et al. (2020). Continuous dynamic mapping to identify the corticospinal tract in motor eloquent brain tumors: an update. J Neurol Surg A Cent Eur Neurosurg 81: 105–110.
Senft C, Bink A, Franz K et al. (2011). Intraoperative MRI guidance and extent of resection in glioma surgery: a randomised, controlled trial. Lancet Oncol 12: 997–1003.
Shiban E, Krieg SM, Haller B et al. (2015a). Intraoperative subcortical motor evoked potential stimulation: how close is the corticospinal tract? J Neurosurg 123: 711–720.
Shiban E, Krieg SM, Obermueller T et al. (2015b). Continuous subcortical motor evoked potential stimulation using the tip of an ultrasonic aspirator for the resection of motor eloquent lesions. J Neurosurg 123: 301–306.
Simon MV, Sheth SA, Eckhardt CA et al. (2014). Phase reversal technique decreases cortical stimulation time during motor mapping. J Clin Neurosci 21: 1011–1017.
Smith JS, Chang EF, Lamborn KR et al. (2008). Role of extent of resection in the long-term outcome of low-grade hemispheric gliomas. J Clin Oncol 26: 1338–1345.
Spena G, Schucht P, Seidel K et al. (2017). Brain tumors in eloquent areas: A European multicenter survey of intraoperative mapping techniques, intraoperative seizures occurrence, and antiepileptic drug prophylaxis. Neurosurg Rev 40: 287–298.
Stieglitz LH (2012). The silent loss of neuronavigation accuracy, Berne University Hospital, Berne.
Stummer W, Pichlmeier U, Meinel T et al. (2006). Fluorescence-guided surgery with 5-aminolevulinic acid for resection of malignant glioma: a randomised controlled multicentre phase III trial. Lancet Oncol 7: 392–401.
Stummer W, Reulen HJ, Meinel T et al. (2008). Extent of resection and survival in glioblastoma multiforme: identification of and adjustment for bias. Neurosurgery 62: 564–576. discussion 564-576.
Suzuki K, Kodama N, Sasaki T et al. (2003). Intraoperative monitoring of blood flow insufficiency in the anterior choroidal artery during aneurysm surgery. J Neurosurg 98: 507–514.
Szelenyi A, Kothbauer K, de Camargo AB et al. (2005). Motor evoked potential monitoring during cerebral aneurysm surgery: technical aspects and comparison of transcranial and direct cortical stimulation. Neurosurgery 57: 331–338. discussion 331–338.
Szelényi A, Joksimovic B, Seifert V (2007a). Intraoperative risk of seizures associated with transient direct cortical stimulation in patients with symptomatic epilepsy. J Clin Neurophysiol 24: 39–43. https://doi.org/10.1097/01.wnp.0000237073.70314.f7. PMID: 17277576.
Szelenyi A, Kothbauer KF, Deletis V (2007). Transcranial electric stimulation for intraoperative motor evoked potential monitoring: Stimulation parameters and electrode montages. Clin Neurophysiol 118: 1586–1595.
Szelenyi A, Bello L, Duffau H et al. (2010a). Intraoperative electrical stimulation in awake craniotomy: methodological aspects of current practice. Neurosurg Focus 28: E7.
Szelenyi A, Hattingen E, Weidauer S et al. (2010b). Intraoperative motor evoked potential alteration in intracranial tumor surgery and its relation to signal alteration in postoperative magnetic resonance imaging. Neurosurgery 67: 302–313.

Szelenyi A, Senft C, Jardan M et al. (2011). Intra-operative subcortical electrical stimulation: a comparison of two methods. Clin Neurophysiol 122: 1470–1475.

Taniguchi M, Cedzich C, Schramm J (1993). Modification of cortical stimulation for motor evoked potentials under general anesthesia: technical description. Neurosurgery 32: 219–226.

Thiebaut de Schotten M, Urbanski M, Duffau H et al. (2005). Direct evidence for a parietal-frontal pathway subserving spatial awareness in humans. Science 309: 2226–2228.

Vallar G, Bello L, Bricolo E et al. (2014). Cerebral correlates of visuospatial neglect: a direct cerebral stimulation study. Hum Brain Mapp 35: 1334–1350.

Verst SM, de Aguiar PHP, Joaquim MAS et al. (2019). Monopolar 250-500 Hz language mapping: results of 41 patients. Clin Neurophysiol Pract 4: 1–8.

Vigano L, Fornia L, Rossi M et al. (2019). Anatomo-functional characterisation of the human "hand-knob": a direct electrophysiological study. Cortex 113: 239–254.

Wiedemayer H, Fauser B, Sandalcioglu IE et al. (2002). The impact of neurophysiological intraoperative monitoring on surgical decisions: a critical analysis of 423 cases. J Neurosurg 96: 255–262.

第 9 章
脑干手术的功能定位和监测

Kunihiko Kodama[1*], Karl F. Kothbauer[2†], Vedran Deletis[3, 4]

[1]*Department of Neurosurgery, Shinshu University School of Medicine, Matsumoto, Japan*
[2]*Formerly Department of Neurosurgery, University of Basel and Division of Neurosurgery, Luzerner Kantonsspital, Lucerne, Switzerland*
[3]*Department of Neurosurgery, University Hospital Dubrava, Zagreb, Croatia*
[4]*Albert Einstein College of Medicine, New York, NY, United States*

摘　要

脑干结构致密，神经结构高度集中，这些神经结构经常扭曲变形甚至在显微镜下无法识别，所以脑干病变的手术并发症高于中枢神经系统的其他区域。术中神经生理学定位有助于识别关键神经结构，以避免损伤。采用经第四脑室底入路，识别面丘、迷走神经和舌下神经三角区，可以通过安全入路区域（面丘上或面丘下三角）切开并进入脑干，尽量减少损伤。在邻近皮质脊髓束的脑干手术中，可采用皮质脊髓束定位技术。术中神经生理学监测技术包括运动诱发电位（MEP）、皮质延髓束 MEP、脑干听觉诱发电位和体感诱发电位。上述技术提供了关于神经通路功能完整性的实时反馈，手术团队可根据需要重新考虑和纠正手术策略。通过多模式定位和监测，脑干不再是“无人区”，脑干病变可以在不造成严重并发症和死亡率的情况下进行手术治疗。

关键词：皮质延髓束运动诱发电位，长束监测，脑干功能定位，安全入路

引言

脑干结构致密，神经结构高度集中。因此，脑干病变的手术并发症高于中枢神经系统的其他区域。在脑干内及邻近结构进行手术，会暴露并干扰各种神经结构如核团、纤维束和通路，但这些结构无法在显微手术观察下进行解剖或功能验证。术中神经生理监测（IONM）技术可以通过功能定位来帮助识别关键的神经结构，并通过监测来评估神经通路的功能完整性。因此，IONM 的主要目的是通过识别关键结构，使外科医生能够避免损伤这些结构，从而避免术后并发症，并提供关于神经元功能完整性的实时反馈，以便出现恶化时外科医生可以重新考虑手术策略。此外，通过确保手术操作区域远离关键功能结构以及神经传导束功能完整，应用 IONM 可以实现更为激进的手术策略。

神经生理学功能定位技术通过直接电刺激和记录来识别核团和纤维束。肿瘤切除手术中，神经结构变形和（或）移位，比正常结构更加难以辨认。在这种情况下，解剖标志几乎没有帮助，而神经生理学功能定位可以识别关键的核团和纤维束，从而有助于确定脑干的安全入路区域。然而，功能定位通常是在手术过程中间断进行，因此在两次连续的功能定位测试之间，无法提供信息。因此，为了补充功能定位技术，需要使用监测技术来提供有关神经纤维束功能完整性的持续反馈。

在本章中，我们介绍了脑干手术的功能定位和监测技术的最新信息。功能定位技术包括面丘

* 通讯作者：Kunihiko Kodama, M.D., Clinical Associate Professor, Department of Neurosurgery, Shinshu University School of Medicine, 3-1-1 Asahi, Matsumoto, 390-8621, Japan. Tel: +81-263-37-2690, E-mail: kunikodama@gmail.com
† 已故。

和皮质脊髓束定位。监测技术包括运动诱发电位（MEP）、皮质延髓束 MEP（corticobulbar MEP）、脑干听觉诱发电位（BAEP）和体感诱发电位（SEP）。表 9.1 总结了神经生理学方法和相应的神经结构。

指征和麻醉注意事项

术中神经生理学功能定位和监测适用于预计可能会出现神经系统并发症的手术。脑干病变患者通常在术前就已经有神经功能废损。手术前需要仔细考虑手术策略和目标，即手术可能会影响哪些功能，以及哪些功能不应该受到影响。因此，手术策略取决于患者的病情，如术前存在的神经功能废损和病变的位置，保留运动功能（皮质脊髓束）、面神经和吞咽功能尤其重要，以防止术后影响患者日常生活能力。因此，应根据需要保留的功能来制订术中功能定位和监测技术。

全凭静脉麻醉对于稳定可靠的 IONM 是非常必要的。麻醉诱导采用丙泊酚和瑞芬太尼。仅在气管插管前给予肌松药，之后不再使用肌松药。由于吸入麻醉药物具有肌肉松弛作用，应避免使用。需要密切监测电刺激脑干功能定位和监测时可能会出现的不良反应，并在必要时做出应对。这些不良反应包括心动过缓、心跳骤停和血压不稳定。

定位技术

经第四脑室底入路，面丘是一个重要的解剖标志。面神经轴突离开面神经核并沿着通向第四脑室底部的路径前行。当面神经纤维接近第四脑室底部时，它们首先靠近中线上升，然后面神经纤维绕过展神经核的内侧、背侧和外侧方（图 9.1）。这部分被称为面神经的膝部，形成面丘，是第四脑室底的表面标志。从面丘开始，面神经纤维向腹侧下方延伸，然后在脑桥延髓交界处离开脑桥。展神经核位于面神经的膝部内（Martin，2003）。因此，明确面丘不仅对于保护面神经功能，而且对于保护展神经核和内侧纵束（medial longitudinal fasciculus，MLF）都是至关重要的，因为它们紧邻面丘。脑桥旁正中网状结构位于面丘的腹侧和内侧，前庭神经核位于面丘的外侧。面丘通常位于髓纹的最上方（Matsushima 等，1982；Lang 等，1991）。然而，由于肿瘤推挤看不到髓纹时，明确面丘是非常困难的。Lang 等报道，面丘位于距离闩部吻侧 11.5 ～ 18 mm（中位数 13.9 mm）处（Lang，1991；Lang 等，1991）。然而，由于个体间的解剖差异，神经生理学定位对于确定面丘的精确位置是不可或缺的。

表 9.1　脑干功能定位和监测技术概述

目标通路	定位技术	监测技术
眼球运动（脑神经Ⅲ、Ⅳ、Ⅵ，MLF）	眼外肌电图、眼电图	
面神经	在第四脑室底定位面丘	皮质延髓束 MEP
脑神经Ⅷ和外侧丘系		BAEP
脑神经Ⅸ、Ⅹ、Ⅻ	在第四脑室底定位迷走神经和舌下神经核团	皮质延髓束 MEP
皮质脊髓束（CST）	定位 CST	经颅 MEP
内侧丘系		SEP

MLF，内侧纵束

定位第四脑室底面丘和安全入路区

已经有多篇研究报道经第四脑室底入路的安全进入区域（Kyoshima 等，1993；Recalde 等，2008；Yagmurlu 等，2014）。髓纹是第四脑室底部显著

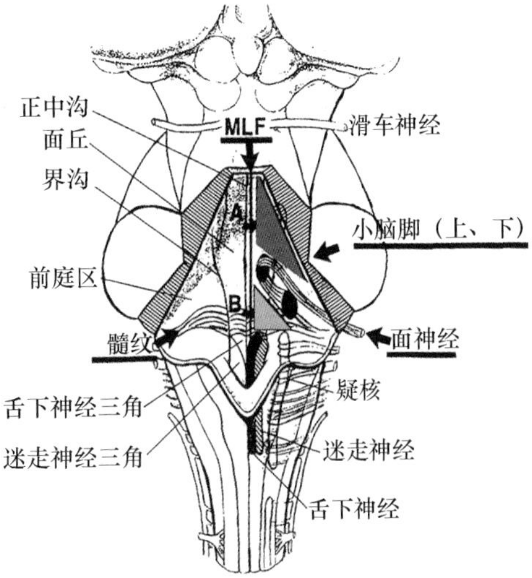

彩图

Kyoshima K, et al., J Neurosurg, 1994

图 9.1（彩图请扫二维码或见书后） 第四脑室底示意图。用阴影区域表示两个安全入路。蓝色阴影表示面丘上三角，内侧为内侧纵束（MLF），下方为面神经（在脑干实质内走行），外侧为小脑上脚。绿色阴影显示面丘下三角，内侧为 MLF，下方为髓纹，外侧为面神经。还显示了位于迷走神经背侧运动核上的舌下神经三角和迷走神经三角

的解剖标志，但有时会因脑干内生性病变如海绵状血管瘤或胶质瘤侵袭性生长的本质而发生移位（Bertalanffy 等，2011）。因此，通过神经生理学功能定位来辨别重要结构是非常必要且关键的一步。在通过功能定位确定了面丘后，将安全进入区域作为脑干手术的通道，因为这些区域是重要神经结构相对不显著的区域。其中一个是面丘上三角，其内侧以内侧纵束为界，尾侧以面神经（沿脑干实质走行）为界，外侧以小脑脚为界。第二个是面丘下三角，其内侧以内侧纵束为界，尾侧以髓纹为界，外侧以面神经为界。为了减少对重要脑干结构的牵拉损伤，在面丘上三角中应向外侧或吻侧牵拉脑干，而在面丘下三角中只能向外侧牵拉（Kyoshima 等，1993）。

刺激设置

已有很多关于刺激技术的报道，包括单极或双极以及恒流或恒压刺激（Strauss 等，1993；Eisner 等，1995；Morota 等，1995；Strauss 和 Fahlbusch，1997；Strauss 等，1997；Chang 等，1999；Morota 和 Deletis，2006；Morota 等，2010）。采用双极刺激，刺激范围有限，如果使用相同电量，单极刺激可以比双极刺激范围更大。尽管报道显示上述方法都可行，但我们通常使用恒流单极刺激。

中线枕下开颅，切开小脑延髓裂后，暴露第四脑室底。使用手持刺激探针刺激第四脑室底。建议使用球形或圆形扁平的探头来保护病变导致的脆弱的脑室表面及其深部结构。刺激参数：单极阴极刺激，强度为 0.1 mA，脉冲宽度为 0.05 ms，刺激频率为 4 Hz，刺激参考阳极在 Fz 或 Cz（根据国际 10-20 标准导联系统）。

第一步，使用相对较高刺激强度（0.5 ～ 1 mA）的恒流电刺激，用刺激探针扫查第四脑室底的表面。这一步的目的是在第四脑室底探寻感兴趣的区域。第二步，将刺激强度降至 0.05 ～ 0.1 mA 以缩小感兴趣的范围，从而确定产生面部复合肌肉动作电位（compound muscle action potential，CMAP）的确切区域。第三步，通过能产生 CMAP 的最低刺激强度，追踪第四脑室底表面，确定面神经的走行。采用小于 2 mA 的恒流刺激，临床尚无报道任何不良反应（Strauss 和 Fahlbusch，1997；Strauss 等，1997；Strauss 等，1999）。

记录技术

将肌电图（EMG）电极安置在面神经支配的肌肉上用于记录 CMAP。通常将成对针电极平行插入额肌、眼轮匝肌和口轮匝肌中，电极间距为 5 ～ 10 mm，目标是肌肉较厚的部位。

典型案例

一名 19 岁女性，左侧展神经完全麻痹，左侧面瘫 House-Brackmann 分级 3 级，右侧偏身瘫痪 MRC（Medical Research Council）分级 3/5 级，以及右侧上、下肢感觉障碍。听力正常，无三叉神经或后组脑神经功能障碍，无小脑体征。术前 Karnofsky 评分为 50%。磁共振成像显示脑桥中有一个 26 mm 大小的海绵状血管畸形，脑桥左侧受累重于右侧（图 9.2）。相关受累神经通路如图 9.3 所示。如图 9.4 所示，计划行多模式 IONM，定位关键神经结构，并监测重要神经通路，包括：脑神

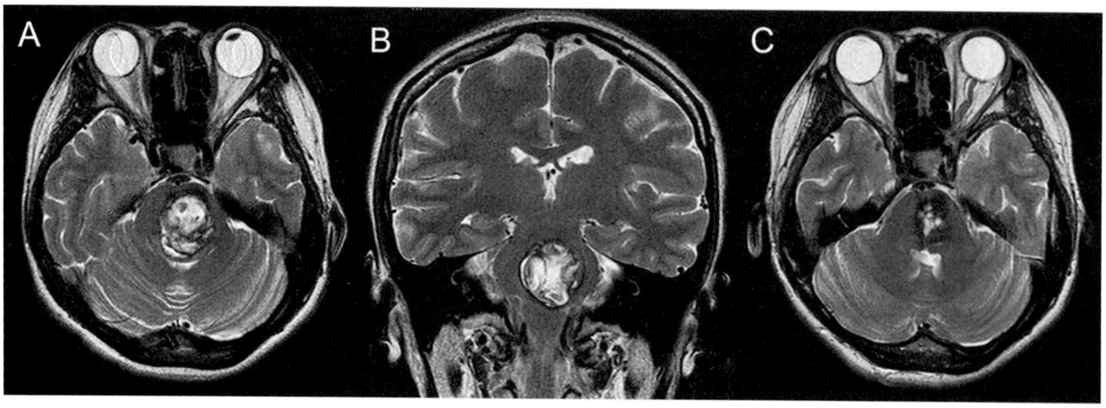

图 9.2 一名 19 岁脑桥海绵状血管畸形患者的磁共振成像（MRI）。**A 和 B.** 术前轴位（**A**）和冠状位（**B**）T2 加权像显示脑桥中有一个 26 mm 大小的海绵状血管畸形，主要位于左侧。**C.** 术后 MRI 显示病灶全切

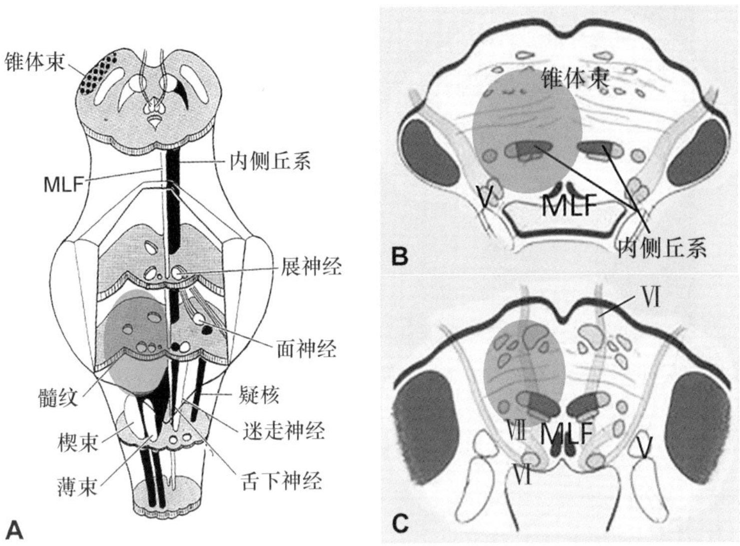

彩图

图 9.3（彩图请扫二维码或见书后） 示意图显示图 9.2 中脑桥海绵状血管畸形的位置。**A.** 背面观，冠状位视图。**B** 和 **C.** 脑桥上、下份的轴位切面示意图。红色阴影为海绵状血管畸形的位置。MLF，内侧纵束

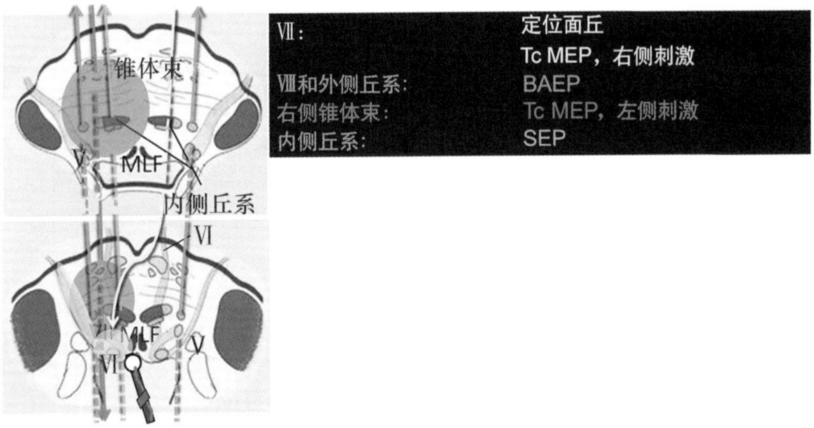

彩图

图 9.4（彩图请扫二维码或见书后） 针对图 9.2 中患者制订的多模式术中神经监测计划。每种颜色代表每种监测模式评估的神经结构和通路。黄色：通过定位技术定位左侧面神经核团和神经，以及刺激右侧半球的经颅（Tc）运动诱发电位（MEP）监测评估皮质延髓束功能。蓝色：通过脑干听觉诱发电位（BAEP）监测评估双侧耳蜗神经核和外侧丘系。绿色：刺激左侧半球的 Tc MEP 监测右侧锥体束功能。橙色：刺激右侧周围神经体感诱发电位（SEP）监测评估左侧内侧丘系功能。MLF，内侧纵束

经Ⅶ、定位面丘和经颅电刺激皮质延髓束 MEP 监测（刺激右半球）；双侧脑神经Ⅷ和外侧丘系，采用 BAEP 监测；右侧皮质脊髓束，采用经颅 MEP 监测（刺激左半球）；以及内侧丘系，采用 SEP 监测。

确定了第四脑室底的面丘后，切开左侧的面丘上三角以进入海绵状血管畸形（图 9.5）。采用阈值法评估左侧面神经皮质延髓束 MEP（Goto 等，2010）。在切除病灶腔内尾部的海绵状血管畸形时，观察到阈值随着 MEP 衰减而增加，此处最靠近面神经通路（图 9.6）。发出报警后，外科医生改变了切除位置。面神经 MEP 恢复到基线水平，然后间断在海绵状血管畸形的尾部进行操作，MEP 没有进一步恶化。血管畸形完全切除，面神经 MEP 阈值恢复至基线。

术后患者恢复良好。左侧面瘫恢复，左侧展神经麻痹改善，右侧偏瘫恢复，右侧感觉障碍有所改善，但出现了不完全双侧 MLF 综合征。出院时可以行走，Karnofsky 评分从 50% 提高至 90%。

其他脑神经核团定位

可定位第四脑室底正下方的迷走神经核和舌下神经核，还可能定位发出舌咽神经运动轴突的深

彩图

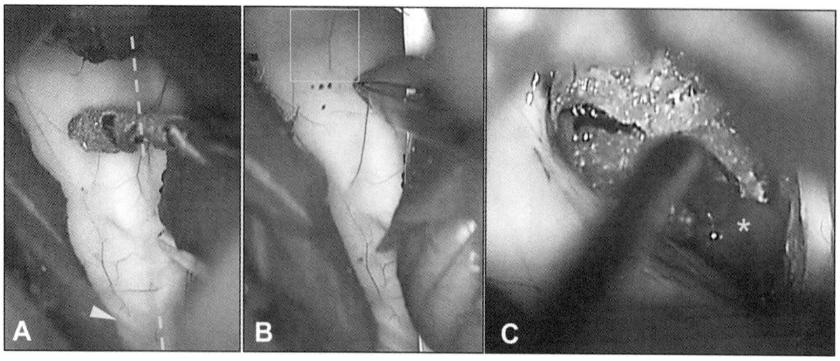

图 9.5（彩图请扫二维码或见书后） 显微手术照片。**A.** 在第四脑室底用单极刺激探针定位面丘；黄色箭头示髓纹，虚线示中线（后正中沟）。**B.** 用蓝色染料标记左侧面丘。**C.** 显示（B）中橙色正方形区域的显微照片。切开左侧面丘上三角，并从脑实质中切除海绵状血管畸形（*）

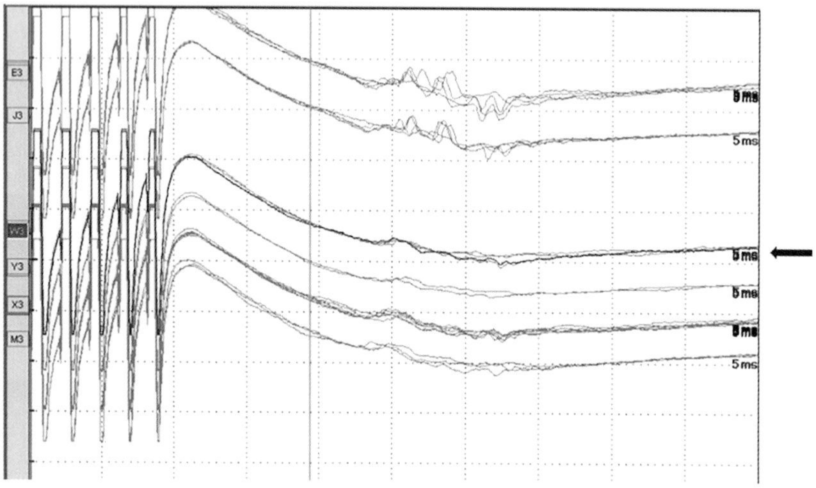

图 9.6 左侧面神经皮质延髓束运动诱发电位（MEP）恶化。波形按时间顺序从上到下显示。顶部波形是变化前的 MEP。箭头示 MEP 衰减的时间点。切开海绵状血管畸形的尾端部分（图 9.5 C）。停止手术操作并改变操作部位。没有发生进一步的衰减。一格：200 μV/5 ms

部疑核（图 9.1）。记录舌下神经，可将电极置入舌肌或颏舌肌中。记录迷走神经和舌咽神经，需要将电极置入软腭和咽壁。迷走神经的其他记录方式包括使用气管内导管电极，以及置入声带的针电极或钩丝电极。但是，定位这些核团不如面神经定位重要，因为通过第四脑室底的安全入路区域是面丘上三角和面丘下三角区，通过定位面丘就可明确。此外，电刺激后组脑神经核可能会导致危险的不良反应，如心律失常，包括长时间的严重心动过缓甚至心跳骤停。因此，依据手术策略和入路，在进行后组脑神经定位前应仔细考虑风险–效益的平衡。

中脑手术中进行动眼神经、滑车神经和展神经运动核的定位，可以将皮下针电极分别置入下直肌、上斜肌和外直肌。使用成对针电极置入咬肌来定位三叉神经运动核，这在技术上也是可行的（Ishihara 等，2006）。

皮质脊髓束定位

脑干的每个部分都包含从背侧到腹侧的三个区域：顶盖、被盖和基底部。皮质脊髓束（CST）轴突穿行于大脑脚中央以及脑桥基底部深面。脑桥尾侧的 CST 在延髓腹侧汇聚形成锥体束。在脑干腹侧不适当的手术通道可能会损伤 CST。因此，脑干表面的 CST 定位可以确定安全入路以避免损伤 CST。

我们通常使用单极恒流刺激脑干腹侧表面，并测量在脑干表面每个点上诱发出目标肌肉（通常是上肢的拇短展肌和旋前圆肌，下肢的胫骨前肌和腓肠肌）MEP 的阈值。阈值最低点可能位于或邻近 CST，应根据 CST 定位结果和病变位置来确定安全入路。图 9.7 显示的是一个脑桥腹侧面 CST 定位的例子。CST 被认为位于最小阈值点下方，如蓝色所示。海绵状血管畸形的血肿位于预计 CST 位置

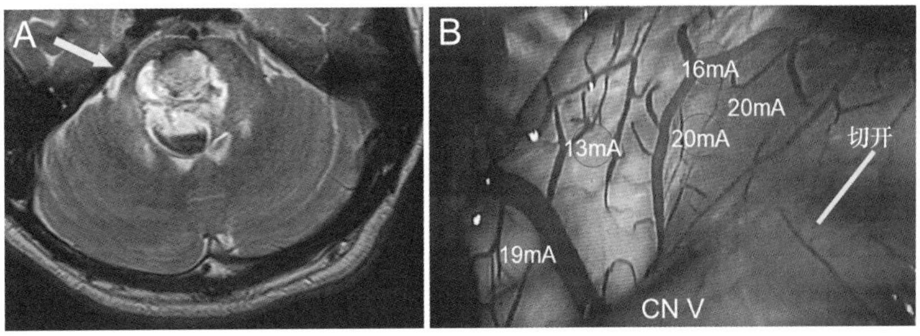

彩图

图 9.7（彩图请扫二维码或见书后） **A.** 经右侧岩前入路治疗脑桥海绵状血管畸形。箭头示入路，以及图 B 中显微手术照片的观察方向。**B.** 术中显微照片。上为尾侧，下为吻侧。图示单极刺激脑桥腹侧面皮质脊髓束定位结果，数字示不同部位的上肢运动诱发电位的刺激阈值。黄线示脑桥腹侧面的切口。灰色示脑桥表面下血肿。CN，脑神经

的外侧面。黄色线表示切口线。患者术后没有出现运动功能立即恶化，并在 3 个月内完全恢复。

功能定位技术的局限性

使用直接电刺激功能定位技术对于定位关键结构，如核团和通路等具有重要价值。然而，有些结构的定位技术尚未明确建立。此外，认识到功能定位技术无法提供对神经通路功能完整性的连续监测是非常重要的。

监测技术

运动诱发电位

MEP 是评估运动系统即 CST 功能完整性的金标准（Sala 等，2007）。予经颅成串刺激从目标肌肉记录诱发 MEP。关于刺激方法已经有许多报道（Taniguchi 等，1993；Pechstein 等，1996）。经颅多脉冲短串技术是标准的刺激方法，可激活初级运动皮层的运动神经元。该方法的主要优点是能够克服麻醉对多突触通路的影响，能够在全身麻醉下直接从四肢肌肉记录 MEP。

刺激设置

根据国际 10-20 标准导联系统（Nuwer 等，1998），将螺旋刺激电极置入头皮 C1、C2、C3、C4、Cz 和 Cz＋6 cm（Cz 前 6 cm）处。优选使用螺旋电极，能牢固固定，即便侧卧位或俯卧位也不易脱落，并且阻抗较低。采用阳极恒流刺激，由 3 ～ 7 个矩形脉冲的短串组成，脉冲宽度为 0.2 ～ 0.3 ms，刺激间隔为 1.7 ～ 4 ms，刺激速率为 1 ～ 2 Hz。通常取四次 MEP 的平均值。刺激环路为阳极-阴极。C1-C2 导联诱发出右侧肢体肌肉的 MEP，而 C2-C1 诱发出左侧肢体肌肉的 MEP。更外侧的刺激导联（C3-C4、C4-C3、C3-Cz、C4-Cz）可以诱发更强烈的肌肉收缩，并可能激活大脑内更深（更远）的 CST，甚至到达脑干水平（Rothwell 等，1994）。这意味着 CST 的激活点可能更靠近手术区域的远端，并存在出现假阴性结果的风险。我们倾向于采用“阈值”刺激方法，来尽量降低因刺激点绕过感兴趣手术区域而产生假阴性结果的风险和刺激相关的不良反应（Goto 等，2010）。刺激强度不应超过 200 mA。

记录

将成对针电极或钉状电极安置于目标肌肉中，上肢通常采用拇短展肌和旋前圆肌，下肢使用胫骨前肌和腓肠肌。在脑干水平，CST 集中在一个小的腹侧区域，在脑干手术中不太可能仅损伤上肢或下肢 CST 轴突。因此，并不总是需要记录许多肌肉。然而，我们建议每个上肢和下肢至少选择一对目标肌肉，以确认相关变化确实发生在任一组中。存在术前运动功能减弱的患者，可能需要更高的刺激强度（Sala 等，2010）。在增加电流强度之前，我们建议先增加脉冲数和（或）脉冲宽度，以降低总电量，避免电刺激的不良反应。

脑干手术中的 MEP 报警标准尚无共识。然而，MEP 波幅显著降低，降幅为 50% ～ 80% 之间，应被解释为 CST 发生潜在损伤的迹象。我们使用“阈”刺激监测 MEP。MEP 阈值定义为在 2 次连续刺激中诱发稳定 MEP 波形的最低恒定电流强度。MEP 阈值的突然升高表明 CST 潜在损伤，而 MEP 阈值的逐步增加且仍保持波形的情况可能与短暂

的运动功能减退或轻度永久性运动功能废损相关（Sala 等，2004；Neuloh 等，2009）。

皮质延髓束 MEP

皮质延髓束 MEP 用于监测从初级运动皮层到相关脑神经支配肌肉的皮质延髓束通路的功能完整性（Sala 等，2004；Akagami 等，2005；Dong 等，2005）。有报道描述了在脑干手术中使用皮质延髓束 MEP 监测来评估面神经、舌咽–迷走神经复合体和舌下神经的功能完整性（Neuloh 等，2009；Goto 等，2010；Ito 等，2013）。

刺激

用短串电刺激可诱发肢体 MEP。根据大脑初级运动皮层的位置分布图，我们更倾向于选择比诱发肢体 MEP 更靠外侧的环路进行刺激（Goto 等，2010）。具体而言，记录右侧皮质延髓束 MEP 选择 C3-C4 或 C3-Cz 作为刺激点，而记录左侧皮质延髓束 MEP 则选择 C4-C3 或 C4-Cz 刺激。如果刺激选择性激活不佳，则使用头皮螺旋电极放置在 C3′和 C4′上，这两点位于 Cz′（Cz 后 2 cm）和颧弓中点之间的线段上，距中线 7 cm。刺激电极放置在上述线段的中点，位于 C3′或 C4′和假想的外侧裂之间，外侧裂从眼睑外眦到外耳道上方 6 cm 处（Goto 等，2010）。刺激由 3 ～ 5 个脉冲组成，脉冲宽度为 0.2 ～ 0.3 ms，刺激间隔为 1.7 ～ 2.0 ms，刺激速率为 1 ～ 4 Hz。

记录

用于皮质延髓束 MEP 监测的成对针电极安置如下：眼轮匝肌和口轮匝肌用于面神经监测，软腭和声带肌用于舌咽–迷走神经监测，斜方肌用于副神经监测，舌肌用于舌下神经的监测。刺激强度过高可能刺激过深绕过脑干，直接激发神经的外周段（Rothwell 等，1994）。这可能会导致皮质延髓束 MEP 监测出现假阴性结果。因此，建议同时进行双侧记录以排除直接激活神经周围段的可能。刺激强度应尽可能小，因此我们更倾向于使用“阈”刺激技术（Goto 等，2010）。建议在整个手术过程的每个步骤适当采用更新的刺激阈值，因为皮质延髓束 MEP 阈值可能会因麻醉因素和生理变化而波动。由于 MEP 刺激会引起肌肉收缩从而引起患者体动，可能会干扰手术操作，因此外科医生和 IONM 团队之间保持良好的沟通很重要，并且有必要在每次刺激前提醒外科医生。同样，在关键结构附近开始最精细的操作时，即可能发生相关 IONM 变化时，外科医生应提醒 IONM 团队注意。

皮质延髓束 MEP 的记录可能会受到自发 EMG 活动的干扰，这种肌电活动通常在手术操作脑干运动核和脑神经通路时出现。这些自发 EMG 活动会阻碍获得清晰和稳定的基线。使用温盐水冲洗可能会减轻自发 EMG 活动。

由于发表的研究数量有限（Neuloh 等，2009；Ito 等，2013），迄今为止尚未建立明确统一的报警标准。然而，根据我们的经验，皮质延髓束 MEP 的完全消失通常提示长期和（或）严重神经功能废损。皮质延髓束 MEP 一过性消失和（或）阈值提高通常提示轻至中度神经功能损伤。如果 MEP 阈值在整个手术过程中保持稳定，神经系统的功能结局通常良好。需要注意的是，即使舌咽神经和迷走神经的皮质延髓束 MEP 保持稳定，术后也可能会出现吞咽障碍。这是因为皮质延髓束 MEP 仅反映神经的传出通路功能完整性，缺乏成熟方法来监测在反射回路中重要的传入通路。

自由描记肌电图

评估特定运动脑神经所支配肌肉的自发 EMG 活动，可作为运动脑神经的一种监测方法（Eisner 等，1995；Grabb 等，1997；Romstöck 等，2000；Schlake 等，2001）。已提出几种标准，用于明确提示神经损伤的 EMG 活动模式。异常的激惹性 EMG 活动通常在手术操作神经期间发生，并在停止操作后消失。据报道，神经强直性放电，尤其是高频连续性肌电反应（train）活动，表明存在潜在的神经损伤（Romstöck 等，2000）。在前庭神经鞘瘤手术中，主要关注面神经的外周段，EMG 神经强直放电模式可能与术后面神经功能相关。然而，在脑干手术中，自由描记肌电图的价值有限，因为它不能可靠地反映中枢运动通路的功能，更多地反映运动脑神经的外周段功能。

脑干听觉诱发电位

脑干听觉诱发电位（BAEP）是一种从头皮记录到的对声音刺激的电反应。短潜伏期 BAEP 不受全身麻醉的影响，通常用于IONM监测听觉通路功能。BAEP反映耳蜗神经、脑干和皮层下结构的活动，由7个不同的波组成。Ⅲ～Ⅶ波是在头皮顶部记录的远场电位，而Ⅰ波和Ⅱ波是由耳蜗神经产生的近场电位，适合从耳朵或乳突电极记录。轴突从耳蜗神经投射到延髓头端的同侧耳蜗神经核。耳蜗腹侧核投射到上橄榄复合体，这是脑桥尾部的一簇核团，发生Ⅲ波。上橄榄复合体的大多数神经元通过外侧丘系投射，在此发生Ⅳ波和Ⅴ波。该通路继续上传至下丘和内侧膝状体核，即发生Ⅵ波的丘脑听觉中继核。最后，内侧膝状体核通过听辐射投射到初级听觉皮层（Brodmann 41区，Heschl横回），发生Ⅶ波。听觉通路包含交叉和联合，轴突在多个层面上穿越过中线。这些交叉和联合存在于耳蜗神经核和下丘之间，因此Ⅲ～Ⅴ波通常代表双侧听觉通路。换句话说，Ⅲ～Ⅶ波是由同侧和对侧的声音刺激诱发的。

通常使用同侧耳朵传递的宽频咔嗒声进行BAEP刺激，同时采用白噪声掩避任何骨传导至对侧耳朵。在IONM期间，通常通过耳塞将声音刺激传递到耳朵。应注意将耳塞放置牢固，并防止被液体污染而降低咔嗒声强度。这对侧卧或俯卧位进行的脑干手术尤为重要，在这些手术中耳塞可能会移位，或液体可能会进入外耳道。我们通常将耳塞放置在外耳道，将耳垂向前翻转，并用防水胶带覆盖。

根据国际10-20标准导联系统，在A1、A2和Cz或Fz处记录BAEP。优选螺旋电极或钉状电极记录以避免移位或脱落。稳定记录BAEP通常需要平均500～1000次。

术前听力障碍会影响BAEP记录。术前应记录基线波形以及每个波的潜伏期和波幅。术中BAEP的报警标准是基于Ⅰ～Ⅴ波的潜伏期和波幅。Ⅴ波波幅降低50%和（或）峰潜伏期或Ⅰ～Ⅴ峰间期延长1 ms被视为报警标准。波幅降低比潜伏期延长更常见，并且波幅的变化比潜伏期的变化更早发生。

体温等生理参数可能会影响BAEP。据报道，核心温度每降低1℃，观察到潜伏期和峰间期延长7%（Markand等，1987）。手术区域局部冷水灌洗会减慢耳蜗神经的神经传导，可能导致潜伏期延长。因此，应该使用温溶液灌洗，以避免BAEP潜伏期变化出现假阳性结果，并导致不适当的决策。

可能导致耳蜗神经功能障碍的手术操作包括在小脑脑桥角处牵拉或压迫神经，以及在神经附近电凝导致的热损伤。小脑前下动脉的小分支弓状下动脉或耳蜗动脉血管痉挛或闭塞引起血供不足，可能会导致潜伏期延长和波幅降低。在脑干手术期间，可能导致听觉通路功能障碍的手术操作包括，从耳蜗神经核到下丘的听觉通路上任何部位的牵拉和（或）直接损伤，或者由于血管损伤导致的相关区域缺血。BAEP的突然恶化表明损伤的机制更多是血管机制而不仅是机械性损伤，而BAEP的逐步恶化则是由于机械性原因所致。脑干手术中大多数BAEP变化都是逐步发生的，因此BAEP的变化有助于早期发现听觉通路的损伤，并可对即将发生的脑干损伤采取纠正措施。

在脑干内生性病变（通常是肿瘤或海绵状血管畸形）的手术过程中，对BAEP波型的恶化模式进行详细分析，可以根据受影响的波来推断损伤区域。然而，BAEP仅能检测非常局限的脑干区域，即使在BAEP没有变化的情况下，术后仍可能存在显著的功能废损（Sala，2014）。部分原因是因为在脑干内从耳蜗神经核到内侧膝状体的听觉通路是双侧传导的。

体感诱发电位

SEP用于评估辨别触觉和本体感觉的后索-内侧丘系体感通路的功能完整性。后索首先将上行感觉冲动传递到延髓背侧核。然后，二级轴突交叉并沿内侧丘系上行至丘脑的腹后外侧核，继而中继到中央后回初级体感皮层。

通常通过电刺激腕部正中神经和踝部胫后神经诱发SEP。通常使用超强（40 mA）脉冲刺激，脉冲宽度为0.2～0.3 ms，刺激频率为4.1 Hz。根据国际10-20电极系统，刺激右侧、左侧正中神经时，分别在头皮C3-Cz和C4-Cz导联处记录，刺激胫后神经则在Cz-Fz处记录。

对于正中神经SEP，N9、N13和P14电位分别来自臂丛神经、颈髓和楔束核。N18可能代表上位脑干或丘脑，N20来源于初级感觉皮层。对于胫后神经SEP，P37和N45代表初级感觉皮层的活动。

SEP监测对于颅颈交界区病变手术中的功能评估很有价值。然而，对于脑干内生性病变的患者如海绵状血管畸形或神经胶质瘤等，手术前可能已经存在一些感觉功能障碍。在这些情况下，皮层 SEP 峰值波幅可能较低，并且在术中很容易消失。此外，术中 SEP 下降并不一定与脑干手术后的感觉障碍有关。因此，仅有 SEP 变化和 BAEP 变化不能作为中止手术的标准。虽然 SEP 对中脑和脑桥手术的定位价值很小，但它们仍然可以提供有关脑干整体状态的非特异性信息。因此，监测团队有望通过 SEP 参数变化探测到可能发生的脑干严重功能障碍（Kodama 等，2014）。

术中监测误区

事先存在神经功能废损会影响术中监测。例如，术前运动功能障碍通常会导致 MEP 监测中的运动阈值更高，并且更容易发生衰减。此外，自发的 EMG 活动可能会干扰 MEP 监测，尤其是在皮质延髓束 MEP 监测中。

对 IONM 关键变化的最佳应对方法

最新的设备可以同时进行多模式监测。如前所述，需要密切监测需要保护的神经通路。如果观察到监测信号衰减，则应暂停手术操作，有时需要等待并重新考虑手术策略。

记住“TIP”

时间（Time）：停止操作并等待信号恢复，考虑间断操作，重新考虑手术策略。

升高（Increase）：升高血压。

罂粟碱（Papaverine）：在手术操作区域使用钙通道阻滞剂，尤其是动脉，以减少动脉痉挛。

结论

在本章中，我们介绍了脑干病变手术中电生理定位和监测技术的目的、方法和误区。团队合作对于脑干病变手术的安全性至关重要。需要注意监测技术的误区。

（张思卿　宗铁烜　王志刚　译
方媛　刘献增　审校）

参考文献

Akagami R, Dong CC, Westerberg BD (2005). Localized transcranial electrical motor evoked potentials for monitoring cranial nerves in cranial base surgery. Neurosurgery 57: 78–85.

Bertalanffy H, Tissira N, Krayenbühl N et al. (2011). Inter- and intrapatient variability of facial nerve response areas in the floor of the fourth ventricle. Neurosurgery 68: 23–31.

Chang SD, López JR, Steinberg GK (1999). Intraoperative electrical stimulation for identification of cranial nerve nuclei. Muscle Nerve 22: 1538–1543.

Dong CC, Macdonald DB, Akagami R et al. (2005). Intraoperative facial motor evoked potential monitoring with transcranial electrical stimulation during skull base surgery. Clin Neurophysiol 116: 588–596.

Eisner W, Schmid UD, Reulen HJ et al. (1995). The mapping and continuous monitoring of the intrinsic motor nuclei during brain stem surgery. Neurosurgery 37: 255–265.

Goto T, Muraoka H, Kodama K et al. (2010). Intraoperative monitoring of motor evoked potential for the facial nerve using a cranial peg-screw electrode and a "threshold-level" stimulation method. Skull Base 20: 429–434.

Grabb PA, Albright AL, Sclabassi RJ et al. (1997). Continuous intraoperative electromyographic monitoring of cranial nerves during resection of fourth ventricular tumors in children. J Neurosurg 86: 1–4.

Ishihara H, Bjeljac M, Straumann D et al. (2006). The role of intraoperative monitoring of oculomotor and trochlear nuclei-safe entry zone to tegmental lesions. Minim Invasive Neurosurg 49: 168–172.

Ito E, Ichikawa M, Itakura T et al. (2013). Motor evoked potential monitoring of the vagus nerve with transcranial electrical stimulation during skull base surgeries. J Neurosurg 118: 195–201.

Kodama K, Javadi M, Seifert V et al. (2014). Conjunct SEP and MEP monitoring in resection of infratentorial lesions: lessons learned in a cohort of 210 patients. J Neurosurg 121: 1453–1461.

Kyoshima K, Kobayashi S, Gibo H et al. (1993). A study of safe entry zones via the floor of the fourth ventricle for brain-stem lesions. Report of three cases. J Neurosurg 78: 987–993.

Lang J (1991). Clinical anatomy of the posterior cranial Fossa and its foramina, Thieme, Stuttgart-New York, pp. 15–27.

Lang Jr J, Ohmachi N, Lang Sr J (1991). Anatomical landmarks of the rhomboid fossa (floor of the 4th ventricle), its length and its width. Acta Neurochir (Wien) 113: 84–90.

Markand ON, Lee BI, Warren C et al. (1987). Effects of hypothermia on brainstem auditory evoked potentials in humans. Ann Neurol 22: 507–513.

Martin JH (2003). Cranial nerve motor nuclei and brain stem motor functions. In: Neuroanatomy: text and atlas, third edn. McGraw-Hill, pp. 273–274.

Matsushima T, Rhoton Jr AL, Lenkey C (1982). Microsurgery of the fourth ventricle: part 1. Microsurgical anatomy. Neurosurgery 11: 631–667.

Morota N, Deletis V (2006). The importance of brainstem mapping in brainstem surgical anatomy before the fourth ventricle and implication for intraoperative neurophysiological mapping. Acta Neurochir 148: 499–509.

Morota N, Deletis V, Epstein FJ et al. (1995). Brain stem mapping: neurophysiological localization of motor nuclei on the floor of the fourth ventricle. Neurosurgery 37: 922–929.

Morota N, Ihara S, Deletis V (2010). Intraoperative neurophysiology for surgery in and around the brainstem: role of brainstem mapping and corticobulbar tract motor-evoked potential monitoring. Childs Nerv Syst 26: 513–521.

Neuloh G, Bogucki J, Schramm J (2009). Intraoperative preservation of corticospinal function in the brainstem. J Neurol Neurosurg Psychiatry 80: 417–422.

Nuwer MR, Comi G, Emerson E et al. (1998). I.F.C.N. standards for digital recording of clinical EEG. Electroencephalogr Clin Neurophysiol 106: 259–261.

Pechstein U, Cedzich C, Nadstawek J et al. (1996). Transcranial high-frequency repetitive electrical stimulation for recording myogenic motor evoked potentials with the patient under general anesthesia. Neurosurgery 39: 335–343.

Recalde RJ, Figueiredo EG, de Oliveira E (2008). Microsurgical anatomy of the safe entry zones on the anterolateral brainstem related to surgical approaches to cavernous malformations. Neurosurgery 62: 9–15.

Romstöck J, Strauss C, Fahlbusch R (2000). Continuous electromyography monitoring of motor cranial nerves during cerebellopontine angle surgery. J Neurosurg 93: 586–593.

Rothwell J, Burke D, Hicks R et al. (1994). Transcranial electrical stimulation of the motor cortex in man: further evidence for the site of activation. J Physiol 481: 243–250.

Sala F (2014). Intraoperative neurophysiologic monitoring during brainstem surgery. In: CM Loftus, J Biller, EM Baron (Eds.), Intraoperative neuromonitoring. McGraw-Hill Education, New York, pp. 285–297.

Sala F, Lanteri P, Bricolo A (2004). Motor evoked potential monitoring for spinal cord and brain stem surgery. Adv Tech Stand Neurosurg 29: 133–169.

Sala F, Manganotti P, Tramontano V et al. (2007). Monitoring of motor pathways during brain stem surgery: what we have achieved and what we still miss? Neurophysiol Clin 37: 399–406.

Sala F, Manganotti P, Grossauer S et al. (2010). Intraoperative neurophysiology of the motor system in children: a tailored approach. Childs Nerv Syst 26: 473–490.

Schlake HP, Goldbrunner RH, Milewski C et al. (2001a). Intra-operative electromyographic monitoring of the lower cranial motor nerves (LCN IX-XII) in skull base surgery. Clin Neurol Neurosurg 103: 72–82.

Schlake HP, Goldbrunner R, Siebert M et al. (2001b). Intra-operative electromyographic monitoring of extra-ocular motor nerves (Nn. III, VI) in skull base surgery. Acta Neurochir 143: 251–261.

Strauss C, Fahlbusch R (1997). Anatomical aspects for surgery within the floor of the IVth ventricle. Zentralbl Neurochir 58: 7–12.

Strauss C, Romstöck J, Nimsky C et al. (1993). Intraoperative identification of motor areas of the rhomboid fossa using direct stimulation. J Neurosurg 79: 393–399.

Strauss C, Lütjen-Drecoll E, Fahlbusch R (1997). Pericollicular surgical approaches to the rhomboid fossa. Part I. Anatomical basis. J Neurosurg 87: 893–899.

Strauss C, Romstöck J, Fahlbusch R (1999). Pericollicular approaches to the rhomboid fossa. Part II. Neurophysiological basis, J Neurosurg 91: 768–775.

Taniguchi M, Cedzich C, Schramm J (1993). Modification of cortical stimulation for motor evoked potentials under general anesthesia: technical description. Neurosurgery 32: 219–226.

Yagmurlu K, Rhoton Jr AL, Tanriover N et al. (2014). Three-dimensional microsurgical anatomy and the safe entry zones of the brainstem. Neurosurgery 10: 602–619.

第 10 章
小脑脑桥角区和颅底手术的监测

Isabel Fernández-Conejero[1*], Sedat Ulkatan [2], Vedran Deletis[3, 4]

[1]*Unit of Intraoperative Neurophysiology, Department of Neurology, University hospital of Bellvitge, Barcelona, Spain*
[2]*Department of Neurosurgery, Mount Sinai Hospital, New York, NY, United States*
[3]*Department of Neurosurgery, University Hospital Dubrava, Zagreb, Croatia*
[4]*Albert Einstein College of Medicine, New York, NY, United States*

摘　要

小脑脑桥角（cerebellopontine angle，CPA）区手术由于引起重要神经结构医源性损伤的风险较高，往往是神经外科医生面临的一个巨大挑战。因此，在过去的几十年里，为改进手术技术和术中神经生理学做出了重要的努力。现就 CPA 区手术中采用的术中神经生理监测和定位技术进行描述和回顾。在这些手术过程中，主要有三类技术被用来评估术中处于危险状态的神经结构功能完整性：①电刺激鉴别或定位运动脑神经（cranial nerve，CN），这对于肿瘤切除过程中定位神经的不同部位至关重要；②监测，提供神经组织功能完整性的实时信息；③脑干反射，包括瞬目反射、咬肌反射和喉内收肌反射。

所有这些手段都有助于切除病变，并显著改善功能预后，同时帮助探索某些神经外科手术治疗疾病的病理生理机制，例如偏侧面肌痉挛（hemifacial spasm，HFS）。我们将在本章末尾描述评估微血管减压手术治疗 HFS 疗效的方法。

关键词：小脑脑桥角，经颅电刺激、皮质延髓束运动诱发电位，脑干反射

引言

小脑脑桥角（CPA）区手术始于 20 世纪初，其发展经历了几个时期：①首次尝试进行该类手术；②改善手术效果并引入肿瘤全切的标准；③发展面神经术中保护技术；④神经功能保护和 CPA 区安全手术的现代化时期（Madjid 和 Venelin，2013）。

1931 年，伦敦的 Hugh Cairns 成为首位行前庭神经鞘瘤（vestibular schwannoma，VS）全切手术时保留面神经功能的外科医生。Herbert Olivecrona 强调了保留面神经的重要性。他常规进行电刺激以识别面神经，并有一名专门的护士观察患者的面部肌肉收缩情况（Olivecrona，1939，1950）。1939 年，Olivecrona 展示了其实践的初步结果，表明 65% 的患者保留了面神经。但当时手术死亡率仍然很高（29%）。造成这些不良结果的一个原因是对 CPA 的解剖结构，特别是对其血管结构缺乏足够的了解。1949 年，Atkinson 发表了关于小脑前下动脉分布的研究，特别是它与 VS 的关系。他强调了保护小脑前下动脉的重要性，并描述了其损伤后的严重并发症（Atkinson，1949）。

在首次尝试对 CPA 区肿瘤进行手术切除的几年后，人们开始对 CPA 手术中引入术中神经生理方法保留所有神经功能产生了兴趣。由于在 VS 切除过程中面瘫的发生率很高，直接电刺激面神经定位技术成为首个神经生理方法（Hilger，1964，Delgado 等，1979，Møller 和 Jannetta，1984）。后来的实践引入了电刺激辨别其他运动脑神经的技

* 通讯作者：Isabel Fernández-Conejero, M.D., Unit of Intraoperative Neurophysiology, Department of Neurology, University Hospital of Bellvitge, Barcelona, Spain. Tel: +34 93-260-7511, Fax: +34-93-260-7882, E-mail: isabelfernandez@bellvitgehospital.cat

术。需要强调的是，定位技术并不能实时评估神经元通路的功能完整性，因此它需要与监测技术相结合。从这个意义上说，经典的神经生理监测技术，如体感诱发电位（SEP）和脑干听觉诱发电位（BAEP）也开始被应用到这类手术中。但这两种方法只能用于评估脑干区域内不到20%的功能。这一局限性促使了基于肢体肌肉的运动诱发电位（MEP）和脑神经支配肌肉的皮质延髓束运动诱发电位（corticobulbar MEP，CoMEP）这些新型监测手段的研发，以评估穿行于脑干的运动通路的功能完整性。

如何选择最佳的方法取决于手术的不同阶段。

我们认为有助于监测CPA手术的神经生理技术主要包括三方面：①定位技术，通过手持式探针行电刺激，快速解剖识别神经结构；②监测技术，对神经组织的功能完整性提供实时信息；③术中脑干反射测试。定位和监测技术相互补充，应在具有挑战性的手术中（如CPA肿瘤切除）同时使用。

方法

CPA手术中神经生理方法可分为两类：①通过直接电刺激识别神经结构的定位技术；②提供手术所累及神经结构功能完整性实时信息的监测技术。

脑神经颅内段的定位技术

脑神经定位是颅后窝手术监测的重要组成部分。定位技术的主要用途是识别神经结构，最终能够帮助外科医生避免手术造成脑神经不同部位的损伤。其次，定位技术还可以评估神经完整性和预测术后结果。但后者只用于与面神经相关的手术（Kartush，1989）（例如VS）。所有CN的定位方法都受益于通过对面神经定位而获得的大量经验。

所有脑神经都具备的一个重要解剖学特征是脑神经的颅内段和颅外段间存在组织学差异。CN的颅内部分缺乏像周围神经外膜那样的保护鞘，仅仅被一层薄薄的蛛网膜覆盖。这种情况对CN的定位有着较大影响。通常，颅内段脑神经的定位只需低强度刺激。此外，面神经根出脑干区和鞘膜形成过渡区在某些病理过程中也发挥着重要作用。

CN的定位技术采用单极刺激探针，单刺激，刺激宽度200 μs，重复频率2～4 Hz。文献报道建议初始刺激强度最高可达4 mA（Nuwer和Jasper，2008）。然而，CN定位中最大的变化参数是刺激强度，应在整个手术过程中跟随外科医生的导引随时调整。

CN定位的另一个重要方面是多个脑神经由于肿瘤和解剖位置的关系彼此邻近。这一特征可能会导致神经定位时出现严重的问题，因而需要解剖学和电生理学的专业知识克服。当选择单极探针进行定位时，除了目标神经以外，还可能激活附近的脑神经。在这种情况下，我们有两个规则要遵循。

当使用单极探针时，采用低强度刺激以获得仅限于目标神经的反应。然而在神经功能受肿瘤影响时，低强度的刺激可能无法引发目标神经所支配肌肉的反应。在这种情况下，可将单极探针改为双极或同心圆探针，从而避免电流扩散，利用相对于单极探针更高的刺激强度，消除假阴性结果。理解脑神经定位的基本方法至关重要，建议通过进一步的文献阅读来完全了解其底层机制（Acioly等，2013；Arnoldner等，2013；Nair，2013；Seidel等，2020；Kartush等，2021）。

在颅后窝手术中，很容易定位三叉神经和面神经。三叉神经CMAP潜伏期总是比面神经更短（Moller，2011）。

从目标肌肉上放置记录电极这一步骤开始，后组脑神经定位方法学就一直具有挑战性。Ⅺ、Ⅹ、Ⅻ等脑神经支配的肌肉难以接触到，放置电极并非易事。在患者摆放体位或麻醉需要进入患者口腔时，通常会导致电极移位。因此，应使用一种替代的肌肉电极安置方法，而不经口腔途径放置（Holdefer等，2013，Deletis等，2011）。

脑神经定位是任何一个颅后窝手术中不可或缺的组成部分。因此，成功的定位应从外科医生的术前计划开始。电生理学家应该意识到定位方法的缺点和现有手术条件所带来的挑战，并选择恰当的工具来实施手术过程中的脑神经定位。

监测

脑干听觉诱发电位（BAEP）

CPA区一些常见疾病的手术治疗通常意味着患者听觉功能可能会受到重大威胁。因此，监测听神经功能的完整性一直是至关重要的。BAEP监测依赖于将咔嗒音刺激传递到外耳道。与神经生理学实验室使用头戴式耳机进行 BAEP 诊断性检查相比，手术室内患者装备需要稳定可靠的不显眼的耳机。现今广泛使用的也是最常见的装备是耳内插入式耳塞，可传递声音到外耳道。然而，CPA 手术侧的耳朵通常非常接近手术切口，需要额外的预防性措施密封外耳道，以防止在手术过程中有液体和血液穿透进入耳道。此外，这种准备措施还可以防止耳塞被牵拉移位。

一般来说，颅骨打开前，BAEP 的任何变化都必须严格排除技术问题。

BAEP 的Ⅴ波潜伏期和波幅变化是与术后听力缺陷最相关的参数。然而，越来越多针对各种类型颅后窝手术的研究对于Ⅴ波的波幅降低 50% 和潜伏期增加 1 ms 这一公认报警标准提出了质疑（Park 等，2018；Thirumala 等，2017）。微血管减压（microvascular decompression，MVD）手术中 BAEP 监测Ⅴ波参数改变与术后听力丧失更为相关（Park 等，2018）。对于其他颅后窝手术（如肿瘤），Ⅴ波暂时性消失和潜伏期延长 1 ms 仍应被认为是术后听力丧失的重要预测指标（James 和 Hussain，2005），如图 10.1 为例。预防听力丧失是这些手术进行术中神经生理监测（IONM）的主要目标。但我们应该注意报警标准并不总是能预测术后神经功能缺损。IONM 应在波形变化不可逆之前向外科医生报警。关于报警标准的进一步讨论仍有待于更多的研究结果，但现在普遍认为不同的手术可能需要不同的报警标准。

体感诱发电位（SEP）

据报道，CPA 区内或邻近 CPA 区的手术可能会损伤给脑干供血的重要血管。例如小脑后下动脉，它为脑桥供血，而脑桥内走行着内侧丘系通路。通过经典的正中神经和胫后神经刺激，并根据脑电图（EEG）10∶20 国际系统在头皮皮层感觉区放置记录电极而获得的 SEP 来评估该通路的功能完整性。与基线相比，波幅下降超过 50% 可作为 CPA 手术中脑干存在潜在损伤的报警值，这种损伤可能是由于血管因素导致。

运动诱发电位

皮质脊髓束（CST）位于脑干表面的很小一部分区域内，结构致密，因此在许多与脑干相关的手术过程中都存在危险。在 CPA 手术中，对其复杂供血系统的操作可能会对 CST 产生直接损伤。使

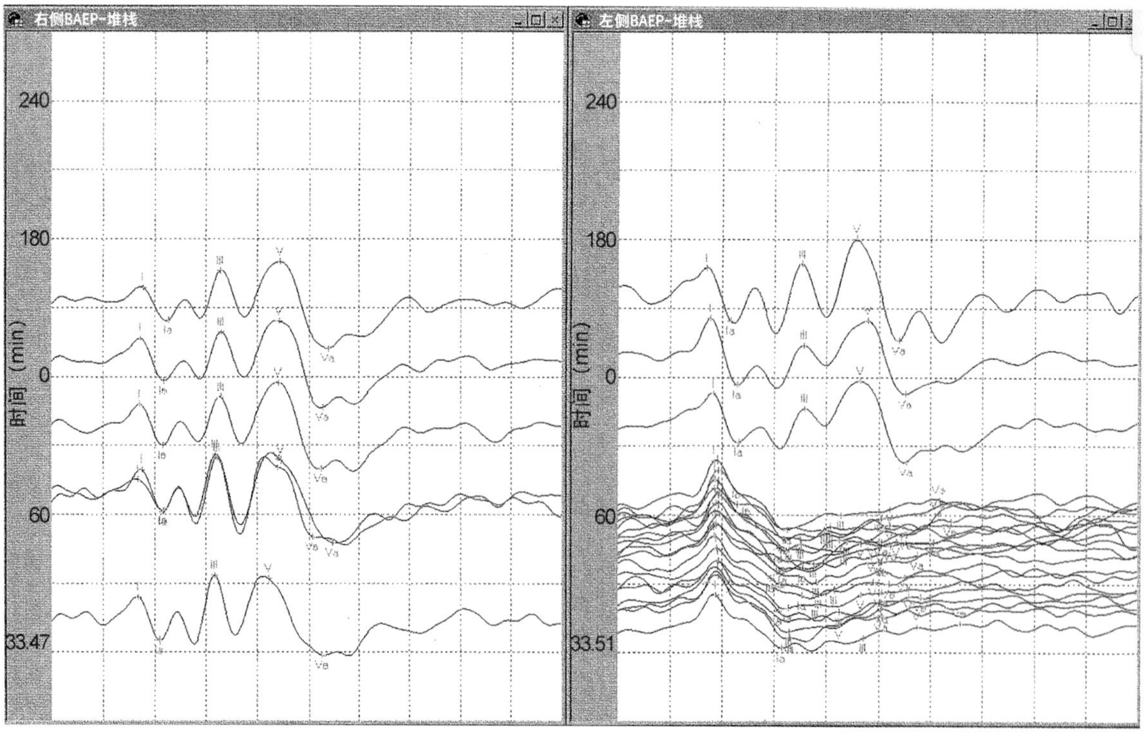

图 10.1 术中脑干听觉诱发电位（BAEP）。图中可见Ⅰ波、Ⅲ波和Ⅴ波。随着时间的推移，右侧 BAEP 保持稳定。左侧 BAEP 显示Ⅲ～Ⅴ波突然消失。在移除脑神经Ⅷ近端的牵开器后，左侧 BAEP 恢复（图中未显示）。患者术后无新发听力障碍。本图由加利福尼亚大学洛杉矶分校（UCLA）神经监测服务中心提供。

用短串刺激记录肢体肌肉的MEP为CST的功能完整性提供了实时信息。Quiñones-Hinojosa等研究表明，在基底动脉瘤手术中MEP的变化更为明显，并先于SEP发生变化，表明由基底动脉及其穿支动脉引起的血流量不足导致脑干缺血时，MEP可能比SEP更敏感（Quiñones-Hinojosa等，2004）。另一方面，Neuloh等指出，无论手术的病变类型如何，MEP对患者运动结局具有预测价值，是脑干和CPA手术中CST功能完整性的有效评价指标（Neuloh等，2009）。Deletis（1994）和Macdonald（2013）已经报道了评估CST区病变和相关混杂因素的标准。

脑神经的自由描记肌电图监测

在不进行电刺激的情况下，连续监测脑神经所支配肌肉的肌电图（EMG）也被用于监测面神经功能完整性。Romstöck等（2000a）开发了一种肌电活动分类系统，该系统是基于对多通道、自由运行的肌电，追踪其波形特征、频率和波幅的离线视觉分析系统。他们把连续出现的肌电活动分成不同的类型。其中一种特殊的模式，“A” train呈现为一个高频率和均一出现的正弦样肌电活动，持续时间较长（约10 s），是目前唯一确定的对术后面瘫有预测价值的肌电模式，具有较高的敏感性和特异性（Romstöck等，2000b）。然而，这一模式也观察到相当多的假阳性结果。2005年，Ashram等证明了中间神经也携带有支配口周面部肌肉的运动纤维，这与既定的观点相悖（Ashram等，2005）。10年后，Prell等（2015）基于Ashram的报道，阐释了对“A” train假阳性结果的理由。他们观察到，中间神经的走行至少有部分与面神经主干分离，因而在中间神经附近操作时会导致出现无临床预后相关性的“A” train活动，导致假阳性结果（Prell等，2015）。

皮质延髓束MEP（CoMEP）

CoMEP监测被用于持续监测皮质延髓束和运动脑神经及其核团的功能完整性。自从Dong等（2005）首次描述面部肌肉MEP记录以来，已发表大量其他支持类似结果的报道（Liu等，2007；Fukuda等，2008；Acioly等，2013）。

最近，也有文献报道了评估其他脑神经相关皮质延髓束通路功能完整性的技术（Deletis等，2009a；Deletis等，2011）。

颅后窝手术有导致后组脑神经损伤的重大风险（如脑膜瘤、脊索瘤）。此外，脑干内生型肿瘤，如果延髓受到影响，手术风险呈指数级增加。脑神经Ⅸ、Ⅹ、Ⅻ的功能完整性可以通过皮质延髓束MEP进行监测。图10.2为使用CoMEP刺激，双侧声带记录，显示手术过程中出现脑神经Ⅹ单侧损伤。

（a）刺激参数

由于支配头面部肌肉的皮层代表区主要位于大脑运动皮层最下部，因而激活所有运动脑神经相关皮质延髓束的刺激参数都是相同的。采用经颅电刺激（TES）激活皮质延髓束，C3（+）-Cz（−）用于左半球刺激，C4（+）-Cz（−）用于右半球刺激。刺激参数为：3～5个成串短刺激，刺激宽

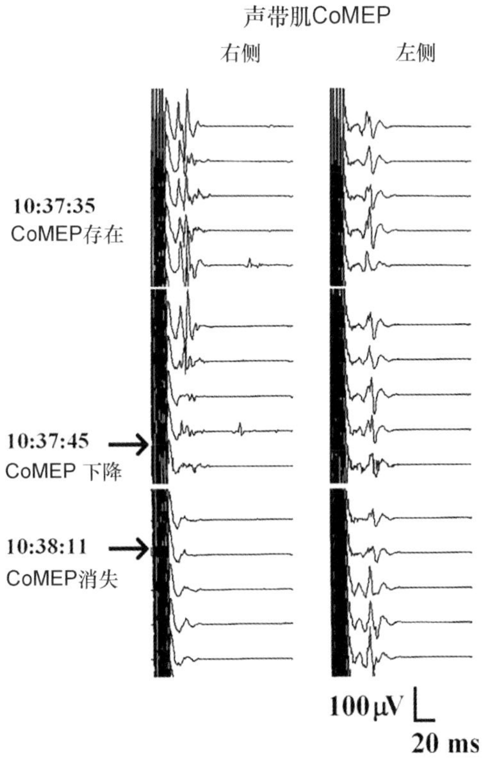

图10.2　术中左、右侧声带肌CoMEP。在某一时间点，右侧脑神经Ⅹ分支喉返神经受损，精确记录到右侧声带皮质延髓束MEP完全消失。患者术后出现右声带麻痹。（From Deletis, V., Fernandez-Conejero, I., Ulkatan, S., Costantino, P., 2009. Methodology for intraoperatively eliciting motor evoked potentials in the vocal muscles by electrical stimulation of the corticobulbar tract. Clin Neurophysiol 120336-120341 with permission.）

度 0.5 ms，刺激间期 2 ms，成串短刺激重复频率 2 Hz，刺激强度为 50 ~ 150 mA，偶尔可达 200 mA。在施加成串短刺激后 90 ms 对同一电极再施加单个刺激，以区分是运动脑神经的中枢和外周激活（Ulkatan 等，2007；Deletis 等，2009a）。通过头皮螺旋电极（CS 电极，Viasys Healthcare WI，MA，USA）进行电刺激。在接近肿瘤的手术操作时行间断刺激，在切除肿瘤时行持续刺激（如果肌肉抽动不干扰外科医生）。如果外科医生想通过手持式电极探针进行局部电刺激定位来识别脑神经的任何部分，那么 CoMEP 监测就暂时中断。

（b）记录参数

术中神经监测有一个黄金法则，即必须行选择性刺激或记录。由于触发 CoMEP 的刺激是经颅进行，为非选择性的，所以从运动脑神经支配的肌肉上进行的记录必须是选择性的。一些技术细节是实现这种准确记录的关键。

面神经

面神经 CoMEP 可从面部的 4 块肌肉上进行监测：眼轮匝肌、鼻肌、口轮匝肌和颏肌。记录采用一对钩丝电极（27 号针头，导线直径 76 μm，并由 Teflon 涂层包裹）（特制钩丝电极，Viasys Healthcare WI，MA）。记录电极导线采用 Teflon 包裹绝缘，其尖端 2 mm 裸露，并弯曲成钩状，以便针头从面部肌肉退出后进行固定。将导线电极插入肌肉后，拔出针头并覆盖，然后编织导线。为了保护患者免受可能的意外伤害，穿刺针用保护套覆盖。这种电极由于其表面积小，优于皮下针电极，可以选择性地记录目标肌肉的活动，从而避免远场记录。完成气管插管后，将记录电极放置在不同的肌肉中。

后组运动脑神经

采用钩丝电极记录迷走神经支配肌肉（声带肌）的电活动，通常需要耳鼻喉科专家的专业协助（Deletis 等，2009a）。还有其他备选肌肉，如环甲肌（Deletis 等，2011；Holdefer 等，2013）。图 10.3 为环甲肌电极安置技术示意图。

舌咽神经支配肌肉的监测设置也具有挑战性，腭弓或咽后肌是最常用于监测的肌肉。舌下神经监测需要将电极放置到舌肌中。舌的下外侧面是电极的最佳位置，因为这可以避免电极在放置牙垫或麻醉插管时发生移位。

关于后组脑神经 CoMEP 监测的文献较少。CoMEP 监测的方法源于面神经 CoMEP 监测，它在 VS 手术中已被广泛使用（Dong 等，2005）。Kullmann 等最近发表的一个系列研究表明，对于脑神经Ⅸ和Ⅹ，手术开始和结束时 CoMEP 波幅和持续时间各自与基线的比值对结果预测有意义。关于舌下神经的研究结果显示，只有 CoMEP 波形持续时间的比值是有意义的（Kullmann 等，2016）。制订可靠的报警标准仍然需要大量患者的数据；因此，一般原则下，在 CoMEP 的解释中“全或无”标准不能完全被忽略。

皮质延髓束监测陷阱

在 CPA 区手术中，TES 触发的 CoMEP 并不是一种专门针对皮质延髓束（corticobulbar tracts，CBT）的高选择性技术。因此，为了确保记录的 CoMEP 是由我们想要监测的脑神经产生的，记录必须是高选择性的；否则，来自其他脑神经支配肌肉的远场活动（由其他皮质延髓束通路激活而引起）可能会污染目标肌肉的 CoMEP 记录，导致假阴性结果。为了防止这种情况发生，推荐使用直径为 76 μm、具有较小记录表面积的钩丝电极，取代标准的 EEG 针电极（Fernández-Conejero 和 Deletis，2014）。

脑干反射

CPA 区或邻近区域的手术可能导致术后神经功能缺损，包括咳嗽、吞咽或其他脑干复杂反射的短暂功能障碍。因此，一种能够监测这些反射的方法是非常有意义的。实现该目标的一个明显问题是大多数脑干反射会在麻醉状态下消失，这使得在术中很难甚至不可能诱发它们。在过去的几年中，术中诱发脑干反射的方法，如瞬目反射（blink reflex，BR）、咬肌反射和喉内收反射（laryngeal adductor reflex，LAR），已经为保留这些复杂的功能打开了一扇大门。

瞬目反射

1952 年，Kugelberg 首先报告了电刺激诱发的瞬目反射（BR）包括两个成分：R1 和 R2（Kugelberg，

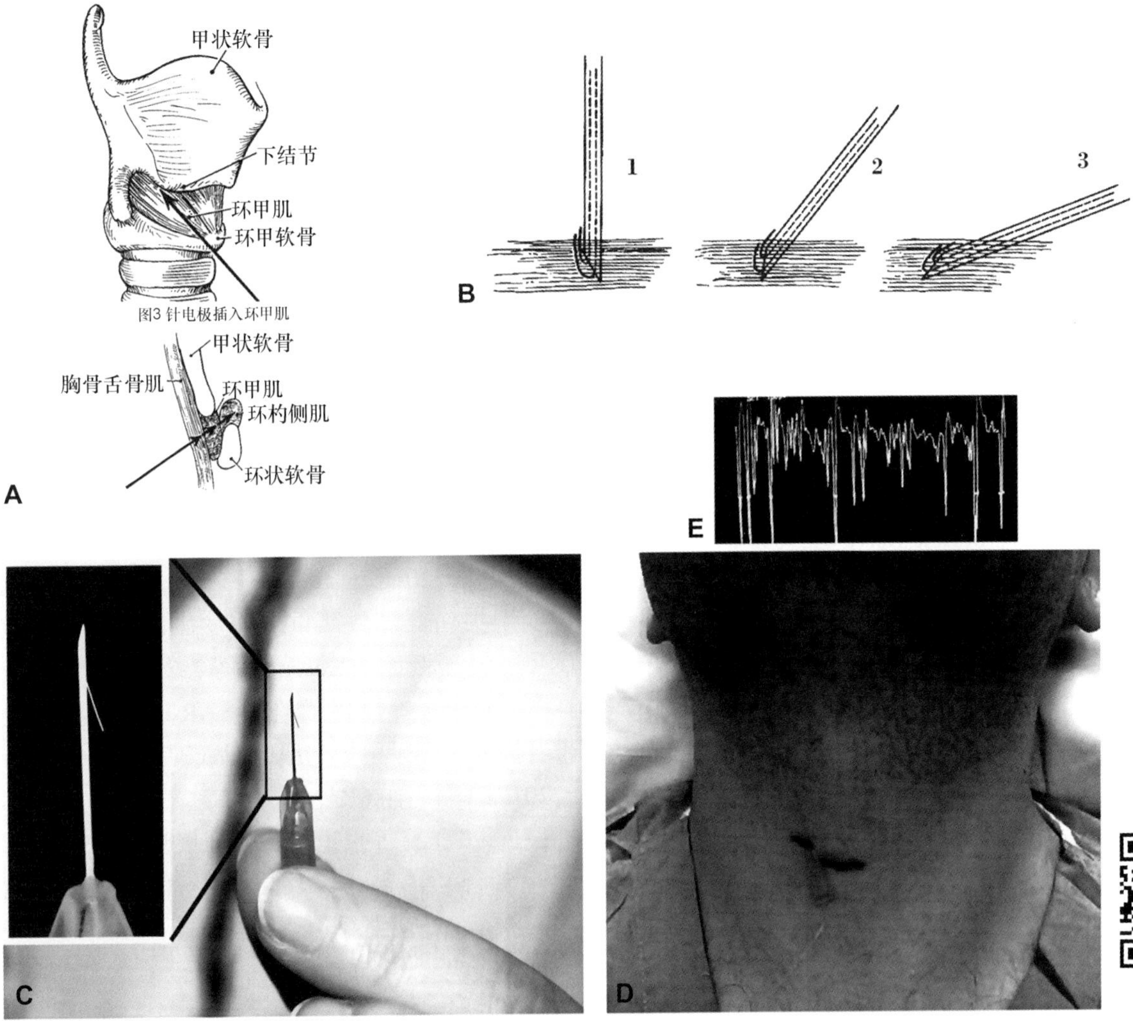

彩图

图 10.3（彩图请扫二维码或见书后） 环甲肌记录电极的放置。**A.** 环甲肌（cricothyroid，CTHY）解剖的侧面观（示意图）。**B.** 钩丝电极在 CTHY 肌肉中的放置位置。CTHY 肌肉中钩丝电极针的最佳插入角度如图 3 所示。**C.** 钩丝电极由一根 27 号针头和 76 μm 导线组成。**D.** 皮肤标记，表示针电极插入 CTHY 肌肉的位置。**E.** 高音调发声后 CTHY 肌肉的肌电活动验证了钩丝电极的最佳位置。（Parts A and B：Adapted from Hirano M，Ohala J.，1969. Use of hooked-wire electrodes for electromyography of the intrinsic laryngeal muscles. J Speech Hear Res 12，362-373. Part E：From Deletis，V.，Fernández-Conejero，I.，Ulkatan，S.，Rogić，M.，Carbó，E.L.，Hiltzik，D.，2011. Methodology for intra-operative recording of the corticobulbar motor evoked potentials from cricothyroid muscles. Clin Neurophysiol 122，1883-1889 with permission.）

1952）。R1 反应对应于少突触反射弧，包括三叉神经传入、三叉神经核感觉成分之间脑干连接、面神经运动核、面神经和眼轮匝肌。R2 成分在其中枢脑干内的多突触连接更为复杂，但它具有与 R1 相同的传入和传出通路。

曾试图在麻醉患者中诱发这种反射，但数据十分有限（Mourisse 等，2003，Mourisse 等，2007）。本章的作者描述了在全身麻醉下，通过眶上神经成串短电刺激来诱发 BR 中 R1 成分的方法（Deletis 等，2009b）。由于该反射提供了监测三叉神经感觉成分的可能性，因此已经成为术中神经生理学的一个重要手段（Shahani，1970）。

使用一对皮下针电极插入眶上神经的位置刺激眶上神经。采用 1 ～ 7 个方波恒流电刺激脉冲，刺激间期为 2 ms，刺激强度为 20 ～ 40 mA，脉冲系列重复频率为 0.4 Hz。对单脉冲系列不能诱发 BR 的患者，可使用双脉冲系列刺激，2 个脉冲系列刺激间隔时间为 20 ～ 40 ms。

在识别出由刺激面神经分支引起的肌肉抽动后，使用与刺激相同的针电极在刺激侧同侧眼轮匝肌的下外侧部分进行记录。如果同时进行了面神经的 CoMEP 监测，插入眼轮匝肌的钩丝电极也可以用来记录 BR。图 10.4 为使用双脉冲成串刺激技术在术中记录 BR 的示例。

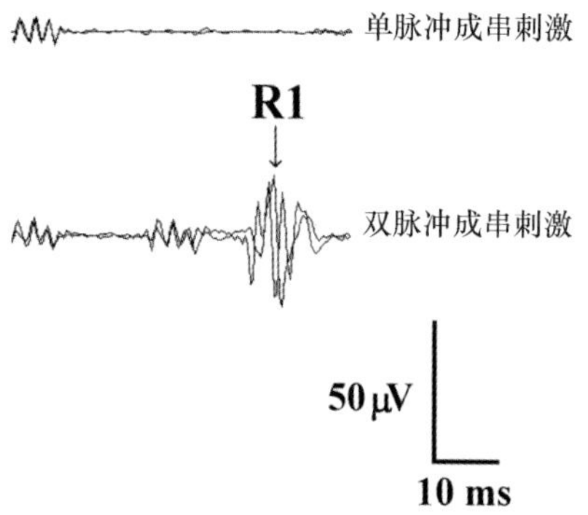

图 10.4 术中记录瞬目反射 R1 成分。在本例中，R1 成分仅通过双脉冲成串刺激获得，每串刺激由 4 个刺激组成，2 个成串脉冲，串间间隔时间为 20 ms。(From Deletis，V.，Urriza，J.，Ulkatan，S.，Fernandez-Conejero，I.，Lesser，J.，Misita，D.，2009. The feasibility of recording blink reflexes under general anesthesia. Muscle Nerve 39，642-646 with permission.)

咬肌反射

咬肌反射是一种与咀嚼动作相关的单突触本体感觉反射。Ulkatan 等报道的一项关于诱发全麻患者咬肌 H 反射可行性的方法学研究奠定了该项监测的基础（Ulkatan 等，2017）。这种新方法采用单极 / 钩丝针电极插入颧弓下，在颞下颌关节前方电刺激咬肌神经（三叉神经的一个分支）。将皮下针电极置入同侧咬肌和颞肌来记录 H 反射。H 咬肌反射可能是监测累及中脑和脑桥病变的一个有价值工具，但这种方法的实用性需要在术中由外科和监测团队共同验证来评估其价值。当手术可能危及三叉神经引起损伤时，咬肌 H 反射可与瞬目反射监测一起使用。图 10.5 为不同刺激强度下的咬肌反射记录。

喉内收反射

喉内收反射（LAR）是咳嗽前期的主要生理性气道保护反射。在清醒或全身麻醉下，电刺激声门上喉黏膜可引发 LAR（Sinclair 等，2017a 和 b；Téllez 等，2018）。在颅底手术中，迷走神经或低位脑干损伤会导致严重的并发症，如误吸和肺部感染，甚至死亡（Newman 等，2006；Xie 等，2018）。Sinclair 等描述了监测 LAR 的方法，仅使用带有嵌入式记录电极的肌电图气管插管（Sinclair 等，2017a）。图 10.6 显示了 LAR 技术。

最近，Téllez 等报道了一系列接受 CPA 和脑干手术患者行 LAR 监测（Téllez 等，2021）。在该项

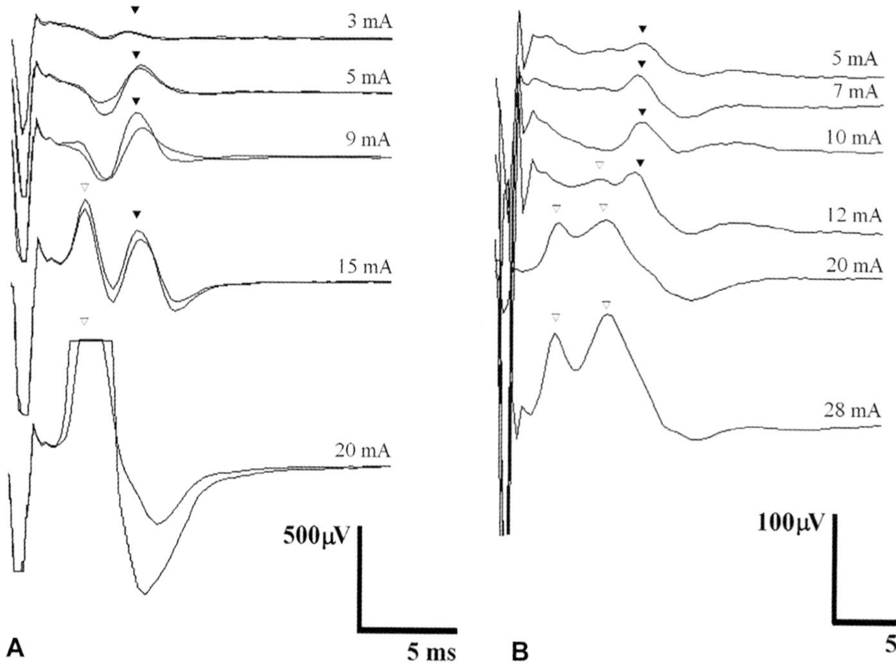

图 10.5 图 **A** 和 **B** 分别展示了两个不同患者中，由 0.7 Hz 单脉冲刺激引起的术中咬肌反应的几个波形。单刺激的强度从次最大值开始稳步增加，直至达到超最大值。每个波形使用的电流强度显示在旁边。咬肌反应的信号来自于同侧咬肌记录。在每个波形中，H 反应上方为黑色箭头，M 反应上方为灰色箭头。在 **B** 图中，有一个双相 M 反应（灰色箭头），其中第二个成分距 H 反应（黑色箭头）只有 1.2 ms。在图 A 中，两个轨迹叠加在一起，以此说明监测的可重复性。注意到在较高的刺激强度时 H 反应的抑制现象。(From Ulkatan，S.，Jaramillo，A.M.，Téllez，M.J.，Goodman，R.R.，Deletis，V.，2017. Feasibility of eliciting the H reflex in the masseter muscle in patients under general anesthesia. Clin Neurophysiol 128，123-127 with permission.)

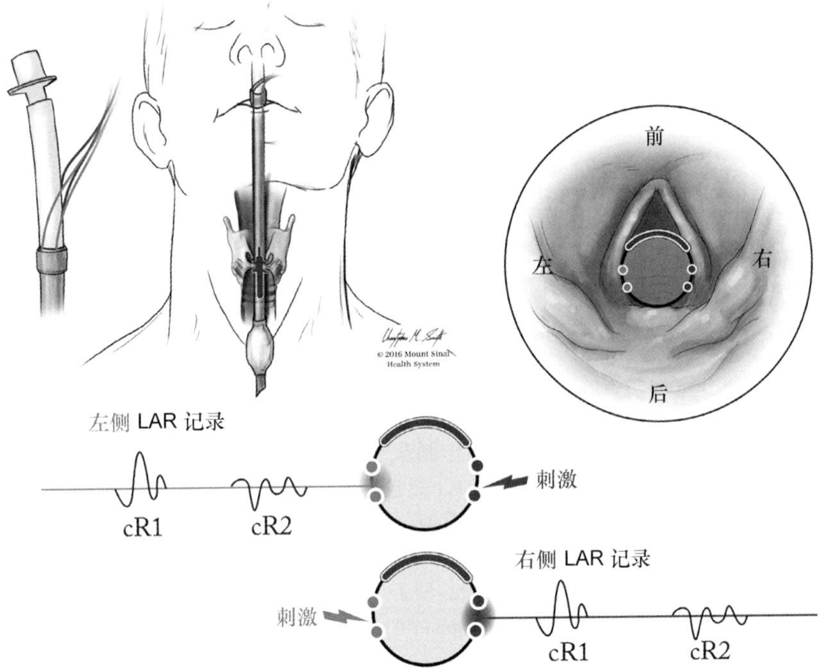

图 10.6 诱发喉内收反射（LAR）的方法学。气管导管内双侧嵌入表面电极，用于刺激和记录。右侧和左侧的电极分别与左、右声带直接接触。LAR 通过电刺激术野对侧的喉部黏膜诱发。术野同侧（即刺激对侧）的电极用于记录刺激对侧的 R1 和 R2 反应。（From Sinclair，C.F.，Téllez，M.J.，Tapia，O.R.，Ulkatan，S.，Deletis，V.，2017. A novel methodology for assessing laryngeal and vagus nerve integrity in patients under general anesthesia. Clin Neurophysiol 128，1399-1405；Sinclair，C.F.，Téllez，M.J.，Tapia，O.R.，Ulkatan，S.，2017. Contralateral R1 and R2 components of the laryngeal adductor reflex in humans under general anesthesia. Laryngoscope 127，E443-E448 with permission.）

研究中，LAR 波幅显著变化（50% 或以上）或 LAR 完全丧失的患者中，5.6% 出现术后永久性吞咽障碍或误吸。这些患者需要气管切开术或特殊的进食方式。但是他们的并发症发生率低于先前发表的一系列数据（Newman 等，2006；Xie 等，2018；Téllez 等，2021）。同时进行 LAR 和后组脑神经的 CoMEP 监测能够获得更好的喉咽部功能保存率（Costa 等，2018）。喉咽部功能完整性的保留取决于手术过程中后组脑神经反射环和皮质延髓束的保留。与其他脑神经相比，这一特殊点似乎更加关键。图 10.7 为具备可重复性的 LAR 术中记录。图 10.8 显示了与术中神经损伤相关的 LAR 变化的示例，在提醒外科医生后，LAR 恢复到基线水平。

偏侧面肌痉挛的微血管减压术中神经监测

有证据表明，大多数原发性偏侧面肌痉挛（HFS）与面神经根出脑干区血管压迫有关，面神经过度兴奋从而导致面部肌肉痉挛。面神经根出脑干区附近的微血管减压（MVD）手术已被证实为治疗 HFS 的有效方法。通过刺激面神经分支之一诱发术中异常肌电反应（侧方扩散反应）在术中消失，已被用作预测 MVD 手术有效性的一种方法。除此之外，MVD 术中，还有其他一些神经生理学技术可用于研究面神经及其细胞核的兴奋性变化。

目前应用于 MVD 的 IONM 技术有两个重要目标：

（1）优化 MVD 的有效性。必须将血管与神经分离，并在神经和血管之间放置一块 Teflon 垫片隔离。如果责任血管没有与面神经隔离，术后面部肌肉持续痉挛，患者必须再次手术。其原因通常是存在多个血管与面神经根部接触，而这种情况肉眼观察不易发现。因此部分患者的痉挛症状并没有完全缓解。

（2）详细研究 HFS 的病理生理学。有证据表明，面神经减压后，兴奋性会立刻发生改变。第一个立刻发生的变化是侧方扩散反应的消失。但还有

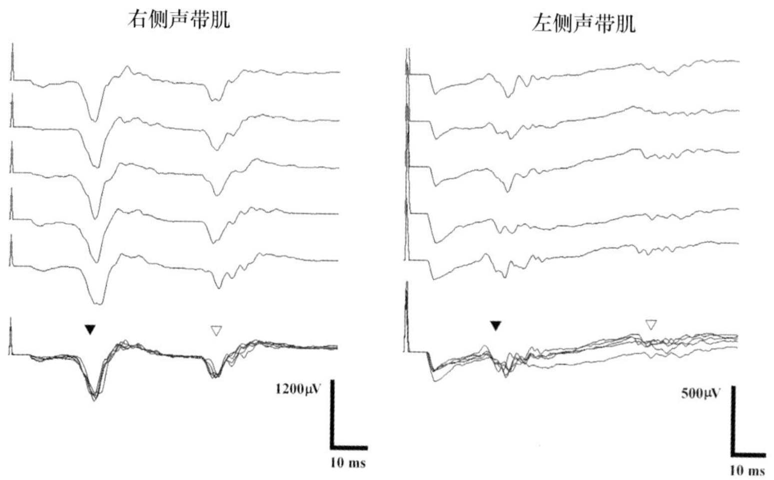

图 10.7 1 名患者的喉内收反射（LAR）波形。在 0.7 Hz 刺激频率下，诱发的 5 次连续测试证明了 LAR 监测的可重复性。前五个波形叠加在图的底部。在该病例中，对侧 R1（黑色三角）和 R2（白色三角）反应持续稳定诱发，说明 LAR 是一种双侧且在全静脉麻醉（TIVA）下能稳定记录的反射。（From Sinclair，C.F.，Téllez，M.J.，Tapia，O.R.，Ulkatan，S.，Deletis，V.，2017. A novel methodology for assessing laryngeal and vagus nerve integrity in patients under general anesthesia. Clin Neurophysiol 128，1399-1405；Sinclair，C.F.，Téllez，M.J.，Tapia，O.R.，Ulkatan，S.，2017. Contralateral R1 and R2 components of the laryngeal adductor reflex in humans under general anesthesia. Laryngoscope 127，E443-E448 with permission.）

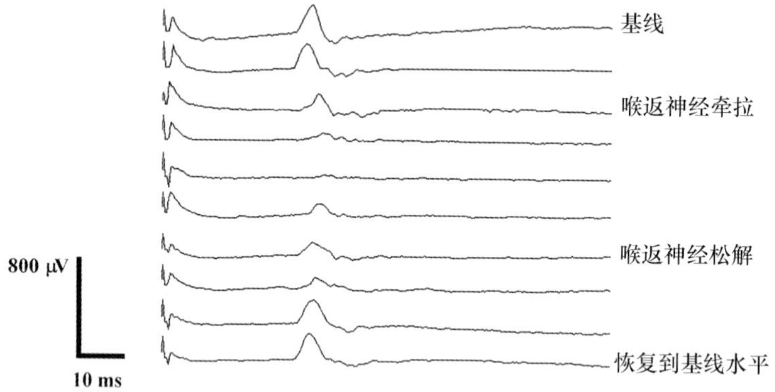

图 10.8 右侧喉内收反射（LAR）的连续记录波形。当手术中牵拉或挤压神经时，R1 较基线水平发生变化。提醒外科医生后，LAR 恢复到基线水平。（From Sinclair，C.F.，Téllez，M.J.，Tapia，O.R.，Ulkatan，S.，Deletis，V.，2017. A novel methodology for assessing laryngeal and vagus nerve integrity in patients under general anesthesia. Clin Neurophysiol 128，1399-1405；Sinclair，C.F.，Téllez，M.J.，Tapia，O.R.，Ulkatan，S.，2017. Contralateral R1 and R2 components of the laryngeal adductor reflex in humans under general anesthesia. Laryngoscope 127，E443-E448 with permission.）

研究表明，脑干内面神经运动核的兴奋性也发生了变化。同样也有关于从面神经支配肌肉中记录的 BR、面部 F 波和面神经 CoMEP（facial CoMEP，FCoMEP）变化的报道（Fernández-Conejero 等，2012）。

HFS 术中监测的方法学

行 HFS MVD 手术中，IONM 的主要作用是预防神经系统的损伤。在手术过程的多个步骤中，脑神经Ⅷ都存在风险，所以保留听力尤为重要。因此，在 MVD 期间必须进行脑干听觉诱发电位（auditory brainstem responses，ABR）监测。IONM 的第二个目标是分析侧方扩散反应（lateral spread response，LSR）的消失情况，并评估 MVD 的有效性。从临床角度来看，ABR 和 LSR 是在该手术过程中持续使用的最重要的神经生理监测手段。术中面神经 F 波、BR 和（或）FCoMEP 的变化也有助于 MVD 手术的成功。

脑干听觉诱发电位（ABR）

HFS 的面神经 MVD 手术具有长期有效性。然而，暴露 HFS 神经血管压迫的显微外科操作可能会损害耳蜗神经。术中 ABR 监测降低了发生听力障碍的风险（Møller 和 Møller，1989；Polo 等，2004；Sindou，2005）。

MVD 手术中涉及可能损伤耳蜗神经的几个关键步骤包括：①牵拉小脑时抻拉耳蜗神经；②操作累及迷路动脉；③直接机械性损伤或附近电凝；④手术结束时，在压迫血管和面-耳蜗神经复合体之间插入 Teflon 垫片从而对耳蜗神经造成新的压迫。

2004 年，Polo 等通过建立 MVD 手术期间Ⅴ波峰值潜伏期的变化与 MVD 手术前后听力功能的关联，建立了有应用价值的三级信号报警，为 MVD 术中听力保护提供信息。这三级信号报警如下：①Ⅴ波峰值潜伏期延迟 0.4 ms 被认为是听力功能处于安全范围内的“观察信号”；②延迟 0.6 ms 被认为是“实际风险警告”；③延迟 1 ms 被认为是“严重警告”。这种潜伏期的延迟会导致术后听力丧失。因此，建议外科医生查明造成这种延迟的原因，以改善反应（例如更换小脑牵开器）。最近，Park 等描述了 MVD 手术期间听力丧失的预警信号，包括牵拉小脑时Ⅲ波潜伏期延长（Park 等，2021）。

侧方扩散反应（LSR）

1985 年，Møller 和 Jannetta 研究表明，在 HFS 中，由于面神经的过度兴奋，刺激面神经其中一个分支可激活另一个分支所支配的面部肌肉，产生异常的肌肉反应（Møller 和 Jannetta，1985）。这种异常的肌肉反应被称为 LSR，即当刺激面神经下方分支时，可以在面神经上方分支支配的一个或多个肌肉上记录到锁时的电活动，反之亦然。LSR 与神经元间假突触传递（ephaptic transmission）有关，但 Møller 等证明了异常反应是由于面神经运动核的过度活跃所致（Møller，1991）。因为在大多数患者中，当责任血管离开面神经时，LSR 立即消失，监测异常肌肉反应可以在 MVD 术中指导外科医生，从而获得更好的术后疗效（Møller，1987）。当一条血管与面神经分离时，如果 LSR 仅出现波幅下降，这可能表明还存在另一条血管也在影响面神经。当另一条血管被识别出来并与面神经分离时，LSR 就完全消失了。LSR 消失作为一种评价 MVD 手术疗效的方法，其实用价值仍存在争议。有一些患者，尽管已进行明显有效的减压，但 LSR 并没有完全消失，且术后一年随访症状缓解。然而，在大多数情况下，LSR 监测是预测 HFS 患者 MVD 术后疗效的有效工具（Kong 等，2007）。

在 MVD 术中监测 LSR 的方法

（a）刺激：采用皮下双绞线针电极（Nicolet Co.，Midison WI，美国），交替刺激下颌缘支和颧支。我们采用单个宽度 0.2 ms 的恒流电刺激，刺激频率 1 Hz，采用阈刺激强度诱发侧方扩散反应。在 MVD 手术期间，根据需要调整阈刺激强度，以持续引起侧方扩散反应。如果 LSR 消失，刺激强度将增加到 50 mA 并持续几秒钟，以确认 LSR 的永久消失（Møller 和 Jannetta，1986）。

（b）记录：将皮下双绞线针电极（同刺激电极）放置在相应的肌肉上记录（眼轮匝肌和颏肌）。

综上所述，可通过 LSR 是否消失来判断减压效果。在某些病例中，如果 LSR 仍然存在，即使明显成功的 MVD（没有血管压迫面神经）也并不意味着 HFS 已治愈。

图 10.9 显示完成 MVD 后 LSR 消失。

FCoMEP

MVD 术中采用该技术识别并尽可能避免在处理压迫面神经的血管时对面神经造成损伤。此外，HFS 患者的 FCoMEP 监测有面神经和面神经运动

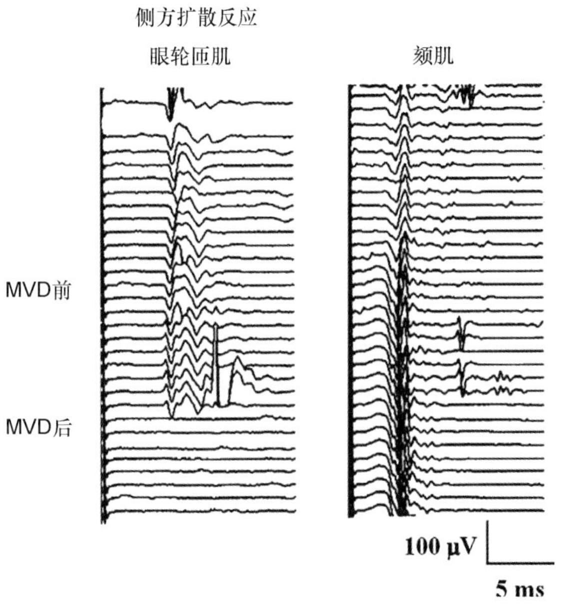

图 10.9 行脑神经Ⅶ微血管减压术后，侧方扩散反应（LSR）消失。（From Fernández-Conejero I.，Fernández-Conejero I.，Ulkatan S.，Sen C.，et al.，2012. Intra-operative neurophysiology during microvascular decompression for hemifacial spasm，Clin Neurophysiol. 123，78-83.）

核高兴奋性的特点。在非HFS患者中，在全身麻醉下诱发FCoMEP需要一个短串电刺激，以克服麻醉药物对突触的影响。而HFS患者的情况却不同，已证明，在全身麻醉下，行微血管减压前，单个经颅电刺激就可产生FCoMEP，而减压后过度兴奋性状态消失，需要短串电刺激才能记录到可靠的FCoMEP（Ulkatan等，2007）。

瞬目反射（BR）

通过测量瞬目反射R2成分的潜伏期和持续时间以及R1和R2恢复曲线，BR也可用来评估HFS患者面神经运动核的过度兴奋性（Valls-Solé和Tolosa，1989）。已证实HFS患者症状侧的BR反应波幅较高，被认为由面神经核的过度兴奋引起（Esteban和Molina-Negro，1986；Öge等，2005）。

有关MVD术中监测BR的报道显示（Fernández-Conejero等，2012），在面神经减压过程中，BR的可诱发性发生变化。在手术结束时，需要增加成串刺激个数才能再次诱发BR。

在MVD期间，面神经、CBT和BR回路兴奋性的变化有力地支持了慢性HFS是由于面神经和脑干内面神经运动核的过度兴奋性所致的理论。

结论

在CPA区手术中，使用IONM方法来识别神经结构和持续评估脑神经和长传导束的功能完整性已经必不可少。由于评估脑干反射方法学的发展，评估脑神经感觉成分的局限性已经被克服。目前真正的挑战在于同时运用所有这些手段，并在手术的每个关键时刻进行适当的检测，从而避免出现新的神经功能缺陷。

（宋红梅　译　李晓宇　审校）

参考文献

Acioly MA, Liebsch M, de Aguiar PH et al. (2013). Facial nerve monitoring during cerebellopontine angle and skull base tumor surgery: a systematic review from description to current success on function prediction. World Neurosurg 80: e271–e300.

Arnoldner C, Mick P, Pirouzmand F et al. (2013). Facial nerve prognostication in vestibular schwannoma surgery: the concept of percent maximum and its predictability. Laryngoscope 123: 2533–2538.

Ashram YA, Jackler RK, Pitts LH, Yingling CD (2005). Intraoperative electrophysiologic identification of the nervus intermedius. Otol Neurotol 26 (2): 274–279.

Atkinson WJ (1949). The anterior inferior cerebellar artery; its variations, pontine distribution, and significance in the surgery of cerebello-pontine angle tumours. J Neurol Neurosurg Psychiatry 12: 137–151.

Costa P, Gaglini PP, Tavormina P et al. (2018). A method for intraoperative recording of the laryngeal adductor reflex during lower brainstem surgery in children. Clin Neurophysiol 129: 2497–2498.

Deletis V (1994). Evoked potentials. In: CL Lake (Ed.), Clinical monitoring for anesthesia and critical care, second edn. W.B. Saunders, Lake Carol, pp. 282–314.

Deletis V, Fernandez-Conejero I, Ulkatan S et al. (2009a). Methodology for intraoperatively eliciting motor evoked potentials in the vocal muscles by electrical stimulation of the corticobulbar tract. Clin Neurophysiol 120: 336–341.

Deletis V, Urriza J, Ulkatan S et al. (2009b). The feasibility of recording blink reflexes under general anesthesia. Muscle Nerve 39: 642–646.

Deletis V, Fernández-Conejero I, Ulkatan S et al. (2011). Methodology for intra-operative recording of the corticobulbar motor evoked potentials from cricothyroid muscles. Clin Neurophysiol 122: 1883–1889.

Delgado TE, Bucheit WA, Rosenholtz HR et al. (1979). Intraoperative monitoring of facial muscle responses obtained by intracranial stimulation of the facial nerve: a more accurate technique for facial nerve dissection. Neurosurgery 4: 418–421.

Dong CC, Macdonald DB, Akagami R et al. (2005). Intraoperative facial motor evoked potential monitoring with transcranial electrical stimulation during skull base surgery. Clin Neurophysiol 116: 588–596.

Esteban A, Molina-Negro P (1986). Primary hemifacial spasm: a neurophysiologic study. J Neurol Neurosurg Psychiatry 49: 58–63.

Fernández-Conejero I, Deletis D (2014). Transcranial electrical stimulation and monitoring. J Neurosurg 120: 291–292.

Fernández-Conejero I, Ulkatan S, Sen C et al. (2012). Intraoperative neurophysiology during microvascular decompression for hemifacial spasm. Clin Neurophysiol 123: 78–83.

Fukuda M, Oishi M, Takao T et al. (2008). Facial nerve motor-evoked potential monitoring during skull base surgery predicts facial nerve outcome. J Neurol Neurosurg Psychiatry 79: 1066–1070.

Hilger JA (1964). Facial nerve stimulator. Trans Am Acad Ophthalmol Otolaryngol 68: 74–76.

Holdefer RN, Kinney GA, Robinson LR et al. (2013). Alternative sites for intraoperative monitoring of cranial nerves X and XII during intracranial surgeries. J Clin Neurophysiol 30: 275–279.

James ML, Husain AM (2005). Brainstem auditory evoked potential monitoring: when is a change in wave V significant? Neurology 65: 1551–1555.

Kartush JM (1989). Electroneurography and intraoperative facial monitoring in contemporary neurotology. Otolaryngol Head Neck Surg 101: 496–503.

Kartush JM, Rice KS, Minahan RE et al. (2021). Best practices

in facial nerve monitoring. Laryngoscope 131: S1–S42.
Kong DS, Park K, Shin BG et al. (2007). Prognostic value of the lateral spread response for intraoperative electromyography monitoring of the facial musculature during microvascular decompression for hemifacial spasm. J Neurosurg 106: 384–387.
Kugelberg E (1952). Facial reflexes. Brain 75: 385–396.
Kullmann M, Tatagiba M, Liebsch M et al. (2016). Evaluation of the predictive value of intraoperative changes in motor-evoked potentials of caudal cranial nerves for the postoperative functional outcome. World Neurosurg 95: 329–334.
Liu BY, Tian YJ, Liu W et al. (2007). Intraoperative facial motor evoked potentials monitoring with transcranial electrical stimulation for preservation of facial nerve function in patients with large acoustic neuroma. Chin Med J (Engl) 120: 323–325.
Macdonald DB, Skinner S, Shils J et al. (2013). American society of neurophysiological monitoring. Intraoperative motor evoked potential monitoring—a position statement by the American Society of Neurophysiological Monitoring. Clin Neurophysiol 124: 2291–2316.
Madjid S, Venelin G (2013). Surgery of Cerebellopontine Lesions with Chapters on Microsurgical Anatomy by A.L. Rhoton and Neuropathology by G.F. Walter. Ch 1, Springer.
Møller AR (1987). Hemifacial spasm: ephaptic transmission or hyperexcitability of the facial motor nucleus? Exp Neurol 98: 110–119.
Møller AR (1991). The cranial nerve vascular compression syndrome: I. A review of treatment. Acta Neurochir (Wien) 113: 18–23.
Moller AR (2011). Intraoperative neurophysiological monitoring, third edn. Springer, NY240.
Møller AR, Jannetta PJ (1984). Preservation of facial function during removal of acoustic neuromas. Use of monopolar constant-voltage stimulation and EMG. J Neurosurg 61 (4): 757–760.
Møller AR, Jannetta PJ (1985). Microvascular decompression in hemifacial spasm: intraoperative electrophysiological observations. Neurosurgery 16: 612–618.
Møller AR, Jannetta PJ (1986). Monitoring facial EMG responses during microvascular decompression operations for hemifacial spasm. J Neurosurg 66: 681–685.
Møller AR, Møller MB (1989). Does intraoperative monitoring of auditory evoked potentials reduce incidence of hearing loss as a complication of microvascular decompression of cranial nerves. Neurosurgery 24: 257–263.
Mourisse J, Gerrits W, Lerou J et al. (2003). assessment of blink and corneal reflexes during midazolam administration: useful methods for assessing depth of anesthesia? Acta Anaesthesiol Scand 47: 593–60.
Mourisse J, Lerou J, Struys M et al. (2007). Multi-level approach to anaesthetic effects produced by sevoflurane or propofol in humans: 1. BIS and blink reflex. Br J Anaesth 98: 737–745.
Nair DG (2013). Intraoperative mapping of roots, plexuses, and nerves. J Clin Neurophysiol 30: 613–619.
Neuloh G, Bogucki J, Schramm J (2009). Intraoperative preservation of corticospinal function in the brainstem. J Neurol Neurosurg Psychiatry 80: 417–422.
Newman LA, Boop FA, Sanford RA et al. (2006). Postoperative swallowing function after posterior fossa tumor resection in pediatric patients. Childs Nerv Syst 22: 1296–1300.
Nuwer MR, Jasper RD (2008). Intraoperative monitoring of neural function: handbook of clinical neurophysiology, Ch 38, vol. 8. Elsevier BV.
Oge AE, Yayla V, Demir GA, Eraksoy MM (2005). Excitability of facial nucleus and related brain-stem reflexes in hemifacial spasm, post-facial palsy synkinesis and facial myokymia. Clin Neurophysiol 116 (7): 1542–1554.
Olivecrona H (1939). Acoustic tumors. In: W KKK (Ed.), III Congrès Neurologique International, Copenhague, 21/8–25/8 1939. Comptes Rendus des Séances. Einar Munksgaard, Copenhangue, pp. 761–771.
Olivecrona H (1950). Analysis of results of complete and partial removal of acoustic neuromas. J Neurol Neurosurg Psychiatry 13: 271–272.
Park S-K, Joo B-E, Lee S et al. (2018). The critical warning sign of real-time brainstem auditory evoked potentials during microvascular decompression for hemifacial spasm. Clin Neurophysiol 129: 1097–1102.
Park S-K, Joo B-E, Kwon J et al. (2021). A prewarning sign for hearing loss by brainstem auditory evoked potentials during microvascular decompression surgery for hemifacial spasm. Clin Neurophysiol 132: 358–364.
Polo G, Fischer C, Sindou MP et al. (2004). Brainstem auditory evoked potential monitoring during microvascular decompression for hemifacial spasm: intraoperative brainstem auditory evoked potential changes and warning values to prevent hearing loss- Prospective Study in a consecutive series of 84 patients. Neurosurgery 54: 97–106.
Prell J, Strauss C, Rachinger J et al. (2015). The intermedius nerve as a confounding variable for monitoring of the free-running electromyogram. Clin Neurophysiol 126: 1833–1839.
Quiñones-Hinojosa A, Alam M, Lyon R et al. (2004). Transcranial motor evoked potentials during basilar artery aneurysm surgery: technique application for 30 consecutive patients. Neurosurgery 54: 916–924; discussion 924.
Romstöck J, Strauss C, Fahlbusch R (2000a). Continuous electromyography monitoring of motor cranial nerves during cerebellopontine angle surgery. J Neurosurg 93: 586–593.
Romstöck J, Strauss C, Fahlbusck R (2000b). Identification of cranial nerve nuclei. Muscle Nerve 23: 1445–1446.
Seidel K, Biner MS, Zubak I et al. (2020). Continuous dynamic mapping to avoid accidental injury of the facial nerve during surgery for large vestibular schwannomas. Neurosurg Rev 43: 241–248.
Shahani B (1970). The human blink reflex. J Neurol Neurosurg Psychiatry 33: 792–800.
Sinclair CF, Téllez MJ, Tapia OR et al. (2017a). A novel methodology for assessing laryngeal and vagus nerve integrity in patients under general anesthesia. Clin Neurophysiol 128: 1399–1405.
Sinclair CF, Téllez MJ, Tapia OR et al. (2017b). Contralateral R1 and R2 components of the laryngeal adductor reflex in humans under general anesthesia. Laryngoscope 127: E443–E448.
Sindou MP (2005). Microvascular decompression for primary hemifacial spasm. Importance of intraoperative neurophysiologic monitoring. Acta Neurochir (Wien) 147: 1019–1026.

Téllez MJ, Ulkatan S, Blitzer A et al. (2018). Unearthing a consistent bilateral R1 component of the laryngeal adductor reflex in awake humans. Laryngoscope 128: 2581–2587.

Téllez MJ, Mirallave-Pescador A, Seidel K et al. (2021). Neurophysiological monitoring of the laryngeal adductor reflex during cerebellar-pontine angle and brainstem surgery. Clin Neurophysiol 132: 622–631.

Thirumala PD, Carnovale G, Loke Y et al. (2017). Brainstem auditory evoked potentials' diagnostic accuracy for hearing loss: systematic review and meta-analysis. J Neurol Surg B Skull Base 78: 43–51.

Ulkatan S, Deletis V, Fernandez-Conejero I (2007). Central or peripheral activations of the facial nerve? J Neurosurg 106: 519–520.

Ulkatan S, Jaramillo AM, Téllez MJ et al. (2017). Feasibility of eliciting the H reflex in the masseter muscle in patients under general anesthesia. Clin Neurophysiol 128: 123–127.

Valls-Solé J, Tolosa ES (1989). Blink reflex excitability cycle in hemifacial spasm. Neurology 39: 1061–1066.

Xie MG, Xiao XR, Guo FZ et al. (2018). Surgical management and functional outcomes of cavernous malformations involving the medulla oblongata. World Neurosurg 119: e643–e652.

第Ⅲ部分

脊柱手术

第 11 章
脊柱侧弯及其他脊柱畸形手术的监测

Marc R. Nuwer[1]*，David B. MacDonald[2]，Jeffrey Gertsch[3]

[1]*Departments of Neurology and Clinical Neurophysiology, David Geffen School of Medicine, University of California Los Angeles, and Ronald Reagan UCLA Medical Center, Los Angeles, CA, United States*

[2]*Arkana Forum, Emmendingen, Germany*

[3]*Department of Neurology, UC San Diego Health, San Diego, CA, United States*

摘　要

脊柱畸形矫正手术存在损伤脊髓和神经根的风险，包括术后截瘫。脊髓型颈椎病的手术也会引起术后运动功能障碍，以及最常见的 C5 根神经损伤。术中神经监测可降低神经损伤风险。理想情况下，神经监测可以及时发现即将发生的损伤，在变成永久性神经损伤前及时进行干预和纠正。

术中神经监测包括几种测试模式。体感诱发电位探测脊髓后索的轴突传导，在手术过程中几乎可以连续进行。运动诱发电位探测外侧皮质脊髓束的传导，由于刺激运动通路通常会使患者在手术台上发生体动，因此通常是间断而非连续进行测试。可以通过观察肌电图自发放电探查神经损伤，并用于评估椎弓根螺钉位置。

文献证明了这些技术的价值，可以减少术后运动功能障碍的发生。本章涵盖脊柱侧弯、脊柱后凸和脊髓型颈椎病手术的神经生理学监测，以及相关疾病的背景知识。

关键词：体感诱发电位，运动诱发电位，肌电图，术中神经生理学监测，脊柱侧弯，脊柱后凸，脊髓病，脊柱畸形，神经功能废损

脊柱侧弯和后凸

脊柱侧弯是最常见的一种脊柱畸形。病理学分类方式包括特发性、先天性、神经肌肉性和间质性。特发性脊柱侧弯是最常见的形式，按年龄可分为婴儿、少年、青少年和成人脊柱侧弯。

青少年特发性脊柱侧弯（adolescent idiopathic scoliosis，AIS）是一种常见的脊柱畸形疾病，约占儿童期特发性脊柱侧弯的 90%。AIS 的发病年龄在 11 ～ 18 岁之间，估计该年龄组 AIS 患病率为 0.5% ～ 5%。65% ～ 75% 的病例发生在女孩中，尤其是曲度较大的病例（Konieczny 等，2013）。潜在机制包括激素、骨骼生长不对称、肌肉不平衡和遗传因素。约 30% 的 AIS 患者有家庭成员患脊柱侧弯（图 11.1）。

冠状面的侧弯角度须至少达到 10°，才能诊断为脊柱侧弯。少数病例的侧弯角度会超过 40°。那些弯曲度较大的病例往往需要手术干预。男孩的胸腰椎侧弯比例较高，女孩的双胸弯患病率较高。

对于侧弯角度超过 40°的患者，通常建议进行手术稳定和矫正。未经治疗的 AIS 患者一旦冠状面角度达到 50°，其进展速度可达到每年 0.5°～ 1°。未经治疗的脊柱侧弯的并发症包括畸形进展，可引起背痛、腰椎神经根病、外观问题、神经损伤，甚

* 通讯作者：Dr. Marc R. Nuwer, M.D., Ph.D., Department Head, Clinical Neurophysiology, Reed Research Building, Room 1-194, 710 Westwood Plaza, Los Angeles, CA 90095-6987, United States. Tel: +1-310-206-3093, Fax: +1-310-267-1157, E-mail: mnuwer@mednet.ucla.edu

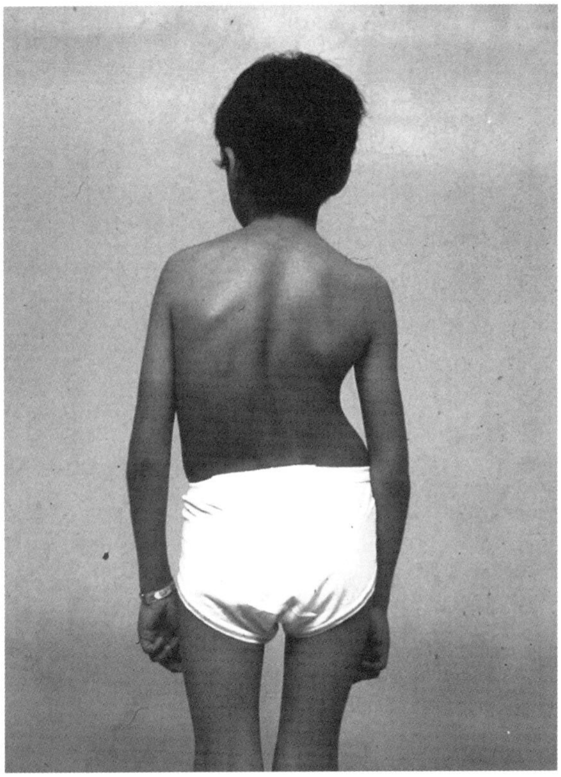

图 11.1 照片示该患者背部脊柱侧弯。注意患者肩膀高度、肩胛骨和侧翼弯曲不对称。（本图得到 UCLA 临床神经生理科许可使用。）

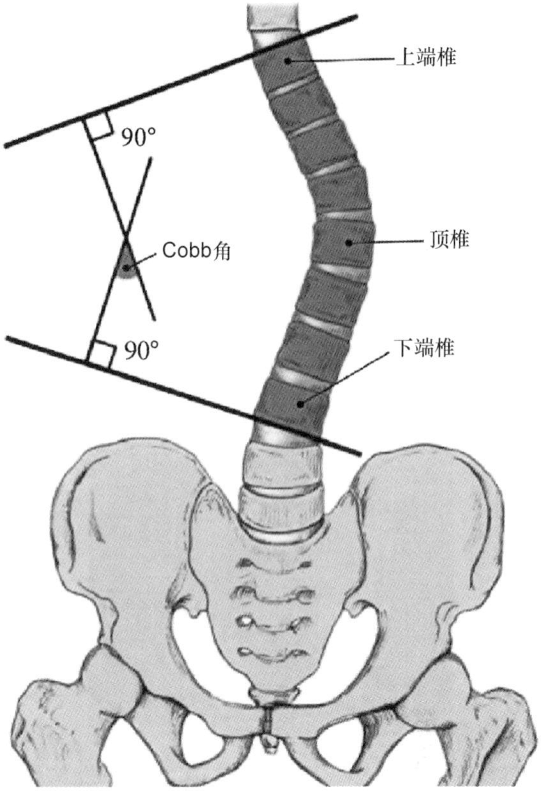

图 11.2 Cobb 角是从脊柱弯曲的头端到尾端的测量角度。两条直线垂直于脊柱弯曲两端延长线，其交角即侧弯曲率的角度。（From Horng MH，Kuok CP，Fu MJ et al.（2019）. Cobb angle measurement of spine from X-ray images using convolutional neural network. Comput Math Methods Med 2019 with permission.）

至心脏受限。未经治疗的曲度超过 80°，会因限制性肺病导致呼吸短促。一旦患者进入成年期，曲度就会变得更加硬性和刚性，需要采用更积极和更侵入性的手术技术进行稳定和矫正。

许多 AIS 患者不会由于弯曲造成剧烈的背部疼痛。和其他非常健康的儿童一样，很多脊柱侧弯患者可以参加各种活动，包括体育运动。手术的决策要考虑患者的骨骼成熟度、初潮年龄和他们的侧弯分类。

侧弯角度小于 10°可以不处理。对于角度在 10°～25°之间，对患者进行连续 X 线随访。25°～40°可以采用支具治疗，但支具治疗通常依从性较差。侧弯角度大于 40°的骨骼不成熟患者可以考虑手术治疗。侧弯角度通常通过 Cobb 角来测量（Cobb，1947）。该测量方法示例见图 11.2 和图 11.3。

除了青少年特发性脊柱侧弯外，还会发生其他几种类型的脊柱侧弯（Konieczny 等，2013）。非特发性脊柱侧弯可分为先天性、神经肌肉性、间质性和退行性。

先天性脊柱侧弯是由半椎体、单侧横椎或块状椎等椎体畸形引起的。这可能在出生时临床表现不明显。该形式一直发展到青春期才出现显著临床症状。有几种骨生长基因与椎体畸形有关。

神经肌肉性脊柱侧弯是由于骨骼肌无法稳定脊柱而引起的。肌肉功能不全常见于脑瘫、脊髓性肌萎缩、脊柱裂、弗里德赖希（Friedreich）共济失调、肌肉营养不良或脊髓损伤等情况。与其他类型的脊柱侧弯相比，神经肌肉性脊柱侧弯进行手术治疗的并发症发生率最高（Murphy 和 Mooney，2019）。

间质性脊柱侧弯是由脊柱被动稳定不足引起的。这种类型的脊柱侧弯常与马方综合征、黏多糖贮积症、成骨不全症和一些炎症性疾病有关。有时见于胸外科手术（如心脏手术）后。

特发性脊柱侧弯也发生在青少年以外的年龄组，其中包括婴儿、少年和成人。

婴儿脊柱侧弯在 3 岁前发病。传统上，婴儿和

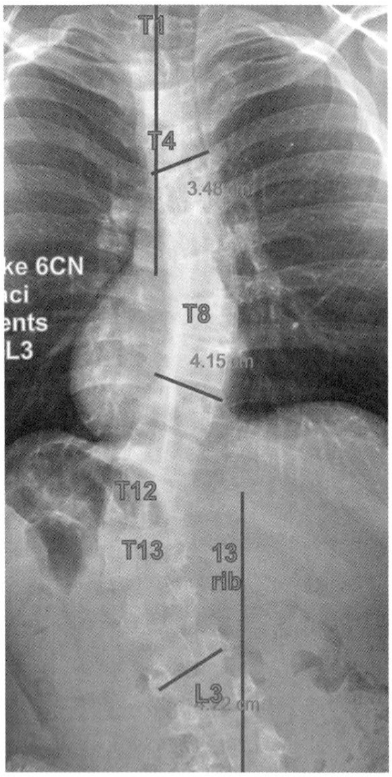

图 11.3 前后位 X 线显示放射科医师测量后的标记结果，以此为基础进行 Cobb 角测量。该患者有 13 根肋骨，这是骨骼发育过程中偶发的解剖变异。此处测量 Cobb 角为 56°

学步儿童的患病率为 1%。近几十年来，婴儿脊柱侧弯的发病率已大幅下降。患病率的下降可能与婴儿采用俯卧位有关。随着时间的推移，超过半数的患者脊柱侧弯得到改善。肋椎角相差 20°及以上的病例预后较差。

少年脊柱侧弯的临床发病年龄在 4 ～ 10 岁之间。这种形式占儿童特发性脊柱侧弯的 10% ～ 15%。未经治疗的侧弯可能导致严重的心肺并发症。30°及以上的侧弯倾向于进展，这类患者大多需要手术矫正。

成人脊柱侧弯有时在没有儿童或青少年临床表现的情况下突然出现。许多这样的病例是由老化脊柱的退行性改变引起的（Benoist，2003；Lee 等，2017；York 和 Kim，2017）。患者通常在 60 岁时出现背部疼痛。成人退行性脊柱侧弯（adult degenerative scoliosis，ADS）患者的典型症状与椎管狭窄相关（Grubb 等，1994）。

患者通常在 60 岁时出现椎管狭窄的症状。大多数有症状的 ADS 患者主诉背痛。手术适应证最常见的是腿痛、间歇性跛行或腰弯≥ 30°。脊柱侧弯小于 30°且无明显外侧半脱位（＜ 2 mm）的患者通常只接受减压治疗。对于更广泛的减压或局限性半脱位，可考虑行有限融合术。相邻节段退变是有限融合的常见并发症。对于弯曲超过 45°且半脱位程度较大的患者，有可能采用后路椎间融合技术来改善冠状面和矢状面对齐。许多单纯后路内固定有假关节风险的患者增加了前路融合术。对于胸椎后凸程度较大和矢状面明显不平衡的患者，融合可延伸至胸椎。僵硬侧弯中明显的矢状面失衡可考虑行截骨术。包括骶骨和骨盆在内的较长的胸腰椎后路内固定有机械并发症的风险，如骨不连和近端交界区后凸畸形。

脊柱后凸是在 X 线片上沿矢状面观察到的脊柱前弯曲度的增加。脊柱前凸是沿矢状面可见的脊柱后弯曲度增加。相反，从冠状面上看，脊柱侧弯为左右弯曲。脊柱后凸的三种类型分别是姿势性和退行性脊柱后凸、Scheuermann 病和先天性畸形（图 11.4）。

姿势性脊柱后凸通常是由驼背引起的，通常是良性的。老年患者可能由于肌肉无力导致体态不良，久而久之会增加胸腰椎的压缩负荷。这种压力可导致前路楔形骨折，见于一些老年骨质疏松性压缩性骨折（Keller 等，2003）。当骨质疏松性椎体骨折导致后凸畸形时，可以考虑后凸成形术和椎体成形术。

Scheuermann 病，为幼年后凸畸形，是胸椎或胸腰椎的一种结构性畸形。由于生长过程中椎体终板矿化不均和骨化，多发生于青春期前，导致椎体前部呈楔形（Sardar 等，2019）。在美国，Scheuermann 病的患病率为 0.4% ～ 8%。与女孩相比，男孩患此病的可能性是女孩的 2 倍。大多数病例在 13 ～ 16 岁之间确诊。对于 75°以上的后凸采用手术治疗，通常选择前路松解和后路内固定术合并融合。

先天性脊柱后凸并不常见，但可迅速进展并可能致残。与其他导致脊柱后凸的原因相比，先天性脊柱后凸产生神经系统并发症的可能性更大（Kale 等，2015）。一些椎体可能未发育，或者发育但无法分节。这种畸形通常在儿童开始行走时被确诊。先天性脊柱后凸是脊柱畸形导致脊髓受压的最常见原因。5 岁以下的患者采用后路融合术，而 5 岁以上的儿童或后凸大于 60°的儿童则采用前后路联合融合术。

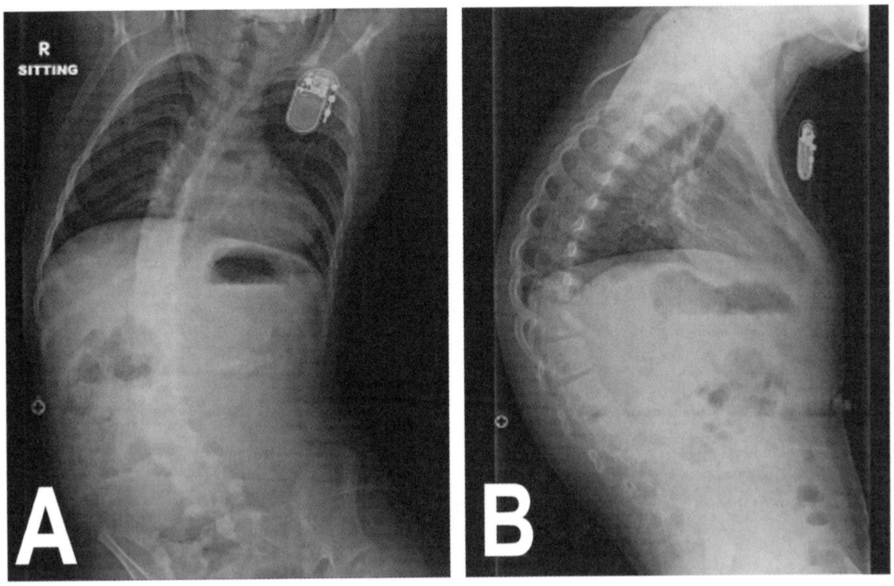

图 11.4　一位脊柱后凸患者的冠状位 X 线片（**A**）和矢状位 X 线片（**B**）。可以看到患者脊柱明显前弯

脊柱畸形手术的并发症

稳定和矫正脊柱侧弯的手术涉及内固定植入。现代器械使用螺钉通过椎弓根进入椎体，这取代了旧的技术，如用钩子或椎板下钢丝固定哈林顿棒。当植入器械时，脊柱被拉直，这一过程被称为矫形。该操作是脊柱侧弯矫正手术中风险最大的时刻（图 11.5）。

脊柱畸形矫正术中及术后会出现各种并发症。下面列出了一些较常见的并发症。

脊柱畸形矫正手术并发症	脊柱畸形矫正手术的死亡原因
浅表伤口感染	呼吸衰竭、误吸
深层伤口感染、脓肿	脓毒症
假关节形成	
肺（非栓塞）	肺炎
出血	肠穿孔
硬膜撕裂	术中出血
植入物松动或位置不佳	心力衰竭
深静脉血栓形成	肺栓塞
肺栓塞	
截瘫、下肢轻瘫	
神经根损伤	
视力丧失	
硬膜外血肿	
周围神经 / 神经丛损伤	
抗利尿激素分泌不当综合征	
急性肾衰竭	

神经系统并发症包括神经根、神经丛、马尾或脊髓损伤。其后果包括短暂或永久性的运动、感觉和自主神经功能障碍。在这些不良后果中，截瘫和下肢轻瘫可能是最令人担心的。病理过程包括：

（1）畸形矫正过程中的机械压缩或拉伸；

（2）脊柱病理或血肿造成的压迫；

（3）低血压导致的缺血；

（4）椎弓根螺钉移位；

（5）医源性意外脊髓损伤。

在长期压迫、低血压或高凝状态下，可造成脊髓前动脉血栓形成。在颈椎水平，损伤还可能涉及椎动脉或膈神经。马尾的创伤性损伤或感染可引起腰椎蛛网膜炎，如硬脊膜撕裂后。前路入路手术有发生胃肠道并发症的危险。我们团队中一员（M.R.N.）回顾了一例后路手术中意外主动脉穿孔导致低血压危险的病例。

既往存在神经功能障碍、后凸畸形、截骨术、手术时间长、融合超过 5 个节段、使用椎板下钩和钢丝、切除两个或多个椎体、Cobb 角大于 75°、前后联合入路的患者，神经损伤风险显著增加。术前已有神经功能障碍会增加手术神经损伤的风险，包括骨折、椎间盘突出、脊椎退行性疾病、脊髓韧带骨化、肿瘤、脊柱不稳定或其他脊髓病原因引起的病理性脊髓压迫。翻修手术、贫血、估计失血量＞ 3 L、较大的冠状面畸形和患者年龄＞ 60 岁与神经损伤风险增加相关（Al-Mohrej 等，2020）。椎间植

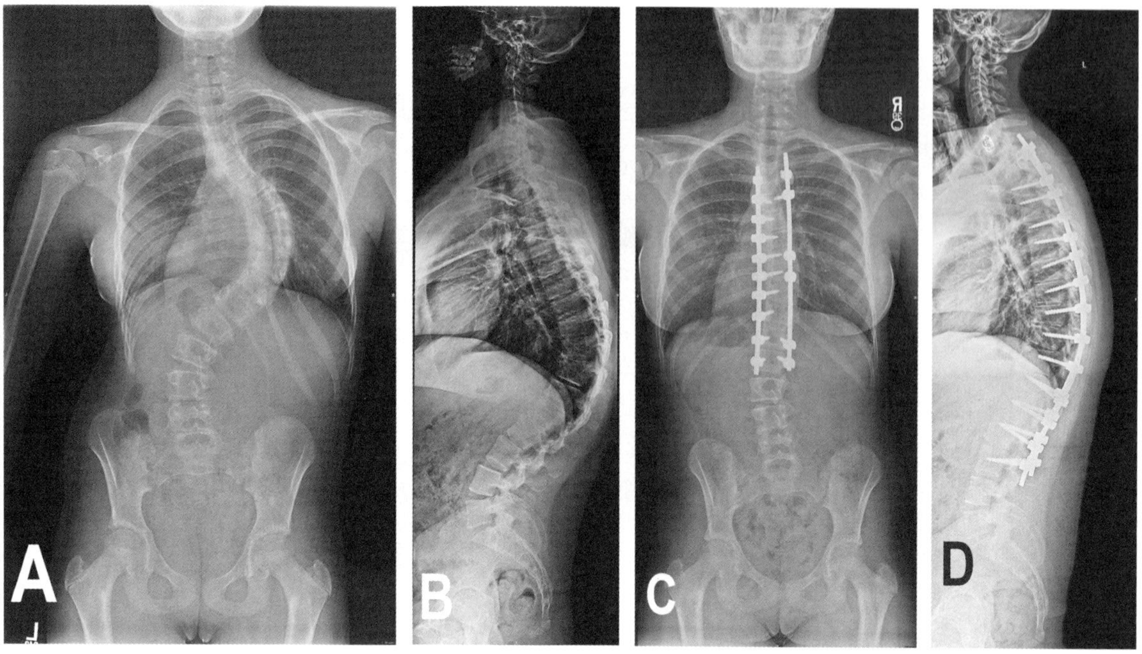

图 11.5　一名 17 岁脊柱后凸侧弯（kyphoscoliosis）患者的 X 线片。**A.** 术前正位；**B.** 术前侧位；**C.** 术后正位；**D.** 植入矫形后侧位。患者后凸 84°（T1 ～ T12）和脊柱侧弯 50°（T5 ～ T10）。手术采用后路脊柱融合术，范围 T1 ～ L1

骨可能位置不当、过大，或可能使未完全移除的椎间盘移位。

在一项为期 4 年的针对脊柱手术所致神经功能废损进行的大样本调查中，Hamilton 等（2011）注意到，术后神经损伤取决于损伤部位以及损伤是否为一过性。这些情况显示在表 11.1 中。

同一项调查（Hamilton 等，2011）还发现，与初发病例（0.89% 废损）相比，翻修病例（1.25% 废损）神经功能废损风险增加 41%。成人病例的神经功能废损率为 0.83%，儿科病例为 1.32%，神经功能废损率会高出 59%。未使用植入物为 0.52%，使用植入物为 1.15%，神经功能废损率增加了 1 倍多。与未融合的病例相比，融合病例神经功能废损率更高。调查结果还讨论了不同手术类型和水平以及脊柱侧弯类型的相对神经损伤率。儿童患者神经功能废损率最高的是脊柱滑脱，为 5.93%。对于成人患者，新发神经功能废损发生率最低的是退行性脊柱疾病（0.57%），最高的是脊柱后凸（3.43%）、脊椎滑脱（1.08%）和脊柱侧弯（1.84%）。

另一项仅针对儿科患者的大样本调查回顾了与神经功能损伤风险增加相关的特征（Reames 等，2011）。这项研究报告了 19 360 例调查病例中，有 5 例脊柱侧弯患者出现完全性不可逆脊髓损伤，发生率为 0.026%。出现废损的患者中没有一例是特发性脊柱侧弯。在 2012 例先天性脊柱侧弯患者中，有 1 例（0.050%）出现不可逆脊髓损伤，在 4657 例神经源性脊柱侧弯患者中，有 4 例（0.086%）出现不可逆脊髓损伤。所有类型神经系统并发症的总体发生率，不论是否可逆，神经源性脊柱侧弯都是特发性脊柱侧弯的 2 倍。先天性组废损率介于两者之间。神经功能废损风险的增加与翻修手术（非初次手术）、截骨术、椎板下钢丝的使用和前路内固定有关。

视力丧失是脊柱畸形矫正手术的一种罕见并发症（Myers 等，1997；De la Garza-Ramos 等，2016；Al-Mohrej 等，2020）。Myers 等（1997）回顾了

表 11.1　术后神经损伤部位的发生率和恢复情况

损伤部位	例数（样本量 108 419 例）	发生率	没有恢复	部分恢复	完全恢复
神经根	662	0.61%	4.7%	46.8%	47.1%
马尾	74	0.07%	9.6%	45.2%	45.2%
脊髓	293	0.27%	10.6%	43.0%	45.7%

37例视力丧失病例。在一项包括42 339例小儿特发性脊柱侧弯手术的更大规模调查中，0.16%的患者术后出现视力丧失。患有贫血或接受长节段融合术的年轻患者，风险增加。这些患者是皮质盲，而不是视网膜损伤，病因尚不清楚。术中低血压增加了风险。贫血使视力丧失的风险增加6倍（Patil等，2008）。可能的原因包括，相对半球低血压导致分水岭型半球损伤，可能与头部相对位置以及可能的脑水肿有关。多年前，有一些因体位性眼压增加引起视网膜损伤的病例报道（Slocum等，1948；Hollenhorst等，1954）。对此，使用软性头垫和频繁检查头部位置可以解决术中眼压并发症。

手术台上摆放体位可导致急性神经损伤。有时，摆放颈部体位可能是一个危险时间点，特别是对于畸形或脊髓型颈椎病患者。麻醉医师可能会在颈部进行操作和采用可视喉镜放置气管插管。术中神经生理监测（IONM）可发现摆放肩部或手臂体位导致的臂丛周围神经损伤。在胸椎或腰椎病例中使用上肢体感诱发电位（SEP）监测为IONM团队提供了发现此类臂丛损伤的机会（Schwartz等，2000；MacDonald等，2007）。

在脊柱侧弯矫正手术后，一小部分患者出现迟发性运动功能障碍。在多项关于术后功能障碍的大样本调查中已经注意到了这一点。这种迟发性神经功能障碍在千例手术中不到一例。手术团队要清楚的是，IONM只显示了监测时脊髓的状态，不能预测几小时后或几天内可能发生的情况。随着时间的推移，脊髓压迫的程度可能会恶化，或者一旦患者被移动或活动，就可能会受到进一步的损害。Simon团队（See等，2016）在恢复室继续进行IONM，以观察信号进一步变化，直至患者能够自主活动并在清醒状态下跟踪运动功能。另外，术后还应尽量避免相对低血压的发生。

脊髓型颈椎病

自然史

颈椎退行性疾病相关的脊髓型颈椎病是成年人最常见的脊髓损伤形式（Iyer等，2016）。退行性脊柱疾病在非创伤性脊髓损伤中占很大比重。颈椎退行性变在一般人群中很常见，但只有少数人会出现症状。在55岁以上的美国患者中，近一半人的MRI提示有颈椎退行性变。55岁以上的患者中约有10%患有脊髓压迫或脊髓病（Klineberg，2010）。也有许多脊髓型颈椎病患者未被诊断（Davies等，2018）。

颈椎退行性变是由多种潜在病因引起的退行性脊柱骨关节炎。颈椎病多见于脊柱过度运动和重复性创伤。这种骨关节炎最常始于脊柱椎间盘的退行性改变，进而发展为周围软组织和骨结构的进一步改变，包括椎间盘、关节突关节、钩椎关节、后纵韧带和黄韧带的改变。神经根型颈椎病通常是由于脊椎退行性变神经孔处压迫神经引起的。临床上的脊髓病变通常是由于脊椎退行性变压迫脊髓而引起的。

非关节炎性改变也可引起脊髓病变。其中包括韧带过度活动（Ehler-Danlos综合征）和韧带变性。后者包括后纵韧带骨化（ossification of the posterior longitudinal ligament，OPLL）、黄韧带骨化和退行性椎间盘病变，这些疾病可能导致椎管狭窄、脊髓压迫和脊髓病变。后纵韧带骨化（OPLL）是一种罕见的板层骨沉积病理过程，可导致脊髓压迫。虽然多种遗传和环境因素与OPLL的发生发展有关，但对其病理生理学机制仍然知之甚少。无症状患者可保守治疗，有神经根病变或脊髓病变的患者应考虑进行手术减压。

导致脊髓病变的病理生理过程通常是脊髓的静态压迫或脊柱错位导致脊髓张力改变。这些过程会干扰脊髓的血液供应。动态损伤机制也可能导致脊髓病变中脊髓损伤（Nouri等，2015）。职业危害可能会加速这些病理过程，例如通过头顶负重运输货物。可能的遗传因素包括与退行性椎间盘病变相关的MMP-2和胶原Ⅸ，以及与后纵韧带骨化相关的胶原Ⅵ和Ⅺ。此外，先天性异常与椎管狭窄有关，如在唐氏综合征和Klippel-Feil综合征中所见。

脊髓病变的病程通常保持无临床症状或稳定。经过数月至数年的稳定期后，新症状逐渐进展（Matz等，2009）。当对患者进行数年的纵向随访时，约80%的患者保持稳定。少部分患者在非手术治疗失败后需要手术干预（Karadimas等，2013）。然而，个体患者的临床病程很难预测（Matz等，2009）。

有时，临床医师会提醒脊髓病变患者，即使是轻微的创伤也可能突然导致明显的临床症状恶化，从而鼓励他们进行手术治疗。然而，研究表明，由于轻微创伤导致的突然症状加重是罕见的。

临床表现

对于年龄在 50 岁以上，伴有进行性上、下肢神经系统症状的患者应考虑诊断为脊髓型颈椎病。早期症状可能不明显。有些症状是非特异性的，可由神经根病变、周围神经病变或脊髓病变以外的其他疾病引起。非特异性症状包括颈部或手臂疼痛和僵硬、麻木、Lhermitte 征和手的灵巧性丧失。当症状包括失去平衡、频繁跌倒或大小便失禁时，脊髓病变的鉴别诊断等级应提高。颈椎的神经根病变和脊髓病变常同时发生。这些患者的体征表现为病变最严重水平的下运动神经元体征，并伴有病变水平以下的上运动神经元体征。可疑脊髓病的体征包括下肢肌张力增高和反射增强、巴宾斯基征、下肢无力和腹部反射消失。

患有脊髓病的患者可能表现出其他特定综合征，可根据具体检查考虑。例如，Kilppel-Feil 综合征（KFS）是一种先天性颈椎融合，表现为颈部短、后发际线低和颈部活动受限的临床三联征。

表现为脊髓型颈椎病的患者需要接受详细的辅助检查，包括神经影像学和电生理学检查。MRI 是最有用的诊断检查，对于发现退行性改变和颈髓损伤至关重要。MRI 可以显示椎间盘突出、椎间盘-骨赘复合体、关节突和韧带肥大，以及可能的椎体滑脱，所有这些都可导致椎管狭窄和脊髓压迫。有时可见脊髓 T2 信号升高，提示脊髓损伤，包括脊髓压迫或者重复性创伤所致的脊髓软化（图 11.6）。

肌电图（EMG）和神经传导研究（nerve conduction study，NCS）对于识别和定位并发的神经根病很有用。当存在异常时，这些 EMG-NCS 检查结果可能有助于定位脊髓型颈椎病的损伤水平。脊髓病患者的体感诱发电位（SEP）和运动诱发电位（MEP）中枢传导时间也会变长。当出现下肢中枢性传导减慢和上肢中枢性传导相对正常，损伤定位于中颈段水平以下的脊髓。这种 SEP 和 MEP 改变可见于多种原因引起的脊髓型疾病，因此对脊髓型颈椎病没有特异性。下肢 SEP 异常程度与脊髓病进展的发生率相关（Feng 等，2020）。

脊髓型颈椎病的手术治疗

对于轻度脊髓型颈椎病患者，可以考虑选择保守治疗。手术治疗更适用于有显著或进行性神经功能废损的患者。手术预后良好因素包括年轻、症状和体征持续时间较短（Toledano 和 Bartleson，2013）。有多种手术入路可供选择。

许多外科医生认为颈前路椎间盘切除和融合术（anterior cervical discectomy and fusion，ACDF）是黄金标准疗法（Iyer 等，2016）。前路椎间盘切除术通常被推荐用于患有 1 ～ 3 个椎间盘病变和固定型颈椎后凸症的患者。ACDF 已成为脊髓型颈椎病和神经根型颈椎病最常见的手术方式之一。然而，主要由后方病变导致的椎管狭窄，病变主要位于椎体后而不是椎间盘间隙，或者伴有后纵韧带骨化的

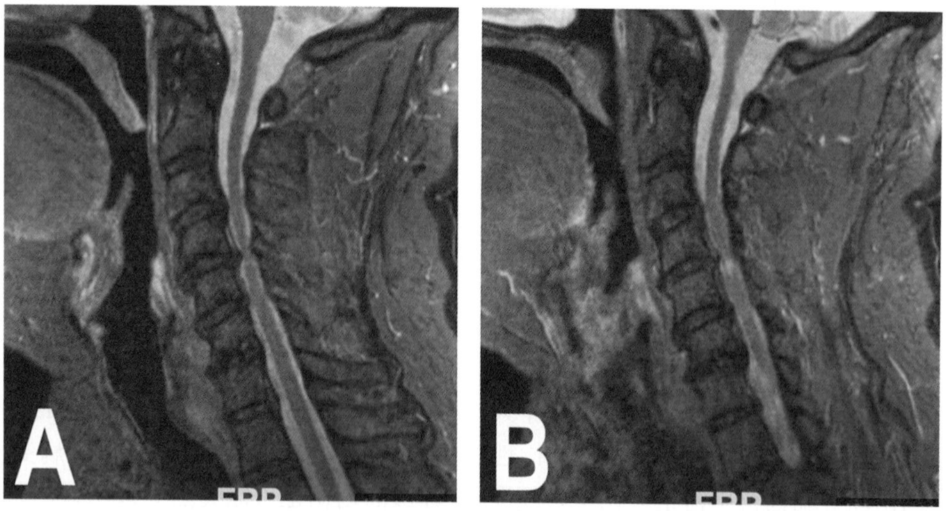

图 11.6 一名 75 岁患者，进行性步态不平衡，伴跌倒。两幅 MRI T2 图像（**A**）和（**B**）示颈椎多节段狭窄，脊髓信号显示与脊髓型颈椎病一致。可见椎间盘骨化复合体以及椎管狭窄，C4 至 C5 处严重，可见脊髓中央 T2 高信号，与脊髓软化症相符

患者，ACDF 是相对禁忌。超过 3 个节段病变的患者中，ACDF 不太常见。对于多节段脊髓病，可选择椎体切除术。

后路减压椎板成形术结合前路减压内固定术也是治疗脊髓型颈椎病的一种选择。对于局灶性后凸、节段性不稳或既往曾行颈椎手术的患者，一些外科医生更倾向于进行后路减压和重建。后路椎板成形术也适用于多节段压迫。对于后路颈椎内固定，椎弓根螺钉固定有助于不稳定节段和矢状面和（或）冠状面畸形的矫正（Abumi，2015）。

后路减压手术包括椎板切除术和椎板成形术，前者是在一个或多个水平上完全切除椎板，后者是在一侧完全切除几个椎板的侧边，在另一侧部分切除，这样就可以打开几个相连的椎板，从而对脊髓进行减压。椎板切除术或椎板成形术通常适用于需要减压 3 个或更多节段的患者、先天性椎管狭窄的患者，以及前脊柱已经融合的患者（Rao 等，2006）。

并发症包括椎动脉神经血管损伤（Tran 等，2012）。偶尔也会发生神经根损伤，C5 神经根麻痹是颈椎减压的神经并发症（Fan 等，2002）。反复喉返神经损伤可导致声带受损。直接损伤食管可导致吞咽困难。重度退行性变患者颈椎椎弓根螺钉错位率较高。最严重的并发症是脊髓损伤恶化，导致脊髓麻痹、截瘫或四肢瘫痪（图 11.7）。

为减少并发症，术中需要进行神经生理监测（IONM）。与神经根病手术相比，脊髓病手术期间，外科医生要求使用 IONM（＞ 75% 时间）明显更多（38% *vs.* 64%，$P < 0.001$）（Konopka 等，2021）。一项调查表明，私人从业医生比学术机构的外科医生更青睐使用 IONM（神经根病 55% *vs.* 28%，脊髓病 75% *vs.* 57%）。该调查还发现，神经外科医生和骨科脊柱外科医生之间的 IONM 使用没有显著差异。

对于脊柱畸形或脊髓型颈椎病患者，手术体位不当会导致急性损伤。颈部体位摆放不当有进一步压迫脊髓或血供受损的风险。使用纤维喉镜技术可避免气管插管时的颈部操作，可能对插管有用。

颈胸椎手术中神经生理监测的基础

动物实验

动物研究结果表明，未能对 IONM 报警做出

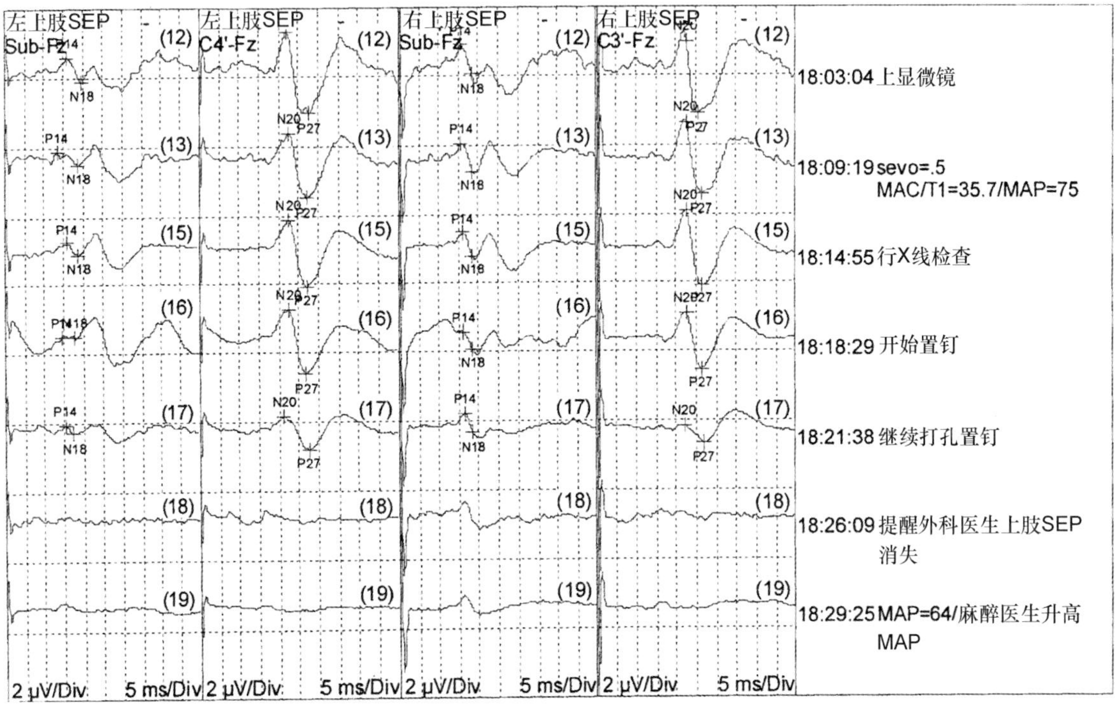

图 11.7　一名 68 岁患者，颈椎手术中椎动脉闭塞导致 SEP 改变。术后影像学提示左侧椎动脉闭塞和延髓外侧综合征。SEP 显示右上肢皮层下电位存在。手术结束时，双皮层电位均已恢复（未显示）。［From Tran CT，Khoo LT，Martin NM，et al.（2012）. Somatosensory evoked potential asymmetry in medullary ischemia during cervical spine surgery. J Clin Neurophysiol 29：17-22 with permission.］

反应，提示术后出现严重运动功能障碍的高风险（Kojima 等，1979；Nordwall 等，1979；Coles 等，1982；Laschinger 等，1982；Bennett，1983；Cheng 等，1984）。如果脊髓受到压迫，SEP 恶化并逐渐消失，然后在接下来的 15 min 内解除压迫，SEP 波幅恢复，动物麻醉苏醒后大多没有运动功能障碍。如果脊髓缺血导致 SEP 恶化并逐渐消失，接下来的 15 min 内缺血得以缓解，SEP 恢复，动物苏醒后大多也无运动功能障碍。如果压迫或缺血持续时间超过 15 min，则动物苏醒后出现运动功能障碍。压迫或缺血时间越长，发生完全性、永久性运动功能废损的可能性就越大。动物研究告诉我们，IONM 及时报警足以干预和纠正损伤原因，但时间至关重要，延迟响应会增加发生运动功能废损的风险。基于这些动物研究，IONM 专业认为，在信号变化的 15 min 内做出反应对于避免术后运动功能障碍很重要。该时间节点在 IONM 临床研究文献中也得到了证实。

上述动物研究还展示了脊髓压迫和缺血的联合效应。这就涉及到当患者已经存在脊髓压迫时的处理，手术团队使用相对低血压来控制失血。压迫和相对缺血的共同作用是术后出现运动功能障碍的高风险因素。IONM 可以在术中检测到这种联合效应何时超过了脊髓功能的生物完整性。当患者已经存在脊髓压迫，即使术前症状和体征并不显著，治疗过程中也证实脊髓受压和合并低血压有不良协同效应。

临床经验

为了评估 IONM 对患者治疗和手术经验的影响，一项大样本多中心研究（Nuwer 等，1995）评估了超过 10 万例手术病例。184 名美国外科医生报告了超过 7 年的手术预后。大约一半的患者接受了术中 SEP 监测，另一半没有接受监测。这项调查是在 MEP 技术应用之前进行的，比较了有和没有 IONM 的手术结果，并将结果与同一手术组的历史对照进行了比较。接受 IONM 的患者术后截瘫发生率降低了 60%。IONM 探测神经损伤的敏感性和特异性分别为 92% 和 98.9%，阳性预测值和阴性预测值分别为 42% 和 99.9%。

还有很多类似的病例系列研究报告了使用 IONM 的良好结果。美国临床神经生理学会（American Clinical Neurophysiology Society；Nuwer 等，2012b）和美国神经病学会（American Academy of Neurology；Nuwer 等，2012a）联合发布了循证指南，评估了术后截瘫、四肢瘫痪的发生情况。该指南共纳入 4 项 1 类研究和 7 项 2 类研究，采用了严格的循证过程，共纳入 3373 例患者，IONM 采用 SEP 和 MEP 联合监测。在 1 类研究中，IONM 报警的患者中 16% ～ 40% 出现术后运动障碍。手术期间 IONM 稳定的患者未出现术后神经系统并发症。基于该循证指南得出结论，IONM 可有效预测脊柱手术后的截瘫和四肢瘫痪的高风险。该报告还建议，应提醒手术团队注意 IONM 报警，并及时寻找神经功能障碍的原因予以纠正（图 11.8）。

Vitale 等（2010）评估了 IONM 报警后的处理措施。研究共评估了 162 例患者 IONM 信号恶化的风险因素，并提供了处理建议。在 12 例 IONM 报警的患者中，与畸形矫正相关 8 例、低血压相关 2 例、直接脊髓损伤 1 例、椎弓根螺钉位置异常 1 例。IONM 的敏感性为 100%，特异性为 88%。每个报警事件都有一个可识别原因与之对应。在大多数情况下，这些原因是可以逆转的。同样，在 Papadopoulos 等（2015）的系列研究中，近 98% IONM 报警的患者通过术中方案进行处理，成功避免了神经系统并发症。

Ney 等（2015）对国家脊柱手术数据库进行研究，报告了 6 年来 110 万例非复杂脊柱手术的结果，其中 4.9% 的病例使用了 IONM。将 IONM 组与无 IONM 组进行比较，IONM 组的神经系统并发症约为后者的一半（IONM 组 0.8%，无 IONM 组 1.4%）。在胸腰椎融合手术中观察到类似的 IONM 结果（神经系统并发症：IONM 组 0.49%，无 IONM 组 0.77%）。此外，IONM 病例的平均住院时间也缩短了 0.3 天。

评估大样本数据库也存在缺点。了解数据所代表的含义取决于统一的标准，以及当时使用了什么样的手术技术。Hamilton 等（2011）调查了脊柱手术的不良结局情况。Ajiboye 等（2017）评估了 15 395 例患者在脊髓型颈椎病和神经根型颈椎病期间有关 IONM 的保险数据。关于 IONM 的资料很难评估，因为调查没有询问是否使用了传统的 IONM 技术，所使用的 IONM 技术差异也很大。一些病例使用了价值尚不确定的替代监测技术，例如在没有医

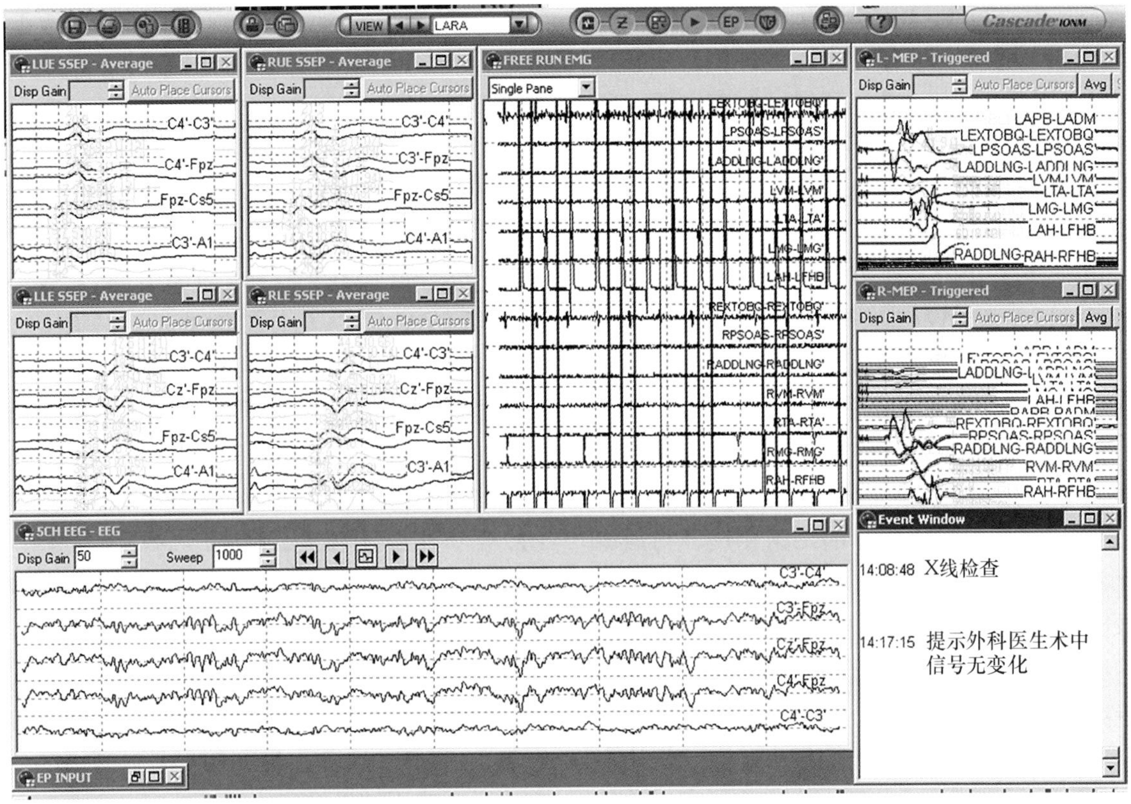

图 11.8　脊髓监测典型多模态 IONM 屏幕设置。左上方显示四肢 SEP，右上方显示双侧 MEP。中上显示 EMG 通道，左下方显示脑电图。右下方显示事件窗口，记录病例手术期间的生命体征、麻醉、进展和事件。（本图获得 UCLA 临床神经生理科许可使用。）

生监督的情况下使用 IONM、基于计算机的自动 IONM 报警模式，以及仅监测有限的诱发电位或有限的肌肉模式。因此，这些调查结果的意义是不确定的。例如，众所周知，MEP 在评估神经根损伤方面存在问题，特别是在没有监测三角肌和肱二头肌的情况下。在这些调查的病例中，也没有提到肌电图监测。对这些调查结果的解释会受到混乱的方法和不正确假设的影响。

另一项研究评估了国家保险数据库（James 等，2014）的 443 194 例各种脊柱手术，其中 31 680 例使用 IONM 技术。IONM 的使用也因地理区域而异，较大的城市使用较多。各种脊柱手术发生医源性神经损伤的总体比率较低，这导致作者质疑任何进一步减少损伤的方法的成本效益。这些作者建议在“简单手术”中可以不应用 IONM。他们建议将 IONM 用于畸形矫正、脊髓病减压、脊髓肿瘤切除术或其他脊髓损伤风险较高的手术。另外有人建议，对于较简单的脊柱病例，IONM 仍然是外科医生的选择，这取决于 IONM 情况和具体使用的监测方法。

Traynelis 等（2012）报告了他自己进行的 720 例脊柱手术病例系列研究，没有使用 IONM。本研究使用了不准确的医疗保险费用估算方法，主张 IONM 不具有成本效益。因此 Traynelis 建议在脊柱手术中不使用 IONM。他的论点可以比喻为：“我已经开我的车行驶了 2 万英里，没有系安全带，因此我从来都不需要安全带。因为安全带很贵，我们不应该在汽车上安装安全带。”这一论点的错误显而易见。安全带（和 IONM）的使用是为了检测到偶发的重大问题，而此时进行干预，可以防止更为严重的长期损害发生。这些重大问题确实只是偶尔发生。从更长远的角度来看，安全带和 IONM 都是有用的，也具有成本效益。相反，Traynelis、Epstein 等（1993）报告了采用 IONM 技术前后的病例结果。使用 IONM 技术前，218 例患者中有 4 例出现四肢瘫痪，使用 IONM 后，100 例患者中没有人出现四肢瘫痪。

一些外科医生认为 IONM 是具有争议的，只是可选方案（Hadley 等，2017）。他们不同意一些外科报告将 IONM 作为脊柱手术的标准治疗方案（Raynor 等，2013；Bhagat 等，2015），以及一些支持 IONM 的协会推荐意见（Toleikis，2005；Nuwer 等，2012a，b）。他们承认，IONM 是“评估脊髓完整性的可靠和有效的诊断辅助工具，建议用于［诊断］目的。”他们推荐在脊柱手术中联合应用 MEP 和 SEP。

Hadley 等（2017）对 IONM 的成本效益说法也进行了批评，并建议“在减少医源性神经损伤和（或）改善术后神经功能方面，没有足够的证据支持或反对将其作为辅助治疗手段进行推荐或反对”。然而，他们未评估术后运动功能障碍的成本，特别是永久性严重功能障碍的患者长期护理和生活质量的损失成本。与 Hadley 的结论相反，与截瘫相关的终身成本远远超过 IONM 成本，后者可以通过及时报警逆转和预防截瘫等重大手术并发症。类似的成本效益论证也适用于部分或短暂性运动功能障碍。

许多其他大样本系列研究也已报告，此处不一一列举。下面描述了一些较大样本的研究以及其他一些有意义的研究。许多其他研究报告了其他脊柱疾病，如颈椎或腰椎脊髓病、椎管狭窄和神经根病手术或神经外科脊髓手术，超出了本章的范围（例如，见 Hadley 等，2017）。总体而言，文献报道普遍认为 IONM 可降低术后神经功能障碍的发生率。

在一项纳入了 12 375 例脊柱手术的大样本病例研究中（Raynor 等，2013），共 386 例患者出现了 406 次 IONM 报警。其中 360 例通过有效干预实现了改善。14 例 IONM 未改善的患者出现了永久性神经功能障碍。作者认为，使用 IONM 和相关干预措施将永久性神经功能障碍的发生率从 3.1% 降到 0.12%，从而得出结论，IONM 应被视为脊柱手术治疗中的标准治疗方案。

一项纳入 477 例特发性脊柱侧弯矫形融合术患者的 IONM 研究发现（Thirumala 等，2014），0.63% 的患者出现了新的一过性神经功能障碍，无永久性神经功能障碍。IONM 敏感性为 95.0%，特异性为 99.8%，阳性预测值为 95%，阴性预测值为 99.8%。作者估计，若 IONM 监测单独使用 SEP，每 1587 例患者可能仅遗漏 1 例假阴性未能及时干预。他们认为单独使用 SEP 是足够的。

其他作者的数据表明，对于 IONM，增加 MEP 监测是有临床价值的，特别适用于畸形矫正手术。在一项纳入 427 例患者的研究中（Hilibrand 等，2004），有 10 例患者出现 MEP 报警，最终恢复到基线水平，且术后神经系统检查正常。2 例患者出现持续的 MEP 丧失，苏醒后持续存在神经功能障碍。在这些患者中，MEP 报警通常比 SEP 报警提前约 5 min。MEP 报警标准是波形完全丧失或波幅下降 60%。在一项连续性纳入 1162 例接受脊柱畸形手术患者的研究中（Zhuang 等，2014），MEP 报警标准设定为波幅降低 80%。该标准下，IONM 探测神经系统并发症的敏感性为 100%，特异性为 99.7%，阳性预测值为 83.3%，阴性预测值为 100%。

在一项连续性纳入 354 例脊柱侧弯手术患者的研究中使用了类似的标准（Bhagat 等，2015），其中 315 例成功进行了 SEP 和 MEP 监测。报警促使了一些干预措施，如移除植入物、减压或撤销矫正等操作。MEP 的敏感性和特异性优于 SEP，两种方法联合使用结果最好。

在 4 个中心进行的一项纳入 1121 例青少年特发性脊柱侧弯患者的研究中（Schwartz 等，2007），有 38 例患者出现 IONM 报警。其中，9 例报警与低血压有关，通过升高血压得到纠正。3 例报警与节段性血管夹闭有关。其余 26 例报警与后路内固定和矫形相关。在与内固定相关的报警中，26 例中 9 例醒来时出现短暂性神经功能障碍。SEP 报警往往发生在 MEP 报警后 5 min。作者指出，在 MEP 发现了一些报警和功能废损，但 SEP 还保持在基线范围内。

有几项研究比较了 SEP 和 MEP 在脊髓型颈椎病手术中的作用。Kim 等（2007）报告了一例术中 MEP 波幅持续降低 80% 或以上，准确预测术后肌力减弱的患者。在这种情况下，SEP 并没有发出报警。Kim 及其同事认为这是将 MEP 纳入脊髓型颈椎病患者监测模式的一个原因。Decruz 等（2021）研究纳入 207 例脊髓型颈椎病患者，显示 SEP 的准确性较高，错报率较低。两项研究都发现，与 SEP 相比，MEP 错报率较高；并发现，尽管使用三角肌 MEP 监测，但 SEP 联合 MEP 对 C5 神经根损伤相对不敏感。

脊髓型颈椎病后路减压术中 MEP 报警，可能与症状持续时间和术前存在运动功能障相关

（Wang 等，2020）。上述因素也与术后短暂性运动功能障碍有关。当患者术前运动检查功能较好且症状持续时间在 12 个月以内时，患者出现 MEP 报警的可能性较小，且术后无运动功能障碍。当患者术前运动功能较差且症状持续时间超过 30 个月时，患者出现 MEP 报警的可能性增高，15 例患者中有 4 例术后出现了一过性新发运动功能障碍。中等病程和症状的患者结果居中。脊髓 MRI T2 显示高信号也与 MEP 报警的可能具有相关性（Kobayashi 等，2017；Lin 等，2017）。

短暂 MEP 丧失预示着可能出现短暂运动功能障碍。持续的 MEP 变化与术后运动功能障碍的风险增加相关（Clark 等，2013）。患者的年龄和其他合并症也提高了 MEP 改变和术后运动功能障碍的风险。特别是既往有血管疾病的患者，更有可能出现 IONM 改变和术后运动功能障碍。

综上所述，在脊柱畸形矫正和脊髓型颈椎病患者手术中，联合 SEP 和 MEP 监测是探测脊髓损伤的很好方法。各技术的敏感性和特异性均非常高。SEP 监测少有出现假阴性事件，即术中 SEP 稳定但出现术后神经功能障碍。增加 MEP 监测将进一步减少假阴性事件的发生。这些良好的结果都与传统的 IONM 方法相关。

颈胸椎手术中神经生理监测技术

脊柱畸形矫正手术的监测通常使用 SEP、MEP 和肌电图（EMG），由训练有素的神经监测技术人员在手术室进行，并由一名神经生理监测医生密切监督。在某些情况下，神经生理监测医生既扮演医生解释的角色，也扮演技术专家的角色，负责患者设置和电极安置，实时软件设置，并且根据需要进行技术调整、直接沟通等。

体感诱发电位

刺激

SEP 是电刺激周围混合神经诱发出来的，通常在手腕处刺激尺神经或正中神经以测试上肢，以及在踝处刺激胫后神经测试下肢和脊髓。据报道，尺神经和正中神经 SEP 均可检测臂丛神经损伤（Schwartz 等，2000；MacDonald 等，2007）。对于涉及颈椎节段的手术，尺神经通路进入脊髓比正中神经通路低 2 个脊髓节段，可以更全面地覆盖潜在的颈椎损伤。

在下肢踝关节的内踝后方刺激胫后神经，会引起足部运动。刺激偶尔也会传递到腓骨头外侧膝盖附近的腓总神经，致足部背屈运动，相对于胫后神经刺激引起的足部运动更易被外科医生察觉。通常选择刺激胫后神经。对部分周围神经病变患者，可采用腓总神经刺激。这种周围神经病变多见于老年糖尿病患者，或患有某些神经肌肉疾病的年轻患者。在这类患者中，因为不确定哪个部位会诱发出最佳的皮层波峰，设置两个下肢刺激部位是一种很好的预防措施。

经腰肌入路手术在推进扩张器时可能对上腰丛造成损伤。当在脊柱畸形手术中偶尔使用这种入路时，刺激隐神经有优势。刺激点在大腿，髌骨上方 6 ～ 8 cm，股四头肌和内收肌之间的内侧沟内。刺激该部位不会产生可测量的肌肉反应，确认刺激强度足够。

刺激速率通常为每秒数次。刺激速率更快会导致皮层波幅降低。更快的刺激通常是为了快速获得波形，因为结果往往要经过几百次平均。对于波幅较低和波形质量较差的患者，刺激速率较慢可能更好。在采用较快刺激速率时峰值较差的患者中，采用较慢的刺激速率可以产生较好的皮层峰值。有时会遇到一些波幅对刺激速率敏感的患者，通常是一些年龄较大的或是已经患有脊髓病的人。对他们来说，刺激速率较慢通常更好。总体来说，若可耐受，刺激速率为每秒 3 次时效果较好，而对某些患者，较慢的刺激速率每秒 1 次更好。大部分患者的刺激速率介于这两个值之间。

刺激通常会使四肢整合。可在四肢之间有序交替刺激，每次刺激一个肢体，以便每一个肢体都以所选的速率进行刺激。下肢记录时长为 100 ms，上肢为 50 ms，总共记录 300 ms。为了使记录结果保持单独的平均值，通常认为最大刺激速率为每秒 3 次。刺激速率更快会导致肢体的记录期重叠，在另一肢体记录中留下刺激伪影。

记录

下肢 SEP 的主要记录部位在头皮中央顶点附近。P37 皮层电位峰值常在刺激同侧头皮上记录。这种“错误”头皮位置的矛盾定位是因为在冲动到达头皮之前，在半球间裂中产生的偶极子跨越中线。记录电极放置在 CP1 或 CP2 周围，位于受刺激腿的同侧。CP1 位点见国际 10-10 脑电图系统（Nuwer，1987；Nuwer 等，1998；Seeck 等，2017）。有些操作人员更偏爱靠外侧位置如 CP3 或 CP4，或在 C3 或 C4 后 2 cm 处（简称 C3′或 C4′）。作为记录参考，每个部位的对侧（标记 CPc）可能是最适合的左右记录导联。也经常使用前后导联，例如 CPz 为记录电极，可采用 Fz 或 Fpz 为参考电极。头皮记录时要采用两个导联，因为生成偶极子的头皮电场位置变化。通常在手术开始时，寻找到头皮最佳记录部位，以获得 P37 电位的最佳峰值。

除头皮导联外，有时还使用颈电位导联。电极被置于第五颈椎（Csp5）的后方。参考电极使用前额部位 Fz、Fpz 或 CPc。这个非皮层电位可以捕捉到颈电位和皮层下电位。关于 SEP 技术的更多信息见第 3 章（图 11.9）。

虽然脊柱手术主要关注下肢通道，但也需监测尺神经上肢 SEP。这为检查臂丛神经受压提供了依据，还可以评估麻醉是否引起下肢 SEP 皮层波幅峰值下降。尺神经或正中神经通路的记录导联常为 CPc-CPi、CPc-Fz、CPc-Csp5 和 EPi-EPc。EP 点位于锁骨上的 Erb 点。

位于腘窝和肘窝或 Erb 点的外周记录部位可确保刺激器正常工作，并且沿外周通路远端的传导是完整的。

记录中的滤波器设置为低频（高通）滤波 5 ～ 30 Hz，高频（低通）滤波 300 ～ 3000 Hz。避免使用交流电（如 50 或 60 Hz）“陷波”滤波器，因为它们可能导致模仿生理峰值的振荡伪影。一些学者选择牺牲掉一些高频的 SEP 信号，使用 300 ～ 500 Hz 的高频滤波器或数字平滑函数来避免高频噪声，这样仍然包含大部分频率的信号，以提高波形的重复性。另一些人则喜欢 1000 Hz 或更高的高频滤波器，以查看更清晰的峰值细节。

报警标准

在脊柱畸形矫正手术中，某些时刻引起的神经损伤风险较高。风险最大的时刻是脊柱被撑直时，

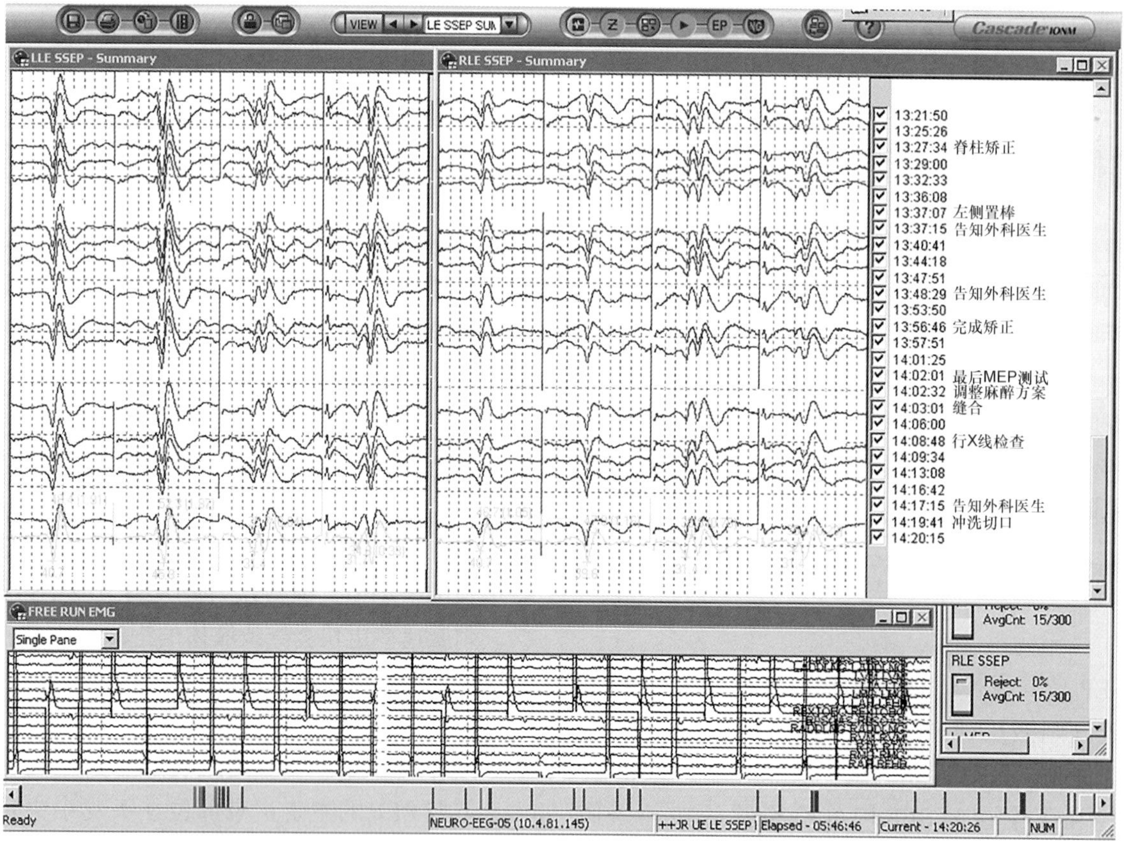

图 11.9 一例脊柱手术的后半程下肢 SEP。图中是理想结果，SEP 稳定超过 60 min，包括脊柱侧弯矫形过程。每一下肢测试包括四个通道显示。（本图获得 UCLA 临床神经生理科许可使用。）

有时是牵拉，对应于放置棒的时机。

传统的 SEP 报警标准是波幅下降 50% 或潜伏期延长。波幅降低是 SEP 恶化的重要和常见表现，常伴有潜伏期延长。孤立的潜伏期延长可能是由于肢体变冷或核心温度降低引起的误报。这些标准适用于上肢或者下肢皮层和皮层下电位。对于非常稳定、可重复性高的 SEP 病例，较小的波幅降低可能是损伤的报警信号，尤其是如果变化相对突然时（图 11.10）。

皮层 SEP 对麻醉药物敏感，尤其是吸入麻醉剂。高浓度的卤化气体麻醉剂和一氧化氮可使其波幅大幅降低甚至消失。外周和皮层下 SEP 对麻醉药物相对不敏感。记录皮层 SEP 的最佳麻醉方式为全静脉麻醉（TIVA）。TIVA 加低浓度吸入麻醉药通常（但并非总是）能很好地保留 SEP 波峰。丙泊酚或其他中枢活性药物可能会降低皮层 SEP 波幅（图 11.11）。

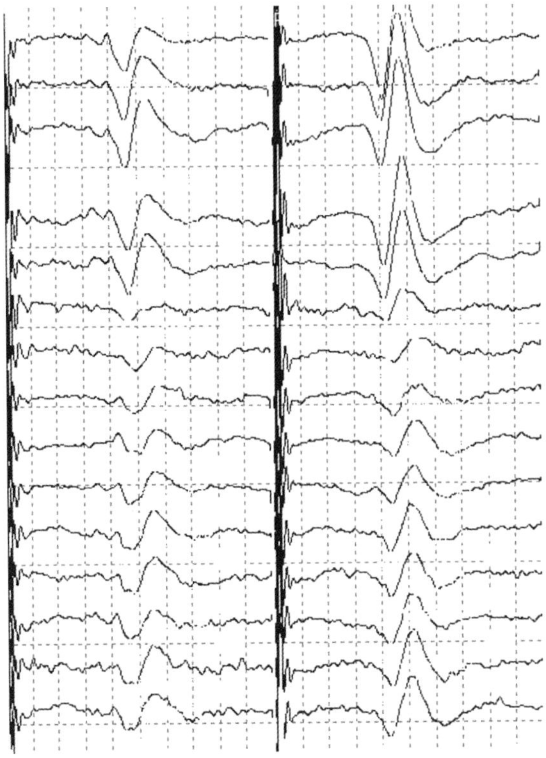

图 11.10 颈椎手术中显示双侧下肢皮层 SEP 电位。时间显示由上至下。在第 5 次描记后出现皮层电位峰值波幅下降超过 50%，报警。外科医生反馈触碰到颈段脊髓。随后 SEP 皮层峰值部分改善并保持稳定。100 ms/div，0.5 μV/div。[From Nuwer MR（2017）. Neurophysiological monitoring during placement of spinal instrumentation. In：Essentials of spinal stabilization，Holly L and Anderson P（Eds.），Springer Science，New York，pp. 521-540 with permission of Springer.]

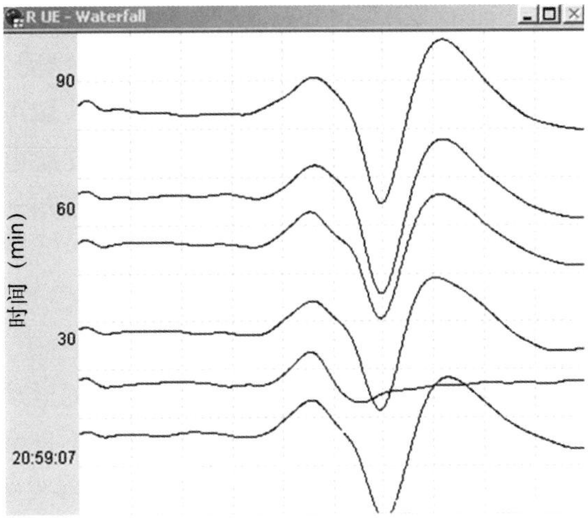

图 11.11 麻醉效应：瀑布图显示不同时点尺神经 SEP N20 皮层电位波峰。共显示了 75 min 内 6 个波形。20 min 前（从底部开始的第 2 个波形）N20 皮层峰值波幅突然下降，为团注丙泊酚所致。[From Nuwer MR（2017）. Neurophysiological monitoring during placement of spinal instrumentation. In：Essentials of spinal stabilization，Holly L and Anderson P（Eds.），Springer Science，New York，pp. 521-540 with permission of Springer.]

在评估皮层 SEP 波幅下降是否可能是由于麻醉作用时，IONM 团队可以评估以下几个因素：

（1）麻醉团队是否报告了麻醉方案更改或团注给药？

（2）皮层下电位波幅是否也下降了？

（3）上肢皮层电位波幅是否也下降了？

（4）脑电图是否发生了变化？

考虑因素包括：

（1）麻醉团队可能忽视了最近的更改，也可能是因为更改是在 15 min 前。IONM 团队应注意并考虑可能的麻醉作用。

（2）如果皮层电位波幅降低是由于麻醉剂作用，皮层下电位应该保持相对稳定。如果只有皮层电位下降，而皮层下电位保持不变，则考虑是麻醉原因。

（3）如果皮层电位波幅下降是由于麻醉剂引起的，下肢和上肢的皮层电位都应下降。如果只是下肢皮层电位波幅下降，则不太可能是麻醉原因。

（4）如果麻醉团队加深了麻醉深度，即使只是增加了 TIVA，EEG 通常也会出现变化。

（5）麻醉变化通常会导致皮层电位降低，但不会导致皮层电位完全消失。

总体而言，如果下肢皮层和皮层下电位降低

或消失，而上肢皮层电位和EEG保持不变，并且麻醉团队声称没有改变浓度或未给予药物团注，这些事实就更倾向认为胸腰椎畸形手术区域可能出现手术并发症。在任何情况下，如果皮层电位波幅下降超过50%，都应清楚、及时地告知外科团队。

运动诱发电位

运动诱发电位监测直接评估脑和脊髓的运动通路。关于这些电位的生理学、临床应用、不良事件以及刺激和记录技术的更多详细信息，可参见第3章。MEP是脊柱畸形手术中常用的监测手段。许多外科医生在脊柱畸形患者的手术过程中常规使用MEP。某些医生则谨慎使用，只在手术过程中某些节点使用。某些外科医生在一些病例中不使用MEP，是为了在手术过程中使用神经肌肉阻滞药物，并避免由于MEP强烈刺激导致的体动。为了避免患者术中发生抽动，一些IONM团队使用D波监测，可在神经肌肉阻滞下完成。

刺激

通常通过完整的颅骨传递刺激产生经颅电刺激运动诱发电位（transcranial electric motor evoked potential，tceMEP）。脊柱畸形手术中常规使用这种刺激方式，通常简称为MEP。在麻醉状态下，通过C1、C2、C3、C4处或其前方位置传递电脉冲。有时可以使用两对电极，例如，使用C1、C3作为刺激阳极，C2、C4作为阴极，这种技术被称为四极电极刺激法。在其他情况下，每侧只使用一个电极。有时阴极被放置在中线前方，例如头皮Fz。成串脉冲刺激强度可以是几百伏特，单脉冲间隔为1.5～4 ms。一个串刺激可有5～8个脉冲。一些学者还选择在主脉冲序列之前输入一个短的启动刺激，初始启动刺激和后续主刺激之间有5～10 ms的间隔，被称为双串刺激技术。例如，整体序列包括2组脉冲，在5～7个脉冲的主要成串刺激之前有10 ms的间隔，脉冲间隔为2 ms。脉冲间隔是指串刺激中单个刺激的时间间隔，间隔持续时间为脉冲间隔。这是脊柱畸形手术中使用的MEP刺激序列的典型示例。双串刺激技术通常允许使用较低的电压来获得良好的肌肉反应。另一种常见的促进技术包括提供重复的手动触发或2 Hz预处理串，以建立测试反应。周围神经预处理刺激虽然很少使用，但也有助于MEP测试。

记录

通常从肌肉记录MEP。偶尔可以使用硬膜外脊髓电极进行记录，这种技术被称为D波。宽带滤波器（例如5～3000 Hz）可记录低频和高频MEP波形组成部分。MEP波形通常较大，波幅通常为数百微伏。

脊柱畸形手术的MEP记录采用针电极置入双下肢肌肉。典型的下肢记录部位为胫骨前肌、内侧腓肠肌、踇展肌和趾短伸肌。上肢的典型部位是拇短展肌、小指内收肌、肱二头肌和（或）肱三头肌。通常，下肢使用三个通道，上肢使用两个通道。手和脚肌肉通常包括在内，因为远端肌肉的皮层代表区比近端肌肉大。因此，对于MEP技术，记录远端肌肉通常更好（图11.12）。

在脊髓型颈椎病病例中，记录三角肌和肱二头肌的MEP可识别神经根压迫，通常与相同通道的EMG记录结合使用。Fan等（2002）报道了200例脊髓型颈椎病手术的病例系列，其中2/3患者采用传统的SEP和MEP监测，另外1/3患者特别注意肱二头肌和三角肌的EMG和MEP监测。他们发现，传统监测方式的患者中，有5%患者出现了术后三角肌无力，这是常规手和脚MEP和SEP无法预测的。在IONM中增加三角肌和肱二头肌EMG和MEP监测通道的患者，监测报警可防止术后出现肩或手臂无力。

日本的一项多中心前瞻性研究（Funaba等，2021）评估了脊髓型颈椎病手术中的MEP。对1176例调查发现，在减压时MEP报警最常见（63%），螺钉置入时报警占16%。在该调查中，MEP对长束损伤的敏感性达到100%。这项调查与Sutter等（2007a，b）之前的报告一致，即MEP只能部分成功地识别节段或根损伤，如C5损伤。报告指出，与脊髓型脊椎病相比，MEP在识别后纵韧带骨化（OPLL）节段性损伤方面更成功。该报告建议，为了更好地判断C5神经根损伤，应在MEP记录中包括三角肌和肱二头肌。

D波是由外科团队在打开硬膜后，置入硬膜外或硬膜下电极进行记录。在颈段和上胸段可见初始直接（direct，“D”）信号，对应于皮质脊髓束轴突

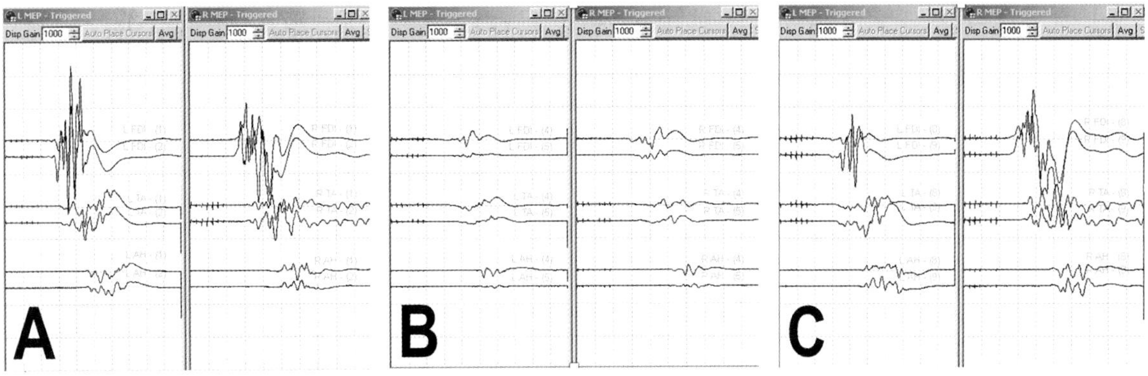

图 11.12　脊髓型颈椎病手术减压过程中 MEP。**A.** 患者摆放体位前仰卧位采集基线。此处仅显示每侧三个通道，小趾屈肌、胫骨前肌和踇展肌 MEP。**B.** 患者翻身为俯卧位后，MEP 波幅下降 80%。SEP 波幅也下降＞ 75%（图中未显示）。**C.** 回到仰卧位后，电位恢复到接近基线，解除报警。SEP 和 MEP 正常 10 ～ 15 min 后，再次尝试俯卧位，信号再次出现广泛降低。患者再次恢复仰卧位，唤醒试验显示患者四肢活动正常。推迟手术。患者戴颈部支具送往重症监护室。影像学显示脊柱对齐良好。2 天后，患者进入手术室。在第二次体位摆放时，监测显示没有出现重大信号变化，保持在正常基线。手术顺利进行，术后神经系统功能完好，顺利出院。[From NuwerMR（2017）. Neurophysiological monitoring during placement of spinal instrumentation. In：Essentials of spinal stabilization，Holly L and Anderson P（Eds.），Springer Science，New York，pp. 521-540 with permission of Springer.]

内的初始传导动作电位。它在皮层运动神经元轴突中触发，也可能在皮层下水平。刺激使用电压越强，轴突放电的位置就越深。皮质脊髓束从下胸段和腰段逐渐变细并最终终止，因此 D 波很难记录。D 波是非突触传递，因此吸入麻醉剂或神经肌肉阻滞剂对其无影响。缺点是无法监测下运动神经元功能，而且在患者手术摆放体位、暴露、关闭等过程中无法监测；并且，在大多数脊柱畸形矫正手术中，难以从手术关注的下胸段或腰段记录 D 波。此外，矫形术后脊柱变直可能出现错误的 D 波结果（Ulkatan 等，2006）。实际上，D 波最常用于累及脊髓的髓内肿瘤或血管畸形。Legatt 等（2016）更详细地描述了传统 MEP 与 D 波的相对优缺点。

报警标准

肌源性 MEP 反应通常表现出显著的测试间变异性。因此，一些 IONM 团队使用报警标准为 MEP 完全消失。其他 IONM 团队使用波幅标准，例如波幅下降 80%（Langeloo 等，2003；Journée 等，2017）。手术进行数小时后，MEP 波幅趋于降低，诱发 MEP 的刺激阈值趋于升高，称为麻醉性消退（MacDonald 等，2003；Lyon 等，2005）。最佳麻醉方案是 TIVA。对某些患者而言，可耐受低浓度的吸入麻醉剂，但并非所有患者都能耐受，吸入麻醉剂浓度较高可能会消除 MEP 反应。推注中枢活性药物可暂时降低或消除 MEP 反应。在考虑基于 MEP 的报警时，应将这些麻醉因素考虑在内（图 11.13）。

MEP 报警应当符合常理。如果每侧下肢监测了三个肌肉，在上胸段手术中，出现下肢一个肌肉 MEP 消失，那么这种单一的肌肉变化很可能与临床操作无关。如果某个肌肉的 MEP 反应在基线时波形较小且形态简单，那么可预期任何消退都可致该肌肉 MEP 完全消失。由于 MEP 变异度大，且在长时间手术中容易消退，因此一些反应消失往往是没有临床意义的变化，不需要向外科团队报警。

D 波测试间一致性很高，其评估报警标准与 SEP 类似，如波幅下降 50% 为显著变化。

SEP 信号通路可能受损而 MEP 无恶化，因此 MEP 脊髓监测还应同时使用 SEP 监测。SEP 和 MEP 联合使用，为监测脊髓功能完整性提供了保障。每种技术都能够检测到大多数脊髓损伤事件。它们共同提供了一个安全模式，以防其中一种技术由于既往的神经功能损伤、麻醉效应、神经肌肉阻滞、过度噪声数据或其他技术问题而无法提供有效的 IONM（Nagle 等，1996）（表 11.2）。

值得注意的是，SEP 和 MEP 监测在探测神经根损伤方面都不是非常有效的。这主要是因为神经根重叠支配效应。混合周围神经的感觉纤维经数个神经根向上穿行，因此任何一个神经根的损伤都不会引起 SEP 显著降低。同样，四肢肌肉由多个神

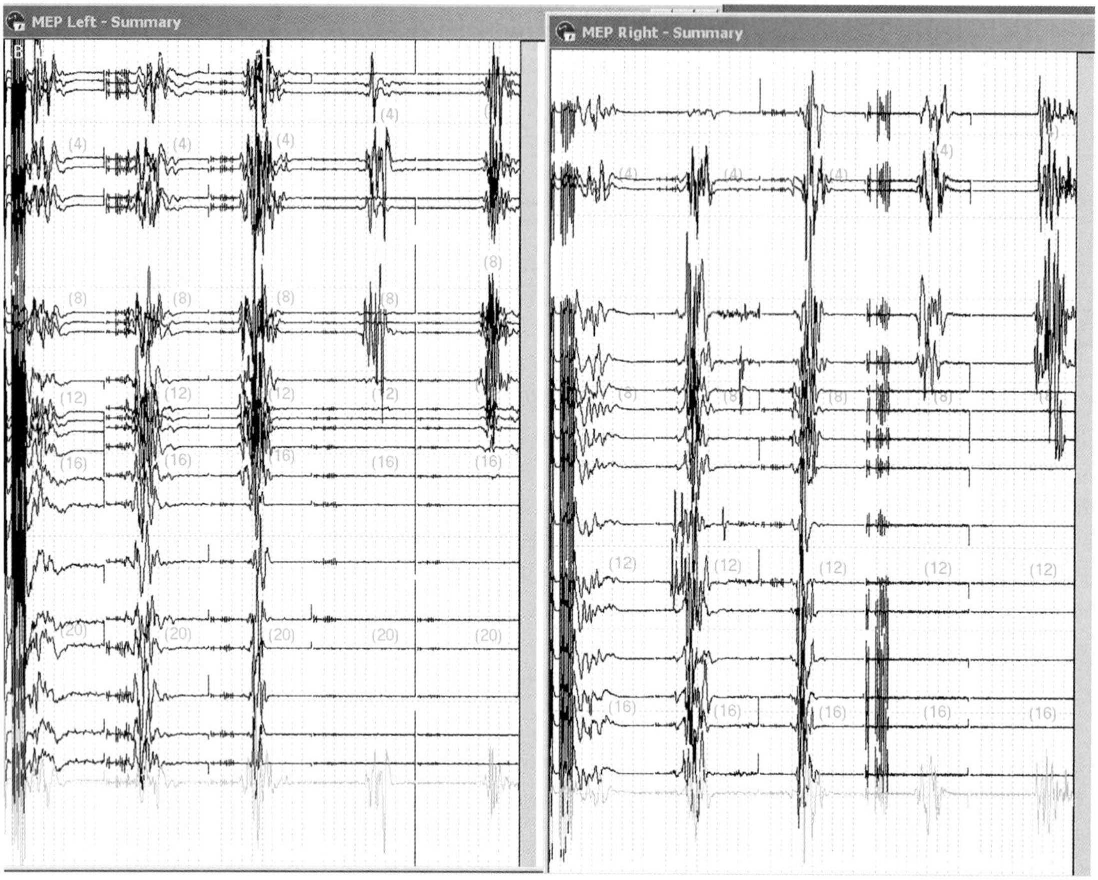

图 11.13 IONM 期间下肢 MEP 消失示例：监测通道有三角肌、肱二头肌、手、胫骨前肌和足部肌肉。手术过程中下肢 MEP 消失。波幅消失符合主要报警标准，可能会引发临床症状。下肢 MEP 持续消失会显著增加术后下肢运动功能障碍的风险。（本图经 UCLA 临床神经生理科许可使用。）

经根支配，因此任何一个神经根的损伤可能不会对 MEP 产生实质性影响。虽然也有由于神经根损伤导致相应肌节 MEP 波幅降低的例子，但幅度变化太大，无法形成一致的波幅降低标准（MacDonald 等，2012）。

肌电图

除 SEP 和 MEP 外，肌电图（EMG）也常用于监测肌肉活动。对于脊柱畸形手术，通常针对下肢肌肉。偶尔，胸部畸形矫正手术也需要监测躯干肌肉。

用于持续 EMG 监测的肌肉应该包括相应脊柱水平对应的肌肉。通常选择的下肢肌肉包括髂腰肌、股四头肌、胫骨前肌、内侧腓肠肌、踇展肌和趾短伸肌。后 4 个肌肉与常规 MEP 记录使用的肌肉相同。安置髂腰肌针电极需要谨慎，避免刺穿股动脉或神经。上、中、下腹直肌的躯干肌肉也可用于记录。对于较高节段水平的胸椎，与肋间肌有关，但不常用。水平放置针电极时，担忧刺穿胸膜腔或肺，需谨慎使用。胸腰段脊柱畸形手术，常使用上肢肌肉作为对照，可以排除系统或麻醉造成的 SEP 和 MEP 变化，并用于检测与手臂和肩部相关的臂丛神经损伤。通常情况下，在胸腰椎手术中，也需要监测 2 个上肢肌肉，这 2 个肌肉也可以用于连续 EMG 监测。由于 SEP 监测是检查手臂和肩部臂丛神经损伤的主要方法，因此在胸腰椎畸形病例中，往往没有监测上肢 EMG。

应用 EMG 进行连续肌电监测，可用于判断相应神经根被激惹而产生的运动单位放电。脊髓缺血时，EMG 表现为异常放电，特别是已经影响到支配该肌肉的脊髓前角时。神经根的机械性刺激一般发生在截骨时。也可在操作神经丛或神经根时表现为 EMG 异常放电，在前路或极外侧入路手术中更为常见。

每秒几次的少量运动单位放电是常见的，一般不必太关注。有时这是术前既往存在的神经根

表 11.2 术中神经监测报警标准

刺激部位或检测类型	报警标准	影响记录部位	常见的变化类型
体感诱发电位			
正中或尺神经	波幅下降 50%	N20 皮层电位 N13、P14 颈电位	突发性、双侧、外周或麻醉相关
	潜伏期延长 10%	N20 皮层电位 N13、P14 颈电位	可能与体温有关
	信号完全消失	N20 皮层电位 N13、P14 颈电位	突发性、双侧、外周或技术性原因
胫后或腓神经	波幅下降 50%	P37 皮层电位 N30 颈电位	突发性、双侧、外周或麻醉相关
	潜伏期延长 10%	P37 皮层电位 N30 颈电位	可能与体温有关
	信号完全消失	P37 皮层电位 N30 颈电位	突发性、双侧、外周或技术性原因
运动诱发电位			
脊髓监测	MEP 完全消失	全部或大部分肌肉，每个肢体 2 ～ 4 个肌肉	仅下肢或者上肢 + 下肢
	波幅降低 80%	排除基线微小波幅	
	波形简化	需记录波形位相和复杂性	
	刺激强度增加＞ 100 V	受长时间麻醉效应影响而电位降低	
D 波	波幅下降 50%	远端消失，近端存在	避免电极移位
肌电图			
自发肌电	神经牵拉	神经根支配的相应肌肉记录	机械性、热、缺血
	激惹放电	神经根支配的相应肌肉记录	基线较差，机械性、热、缺血
触发肌电	以毫安为单位的阈值反应	神经根支配的相应肌肉记录	评估椎弓根内壁完整或神经受刺激

[From Nuwer MR（2017）. Neurophysiological monitoring during placement of spinal instrumentation. In：Essentials of spinal stabilization，Holly L and Anderson P（Eds.），Springer Science，New York，pp. 521-540 with permission of Springer.]

损伤即神经根病变的迹象，正是患者行手术治疗的原因。有关 EMG 监测的详细信息请参阅第 4 章。有些放电很密集，如每秒 20 ～ 50 次，且持续数秒，这些神经强直放电被称为 A-train，是对神经急性压迫或其他突发机械性损伤刺激的反应。这些异常可作为报警，提示机械损伤，如神经压迫。

脊髓型颈椎病手术中，C5 神经根损伤发生率为 5% ～ 7%。EMG 是探测孤立神经根损伤最敏感的技术。C5 神经根损伤引起术后三角肌无力的患者，一般在术中表现为持续的三角肌 EMG 放电。持续的三角肌 EMG 放电超过 5 min 通常与 C5 神经根损伤相关。建议同时监测三角肌和肱二头肌（Fan 等，2002）。

另一种监测方式是触发 EMG，通常在外科医生置入椎弓根螺钉和经腰大肌入路期间置入扩张器时使用。若螺钉放置不当，电流可通过螺钉进入椎管或神经孔中的神经根。当刺激椎弓根螺钉时，相应支配肌肉被激活。可以通过逐步增加通过每个螺钉的电流来评估。如果在下胸椎或腰椎给予 20 mA 时未见反应，则可以认为该螺钉通过了触发 EMG 测试。在测试颈椎和上胸椎段较小的椎体时，可以使用较低的阈值标准。螺钉错位始终令人担忧，脊柱畸形病例中的椎体异常和错位增加了正确放置螺钉的难度。外科医生可能会选择使用触发 EMG 和影像学技术来评估螺钉的置入情况，甚至是评估钉道的位置。另外，螺钉道可以通过探针来检测孔壁完整性。

总体而言，EMG 监测技术是非常有价值的，但并非完美，可以检测出约 85% 的螺钉错位或神经根损伤，但并不能识别所有此类事件。第 4 章回顾了一些出现这种情况的原因。

IONM 团队

IONM 团队应由合格的技术人员和神经生理医生组成。技术人员的职责包括：

（1）安置和固定电极。

（2）布线。

（3）使用实时平均、触发技术和显示软件。

（4）根据需要进行技术和安全调整。

（5）实时观察数据，发现信号变化或技术问题。

（6）与督导的神经生理医生直接沟通。

（7）确保清晰及时地与外科医生和麻醉医生沟通。

（8）记录手术流程、患者生命体征和麻醉情况。

（9）清晰记录与外科医生和麻醉医生之间的沟通。

神经生理医生的职责包括：

（1）在整个手术过程中，对监测数据实时进行第二次审查。

（2）就技术设置和替代方法提供建议。

（3）优化多个监控屏幕的显示，并调整显示窗口，以查看与技术人员所见不同的数据信息。

（4）指导技术人员进行技术调整以提高信号质量。

（5）解读数据。

（6）根据解读建议外科医生或麻醉医生进行干预或改变。

（7）指导技术人员与外科医生或麻醉医生之间的沟通。

（8）确保技术人员清楚地进行报警，并记录在案。

针对高危脊柱手术患者的 IONM 报警，目前已经制订了外科处理方案（Halpin 等，2010；Ziewacz 等，2012）。此方案包括一份已发表的清单，列出了青少年脊柱畸形患者遇到 IONM 报警时应考虑的相关事项（Ziewacz 等，2012）。该清单强调了团队合作的重要性（表 11.3）。

当在脊柱畸形患者中遇到 IONM 报警时，外科医生和麻醉医生应考虑以下方面：

（1）将平均动脉压提高到至少 90 mmHg。

（2）减少对脊髓的压迫或牵拉。

（3）停止当前的手术操作。

（4）识别错位的植入物。

（5）如果有狭窄，应进一步减压。

（6）逆向畸形矫正。

（7）减少吸入麻醉药物。

（8）减少静脉麻醉药。

（9）确认无神经肌肉阻滞效应。

（10）检查 TOF 数值。

（11）维持血红蛋白至＞ 9 g/dl。

（12）给予钙通道阻滞剂（外用或静脉注射）。

（13）暂停手术以等待诱发电位的恢复。

暂停手术是机体对引发事件进行生理反应和调整的一个机会。如果波形在 20 min 内有所恢复，则外科医生考虑继续手术。如果波形仍然继续降低或消失，则考虑进行唤醒测试。Lee 等（2006）批评了 IONM 持续报警时停止手术的做法，他指出有 8 例患者因持续的 IONM 报警终止了手术，但这些患者麻醉苏醒后均无明显的神经功能障碍。这种批评忽略了一个事实，如果这些病例手术没终止，这 8 例患者可能会出现严重的不良后果。

IONM 小组在应对报警时应采取的行动包括：

（1）与外科医生和麻醉医生迅速进行及时、清晰的沟通。

（2）反复检查信号，排除假阳性变化。

（3）确认电极的正确放置。

（4）检查设备是否故障。

（5）评估信号恶化是否符合典型的麻醉或低血压效应。

（6）评估损伤部位可能的解剖水平。

一旦对信号改变进行了简要评估，确定是明显的无临床意义的技术性变化后，应立即进行沟通。因麻醉和手术原因引起的 IONM 变化，应及时沟通，即在信号发生变化的 15 min 内，通常越快越好。沟通还应明确且恰当，向外科医生传达信号变化的程度和需要关注的程度。得到外科医生的确认后，在 IONM 报告中记录沟通内容。病例的书面 IONM 报告内容包括，告知外科医生的内容以及外

表 11.3 术中监测报警后的应对措施

麻醉团队	维持或达到平均动脉压（MAP）＞ 70 mmHg	如脊髓受压，需较高 MAP
	检查过去 20 min 麻醉方案变化	
	检查所有团注给药情况	所有药物的使用
	评估麻醉深度	脑电图是否暴发抑制？ BIS 是否＜ 45 ？考虑减浅麻醉
	用 TIVA 代替吸入麻醉	
	检验血红蛋白 / 血细胞比容	血红蛋白＞ 10 g/dl 吗？有疑问需复查
	检查输入 / 输出状态	如有问题需更换
	检查血压和袖带	是否一侧手臂 SEP 消失
	检查手臂位置，重新摆放手臂	是否一侧手臂 SEP 消失
	测试肌松水平（TOF）	测试残余肌松剂影响
	准备唤醒测试	
监测团队	重复测试 MEP、SEP	排除错误报警
	检查电极、阻抗、连接、设置	评估技术故障
	检查技术设置	重置屏幕显示灵敏度？刺激设置是否重置或关闭？
	检查刺激伪影	和变化前一样
	考虑重启软件和设备	如果怀疑软件错误
	增加刺激强度，改变记录参数	为了重新获得信号，技术上的改变可能会有所帮助
	评估麻醉改变、药物团注、MAP 和其他系统性因素的潜在影响	是否考虑麻醉原因
	检查最近报警前 SEP 和 MEP 变化	原因是麻醉、技术还是外科操作
外科医生	停止当前操作	
	检查机械压迫或局部缺血	牵开器、血肿、骨赘、骨片、器械
	考虑进一步脊髓减压	如果已存在脊髓压迫
	减少脊柱张力	如果脊柱张力过大
	考虑移除内固定	例如，椎弓根螺钉
	考虑行影像检查	X 线、CT 或 MRI
进一步措施	进一步升高 MAP	
	考虑唤醒测试	需要时间等待苏醒，尤其是使用丙泊酚时
	暂停手术，等待信号转复	考虑中止手术
	使用激素	
	考虑使用钙通道阻滞剂	

BIS，脑电双频指数。
[From Nuwer MR（2017）. Neurophysiological monitoring during placement of spinal instrumentation. In：Essentials of spinal stabilization，Holly L and Anderson P（Eds.），Springer Science，New York，pp. 521-540 with permission of Springer.]

科医生的反馈，还应包括患者生命体征、麻醉情况以及当前手术的主要步骤。

目前提出了替代传统监测的方法，这些方法包括：

（1）手术室内仅有无神经生理医生督导的技术人员。

（2）由外科医生担任督导医生，与手术室内技术人员一同工作。

（3）在没有技术人员或神经生理医生的情况下，护士安置电极，启动 IONM 机器。

（4）使用自动化软件代替技术人员和神经生理医生。

（5）手术室内有一名神经生理医生和技术人员一同工作，该神经生理医生可回答问题，但不能实时连续观察 IONM 信号，或者需要关注同时进行的多台手术。

这些替代方法在确定报警的正确性和及时性方面是值得怀疑的。现有文献也是基于传统监测方法而非这些替代方法。这些替代方法已经导致了不良后果，包括未能检测出 IONM 信号变化、对变化的错误解读以及未能快速清晰地传达报警。外科医生一般需要集中精力进行手术，无法注意信号变化，而且通常没有足够的专业知识以理解信号的性质或信号变化的含义。技术人员可能会过度简化任务，误判信号变化，未能清晰及时地传达信息，并缺乏相关资质以确保判断的职业能力和素养。

一项大样本多中心研究（Nuwer 等，1995）评估了使用传统神经监测方法，由经验丰富的神经生理医生密切关注并及时发出清晰报警的结果。将该监测模型与相对缺乏经验的监测团队进行了比较。对超过 10 万例病例进行研究，结果显示，传统监测方法显著减少了不良结果的发生，而相对缺乏经验的监测团队不良后果发生率超过了前者的 2 倍。甚至，缺乏经验的监测团队并不比没有监测更好。这样的担忧还可能会延续到各种替代方法。

在另一种替代方法中，神经生理医生同时监测多个病例，例如，同时监测十几个病例，陷于认知过载的状态，在这种状态下，他们可能无法充分跟踪每个病例的细节。同时监测太多病例就像监考，类似于学校自习课程教室中的老师。在自习课中，老师可以回答学生问题，通常让学生自己完成任务。在 IONM 中，监考让技术人员填补了通常由督导神经生理医生承担的大部分角色。发生报警时，神经生理医生相对准备不足，因为他们的注意力也许在其他手术病例上，他们并没有连续跟踪导致报警的事件，会出现错误。监考就不能时刻全神贯注地紧盯着数据。

一位外科医生发表了一个使用替代 IONM 方法失败的案例，他未能正确理解病例中的神经生理专业知识（Modi 等，2009）。在这个脊柱病例中，他只监测了 MEP，没有技术人员或神经生理医生参与。工作人员给患者连接上监测设备并开机。一窗口显示了每侧两通道，一个用橙色编码表示手臂，一个用蓝色编码表示腿部。手术进行到一半时，橙色的反应消失了。由于外科医生认为手臂的变化并不重要，没有进行干预，继续完成了手术。患者苏醒后出现截瘫。直到病例相关文章发表后，才明确原因。神经生理医生立即注意到，患者的腿部信号在经颅刺激后约 20 ms 出现，而手臂信号出现在约 40 ms 后，很明显手臂和腿的电极接反了，突然消失的正是腿部信号。由于手术室里没有专业神经生理医生，所以在手术过程中并没有意识到这个错误。该不幸的手术病例的教训是，在传统的监测中，应该有一名合格的技术人员和一名神经生理医生作为 IONM 团队参与手术。替代方法失败，患者受到严重伤害（图 11.14）。

一些已发表的大样本调查研究评估了脊柱畸形手术中的 IONM，但未区分传统监测和替代方法。一项纳入 70 427 例监测病例的大样本研究发现假阳性率（IONM 发生变化，但未出现神经功能缺损）较高，假阴性结果（IONM 未发生变化，但出现神经功能障碍）发生率高于预期。Hamilton 等（2011）描述了即使进行监测也存在的问题。IONM 的研究结果受到了质疑（Nuwer，2011），因为该研究没有对所进行的监测进行区分，因此研究结果很难解释。一些调查中发现的失败可能是由于使用了一些替代方法，以及将短暂神经功能废损和神经根损伤结果作为 IONM 不良事件。

当监测的神经生理医生只能看到与技术人员显示相同的屏幕时，会出现另一个技术限制。在计算机专业中，这被称为“所见即所得”。理想的方法是神经监测医生可以在可能的显示页面中进行选择，并重新排列显示窗口和面板。这使得神经生理医生可以观看病例的不同方面，而不是技术人员屏幕上显示的内容。这样的技术可以实时查看更多正在进行的 IONM 数据，并快速访问之前的数据与当前结果进行比较。这扩大了在线审查和评估数据的范围，也就能更好地及早识别 IONM 事件中的变化。

总体而言，强烈推荐传统 IONM 技术，可降低脊柱畸形和脊髓病术后不良预后的风险。

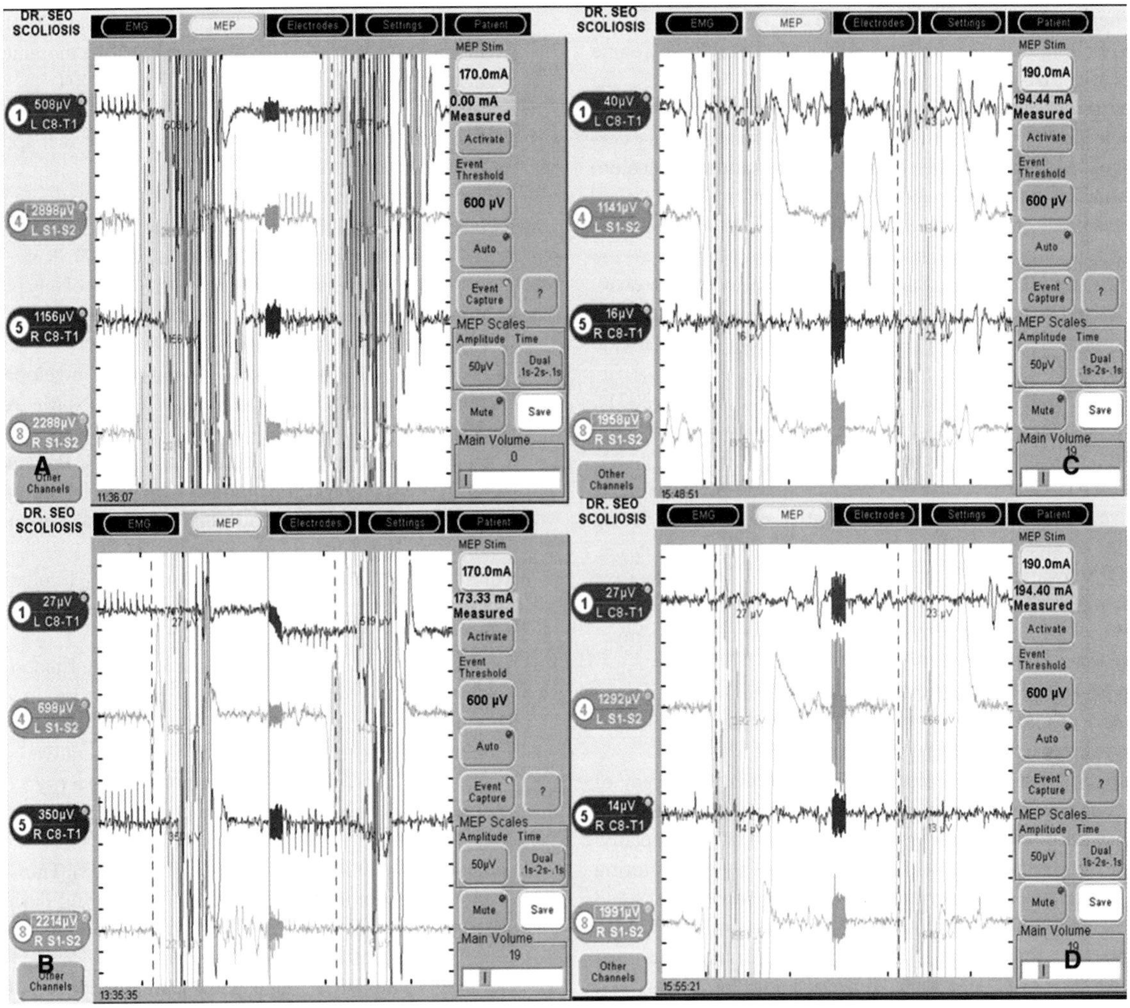

图 11.14（彩图请扫二维码或见书后） 一例在没有神经生理医生监测下行运动诱发电位监测的病例报告。在不同操作阶段的 MEP 波幅。**A.** 术前 MEP 波幅。**B.** 螺钉植入后和上棒后矫正操作前的 MEP 波幅。**C.** 畸形矫正后的 MEP 波幅。**D.** 手术完成后的 MEP 波幅。手术团队在没有神经生理医生参与的情况下进行监测，结果患者术后截瘫。外科医生没有发现技术错误，导致了对结果的误解。对神经生理医生来说，这个错误是显而易见的。图中橙色图线被错误地认为来自腿部，蓝色来自手臂。神经生理医生应该能够发现手臂 MEP 的潜伏期比腿部的要短。这就是为什么 IONM 需要神经生理医生进行监测的一个典型示例。[From Modi HN，Suh SW，Yang JH et al.（2009）. False-negative transcranial motor-evoked potentials during scoliosis surgery causing paralysis：a case report with literature review. Spine 34：E896-900 with permission from Spine.]

彩图

（王树杰　译　李晓宇　方媛　审校）

参考文献

Abumi K (2015). Cervical spondylotic myelopathy: posterior decompression and pedicle screw fixation. Eur Spine J 24: 186–196.

Ajiboye RM, D'Oro A, Ashana AO et al. (2017). Routine use of intraoperative neuromonitoring during ACDFs for the treatment of spondylotic myelopathy and radiculopathy is questionable. Spine 42: 14.

Al-Mohrej OA, Aldakhil SS, Al-Rabiah MA et al. (2020). Surgical treatment of adult idiopathic scoliosis: complications. Ann Med Surg. https://doi.org/10.1016/j.amsu.2020.02.004.

Bennett MH (1983). Effects of compression and ischemia on spinal cord evoked potentials. Exp Neurol 80: 508–519.

Benoist M (2003). Natural history of the aging spine. Eur Spine J 12: S86–S89.

Bhagat S, Durst A, Grover H et al. (2015). An evaluation of multimodal spinal cord monitoring in scoliosis surgery: a single centre experience of 354 operations. Eur Spine J 24: 1399–1407.

Cheng MK, Robertson C, Grossman RG et al. (1984). Neurological outcome correlated with spinal evoked potentials in a spinal cord ischemia model. J Neurosurg 60: 786–795.

Clark AJ, Ziewacz JE, Safaee M et al. (2013). Intraoperative neuromonitoring with MEPs and prediction of postoperative neurological deficits in patients undergoing surgery for cervical and cervicothoracic myelopathy. Neurosurg

Focus 35: E7.
Cobb J (1947). Outline for the study of scoliosis. Instr Course Lect 5: 261–275.
Coles JG, Wilson GJ, Sima AF et al. (1982). Intraoperative detection of spinal cord ischemia using somatosensory cortical evoked potentials during thoracic aortic occlusion. Ann Thorac Surg 34: 299–306.
Davies BM, Mowforth OD, Smith EK et al. (2018). Degenerative cervical myelopathy. BMJ 360.
De la Garza-Ramos R, Samdani AF, Sponseller PD et al. (2016). Visual los after corrective surgery for pediatric scoliosis: incidence and risk factors from a nationwide database. Spine J 16: 516–522.
Decruz J, Kaliya-Perumal AK, Wong KH et al. (2021). Neuromonitoring in cervical spine surgery: when is a signal drop clinically significant? Asian Spine J 15: 317.
Epstein NE, Danto J, Nardi D (1993). Evaluation of intraoperative somatosensory-evoked potential monitoring during 100 cervical operations. Spine 18: 737–747.
Fan D, Schwartz DM, Vaccaro AR et al. (2002). Intraoperative neurophysiologic detection of iatrogenic C5 nerve root injury during laminectomy for cervical compression myelopathy. Spine 27: 2499–2502.
Feng X, Hu Y, Ma X (2020). Progression prediction of mild cervical spondylotic myelopathy by somatosensory-evoked potentials. Spine 45: E560–E567.
Funaba M, Kanchiku T, Yoshida G et al. (2021). Efficacy of intraoperative neuromonitoring using transcranial motor-evoked potentials for degenerative cervical myelopathy: a prospective multicenter study by the monitoring Committee of the Japanese Society for spine surgery and related research. Spine 47: E27–E37.
Grubb SA, Lipscomb HJ, Suh PB (1994). Results of surgical treatment of painful adult scoliosis. Spine 19: 1619–1627.
Hadley MN, Shank CD, Rozzelle CJ et al. (2017). Guidelines for the use of electrophysiological monitoring for surgery of the human spinal column and spinal cord. Neurosurgery 81: 713–732.
Halpin RJ, Sugrue PA, Gould RW et al. (2010). Standardizing care for high-risk patients in spine surgery: the Northwestern high-risk spine protocol. Spine 35: 2232–2238.
Hamilton DK, Smith JS, Sansur CA et al. (2011). Rates of new neurological deficit associated with spine surgery based on 108,419 procedures: a report of the scoliosis research society morbidity and mortality committee. Spine 36: 1218–1228.
Hilibrand AS, Schwartz DM, Sethuraman V et al. (2004). Comparison of transcranial electrical motor and somatosensory evoked potential monitoring during cervical spine surgery. J Bone Joint Surg 86A: 1248–1253.
Hollenhorst RW, Svien HJ, Benoit CF (1954). Unilateral blindness occurring during anesthesia for neurosurgical operations. AMA Arch Ophthalmol 52: 819–830.
Iyer A, Azad TD, Tharin S (2016). Cervical spondylotic myelopathy. Clin Spine Surg 29: 408–414.
James WS, Rughani AI, Dumont TM (2014). A socioeconomic analysis of intraoperative neurophysiological monitoring during spine surgery: national use, regional variation, and patient outcomes. Neurosurg Focus 37: E10.
Journée HL, Berends HI, Kruyt MC (2017). The percentage of amplitude decrease warning criteria for transcranial MEP monitoring. J Clin Neurophysiol 34: 22–31.
Kale P, Dhawas A, Kale S et al. (2015). Congenital kyphosis in thoracic spine secondary to absence of two thoracic vertebral bodies. J Clin Diagn Res 9: TD03–TD04.
Karadimas SK, Erwin WM, Ely CG et al. (2013). Pathophysiology and natural history of cervical spondylotic myelopathy. Spine 38: S21–S36.
Keller TS, Harrison DE, Colloca CJ (2003). Prediction of osteoporotic spinal deformity. Spine 28: 455–462.
Kim DH, Zaremski J, Kwon B et al. (2007). Risk factors for false positive transcranial motor evoked potential monitoring alerts during surgical treatment of cervical myelopathy. Spine 32: 3041–3046.
Klineberg E (2010). Cervical spondylotic myelopathy: a review of the evidence. Orthop Clin North Am 41: 193–202.
Kobayashi K, Imagama S, Ito Z et al. (2017). Prevention of spinal cord injury using brain-evoked muscle-action potential (Br (E)-MsEP) monitoring in cervical spinal screw fixation. Eur Spine J 26: 1154–1161.
Kojima Y, Yamamoto T, Ogino H et al. (1979). Evoked spinal potentials as a monitor of spinal cord viability. Spine 4: 471–477.
Konieczny MR, Senyurt H, Krauspe R (2013). Epidemiology of adolescent idiopathic scoliosis. J Child Orthop 7: 3–9.
Konopka JA, Grabel ZJ, Segal DN et al. (2021). Intraoperative neuromonitoring use patterns in degenerative, nondeformity cervical spine surgery: a survey of the Cervical Spine Research Society. Clin Spine Surg 34: E160–E165.
Langeloo DD, Lelivelt A, Journee L et al. (2003). Transcranial electrical motor-evoked potential monitoring during surgery for spinal deformity: a study of 145 patients. Spine 28: 1043–1050.
Laschinger JC, Cunningham Jr JN, Catinella FP et al. (1982). Detection and prevention of intraoperative spinal cord ischemia after cross-clamping of the thoracic aorta: use of somatosensory evoked potentials. Surgery 92: 1109–1117.
Lee JY, Hilibrand AS, Lim MR et al. (2006). Characterization of neurophysiologic alerts during anterior cervical spine surgery. Spine 31: 1916–1922.
Lee SH, Park SW, Kim YB et al. (2017). The fatty degeneration of lumbar paraspinal muscles on computed tomography scan according to age and disc level. Spine J 17: 81–87.
Legatt AD, Emerson RG, Epstein CM et al. (2016). ACNS guideline: transcranial electrical stimulation motor evoked potential monitoring. J Clin Neurophysiol 33: 42–50.
Lin X, Li C, Lin Q et al. (2017). Intraoperative neuromonitoring loss in abnormal magnetic resonance imaging signal intensity from patients with cervical compressive myelopathy. J Neurol Sci 381: 235–239.
Lyon R, Feiner J, Lieberman JA (2005). Progressive suppression of motor evoked potentials during general anesthesia: the phenomenon of “anesthetic fade”. J Neurosurg Anesthesiol 17: 13–19.
MacDonald DB, Al Zayed Z, Khoudeir I et al. (2003). Monitoring scoliosis surgery with combined multiple pulse transcranial electric motor and cortical somatosensory-evoked potentials from the lower and upper extremities. Spine 28: 194–203.
MacDonald DB, Al Zayed Z, Al Saddigi A (2007). Four-limb

muscle motor evoked potential and optimized somatosensory evoked potential monitoring with decussation assessment: results in 206 thoracolumbar spine surgeries. Eur Spine J 16: 171–187.

MacDonald DB, Stigsby B, Al Homoud I et al. (2012). Utility of motor evoked potentials for intraoperative nerve root monitoring. J Clin Neurophysiol 29: 118–125.

Matz PG, Anderson PA, Holly LT et al. (2009). The natural history of cervical spondylotic myelopathy. J Neurosurg Spine 11: 104–111.

Modi HN, Suh SW, Yang JH et al. (2009). False-negative transcranial motor-evoked potentials during scoliosis surgery causing paralysis: a case report with literature review. Spine 34: E896–E900.

Murphy RF, Mooney JF (2019). Current concepts in neuromuscular scoliosis. Curr Rev Neuromuscul Med 12: 220–227.

Myers MA, Hamilton SR, Bogosian AJ et al. (1997). Visual loss as a complication of spine surgery: a review of 37 cases. Spine 22: 1325–1329.

Nagle KJ, Emerson RG, Adams DC et al. (1996). Intraoperative monitoring of motor evoked potentials: a review of 116 cases. Neurology 47: 999–1004.

Ney JP, Van Der Goes DN, Nuwer MR (2015). Does intraoperative neurophysiologic monitoring matter in noncomplex spine surgeries? Neurology 85: 2151–2158.

Nordwall A, Axelgaard J, Harada Y (1979). Spinal cord monitoring using evoked potentials recorded from feline vertebral bone. Spine 4: 486–494.

Nouri A, Tetreault L, Singh A et al. (2015). Degenerative cervical myelopathy: epidemiology, genetics, and pathogenesis. Spine 40: E675–E693.

Nuwer MR (1987). Recording electrode site nomenclature. J Clin Neurophysiol 4: 121–133.

Nuwer MR (2011). A new multicenter survey of neurologic deficits after spinal deformity surgery: are new models of intraoperative neurophysiologic monitoring less accurate? J Clin Neurophysiol 28: 602–604.

Nuwer MR, Dawson EG, Carlson G et al. (1995). Somatosensory evoked potential spinal cord monitoring reduces neurologic deficits after scoliosis surgery: results of a large multicenter survey. Electroencephalogr Clin Neurophysiol 96: 6–11.

Nuwer MR, Comi G, Emerson R et al. (1998). IFCN standards for digital recording of clinical EEG. Electroencephalogr Clin Neurophysiol 106: 259–261.

Nuwer MR, Emerson RG, Galloway G et al. (2012a). Evidence-based guideline update: intraoperative spinal monitoring with somatosensory and transcranial electrical motor evoked potentials: report of the Therapeutics and Technology Assessment Subcommittee of the American Academy of Neurology and the American Clinical Neurophysiology Society. Neurology 78: 585–589.

Nuwer MR, Emerson RG, Galloway G et al. (2012b). Evidence-based guideline update: intraoperative spinal monitoring with somatosensory and transcranial electrical motor evoked potentials. J Clin Neurophysiol 29: 101–108.

Papadopoulos EC, Boachie-Adjei O, Hess WF et al. (2015). Early outcomes and complications of posterior vertebral column resection. Spine J 15: 983–991.

Patil CG, Lad EM, Lad SP et al. (2008). Visual loss after spine surgery: a population-based study. Spine 33: 1491–1496.

Rao RD, Gourab K, David KS (2006). Operative treatment of cervical spondylotic myelopathy. J Bone Joint Surg Am 88: 1619–1640.

Raynor BL, Bright JD, Lenke LG et al. (2013). Significant change or loss of intraoperative monitoring data: a 25-year experience in 12,375 spinal surgeries. Spine 38: E101–E108.

Reames DL, Smith JS, Fu KM et al. (2011). Complications in the surgical treatment of 19,360 cases of pediatric scoliosis: a review of the Scoliosis Research Society morbidity and mortality database. Spine 36: 1484–1491.

Sardar ZM, Ames RJ, Lenke L (2019). Scheuermann's kyphosis: diagnosis, management, and selecting fusion levels. J Am Acad Orthop Surg 27: e462–e472.

Schwartz DM, Drummond DS, Hahn M et al. (2000). Prevention of positional brachial plexopathy during surgical correction of scoliosis. J Spinal Disord 13: 178–182.

Schwartz DM, Auerbach JD, Dormans JP et al. (2007). Neurophysiological detection of impending spinal cord injury during scoliosis surgery. J Am Acad Orthop Surg 89: 2440–2449.

See RB, Awosika OO, Cambria RP et al. (2016). Extended motor evoked potentials monitoring helps prevent delayed paraplegia after aortic surgery. Ann Neurol 79: 636–645.

Seeck M, Koessler L, Bast T et al. (2017). The standardized EEG electrode array of the IFCN. Clin Neurophysiol 128: 2070–2077.

Slocum HC, O'Neal KC, Allen CR (1948). Neurovascular complications from malposition on the operating table. Surg Gynecol Obstet 86: 729–734.

Sutter M, Eggspuehler A, Grob D et al. (2007a). The validity of multimodal intraoperative monitoring (MIOM) in surgery of 109 spine and spinal cord tumors. Eur Spine J 16: S197–S208.

Sutter M, Eggspuehler A, Grob D et al. (2007b). The diagnostic value of multimodal intraoperative monitoring (MIOM) during spine surgery: a prospective study of 1,017 patients. Eur Spine J 16: 162–170.

Thirumala PD, Bodily L, Tint D et al. (2014). Somatosensory-evoked potential monitoring during instrumented scoliosis corrective procedures: validity revisited. Spine J 14: 1572–1580.

Toledano M, Bartleson JD (2013). Cervical spondylotic myelopathy. Neurol Clin 31: 287–305.

Toleikis JR (2005). American Society of Neurophysiological Monitoring. Intraoperative monitoring using somatosensory evoked potentials. A position statement by the American Society of Neurophysiological Monitoring. J Clin Monit Comput 19: 241–258.

Tran CT, Khoo LT, Martin NM et al. (2012). Somatosensory evoked potential asymmetry in medullary ischemia during cervical spine surgery. J Clin Neurophysiol 29: 17–22.

Traynelis VC, Abode-Iyamah KO, Leick KM et al. (2012). Cervical decompression and reconstruction without intraoperative neurophysiological monitoring. J Neurosurg Spine 16: 107–113.

Ulkatan S, Neuwirth M, Bitan F et al. (2006). Monitoring of scoliosis surgery with epidurally recorded motor evoked potentials (D wave) revealed false results. Clin

Neurophysiol 117: 2093–2101.
Vitale MG, Moore DW, Matsumoto H et al. (2010). Risk factors for spinal cord injury during surgery for spinal deformity. J Bone Jt Surg Am 92: 64–67.
Wang S, Ren Z, Liu J et al. (2020). The prediction of intraoperative cervical cord function changes by different motor evoked potentials phenotypes in cervical myelopathy patients. BMC Neurol 20: 1–8.
York PJ, Kim HJ (2017). Degenerative scoliosis. Curr Rev Musculoskelet Med 10: 547–558.
Zhuang Q, Wang S, Zhang J et al. (2014). How to make the best use of intraoperative motor evoked potential monitoring? Experience in 1162 consecutive spinal deformity surgical procedures. Spine 39: E1425–E1432.
Ziewacz JE, Berven SH, Mummaneni VP et al. (2012). The design, development, and implementation of a checklist for intraoperative neuromonitoring changes. Neurosurg Focus 33: E11.

Further reading

Costa P, Bruno A, Bonzanino M et al. (2007). Somatosensory- and motor-evoked potential monitoring during spine and spinal cord surgery. Spinal Cord 45: 86–91.
Cunningham Jr JN, Laschinger JC, Spencer FC (1987). Monitoring of somatosensory evoked potentials during surgical procedures on the thoracoabdominal aorta: IV. Clinical observations and results. J Thorac Cardiovasc Surg 94: 275–285.
Etz CD, Halstead JC, Spielvogel D et al. (2006). Thoracic and thoracoabdominal aneurysm repair: is reimplantation of spinal cord arteries a waste of time? Ann Thorac Surg 82: 1670–1678.
Fehlings MG, Brodke DS, Norvell DC et al. (2010). The evidence for intraoperative neurophysiological monitoring in spine surgery: does it make a difference? Spine 35: S37–S46.
Jacobs MJ, Elenbaas TW, Schurink GW et al. (2002). Assessment of spinal cord integrity during thoracoabdominal aortic aneurysm repair. Ann Thorac Surg 74: S1864–S1866.
Khan MH, Smith PN, Balzer JB et al. (2006). Intraoperative somatosensory evoked potential monitoring during cervical spine corpectomy surgery: experience with 508 cases. Spine 31: E105–E113.
Lykissas MG, Aichmair A, Hughes AP et al. (2014). Nerve injury after lateral lumbar interbody fusion: a review of 919 treated levels with identification of risk factors. Spine J 14: 749–758.
May DM, Jones SJ, Crockard HA (1996). Somatosensory evoked potential monitoring in cervical surgery: identification of pre- and post-operative risk factors associated with neurological deterioration. J Neurosurg 85: 566–573.
Nuwer MR (2008). In: JR DaubeF Marguiére (Eds.), Intraoperative monitoring of neural function. Handbook of clinical neurophysiology. vol. 8. Elsevier, Amsterdam.
Pelosi L, Lamb J, Grevitt M et al. (2002). Combined monitoring of motor and somatosensory evoked potentials in orthopaedic spinal surgery. Clin Neurophysiol 113: 1082–1091.
Raynor BL, Padberg AM, Lenke LG et al. (2011). Failure of intraoperative monitoring to detect postoperative neurologic deficits: a 25-year experience in 12,375 spinal surgeries. Spine 41: 1387–1393.
Sala F, Palandri G, Basso E et al. (2006). Motor evoked potential monitoring improves outcome after surgery for intramedullary spinal cord tumors: a historical control study. Neurosurgery 58: 1129–1143.
Weinzierl MR, Reinacher P, Gilsbach JM et al. (2007). Combined motor and somatosensory evoked potentials for intraoperative monitoring: intra- and postoperative data in a series of 69 operations. Neurosurg Rev 30: 109–116.

第 12 章
腰椎管狭窄手术的神经生理监测

Stanley Skinner[1*]，Lanjun Guo [2]

[1]*Department of Intraoperative Neurophysiology, Abbott Northwestern Hospital, Minneapolis, MN, United States*
[2]*Department of Surgical Neuromonitoring, University of California San Francisco, San Francisco, CA, United States*

摘 要

腰椎管狭窄手术中神经生理监测的指征取决于患者的体位、手术入路、需减压神经组织、畸形矫正和器械植入等造成的相关风险。文献报道证实腰椎管狭窄手术中仅常规使用 EMG 和 SEP 是不够的，仅用 EMG 对外侧入路进行神经监测也不够充分。腰椎管狭窄患者常出现多种共患病，在常规术前摆放体位时就会有风险。例如，对病态肥胖和（或）糖尿病患者进行监测，可预防采取“超人式”体位后引起的臂丛神经损伤或采取俯卧位后由腹股沟压力引起的股神经损伤。腰椎管狭窄手术的畸形矫正通常需要应用先进的多模式神经监测：EMG、SEP 和 MEP。由于球海绵体肌反射能够检测马尾的圆锥和骶部躯体传入及传出纤维的功能，因此应增加这种监测模式。随着外科医生对 3D 成像、导航和机器人技术依赖程度的增加，使得记录椎弓根螺钉阈值的监测更加细致。腰椎管狭窄手术中的神经生理监测主要受制于无法进行对照组病例系列的研究，所以还需要进行前瞻性队列研究。

关键词：腰椎病理解剖学，腰椎手术，术中神经生理，腰椎侧方椎间融合术并发症，经颅电刺激运动诱发电位，脊柱手术中肌电图，椎弓根螺钉阈值测试，脊柱手术中机器人技术，循证医学

引言

本章将总结成人腰椎关节炎（退化）的病理解剖学，并具体说明术中神经生理监测（IONM）面临的挑战。无论是任何年龄段的峡部裂性腰椎滑脱的特殊问题，或创伤、感染、肿瘤及其他炎症情况所带来的其他风险，都需要 IONM 团队对患者的体位等问题保持更多的警惕。在有些非退行性病变的极端个例（例如，先天性重度 L5-S1 峡部裂性滑脱的复位），L5 神经根的受损风险会增加近 30%。然而，在所有这些疾病中，无论退行性或其他性质的疾病，手术入路和术区内外的神经解剖学风险决定了采用何种 IONM 监测方式。

作者了解到，尤其在美国，多模式 IONM 有时用于低风险疾病手术，如椎间盘突出、无并发症的椎板切除或单节段后外侧腰椎融合术（posterolateral lumbar fusion，PLF）。但是，本章推荐行 IONM 的适应证为：伴或不伴复位的严重脊椎滑脱、其他复杂的畸形、经腰肌入路的腰椎侧方椎间融合术（lateral lumbar int erbody fusion，LLIF），以及所有需要深部截骨 / 闭合的手术。由于腰椎椎间融合术偶尔会引起严重的神经系统损伤，因此，或者在神经系统风险特别高的椎板切除术中，有些外科医生会要求进行 IONM（例如，神经源性跛行伴重度脊椎椎管狭窄的病例）。还须考虑到，总体而言，在微创手术中神经系统的风险可能增加（Epstein，2016 a，b）。

腰椎手术行 IONM 的早期指征是在 PLF 期间置入椎弓根螺钉。Mike Isley 和 Jeff Balzer 详尽、清楚地描述了这些方法，推荐读者去阅读他们的文

* 通讯作者：Stanley Skinner M.D., Medical Director, Intraoperative Neurophysiology, Abbott Northwestern Hospital, Minneapolis, MN, United States. E-mail: stanley.skinner@allina.com

章（Isley 等，1997；Rose 等，1997；Balzer 等，2008）。遗憾的是，椎弓根螺钉阈值测试（pedicle screw threshold testing，PSTT）从未达到足够准确性（敏感性和特异性），无法使其成为预测椎弓根壁破裂的不可或缺的工具。然而这个问题被放大了，因为“电生理”性破壁本身就无法可靠预测临床预后。对于那些使用了电连接植入物 / 测试和（或）PSTT 技术的术者来说，也缺乏令人信服的证据来反对这种做法。因此，尤其是在伴有畸形等复杂情况下，基于正面的经验，外科医生越来越愿意应用术中 3D 成像、基于图像的导航和机器人等先进技术。不过，PSTT 仍是先进成像和导航技术的有益补充（Kassis 等，2016）。

引言最后，我们强调需要情境感知型的团队合作，以在所有情况下最大化 IONM 益处。IONM 的预测准确性必须被视为 IONM 有效实践的必要但不充分的前提，要确保外科医生关注并信任，将准确的报警转化为预防损伤的干预，更确切地定义“充分”的标准（Skinner 和 Holdefer，2020）。因此，临床结果评估是衡量所有 IONM 的标准。

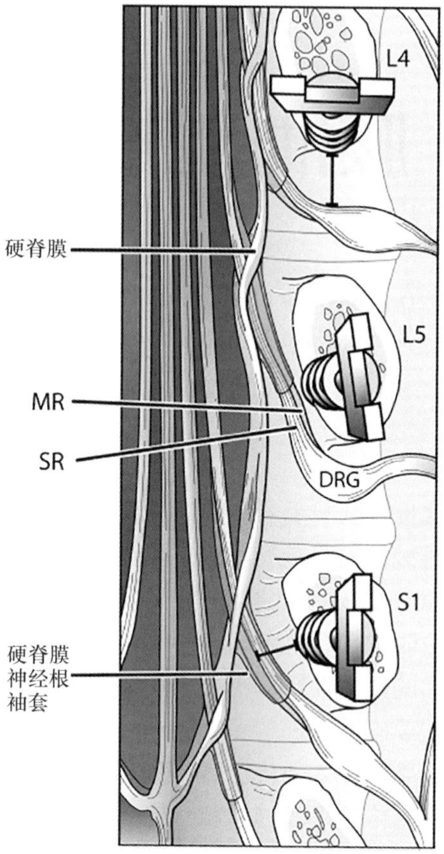

图 12.1 出腰椎神经根用其上方的椎弓根进行编号。椎弓根螺钉穿破内侧壁，几乎触及 L5 神经根；而 L4 和 S1 的螺钉破口则离出根位置有一定距离。每个神经根都可能报告电生理破壁，但其临床风险可能不同。MR：运动根；SR：感觉根；DRG：背根神经节。[Reprinted from Skinner, S. A., & Rippe，D. M.（2012）. Threshold testing of lumbosacral pedicle screws：a reappraisal. J Clin Neurophysiol，29（6），493-501，with permission from the American Clinical Neurophysiology Society.]

腰椎管狭窄的病理解剖学和临床因素

腰椎通常由 5 节椎骨组成。特别是在青年时期，成对的关节突关节（关节面）可以在许多不同的平面上活动，包括屈曲、伸展、侧弯和旋转。椎体是最重的组成部分，由相对柔韧的椎间盘连接起来。椎间盘被比作橡胶似的但坚硬的“滚珠轴承”（髓核），位于一个非常坚硬的外壳内，即纤维环（McCulloch 和 Transfeldt，1997）。椎间盘及其背后的一对小关节被称为“三关节复合体”（Kirkaldy-Willis 等，1978）。椎弓根从椎体朝向后外侧，构成后弓的一部分，包括了脊髓圆锥、马尾和出口神经根等特定水平的神经结构。在每个椎弓根的中下基部（缺失或重复的根除外），单神经根完成其椎弓根周围行程后，通过椎间孔发出，椎间孔编号和其上方椎体编号相同（图 12.1）。

所有的腰骶神经根起源于胸腰交界处，在此脊髓终结为脊髓圆锥。在腰椎中央管中，某一特定的腰椎或骶椎的后根和前根混合作为马尾的一部分下降，混合根在位于椎弓根上方的椎间盘下方穿出，背根神经节就位于出口孔内。例如，每根 L4 神经根穿过 L3 和 L4 椎体之间的椎间盘，绕过 L4 椎弓根基底部，然后通过 L4-5 孔从 L4 椎体下方穿过。这些神经根汇合形成腰丛和腰骶丛，支配下腹壁、骨盆和下肢。尤其是上腰丛（L2 ～ L4）和生殖股神经（L1 ～ L2），在 LLIF 手术入路中存在风险（Singh 和 Al，2020）（图 12.2）。

两个紧邻的硬脊膜外韧带结构——椎体背侧的后纵韧带和椎弓板腹侧的黄韧带，贯穿脊柱的全长。这些韧带在脊柱的运动和完整性中起着至关重要的作用，同时也在症状性脊柱退行性变中起作用。事实上，腰椎退变是一个复杂的、多因素的过程，可能包括韧带磨损、纤维化、屈曲、钙化，以及与椎间盘和小关节结构变化相一致的占位效应（Fitzgerald 和 Newman，1976；McCulloch 和

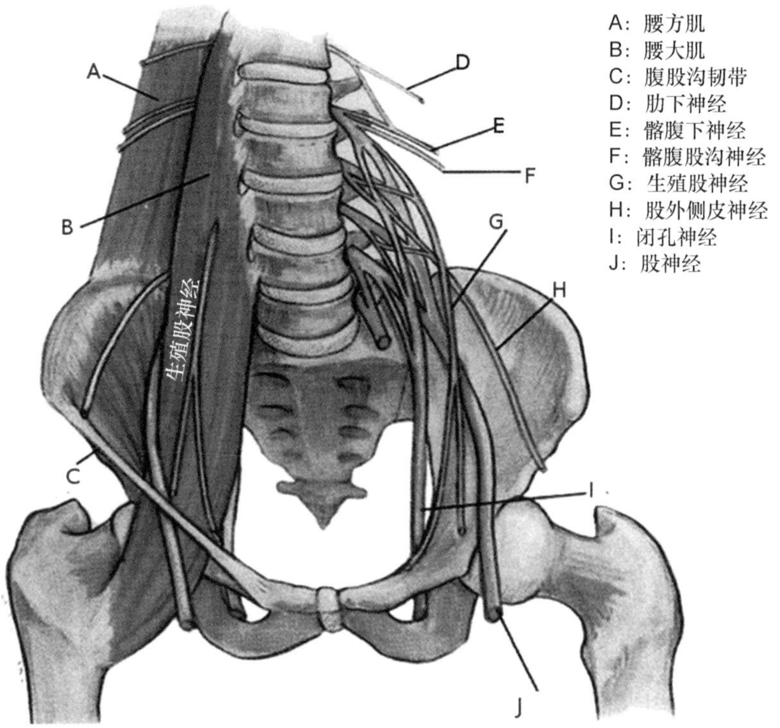

图 12.2　起源于 L1 ～ L2 神经根的生殖股神经以及上腰丛。主神经干（或其单独的生殖神经和股神经分支）向腹侧穿过腰大肌，通常在 L3-4 椎间盘水平或附近。该神经支配提睾肌，在经腰肌入路手术中，在男性和女性中均可监测。[Reprinted from Singh O，Al Khalili Y. Anatomy，Back，Lumbar Plexus. [Updated 2020 Aug 10] . In：StatPearls [internet] . Treasure Island（FL）：StatPearls Publishing；2020 Available from：https：//www.ncbi.nlm.nih.gov/books/NBK545137/，with permission from StatPearls Publishing.]

Transfeldt，1997）。在椎间盘，椎间盘纤维环弹性降低、脱水导致椎间盘变矮和（或）由于黏性的髓核向环外突出导致椎间盘膨出。在小关节面，滑膜炎或囊肿形成，关节外纤维化和钙化会导致关节肥大和骨赘骨刺的形成。腰椎病这个术语通常指这种复杂的病理变化（图 12.3 和图 12.4）。

每个椎体的后弓包括相邻小关节的下关节突和上关节突。椎弓峡部连接后弓上份结构（上关节突关节、椎弓根、横突）与下份结构（下关节突关节、椎板和棘突）。峡部可能断裂和（或）先天性构造缺陷（如峡部裂性脊椎滑脱）。双侧椎体不完整可能导致一节椎体沿下方椎体向前滑移（脊椎滑移）。重度脊椎滑脱的定义是沿椎体前后滑移 > 50%（Meyerding，1931），并与双侧峡部的完整性丧失相关（图 12.5）。在骨关节炎脊柱中，关节突完整性丧失（特别是 L4-5）通常是轻度脊椎滑脱的原因（例如 L4 在 L5 上向前滑移），并潜在伴有一系列症状，包括腰痛、神经根病和马尾综合征（图 12.6）。

许多老年患者和医生都很熟悉慢性腰痛以及与纤维变性、肥厚性和钙化性腰椎退行性变相关的

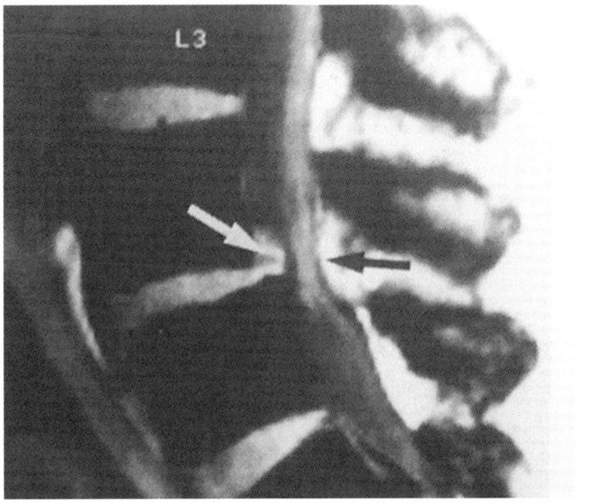

图 12.3　磁共振成像矢状位显示椎间盘高度降低和膨出（白色箭头），以及黄韧带增厚并向内屈曲（黑色箭头）。[Reprinted from McCulloch，J. A.，&Transfeldt，E.（1997）. Macnab’s backache. Williams & Wilkins，with permission from Williams & Wilkins.]

各种加重和缓解因素。圆锥和马尾或个别的下行和出口处神经根，可能受到一种或多种与腰椎退行性变有关的病变影响。无论是在椎间孔和（或）中央管内，神经病理学几乎总是表现为狭窄导致受压

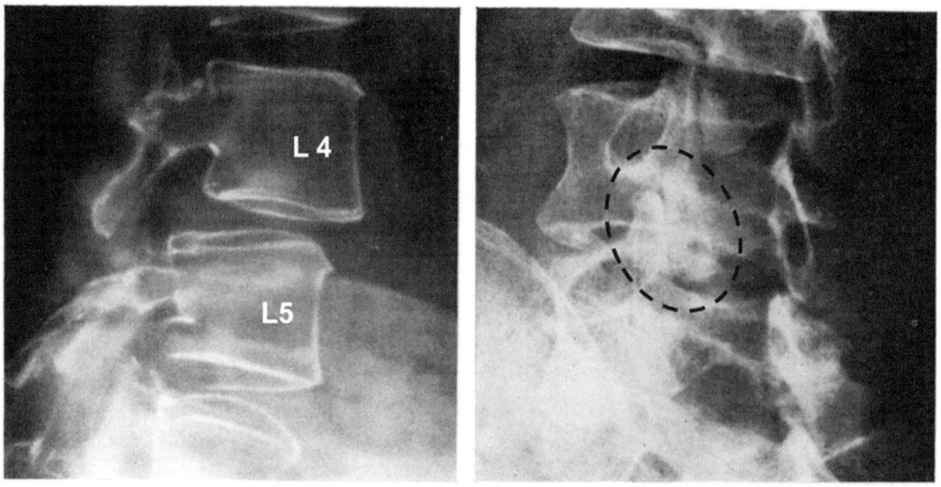

图 12.4 侧位 X 线片显示 L4-5 退行性椎体滑脱。同一患者的斜位图显示左侧 L4-5 关节突关节重度变性（椭圆虚线）。[Reprinted from Fitzgerald，J. A.，& Newman，P. H.（1976）. Degenerative spondylolisthesis. The Journal of bone and joint surgery British volume，58（2），184-192，with permission from Wolters Kluwer.]

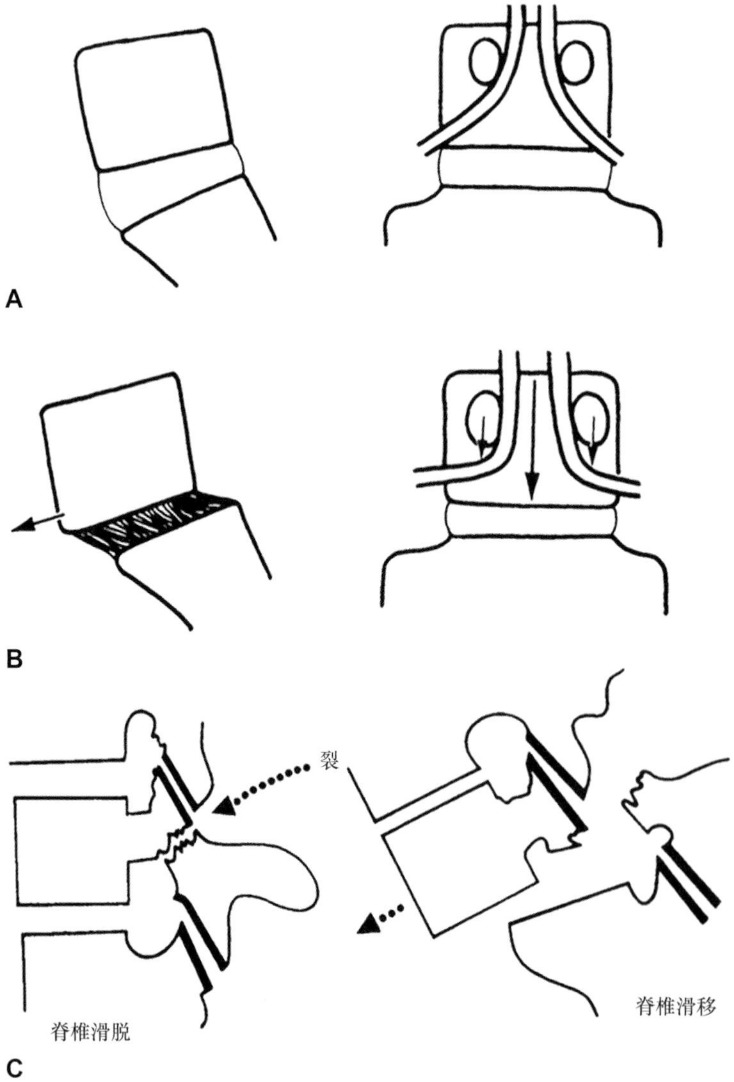

图 12.5 **A.** 正常的腰椎间盘和腰神经根 / 椎弓根的关系。**B.** 椎体滑脱时，出口的神经根成角并被拉长。**C.** 腰椎峡部裂性椎体滑脱（裂）和椎体滑移（脊椎滑移）也可能使中央管严重变形。[Reprinted from McCulloch，J. A.，&Transfeldt，E.（1997）. Macnab's backache. Williams & Wilkins，with permission from Williams & Wilkins.]

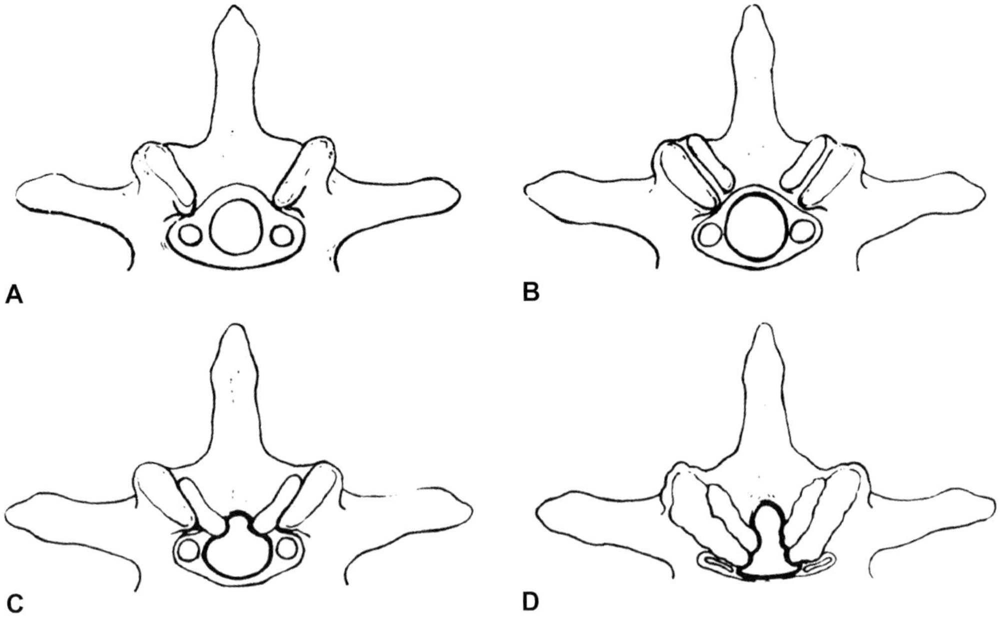

图 12.6 **A.** 轴向切面显示退变性腰椎滑脱病例中，L5 上关节突在中央管 10 点钟和 2 点钟位置；注意 L5 神经根位于外侧隐窝内。**B ～ D.** 图中添加了 L4 的下关节面。当 L4 向前滑动时，L5 神经根受压，中央管形状变为三叶草状。[Reprinted from Fitzgerald，J. A.，& Newman，P. H.（1976）. Degenerative spondylolisthesis. The Journal of bone and joint surgery British volume，58（2），184-192，with permission from Wolters Kluwer.]

（Katz 和 Harris，2008；Siebert 等，2009）。腰椎管狭窄可分为退行性（如上所述）、先天性、创伤后（包括术后）或其他疾病导致（骨性感染、肿瘤、炎症性疾病如风湿性关节炎或强直性脊柱炎）（Arnoldi 等，1976）。

腰椎管狭窄或退行性变的患者通常只表现为背痛。尽管有上述一种或多种其他病理改变，这种疼痛虽不时严重，但没有神经系统临床表现，可被称为“椎间盘源性”疼痛，或在更普遍的退变情况下被称为“脊柱源性”。根据狭窄的位置，各种神经结构如脊神经根、脊髓和（或）马尾神经可能会受压变形，会导致一系列下背部、下肢或盆腔症状和功能障碍。症状通常包括疼痛、刺痛、麻木和（或）下肢无力，有时还包括肠、膀胱和（或）性功能障碍。患者在行走时常出现步态困难和疼痛加剧，以及腿部抽筋，即所谓的腰椎或“神经源性”跛行（见下文）（McCulloch 和 Transfeldt，1997）。

所有的患者几乎都先接受保守治疗。但是，当疼痛无法控制和（或）伴进行性神经功能障碍时可以考虑手术。X 线平片、计算机断层扫描（CT）和磁共振成像可以证实、推断或排除各种形式的腰椎退变诊断。肌电图（EMG）可用于诊断神经根性病变，还可提示其他诊断，如神经卡压、糖尿病神经病变或其他神经肌肉疾病。

在 60 岁以上的人群中，影像学检查显示椎管狭窄非常普遍，特别是在 L3 ～ S1 水平（Ishimoto 等，2013）。约 30% 的患者表现为严重的腰椎管狭窄症，约 17% 的患者有长期的间歇性神经源性跛行症状。事实上，腰椎管狭窄已成为脊柱手术最常见的指征（Schroeder 等，2016）。

手术入路和相关的神经系统风险

治疗腰椎管狭窄可以采用开放或微创手术技术。手术目标是减压神经结构，为脊髓、马尾和（或）神经根提供更多的空间。腰椎融合手术也可解决椎间盘性背痛，但是关于手术与非手术疗效的研究结果尚无定论（Weinstein 等，2006a，b；Bydon 等，2014）。一项观察性研究和随机试验得出结论，在经过严格选择的患者中，手术治疗可能比保守疗法更成功（Weinstein 等，2008）。通常，椎管狭窄手术有两种手术方法：减压和稳定（融合）。腰椎减压术移除退行性椎间盘或骨组织，为椎管或神经根出口孔腾出更多的空间。椎板切除术移除所有或部分椎板，为受压的脊髓和（或）神经根提供更多的空间。这种手术仍然是治疗腰椎管狭窄最常见的方法（Gibson 和 Waddell，2005）。椎板切除术切除受累侧椎体的部分或整个椎板。椎间孔切开术切除过度生长的骨质以扩大椎间孔。这些手术可能会结合进行。

当治疗超过一个脊柱节段时，可能会增加运动节段的不稳定性，因此，腰椎融合可能是减压外的必要步骤。当采用后外侧腰椎融合术（PLF）为主要的融合方法时，引入了椎弓根螺钉植入术［和椎弓根螺钉阈值测试（PSTT）］。融合步骤包括器械内固定、切除小关节、咬除后外侧皮质和植骨。然而，椎间植入物也可以独立于 PLF 或与其一起（360°融合）并入融合节段（Humphreys 等，2001；Farrokhi 等，2018；Wang 等，2020）。

所有腰椎间融合术的主要目标是在手术暴露的范围内植入尺寸适合的椎间移植物，以促进融合率，需要时重建节段前凸，并通过扩张骨神经孔和牵拉中央管狭窄韧带达到间接神经减压（Tan 等，2005；Mobbs 等，2015）（图 12.7）。

后路腰椎椎间融合术（posterior lumbar interbody fusion，PLIF）和经椎间孔腰椎椎间融合术（transforaminal lumbar interbody fusion，TLIF）是后路椎间融合术的主要手术方式。在 PLIF 中，神经根清晰可见，通过一个切口可以实现 360°融合。然而，由于牵拉导致的椎旁肌肉缺血和损伤，可能会延迟患者恢复正常活动。此外，神经根牵拉导致术后神经根病的发生率高于 TLIF，而 TLIF 对椎旁肌肉组织的创伤也较小（Mobbs 等，2015）。

前路腰椎椎间融合术（anterior lumbar interbody fusion，ALIF）可以直接暴露腰椎间盘，从而实现椎间盘的大部切除和植入大型椎间移植物，从而最大限度地覆盖椎体终板（Giang 等，2017）。相反，腰椎侧方椎间融合术（LLIF）穿过腰大肌，推开肌肉内的腰丛神经，从而暴露椎间盘外侧面。极外侧椎间融合术（extreme lateral interbody fusion，XLIF）是 LLIF 中的一种术式，使用定向触发肌电图（triggered-EMG，T-EMG）神经监测系统（NuVasive Inc.，San Diego，CA，USA）（Ozgur 等，2006；Berjano 等，2015）。斜外侧腰椎椎间融合术（oblique lumbar interbody fusion，OLIF）进入椎间盘间隙的前外侧面、腰肌的腹侧（Fujibayashi 等，2015；Abe 等，2017）。

所有术后神经系统并发症均可导致患者预后不良，提升康复难度，提高整体医疗费用（Thirumala

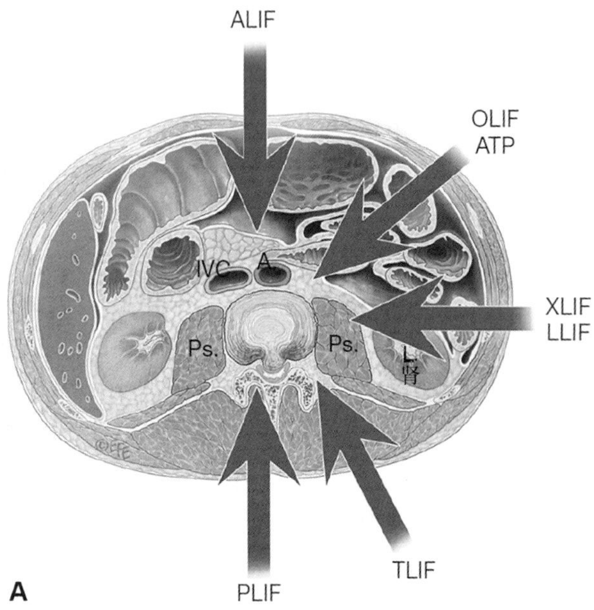

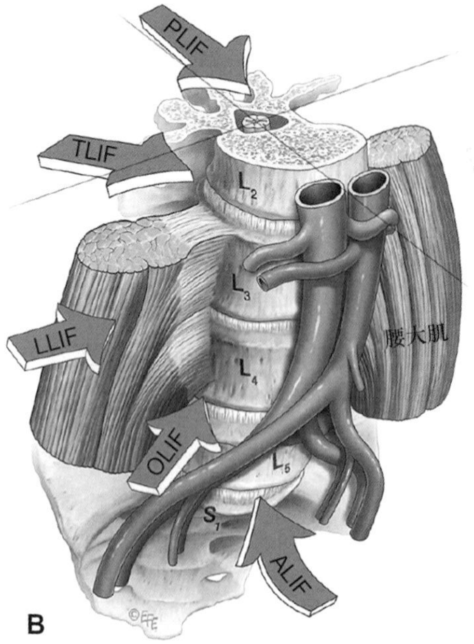

图 12.7 轴位（A）和斜位（B）示意图显示腰椎椎间融合术（lumbar interbody fusion，LIF）入路。ALIF，前路；OLIF，斜外侧入路；LLIF 和 XLIF，侧方入路；TLIF，经椎间孔入路；PLIF，后路；Ps，腰大肌；IVC，下腔静脉；A，主动脉。［Reprinted from Mobbs，R. J.，Phan，K.，Malham，G.，Seex，K.，& Rao，P. J.（2015）. Lumbar interbody fusion：techniques，indications and comparison of interbody fusion options including PLIF，TLIF，MI-TLIF，OLIF/ATP，LLIF and ALIF. Journal of spine surgery，1（1），2，with permission from OSS Press Ltd.］

等，2017）。脊柱侧弯研究学会发病率和死亡率委员会报告了脊柱手术的总体新发神经功能障碍为1%（Hamilton 等，2011）。很多研究都报道了腰椎手术后神经损伤，其发生率从 0.7% ～ 30% 不等（Kimura 等，2001；Carreon 等，2003；Bergey 等，2004；Pateder 和 Kostuik，2005；Sasso 等，2005；Villavicencio 等，2006；Cho 等，2007；Kalanithi 等，2009；Knight 等，2009；Cummock 等，2011；Rodgers 等，2011；Berjano 等，2015）。翻修病例中的神经根麻痹发生率会增加近 3 倍；此外，随着融合节段水平的增加，神经根麻痹的发生率可能还会增加（Pateder 和 Kostuik，2005）。与常规开放性腰椎手术相比，各种微创腰椎手术技术可能会导致更多的神经根损伤（Epstein，2016 a，b）。然而，这一判断远未达成普遍共识（Wang 等，2010；Smith 等，2012；Parker 等，2014）。

在腰椎手术中，足下垂是术后最常见的神经系统损伤，是 L4 和（或）L5 神经根损伤所致（Pateder 和 Kostuik，2005；Sutter 等，2007 a，b；Chang 等，2014；Tamkus 等，2018；Lieberman 等，2019）。这些医源性神经损伤可源于直接机械性压迫、撕裂伤、牵拉或间接缺血。机械性原因导致的神经根损伤程度，取决于施加于神经根的力的大小以及持续时间和（或）其血供（Lyon 等，2009 a，b；Matsui 等，1995；Nagayama 等，2000；Feltes 等，2002）。轻度压迫或牵拉与受累神经的缺血有关（Sunderland，1951；Burnett 和 Zager，2004）。重度的神经压迫或过度、长期的拉伸可导致其结构变形和功能障碍。这些受损神经的功能损伤程度取决于损伤是部分性还是完全性（Liu 等，1948；Ochoa 等，1971）。

手术损伤 L5 或其他神经根和（或）马尾神经的机制可能包括，椎弓根螺钉破入中央管或外侧隐窝、椎间测试或植入物突破中央管、TLIF 术后因椎间盘高度降低引起对侧的椎间孔狭窄或神经根损伤综合征（Bai 等，2015；Rohde 等，2015；Hwang 等，2020）。手术损伤脊髓前交感神经丛（男性有 5% 的逆行射精风险，腹腔镜手术可高达 45%）、股神经（罕见）和大血管（1.9% ～ 24%），会使 ALIF 更复杂（Mobbs 等，2016）。据报道，外侧入路时，腰丛神经损伤可高达 30%（Bergey 等，2004；Tohmeh 等，2011）。

循证医学和 IONM 在腰椎管狭窄 / 脊柱手术中的应用

椎弓根螺钉阈值测试（PSTT）：更新

在 10 年前基于历史叙事的综述中，对于 PSTT 技术最初 20 年的主要结论是：①报警标准应从“常规”10 ～ 15 mA 降低到 5 ～ 8 mA，以提高 IONM 探测破壁的准确性；②内侧椎弓根壁的破裂在临床上通常是无关紧要的（尤其是＜ 2 mm 时），因此，手术医生探查到破裂或影像学检查发现破裂并不是最佳的参考标准；③需要进行关于 PSTT 与临床结局（非破壁）的前瞻性队列研究（Skinner 和 Rippe，2012）。与任何其他 IONM 模式相比，PSTT 结果从来不是二分类的，而是取决于复杂的概率结构。需考虑所选的报警标准，但也要考虑螺钉的传导特性（尺寸、涂层、钛氧化、结构）、骨骼完整性和密度，以及神经病理学情况（Anderson 等，2002；Limthongkul 等，2009；Donohue，2010）。结论：“建议对这些记录进行进一步的前瞻性研究，更加明确电生理学定义的破裂与临床结局之间的关系。”

Mikula 等（2016）发表了一篇包括所有脊柱水平放置椎弓根螺钉准确性的系统评价。以 10 ～ 12 mA 阈值标准时，腰骶椎 PSTT 的敏感性 / 特异性为 0.73/0.96。虽然作者报告的受试者工作特征曲线描绘了非常准确的 PSTT 数据，但他们最终得出结论：“该系统评价结果表明，T-EMG 检测错位螺钉具有很高的特异性，但敏感性只有中等水平（T-EMG 漏诊错位螺钉可高达 22%）。这种方法的准确性随电流阈值、脉冲宽度、使用导体和解剖面积而变化。”正如预期，随着刺激阈值的降低，敏感性降低而特异性增加。由于破裂可能是临床预后不良的标志，因此需要进一步解读数据。

与任何包括汇总数据和森林图的系统评价一样，在 Mikula 的系统评价中，个别研究可能被过度抽象化。该综述纳入最大样本（4857 枚螺钉）和最高权重的研究，研究人员（Raynor 等，2007）仔细分析了较低和较高的刺激范围，得出了每个范围截然不同的准确性数据：阈值 2.8 mA，敏感性 / 特异性为 8.4%/100%；阈值 4 mA，敏感性 / 特异性为 36%/99%；阈值 8 mA，敏感性 / 特异性为 86%/94%。在 Mikula 森林图中，Raynor 的数据敏感性/特异性为87%/94%。在这类汇总分析中，准确性与报警标准之间的微妙关系可能会被忽略。此外，大多数PSTT诊断破壁为真阴性，提高了特异性，同时低估了假阳性预测值（Skinner和Holdefer，2014）。Raynor和Parker等（2011）的一个重要发现（在该系统评价中，植入螺钉2450枚）是阈值大于8 mA或5 mA时，特异性丧失和"假"阳性预测值增加。客观地说，Mikula等确实报告了根据报警标准分层的数据，其结果与Raynor和Parker的个别研究结果有些相似。我们建议将这些范围的下限（5～8 mA）作为PSTT报警标准。我们也同意该系统评价的结论，即不断调整刺激轨道、实时探针刺激的数据不易用于列联表/准确性研究的统计分析，而需要依赖临床结局数据（Bindal和Ghosh，2007）。

Ajiboye等（2017）分析了国家数据库的PLF病例中关于EMG监测的结果（9957例PLF病例，有2495例行EMG，2007—2015年）。稍后我们将在本章讨论"大数据"的优缺点。作者假设该EMG监测是指PSTT期间的触发肌电。研究结果非常明确（考虑到数据库可能包含未调整的混杂因素，可能会显著改变结果）：行EMG监测术后神经损伤发生率为1.36%，未行EMG为1.34%（$P=0.932$）。作者还注意到EMG监测的使用显著下降，从2009年的峰值28.7%下降到2015年的21.9%（$P<0.0001$）。该数据库将"合并症"进行了队列平衡，但作者也报告"数据库中没有包含重要临床信息，如疾病严重程度和手术复杂性，因此无法进行检查。"

关于椎弓根螺钉电生理学的应用，在过去的10年间，在腰骶手术中至少有2项相关的进展变化。具体来说，以下技术日益普及和应用增加：①皮质骨轨迹（cortically based trajectory，CBT）螺钉和其他新技术或改良螺钉置入技术（Reid等，2019）；②术中3D成像、导航和机器人辅助技术（Kim等，2015）。

传统的椎弓根螺钉置入始于横突和关节突外侧缘的交界处。螺钉向内侧进入椎体小梁骨。其路径是经椎弓根，但螺钉常穿过相当靠近中央管的外侧隐窝，而外侧隐窝内有传出神经根。相比之下，CBT的起点位于椎弓峡部的小关节突内侧，插入强调了外侧方向性，进入椎体的皮质骨（而不是小梁骨）。螺钉的走行仍然靠近外侧隐窝，但外科医生倾向于保持"外侧"，这不仅可以改善皮质握持性和固定牢固性，且局部神经损伤较少。当然，内侧CBT置入所需的暴露比小关节外侧置入要少。然而，CBT可能与上部神经根损伤增加相关（Phan等，2015）（图12.8）。

近期一项小型高质量病例系列研究在16例患者中置入64枚CBT腰椎螺钉，研究触发肌电图的准确性（Ashayeri等，2018）。使用7 mA作为PSTT破壁报警标准（内侧、外侧或远端），报告了以下四格表数据：真阳性4.7%，假阳性1.6%，假阴性17.2%，真阴性76.5%。值得注意的是，所

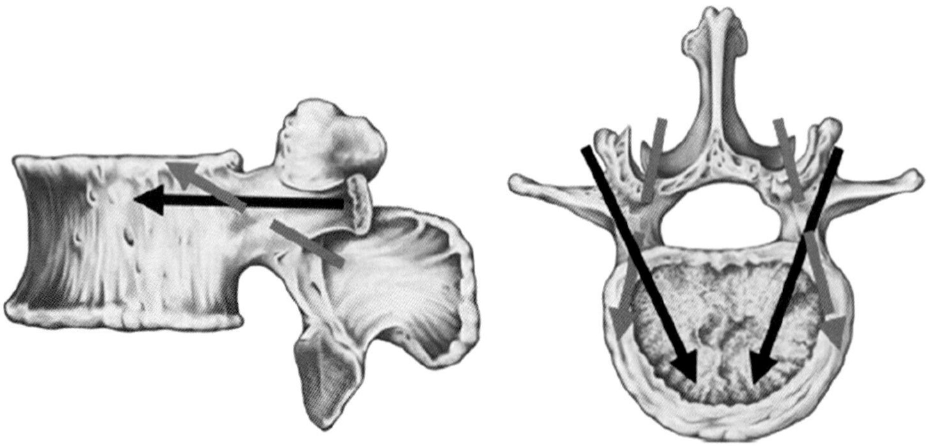

图12.8 传统椎弓根螺钉置入（黑色箭头）与皮质骨轨迹螺钉置入（灰色箭头）对比的侧位和轴位视图。[Reprinted from Phan，K.，Ramachandran，V.，Tran，T. M.，Shah，K. P.，Fadhil，M.，Lackey，A.，... & Mobbs，R. J.（2017）. Systematic review of cortical bone trajectory versus pedicle screw techniques for lumbosacral spine fusion. Journal of spine surgery，3（4），679，with permission from AME Publishing.]

有假阴性病例置入后 CT 均未见内侧破裂。该研究未报告临床预后。通常情况下，PSTT 会探测到上部神经根（而非当前局部节段），这表明 CBT 螺钉采用自下而上路径更有利于双皮质置入，降低远端穿透的可能性。在一篇对照研究的系统评价中，在腰椎融合术中，与采用传统螺钉置入相比，CBT 螺钉固定出血量较少（Phan 等，2017）。

近期发表的综述总结了其他螺钉轨迹、椎间融合的新概念，以及骶盆固定辅助装置以更好地固定复杂（或更长节段）的腰骶融合（Reid 等，2019）。虽然 S2- 髂骨翼螺钉置入（以皮质为基础）比旧的骶盆融合方法更具优势（Jain 等，2015），但有个别坐骨切迹或坐骨神经被侵犯的报道（Kebaish，2010）。首选路径是将螺钉尖端置于坐骨切迹上方的致密皮质骨内。“置入骶骨翼–髂骨螺钉的潜在危险并发症是向下侵犯坐骨切迹，可能会损伤穿过梨状肌上方的臀上动脉和神经……”（Mattei 和 Fassett，2013）。到目前为止，尚未明确或推荐任何确定的神经监测方法。

最近的一项研究比较了 T-EMG PSTT 和 O 臂术中 CT 成像，O 臂成像是参考标准（Ravindra 等，2019）。采用传统方法共置入 1006 枚螺钉（非 CBT 法）。所有患者首先采用 PSTT 12 mA 报警标准。在 T-EMG 报警后，取出螺钉，触诊椎弓根孔以确定是否有破裂，并使用 O 臂成像作为判断破裂的最终标准。作者没有通过 PSTT/ 探针区分内侧和外侧破裂。O 臂成像发现破裂 35 例，其中 15 例为外侧破裂，20 例为内侧破裂。使用 T-EMG 的 PSTT 作为“测试”和 O 臂结果作为“条件 / 参考标准”的四格表数据进行计算，EMG 敏感性 40%，阳性预测值 26%，特异性 96%。作者认为需注意所有的破裂，因为都有神经损伤风险和（或）器械失败的风险，所以未区分内侧和外侧破裂。

Kassis 等（2016）描述了一种通过结合 PSTT 和选择性“重复”术中 CT 来减少辐射暴露的方法。作者使用预先注册的 CT 图像对 71 例患者的 477 枚螺钉进行了 3D 导航检查，用附加的 PSTT 数据来决定是否需要重做 3D CT。作者发现，PSTT 非阳性的患者中 82% 术中进行螺钉植入 /PSTT 后可以避免重做 CT 扫描。由于文献中没有明确建议是否常规进行置入后 3D 扫描，作者认为将 PSTT、3D 导航与选择性重复 3D 扫描相结合是有意义的。

当今，使用机器人技术置入椎弓根螺钉已成为可能（Vadalà 等，2020）。通过 CT 扫描预注册，外科医生术前可以在三个平面上虚拟规划每个螺钉的入路角度，摆放体位后，将此法与高分辨率透视密切匹配。机械臂“知道”其在空间中的位置，并刚性地“桥接”到患者，引导皮肤切口，通过探针 / 钻头穿透骨组织，随后植入实时 / 虚拟成像的螺钉（Pham 等，2020）。

到目前为止，脊柱机器人技术仅限于螺钉的骨固定，患者需要在术中配准后至植入所有螺钉期间保持制动。此后，如有需要，可行 IONM。尽管机器人的精度可达 0.25 mm，但在预先计划或后期阶段仍可能发生人为错误。因此，在螺钉置入后，可根据外科医生的判断进行 PSTT。在复杂的腰椎手术中（例如脊椎滑脱复位或畸形矫正，见下文），也同时记录下肢体感诱发电位（lower limb somatosensory evoked potential，LLSEP）和运动诱发电位（MEP）。为了限制患者体动，需要注意避免靠在患者身上，在置入螺钉时尽量减少脊柱位移，减少呼吸潮气量并且停止 LLSEP 刺激。如果已经严格限制患者的体动，后两种情况可以不用考虑。假如需要考虑患者的体位，也可以在机器人注册之前记录 IONM。总之，“除了上述涉及体动的关键部分外，在机器人技术中使用 IONM 没有任何限制或禁忌，使用的 IONM 方法也无须改变。唯一的不同是在机器人放置螺钉期间限制使用电刺激触发，但一旦螺钉安置完成，手术和 IONM 的应用照常进行”（个人通信，Martin H. Pham）。

在硬膜外腰骶手术中，MEP 监测有价值吗？

支持 IONM 在腰椎管狭窄手术中应用的依据，主要来自一些采用准确性标准确定测试效用的病例系列研究。然而，测试的准确性充其量只与疗效（efficacy，通过实验性、随机性试验评估）或有效性（effectiveness，通过非实验性、观察性试验评估）中度相关。最近，Fehlings 小组总结到：“尽管许多研究支持在腰椎融合手术中使用 IONM，但尚不清楚改进术中危机事件的预先探测，能否转化为术后神经功能废损下降”（Charalampidis 等，2020）。不过，我们认为在腰椎管狭窄手术中，在证实 IONM 有效性的过程中，准确性标准也是必要的。

然而，该团队早期发表的一项高引脊柱手术研究，比较了 EMG 和 LLSEP 技术，结果显示该技术价值不大（Gunnarsson 等，2004）。具体来说，213 例患者中，EMG 的敏感性和特异性分别为 100% 和 24%，LLSEP 的敏感性和特异性分别为 29% 和 95%。并不意外，LLSEP 探测运动功能障碍的敏感性较差。这表明一种监测方式具有高敏感性，而另一种具有高特异性；因此，将这两种监测方法结合起来，可以最大程度地提高 IONM 准确性。尽管通常而言，多模式 IONM 可以提高准确性，但本研究低估了 EMG 显著敏感性（在术后无变化或症状有改善的患者中 76% EMG 阳性，阳性预测值为 8.5%）。事实上，一些研究中显示的 EMG 波形不是病理性波形。尤其在美国，在腰椎管狭窄的 IONM 期间进行 EMG 和 LLSEP 监测，不使用 MEP 监测是有逻辑问题的。事实上这两种测试都不能可靠地监测运动功能（Skinner，2015）。匹兹堡大学研究小组的一份报告佐证了这一观点（Pease 等，2016）。他们分析了近 3 年期间 4489 名接受 IONM（EMG 和 LLSEP）的脊柱手术患者：LLSEP 的总体敏感性和特异性分别为 20.7% 和 90.8%，腰椎融合手术组的 EMG/LLSEP 联合敏感性和特异性分别为 17.8% 和 88.6%，作者得出结论："SSEP 的优势在于其阴性预测值。"

最近发表的一项多中心预测分析，纳入了 4386 例硬膜外腰骶部手术患者，为术中行 MEP 监测提供了必要的证据（Wilent 等，2020）。所有病例均采用 EMG、LLSEP 和 MEP 进行监测（多采用波幅降低＞ 50% 为报警标准）。总体发现 12 例新发、显著的足下垂，与手术结束缝合过程中不可逆的胫骨前肌 MEP 报警有关，没有假阴性结果。胫骨前肌报警的阳性预测值［真阳性 /（真阳性＋假阳性）］为 12/27 ＝ 44.4%。值得注意的是，87 例（占总数的 2%）MEP 报警后恢复的患者没有出现新发运动功能障碍。关于可逆性信号变化的这一发现，是支持 IONM 效用（非有效性）的关键证据（Skinner 和 Holdefer，2014；Holdefer 等，2015；Holdefer 和 Skinner，2020）。

Tamkus 等（2018）回顾性分析了连续纳入的 130 例累及 L4 ～ S1 节段的腰骶部病例。该研究目的是明确可靠的 MEP 报警标准。术后新发足下垂 5 例（3.8%），其中 2 例（1.5%）持续存在。＞ 50% 波幅降低标准的敏感性和特异性分别为 100% 和 88%，ROC 曲线下面积标准同样准确。

瑞士苏黎世研究小组发表了一系列的病例系列研究，体现出竭诚奉献、以患者为中心的 IONM 理念（Sutter 等，2007 a，b）。神经内科医生亲自处理病例。在每个病例术前，手术医生和神经内科医生都会一起评估患者的风险，并确定需要进行的测试项目。这些工作步骤使作者 IONM 数据的准确性更有说服力，作为预防损伤（而不仅是预测）的代表，手术医生在遇到 IONM 数据报警时更倾向于进行干预处理（Lall 等，2012）。苏黎世研究小组人员近期发表的研究包括 2728 例患者（2000—2011 年，时间跨度 11 年），其中 40% 患有腰椎管狭窄（Sutter 等，2019）。多模式 IONM 的敏感性和特异性分别为 93% 和 99%，其中 EMG 的敏感性和特异性为 15% 和 99%，LLSEP 的敏感性和特异性为 40% 和 99%，MEP 的敏感性和特异性为 81% 和 99%。作者使用表面电极记录 EMG，这在一定程度上可以解释其低敏感性（Skinner 等，2008）。在较早期的数据组中，有 409 例腰骶部手术由于病例或手术的复杂性（如畸形）和（或）神经根并发症的特殊风险，选择使用 IONM（Sutter 等，2007 a，b）。与上述研究结果一致，作者得出结论："根据我们的经验，SEP 对于腰神经根监测不那么重要，然而，连续 EMG 以及 MEP 监测手术累及神经根所支配的肌肉至关重要。"

这些研究数据认为，硬膜外腰骶手术中准确的 IONM 报告确实依赖于多模式的监测方法，其中当然包括了 MEP 的记录。

腰骶椎畸形和重度脊椎滑脱中 IONM 的应用

苏黎世研究小组在 17 例 L5-S1 重度脊椎滑脱（high-grade spondylolisthesis，HGS）患者复位和内固定 / 融合手术中，研究 IONM 预测 L5 神经根损伤的能力（Schär 等，2017）。作为欧洲脊柱协会（EURO-SPINE）脊柱 Tango 登记数据库系统的一部分，他们还使用经认证的问卷随访患者预后。其中，L5 神经根的监测方法为记录腓骨长肌或胫骨前肌 EMG 和 MEP，采用波幅降低＞ 50% 为 MEP 的报警标准。5 例患者术后出现新发或加重 L5 神经根损伤，术中仅探测到 2 例。然而，3 例漏诊患者中有 2 例漏诊原因是因为未监测踇长伸肌，出现孤立的临床症状。5 例患者中，有 4 例在 3 个月内恢复，1 例失访。有趣的是，≤ 3 个月内出现 L5 神经根症状的患者，短期和长期的随访结果中背部或腿部疼痛报告没有差异，术后症状也无明显的改善。

加利福尼亚大学旧金山分校（UCSF）研究小组行足背屈损伤测试，在 542 例手术病例中确诊了 25 例 L5 损伤患者（Lieberman 等，2019）。将监测且出现损伤的患者与总样本中 50 名监测且无损伤的患者进行比较（病例对照设计）。对所有研究者行胫骨前肌和踇伸肌 MEP/EMG 监测。病例组和对照组在性别、年龄和 BMI 上没有差异。HGS、经椎弓根椎体截骨术（pedicle subtraction osteotomy，PSO）和经椎间孔腰椎椎间融合术（TLIF）在两组占比相似。出现 L5 神经根损伤、背屈不能的患者，其胫骨前肌和踇长伸肌的 MEP 平均值降低分别为 67% 和 65%，波幅降低明显高于对侧未受伤侧和对照组（$P < 0.01$）。受试者工作特征和无效事件重新分组改进分析显示，同时监测胫骨前肌和踇长伸肌时，MEP 的准确性更高。MEP 波幅降低 ≥ 50% 为诊断背屈损伤的最佳标准。不出所料，在这种情况下，EMG 的敏感性仅为 40%。这是因为 HGS 复位和 PSO（及关闭切口）是相对缓和的操作，不太可能造成运动神经或神经束机械性去极化（Skinner 等，2009；Skinner 和 Transfeldt，2009）。

TLIF 和 ALIF 中 IONM 的应用

椎间盘切除和植入 cage/ 植入物有损伤发出的神经根和（或）马尾的风险。Duncan 等（2012）连续纳入 115 例 TLIF 患者，行 EMG、LLSEP 和 MEP 监测。在椎体间植入 cage 时，有 5 例患者 LLSEP 消失，去除 cage 后，LLSEP 恢复。移植材料被替换为唯一植入物。报告中没有提到 EMG 和 MEP 报警。术后，3 例患者临床症状无改变，但 1 例出现新发马尾神经综合征，另 1 例出现新发 L5 神经根麻痹。Kim 等（2015）报道了 275 例 TLIF 患者，行 LLSEP 和 EMG 监测，还有 66 例行 MEP 监测。其中 5 例患者出现新发严重的下肢无力（肌力 3/5 级），其中 MEP 监测到 4 例，1 例假阴性。

在 ALIF 手术期间，存在髂动脉过度牵拉导致神经和肌肉缺血的风险。俄勒冈大学的一研究小组对 189 例 ALIF 患者行 LLSEP 监测（其中 131 例还使用 MEP）。有 15 例患者出现报警（13 例仅 LLSEP 报警，2 例 LLSEP 和 MEP 报警）。解除牵拉后，所有患者恶化的诱发电位恢复正常，均未出现术后功能障碍（Yaylali 等，2014）。如前所述，ALIF 手术入路可能会导致射精障碍（Mobbs 等，2016），但目前还没有 IONM 方法来预测或预防该并发症。

LLIF 和 OLIF 中 IONM 的应用

最近，Krieg 等（2019）报道了连续纳入 157 例腰椎侧方椎间融合术（LLIF）患者的手术经验，未使用 IONM。出院及随访 3 个月时出现“运动功能障碍”（未明确定义）的比率分别为 3.8% 和 3.5%。作者认为，该不良预后发生率，在使用 IONM 的 LLIF 研究中居于下限，是合理的。然而，在早期研究中，“IONM”通常指 EMG，而在本章中，我们已经看到文献指出 EMG 无法明确探测神经传导障碍，对高危状况下导致不良预后的敏感性低，总体准确性低。

已有研究提出在传统仅使用 EMG 的 LLIF 监测方案中增加 MEP 监测的理论依据和可能的效用（Block 等，2015）。Chaudhary 等（2015）建议，在撑开牵开器后，对股四头肌 MEP 的消失需要及时报告及应对。目前尚缺乏有良好对照的 IONM 在 LLIF 中应用的前瞻性队列研究，Riley 等（2018）报告了一项回顾性研究结果，将 229 名使用 EMG/MEP 监测组与 246 名仅使用 EMG 的监测组进行比较。与仅 EMG 监测组相比，EMG/MEP 组在术后即刻（6% *vs.* 17%，$P < 0.001$）和 1 年（1% *vs.* 9%，$P < 0.005$）运动和运动＋感觉功能障碍的发生率都显著更低。但作者指出，两组数据没有匹配或控制潜在重要的混杂因素，因此，未测量的变量可能部分解释了上述结果。

斜外侧腰椎椎间融合术（OLIF）是在腹部大血管和腰大肌之间斜行进入腰椎前外侧的微创手术，已被一些外科医生采用。截至目前，常见的神经系统并发症是短暂性周围神经 / 神经根的感觉功能障碍或感觉异常，或一过性腰肌无力。有人提出“因为采用腰大肌前的解剖通道入路，神经监测是不必要的……”（Mobbs 等，2015）。例如，在一项纳入 155 例患者的病例系列研究中，有 2 例出现永久性神经损伤（1.2%）：一例因髓核突入致马尾神经损伤，另一例为“当外科医生穿破纤维环时……”造成对侧神经根损伤（Abe等，2017）。因此作者得出结论，“无论是否使用神经监测，损伤都是不可避免的……”，可通过使用透视引导并强调“轻柔穿透对侧纤维环”来避免这些损伤。因此，他们认为在OLIF期间行IONM是“没有必要的”。但是，最近一篇报道纳入235例患者，显示OLIF总并发症的发生率为32.3%，术后12例患者出现短暂性肌无力，其中腰肌9例，股四头肌3例，没有提及IONM（Zeng等，2018）。这两项早期的OLIF病例系列研究还显示显著的动脉损伤发生率（Abe，2.6%；Zeng，3%）。上述数据至少表明，尽管随着时间的推移，外科医生的手术技巧预期会有所提高，但斜向入路仍有一些神经血管风险，关于是否行IONM的临床试验似乎既可行又必要。

腰椎管狭窄术中的IONM方法

下面总结了本章第一作者（SS）在腰椎管狭窄手术，特别是LLIF入路所采用的监测方法。我们的方法不仅反映了我们已发表的数据和不断发展的专业知识，也与前述国际研究人员的结果一致。具体细节可能会因当地合作伙伴、项目而异。具体模式方法在本书的其他部分进行了详细介绍。

我们团队（以及脊柱IONM专业）受益于UCSF的Lieberman和Lyon小组的工作。强烈建议读者了解他们关于麻醉性消退（Lyon等，2005）、MEP波形简化（Lyon和Yingling，2005）和神经根IONM的相关研究，我们在此简要总结。该小组基于发布数据提示记录MEP不要“跨越”肌肉（如踇长伸肌-胫骨前肌），因为这种操作本质上是用另一块“跨越”肌肉中仍然正常的运动单位掩盖一块失去运动单位的肌肉（Lyon等，2009 a，b）。因此，与记录单独肌肉相比，MEP的敏感性降低。大多数现代设备可容纳多达16～32个通道，“跨越”肌肉记录不再必要。此外，在手术操作可能危及神经结构时，过度调整MEP参数（例如提高刺激电压）可能会影响神经根损伤的探测，导致假阴性结果（Lyon等，2010）。在实验室研究中，该小组研究了持续牵拉猪神经根（支配胫骨前肌，拉力＝2牛顿，超过10 min）的电生理反应。发现MEP波幅逐渐呈“曲线”下降，T-EMG阈值逐渐上升。牵拉神经根中仅20%出现强直自发EMG（spontaneous EMG，S-EMG）放电（Lyon等，2009 a，b）。Feltes等（2002）在20例接受腰椎间盘切除术的患者中，使用一种特殊的牵开器，在没有出现S-EMG激惹或异常运动结果的情况下，测量平均牵引力为7牛顿（Feltes等，2002）。该机制和这些发现很可能与L5神经根在HGS复位和深层PSO/闭合过程中相对缓慢的拉伸有关，牵拉可能会阻断运动传导，但对运动轴突的能量耗散不足，不足以诱发S-EMG活动（参见第4章）。

所有脊柱手术中，显著的病理性自发EMG放电（A-train），碰触到神经后表现出的暴发样波或碰触/损伤脊髓产生的超节段放电，都是S-EMG监测的重点。所有疑似有潜在威胁的电活动都必须与较浅麻醉下的良性自发或伤害反射性EMG募集，以及缺乏经验、困扰解读的各种伪迹相鉴别。缓慢的神经压迫或缺血可阻断神经传导并导致损伤，但不引起S-EMG放电。此外，传导障碍可发生在直接神经刺激的近端。因此，S-EMG和T-EMG都不应单独用于判定外周或中枢神经运动传导和功能是否正常。

在本机构，在合并畸形矫正或深部截骨和闭合时，在后外侧或椎间融合术中会要求使用IONM。所有的S-EMG均显示为每格时间300＋ms，用肌内电极记录，记录部位通常包括双侧内斜肌（髂前上棘附近）（L1～L2）、长收肌（L2～L3）、股外侧肌（L2～L4）、胫骨前肌（L4～L5）、踇长伸肌（L5）、踇展肌（S1～S2）和肛门外括约肌（S2～S4）。

以球型探针为阴极与附近阳极成对，行触发EMG，刺激电量0～30＋mA（脉宽100～200＋μs），记录窗宽每格3～5 ms，用于椎弓根螺钉阈值测试（PSTT）和其他邻近结构测试（如在LLIF或OLIF期间）。当在胸椎或胸腰椎水平进行螺钉测试时，需要使用成串刺激（3～5个脉冲）。椎弓根螺钉结构、螺钉涂层、骨质的质量、邻近神经结构的病理状态以及既往手术情况都会对阈值的解释产生影响。由于椎弓根/神经根的解剖关系变异，以及缺乏对椎弓根破裂（包括向内或向下）超过2 mm的后果的认识，所以当试图将电生理椎弓根损伤与影像学或临床预后联系起来时，会产生不可避免的不准确性（Skinner和Rippe，2012）。因此，在任何情况下，PSTT报警阈值都不是二分法

（即“正常”或“不正常”）。相反，当向外科医生报告 PSTT 结果时，有必要基于不精确的概率分析来谨慎表达。一般来说，阈值低于 10 mA 就需要特别警惕和关注；低于 5 mA，特别是低于 2 mA 则表明与神经非常接近或直接接触 / 刺激到神经。许多外科医生在要求进行椎弓根螺钉测试时，将其作为术中 2D C 臂或 3D O 臂 /CT 导航的辅助工具（参见前文关于 PSTT 内容）。

此外，在所有腰椎管狭窄手术中，需要记录下肢肌肉的 MEP（采用双侧小指展肌做对照）和 LLSEP。近 2 年来开始用四极螺旋电极刺激以记录 MEP，通常意味着使用的电压较低和体动较少，可从远端和近端肌肉获得稳定的 MEP 信号（Cohen 和 Lima，2019）。

要在腰椎管狭窄手术中安全实施 IONM，需满足包括所有设备的一般电气安全要求，例如，包括避免在长时间电手术中因回路垫（负极板）故障而导致电极针置入部位灼伤。在脊柱手术中，由于患者可能会一次或多次翻身，有牙垫滑动的风险，与 MEP 相关的严重舌咬伤风险会更高。患者每次翻身时，都要检查使用的软牙垫是否在正确的位置。我们注意到偶有关于螺旋电极的刺激部位出现圆形斑秃的报道。安置电极时，我们先将螺旋电极拧紧，谨慎起见，再松开至少 1/4 圈，以防止头皮缺血。

球海绵体肌反射（bulbocavernosus reflex，BCR）是检测脊髓圆锥功能以及马尾神经传入和传出神经通路的有效手段（Skinner 和 Vodušek，2014）。因可快速记录，在圆锥和（或）马尾存在手术风险时，该项监测已成为常规操作。使用塑胶带将塑料贴片电极固定住（如 Tegaderm™）极大提高了患者翻身时电极的稳定性。术中操作存在神经系统损伤风险时，具有重复性的早期反应（R1）波幅降低 > 50% 可作为报警标准（见下文）。

同时行四个成串刺激（TOF）神经肌肉接头测试、脑电图和上肢 SEP（upper limb SEP，ULSEP），作用分别是检查神经肌肉接头功能、评估麻醉深度和监测上肢摆放体位。腰椎管狭窄患者有时伴有明显的颈椎管狭窄的症状及体征，或有颈椎管狭窄的明确诊断。在这些情况下，我们有必要在插管前后检查上、下肢 SEP 和远端肌肉 MEP。对所有腰椎管狭窄患者，后续每步体位摆放都要行 IONM 测试。全程使用全静脉丙泊酚-阿片类麻醉剂。除了插管时（使用去极化肌松剂）和暴露阶段（使用快速可逆的非去极化肌松剂）的很短时间外，我们不赞成使用神经肌肉阻滞剂。一些患者可能可以耐受小剂量的右美托咪定或氯胺酮，且不影响 IONM。当使用吸入麻醉时，很少有成年患者能进行有效的神经监测。

出现显著的 S-EMG 活动（A-train 或与危险因素相关的暴发波）提示向外科医生报警并且得到确认，需要立即行 MEP。由于 MEP 会引起体动，当手术工具靠近硬脊膜、出神经根或腰丛时，须向术者要求行此项监测，以避免神经损伤。

如果达到报警标准，会发出 SEP 和（或）MEP 报警。传统上，SEP 的报警标准是波幅降低 > 50%。数年来，我们一直谨慎地遵循现在已发布的建议意见，即如果稳定的 SEP 波幅下降不到 50%，也应报警（MacDonald 等，2019）。MEP 报警标准因解剖部位不同而异：脊髓（波幅下降 > 80%），马尾、神经根 / 神经丛（波幅下降 > 50%）。然而，下述情况下我们可能会坚持更严格的标准：① MEP 的波幅在最近时段相对变异大；②没有发生确切的高风险事件（MacDonald 等，2013）。

然而，我们须清楚，高危事件还包括手术部位外发生的事件。例如，肩部体位错误（如“超人”姿势）导致下臂丛神经损伤（Schwartz 等，2000），腹股沟压力增加致股神经受压，操作或牵拉大血管导致远端栓塞或缺血（参见 ALIF 部分），以及由于失血、低血压以及其他低灌注状态导致神经系统全面缺血。技术故障和生理变化（如体温降低）可能使 IONM 的解读变得更为复杂。在我们的实践中，一类常见的 IONM“恶化”发生于改变患者体位后，大腿近端肌肉的 MEP 多相性减少和波幅降低，这常见于大腿粗的患者，肌肉内针电极滑入皮下脂肪中（Gonzalez 等，2018）。检查针电极时，会发现表面位置没有明显的变化。这一问题也很重要，因为电极不在肌肉内时，就不易识别病理性 S-EMG 活动（见下文 LLIF 部分）。

自从 15 年前 Ozgur 等（2006）提出 LLIF 技术以来，它广受欢迎。这是一种针对上腰椎和中腰椎的微创手术技术。与 ALIF 相比，它避免暴露腹腔内结构，并且与主要血管结构保持较安全的距离。然而，LLIF 存在损伤上腰丛神经的风险。对于这些病例，我们肌内记录增加提睾肌（L1 ~ L2，生殖股神经），该肌肉穿过外侧腹股沟浅环（图 12.9），男性和女

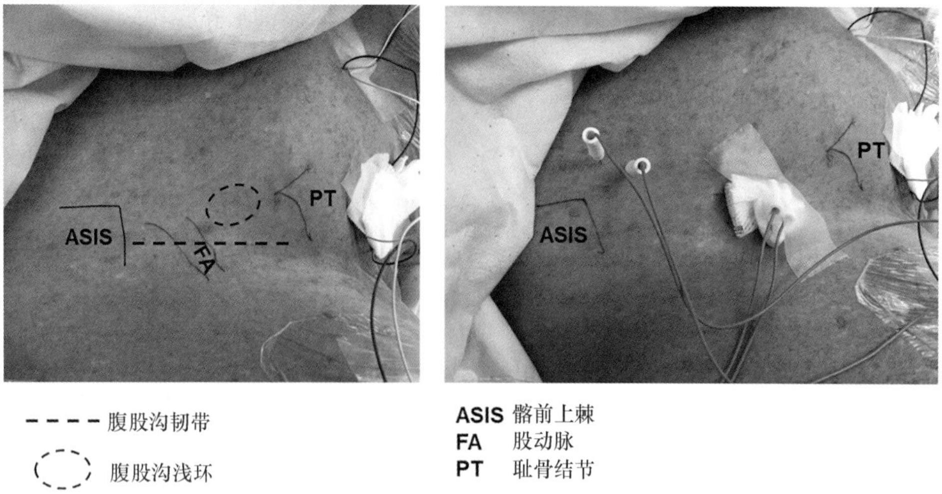

图 12.9 髂前上棘（ASIS）外上方 2 cm 为内斜肌标志点和进针点，腹股沟浅环（虚线环）外侧缘为提睾肌标志点和进针点，可在多数患者耻骨结节（PT）外侧扪及光滑浅凹。FA：股动脉

性都能可靠记录。提睾肌 S-EMG 和 T-EMG 可作为接近上腰丛的有效的定位标识。还可记录提睾肌的 MEP，用以避免术后单侧睾丸下垂或阴囊 / 唇疼痛（图 12.10）。

我们将成对、长约 37＋mm 肌内长针电极置于长收肌和股内侧肌和（或）股外侧肌，并使用 T-EMG 以确保扩张器和牵开器叶片与神经结构之间的安全距离。用于椎弓根螺钉测试的技术方法和非二分法报告也适用于这种情况。在深部刺激扩张器时，必须注意与同侧髋关节或腹壁 EMG 记录的阳极回路电极保持距离，特别是在提睾肌和内斜肌，距离过近可能会错误地记录附近的阳极刺激反应。仅使用 EMG 并不能探测到撑开的牵开器叶片拉伸或挤压腰丛造成的传导阻滞。在这种情况下，尽管 SEP（隐神经）和 MEP 都能记录，但最令人担心的并发症，即长期或永久性的股四头肌麻痹，需要进行运动测试（Silverstein 等，2014）。包括股四头肌在内的四肢近端肌肉的运动记录尤其困难，因为与远端肌肉相比，近端肌肉的皮层运动神经元投射相对较少，且下级运动单位的供应密度低。所以，与远端肌肉（如踇展肌）相比，近端肌肉 MEP 波幅较低、相位较少、变异性更大。在已发表的研究中，通常在所有肌肉中采用皮下针电极，间隔几厘米记录 MEP。在我们的实践中，对于多数远端肢体，用密集排列的肌内电极可有效记录 EMG 和 MEP。然而，对于股四头肌的 MEP 记录，我们已经逐渐转为采用皮下肌肉-肌腱 MEP 记录，由此产生的 MEP 通常要比肌肉-肌肉记录的（用皮下、表面或肌肉内电极）波幅更高，变异性更小（图 12.11）。我们现在正在一项获得 IRB 批准的试

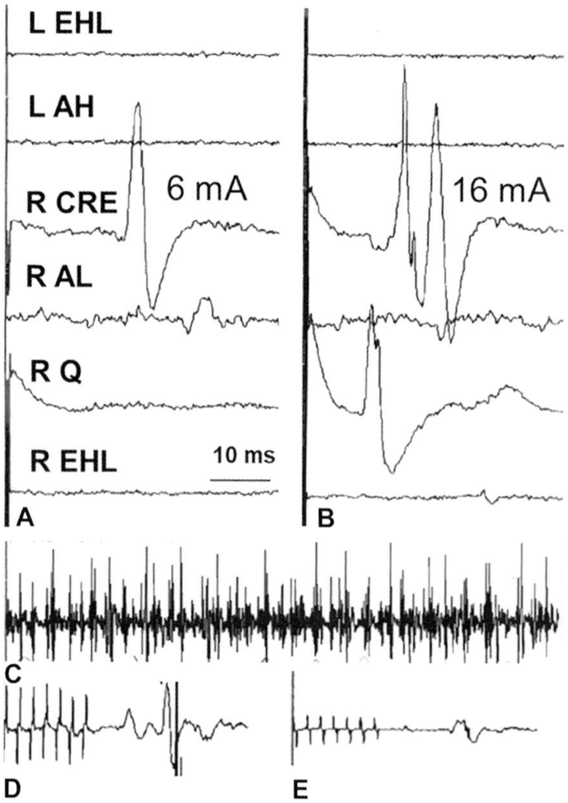

图 12.10 **A.** 在经腰大肌入路期间，用 6 mA 刺激扩张器（dilator）以明确 L1 ～ L2 生殖股神经。**B.** 调整扩张器位置，阈值提高到 16 mA，被认为是较安全的位置。**C.** 撑开牵开器（retractor），提睾肌产生连续自发 EMG 发放。**D** 和 **E.** 以相同灵敏度显示提睾肌 MEP 基线（**D**）以及撑开牵开器后提睾肌 MEP（**E**）。患者术后出现同侧睾丸下垂和阴囊疼痛。L，左；R，右；EHL，踇长伸肌；AH，踇展肌；CRE，提睾肌；AL，长收肌；Q，股四头肌

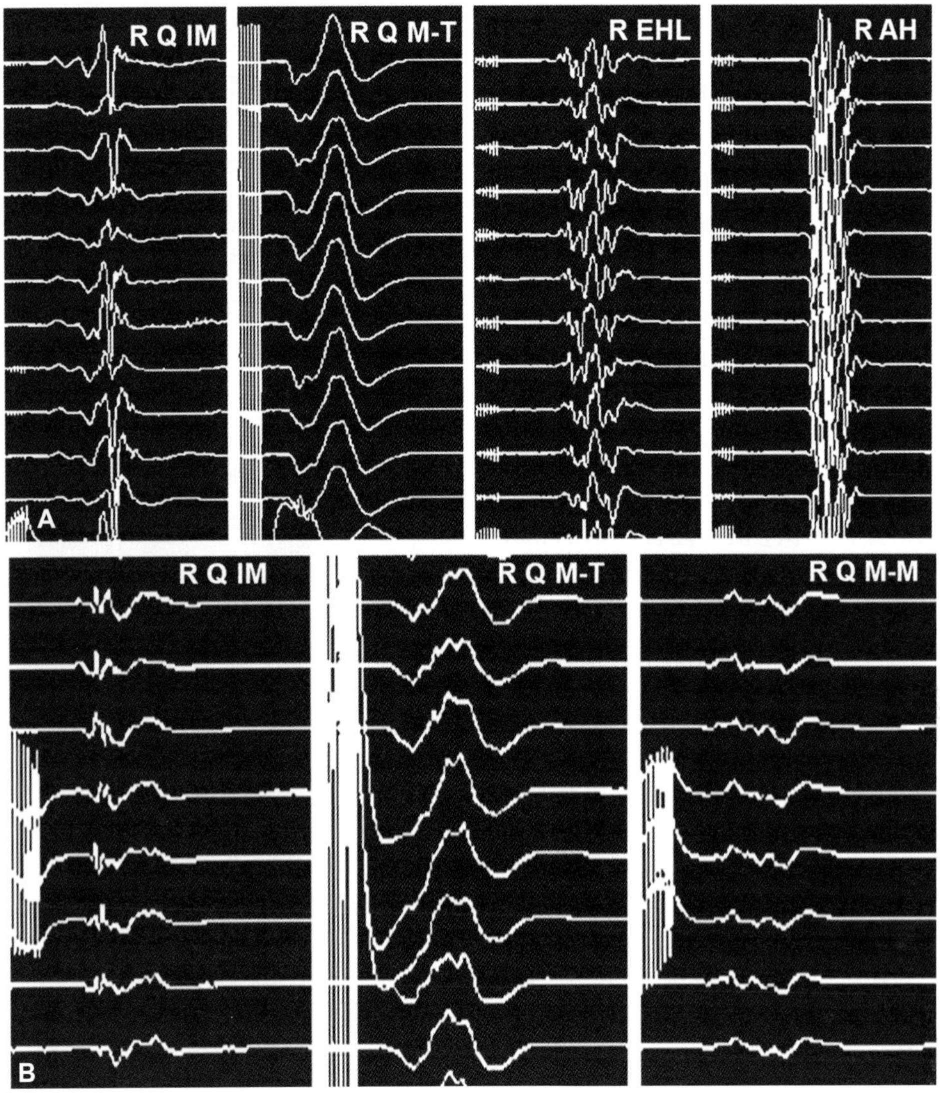

图 12.11　A. 比较右侧股四头肌肉–肌肉内（right quadriceps muscle-muscle intramuscular，R Q IM）和右侧股四头肌肌肉–肌腱（right quadriceps muscle-tendon，R Q M-T）皮下运动诱发电位记录。注意，相较而言，R Q M-T 更稳定，R Q IM 的波幅和形态变异性更大。远端右侧踇长伸肌（R EHL）和右侧踇展肌（R AH）的肌肉内记录重复性高。**B.** 在相同的放大器增益和显示灵敏度下，比较 R Q IM 和 R Q M-T 的 MEP 与皮下肌肉–肌肉记录（right quadriceps muscle-muscle，R Q M-M）。R Q IM 记录来自右侧股外侧肌的肌内电极，间隔 2 cm；R Q M-T 记录是从股直肌中点到肌腱；R Q M-M 记录来自股外侧肌的皮下肌肉–肌肉电极，间隔 5 cm

验中，比较股四头肌肌肉–肌腱和肌肉–肌肉 MEP 的记录。

在 LLIF 手术过程中，有两个步骤存在神经系统风险：①在椎间盘水平撑开牵开器叶片；②椎间盘摘除和测试 / 植入物定位。对于 L1 ～ L4 节段水平，我们的 IONM 方法应该能够探查相关的神经根 / 神经丛的牵拉或压迫，并预防并发症。然而，外科医生和 IONM 团队应在术前达成一致，并为每位患者协同行动，直到这些步骤在每位患者中都被普遍认可并遵循。

撑开牵开器叶片后，首先，使用 T-EMG 刺激扩张器和牵开器，以测试与神经根或神经丛的接近度。一般来说，T-EMG 阈值大于 10 ～ 15 mA 可能是安全的；阈值＜ 10 mA 就提示需要对植入物重定向。任何情况下，在撑开牵开器叶片之前，需要记录下肢肌肉 MEP 基线，尤其是 L2 ～ L4 神经根 / 腰丛神经支配的近端（大腿）肌肉。一旦记录了特定的基线，且与之前的记录相似，则在撑开牵开器叶片后立即重新测试 MEP。我们认为，如果四极 MEP 技术能减少体动，则外科医生能更好地接受 MEP，以确保在椎间盘切除等过程中牵开器保持安全位置。如果达到股四头肌报警标准，就需要闭合牵开器叶片并重新放置，有时需要多次调整才能安全暴露椎间盘（图 12.12）。

切除椎间盘，进行测试和定位椎间植入物。在这一步骤中，中央椎管受侵犯和（或）椎间孔闭塞导致神经受压的潜在风险虽然低，但确实存在，并且在所有椎间融合术中都是相似的（图 12.13）。BCR 测试圆锥骶神经根的传入和传出功能。在正常情况下，波形很稳定，并且在主动测试 / 植入物定位过程中，可以进行非常频繁的刺激，也不会出现激活后抑制。还应记录连续 S-EMG 和频繁进行 LLSEP 测试，并在测试 / 植入位置的前后记录 MEP 波。BCR、LLSEP 和（或）MEP 的波幅降低强烈提示传导障碍，并需要重新定位。

我们要遵循所有的电气安全协议，这已在本书其他部分进行详细阐述。在本机构，每一例腰骶部手术案例都由一名经过认证的技师和主管医师共同进行监测。在大多数情况下，术前他们还在病房一起探视和检查患者。若术前未完成与手术医师以及其他 IONM、麻醉或手术人员之间的沟通，则在记录基线之前和记录期间完成，以确保在发生 IONM 报警时，对 IONM 测试和采取的措施达成一致。该方法以患者为中心，避免出现错误，Skinner 等已经发表论文对此进行阐述（Skinner 等，2017）。尽管本文第一作者采取的具体方法如此，但以患者为中心的测试选择 / 基线记录、制订麻醉方案和 IONM 解读 / 报警沟通，这些工作的完成始终需要外科医生、麻醉医生和 IONM 团队的协作优化。

基于腰骶椎硬膜外手术 IONM 证据的思考

Fehlings 研究小组最近对他们在 2010 年发表的脊柱手术 IONM 的系统评价进行了补充，并发表了一篇叙述性综述随访（Fehlings 等，2010；Charalampidis 等，2020）。早期综述发现多模式 IONM 可以“敏感且特异”地探测 / 预测术中神经功能恶化的“高级别证据”，但仅有“低级别证据”支持 IONM 可以预防新发损伤。作者在 10 多年前提醒我们，“无论监测有多准确或有预测价值，卫生政策和公共卫生观点都强调，只有在行诊断性测试可能导致采取干预措施，从而改善患者结局的情况下，才应进行”。最新发表的综述针对该问题取得了一些初步

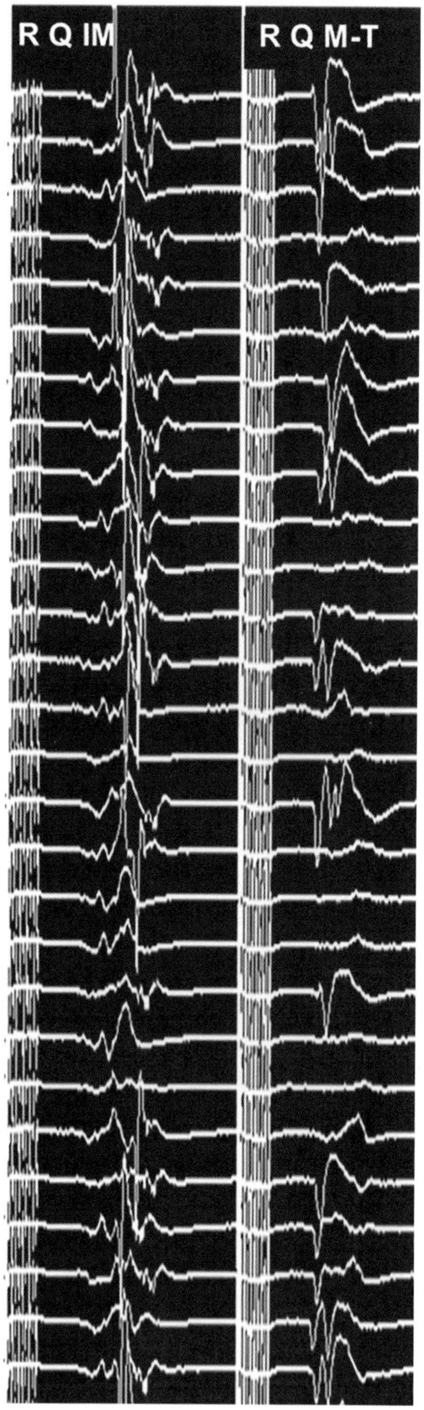

图 12.12 在经腰大肌入路过程中反复打开和关闭牵开器的情况下，右侧股四头肌肌肉-肌腱（R Q M-T）运动诱发电位比肌内（R Q IM）运动诱发电位反应更好地反映了上腰丛的传导状态。最终，外科医生“将牵开器置于距腰大肌稍远的位置，实际上可看到椎间盘。外科医生几乎完全没有撑开牵开器”。R Q IM 记录来自右侧股外侧肌的肌内电极，电极间距 2 cm；R Q M-T 皮下记录来自股直肌中点到肌腱

进展。在缺乏前瞻性对照临床研究［可严格控制已知的清晰（混杂）变量］的情况下，Fehlings 团队除了更新病例系列外，还能够基于机器学习对“大

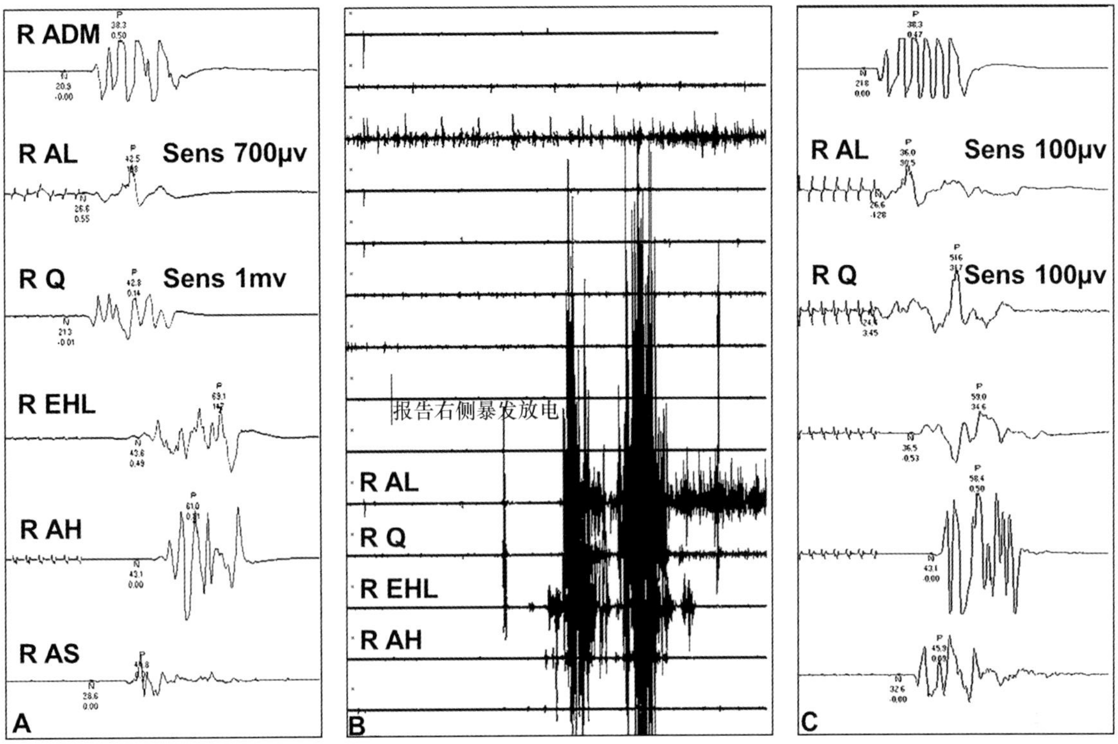

图 12.13 **A.** 稳定的运动诱发电位（MEP）提示经腰肌入路、撑开牵开器和椎间盘切除均顺利完成。**B.** 在植入椎间融合装置过程中发生明显的自发 EMG 暴发放电。**C.** 随后右侧股四头肌（R Q）的 MEP 波幅降低 > 90%（股外侧肌），右侧长收肌（R AL）波幅降低。患者麻醉苏醒后出现显著的长期右侧股四头肌无力。R：右侧；Sens：灵敏度；ADM：小趾展肌；EHL：踇长伸肌；AH：踇展肌；AS，肛门外括约肌。

数据”进行回顾。与事先计划好的前瞻性队列研究相比，挖掘大型国家数据库数据更容易获得 IONM 比较研究的替代方案。Ney 等（2015）在一个非常庞大的全国样本中，研究脊柱减压和“简单”融合手术中使用和不使用 IONM 情况对比。IONM 组表现较好，神经系统并发症的发生率为 0.8%，而未监测组为 1.4%［校正后的神经系统并发症 OR = 0.60（95% CI 0.46，0.76，$P < 0.001$）］。监测组额外增加了住院费用。该研究提示 IONM 有预防损伤的作用。另一方面，斯坦福大学的一个神经外科小组同样回顾了一个大型国家数据库，发现颈前路椎间盘切除术和融合手术、腰椎融合术或腰椎间盘切除术中，监测组与非监测组结果没有差异（Cole 等，2014）。但该小组发现，在腰椎板切除术中，监测组确实结果更好。

尽管存在这些不同的研究发现，但这样的“大”数据库在组间偏倚方面仍然面临挑战。Sim 总结如下：“循证医学优先考虑在数据收集和分析中明确控制偏倚，最大程度地提高内部有效性”。相比之下，大数据方法很少涉及方案导向的数据收集，而是通过“更多的数据胜过更好的数据”这个原则来最大化精度和外部有效性（Sim，2016）。随着数据输入包括更大、更深的解释变量（混杂变量）信息池，大数据研究可能会得到持续改进。

Fehlings 小组仍强烈支持 IONM 在脊柱手术中的应用，但也感叹道，“缺乏前瞻性研究验证 IONM 的效用”（Charalampidis 等，2020）。该观点虽不够普遍，但在近期发表的一项腰骶部退行性变 IONM 手术评估的研究中也表达了类似观点：“有几项低级别研究表明，SEP 信号的变化与神经根损伤之间存在相关性。但是，一旦信号发生变化，无法证明术中操作可以恢复神经功能。有证据表明，阈值低于 5 mA 表明椎弓根螺钉的内侧壁破裂，尽管目前尚不清楚这是如何影响整体预后。最后，没有证据表明腰椎融合术中的神经生理监测可以改变手术结果。不幸的是，最近发表的文献几乎没有解答上述担忧”（Sharan 等，2014）。我们认为这种对 IONM 证据的批评言过其实。特别是，上述讨论的一些研究确实表明了 IONM 报警的可逆性。这类事件，尤其是与高风险相关的操作背景（如 TLIF 椎间移植物植入/切除或LLIF牵开器打开/闭合）相结合，对于逐渐缓慢增长的IONM证据基础至关重要（Glasziou等，2007）。这种可逆性数据很难进行单纯预测，不能用普通列联表进行充分总结。可逆性信号变化分析支持IONM的效用，并有助于在脊柱外科行IONM的因果建模。这种建模将有助于设计未来的IONM对照研究（Holdefer和Skinner，2020）。

应提倡继续进行疗效研究（随机对照试验），因为这种实验性研究（不同于观察性研究）理论上可以控制已知和未知的解释变量（Daniel等，2018）。然而，由于担忧随机分配的、未监测的患者在复杂的手术过程中受到严重伤害，随机化存在相当大的阻力。在缺乏令人信服和权威的比较研究数据的情况下，外科医生最终还是根据培训、经验、专家意见和现有可信的且主要是预测性的数据线索来决定谁接受IONM。这种由外科医生决定的情况，确实为将IONM问卷/数据库嵌入现有大型脊柱手术登记系统提供了可能。通过这种方式，就可以完成符合伦理要求、基于观察而非实验的、控制已知变量的关于"IONM"的有效性研究（Howick等，2016）。

（王珏　王燕燕　译　李晓宇　方媛　审校）

参考文献

Abe K, Orita S, Mannoji C et al. (2017). Perioperative complications in 155 patients who underwent oblique lateral interbody fusion surgery: perspectives and indications from a retrospective, multicenter survey. Spine 42: 55–62.

Ajiboye RM, Zoller SD, D'Oro A et al. (2017). The utility of intraoperative neuromonitoring for lumbar pedicle screw placement is questionable: a review of 9957 cases. Spine 42: 1006.

Anderson DG, Wierzbowski L, Schwartz D et al. (2002). Pedicle screws with high electrical resistance: a potential source of error with stimulus-evoked EMG. Spine (Phila Pa 1976) 27: 1577–1581.

Arnoldi CC, Brodsky AE, Cauchoix J et al. (1976). Lumbar spinal stenosis and nerve root entrapment syndromes. Clin Orthop Relat Res 115: 4–5.

Ashayeri K, Sahasrabudhe N, Galic V et al. (2018). Retrospective analysis of EMG-evoked potentials in cortical bone trajectory pedicle screws. Clinical Spine Surgery 31: E391–E396.

Bai J, Zhang W, Zhang X et al. (2015). A clinical investigation of contralateral neurological symptom after transforaminal lumbar interbody fusion (TLIF). Med Sci Monitor: Int Med J Exp Clin Res 21: 1831.

Balzer JR, Crammond D, Habeych M et al. (2008). Intraoperative EMG during spinal pedicle screw instrumentation. Handb Clin Neurophysiol 8: 404–422.

Bergey DL, Villavicencio AT, Goldstein T et al. (2004). Endoscopic lateral transpsoas approach to the lumbar spine. Spine 29: 1681–1688.

Berjano P, Langella F, Damilano M et al. (2015). Fusion rate following extreme lateral lumbar interbody fusion. Eur Spine J 24: 369–371.

Bindal RK, Ghosh S (2007). Intraoperative electromyography monitoring in minimally invasive transforaminal lumbar interbody fusion. J Neurosurg Spine 6: 126–132.

Block J, Silverstein JW, Ball HT et al. (2015). Motor evoked potentials for femoral nerve protection in transpsoas lateral access surgery of the spine. Neurodiagnostic J 55: 36–45.

Burnett MG, Zager EL (2004). Pathophysiology of peripheral nerve injury: a brief review. Neurosurg Focus 16: 1–7.

Bydon M, De la Garza-Ramos R, Macki M et al. (2014). Lumbar fusion versus nonoperative management for treatment of discogenic low back pain: a systematic review and meta-analysis of randomized controlled trials. Clinical Spine Surgery 27: 297–304.

Carreon LY, Puno RM, Dimar JR et al. (2003). Perioperative complications of posterior lumbar decompression and arthrodesis in older adults. JBJS 85: 2089–2092.

Chang MS, Chang YHH, Revella J et al. (2014). Revision spinal fusion in patients older than 75: is it worth the risks? Spine 39: E35–E39.

Charalampidis A, Jiang F, Wilson JR et al. (2020). The use of intraoperative neurophysiological monitoring in spine surgery. Global. Spine J 10: 104S–114S.

Chaudhary K, Speights K, McGuire K et al. (2015). Transcranial motor evoked potential detection of femoral nerve injury in trans-psoas lateral lumbar interbody fusion. J Clin Monit Comput 29: 549–554.

Cho KJ, Suk SI, Park SR et al. (2007). Complications in posterior fusion and instrumentation for degenerative lumbar scoliosis. Spine 32: 2232–2237.

Cohen B, Lima E (2019). O-10 minimizing body movements from motor evoked potential testing using LQP-TceMEP methodology. Clin Neurophysiol 130: e24.

Cole T, Veeravagu A, Zhang M et al. (2014). Intraoperative Neuromonitoring in Single-Level Spinal Procedures: A Retrospective Propensity Score–Matched Analysis in a National Longitudinal Database. Spine 39: 1950–1959.

Cummock MD, Vanni S, Levi AD et al. (2011). An analysis of postoperative thigh symptoms after minimally invasive transpsoas lumbar interbody fusion. J Neurosurg Spine 15: 11–18.

Daniel JW, Botelho RV, Milano JB et al. (2018). Intraoperative neurophysiological monitoring in spine surgery: a systematic review and meta-analysis. Spine 43: 1154–1160.

Donohue M (2010). Complications of thoracic pedicle screw neuromonitoring. In Paper presented at 21st annual meeting of the American Society of Neuromonitoring. In Paper presented at 21st annual meeting of the American Society of Neuromonitoring, Nashville, April 23. 171–176

Duncan JW, Bailey RA, Baena R (2012). Intraoperative decrease in amplitude of somatosensory-evoked potentials of the lower extremities with interbody fusion cage placement during lumbar fusion surgery. Spine J 12: S99–S100.

Epstein NE (2016a). More nerve root injuries occur with minimally invasive lumbar surgery, especially extreme lateral interbody fusion: a review. Surg Neurol Int 7: S83.

Epstein NE (2016b). More nerve root injuries occur with minimally invasive lumbar surgery: Let's tell someone. Surg Neurol Int 7: S96.

Farrokhi MR, Yadollahikhales G, Gholami M et al. (2018). Clinical outcomes of posterolateral fusion versus posterior lumbar interbody fusion in patients with lumbar spinal stenosis and degenerative instability. Pain Physician 21: 383–406.

Fehlings MG, Brodke DS, Norvell DC et al. (2010). The evidence for intraoperative neurophysiological monitoring in spine surgery: does it make a difference? Spine 35: S37–S46.

Feltes C, Fountas K, Davydov R et al. (2002). Effects of nerve root retraction in lumbar discectomy. Neurosurg Focus 13: 1–2.

Fitzgerald JA, Newman PH (1976). Degenerative spondylolisthesis. J Bone Joint Surg British 58: 184–192.

Fujibayashi S, Hynes RA, Otsuki B et al. (2015). Effect of indirect neural decompression through oblique lateral interbody fusion for degenerative lumbar disease. Spine 40: E175–E182.

Giang G, Mobbs R, Phan S et al. (2017). Evaluating outcomes of stand-alone anterior lumbar interbody fusion: a systematic review. World Neurosurg 104: 259–271.

Gibson JA, Waddell G (2005). Surgery for degenerative lumbar spondylosis. Cochrane Database Syst Rev 2.

Glasziou P, Chalmers I, Rawlins M et al. (2007). When are randomised trials unnecessary? Picking signal from noise. BMJ 334: 349–351.

Gonzalez AA, Cheongsiatmoy J, Shilian P et al. (2018). Comparison of transcranial motor evoked potential amplitude responses between intramuscular and subcutaneous needles in proximal thigh muscle. J Clin Neurophysiol 35: 431–435.

Gunnarsson T, Krassioukov AV, Sarjeant R et al. (2004). Real-time continuous intraoperative electromyographic and somatosensory evoked potential recordings in spinal surgery: correlation of clinical and electrophysiologic findings in a prospective, consecutive series of 213 cases. Spine 29: 677–684.

Hamilton DK, Smith JS, Sansur CA et al. (2011). Rates of new neurological deficit associated with spine surgery based on 108,419 procedures: a report of the scoliosis research society morbidity and mortality committee. Spine 36: 1218–1228.

Holdefer RN, Skinner SA (2020). Motor evoked potential recovery with surgeon interventions and neurologic outcomes: a meta-analysis and structural causal model for spine deformity surgeries. Clin Neurophysiol 131: 1556–1566.

Holdefer RN, MacDonald DB, Skinner SA (2015). Somatosensory and motor evoked potentials as biomarkers for post-operative neurological status. Clin Neurophysiol 126: 857–865.

Howick J, Cohen BA, McCulloch P et al. (2016). Foundations for evidence-based intraoperative neurophysiological monitoring. Clin Neurophysiol 127: 81–90.

Humphreys SC, Hodges SD, Patwardhan AG et al. (2001). Comparison of posterior and transforaminal approaches to lumbar interbody fusion. Spine 26: 567–571.

Hwang SH, Park SW, Kim YB (2020). Risk factors for symptomatic contralateral foraminal stenosis after unilateral transforaminal lumbar interbody fusion. World Neurosurg 133: e452–e458.

Ishimoto Y, Yoshimura N, Muraki S et al. (2013). Associations between radiographic lumbar spinal stenosis and clinical symptoms in the general population: the Wakayama spine study. Osteoarthr Cartil 21: 783–788.

Isley MR, Pearlman RC, Wadsworth JS (1997). Recent advances in intraoperative neuromonitoring of spinal cord function: pedicle screw stimulation techniques. Am J Electroneurodiagnostic Technol 37: 93–126.

Jain A, Hassanzadeh H, Strike SA et al. (2015). Pelvic fixation in adult and pediatric spine surgery: historical perspective, indications, and techniques: AAOS exhibit selection. JBJS 97: 1521–1528.

Kalanithi PS, Patil CG, Boakye M (2009). National complication rates and disposition after posterior lumbar fusion for acquired spondylolisthesis. Spine 34: 1963–1969.

Kassis SZ, Abukwedar LK, Msaddi AK et al. (2016). Combining pedicle screw stimulation with spinal navigation, a protocol to maximize the safety of neural elements and minimize radiation exposure in thoracolumbar spine instrumentation. Eur Spine J 25: 1724–1728.

Katz JN, Harris MB (2008). Lumbar spinal stenosis. N Engl J Med 358: 818–825.

Kebaish KM (2010). Sacropelvic fixation: techniques and complications. Spine 35: 2245–2251.

Kim HJ, Lee SH, Chang BS et al. (2015). Monitoring the quality of robot-assisted pedicle screw fixation in the lumbar spine by using a cumulative summation test. Spine 40: 87–94.

Kimura I, Shingu H, Murata M et al. (2001). Lumbar posterolateral fusion alone or with transpedicular instrumentation in L4–L5 degenerative spondylolisthesis. Clinical Spine Surgery 14: 301–310.

Kirkaldy-Willis WH, Wedge JH, Yong-Hing K et al. (1978). Pathology and pathogenesis of lumbar spondylosis and stenosis. Spine 3: 319–328.

Knight RQ, Schwaegler P, Hanscom D et al. (2009). Direct lateral lumbar interbody fusion for degenerative conditions: early complication profile. Clinical Spine Surgery 22: 34–37.

Krieg SM, Bobinski L, Albers L et al. (2019). Lateral lumbar interbody fusion without intraoperative neuromonitoring: a single-center consecutive series of 157 surgeries. J Neurosurg Spine 30: 439–445.

Lall RR, Lall RR, Hauptman JS et al. (2012). Intraoperative neurophysiological monitoring in spine surgery: indications, efficacy, and role of the preoperative checklist. Neurosurg Focus 33: E10.

Lieberman JA, Lyon R, Jasiukaitis P et al. (2019). The reliability of motor evoked potentials to predict dorsiflexion injuries during lumbosacral deformity surgery: importance of multiple myotomal monitoring. Spine J 19: 377–385.

Limthongkul W, Savage J, Nenonene EK et al. (2009). Evaluation of the intrinsic properties of pedicle screws: do diameter, manufacturing and screw design affect resistance and/or resistivity. Bosn J Basic Med Sci 9: 77–82.

Liu CT, Benda CE, Lewey FH (1948). Tensile strength of

human nerves: an experimental physical and histologic study. Arch Neurol Psychiatry 59: 322–336.

Lyon R, Yingling CD (2005). In: Patterns of TcMEP decline predict postoperative neurological deficits, *16th annual meeting of the American Society of Neurophysiological Monitoring,* Philadelphia, Pennsylvania.

Lyon R, Feiner J, Lieberman JA (2005). Progressive suppression of motor evoked potentials during general anesthesia: the phenomenon of" anesthetic fade". J Neurosurg Anesthesiol 17: 13–19.

Lyon R, Burch S, Lieberman J (2009a). Mixed-muscle electrode placement ("jumping" muscles) may produce false-negative results when using transcranial motor evoked potentials to detect an isolated nerve root injury in a porcine model. J Clin Monit Comput 23: 403.

Lyon R, Lieberman JA, Feiner J et al. (2009b). Relative efficacy of transcranial motor evoked potentials, mechanically-elicited electromyography, and evoked EMG to assess nerve root function during sustained retraction in a porcine model. Spine 34: E558–E564.

Lyon R, Gibson A, Burch S et al. (2010). Increases in voltage may produce false-negatives when using transcranial motor evoked potentials to detect an isolated nerve root injury. J Clin Monit Comput 24: 441–448.

MacDonald DB, Skinner S, Shils J et al. (2013). Intraoperative motor evoked potential monitoring—a position statement by the American Society of Neurophysiological Monitoring. Clin Neurophysiol 124: 2291–2316.

MacDonald DB, Dong C, Quatrale R et al. (2019). Recommendations of the International Society of Intraoperative Neurophysiology for intraoperative somatosensory evoked potentials. Clin Neurophysiol 130: 161–179.

Matsui H, Kitagawa H, Kawaguchi Y et al. (1995). Physiologic changes of nerve root during posterior lumbar discectomy. Spine 20: 654–659.

Mattei TA, Fassett DR (2013). Low-profile pelvic fixation with sacral alar-iliac screws. Acta Neurochir 155: 293–297.

McCulloch JA, Transfeldt E (1997). Macnab's backache, Williams & Wilkins.

Meyerding HW (1931). Spondylolisthesis. JBJS 13: 39–48.

Mikula AL, Williams SK, Anderson PA (2016). The use of intraoperative triggered electromyography to detect misplaced pedicle screws: a systematic review and meta-analysis. J Neurosurg Spine 24: 624–638.

Mobbs RJ, Phan K, Malham G et al. (2015). Lumbar interbody fusion: techniques, indications and comparison of interbody fusion options including PLIF, TLIF, MI-TLIF, OLIF/ATP, LLIF and ALIF. J Spine Surgery 1: 2.

Mobbs RJ, Phan K, Daly D et al. (2016). Approach-related complications of anterior lumbar interbody fusion: results of a combined spine and vascular surgical team. Global Spine Jl 6: 147–154.

Nagayama R, Nakamura H, Yamano Y et al. (2000). An experimental study of the effects of nerve root retraction on the posterior ramus. Spine 25: 418–424.

Ney JP, Van Der Goes DN, Nuwer MR (2015). Does intraoperative neurophysiologic monitoring matter in noncomplex spine surgeries? Neurology 85: 2151–2158.

Ochoa J, Danta G, Fowler TJ et al. (1971). Nature of the nerve lesion caused by a pneumatic tourniquet. Nature 233: 265–266.

Ozgur BM, Aryan HE, Pimenta L et al. (2006). Extreme lateral interbody fusion (XLIF): a novel surgical technique for anterior lumbar interbody fusion. Spine J 6: 435–443.

Parker SL, Amin AG, Farber SH et al. (2011). Ability of electromyographic monitoring to determine the presence of malpositioned pedicle screws in the lumbosacral spine: analysis of 2450 consecutively placed screws. J Neurosurg Spine 15: 130–135.

Parker SL, Mendenhall SK, Shau DN et al. (2014). Minimally invasive versus open transforaminal lumbar interbody fusion for degenerative spondylolisthesis: comparative effectiveness and cost-utility analysis. World Neurosurg 82: 230–238.

Pateder DB, Kostuik JP (2005). Lumbar nerve root palsy after adult spinal deformity surgery. Spine 30: 1632–1636.

Pease M, Gandhoke GS, Kaur J et al. (2016). 319 predictive value of intraoperative neurophysiological monitoring during spine surgery: a prospective analysis of 4489 consecutive patients. Neurosurgery 63: 192–193.

Pham MH, Osorio JA, Lehman RA (2020). Navigated spinal robotics in minimally invasive spine surgery, with preoperative and intraoperative workflows: 2-dimensional operative video. Operat Neurosurg 19.

Phan K, Hogan J, Maharaj M et al. (2015). Cortical bone trajectory for lumbar pedicle screw placement: a review of published reports. Orthopaedic Surgery 7: 213–221.

Phan K, Ramachandran V, Tran TM et al. (2017). Systematic review of cortical bone trajectory versus pedicle screw techniques for lumbosacral spine fusion. J Spine Surgery 3: 679.

Ravindra VM, Kalra RR, Dailey AT (2019). Electromyography stimulation compared with intraoperative O-arm imaging for evaluating pedicle screw breaches in lumbar spine surgery: a prospective analysis of 1006 screws in 164 patients. Spine J 19: 206–211.

Raynor BL, Lenke LG, Bridwell KH et al. (2007). Correlation between low triggered electromyographic thresholds and lumbar pedicle screw malposition: analysis of 4857 screws. Spine 32: 2673–2678.

Reid PC, Morr S, Kaiser MG (2019). State of the union: a review of lumbar fusion indications and techniques for degenerative spine disease: JNSPG 75th anniversary invited review article. J Neurosurg Spine 31: 1–14.

Riley MR, Doan AT, Vogel RW et al. (2018). Use of motor evoked potentials during lateral lumbar interbody fusion reduces postoperative deficits. Spine J 18: 1763–1778.

Rodgers WB, Gerber EJ, Patterson J (2011). Intraoperative and early postoperative complications in extreme lateral interbody fusion: an analysis of 600 cases. Spine 36: 26–32.

Rohde V, Mielke D, Ryang Y et al. (2015). The immediately failed lumbar disc surgery: incidence, aetiologies, imaging and management. Neurosurg Rev 38: 191–195.

Rose RD, Welch WC, Balzer JR et al. (1997). Persistently electrified pedicle stimulation instruments in spinal instrumentation: technique and protocol development. Spine 22: 334–343.

Sasso RC, Best NM, Mummaneni PV et al. (2005). Analysis of operative complications in a series of 471 anterior lumbar

interbody fusion procedures. Spine 30: 670–674.
Schär RT, Sutter M, Mannion AF et al. (2017). Outcome of L5 radiculopathy after reduction and instrumented transforaminal lumbar interbody fusion of high-grade L5–S1 isthmic spondylolisthesis and the role of intraoperative neurophysiological monitoring. Eur Spine J 26: 679–690.
Schroeder GD, Kurd MF, Vaccaro AR (2016). Lumbar spinal stenosis: how is it classified? J Amer Acad Orthopaedic Surg 24: 843–852.
Schwartz DM, Drummond DS, Hahn M et al. (2000). Prevention of positional brachial plexopathy during surgical correction of scoliosis. Clinical Spine Surgery 13: 178–182.
Sharan A, Groff MW, Dailey AT et al. (2014). Guideline update for the performance of fusion procedures for degenerative disease of the lumbar spine. Part 15: electrophysiological monitoring and lumbar fusion. J Neurosurg Spine 21: 102–105.
Siebert E, Prüss H, Klingebiel R et al. (2009). Lumbar spinal stenosis: syndrome, diagnostics and treatment. Nat Rev Neurol 5: 392.
Silverstein J, Mermelstein L, DeWal H et al. (2014). Saphenous nerve somatosensory evoked potentials: a novel technique to monitor the femoral nerve during transpoas lumbar lateral interbody fusion. Spine 39: 1254–1260.
Sim I (2016). Two ways of knowing: big data and evidence-based medicine. Ann Intern Med 164: 562.
Singh O, Al Khalili Y (2020). Anatomy, Back, Lumbar Plexus. [Updated 2020 Aug 10]. In: StatPearls [internet], StatPearls Publishing, Treasure Island (FL). Available from: https://www.ncbi.nlm.nih.gov/books/NBK545137/.
Skinner S (2015). The EMG–MEP-outcomes relationship: it's complicated. J Clin Monit Comput 29: 541–542.
Skinner SA, Holdefer RN (2014). Intraoperative neuromonitoring alerts that reverse with intervention: treatment paradox and what to do about it. J Clin Neurophysiol 31: 118–126.
Skinner SA, Holdefer RN (2020). The intraoperative neurophysiological monitoring team. In: Neurophysiology in neurosurgery, Academic Press, pp. 623–635.
Skinner SA, Rippe DM (2012). Threshold testing of lumbosacral pedicle screws: a reappraisal. J Clin Neurophysiol 29: 493–501.
Skinner SA, Transfeldt EE (2009). Electromyography in the detection of mechanically induced spinal motor tract injury: observations in diverse porcine models. J Neurosurg Spine 11: 369–374.
Skinner SA, Vodušek DB (2014). Intraoperative recording of the bulbocavernosus reflex. J Clin Neurophysiol 31: 313–322.
Skinner SA, Transfeldt EE, Savik K (2008). Surface electrodes are not sufficient to detect neurotonic discharges: observations in a porcine model and clinical review of deltoid electromyographic monitoring using multiple electrodes. J Clin Monit Comput 22: 131–139.
Skinner SA, Transfeldt EE, Mehbod AA et al. (2009). Electromyography detects mechanically-induced suprasegmental spinal motor tract injury: review of decompression at spinal cord level. Clin Neurophysiol 120: 754–764.
Skinner S, Holdefer R, McAuliffe JJ et al. (2017). Medical error avoidance in intraoperative neurophysiological monitoring: the communication imperative. J Clin Neurophysiol 34: 477–483.
Smith WD, Christian G, Serrano S et al. (2012). A comparison of perioperative charges and outcome between open and mini-open approaches for anterior lumbar discectomy and fusion. J Clin Neurosci 19: 673–680.
Sunderland S (1951). A classification of peripheral nerve injuries producing loss of function. Brain 74: 491–516.
Sutter MA, Eggspuehler A, Grob D et al. (2007a). Multimodal intraoperative monitoring (MIOM) during 409 lumbosacral surgical procedures in 409 patients. Eur Spine J 16: 221–228.
Sutter M, Eggspuehler A, Muller A et al. (2007b). Multimodal intraoperative monitoring: an overview and proposal of methodology based on 1,017 cases. Eur Spine J 16: 153–161.
Sutter M, Eggspuehler A, Jeszenszky D et al. (2019). The impact and value of uni-and multimodal intraoperative neurophysiological monitoring (IONM) on neurological complications during spine surgery: a prospective study of 2728 patients. Eur Spine J 28: 599–610.
Tamkus A, Rice KS, Hoffman G (2018). Transcranial motor evoked potential alarm criteria to predict foot drop injury during lumbosacral surgery. Spine 43: E227–E233.
Tan JS, Bailey CS, Dvorak MF et al. (2005). Interbody device shape and size are important to strengthen the vertebra–implant interface. Spine 30: 638–644.
Thirumala P, Zhou J, Natarajan P et al. (2017). Perioperative neurologic complications during spinal fusion surgery: incidence and trends. Spine J 17: 1611–1624.
Tohmeh AG, Rodgers WB, Peterson MD (2011). Dynamically evoked, discrete-threshold electromyography in the extreme lateral interbody fusion approach. J Neurosurg Spine 14: 31–37.
Vadalà G, De Salvatore S, Ambrosio L et al. (2020). Robotic spine surgery and augmented reality systems: a state of the art. Neurospine 17: 88.
Villavicencio AT, Burneikiene S, Bulsara KR et al. (2006). Perioperative complications in transforaminal lumbar interbody fusion versus anterior–posterior reconstruction for lumbar disc degeneration and instability. Clinical Spine Surgery 19: 92–97.
Wang J, Zhou Y, Zhang ZF et al. (2010). Comparison of one-level minimally invasive and open transforaminal lumbar interbody fusion in degenerative and isthmic spondylolisthesis grades 1 and 2. Eur Spine J 19: 1780–1784.
Wang C, Yin X, Zhang L et al. (2020). Posterolateral fusion combined with posterior decompression shows superiority in the treatment of severe lumbar spinal stenosis without lumbar disc protrusion or prolapse: a retrospective cohort study. J Orthopaed Surg Res 15: 26.
Weinstein JN, Lurie JD, Tosteson TD et al. (2006a). Surgical vs nonoperative treatment for lumbar disk herniation: the spine patient outcomes research trial (SPORT) observational cohort. JAMA 296: 2451–2459.
Weinstein JN, Tosteson TD, Lurie JD et al. (2006b). Surgical vs nonoperative treatment for lumbar disk herniation: the spine patient outcomes research trial (SPORT): a randomized trial. JAMA 296: 2441–2450.

Weinstein JN, Tosteson TD, Lurie JD et al. (2008). Surgical versus nonsurgical therapy for lumbar spinal stenosis. N Engl J Med 358: 794–810.

Wilent WB, Tesdahl EA, Harrop JS et al. (2020). Utility of motor evoked potentials to diagnose and reduce lower extremity motor nerve root injuries during 4,386 extradural posterior lumbosacral spine procedures. Spine J 20: 191–198.

Yaylali I, Ju H, Yoo J et al. (2014). Intraoperative neurophysiological monitoring in anterior lumbar interbody fusion surgery. J Clin Neurophysiol 31: 352–355.

Zeng ZY, Xu ZW, He DW et al. (2018). Complications and prevention strategies of oblique lateral interbody fusion technique. Orthopaedic Surgery 10: 98–106.

第 13 章 脊髓髓内肿瘤手术的神经生理学

Francesco Sala[1*]，Benjamin Skrap[1]，Karl F. Kothbauer[2†]，Vedran Deletis[3，4]

[1]*Section of Neurosurgery, Department of Neurosciences, Biomedicine and Movement Sciences, University Hospital, Verona, Italy*

[2]*Formerly Department of Neurosurgery, University of Basel and Division of Neurosurgery, Luzerner Kantonsspital, Lucerne, Switzerland*

[3]*Department of Neurosurgery, University Hospital Dubrava, Zagreb, Croatia*

[4]*Albert Einstein College of Medicine, New York, NY, United States*

摘　要

脊髓内肿瘤（intramedullary spinal cord tumor，ISCT）手术面临神经损伤风险的严峻挑战。虽然大多数脊髓内肿瘤患者因早期诊断，术前神经功能状况良好，但许多人在术后会经历一定程度的感觉运动功能废损。因此，术中神经生理监测（IONM）提供了非常重要的功能信息，有助于神经外科医生制订手术策略，最大限度切除肿瘤的同时减少功能废损。体感诱发电位（SEP）、肌源性运动诱发电位（mMEP）和 D 波监测通常用于持续评估脊髓内长束通路的功能完整性。近年来，引入定位技术用于识别后索和皮质脊髓束。术中 SEP 下降并不是终止手术的理由，因为 SEP 对麻醉和手术操作非常敏感。然而，严重的本体感觉废损可能会严重影响日常生活，需重新评估 SEP 的价值。虽然 mMEP 是短期运动功能结局良好的预测因素，但 D 波是长期运动功能结局的最强预测因素，它在手术中的保留至关重要。定位技术前景可观，但仍需要在大样本临床研究中验证其对临床结局的影响。脊柱手术中，术中神经生理监测的治疗价值而非仅仅是诊断价值仍存在争议，但有越来越多的证据表明，术中神经生理监测对于 ISCT 手术是必不可少的辅助手段。

关键词：D 波，肌源性运动诱发电位，神经生理监测，体感诱发电位，脊髓定位，脊髓肿瘤

背景

脊髓内肿瘤（ISCT）占所有中枢神经系统肿瘤的 2% ～ 4%。尽管大多数 ISCT 是良性的，但由于位于脊髓内且相对罕见，手术仍然具有挑战性。

1890 年，Christian Fenger（Church 和 Eisendrath，1892）在芝加哥进行了已知的第一例脊髓内肿瘤手术，为一位 T4 ～ T5 病变的年轻患者进行了手术。术后 5 天患者去世。奥地利神经外科医生 Anton von Eiselsberg 于 1907 年成功完成了第一例脊髓内肿瘤切除手术（Von Eiselsberg 和 Ranzi，1913）。根据他的记录，这位年轻女患者手术后 6 年仍然健在，并且“能够散步”。1911 年，Elsberg 描述了一种两阶段手术技术。在第一次手术中，他只进行了椎板切除术和脊髓后正中切开术。大约 1 周后，进行第二次手术，等待肿瘤的“自然排出”（Elsberg，1911）。Harvey Cushing 也尝试过一些脊髓内病变切除，但很快因手术复杂度高、止血困难和功能废损过多而放弃（Pendleton 等，2015）。此后几十年来，神经外科医生大多不愿尝试通过外科手术切除脊髓内肿

* 通讯作者：Francesco Sala, M.D., Professor of Neurosurgery, University Hospital, Piazzale Stefani 1, Verona 37124, Italy.
Tel: +39-045-8122695, Fax: +39-045-8122695, E-mail: francesco.sala@univr.it

† 已故。

瘤。他们尝试进行开放活检，行椎板切除减压术，随后接受放射治疗。James Greenwood 是个例外，他在显微手术确立之前的时代就报道了成功完成手术切除的案例，并制订了外科技术（Greenwood，1954）。

神经外科向显微神经外科转变之际（Yasargil 和 De Preux，1975），也带动了脊髓手术的进展，为实现全切提供了现实手段。其他进展还包括引入双极电凝（Greenwood，1954）、超声外科吸引器（CUSA）（Epstein 和 Epstein，1982），以及在 20 世纪 80 年代出现的革命性成像技术磁共振成像（MRI）（Norman 等，1983）。运用这些新方法，Epstein、Brotchi、McCormick 等术者积累了经验，并确立了外科根治性手术切除是治疗首选，特别是对于像室管膜瘤这样的良性、边界清晰的肿瘤（McCormick 等，1990；Brotchi 和 Fischer，1998；Constantini 等，2000；Jallo 等，2001；Brotchi，2002）。

接下来引入了术中神经生理监测（IONM）技术，旨在实时评估脊髓内长束通路的功能状态。最早的监测模式是体感诱发电位（SEP），起初是用于监测脊柱侧弯手术（Engler 等，1978）。显然，该技术只能监测到脊髓后索，而不能监测运动通路，但有意思的是，术中 SEP 保留而术后出现运动功能废损，这种情况长期以来被定义为"假阴性结果"（Ginsburg 等，1985；Lesser 等，1986；Ben-David 等，1987；Jones 等，2003）。该分类方式具有误导性，因为不应该用 SEP 检测运动系统的损伤。

运动通路监测是基于 20 世纪 50 年代初的基础神经生理研究发展而来。Patton 和 Amassian 发现，刺激运动皮层，就像在周围神经上一样，可以沿皮质脊髓束（CST）记录到明显的反应。最早出现的反应被称为 D 波，因为它起源于 CST 快传导纤维的直接激活（Patton 和 Amassian，1954）。1980 年，Merton 和 Morton 引入了经颅电刺激（TES）肌源性运动诱发电位（mMEP）记录技术（Merton 和 Morton，1980；Merton 等，1982）。这种技术采用单刺激，清醒的受试者难以耐受疼痛。Taniguchi 在 20 世纪 90 年代中期引入了成串脉冲或多脉冲技术（Taniguchi 等，1993），适用于全身麻醉下的手术。

过去二十年间，术中神经生理监测已成为 ISCT 治疗常规。然而，尽管有经验的神经外科医生像理解手术显微镜的价值一样，本能地认识到 IONM 的价值，但 IONM 在预防运动功能废损而不仅仅是预测方面的价值仍受到质疑（Sweeney 等，2017；Hadley 等，2018）。

为什么要应用术中神经生理学?

观察伴有脊髓内肿瘤的人类脊髓的病理标本或 MRI 图像，人们会惊讶于肿瘤所占据脊髓的面积之大（图 13.1）。然而，大多数脊髓内肿瘤患者在手术前神经系统功能良好，仅有轻微的神经功能废损。肿瘤与脊髓长束之间的关系密切，使得术中发生机械性或缺血性损伤的风险非常高。此外，由于供应脊髓的前后动脉轴的口径很细，脊髓血管网络特别脆弱，特别是胸段，缺少软膜动脉和中央动脉之间的吻合血管网。因此，任何对长束的持续牵拉或压迫以及双极电凝小的穿支血管都可能导致脊髓缺血。此外，由于 ISCT 罕见，只有少数神经外科医生每年有机会行几例手术。因此，尤其是在没有集中治疗该病的国家，学习曲线非常缓慢，需要数年的积累。

因此，即便对专家而言，ISCT 手术仍然具有挑战性。从这个角度而言，IONM 的主要价值在于，

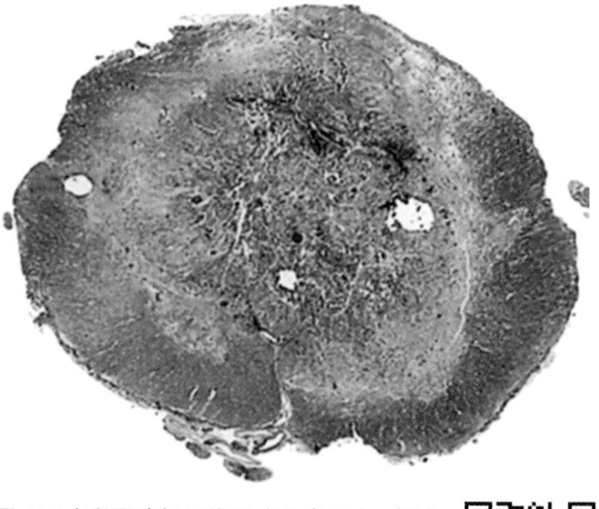

图 13.1（彩图请扫二维码或见书后） 脊髓星形细胞瘤的病理标本（尸检）。Luxol 快速蓝色染色。脊髓轴向平面的绝大部分区域被高级别星形细胞瘤（粉红 / 紫色）所占据，而周围保留的有髓鞘的轴突呈现蓝色

彩图

在手术过程中提供关于特定患者脊髓健康状况的独特功能信息。手术经验和对脊髓解剖学的深入了解至关重要，但无法获得由 SEP 和 MEP 监测所提供的持续的功能信息。

ISCT 术中神经监测的目的不仅仅是预测术后的神经功能废损，更重要的是预防它的发生。虽然术中神经监测的“治疗”而不是“诊断”价值仍存在争议，但事实上，ISCT 术中大多 SEP 和（或）MEP 的恶化是可逆的，除脊髓前动脉及其穿支的损伤之外。其他情况下，可以通过调整手术策略来逆转信号恶化。然而，这需要外科医生、神经生理学家和麻醉医生之间的密切合作：应及时记录和解释神经生理学信号，每当达到报警标准时，应及时向外科医生提供反馈，并采取行动保护脊髓功能。因此，对日常的神经监测来讲，沟通是成功监测的关键因素（Skinner 和 Sala，2017）。

在本章中，我们将回顾 ISCT 手术期间 IONM 技术的最新进展，并讨论这些技术价值的当前证据。

ISCT 的临床表现

ISCT 是罕见的，但在儿童所有硬膜下肿瘤中占比高达 55%。成人以室管膜瘤为主，儿童中最常见的是星形细胞瘤。这些肿瘤只有极少数是恶性的，预后很差。

髓内肿瘤可能长期没有症状或引起非特异性的症状。最常见的症状是疼痛，通常是夜间出现。恶性和良性肿瘤的临床病史分别在 4.5 至 9 个月之间。儿童可能表现为运动功能障碍，最初表现为笨拙或虚弱。在年幼的婴儿中，可能表现为运动退化，如在学会行走后仍爬行或拒绝站立。第二常见的症状是感觉功能废损，如感觉异常、感觉迟钝或感觉减退，约有 20% 的患者出现这种症状。在约三分之一的年轻患者中，脊柱侧弯可能是主要的症状。

脊髓 MRI 是目前用于诊断、术前评估和后续神经放射学监测的标准神经影像技术，近期增加了更先进的术中影像技术，包括纤维束成像（Setzer 等，2010；Landi，2016；Czernicki 等，2017；Benjamin 等，2019）。脊髓 MRI 不仅能描述病变，还能记录相关变化，例如水肿或伴随病变（如囊肿或空洞）。

通常采用 McCormick 量表（McCormick Scale，McCS）评估 ISCT 患者的功能状态（表 13.1）（McCormick 等，1990）。该量表包括四个功能等级，Ⅰ级表明患者神经系统完整或有轻微的感觉和（或）运动障碍，Ⅳ级表示严重的截瘫或四肢瘫痪和功能自主性丧失。在过去的 20 年中，由于 MRI 应用普遍，大多数患者在手术前功能是独立的（McCS Ⅰ或Ⅱ级）。这个比例在文献中变化很大，从 40%（Inoue 等，2013）到 100%（Mohammed 等，2019），但在大多数系列中超过 70%，这表明现在大多数患者可以行脊柱 MRI 检查，因此可以进行早期诊断。这很重要，因为功能良好（McCS Ⅰ或Ⅱ级）的患者 mMEP 和 D 波监测机会更高（Morota 等，1997）。

IONM 麻醉

一般来说，术中行 IONM，推荐采用全静脉麻醉，包括持续输注丙泊酚［100 ～ 150 μg/（kg · min）］和芬太尼［1 μg/（kg · min）］。通常避免团注这两种药物，因为可能会短暂干扰 SEP 和（或）MEP。

可使用一氧化二氮，但浓度不超过 50 vol.%，

表 13.1　McCormick 量表 [a]

分级	定义
Ⅰ	神经功能正常；轻度局灶性功能废损，但没有显著影响患肢功能；轻度痉挛或反射异常；步态正常
Ⅱ	感觉运动功能废损的表现，影响患肢功能；轻度至重度步态费力；严重的疼痛或感觉迟钝影响患者的生活质量；仍能独立行走和日常生活自理
Ⅲ	比较严重的神经功能废损；需要手杖支持辅助行走，或明显的双上肢功能损害；能或不能自理
Ⅳ	十分严重的神经功能废损；无法行走需要轮椅，或手杖助行合并双上肢功能损害；不能独立活动

[a] 该评分量表是对行走、步态和日常生活能力的客观测量。

［From McCormick P，Torres R，Post K et al.（1990）. Intramedullary ependymoma of the spinal cord. J Neurosurg 72：523-532.］

不应使用卤代类麻醉剂（Taniguchi 等，1993）。卤代类麻醉剂会提高 mMEP 刺激阈值，并以剂量依赖的方式阻断 mMEP。这将增加一个不可控的变量。短效肌松药只在插管时使用，之后不再追加。一些神经外科医生不愿意接受手术过程中患者可能出现的轻微体动。然而，当患者完全松弛时，是无法监测 mMEP 的；此外，“控制”肌松程度实际上会给 MEP 的解读增加另一个不可控的变量。根据我们的经验，肌松不是必要的，而且外科医生和麻醉医生都可以适应不使用肌松的工作环境。在显微镜下进行手术并行经颅 mMEP 时，若无法接受肌肉抽动，可以停止手术几秒钟，从而获得部分连续的 mMEP。

术中神经生理学监测技术

体感诱发电位（SEP）

通过刺激腕部的正中神经和踝部的胫后神经（强度 40 mA，脉宽 0.2 ms，频率 4.3 Hz）诱发 SEP。根据国际 10-20 脑电系统，采用螺旋电极使用传统导联如 Cz′ -Fz（下肢）和 C3′ /C4′ -Fz（上肢），或者根据优化导联（第 3 章）进行记录。在手术过程中，通常认为波幅下降 50% 和（或）潜伏期延长 10% 有显著差异。这些报警标准是在 20 世纪 70 年代逐步确立起来的，尽管不清楚最初是谁在临床实践中引入了这些标准，但这些标准被大多数作者所应用，并证明在与临床结局的相关性方面相当可靠。近期，MacDonald 等（2019）推荐了更加个体化、“自适应”的报警标准。

肌源性运动诱发电位（mMEP）

多脉冲技术 TES 可诱发肌源性 MEP，通过在上肢和下肢肌肉置入针电极进行记录。采用螺旋电极，安置于 C1 和 C2 头皮位置（国际 10-20 脑电系统）。刺激为短串 5 ～ 7 个矩形脉冲刺激，脉冲宽度 0.5 ms，刺激间隔 4 ms，刺激频率 2 Hz。优选 C1-C2（阳极-阴极）导联诱发右侧肢体 mMEP，左侧肢体 mMEP 采用 C2-C1 导联。有时为了减少肌肉抽动对显微手术的干扰，针对下肢肌肉记录，会采用 Cz-Cz＋6 cm 导联（图 13.2）。刺激强度不超过 200 mA。通常从上肢拇短展肌和指总伸肌以及下肢胫骨前肌和踇展肌记录肌源性 MEP。根据可用通道的数量，还可以监测其他肌肉，例如上肢的肱二头肌和下肢的股四头肌。

尽管在 mMEP 波幅下降时会提示外科医生，但只有当 D 波可监测时，才采用存在 / 消失报警标准来评估 mMEP 恶化是否有显著差异。采用这种标准是考虑到在生理情况下，mMEP 波幅存在很大的测试间变异性，而且 D 波被认为是长期运动功能结局的最强预测因素。然而，当 D 波不可监测时，应使用更为敏感的标准来解释 mMEP，对于轻微但持续的波幅下降，也应提醒外科医生。

D 波

D 波是通过与 mMEP 刺激位置相同、脉宽为 0.5 ms 的经颅脉冲刺激诱发的，并由放置在病变尾端的硬膜外电极进行记录（图 13.2 和图 13.3）。基线波幅下降 50% 或以上被认为有显著变化，应立即停止手术并采取纠正措施。信号放大倍数 10 000 倍，滤波带宽 1.5 ～ 1700 Hz。打开硬膜后，在脊髓上进行手术操作前，记录基线 D 波。在一些病例中，特别是在脊髓尾端没有监测到 D 波时，会在病变的头端插入第二个硬膜外电极作为对照。头端 D 波同时消失表明存在技术问题，而非由于肿瘤存在致无法监测。

需要了解 D 波的一些特点。第一，这是一种非突触诱发电位，因此不会受到麻醉的显著影响。在全身肌肉松弛的情况下也可记录到 D 波，但会阻断 mMEP 的记录，因此在 ISCT 手术中禁止使用肌松剂。第二，圆锥的末端位于 L1 和 L2-L3 椎间盘之间的骨性结构水平，对于位于 T11 或更低位置的肿瘤，监测到 D 波的可能性非常低，因为硬膜外电极是与马尾神经而不是脊髓重叠。此外，考虑到大多数 CST 纤维已在更高水平终止，下胸段脊髓 D 波波幅相对较低。第三，一般来说，D 波监测不能区分左右 CST。此外，通常需要交替使用 C1-C2 导联进行刺激，平均 4 次以减少伪迹来获得清晰和可监测的 D 波。因此，在 D 波波幅下降时，需结合 mMEP 来更好地了解哪一侧受影响更大。

对于累及多个节段的脊髓肿瘤和（或）伴随脊髓空洞症的患者，以及非常年幼的儿童，D 波监测尤其具有挑战性。一种可能的解释是，在这些情况下，CST 的快传导纤维仍传导 D 波，但速度不同，

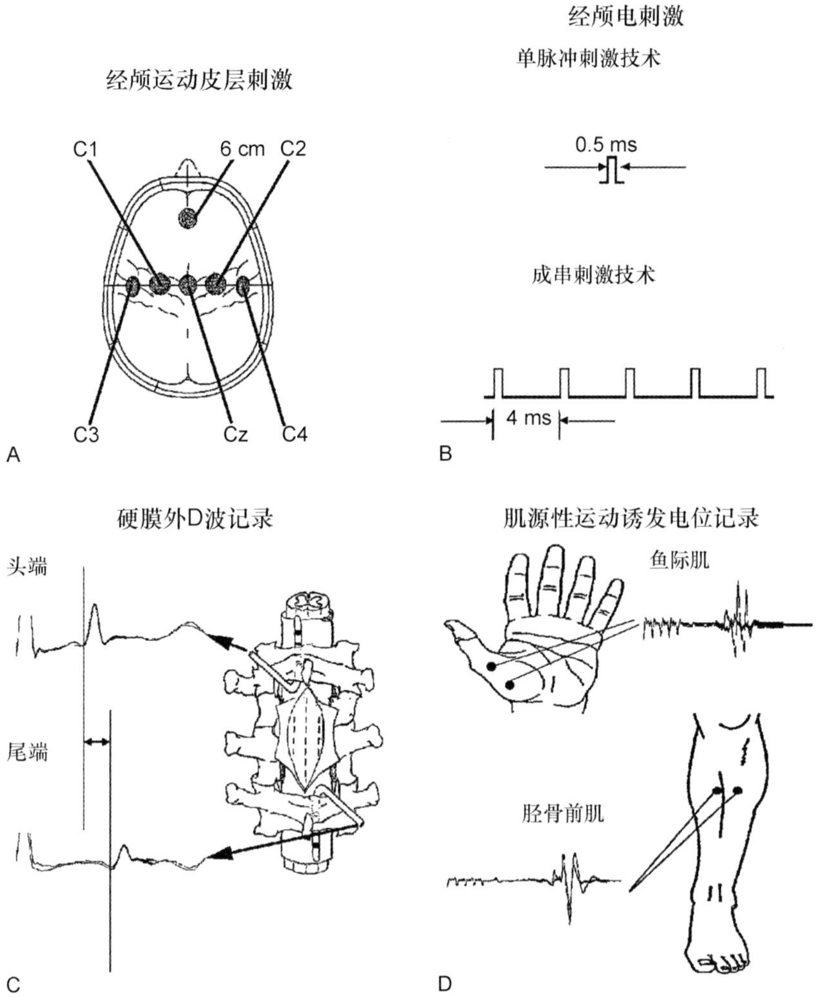

图 13.2 **A.** 经颅电刺激运动皮层的刺激点示意图。**B.** 单刺激和成串刺激技术的示意图。**C.** 头端和尾端硬膜外 D 波记录。**D.** 肌源性 MEP 记录。[Modified from Frank N，Kothbauer，KF（2020）. Surgery for intramedullary spinal cord tumors and syringomyelia. In：V Deletis，JL Shils，F Sala，et al.（Eds.），Neurophysiology in neurosurgery，second edn. Academic Press.]

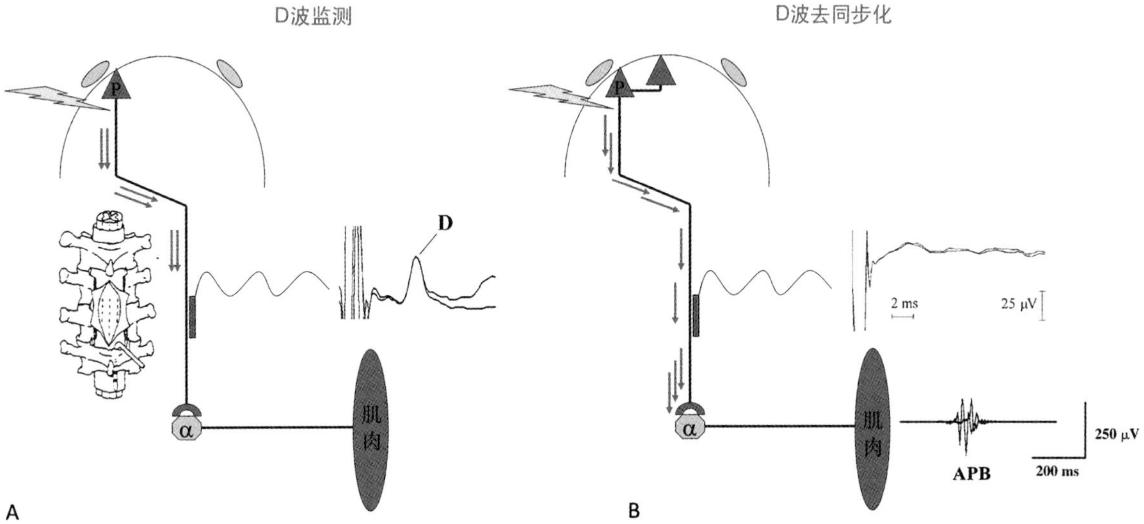

图 13.3 左图是 D 波监测的示意图，右图是 D 波去同步化的示意图。详见正文说明。APB：拇短展肌

因此硬膜外电极无法捕捉到同步下行的电波，导致无法记录到可测量的 D 波（图 13.3）。当 D 波去同步时，只能监测到 mMEP。在这种情况下，切除肿瘤过程中出现 mMEP 消失将无法区分短暂和永久的术后运动功能废损，考虑终止手术可能是明智的，选择在几周或几个月后考虑进行第二次手术，而非冒着面临严重的、永久的神经功能废损风险继续手术。

术中神经生理学定位技术

在 ISCT 手术中，仅监测后索和 CST 的功能完整性不足以保护它们不受损伤。有时，神经生理监测工具只能确认对这些结构损伤的时机和程度。因此，定位技术应运而生，用于识别后索或 CST。这些技术基于以下原理：通过电刺激手术暴露的神经组织，可以从靶器官或与其功能相关的另一结构上记录到特定的反应，从而识别到该神经组织的解剖结构或性质。

后索定位

有三种技术可用于定位后索。第一种技术是 Krzan 等（1997）和 Yanni 等（2010）提出的对胫后神经进行外周刺激，在暴露的后索表面，放置微型电极记录薄束内传递的电信号（图 13.4）。Quinones-Hinojosa 等（2002）提出了一种相反的方法，通过直接刺激脊髓逆向刺激后索，记录感觉胫后神经动作电位。最后，Simon 和 Nair 提出了一种新的技术，正向刺激后索，在头皮 CP3-CP4 通道记录 SEP 的相位反转（Simon 等，2012；Nair 等，2014）。这种技术是基于，将刺激左侧后索产生的 SEP 与刺激右侧后索产生的 SEP 进行比较时，出现相位反转的现象（图 13.5）。如果使用前后头皮通道进行 SEP 记录，则不会出现这种现象。

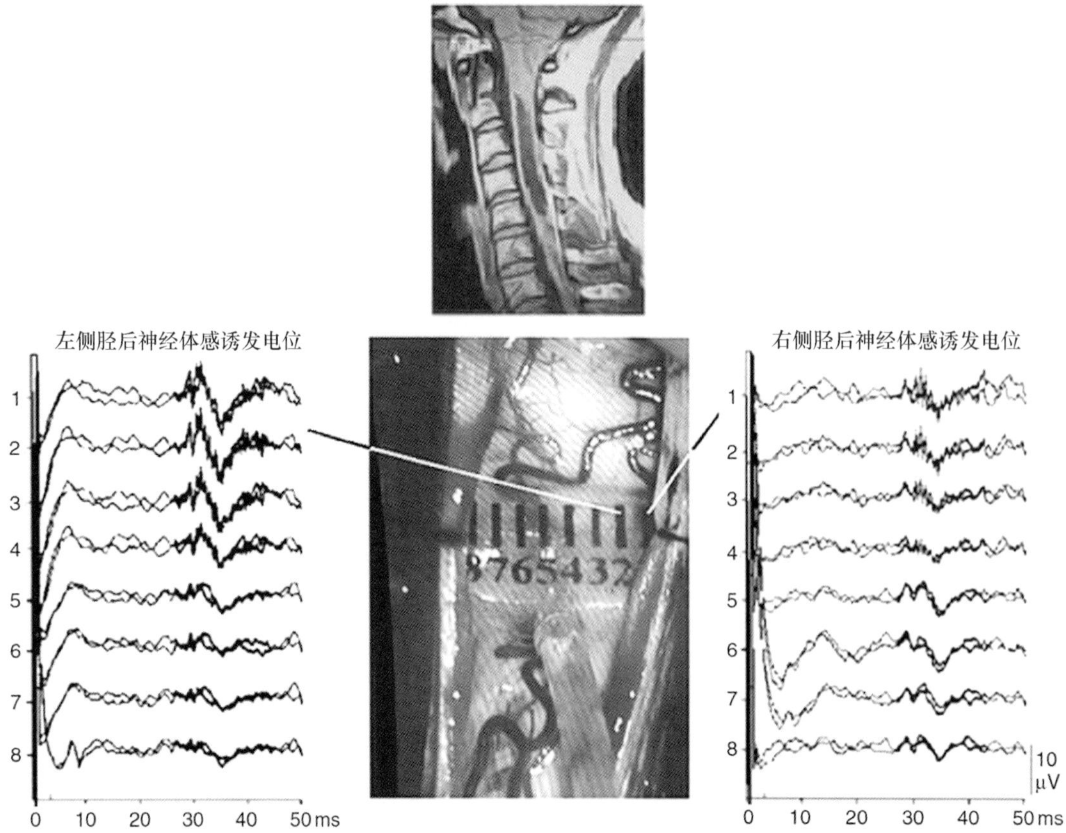

图 13.4 刺激外周胫后神经定位脊髓后索。该 18 岁患者患有 C2 ～ C7 节段的脊髓空洞伴囊肿（上图）。下排中图：在暴露的脊髓后索上放置微型电极，电极上的竖条代表表层电极的位置。下排左右图：刺激左、右胫后神经后体感诱发电位在电极 1 和 2 处显示最大波幅。这表明脊髓后索两侧都已移位至脊髓的最右侧。外科医生根据这些信息，从脊髓左侧进行了脊髓切开术，并插入分流管以引流囊肿。术后患者没有出现感觉功能废损。［Modified from Kržan MJ.（2002）. Intraoperative Neurophysiological mapping of the spinal cord’s dorsal column. In：V Deletis，J Shils（Eds.），Neurophysiology in neurosurgery. A modern intraoperative approach. Academic Press，pp. 153-164.］

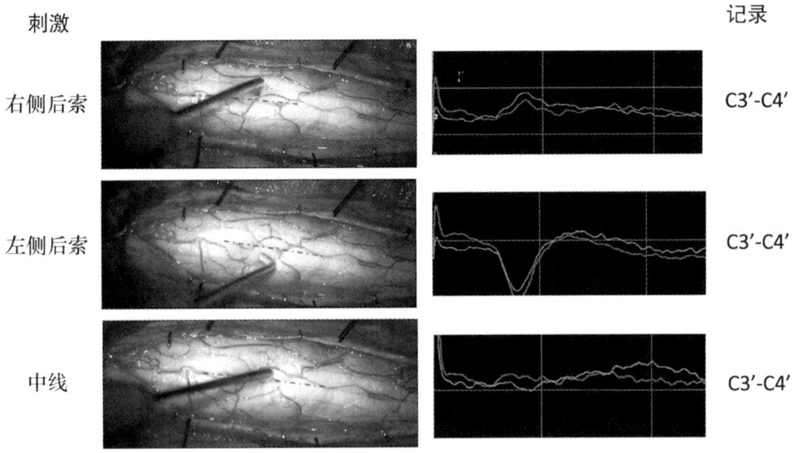

图 13.5　脊髓后索定位。上排：左侧是用单极探针刺激右侧后索的术中照片，右侧是相应的诱发电位。中间排：左侧是用单极探针刺激左侧后索的术中照片；右侧是相应的诱发电位，显示相位反转。下排：左侧是用单极探针定位背侧中线的术中照片，通过定位指导，找到一相应等电位活动区域（右侧）

皮质脊髓束定位

CST 的定位比脊髓后索定位更复杂。Deletis 和 Bueno De Camargo（2001）早在 2001 年就提出了一种碰撞技术（图 13.6），该技术可通过直接刺激在术中识别 CST。它的原理是：如果在大脑中通过 TES 刺激 CST，同时在暴露的脊髓内通过手持探针刺激，由 TES 产生下行的电活动（D 波）与刺激 CST 产生的逆向活动发生碰撞。其结局是，在碰撞点远处记录到的 D 波波幅将显著减小（见图 13.2）。这种技术虽然在方法上很可靠，但并没有在临床中广泛应用，因为该技术的神经生理学方法相当复杂。

之后，提出直接刺激脊髓作为辨别 CST 的可靠方法（Gandhi 等，2015），但最近 Deletis 等（2018）证明了该技术的非选择性，并提出了一种双串脉冲刺激方式来区分 CST 和后索（dorsal column，DC）。该方法是通过手持探针直接电刺激暴露的脊髓，使用 3 ～ 5 个成串矩形刺激，脉冲宽度 0.5 ms，刺激间隔 2 ～ 4 ms。根据预计的 CST 运动阈值，刺激强度为 0.3 ～ 5 mA。使用两个刺激串，串间间隔为 60 ms。在上肢和下肢肌肉记录电活动（图 13.7）。之所以使用这个间隔时间，是因为 CST 纤维的中间神经元恢复时间远短于 60 ms，而 DC 纤维的中间神经元恢复时间明显长于 60 ms。因此，刺激 CST 会在第 2 个串刺激后诱发反应，而刺激 DC 则不会在第 2 个串刺激后诱发肌肉反应（图 13.7）。但痉挛患者例外，刺激 DC 仍可以在第 2 个串刺激后诱发反应，但该反应与刺激 CST 诱发的不同，波的波幅和形态不同。短暂中断手术，就可以识别 CST 或 DC，这极大地帮助外科医生在解剖学上识别这些通路。

虽然所有这些定位技术都在同行评审的期刊上通过了科学论证，但它们尚未在临床实践中常规应用。总体而言，所有这些技术的临床相关性仍有待于在大量的 ISCT 手术患者中进行验证，目前，监测技术而非定位技术在 ISCT 手术中仍然发挥着主要作用。

神经监测引导手术

行椎板切开术并置入硬膜外电极记录 D 波后，剪开硬脊膜。在高倍放大镜下识别纵向中缝，使用蛛网膜解剖刀切开，持续灌洗以减少电凝，尤其是观察 SEP 的变化。如果 SEP 明显恶化，则告知外科医生，并暂时停止切开脊髓或移至其他位置。然而，如果 SEP 未恢复但 mMEP 和 D 波稳定，则继续手术。因此，SEP 下降通常不是放弃手术的标准，因为 SEP 对手术操作非常敏感。有时，仅短暂、轻微地将后索向侧面牵拉即可能会导致波幅下降甚至消失。尽管术中 SEP 下降不一定表明对后索的永久损伤（Kothbauer 等，1998；Brotchi，2002；Sala 等，2007），但 ISCT 患者术后本体感觉障碍的发生率不可忽视，并严重影响患者的生活质量。因此，应尽力保护 SEP。

在脊髓后正中切开术中，一些作者（Mehta 等，2012；Cheng 等，2014；Nair 等，2014）建议，除

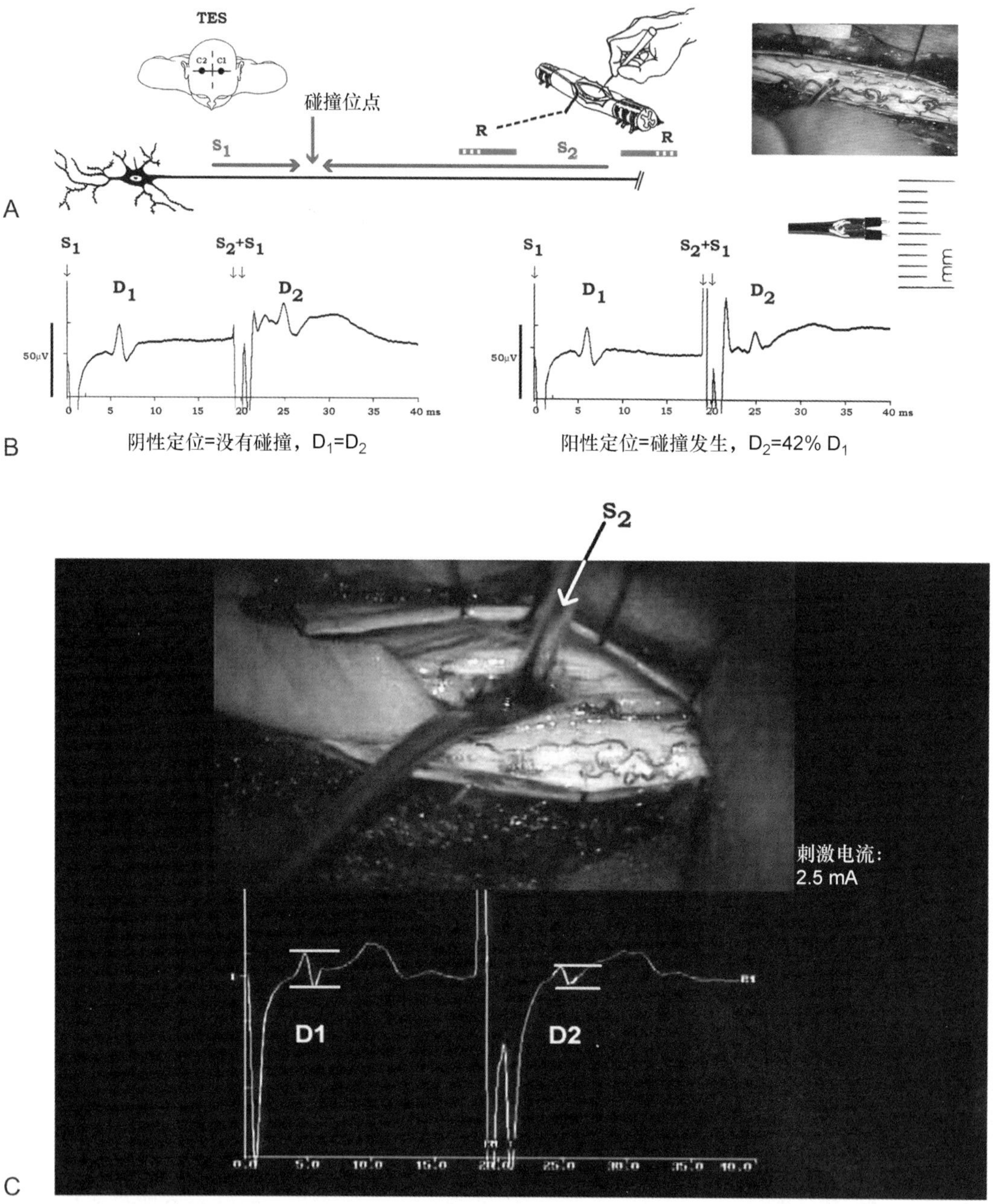

图 13.6 利用 D 波碰撞技术进行 CST 定位。**A.** S1——经颅电刺激（TES）。S2——脊髓电刺激。D1——D 波对照（仅 TES）。D2——大脑和脊髓联合刺激后的 D 波。R——脊髓硬膜外记录 D 波的电极。右侧：手持刺激探针的尖端，刻度为毫米。**B.** 左侧：阴性定位结局（D1 = D2）。右侧：阳性定位结局（碰撞后 D2 波波幅显著降低），在该位置识别出 CST。**C.** 44 岁 T3 ～ T5 水平的髓内动静脉畸形患者，术中定位脊髓 CST。刺激探针在与 CST 非常接近的位置给予 2.5 mA 脉冲电流，D2 波波幅与 D1 波波幅相比约降低 50%。TES，经颅电刺激。[Modified from DeletisV（2006）. Intraoperative neurophysiology of the corticospinal tract of the spinal cord. In：C Barber，S Tsuji，S Tobimatsu et al.（Eds.），Functional neuroscience：evoked potentials and related techniques. Suppl. Clinical Neurophysiology，vol. 59，pp.105-109，© 2006 Elsevier B.V.]

了根据解剖学上的标志外，直接定位后索可以更好地保护感觉功能。这在脊髓扭曲、进入中央后索的典型小血管不能清晰可见的情况下尤为有价值。

一旦切开脊髓，确定了肿瘤的背侧，注意确认肿瘤的尾端和头端，如有囊腔，直接打开。然后在肿瘤和脊髓之间的外侧界面上对称地左右交替进行解剖。对于室管膜瘤和大多数毛细胞星形细胞瘤，每当找到良好的界面，采用钝性剥离，目的是减少对脊髓的牵拉。尽量避免使用双极电凝。一旦脊髓和肿瘤包膜被分离，将明胶海绵或小棉球放置在中间。在手术的最后部分，也是最关键的部分，将肿瘤逐渐从腹侧附着处分离，可能涉及来自脊髓前动

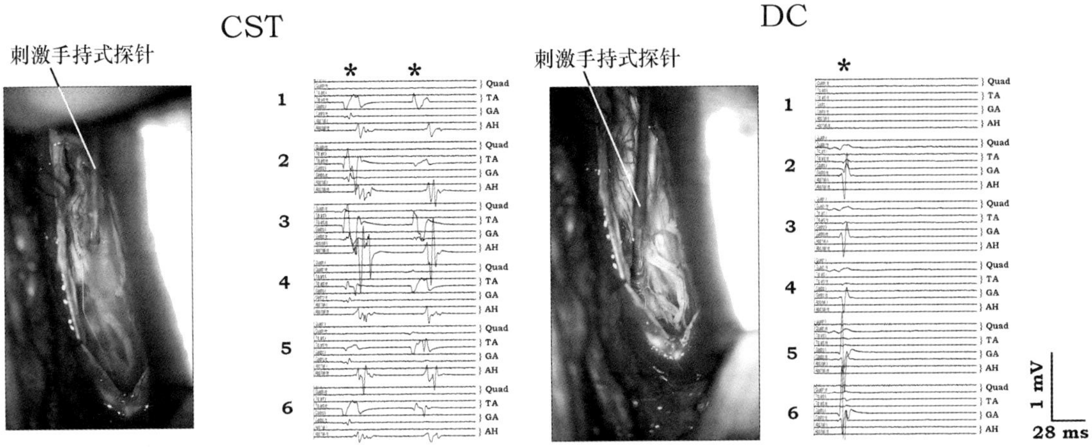

图 13.7 对无痉挛患者行双串刺激范例。经胸椎椎板切除术治疗胸椎髓内肿瘤，该患者无痉挛，对其皮质脊髓束（CST）和后索（DC）进行连续 6 次双串刺激（刺激 1 和 2，刺激串间隔为 60 ms），记录四组肌肉。左侧图显示双串刺激 CST 产生了相同的双重反应，而右侧图显示刺激 DC 仅在第一组刺激后产生一个反应，在第二组刺激后没有反应。在肿瘤切除过程中，连续定位该传导束引导手术，并实时提供纤维束位置的神经生理学反馈。Quad，股四头肌；TA，胫骨前肌；GA，腓肠肌；AH，踇展肌。星号表示反应。

脉的血液供应。需要非常小心，避免在前正中沟使用双极电凝，以减少电凝损伤脊髓前动脉或其穿支进入脊髓前外侧时的风险。

在从脊髓分离肿瘤过程中，IONM 重点关注 mMEP 和 D 波。D 波可持续监测，而 mMEP 只能间断监测，以减少肌肉抽动对显微手术造成的影响。但是，每当出现 D 波波幅降低或外科医生暂停操作要求检查时，就会立即检查 mMEP。一般认为，D 波保留和 mMEP 消失与术后短暂运动功能障碍有关，而 mMEP 消失和 D 波波幅下降超过 50% 则预测长期严重运动功能障碍和无法行走（Kothbauer 等，1997，1998）。因此，只要 mMEP 和 D 波稳定或仅出现轻微恶化，手术就会继续进行。当一个或多个肌肉的 mMEP 消失时，手术会暂停（通常为 5 ～ 10 min，少数情况下可长达 25 ～ 30 min）。还会采取其他纠正措施，如用温盐水灌洗和（或）调整血压，使平均动脉压最低达到 80 ～ 85 mmHg。过去我们已经描述过“TIP”［时间（Time）、灌洗（Irrigation）、血压（Pressure）］原则（Sala 等，2004）。在大多数情况下，短暂停止手术操作足以使 mMEP 恢复，手术可以继续进行。因此，手术是根据 IONM 结果，执行“停止和继续”的策略（Sala 等，2007）（表 13.2）。

当 mMEP 消失，D 波波幅下降超过基线的 50%

表 13.2 TIP 策略

D 波	肌源性 MEP	纠正措施	预测结局
无变化	存在	无	无变化
无变化或波幅高于基线 50% 以上	出现轻微的变化（波幅降低或阈值提高）	暂时将手术操作换到其他部位；温盐水灌洗；纠正低血压	无变化
无变化或波幅高于基线 50% 以上	单侧或双侧消失	包括以上所有措施，然后暂时停止手术和（或）改善脊髓血流（用罂粟碱局部灌洗）。如果 mMEP 没有恢复，个别情况下考虑终止手术；但是通常情况下可以继续手术	短暂运动功能障碍（影响受累肢体）
下降＞ 50%	双侧消失	立即停止手术；若 D 波未恢复，终止手术	永久性运动障碍
不可监测	双侧消失	包括以上所有措施；若 mMEP 未恢复，则放弃手术	不能区分短暂和永久性运动障碍

From Sala F，Palandri G，Basso E et al.（2006）. Motor evoked potential monitoring improves outcome after surgery for intramedullary spinal cord tumors：a historical control study. Neurosurgery 58：1129-1143. https：//doi.org/10.1227/01.NEU.0000215948.97195.58.

时，立即停止手术。此时，如果给予 TIP 措施后没有恢复，不管切除程度如何，都将终止手术。若手术开始时就无法监测到 D 波，则 mMEP 消失且未能通过 TIP 措施恢复时，应终止手术，因为在没有 D 波监测的情况下，无法区分短暂性还是永久性运动障碍。

尽可能地整体切除肿瘤。在切除较大的肿瘤时，尽管我们倾向不在肿瘤和脊髓之间的界面处使用 CUSA，但已经与脊髓分离的部分可用 CUSA 切除。

在过去的二十年中，术中神经监测已广泛用于脊髓肿瘤手术中。然而，所应用的技术仍然存在显著的不一致性。特别是，只有少数研究报告了常规使用 D 波监测（Takami 等，2015；Prokopienko 等，2017；Cannizzaro 等，2019）。这令人担忧，因为 D 波与术前 McCS 分级相结合，是长期运动功能结局的最强预测因素。

自 20 世纪 90 年代中期引入 D 波监测（Morota 等，1997），随后在全身麻醉下应用 mMEP（Taniguchi 等，1993）以来，MEP 被视为监测的金标准（Sala 等，2007）。Deletis 等最早制订了解读 mMEP 和 D 波信息的标准（Kothbauer 等，1997，1998），我们在 300 多例脊髓肿瘤手术中应用了这些 IONM 报警标准，并进行了轻微修改（Sala 等，2006）。

只要在 D 波可监测的情况下，mMEP 监测通常采用存在或消失的标准。这主要源于两个因素：首先，即便在生理条件下，mMEP 的测试间变异性也很大，仅基于波幅或阈值标准无法进行可靠的定量分析（Kothbauer 等，1998；Sala 等；2007）。其次，IONM 报警标准需要在神经功能和肿瘤学结局之间达成最佳平衡。在 ISCT 手术中，术后暂时性运动功能障碍很常见，通常应在术前告知患者术后大概率可能会出现短暂的运动功能障碍，但大多会自行恢复或康复训练下恢复，患者通常都能接受。因此，对于这些患者在术后早期出现中度或严重瘫痪并不意外。因此，只要 D 波得以保留（D 波是预测长期运动结局的最强预测因素），mMEP 的存在或消失标准是足够和适当的。其他人提出了基于阈值升高（Calancie，2017）或波幅降低和（或）波形简化（Quiñones-Hinojosa 等，2005）的不同报警标准。在我们看来，这些标准过于敏感，可能会导致假阳性结果和手术切除不彻底。

典型案例

一名 10 岁男孩因近期颈部疼痛入院。术前 MRI 显示一个巨大颈延交界区脊髓肿瘤，从延髓向下延伸至 C7 脊柱水平（图 13.8 A）。尽管 MRI 上表现不均一，但术中肿瘤边界较清楚，界面明确。监测包括四肢 SEP 和 mMEP、D 波以及第Ⅸ、Ⅹ和Ⅻ对脑神经支配肌肉的皮质延髓束 MEP。手术过程中（图 13.8 B），左侧肢体的 mMEP 波幅逐渐降低，但在肿瘤切除结束时，除胫骨前肌外，仍都可记录到。在右侧，除足䠴展肌外，所有上下肢的 mMEP 逐渐消失。手术持续了数小时，由于 mMEP 消失，手术屡次中断，有时采取 TIP 原则处理后波形又重新恢复。然而，D 波始终非常稳定，在整个过程中其波幅从未下降到基线的 50% 以下。因此，神经生理数据表明，由于 mMEP 的消失但 D 波保留，提示仅出现短暂的瘫痪。因此，考虑到肿瘤和脊髓界面良好，决定继续手术，以达到完全切除的目的。

手术后，该患儿出现了严重的四肢瘫痪，右侧更为明显，以及伴有吞咽困难。McCormick 分级从Ⅰ级恶化到Ⅲ级，但通过物理治疗逐渐康复，3 个月随访时，他的状态几乎回到了手术前的水平，右上肢远端有轻度瘫痪（图 13.8 C 和 D）。术后 MRI 显示肿瘤完全切除。病理学检查显示为毛细胞星形细胞瘤（WHO Ⅰ级），患者术后 8 年复查未复发（图 13.8 E）。

IONM 和循证医学

关于 IONM 除预测价值以外，是否能预防脊髓损伤的争论仍在持续。总体而言，有强有力的Ⅰ～Ⅱ级证据表明 IONM 是一种有效的诊断性测试，可以预测脊髓损伤，但仅有Ⅱ～Ⅲ级证据表明 IONM 可以预防这种损伤（Fehlings 等，2010；Nuwer，2016；Hadley 等，2018）。循证医学（evidence-based medicine，EBM）的极端解读，提出每种治疗方法只要缺乏Ⅰ～Ⅱ级证据支持都不能被推荐为标准治疗方式，对于脊髓 IONM 也是如此（Vadivelu 等，2014；Hadley 等，2018），但这种解读受到了严厉批评（Sala 等，2018；Vogel 等，2018；Nasi 等，2019）。

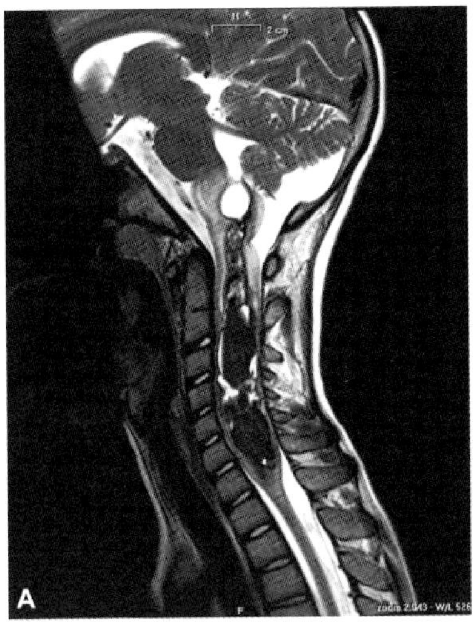

图 13.8 典型案例（详见正文）。**A.** 一名 10 岁儿童表现为持续颈部疼痛，术前 T2 加权 MRI。**B.**（a 和 b）手术期间，左（L）和右（R）肌源性运动诱发电位（MEP）的波幅逐渐降低。右侧的恶化更为明显。在手术结束时，左侧除胫骨前肌（LT）外，所有肌肉仍存在小的反应，而右侧除跗展肌（AR）外，所有右侧 mMEP 均消失。（c）D 波监测在整个过程中保持稳定，波幅下降从未超过 20% ～ 30%。**C** 和 **D.** 术后，该患儿出现四肢瘫痪，最初右侧严重。在 3 个月的随访中，他能够独立行走（McCormick Ⅱ级），并在约 9 个月内完全康复。**E.** 术后 T2 加权 MRI 显示肿瘤完全切除。病理学显示是毛细胞星形细胞瘤。LE，左指总伸肌；LA，左拇短展肌；LT，左胫骨前肌；AL，左跗展肌；OP，开始；CL，结束；RE，右指总伸肌；RA，右拇短展肌；RT，右胫骨前肌；AR，右跗展肌；Dw，D 波。［Modified from Sala F，Meneghelli P（2019）. Intraoperative neurophysiological monitoring for craniovertebral junction surgery. Acta Neurochir Suppl 125：369-380. https：//doi.org/10.1007/978-3-319-62515-7_53. PMID：30610347.］

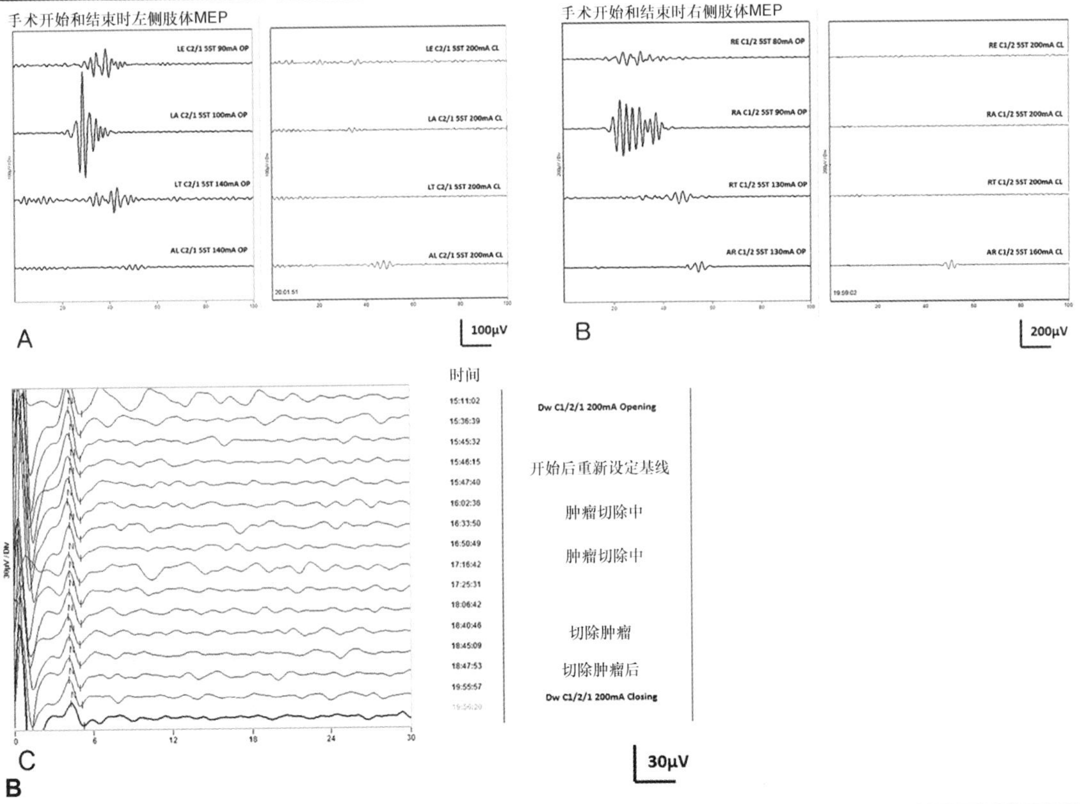

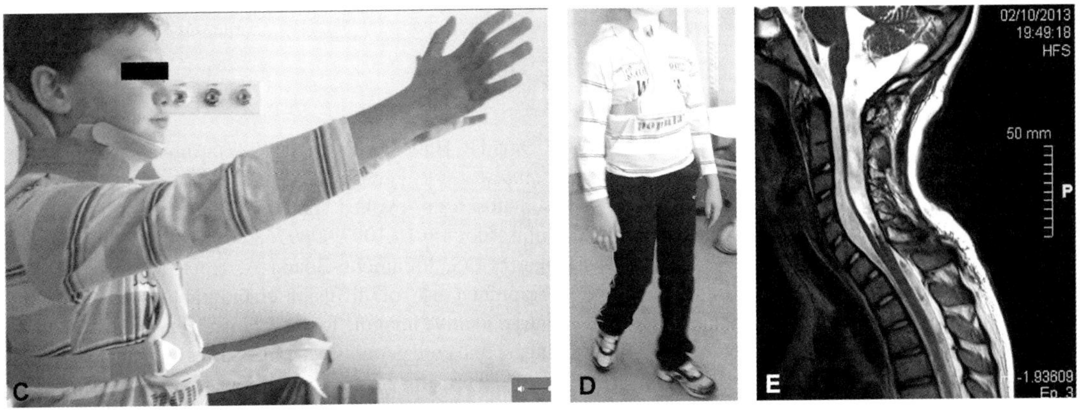

一些系统评价和meta分析已经专门探讨了IONM在ISCT中的作用。Rijs等（2019）得出结论，IONM的敏感性和特异性较高但并不完美，可以预防神经损伤，但也可能限制肿瘤切除的范围。Daniel等（2018）从一项更大型的关于IONM和脊柱手术的系统评价和meta分析中推断出与ISCT相关的数据。他们得出结论，只有ISCT患者术中使用IONM有减少神经功能废损的趋势（*P*值0.055）。Verla等（2016）总结分析了13项有关IONM在ISCT手术中的研究，得出结论，通过使用多模式IONM，“在大多数情况下可以预防脊髓损伤，从而改善ISCT手术患者的术后神经功能和预后”。

Sweeney等（2017）发表了一篇颇有争议的文章，报道了17例行脊髓室管膜瘤手术但未使用IONM的患者。该研究报道全切率为94.12%，与使用IONM的病例研究相比，在功能结局方面没有显著差异，被认为是“使用IONM的系列研究的基准”。最近，我们报道了100例室管膜瘤患者术后功能和肿瘤学长期预后，均采用SSEP、mMEP和D波监测（如果可监测）（Skrap等，2021）。我们的报道全切除率略低（89%），但在Sweeney的研究中，恶化至McCormick Ⅳ/Ⅴ级（即截瘫）的患者比例为11.7%，而在我们的研究中仅为3%。这表明，IONM在预防永久性严重神经功能废损方面有显著益处。

关于IONM价值的证据，争论持续多年，我们的印象是，在信徒和非信徒之间存在二元分化。目前，绝大多数神经外科医生都使用IONM，并支持其作为ISCT手术时预防或减少手术并发症的有价值的工具。历史对照研究、系统评价和meta分析提供了大量的证据，以证明处理这些具有挑战性的肿瘤时，使用IONM及相关成本是合理的。

总的来说，关于IONM在脊柱和脊髓手术中价值的争论可能会继续下去，尤其是考虑到将神经监测作为“医疗标准”所带来的医学法律责任的影响。有人指出，这将意味着不使用IONM的外科医生属于医疗事故（Jea，2017）。“医疗标准”可以简单地定义为大多数医生在相同或类似情况下所进行的临床实践。像美国神经生理监测协会和美国临床神经生理协会这样的专业组织非常谨慎，没有将其指南视为医疗标准，并明确指出“未能完全满足这些指南的某些方面不能被解释为疏忽或违反职责。”然而，法院仍可能使用这些指南来确定医疗标准（Brook和Irle，2016）。

我们坚信，保护脊柱外科医生免受IONM相关诉讼的风险是合法的，在某种程度上、某些环境中是必要的；包括：（a）IONM是一个庞大的商业产业，但质量往往较差；（b）IONM的适应证有时是不合理的；（c）IONM在某些神经外科手术中的价值仍存在争议；（d）医疗法律诉讼的发生率很高。同时，过于极端地推崇循证医学，认为IONM只是一种诊断测试，没有预防神经功能废损的价值，因此与IONM相关花费是不合理的，这也是不公平的。这种态度可能会让外科医生和患者最终失去一个潜在有用的技术，而该技术本来可使他们受益匪浅。对于脊柱外科医生来说，要在保护自己免受诉讼和保护患者免受可预防的并发症的风险之间找到平衡，需要小心行事。

结论

由于该疾病的罕见性、与脊髓功能的高度关联性以及手术可能导致严重神经功能障碍的风险，ISCT手术仍具有挑战性。术中神经监测极大地影响了这些肿瘤的外科治疗，越来越多的证据表明，其作用不仅是预测，而是预防或减少神经系统并发症。与定位技术相比，监测技术在ISCT手术中发挥着重要作用，特别是D波监测由于在长期运动结局上的强大预测价值，应该进行该监测。

（王志刚　宗轶烜　张思卿　译
方媛　刘献增　审校）

参考文献

Ben-David B, Haller G, Taylor P (1987). Anterior spinal fusion complicated by paraplegia: a case report of a false-negative somatosensory-evoked potential. Spine 12: 536–539. https://doi.org/10.1097/00007632-198707000-00005.

Benjamin CG, Frempong-Boadu A, Hoch M et al. (2019). Combined use of diffusion tractography and advanced intraoperative imaging for resection of cervical intramedullary spinal cord neoplasms: a case series and technical note. Oper Neurosurg 17: 525–530. https://doi.org/10.1093/ons/opz039.

Brook M, Irle K (2016). Litigating intraoperative neuromonitoring (IOM). Univ Baltimore Law Rev 45: 3.

Brotchi J (2002). Intrinsic spinal cord tumor resection.

Neurosurgery 50: 1059–1063. https://doi.org/10.1097/00006123-200205000-00021.

Brotchi J, Fischer G (1998). Spinal cord ependymomas. Neurosurg Focus 4: E4. https://doi.org/10.3171/foc.1998.4.5.5.

Calancie B (2017). Intraoperative neuromonitoring and alarm criteria for judging MEP responses to transcranial electric stimulation. J Clin Neurophysiol 34: 12–21. https://doi.org/10.1097/WNP.0000000000000339.

Cannizzaro D, Mancarella C, Nasi D et al. (2019). Intramedullary spinal cord tumors: the value of intraoperative neurophysiological monitoring in a series of 57 cases from two Italian centres. J Neurosurg Sci. https://doi.org/10.23736/S0390-5616.19.04758-1.

Cheng JJS, Ivan MEM, Stapleton CJ et al. (2014). Intraoperative changes in transcranial motor evoked potentials and somatosensory evoked potentials predicting outcome in children with intramedullary spinal cord tumors. J Neurosurg Pediatr 13: 591–599. https://doi.org/10.3171/2014.2.PEDS1392.

Church A, Eisendrath DW (1892). A contribution to spinal cord surgery. Am J Med Sci 103: 403–405.

Constantini S, Miller DC, Allen JC et al. (2000). Radical excision of intramedullary spinal cord tumors: surgical morbidity and long-term follow-up evaluation in 164 children and young adults. J Neurosurg Spine 93: 183–193. https://doi.org/10.3171/spi.2000.93.2.0183.

Czernicki T, Maj E, Podgórska A et al. (2017). Diffusion tensor tractography of pyramidal tracts in patients with brainstem and intramedullary spinal cord tumors: relationship with motor deficits and intraoperative MEP changes: DTT of pyramidal tracts and MEP changes. J Magn Reson Imaging 46: 715–723. https://doi.org/10.1002/jmri.25578.

Daniel JW, Botelho RV, Milano JB et al. (2018). Intraoperative neurophysiological monitoring in spine surgery. Spine 43: 1154–1160. https://doi.org/10.1097/BRS.0000000000002575.

Deletis V, Bueno De Camargo A (2001). Interventional neurophysiological mapping during spinal cord procedures. Stereotact Funct Neurosurg 77: 25–28. https://doi.org/10.1159/000064585.

Deletis V, Seidel K, Sala F et al. (2018). Intraoperative identification of the corticospinal tract and dorsal column of the spinal cord by electrical stimulation. J Neurol Neurosurg Psychiatry 89: 754–761. https://doi.org/10.1136/jnnp-2017-317172.

Elsberg CA (1911). The operability of intramedullary tumors of the spinal cord; a report of two operations, with remarks upon the extrusion of intraspinal tumors. Am J Med Sci 142: 630–647.

Engler GL, Spielholz NJ, Bernhard WN et al. (1978). Somatosensory evoked potentials during Harrington instrumentation for scoliosis. J Bone Joint Surg Am 60: 528–532.

Epstein F, Epstein N (1982). Surgical treatment of spinal cord astrocytomas of childhood. J Neurosurg 57: 685–689. https://doi.org/10.3171/jns.1982.57.5.0685.

Fehlings MG, Brodke DS, Norvell DC et al. (2010). The evidence for intraoperative neurophysiological monitoring in spine surgery: does it make a difference? Spine 35: S37–S46. https://doi.org/10.1097/BRS.0b013e3181d8338e.

Gandhi R, Curtis CM, Cohen-Gadol AA (2015). High-resolution direct microstimulation mapping of spinal cord motor pathways during resection of an intramedullary tumor. J Neurosurg Spine 22: 205–210. https://doi.org/10.3171/2014.10.SPINE1474.

Ginsburg HH, Shetter AG, Raudzens PA (1985). Postoperative paraplegia with preserved intraoperative somatosensory evoked potentials: case report. J Neurosurg 63: 296–300. https://doi.org/10.3171/jns.1985.63.2.0296.

Greenwood J (1954). Total removal of intramedullary tumors. J Neurosurg 11: 616–621. https://doi.org/10.3171/jns.1954.11.6.0616.

Hadley MN, Shank CD, Rozzelle CJ et al. (2018). Guidelines for the use of electrophysiological monitoring for surgery of the human spinal column and spinal cord. Neurosurgery 83: E76–E77. https://doi.org/10.1093/neuros/nyy158.

Inoue T, Endo T, Nagamatsu K et al. (2013). 5-Aminolevulinic acid fluorescence-guided resection of intramedullary ependymoma: report of 9 cases. Neurosurgery 72: 159–168. https://doi.org/10.1227/NEU.0b013e31827bc7a3.

Jallo GI, Kothbauer KF, Epstein FJ (2001). Intrinsic spinal cord tumor resection. Neurosurgery 49: 1124–1128. https://doi.org/10.1097/00006123-200111000-00021.

Jea A (2017). Editorial. Intraoperative neuromonitoring: gold standard or fool's gold? Neurosurg Focus 43: E9. https://doi.org/10.3171/2017.7.FOCUS17457.

Jones SJ, Buonamassa S, Crockard HA (2003). Two cases of quadriparesis following anterior cervical discectomy, with normal perioperative somatosensory evoked potentials. J Neurol Neurosurg Psychiatry 74: 273–276. https://doi.org/10.1136/jnnp.74.2.273.

Kothbauer K, Deletis V, Epstein FJ (1997). Intraoperative spinal cord monitoring for intramedullary surgery: an essential adjunct. Pediatr Neurosurg 26: 247–254. https://doi.org/10.1159/000121199.

Kothbauer KF, Deletis V, Epstein FJ (1998). Motor-evoked potential monitoring for intramedullary spinal cord tumor surgery: correlation of clinical and neurophysiological data in a series of 100 consecutive procedures. Neurosurg Focus 4: E3. https://doi.org/10.3171/foc.1998.4.5.4.

Krzan M, Deletis V, Isgum V (1997). Intraoperative neurophysiological mapping of dorsal columns. A new tool in the prevention of surgically induced sensory deficit? Electroencephalogr Clin Neurophysiol 102: 37.

Landi A (2016). Magnetic resonance diffusion tensor imaging and fiber-tracking diffusion tensor tractography in the management of spinal astrocytomas. World J Clin Cases 4: 1. https://doi.org/10.12998/wjcc.v4.i1.1.

Lesser RP, Raudzens P, Lüders H et al. (1986). Postoperative neurological deficits may occur despite unchanged intraoperative somatosensory evoked potentials: postoperative deficits despite normal SEPs. Ann Neurol 19: 22–25. https://doi.org/10.1002/ana.410190105.

MacDonald DB, Dong C, Quatrale R et al. (2019). Recommendations of the International Society of Intraoperative Neurophysiology for intraoperative somatosensory evoked potentials. Clin Neurophysiol 130: 161–179. https://doi.org/10.1016/j.clinph.2018.10.008.

McCormick PC, Torres R, Post KD et al. (1990). Intramedullary ependymoma of the spinal cord. J Neurosurg 72: 523–532. https://doi.org/10.3171/jns.1990.72.4.0523.

Mehta AI, Mohrhaus CA, Husain AM et al. (2012). Dorsal column mapping for intramedullary spinal cord tumor resection decreases dorsal column dysfunction. J Spinal Disord Tech 25: 205–209. https://doi.org/10.1097/BSD.0b013e318215953f.

Merton PA, Morton HB (1980). Stimulation of the cerebral cortex in the intact human subject. Nature 285: 227. https://doi.org/10.1038/285227a0.

Merton PA, Morton HB, Hill DK et al. (1982). Scope of a technique for electrical stimulation of human brain, spinal cord and muscle. Lancet 320: 597–600. https://doi.org/10.1016/S0140-6736(82)90670-5.

Mohammed W, Farrell M, Bolger C (2019). Spinal cord ependymoma—surgical management and outcome. J Neurosci Rural Pract 10: 316–320. https://doi.org/10.4103/jnrp.jnrp_267_18.

Morota N, Deletis V, Constantini S et al. (1997). The role of motor evoked potentials during surgery for intramedullary spinal cord tumors. Neurosurgery 41: 1327–1336. https://doi.org/10.1097/00006123-199712000-00017.

Nair D, Kumaraswamy VM, Braver D et al. (2014). Dorsal column mapping via phase reversal method. Neurosurgery 74: 437–446. https://doi.org/10.1227/NEU.0000000000000287.

Nasi D, Ghadirpour R, Servadei F (2019). Letter: guidelines for the use of electrophysiological monitoring for surgery of the human spinal column and spinal cord. Neurosurgery 84: E127–E128. https://doi.org/10.1093/neuros/nyy533.

Norman D, Mills C, Brant-Zawadzki M et al. (1983). Magnetic resonance imaging of the spinal cord and canal: potentials and limitations. Am J Roentgenol 141: 1147–1152. https://doi.org/10.2214/ajr.141.6.1147.

Nuwer MR (2016). Measuring outcomes for neurophysiological intraoperative monitoring. Clin Neurophysiol 127: 3–4. https://doi.org/10.1016/j.clinph.2015.07.005.

Patton HD, Amassian VE (1954). Single and multiple unit analysis of cortical stage of pyramidal tract activation. J Neurophysiol 17: 345–363. https://doi.org/10.1152/jn.1954.17.4.345.

Pendleton C, Rincon-Torroella J, Gokaslan ZL et al. (2015). Challenges in early operative approaches to intramedullary spinal cord tumors: Harvey Cushing's perspective. J Neurosurg Spine 23: 412–418. https://doi.org/10.3171/2014.12.SPINE13427.

Prokopienko M, Kunert P, Podgórska A et al. (2017). Surgical treatment of intramedullary ependymomas. Neurol Neurochir Pol 51: 439–445. https://doi.org/10.1016/j.pjnns.2017.06.008.

Quinones-Hinojosa A, Gulati M, Lyon R et al. (2002). Spinal cord mapping as an adjunct for resection of intramedullary tumors: surgical technique with case illustrations. Neurosurgery 51: 1199–1207. https://doi.org/10.1097/00006123-200211000-00015.

Quiñones-Hinojosa A, Lyon R, Zada G et al. (2005). Changes in transcranial motor evoked potentials during intramedullary spinal cord tumor resection correlate with postoperative motor function. Neurosurgery 56: 982–992. https://doi.org/10.1227/01.NEU.0000158203.29369.37.

Rijs K, Klimek M, Scheltens-de Boer M et al. (2019). Intraoperative neuromonitoring in patients with intramedullary spinal cord tumor: a systematic review, meta-analysis, and case series. World Neurosurg 125: 498–510.e2. https://doi.org/10.1016/j.wneu.2019.01.007.

Sala F, Lanteri P, Bricolo A (2004). Motor evoked potential monitoring for spinal cord and brain stem surgery. Adv Tech Stand Neurosurg 29: 133–169. https://doi.org/10.1007/978-3-7091-0558-0_4.

Sala F, Palandri G, Basso E et al. (2006). Motor evoked potential monitoring improves outcome after surgery for intramedullary spinal cord tumors: a historical control study. Neurosurgery 58: 1129–1143. https://doi.org/10.1227/01.NEU.0000215948.97195.58.

Sala F, Bricolo A, Faccioli F et al. (2007). Surgery for intramedullary spinal cord tumors: the role of intraoperative (neurophysiological) monitoring. Eur Spine J 16: S130–S139. https://doi.org/10.1007/s00586-007-0423-x.

Sala F, Skinner SA, Arle JE et al. (2018). Letter: guidelines for the use of electrophysiological monitoring for surgery of the human spinal column and spinal cord. Neurosurgery 83: E82–E84. https://doi.org/10.1093/neuros/nyy231.

Setzer M, Murtagh RD, Murtagh FR et al. (2010). Diffusion tensor imaging tractography in patients with intramedullary tumors: comparison with intraoperative findings and value for prediction of tumor resectability: presented at the 2009 Joint Spine Section Meeting. J Neurosurg Spine 13: 371–380. https://doi.org/10.3171/2010.3.SPINE09399.

Simon MV, Chiappa KH, Borges LF et al. (2012). Phase reversal of somatosensory evoked potentials triggered by gracilis tract stimulation: case report of a new technique for neurophysiologic dorsal column mapping. Neurosurgery 70: E783–E788. https://doi.org/10.1227/NEU.0b013e31822e0a76.

Skinner S, Sala F (2017). Communication and collaboration in spine neuromonitoring: time to expect more, a lot more, from the neurophysiologists. J Neurosurg Spine 27: 1–6. https://doi.org/10.3171/2016.12.SPINE161212.

Skrap B, Tramontano V, Faccioli F et al. (2021). Surgery for intramedullary spinal cord ependymomas in the neuromonitoring era: results from a consecutive series of 100 patients. J Neurosurg Spine1–11. https://doi.org/10.3171/2021.7.SPINE21148. Online ahead of print. 34891138.

Sweeney KJ, Reynolds M, Farrell M et al. (2017). Gross total resection rates of grade II/III intramedullary ependymomas using the surgical strategy of en-bloc resection without intra-operative neurophysiological monitoring. Br J Neurosurg 31: 364–368. https://doi.org/10.1080/02688697.2016.1270419.

Takami T, Naito K, Yamagata T et al. (2015). Surgical management of spinal intramedullary tumors: radical and safe strategy for benign tumors. Neurol Med Chir 55: 317–327. https://doi.org/10.2176/nmc.ra.2014-0344.

Taniguchi M, Cedzich C, Taniguchi M et al. (1993). Modification of cortical stimulation for motor evoked potentials under general anesthesia. Neurosurgery 32: 219–226. https://doi.org/10.1227/00006123-199302-000-00011.

Vadivelu S, Sivaganesan A, Patel AJ et al. (2014). Practice trends in the utilization of intraoperative neurophysiological monitoring in pediatric neurosurgery as a function of complication rate, and patient-, surgeon-, and procedure-related factors. World Neurosurg 81: 617–623. https://doi.org/10.1016/j.wneu.2013.11.010.

Verla T, Fridley JS, Khan AB et al. (2016). Neuromonitoring for intramedullary spinal cord tumor surgery. World Neurosurg 95: 108–116. https://doi.org/10.1016/j.wneu.2016.07.066.
Vogel R, Balzer J, Gertsch J et al. (2018). Letter: guidelines for the use of electrophysiological monitoring for surgery of the human spinal column and spinal cord. Neurosurgery 82: E190–E191. https://doi.org/10.1093/neuros/nyy093.
Von Eiselsberg A, Ranzi E (1913). Ueber die chirurgische Behandlung der Hirn- und Rueckenmarkstumoren. Arch Klin Chir 102: 309–468.
Yanni DS, Ulkatan S, Deletis V et al. (2010). Utility of neurophysiological monitoring using dorsal column mapping in intramedullary spinal cord surgery: clinical article. J Neurosurg Spine 12: 623–628. https://doi.org/10.3171/2010.1.SPINE09112.
Yasargil MG, De Preux J (1975). Microsurgical experiments in 12 cases of intramedullary hemangioblastomas. Neurochirurgie 21: 425–434.

第 14 章
脊柱髓外肿瘤和骨折的术中监测

Lanjun Guo[1*]，Robert N. Holdefer[2]，Karl F. Kothbauer[3†]

[1]Department of Surgical Neuromonitoring, University of California San Francisco, San Francisco, CA, United States

[2]Department of Rehabilitation Medicine, University of Washington, Seattle, WA, United States

[3]Formerly Department of Neurosurgery, University of Basel and Division of Neurosurgery, Luzerner Kantonsspital, Lucerne, Switzerland

摘　要

脊膜瘤是最常见的髓外硬膜下肿瘤，其次便是神经鞘瘤，也可以在硬膜外生长。转移瘤是最常见的硬膜外肿瘤，常累及胸椎。脊柱骨折伴脊柱脱位和（或）不稳定则需要手术固定。髓外肿瘤或骨折的脊柱手术通常包括神经减压和植入内固定保持脊柱稳定性。这些操作有损伤脊髓和神经根的风险。切除神经鞘瘤后神经根功能废损的发生率很高，因为肿瘤是从神经根生长出来的。为了防止医源性神经功能缺损，已引入术中神经生理监测和定位技术，包括运动和感觉诱发电位、肌电图、复合肌肉动作电位和球海绵体肌反射。特定手术中，不同技术组合的选择取决于手术节段和病变的性质。

关键词：术中神经监测，脊髓压迫，神经根损伤，髓外肿瘤，脊柱骨折

引言

采用术中神经生理学监测（IONM）以保护脊髓免受手术损伤，现已成为神经外科和脊柱外科手术操作中一个获得广泛认可、必不可少的部分。应用诱发电位行术中监测可以追溯到 20 世纪 70 年代末，当时首次使用感觉诱发电位（Engler 等，1978），用于所谓的“脊柱手术”，这意味着病变位于硬膜外或者是退行性脊柱疾病或脊柱畸形所导致。如今，用于脊柱手术和髓外硬膜下病变手术相同的神经生理学方法，同样应用于髓内肿瘤的切除（Sala 和 Kothbauer，2008；Sala 等，2006；Kothbauer 等，1998）、脊柱闭合不全矫正或脊髓空洞症引流。脊髓髓内手术的神经监测实践及其证据基础不同于髓外压迫性病变。这反映在运动诱发电位（MEP）和体感诱发电位（SEP）的“行为”不同，并且在两种手术类型中呈现不同的动态变化。

髓外硬膜下肿瘤包括神经鞘瘤和脊膜瘤等病症，这两种疾病都可以自发发生，或者在极少数情况下是遗传综合征的一部分，例如神经纤维瘤病。这些疾病的主要特征为受累脊髓节段受到外部压迫且常常发生明显的形态变化。脊髓部分的压迫性损伤可能是由硬膜外病变引起，例如脊柱成分原发性或继发性肿瘤的生长。转移性疾病是主要原因，而脊柱原发性肿瘤所起的作用要小得多。脊柱创伤性损伤经常导致神经功能障碍，而脊柱骨折移位的手术减压和固定同样也可能受益于 IONM 技术的使用。

监测指征

临床分类和表现

脊柱髓外肿瘤

大多数脊柱肿瘤是良性的，其中 60% 发生在硬膜外，30% 发生在髓外硬膜下，只有 10% 是脊

* 通讯作者：Lanjun Guo, MD, MSc, DABNM, FASNM, Director of Education, Department of Surgical Neuromonitoring, University of California, San Francisco, San Francisco, CA 94143, United States. Tel: +1-415-353-1373, E-mail: lanjun.guo@ucsf.edu

† 已故。

髓髓内肿瘤。最常见的硬膜外肿瘤是转移瘤，而原发性骨肿瘤不太常见。最常见的原发髓外硬膜下肿瘤是脊膜瘤和神经鞘瘤（施万细胞瘤和神经纤维瘤）（Chamberlain 和 Tredway，2011；Ottenhausen 等，2018）。脊神经鞘瘤生长缓慢，大多数起源于感觉背根。大多数肿瘤病变在硬膜下，但也可以在硬膜外生长或者硬膜下和硬膜外联合生长。这些肿瘤最常见于颈段或腰段，其次是胸段。目前的观点认为神经鞘瘤起源于施万细胞的祖细胞，而神经纤维瘤可能起源于更接近成纤维细胞的间充质细胞（Arnautovic 和 Arnautovic，2009；Van Goethem 等，2004）。神经鞘瘤在生长过程中由于神经孔处的骨压迹而倾向于形成沙漏形状，因此被称为哑铃型肿瘤（图 14.1 A）。脊膜瘤起源于蛛网膜帽细胞，是基于硬脊膜的肿瘤，因此可以发生在硬脊膜存在的任何部位。大约 94% 的脊膜瘤是髓外硬膜下肿瘤，其中 80% 的脊膜瘤位于胸段。常见的症状包括背痛、运动功能障碍、感觉障碍和大小便失禁。

任何恶性肿瘤都可以转移到椎体，但最常见的转移性脊柱肿瘤，女性来自肺部或乳腺，男性来自前列腺。一般来说，转移性种植出现在胸椎（约占 70%）（图 14.2 A），其次是腰椎（占 20%）。大多数情况下，转移瘤会影响椎体，但是脊椎的所有部分都可能受到影响。已经扩散到脊柱的肿瘤通常会引起明显的疼痛。如果足够大，它们可能会压迫脊髓，从而导致疼痛加剧，以及肠道、膀胱和下肢的功能丧失（Van Goethem 等，2004）。

脊柱骨折

每年有超过 15 万美国人遭受脊柱创伤。这些伤害通常与高速和高冲击力事件有关，如机动车撞击或创伤性坠落。胸腰椎骨折是脊柱骨折中最常见的类型。颈椎损伤占所有脊柱骨折的 1/3，占所有脊髓损伤的 1/2 至 2/3。脊柱创伤可导致脊髓损伤、疼痛和畸形（Hsieh 等，2008；Rampersaud 等，2006）。胸腰椎的损伤包括压缩性骨折、暴裂性骨折和屈曲牵张性骨折伴骨折脱位（图 14.3 A）。已经制订了各种分类体系，对脊柱损伤进行分层，旨在合理描述损伤机制，并提供治疗框架（Schnake 等，2017；Divi 等，2019）。从传统意义上来讲，通过损伤机制和（或）不稳定性对脊柱损伤进行分类。不稳定性被定义为具有正常生理运动的相邻椎体节段之间的异常平移。脊髓损伤导致的神经功能缺损主要取决于损伤部位的损伤程度；解剖学上更高节段的损伤则会产生更严重的神经缺损（颈段损伤＝四肢瘫，胸段损伤＝下肢截瘫）。根据损伤部位和类型，

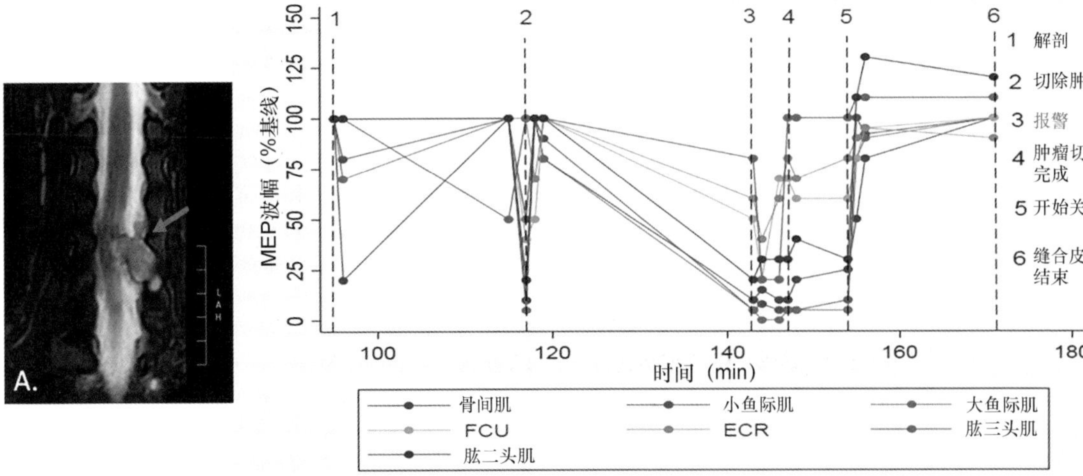

图 14.1（彩图请扫二维码或见书后） **A.** 一名 24 岁女性，左手和手臂进行性麻木伴手无力。磁共振成像显示左侧 C5 ～ C6 椎管内肿瘤压迫脊髓，并累及左侧 C6 神经根的椎间孔。诊断为 C5 ～ C6 硬膜下 / 外（哑铃型）神经鞘瘤。**B.** 在肿瘤切除期间，采用体感诱发电位和运动诱发电位（MEP）进行脊髓监测，复合肌肉动作电位用于神经根定位，肌电图和来自肌节的 MEP 用于神经根监测。在手术的关键部分，MEP 每 30 秒更新一次。仅显示选定的更新波形。左侧肱二头肌、尺侧腕屈肌（FCU）和手部肌肉的 MEP 波幅在肿瘤切除过程中下降并迅速恢复。后续切除过程中左手肌肉 MEP 几乎消失，并在关闭结束时恢复到基线。术后没有新的神经功能障碍，左手的运动功能得到改善。未显示三角肌和足部肌肉 MEP，它们没有发生变化，用于对照。对侧 MEP 也无变化。ECR，桡侧腕伸肌

彩图

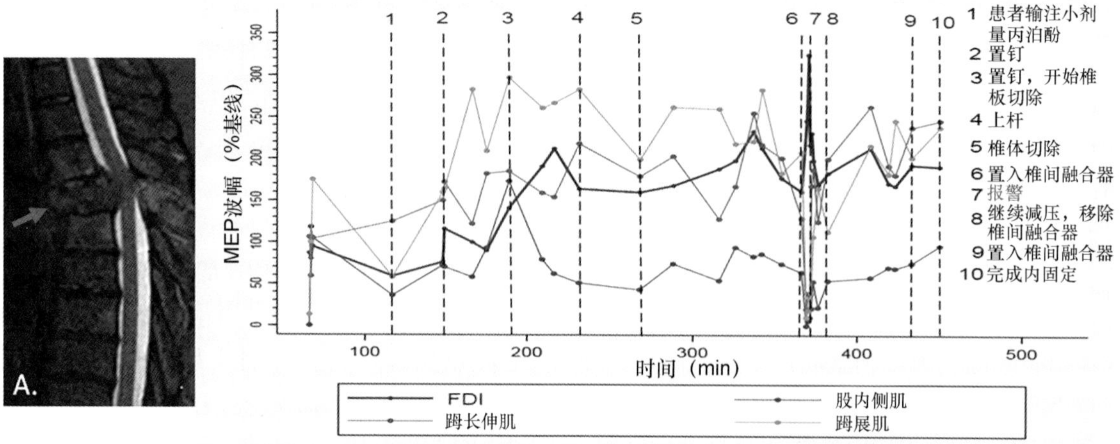

图 14.2（彩图请扫二维码或见书后） **A.** 一名 46 岁女性，神经系统查体功能完好，磁共振成像显示肿块破坏 T4 椎体，椎体后凸轻度压迫脊髓。**B.** 由于脊柱不稳定，在摆放体位前，记录运动诱发电位（MEP）和体感诱发电位（SEP）基线。内固定植入器械和椎体切除术期间，MEP 或 SEP 没有不良变化。放置椎间融合器后，下肢 MEP 波幅下降超过 80%，移除椎间融合器并减压后 MEP 波幅恢复正常，并在重新植入椎间融合器后保持不变，SEP 无变化。术后没有发现新的神经功能缺损。FDI，第一背侧骨间肌

彩图

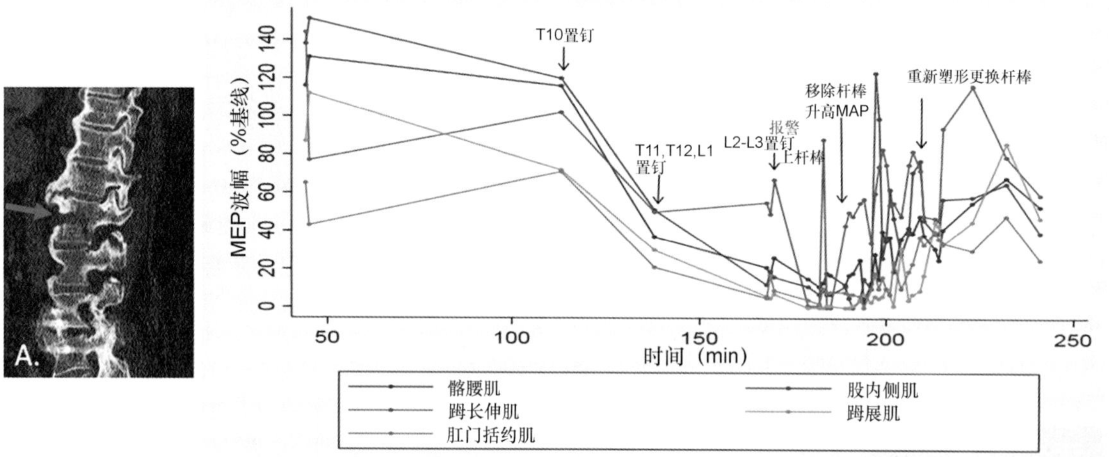

图 14.3（彩图请扫二维码或见书后） **A.** 一名 69 岁男性，摔倒后 T12 椎体过伸性骨折，计算机断层扫描显示 T12-L1 关节面增宽，伴有弥漫性特发性骨质增生和既往 L2-L3 融合。**B.** 植入杆棒后，运动诱发电位（MEP）波幅下降 80% 以上，并且在移除杆棒和提高平均动脉压后波幅恢复。重新塑形更换杆棒后，MEP 没有变化。手术期间体感诱发电位没有不良变化。术后即刻并没有出现新的神经功能缺损。MAP，平均动脉压

彩图

脊髓损伤在临床上进一步分为前索综合征、脊髓半切综合征、中央索综合征、脊髓圆锥综合征和马尾综合征（Van Den Hauwe 等，2020）。

手术治疗适应证

孤立性脊膜瘤或神经鞘瘤的患者出现症状或肿瘤逐渐长大时，应该进行手术切除。通常可以采用微创技术实现完全切除，并且并发症少（Tredway 等，2006；Chamberlain 和 Tredway，2011）。脊柱转移瘤的治疗需要多学科团队的共同努力，包括外科医生、放射和肿瘤科医生、疼痛和康复专家以及介入放射科医生。转移性脊柱肿瘤的外科治疗适应证为，出现继发于脊髓压迫的神经功能缺损、病理性骨折和（或）继发于脊柱受累的顽固性肿瘤疼痛的患者。

脊柱结构完整性丧失导致脊柱不稳定是脊柱转移瘤最严重的后遗症之一。脊柱机械性不稳定的患者通常需要手术固定。脊髓硬膜外压迫使患者面临神经功能缺损的风险，如果不及早发现并迅速治疗，会导致严重的功能残疾（Barzilai 等，2019）。

脊柱骨折治疗的主要目的是恢复稳定性，减压和保护神经结构，防止脊柱畸形，并使患者早日活动。当出现脊柱不稳定、脊柱畸形或神经受压的情况，可以考虑手术治疗。脊柱骨折会直接对脊髓和脊柱骨性结构造成严重损伤。脊髓损伤后的固定和减压可以促进功能恢复，防止神经功能的恶化（Yue 等，2017；Vaccaro 等，2007）。

外科治疗

髓外肿瘤的外科治疗

对于大多数髓外硬膜下肿瘤，最佳治疗手段是手术切除。将肿瘤从周围脊髓和（或）神经根中分离出来，然后小心地将肿瘤从这些结构中游离出来，从而完全切除肿瘤。传统的外科手术切除通常采用后正中入路，将肌肉和韧带从椎板和棘突剥离。双侧椎板切除术通常包括病变水平上方一个节段到下方一个节段，以便于进入和观察（Lenzi 等，2017；Parsa 等，2004；Tredway 等，2006）。大多数神经鞘瘤位于脊髓的背侧或背外侧，打开硬脊膜后很容易看到。腹侧的肿瘤可能需要切除齿状韧带以获得足够的视野。腰椎肿瘤可能被马尾或脊髓圆锥所覆盖；在这些情况下，切除肿瘤需要识别和分离近端和远端神经根肿瘤附着点。对于椎管外扩展的哑铃型肿瘤可以采用前后联合入路进行治疗（Lenzi 等，2017）。

转移性脊柱肿瘤的手术选择包括前路、后路和联合入路。

癌症患者通常由于溶骨性疾病、化疗、放疗、类固醇使用和骨质疏松症等原因，骨质较差。这些成为影响脊柱稳定性的根本因素。已有很多脊柱减压和稳定手术方式，椎体切除、椎板切除和经椎弓根减压是最常用的减压技术。在肿瘤水平上方和下方使用双侧椎弓根螺钉来固定脊柱后侧。用聚甲基丙烯酸甲酯骨水泥进行固定似乎不会改变放射剂量测定。碳纤维植入物为术后质子治疗的患者提供了更好的稳定性选择，并且磁共振图像质量更佳（Altaf 等，2016；Tedesco 等，2017；Barzilai 等，2019）。近年来新开展的经皮手术，如椎体成形术，对有疼痛但无神经功能缺损的特定患者有效（Barzilai 等，2018）。

脊柱骨折的手术治疗

对于大多数胸腰椎骨折，后路椎弓根螺钉固定是治疗的金标准。后路入路的主要目标是通过稳定固定实现骨折复位、早期活动，并防止创伤后畸形或神经功能恶化。对于不完全性神经损伤的患者，如果在尝试体位复位或切开复位后仍存在前方脊柱元件的神经压迫，则可以考虑采用前路入路。当同时存在不完全性神经损伤和后韧带复合体断裂时，可能需要联合前后入路手术（Vaccaro 等，2005）。近年来，随着微创脊柱技术的快速发展，经皮椎弓根螺钉内固定术因其可保护椎旁肌免受医源性失神经支配和萎缩而受到欢迎。与传统后路手术相比，微创手术无手术相关创伤，恢复早、费用低（Lyu 等，2016；La Maida 等，2019）。

手术过程中神经系统损伤的风险

脊膜瘤切除术后的并发症发生率低（1.3% ～ 4%）（Abd-El-Barr 等，2018）。相比之下，由于神经根和（或）脊髓损伤，脊神经鞘瘤切除术中出现新发或恶化的运动和感觉缺损的比例为 5% ～ 30%。Kim 等（1989）报道了他们在脊神经鞘瘤方面的经验，31 名患者中有 7 名（22%）出现了部分力量或感觉的丧失。在一项类似的研究中，Seppälä 等（1995）报告了 5 例（16%）神经功能恶化。Safavi-Abbasi 等（2008）研究了 131 例神经鞘瘤患者的并发症，其中 16 人（12%）出现感觉障碍，3 人（2%）出现运动障碍。Safaee 等（2017）报道了 221 例神经鞘瘤切除术的 70 例并发症，发生率为 32%。颈椎和腰骶部肿瘤的并发症发生率（36% 和 38%）高于胸段（18%）。相较于硬膜下（26%）、硬膜外（31%）和椎旁（23%）肿瘤，哑铃型肿瘤的并发症发生率最高（48%）。最常见的并发症是新发的或恶化的感觉症状（15%）和（或）新发的或恶化的运动无力（5%）。另一项研究提供的统计证据表明，术前感觉和运动障碍与术后神经功能障碍相关（Zou 等，2016）。因此，应尽早发现肿瘤，为获得有利预后提供最佳条件。

针对转移性肿瘤的手术，通过直接神经减压来解决神经功能缺损，这通常伴随着植入内固定器械改变脊柱稳定性。髓外肿瘤的手术操作存在直接损伤脊髓和神经根的固有风险，以及通过扰乱其血流供应而间接损伤脊髓和神经根（Kumar 等，2019；Lee 等，2013）。

由于脊柱节段不稳定、解剖标志破坏和解剖定位的差异，在不稳定脊柱骨折中植入内固定器械仍然具有挑战性。可能导致神经功能恶化的高风险操作包括伴有脊柱不稳定的俯卧体位、椎弓根螺钉植入、椎体切除术后放置椎间融合器以及脊柱骨折复位。椎弓根螺钉错位率为 20% ～ 30%，神经损伤率为 1%（Upendra 等，2008；Yu 等，2018）。过大的椎间融合器和减少错位会拉伸血管并导致局部缺血。在复位过程中由于脊髓和神经纤维的拉伸而造成的机械性损伤也可能导致神经功能障碍。

术中神经生理学的价值

脊髓功能的保护和预测

治疗肿瘤、畸形和退行性疾病的脊柱手术结局有了显著改善。先进的脊髓 IONM 采用多模式，最大限度地改进手术操作，同时最大限度地减少了对神经结构的损害（Sala 等，2007；Sutter 等，2007；Ishida 等，2019）。IONM 在脊柱手术中的作用和价值可能因手术和病理情况而异。特别是，在脊髓内肿瘤手术中，IONM 可能比髓外肿瘤更为重要。然而，尽管多模态 IONM 的髓外肿瘤切除尚未被普遍接收为标准方法，但许多提供 IONM 服务的中心机构通常会常规使用。虽然研究有限，但 IONM 可能有助于实现髓外肿瘤的安全根治性切除。尤其是在手术困难的部位，例如颅颈交界处或前 / 前外侧位置（可以监测脊髓的扭转），以及黏附在脊髓上的肿瘤没有清晰界面的情况下，可能更为重要（Ghadirpour 等，2018）。

一项对 100 名髓外硬膜下（intradural extramedullary，IDEM）肿瘤患者的研究中，Korn 等（2015）报道了肿瘤与脊髓的广泛粘连与术中经颅 MEP 报警之间的强相关性，尤其是腹侧肿瘤。作者认为这可能由于肿瘤靠近脊髓前血管系统和皮质脊髓束，更难进入肿瘤前份，以及肿瘤和健康脊髓组织之间的边界不太明确。与其他方向生长的肿瘤相比，位于前方的肿瘤的高报警率表明该组 IONM 的价值增加。总的来说，80% 的 MEP 报警在手术中得到解决，大多数情况下是通过停止在脊髓上操作或使用温水灌洗和优化血流动力学来解决的。采用多模态监测方法，结合任何诱发电位恶化，IONM 敏感性为 0.82，特异性为 0.95，阳性预测值（positive predictive value，PPV）为 0.82，阴性预测值（negative predictive value，NPV）为 0.95。作者得出结论，对于 IDEM 肿瘤，IONM 可能有助于在早期可逆阶段识别神经损伤，适当的干预措施可能避免新的功能损伤（Korn 等，2015）。Ishida 等（2019）报道了一项 meta 分析，纳入了 5 篇文章，包含 323 名 IDEM 肿瘤切除患者。多模式 IONM 合并诊断统计的敏感性为 0.78，特异性为 0.91，PPV 为 0.57，NPV 为 0.96。

尽管 IONM 已被用于切除脊柱转移瘤和内固定植入手术，但只有少数研究发表。Kumar 等（2019）评估了 128 名接受转移性脊柱肿瘤手术的患者。其中有 106 例采用后方入路，9 例采用前方入路，3 例采用前后方联合入路。在 128 名患者中，有 13 名（10.2%）IONM 报警被认为是真阳性。作者的报告中没有假阳性，114 例真阴性和 1 例假阴性。在 13 例可能真阳性的病例中，7 例报警发生在减压过程中并在减压完成后恢复到基线；5 例发生在内固定器械植入过程中，并在调整 / 缩小植入器械尺寸后恢复到基线水平；1 例发生在侧方入路过程中，并在改变解剖平面后逆转。据报道，敏感性、特异性、PPV 和 NPV 分别为 0.99、1.00、1.00 和 0.93。图 14.2 显示了脊柱转移性肿瘤切除的 IONM 示意图。

关于 IONM 和脊柱骨折的研究也很少。一项研究包括 11 名患者，评估了多模式 IONM 在脊柱暴裂性骨折和脱位手术治疗中的作用（Yu 等，2018）。在复位和植入内固定器械期间密切观察了体感诱发电位、MEP 和肌电图（EMG）。研究表明，IONM 发现了由于节段不稳定、解剖标志破坏或解剖方向存在差异而导致的螺钉错位和过度复位。结论是，采用后路复位和内固定治疗脊柱暴裂性骨折脱位，IONM 可在几乎可逆的阶段发现脊髓损伤，可以改进手术方案并避免永久性神经损伤。图 14.3 B 展示了 IONM 如何帮助避免过度复位造成的脊髓损伤的示例。

对肿瘤或骨折患者进行诱发电位的可行性不如典型的脊柱退行性疾病。在 Kumar 等（2019）的研究中，在接受转移性脊柱肿瘤手术的 135 名患者中有 7 名无法记录基线。这 7 名患者中有 5 名术前运动功能完全丧失，2 名运动功能严重损伤。Korn 等（2015）的研究指出，术前 McCormick 功能分级大于 3 的患者监测难度最大，这意味着中度至重度运动障碍。Guo 等（2018）的研究报告了 89 名接受胸椎肿瘤手术患者的 178 个下肢 MEP 结果。他们得出结论，MEP 的可监测性与患者运动功能［使用医学研究委员会（Medical Research Council，MRC）量表评估］密切相关。具体而言，下肢运动功能为 3/5 级时，很难记录到腿部 MEP，如果低于 3/5 级则几乎无法记录。因此，当患者术前运动功能较差，尤其是低于 3/5 级时，应告知手术团队可能难以记录任何 MEP 信号。麻醉医生应尽力提供最有可能获得 MEP 的麻醉方案。这可能包括在诱导期间减少给予肌肉松弛剂或给予逆转药物，测量肌松程度、避免吸入麻醉以及可能会使用氯胺酮。神经生理学家应尝试不同的 MEP 刺激技术以获得最佳反应。外科医生应该要求在摆放体位和切开前记录基线。

定位和监测脊神经根功能

对良性髓外肿瘤根治性切除是理想目标，但由于切除神经根，特别是涉及颈椎或腰椎神经根的哑铃形神经鞘瘤，存在术后神经功能缺损的风险。神经生理学定位可以区分神经根和纤维瘢痕组织，并识别与肿瘤组织紧密附着的神经根（Kothbauer 和 Deletis，2010）。它还可以提供有关来自相邻神经根神经再支配的有用信息。Kaneko 等（2006）描述了直接神经刺激定位方法，尤其是在牺牲颈部神经鞘瘤患者神经根的时候非常有用。他们提出将复合肌肉动作电位（CMAP）和感觉神经动作电位的波幅作为神经根运动和感觉功能的测量指标。类似的技术也被用于在切除腰部脊髓圆锥或马尾神经肿瘤时识别神经根（Kothbauer 和 Deletis，2010）。

在颈椎和腰椎肿瘤切除术中，监测神经根功能通常采用包括 EMG、直接神经刺激后触发的 EMG、肌节 MEP 和球海绵体肌反射（BCR）等多种模态。当需要监测神经根时，常规选择节段性目标肌肉的 EMG。记录来自与 EMG 相同的节段性目标肌肉的 MEP，可提供相关监测节段功能完整性的即时信息（Ottenhausen 等，2018；Kaneko 等，2006；Kothbauer 和 Deletis，2010；Lenzi 等，2017；Oya 等，2017）。图 14.1 B 是神经鞘瘤切除术中，用于神经根监测的肌节 MEP 图解。不同于脊髓监测，没有明确定义的可逆性根损害的神经生理学概念。因此，在整个过程中保留 MEP 尤为重要（Kothbauer 和 Deletis，2010）。MEP 持续监测运动通路的功能完整性，BCR 持续监测腰椎肿瘤圆锥反射回路，提供有关这些系统状态的快速实时信息，并与临床结果具有很好的相关性。节段性 SEP 监测提供了包括感觉神经根在内的感觉通路信息（Kothbauer 和 Deletis，2010；Kaneko 等，2006）。

监测模式

运动诱发电位

经颅电刺激（TES）激活皮质脊髓外侧束和前束内的快速传导运动纤维，可记录肌源性 MEP，或通过硬膜外或硬膜内电极记录 D 波。TES 通过多脉冲短成串刺激诱发肌源性 MEP，并从手术关注的目标肌肉中记录。鱼际肌、胫骨前肌和踇展肌是主要由皮质脊髓束支配的肌肉。其他肌肉可用于评估节段水平功能，如三角肌、二头肌、三头肌、前臂屈肌或伸肌，上肢的小鱼际肌，下肢的髂腰肌、股四头肌、踇长伸肌和腓肠肌，以及肛门和尿道外括约肌（Korn 等，2015；Kothbauer 和 Deletis，2010；Jahangiri 等，2019）。

采用单脉冲刺激，硬膜外记录 D 波监测有时与髓内肿瘤切除术等使用方式相同。当手术硬膜外腔空间足够时，可以在病变尾端放置硬膜外电极，并将头端电极作为对照（Burke 等，1990）。这可以用于一些 IDEM 手术，但不适用于低于下胸段的肿瘤或一些创伤手术，因为 D 波在 T10 以下很难记录，并且在脊柱骨折固定期间并不总是开放椎管，特别是如果使用微创技术并且不需要减压。将肌源性 MEP 与 D 波监测相结合是评估脊髓运动通路完整性的最全面方法（Kothbauer 等，1998；Deletis 等；Sala，2008）。然而，肌源性 MEP 更为常用，因为它们不需要侵入性硬膜外记录电极，这种电极具有较小但潜在严重的感染、出血或创伤风险。

体感诱发电位

通常在头部和颈部记录正中和胫神经 SEP，以监测脊髓后索体感功能。尺神经 SEP 有时更适宜下颈段监测。皮节 SEP 可能有用，但可能难以记录和解释。对于腰椎肿瘤切除术，刺激脚踝处的胫神经或膝盖处的腓神经记录 SEP，主要监测 L5

和 S1 神经根的感觉通路。刺激假定的感觉根，用头皮 SEP 记录可以确认该神经根是感觉神经根（Kothbauer 和 Deletis，2010）。刺激周围神经远端，可在神经根入髓区记录到驻波。例如，在数字化神经刺激后，可以从 C6、C7 或 C8 神经根入髓区记录 SEP（Kaneko 等，2006）。

球海绵体肌反射（BCR）

刺激阴蒂或阴茎后，BCR 收缩肛门外括约肌（Skinner 和 Vodušek，2014）。手术期间 BCR 存在表明括约肌控制完好，而它的丧失表明至少暂时的括约肌控制丧失。然而，术中 BCR 数据及其与长期括约肌控制、括约肌-逼尿肌协同失调和性功能的相关性需要进一步研究。刺激阴部传入纤维（通常为 S2 ～ S4 骶神经背根中的一支或多支）也可以记录到 BCR。该技术可用于肿瘤手术的感觉神经根定位（Deletis 等，1992；Kothbauer 和 Deletis，2010）。

肌电图

可以使用节段性目标肌肉中的 EMG 活动来监测所有颈部和腰骶神经根的可能性损伤。这些记录具有非常高的敏感性，但对功能变化的预测有限。它们不监测功能的完整性，而是可以检测到损伤引起的活动。重要的是要明白，没有出现这种肌电活动并不能保证没有损伤。虽然 EMG 现象的敏感性和特异性仍有争议，但持续的神经紧张性放电和运动单位电位可能是神经损伤的指标，这一点不容置疑。一般来说，短暂和持续的肌电图放电都用于指导手术，但不能作为神经功能的绝对预后指标（Korn 等，2015；Kothbauer 和 Deletis，2010）。

复合肌肉动作电位

通过用手持单极或双极刺激器直接刺激相关结构，可以在术中识别颈椎和腰骶运动神经根。来自节段性目标肌肉的记录揭示了受刺激的神经根支配肌肉的 CMAP 反应（触发 EMG）。在所有颈椎或腰骶相应肌节的所有代表性节段性目标肌肉进行记录，以确保覆盖所有可能受累的运动根。如果刺激神经根，则可以在该侧相应肌肉中记录到 CMAP。这些反应是即时的，因此可以立即获得定位信息。实际上，该工具可以用于区分功能性运动神经根和其他可以被牺牲的无功能纤维束或神经根，例如在神经鞘瘤的神经根和相邻的神经根上进行刺激（Kothbauer 和 Deletis，2010；Kaneko 等，2006；Guo 等，2006）。

麻醉注意事项

术中神经监测需要考虑到各种麻醉药物对诱发电位的影响（Sloan，2002）。20 世纪 90 年代关于这些影响的大量文献推动建立了全静脉麻醉（TIVA）成为需要 IONM 手术的标准麻醉管理方法（Sloan，2002；Sloan 等，2015）。通常，TIVA 由丙泊酚与短效阿片类药物芬太尼组成。例如，持续输注丙泊酚［40 ～ 75 μg/（kg · min）］和瑞芬太尼［0.1 ～ 0.4 μg/（kg · min）］。有报道，在手术监测的关键阶段，添加氯胺酮可以稳定 MEP，药物的兴奋作用可间接解释这个现象（Kothbauer 等，1993）。然而，证据并不一致（Kai-Michael Scheufler 等，2003）。对于记录 MEP，患者不能处于神经肌肉阻滞状态，因此在插管后必须避免使用肌松药物。这种方案允许患者在手术期间出现一定程度的肌肉运动，特别是 TES 引起的全身抽动。手术中必须考虑到这一点，特别是脊柱手术计划需要精确的体位摆放和存在脊柱不稳定的情况下。该体动不得危及脊柱的稳定性或安全性，也不得干扰手术。

IONM 与髓外肿瘤和骨折的预后相关性

系统评价已经得出结论，IONM 测试可以准确但不完美地预测新出现的神经功能缺损（Resnick 等，2009；Fehlings 等，2010；Nuwer 等，2012；Hadley 等，2017；Thirumala 等，2017）。尽管准确的诊断测试可以为术后管理提供信息，但 IONM 主要用于改变患者的术中操作并改善术后结果。其预测结果的准确性并不能保证其改善预后（Siontis 等，2014）。

在病例系列报告中，外科医生针对 MEP 或 SEP 恶化的干预措施，例如移除螺钉或椎间融合器，可能是后续信号恢复的原因。这些干预措施是根据手术情况进行的，MEP 或 SEP 的恢复通常紧随其后。保留神经系统功能状态，并具有完整的后索体感和皮质脊髓运动传导的生物学合理性，为这些干预措施提供了支持，从而改善了结果（Skinner 和 Holdefer，2014）。

SEP 和 MEP 两者都不是真正的临床终点，而是手术过程中无法获得背侧体感和运动功能的替代标志物（Holdefer 等，2015）。替代终点由于其间接性的本质，需要在可能或合乎伦理的情况下通过对照研究进行验证。目前循证医学的观点是，尽管设计和实施良好的随机研究提供了最有力的支持，但控制了可疑混杂因素的非随机研究，可以为治疗效果提供适度甚至偶尔强有力的支持（Djulbegovic 和 Guyatt，2017）。

关于髓外肿瘤，有三项非随机研究对是否使用 IONM 进行了比较（Zieliński 等，2013；Safaee 等，2017；Harel 等，2017），其中至少一项研究包括脊柱骨折（Lee 等，2016）。上述所有研究中 IONM 包括 SEP、MEP 和 EMG。

对于髓外肿瘤，有两项研究未发现 IONM 能改善神经功能结局（Harel 等，2017；Safaee 等，2017），在第三项研究中发现，包括硬膜外肿瘤和髓外硬膜下（IDEM）肿瘤时，IONM 能改善治疗结果（Zieliński 等，2013）。有趣的是，Safaee 等（2017）报道，使用 IONM 更多地实现了全切，进而获得更好的临床结局。这可能代表了 IONM 对神经系统结局的间接影响，由肿瘤切除的程度介导。其他研究没有报告肿瘤切除的程度（（Zieli ń ski 等，2013；Harel 等，2017）。Lee 等（2016）比较了脊柱外科手术中是否使用 IONM 的情况，涵盖了退行性疾病和骨折的颈椎后路手术。IONM 组中 C7 ～ T1 骨折患者出现一例新发 C8 麻痹。在未监测的队列中没有出现新发的神经功能缺损。

这些对照研究都没有控制可疑的混杂因素。例如，可能倾向于在患有严重脊髓病和更多节段病变的后路颈椎手术患者中使用 IONM（Lee 等，2016）。Safaee 等（2017）指出，由于手术技术的差异，无法在使用 IONM 和未使用 IONM 组之间比较结果。在不考虑 IONM 效应的干扰因素和中介因素的情况下，很难确定 IONM 是否能改善预后（Hultcrantz 等，2017；Schünemann 等，2019）。在缺乏设计合理的对照研究的情况下，由于 IONM 对于术后结果的预测性，以及在术中 SEP 或 MEP 恶化、干预后的恢复以及术后评估神经系统功能状态保留之间机制联系的生物学合理性，IONM 将继续作为手术的辅助手段。

结论

与更常见的脊柱退行性疾病的手术相比，髓外肿瘤和脊柱骨折的术中神经生理学监测面临着特殊的挑战。脊柱骨折和肿瘤有可能因机械力而直接损伤脊髓和神经根，也有可能因血流灌注受损而间接损伤脊髓和神经根。术后出现新发神经功能缺损的发生率更高。由于患者更可能出现术前功能废损，因此记录监测基线更难，可监测性更低。

与非肿瘤、退行性狭窄和椎间盘疾病相比，脊柱骨折和肿瘤中与 IONM 报警相关的术中事件有所不同。摆放体位所致脊柱不稳定、内固定器械植入导致标志受损、放置椎间融合器、脊柱骨折复位以及通过定位技术区分神经根与瘢痕组织或肿瘤，是关键的术中事件。根据手术定制的多模式 IONM，以及结合关键事件和手术过程，及时报告不良监测结果，优化了脊髓髓外肿瘤和脊柱骨折的 IONM。根据因果科学的信息，通过协变量控制混杂因素的研究设计有望提高对 IONM 改善结果有效性的估计（Holdefer，2020）。

（茆翔　伍宵　译　程宏伟　审校）

参考文献

Abd-El-Barr MM, Huang KT, Moses ZB et al. (2018). Recent advances in intradural spinal tumors. Neuro-Oncology 20: 729–742.

Altaf F, Weber M, Dea N et al. (2016). Evidence-based review and survey of expert opinion of reconstruction of metastatic spine tumors. Spine (Phila Pa 1976) 41 (Suppl. 20): S254–s261.

Arnautovic K, Arnautovic A (2009). Extramedullary Intradural spinal tumors: a review of modern diagnostic and treatment options and a report of a series. Bosn J Basic Med Sci 9: S40–S45.

Barzilai O, McLaughlin L, Amato M-K et al. (2018). Minimal access surgery for spinal metastases: prospective evaluation of a treatment algorithm using patient-reported outcomes. World Neurosurg 120: e889–e901.

Barzilai O, Boriani S, Fisher CG et al. (2019). Essential concepts for the management of metastatic spine disease: what the surgeon should know and practice. Glob Spine J 9: 98S–107S.

Burke D, Hicks RG, Stephen JPH (1990). Corticospinal volleys evoked by anodal and cathodal stimulation of the human motor cortex. J Physiol 425: 283–299.

Chamberlain MC, Tredway TL (2011). Adult primary intradural spinal cord tumors: a review. Curr Neurol Neurosci Rep 11: 320–328.

Deletis V, Sala F (2008). Intraoperative neurophysiological monitoring of the spinal cord during spinal cord and spine surgery: a review focus on the corticospinal tracts. Clin Neurophysiol 119: 248–264.

Deletis V, Vodusek DB, Abbott R et al. (1992). Intraoperative monitoring of the dorsal sacral roots: minimizing the risk of iatrogenic micturition disorders. Neurosurgery 30: 72–75.

Divi SN, Schroeder GD, Oner FC et al. (2019). AOSpine-spine trauma classification system: the value of modifiers: A narrative review with commentary on evolving descriptive principles. Glob Spine J 9: 77S–88S.

Djulbegovic B, Guyatt GH (2017). Progress in evidence-based medicine: a quarter century on. Lancet 390: 415–423.

Engler GL, Spielholz NI, Bernhard WN et al. (1978). Somatosensory evoked potentials during Harrington instrumentation for scoliosis. J Bone Joint Surg 60 A: 528–532.

Fehlings MG, Brodke DS, Norvell DC et al. (2010). The evidence for intraoperative neurophysiological monitoring in spine surgery: does it make a difference? Spine (Phila Pa 1976) 35: S37–S46.

Ghadirpour R, Nasi D, Iaccarino C et al. (2018). Intraoperative neurophysiological monitoring for intradural extramedullary spinal tumors: predictive value and relevance of D-wave amplitude on surgical outcome during a 10-year experience. J Neurosurg Spine 30: 259–267.

Guo L, Quiñones-Hinojosa A, Yingling CD et al. (2006). Continuous EMG recordings and intraoperative electrical stimulation for identification and protection of cervical nerve roots during foraminal tumor surgery. J Spinal Disord Tech 19: 37–42.

Guo L, Li Y, Han R et al. (2018). The correlation between recordable MEPs and motor function during spinal surgery for resection of thoracic spinal cord tumor. J Neurosurg Anesthesiol 30: 39–43.

Hadley MN, Shank CD, Rozzelle CJ et al. (2017). Guidelines for the use of electrophysiological monitoring for surgery of the human spinal column and spinal cord. Neurosurgery 81: 713–732.

Harel R, Schleifer D, Appel S et al. (2017). Spinal intradural extramedullary tumors: the value of intraoperative neurophysiologic monitoring on surgical outcome. Neurosurg Rev 40: 613–619.

Holdefer RN (2020). Evidence-based medicine and intraoperative neurophysiology. In: JSV Deletis, F Sala, K Seidel (Eds.), Neurophysiology in Neurosurgery, second ed.Academic Press, London.

Holdefer RN, Macdonald DB, Skinner SA (2015). Somatosensory and motor evoked potentials as biomarkers for post-operative neurological status. Clin Neurophysiol 126: 857–865.

Hsieh PC, Koski TR, Sciubba DM et al. (2008). Maximizing the potential of minimally invasive spine surgery in complex spinal disorders. Neurosurg Focus 25: E19.

Hultcrantz M, Rind D, Akl EA et al. (2017). The GRADE working group clarifies the construct of certainty of evidence. J Clin Epidemiol 87: 4–13.

Ishida W, Casaos J, Chandra A et al. (2019). Diagnostic and therapeutic values of intraoperative electrophysiological neuromonitoring during resection of intradural extramedullary spinal tumors: a single-center retrospective cohort and meta-analysis. J Neurosurg Spine 30: 839–849.

Jahangiri FR, Silverstein JW, Trausch C et al. (2019). Motor evoked potential recordings from the urethral sphincter muscles (USMEPs) during spine surgeries. Neurodiagnostic J 59: 34–44.

Kaneko K, Kato Y, Kojima T et al. (2006). Intraoperative electrophysiologic studies on the functions of nerve roots involved in cervical dumbbell-shaped schwannoma and their clinical utility. J Spinal Disord Tech 19: 571–576.

Kim P, Ebersold MJ, Onofrio BM et al. (1989). Surgery of spinal nerve schwannoma. Risk of neurological deficit after resection of involved root. J Neurosurg 71: 810–814.

Korn A, Halevi D, Lidar Z et al. (2015). Intraoperative neurophysiological monitoring during resection of intradural extramedullary spinal cord tumors: experience with 100 cases. Acta Neurochir 157: 819–830.

Kothbauer KF, Deletis V (2010). Intraoperative neurophysiology of the conus medullaris and cauda equina. Childs Nerv Syst 26: 247–253.

Kothbauer K, Schmid UD, Liechti S et al. (1993). The effect of ketamine anesthetic induction on muscle responses to transcranial magnetic cortex stimulation studied in man. Neurosci Lett 154: 105–108.

Kothbauer KF, Deletis V, Epstein FJ (1998). Motor evoked potential monitoring for intramedullary spinal cord tumor surgery: correlation of clinical and neurophysiological data in a series of 100 consecutive procedures. Neurosurg Focus 4: Article 1. http://www.aans.org/journals/online_j/may98/94-95-91.

Kumar N, G V, Ravikumar N, et al. (2019). Intraoperative neuromonitoring (IONM): is there a role in metastatic spine tumor surgery? Spine (Phila Pa 1976) 44: E219–E224.

La Maida GA, Ruosi C, Misaggi B (2019). Indications for the monosegmental stabilization of thoraco-lumbar spine fractures. Int Orthop 43: 169–176.

Lee BH, Kim T-H, Chong H-S et al. (2013). Prognostic factor analysis in patients with metastatic spine disease depending on surgery and conservative treatment: review of 577 cases. Ann Surg Oncol 20: 40–46.

Lee HJ, Kim IS, Sung JH et al. (2016). Significance of multimodal intraoperative monitoring for the posterior cervical spine surgery. Clin Neurol Neurosurg 143: 9–14.

Lenzi J, Anichini G, Landi A et al. (2017). Spinal nerves schwannomas: experience on 367 cases—historic overview on how clinical, radiological, and surgical practices have changed over a course of 60 years. Neurol Res Int 2017: 1–12.

Lyu J, Chen K, Tang Z et al. (2016). A comparison of three different surgical procedures in the treatment of type A thoracolumbar fractures: a randomized controlled trial. Int Orthop 40: 1233–1238.

Nuwer MR, Emerson RG, Galloway G et al. (2012). Evidence-based guideline update: intraoperative spinal monitoring with somatosensory and transcranial electrical motor evoked potentials*. J Clin Neurophysiol 29: 101–108.

Ottenhausen M, Ntoulias G, Bodhinayake I et al. (2018). Intradural spinal tumors in adults—update on management and outcome. Neurosurg Rev.

Oya J, Burke JF, Vogel T et al. (2017). The accuracy of

multimodality intraoperative neuromonitoring to predict postoperative neurologic deficits following cervical laminoplasty. World Neurosurg 106: 17–25.

Parsa AT, Lee J, Parney IF et al. (2004). Spinal cord and intradural-extraparenchymal spinal tumors: current best care practices and strategies. J Neuro-Oncol 69: 291–318.

Rampersaud YR, Annand N, Dekutoski MB (2006). Use of minimally invasive surgical techniques in the management of thoracolumbar trauma: current concepts. Spine (Phila Pa 1976) 31: S96–S102. discussion S104.

Resnick DK, Anderson PA, Kaiser MG et al. (2009). Electrophysiological monitoring during surgery for cervical degenerative myelopathy and radiculopathy. J Neurosurg Spine 11: 245–252.

Safaee MM, Lyon R, Barbaro NM et al. (2017). Neurological outcomes and surgical complications in 221 spinal nerve sheath tumors. J Neurosurg Spine 26: 103–111.

Safavi-Abbasi S, Senoglu M, Theodore N et al. (2008). Microsurgical management of spinal schwannomas: evaluation of 128 cases. J Neurosurg Spine 9: 40–47.

Sala F, Kothbauer K (2008). Intraoperative neurophysiological monitoring during surgery for intramedullary spinal cord tumors. In: M Nuwer (Ed.), Intraoperative Monitoring of Neural Function. Elsevier, Amsterdam.

Sala F, Palandri G, Basso E et al. (2006). Motor evoked potential monitoring improves outcome during surgery for intramedullary spinal cord tumor: a historical control study in 50 patients. Neurosurgery 58: 1129–1143.

Sala F, Bricolo A, Faccioli F et al. (2007). Surgery for intramedullary spinal cord tumors: the role of intraoperative (neurophysiological) monitoring. Eur Spine J 16: 130–139.

Scheufler K-M, Thees C, Nadstawek J et al. (2003). S(−)-ketamine attenuates myogenic motor-evoked potentials at or distal to the spinal alpha-motoneuron. Anesth Analg 96: 238–244.

Schnake KJ, Schroeder GD, Vaccaro AR et al. (2017). AOSpine classification systems (subaxial, thoracolumbar). J Orthop Trauma 31: S14–S23.

Schünemann HJ, Cuello C, Akl EA et al. (2019). GRADE guidelines: 18. How ROBINS-I and other tools to assess risk of bias in nonrandomized studies should be used to rate the certainty of a body of evidence. J Clin Epidemiol 111: 105–114.

Seppälä MT, Haltia MJ, Sankila RJ et al. (1995). Long-term outcome after removal of spinal schwannoma: a clinicopathological study of 187 cases. J Neurosurg 83: 621–626.

Siontis KC, Siontis GCM, Contopoulos-Ioannidis DG et al. (2014). Diagnostic tests often fail to lead to changes in patient outcomes. J Clin Epidemiol 67: 612–621.

Skinner SA, Holdefer RN (2014). Intraoperative neuromonitoring alerts that reverse with intervention: treatment paradox and what to do about it. J Clin Neurophysiol 31: 118–126.

Skinner SA, Vodušek DB (2014). Intraoperative recording of the bulbocavernosus reflex. J Clin Neurophysiol 31: 313–322.

Sloan TB (2002). Intraoperative neurophysiology and anesthesia management. In: V Deletis, J Shils (Eds.), Neurophysiology in Neurosurgery. Academic Press, Elsevier Science, Amsterdam.

Sloan TB, Toleikis JR, Toleikis SC et al. (2015). Intraoperative neurophysiological monitoring during spine surgery with total intravenous anesthesia or balanced anesthesia with 3% desflurane. J Clin Monit Comput 29: 77–85.

Sutter M, Deletis V, Dvorak J et al. (2007). Current opinions and recommendations on multimodal intraoperative monitoring during spine surgeries. Eur Spine J 16: 232–237.

Tedesco G, Gasbarrini A, Bandiera S et al. (2017). Composite PEEK/carbon fiber implants can increase the effectiveness of radiotherapy in the management of spine tumors. J Spine Surg 3: 323–329.

Thirumala PD, Crammond DJ, Loke YK et al. (2017). Diagnostic accuracy of motor evoked potentials to detect neurological deficit during idiopathic scoliosis correction: a systematic review. J Neurosurg Spine 26: 374–383.

Tredway TL, Santiago P, Hrubes MR et al. (2006). Minimally invasive resection of Intradural-extramedullary spinal neoplasms. Oper Neurosurg 58: ONS-52–ONS-58.

Upendra BN, Meena D, Chowdhury B et al. (2008). Outcome-based classification for assessment of thoracic pedicular screw placement. Spine (Phila Pa 1976) 33: 384–390.

Vaccaro AR, Lehman Jr RA, Hurlbert RJ et al. (2005). A new classification of thoracolumbar injuries: the importance of injury morphology, the integrity of the posterior ligamentous complex, and neurologic status. Spine (Phila Pa 1976) 30: 2325–2333.

Vaccaro AR, Hulbert RJ, Patel AA et al. (2007). The subaxial cervical spine injury classification system. Spine 32: 2365–2374.

Van Den Hauwe L, Sundgren PC, Flanders AE (2020). Spinal Trauma and Spinal Cord Injury (SCI), Springer International Publishing.

Van Goethem JWM, Van Den Hauwe L, Özsarlak Ö et al. (2004). Spinal tumors. Eur J Radiol 50: 159–176.

Yu T, Wang Y, Zhang XW et al. (2018). Multimodal intraoperative monitoring during reduction of spine burst fracture and dislocation prevents neurologic injury. Medicine (Baltimore) 97: e0066.

Yue JK, Winkler EA, Rick JW et al. (2017). Update on critical care for acute spinal cord injury in the setting of polytrauma. Neurosurg Focus 43: E19.

Zieliński P, Gendek R, Paczkowski D et al. (2013). Results of intraoperative neurophysiological monitoring in spinal canal surgery. Neurol Neurochir Pol 47: 27–31.

Zou F, Guan Y, Jiang J et al. (2016). Factors affecting postoperative neurological deficits after nerve root resection for the treatment of spinal Intradural schwannomas. Spine (Phila Pa 1976) 41: 384–389.

第 15 章
脊髓拴系和马尾神经手术的功能定位和监测

Gloria Galloway[1*]，Francesco Sala[2]

[1]*Department of Neurology, Wexner Medical Center, Ohio State University Medical Center, Columbus, OH, United States*
[2]*Section of Neurosurgery, Department of Neurosciences, Biomedicine and Movement Sciences, University Hospital, Verona, Italy*

摘　要

涉及马尾神经和脊髓拴系的手术可导致显著的功能障碍，包括疼痛、运动和感觉障碍，以及膀胱、直肠和性功能障碍。在这些手术中，采用各种术中神经生理监测和功能定位技术有助于减少永久性功能损伤的风险。本章回顾了盆底解剖学，描述了在该区域中进行神经监测和功能定位所涉及的各种技术手段以及神经生理学应用的局限性。此外，本章还详细介绍了儿童和成人脊髓拴系松解手术中的定位和神经监测技术，回顾了预后研究，并阐述了即使合理应用神经生理学技术，仍可能发生脊髓拴系修复术后马尾损伤的并发症。

关键词：脊髓拴系，神经生理学，马尾，监测，功能定位，术中神经生理监测

盆底解剖和脊髓拴系综合征的临床症状

脊髓拴系综合征是指脊髓附着或黏附于脊柱上（图 15.1），脊髓活动受限并处于拉伸状态，由于机械性张力以及代谢、缺氧和血管变化导致损伤（Garceau，1953）。马尾、圆锥和终丝在胚胎发育的第 52 天形成。在早期胚胎发育中，脊髓占据了脊柱的整个空间，但此后不久由于脊柱增长速度比脊髓快，到妊娠 40 周时，脊髓圆锥处于 L1 ～ L3 水平（Dias 和 McLone，2001）。脊髓拴系与代谢变化有关，包括氧利用率降低、代谢需求减少和呼吸性线粒体氧化酶变化（Filippidis 等，2010）。这些改变与血管腔内改变和血流减少导致缺血缺氧有关（Yamada 等，1981）。因此，脊髓拴系松解对于防止下部脊髓持续和进行性缺血及氧化损伤至

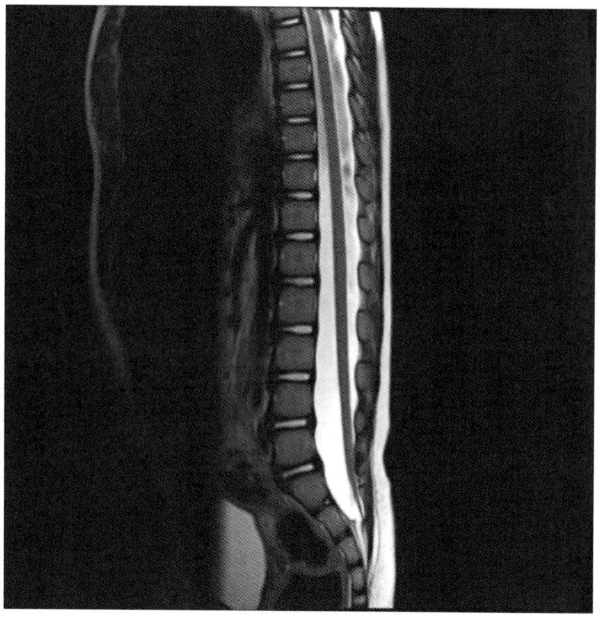

图 15.1　成人脊髓拴系 T2 加权磁共振成像

* 通讯作者：Gloria Galloway, M.D., M.B.A., F.A.A.N., Professor, Neurology, Wexner Medical Center, Ohio State University Medical Center, Columbus, Ohio 43210, United States. Tel: +1-937-578-6033, Fax: +1-937-578-6071, E-mail: gloria.galloway@osumc.edu

关重要。

脊髓拴系综合征可以是先天性的，也可以是后天获得性的。获得性脊髓拴系继发于纤维化、肿瘤，或发生在神经管闭合不全修复后，最常见的是脊髓脊膜膨出或脂肪瘤型脊膜膨出。由于妊娠期间叶酸缺乏的发生率较高，脊柱裂和获得性脊髓拴系综合征的发生率在发展中国家较高（Mazzola 等，2019）。尽管成人也可见先天和后天获得性脊髓拴系，但先天性脊髓拴系综合征更常见于儿童。为了更好地了解神经监测技术的选择及疾病可能引起的损伤后果，复习该区域的解剖结构非常重要。在成人中，脊髓通常在 T12 ～ L1 水平结束，而该水平以下的远端腰骶神经根形成马尾神经。在足月婴儿中，脊髓通常在 L1 ～ L2 水平结束。马尾神经的异常可与灾难性的功能障碍相关，因为脊髓下段和神经根功能障碍在临床上与下肢运动无力和感觉丧失以及括约肌功能障碍相关。此外，患者可表现为背部疼痛、足部畸形，如高足弓和下肢痉挛。患者常有肌无力，包括足下垂和腿部肌肉萎缩，以及反射亢进。

该区域的解剖涉及复杂的感觉和运动神经分布。来自于生殖器和肛门区域的感觉传入纤维进入脊髓 S2 ～ S4 背侧神经根，经过中间神经元连接下运动神经元，通过逼尿肌和肛门及外尿道括约肌（由阴部神经分支支配）对膀胱进行反射控制。括约肌的下运动神经元位于 S2 ～ S4 脊髓灰质中，受自主运动皮层的控制。它们的轴突穿过腹侧神经根和骶神经丛形成阴部神经。感觉传入纤维也通过脊髓丘脑和后索通路中的第一级和第二级感觉神经元上行到躯体感觉皮层（Stetler 等，2010；Saker 等，2017）。由于这些复杂的神经支配关系，当脊髓下段或马尾神经损伤时，很可能会导致感觉、运动和括约肌功能障碍。然而，由于神经的交叉重叠支配，仅通过 MEP 和 SEP 监测不太可能探测到单神经根损伤，但为脊髓缺血中评估脊髓功能提供了测量冗余。修补术后脊髓拴系仍可复发，并可再次出现神经症状或症状进展，患者可通过再次进行手术获益（Holou 等，2009）。随着外科手术技术的进步，产前诊断和修复的工作也逐渐增加。然而，人们已经认识到，进行产前脊膜膨出修补术患者出现继发脊髓拴系的可能性更大，且发病更早，因此建议外科医生等到出生后再进行修补手术（Bradko 等，2019）。

当伴有开放性皮肤缺损时，神经管闭合不全伴脊髓拴系被称为“开放性”，当缺损被皮肤覆盖时，可称为“隐匿性”。开放性闭合不全包括脊髓脊膜膨出或脊膜膨出。隐匿性闭合不全则包括脂肪瘤型脊髓脊膜膨出或脊髓纵裂畸形。脊髓闭合不全也可能与其他先天性异常有关，如脂肪瘤或先天性小脑扁桃体下疝畸形（Arnold-Chiari 畸形）。症状包括尿便失禁、肢端感觉异常、成人性功能障碍和马鞍区感觉消失。在 Holou 等（2009）的一项研究中，进行性脊柱侧弯、背痛和行动受限是最常见的临床症状。

功能定位和监测技术

监测技术

脊髓拴系手术的目的是松解脊神经根，释放拴系的脊髓和马尾，并防止进一步的损伤或症状进展。这些手术的术中神经生理监测（INOM）和定位技术的目标包括识别和保留神经组织，以及在手术操作过程中防止损伤，以保护感觉运动和括约肌功能。手术中将患者置于俯卧位，以进行椎板切除术。在手术过程中，外科医生通过 L2 神经根在马尾神经中较粗大的典型特征来识别 L2 神经根。解剖马尾两侧的腰骶神经根，以使拴系的脊髓脱离粘连。识别终丝，外科医生刺激终丝以确保在分离时终丝内没有神经组织存在，从而释放脊髓的远端。通常进行多模态 IONM，包括马尾神经定位、自由描记 EMG、下肢和括约肌 MEP、胫神经 SEP 和球海绵体肌反射（BCR）。根据拴系程度，在任何一个或所有监测手段中都可能存在显著的基线异常。Sala 等（2013）在一项回顾性研究中对在脊髓拴系手术中获得可靠电位的能力或信号的“可监测性”进行了评估。在这篇包含 47 例与神经管闭合不全相关的继发性脊髓拴系患者的综述中，他们发现 SEP 的可监测性为 84%，MEP 为 97%，肛门括约肌 EMG 为 74%，BCR 为 59%（表 15.1）。在 6 例

表 15.1 脊髓拴系修复手术中采用的监测方式

经颅电刺激运动诱发电位（TcMEP）
体感诱发电位（SEP）
球海绵体肌反射（BCR）
肛门括约肌监测
自由描记 EMG 监测

患者中，电刺激功能定位技术有助于识别在切除前原本被认为无功能的功能神经组织。

体感诱发电位

SEP 监测是最早引入临床手术中监测的技术之一，国际术中神经生理学学会最近更新了该技术指南（MacDonald 等，2019）。它能够持续评估脊髓后索通路，从外周神经到初级感觉皮层。上肢和下肢 SEP 监测通过刺激正中神经或尺神经和胫后神经实现。由于下腰和骶段神经根在脊髓拴系手术中最容易受伤，胫神经刺激通常是 SEP 的首选，而非腓神经。然而，虽然 SEP 监测可以提供另一层保护，但它不能评估单个神经根的损伤，因为无论是胫后神经还是腓神经刺激，都会同时激活多个神经根。但 SEP 确实能够实现脊髓后索通路评估。如其他章节所述，使用这种技术，可在踝部或腘窝处（当踝部无法实施时）刺激胫后神经。虽然在腰骶部位，只有下肢 SEP 监测与手术相关，但同时监测至少一侧上肢 SEP 作为对照非常重要，用于排除可能影响 SEP 的非手术操作因素，如麻醉、体温或技术故障。下肢 SEP 刺激的标准技术是采用表面或针电极，刺激强度 40 mA，刺激脉宽 0.2 ms，刺激频率 4.3 Hz。为了确认 SEP 刺激被正确地传递到外周神经，观察到脚的抽动是很重要的，特别是对于脚踝肿胀的低龄儿童。根据国际 10-20 脑电图（EEG）系统，在 Cz′ -Fz 的头皮上进行记录。为了提高信噪比，SEP 监测需要平均 100 ～ 200 次扫描，明显延长了采集时间，并可能延迟对外科医生的反馈。如果波幅下降超过 50% 和（或）潜伏期延长超过 10%，通常被认为是感觉障碍的警告信号。SEP 的显著恶化或丢失可能预示着相应脊神经后根或后索通路的损伤。因此，如果 SEP 信号在手术过程中保持稳定，当发生显著恶化时，不需要等待波幅下降 50% 就可提醒外科医生出现了监测信号的变化。颈椎手术摆体位时 SEP 的恶化比腰骶节段手术更为常见。如果担心摆体位时患者可能出现潜在的神经损伤风险，应在患者从仰卧位转向俯卧位前后记录 SEP 基线。通常在打开硬脊膜后和任何硬脊膜内手术操作发生之前记录新基线。

运动诱发电位

在脊柱和脊髓手术中监测运动通路的两种标准方法是上肢和下肢的经颅肌源性运动诱发电位（mMEP），以及经颅脊髓 MEP，也被称为 D 波（Deletis 和 Sala，2008）。后一种方法对于圆锥-马尾区手术不可行，因为位于 T10 ～ T11 椎骨远端的硬膜外电极最终与圆锥或马尾重叠，而该处大部分皮质脊髓束纤维已经终止。因此，D 波在这个节段上无法记录到。但圆锥和马尾神经水平的手术通常可进行 mMEP 监测。经颅电刺激（TES）激活下行运动传导束后，通过成对针电极记录肌肉 MEP，电极置入上肢和下肢肌肉，间隔 2 ～ 3 cm。根据国际 10-20 脑电图系统，刺激电极放置在头皮 C1 和 C2 处，采用 5 ～ 7 个短串方波刺激，刺激脉宽为 0.5 ms，刺激间期（interstimulus interval，ISI）为 4 ms，刺激重复频率为 1 ～ 2 Hz。对于 TES，首选皮下螺旋式针电极，因为阻抗较低（Journee 等，2004），并且在患者摆放体位时不易移位。然而，对于囟门尚未闭合的低龄儿童或婴儿，使用直的皮下针电极或表面电极可以避免穿透囟门。另外，这些婴幼儿中也可能携带有脑室-腹腔分流管，在插入皮下电极时应注意不要损伤导管或阀门。C1-C2（阳极-阴极）TES 倾向于诱发右侧肢体肌肉的 MEP，而 C2-C1 则倾向于诱发左侧肢体肌肉的 MEP。通常采用左或右上肢的拇短展肌作为监测对照。对于下肢肌肉监测，有时更愿选择 Cz-Cz ＋6 cm TES，因为它产生的肌肉抽动较轻，而肌肉抽动可能会干扰外科医生。

由于这些患者大多是儿童，考虑到在低龄儿童中，运动皮层通常比成人更靠前，在 1 岁或 2 岁左右，它可以在冠状缝后 1 或 2 cm 位置。因此，建议根据儿童的年龄，将刺激电极放置在 C1 和 C2 前 1 ～ 2 cm（Rivet 等，2004）。在婴儿中，两个相互对冲的因素可能会影响 TES 后诱发 mMEP 的阈值。其中一个因素是皮层和皮层下运动系统发育不成熟，这可能导致刺激阈值增加。事实上，在术外经颅磁刺激和术中 TES 中，年龄和 MEP 阈值之间存在明显的相关性（Lieberman 等，2006；Journee 等，2007；Sala 等，2010）。另一个可能影响 mMEP 刺激阈值的因素是婴儿的薄颅骨，它通过降低阻抗部分抵消了第一个因素，并可在较低刺激强度下促进运动皮层的激活。然而，个体参数取决于特定患者的生理构成，获得可靠信号所需的刺激强度可能有显著差异，通常为 100 ～ 200 mA。

用于记录的肌肉在本章 EMG 部分加以概述。

与下面描述的脊髓刺激的情况类似，与拴系松解前相比，拴系松解后所需刺激强度升高与不良预后相关（Husain 和 Shah，2009）。麻醉是获得可靠 mMEP 反应的另一个重要因素。即使没有给予肌松药，肌肉 MEP 对麻醉也很敏感，因为它们是多突触传导通路。针对包括 MEP 在内的多模态监测，全静脉麻醉通常是首选的麻醉方案，优于吸入性麻醉。然而，在幼儿中，为了获得可靠的反应和减少与静脉麻醉相关的不良反应，可能会使用少量的吸入性麻醉。据报道，丙泊酚与儿童的不良反应相关，已被逐渐避免使用。可以使用一氧化二氮，但通常应低于 0.5 最低肺泡有效浓度值。此外，mMEP 还存在固有的变异性，这可以解释术中 mMEP 波幅和（或）潜伏期改变与运动结果之间缺乏线性相关的情况。一般来说，在圆锥-马尾手术中，mMEP 不可逆的完全丢失表明了下运动神经元的完全损伤和术后运动缺陷，几乎没有恢复的可能。尽管 mMEP 监测单运动神经根病变的能力仍存在质疑，但稳定的 mMEP 通常可以预测术后早期良好的运动结果。mMEP 波幅的显著下降（>基线值的 50% ～ 80%）可能预示着一定程度的术后瘫痪，大部分是短暂的。

肌电图

自由描记 EMG 始于听神经瘤手术（Prass 和 Luders，1986），是最早的 IONM 技术之一。该技术持续记录了手术过程中肌肉群的自发活动，并反映了生理或病理性的肌肉活动。与许多使用 IONM 的手术病例一样，术前检测是有益的（Galloway，2010b）。在术前检查患者的下肢并确定最合适的肌肉进行记录是非常有用的，即使不能在手术前一天，在手术开始前一段时间进行也是非常有必要的。术前仔细评估，放置针电极时，避免将电极置于萎缩或无力的肌肉很重要。在术中设置过程中，确认可触及术巾下排布的线缆也很重要，以备术中排查故障。放置好所有电极后，应检查阻抗。重点需要注意的是，由于脊髓拴系，肛门括约肌电极可能在手术开刀前就记录到异常的连续活动，这种异常连续活动的基线不应与手术操作引起的神经强直放电相混淆。在术中，保持音频扬声器打开，使外科医生能够听到持续的 EMG 活动，有助于外科医生习惯于听到这种肌电活动，增进了他们在手术中与 IONM 团队的合作，加强沟通。音频扬声器的音量需要调整至不干扰手术的水平，使其作为背景声，便于外科医生适应。

肌电图监测通常使用双极记录，将两根皮下针电极插入肌肉运动点，并用胶带如 Tegaderm™ 固定，以防止脱落。门诊使用的盘状电极很容易移位，但如果不能使用针电极也可以使用这种盘状电极。线状针电极可用于较大的肌肉或有明显皮下组织的肥胖患者，以及肛门括约肌记录。

在圆锥和马尾手术中，记录多个腰骶肌群的自由描记 EMG，目的是监测通过神经肌肉接头处传递到肌肉纤维的受激惹的运动神经根活动。正常的肌电记录是电静默的，无活动通常被认为是一个好迹象。然而，矛盾的是，运动神经根切断时可能不会导致任何 EMG 活动，所以安静的波形并不一定表明神经的完整性。同时，自由描记 EMG 对牵拉、压迫或手术操作引起的神经根刺激非常敏感。神经根可能产生各种 EMG 活动，如从靶肌肉记录到的运动单位放电、棘波、暴发或连续性活动。其中一些放电模式被认为是神经受激惹甚至损伤的表现。然而，通常在神经根操作过程中发生的活动都有一个良性的过程，很少预示术后功能障碍。当手术操作结束后若肌电活动持续存在，被认为更能预测潜在的神经损伤。特别是，由高频（50 ～ 300 Hz）、持续的、长时间的暴发和连续性活动组成的神经强直放电被认为是危险的（图 15.2 和图 15.3）（Galloway，2010a）。但即使是简单的术野区域冷盐水冲洗，也经常会导致激惹或损伤样的肌电活动，尽管这显然是一个非常良性的事

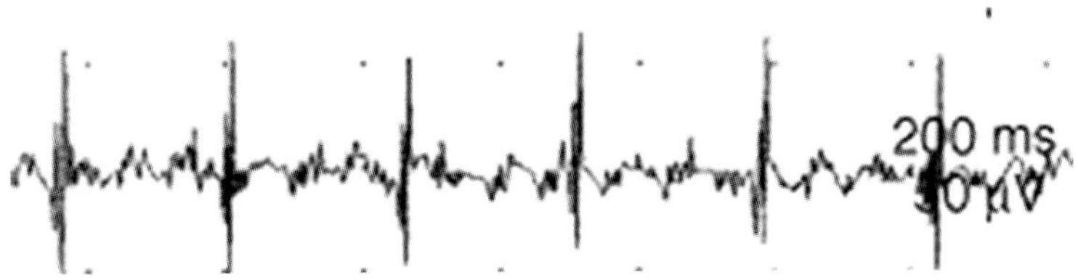

图 15.2　拴系松解时胫骨前肌神经强直放电示例

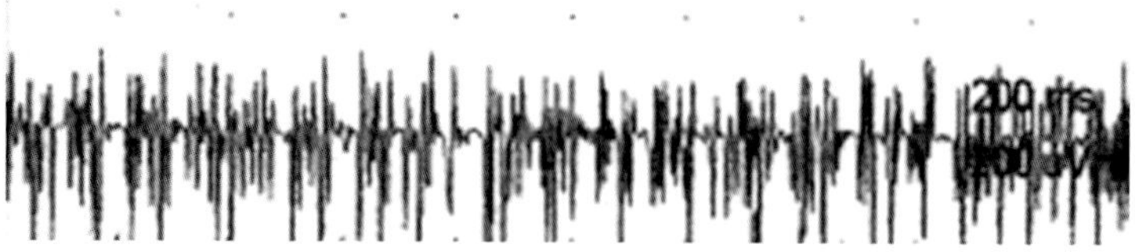

图 15.3 拴系松解时胫骨前肌持续性神经强直放电示例

件。尤其是在马尾神经手术中，机械性激惹神经根非常常见，由于自发肌电活动敏感性过高而特异性较低，对其的解释仍然具有挑战性。因此，尽管 EMG 代表了 IONM 一种有价值的实施方案，但仅根据 EMG 报警标准制订手术策略仍有困难，缺乏准确性（Kothbauer 等，1994；Phillips 和 Jane，1996；Krassioukov 等，2004；Lee 等，2006）。自由描记 EMG 数据应该始终集成到多模态监测方案的诠释中，包括 SEP、MEP、BCR 和定位技术。当检测到病理性肌电活动时，应立即告知外科医生，因为停止手术并用温盐水冲洗术野可能会在几分钟内停止肌肉放电。另一个要考虑的因素是神经肌肉阻滞。由于脊髓拴系手术明显依赖于 EMG 监测，麻醉诱导后需要避免使用神经肌肉阻滞剂，以防止出现假阴性结果。应通过四个成串刺激（train-of-four，TOF）来验证是否存在神经肌肉阻滞。

肛门括约肌 EMG

肛门外括约肌 EMG 和 BCR 监测是可用于监测有损伤风险区域的其他监测方法，以防止出现尿道、肛门括约肌障碍和性功能障碍。虽然圆锥和马尾神经在主动和反射性控制排尿、排便和性功能中发挥必不可少的作用，但评估腰骶神经系统自主神经成分完整性的 IONM 技术仍处于发展初期（Skinner，2014），在临床实践中，只有腰骶神经系统体感和运动成分的监测技术被确立。

肛管内直肠环肌层形成肛门内括约肌，同时接受来自胸神经节的交感神经和来自 S2 ~ S4 骶神经的盆腔副交感神经的共同支配。骶髓灰质中 Onuf 核内的运动神经元通过阴部神经的直肠下分支和骶神经根 S2 ~ S4 支配盆底肌肉（图 15.4）（Deletis，2001）。这些神经根或神经的任何一个损伤均可导致术后功能损伤（Raizada 和 Mittal，2008）。

使用皮下针电极既可以进行肛门外括约肌电刺激，又可以连续监测 EMG。将皮下针电极分别放置于左、右括约肌中，并将其固定以避免脱落，可进行双侧监测（图 15.5）。也可以使用线状针电极。因为该处肌肉非常薄，尤其是儿童，因此确保线状电极放置于皮肤下仅几毫米处非常重要（Rodi 和 Vodusek，2001）。肛门括约肌 mMEP 监测涉及一个多突触通路，因此对麻醉特别敏感。应保持较浅麻醉以有利于信号记录，这些记录的信号通常波幅较低，波形相当离散。

球海绵体肌反射

球海绵体肌反射（BCR）是一种脊髓 S2 ~ S4 节段介导的少突触反射，由电刺激背侧阴茎神经或阴蒂神经诱发，通常在肛门括约肌或其他盆底肌记录。Deletis 和 Vodusek（1997）首次在术中记录，随后由 Rodi 和 Vodusek（2001）应用。传入通路由阴部神经的感觉纤维组成，而传出通路为到盆底和肛门外括约肌的运动轴突。BCR 监测的主要优点在于它可以评估阴部神经（运动和感觉）和圆锥中脊髓 S2 ~ S4 节段的功能完整性。刺激由 4 ~ 5 个双相短串方波脉冲组成，刺激脉宽为 0.5 ms，刺激间期（ISI）为 2 ms，重复成串刺激频率为 4.3 Hz，刺激强度为 20 ~ 40 mA。Skinner 等（2007）提出了一种双串刺激策略来提高 BCR 的可监测性。最佳的串间隔期没有定义，但当标准刺激参数不成功时，这种方法更有利于 BCR 记录。记录的信号可能有两个成分组成：第一个成分（R1）是少突触的，对麻醉相对抵抗力较强；第二个成分（R2）是多突触的，因此更容易受到麻醉影响。除非保持较浅麻醉，否则 R2 可能会被抑制，而 R1 更容易被监测到。因此在任何情况下，保持稳定的全静脉麻醉、避免大剂量突然给药和使用肌松剂是至关重要的。在儿童中，特别是在婴儿中，由于技术原因和神经通路发育不成熟，BCR 监测更具挑战性。使用表面电极可能存在高阻抗，特别是在女性婴儿中，很难将刺激电极放置在阴蒂上。但已有在 10 月龄幼儿成功监测到可靠 BCR 的报道（Sala 等，2013），而最近 Shinjo 等（2018）报道在仅 4 天大

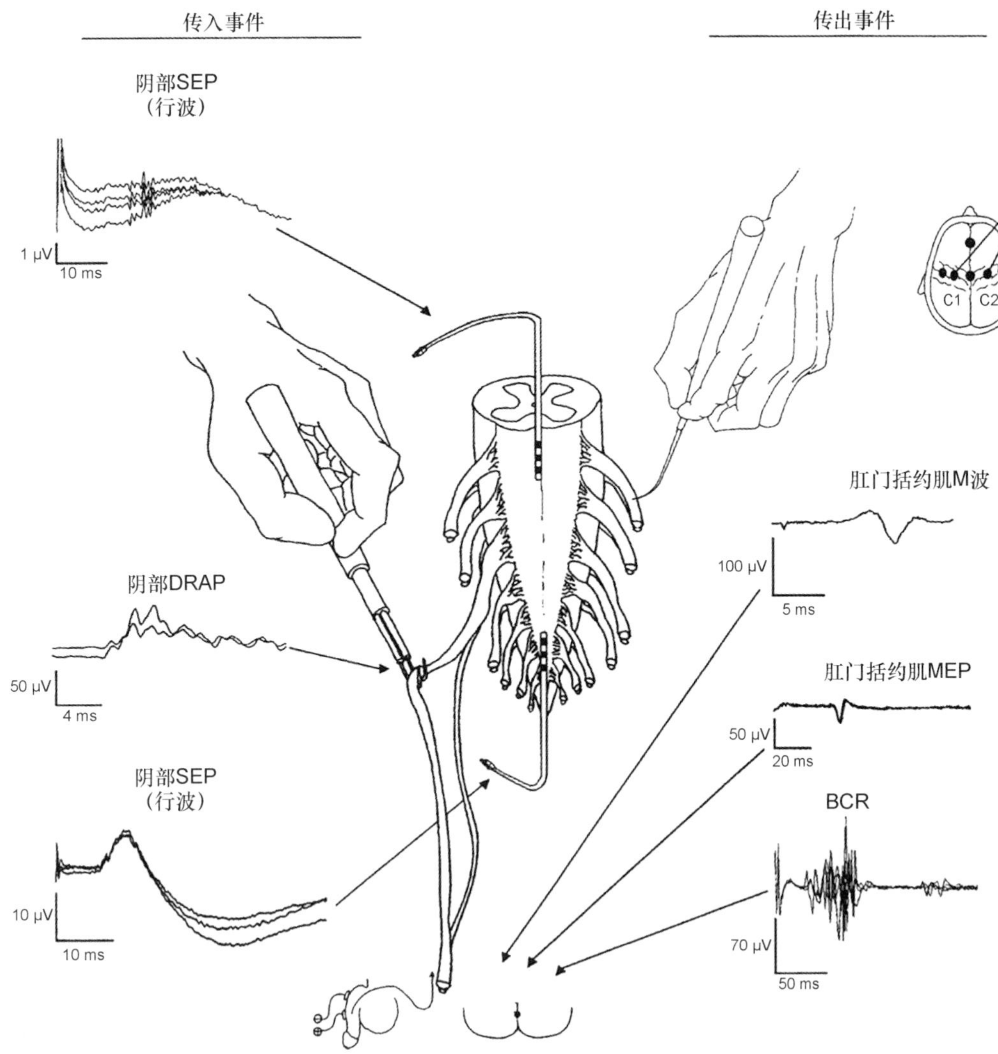

图 15.4 腰骶神经系统传入和传出通路的定位和监测技术。传入事件（左图）包括监测阴部体感诱发电位（SEP）的行波和驻波，以及阴部背根动作电位（dorsal root action potentia，DRAP）。传出事件包括肛门括约肌 M 波、肛门括约肌运动诱发电位（MEP）和球海绵体肌反射（BCR）。肛门括约肌 M 波为直接刺激 S2 ~ S4 腹神经根，从肛门括约肌记录；肛门括约肌 MEP 为经颅电刺激运动皮层后记录。与肛门括约肌 M 波相比，肛门括约肌 MEP 的潜伏期更长，波幅更小。［Reprinted with permission from Deletis V（2001）. Neuromonitoring. In：McLone D（ed）. Pediatric neurosurgery：surgery of the developing nervous system. WB Saunders，Philadelphia，PA：1204-1213.］

婴儿成功监测到 BCR，4 天到 10 岁（平均 2.7 岁）婴幼儿有 91% 的监测成功率。值得注意的是，这些作者能够在 22 名儿童中的 18 名使用丙泊酚全静脉麻醉。这可能是该系列研究成功的关键，因为在大多数报告的儿童病例中，由于存在丙泊酚输注综合征的风险，在婴儿中倾向于优先使用卤代烷类气体或一氧化二氮（Bray，1998）。在一项对 106 例儿童脊髓拴系手术的回顾性研究中，Cha 等（2018）描述了术中 BCR 监测预测术后 6 个月排尿功能的价值，特异性为 88%。成串刺激由 8 个双相 75 μs 的脉冲组成，ISI 为 2 ms。术中 BCR 的消失与术后排尿功能障碍有关，这与脊髓拴系的严重程度和手术拴系松解不完全有关。然而，还需要注意的是，一些术后有排尿困难的患者 BCR 仍存在，而一些术后保留排尿功能的患者 BCR 消失。Skinner 和 Vodusek（2014）描述了使用短针电极刺激两侧阴蒂或阴茎的背侧神经，以记录早期各自独立的同侧反应。成串刺激由 4 个 500 μs 的脉冲组成，ISI 为 3 ms，在麻醉稳定情况下产生可重复的反应。Hwang 等（2017）评估了在婴儿脊髓拴系手术过程中诱发 BCR 的各种刺激参数，并得出结论：ISI 为 2 ms 的 8 个脉冲成串刺激是最佳的刺激参数。

BCR 监测的报警标准仍存在争议。最近，Morota（2019）提出较基线波幅降低 > 75% 作为报警标

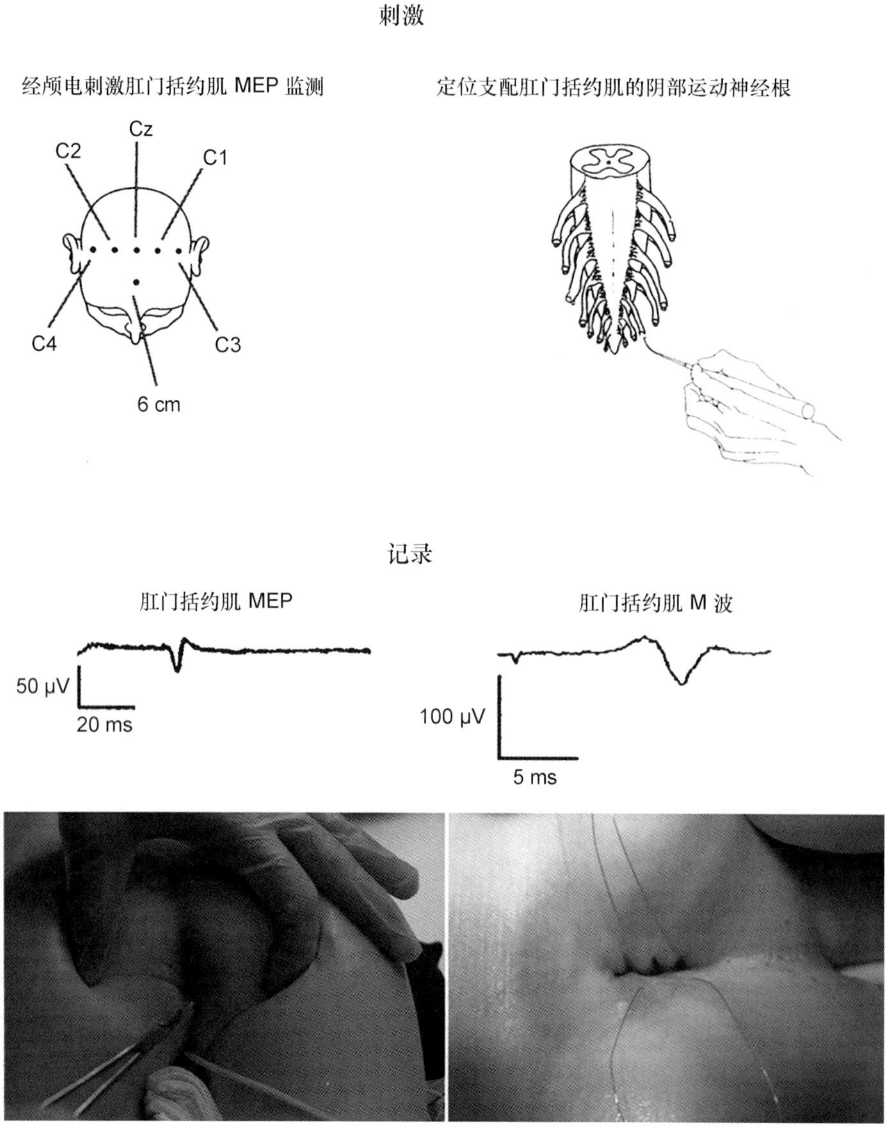

图 15.5 肛门括约肌的监测和定位。左上及中间左图：经头皮电极进行经颅电刺激（TES），通过插入双侧肛门括约肌的成对丝状针电极（下图）记录肛门括约肌运动诱发电位（MEP）。右上及中间右图：马尾水平直接刺激支配肛门括约肌的阴部神经，从该肌肉中记录到肛门括约肌 M 波。[Reprinted with permission from Sala F，Squintani G，Tramontano V et al.（2013）. Intraoperative neurophysiology in tethered cord surgery：techniques and results. Special annual issue. Childs Nerv Syst 29：1611-1634.]

准，以提醒外科医生，以便调整手术操作以保留泌尿功能。术中 BCR 消失可能提示低骶段损伤，术后高度可能发生泌尿功能障碍。然而，这些损伤通常是短暂的，尿潴留（或罕见的尿失禁）随着时间的推移能够得到缓解。总的来说，对 BCR 监测信号的解释仍具有挑战性，因为排尿受中枢和周围神经系统不同水平控制。因此，BCR 保留虽然重要，但其本身并不能保证完整的括约肌控制功能。BCR 监测与长期括约肌控制功能、括约肌-逼尿肌协同失调和性功能的相关性仍需进一步研究。

定位技术

监测技术的目的是评估神经通路的功能完整性，而定位技术则被用于识别功能相关性不明确的难以辨别的解剖结构。在本章中，我们讨论了马尾神经定位技术，而在第 13 章中，我们描述了脊髓内肿瘤手术中的功能定位技术。

除使用连续 EMG 监测神经强直放电之外，同时还监测触发 EMG 以评估功能性神经组织的存在（Zamel，2010）。连续 EMG 的显示增益通常设置为 50 μV，触发 EMG 的显示增益通常设置为 100 ～

200 μV，但可以调整以优化信号的可视性。连续 EMG 时基设置为每格 100 ms，以优化神经强直放电的可视化。在触发 EMG 中，触发背根反应所需的刺激强度大于运动神经根，触发受损神经根的刺激强度大于正常神经根，儿童往往高于成人。

用于脊髓拴系 EMG 监测最常见的肌肉包括股四头肌（股外侧肌、股内侧肌或股直肌）、胫骨前肌、䠀长伸肌、腓肠肌、股后肌群（股二头肌、半腱肌或半膜肌）、臀大肌和肛门括约肌（Galloway，2010a，b）（表 15.2）。可以通过一个连接到 IONM 设备上的双极或单极刺激探针进行触发 EMG。此外，Jahangiri 等（2018）描述了使用嵌入双极电极的导尿管成功地从尿道括约肌上记录触发和连续 EMG 的病例，也可以从这些电极上记录尿道括约肌 MEP。

对未知组织的刺激可以引起复合肌肉动作电位（CMAP），从而提醒外科医生该组织具有神经成分，须避免意外损伤。由于可能存在神经成分，应在分离终丝之前对终丝进行刺激。优先采用双极刺激探针，提供更集中的刺激以确定神经组织的存在。或者可以使用邻近区域有参考电极的单极探针，但存在更大电流扩散的可能。恒流或恒压电刺激均可用于刺激神经根和终丝。成人刺激强度可为 0.1 ～ 10 V 或 0.5 ～ 10 mA，脉冲宽度为 100 ～ 200 μs。在儿童中，通常采用＜ 1 V 的刺激强度刺激神经根和终丝。脊髓拴系松解完全、神经根完全保留和能够诱发肌肉反应的直接脊髓刺激阈值＜ 5 mA 与预后良好相关（Sysoev 等，2018）。其中一种刺激方法是让外科医生逐渐增加刺激电流，以确定一个不明确的组织区域内是否有神经组织存在。另外，外科医生也可以使用预先设定的恒定刺激强度（2 ～ 5 mA），同时不断变化刺激器的刺激部位，以确定是否存在神经组织。在切断终丝前，刺激终丝的电流强度最高可达 20 mA，这是确定神经组织是否存在的常用刺激强度。Jackson 等（2014）的一项研究发现，在脊髓脊膜膨出修复术后行脊髓拴系松解的婴儿和儿童中，触发 EMG 和 mMEP 最能反映术后等于或低于膨出水平的腰骶神经根功能。

表 15.2 用于脊髓拴系手术监测和定位的肌肉

股四头肌（股外侧肌、股内侧肌或股直肌）
胫骨前肌
䠀长伸肌
腓肠肌
股后肌群（股二头肌、半腱肌或半膜肌）
臀大肌
肛门括约肌

马尾神经的功能定位

在脊髓拴系手术中，外科医生经常面临这样的困境，即需要决定是否切断明显导致脊髓拴系的细根或纤维带。这些结构的解剖外观本身并不足以保证术者能够做出正确的决定。例如，在被 Pang 等（2009）归类为“混杂型脂肪瘤”时，圆锥周围的脂肪组织和脂肪瘤内的神经根在分离时可能受损。再次行脊髓拴系松解手术可能更加复杂，因为神经结构可能会嵌入瘢痕组织中。

识别运动神经根需采用手持式探针直接刺激，同时从多个肌肉记录；CMAP 反应表明已刺激到运动神经根，根据分布肌肉提示是哪个神经根。优先采用双极同心圆刺激电极以防止电流扩散（Pang 等，2009）。如果电流扩散，传递到无功能纤维带或残留细根的电流可能扩散到功能性神经根，诱发来自下肢或肛门括约肌的 CMAP。这将导致神经外科医生不能切断纤维索带，最终导致脊髓拴系松解不完全，而这些本来是可以安全进行的。此外，建议保持手术野干燥，以避免电流通过脑脊液（CSF）分流。可以在受刺激的神经根下方放置一个小棉片，以保持干燥，并与其他根分离。

来自双侧股四头肌（L2 ～ L3）、胫骨前肌（L4 ～ L5）、䠀短展肌（L5 ～ S1）、腓肠肌（S1 ～ S2）和肛门括约肌（S2 ～ S4）的记录，可覆盖从 L2 ～ S4 的所有运动神经根。探测高于病变水平的任何功能正常神经根的刺激阈值是非常有用的，以确定在“正常”条件下的预期（Sala 等，2013，2014）。通常，当使用刺激脉宽 0.2 ～ 0.5 ms 的单脉冲刺激时，可以以非常低的刺激阈值（0.05 ～ 0.2 mA）产生 CMAP。如果通过高强度（例如 2 mA）刺激脂肪组织诱发 CMAP，表明神经根被脂肪瘤包围但存在一定距离，或神经根已经失去了大部分功能。一般来说，当解剖脂肪组织时，刺激阈值通常会逐渐降低，越靠近神经根阈值越低。然而，CMAP 刺激阈值与功能性神经根的距离之间相关性的解释可能具有挑战性，因为刺激阈值更高可能是功能的部分丧失所致，而不一定表明与神经结构的距离增加。同样的原理不仅适用于腰骶部脂肪瘤的手术，也适用于可能包裹周围神经的马尾肿瘤的手术，如神经鞘瘤、室管膜瘤、皮样囊肿等。

虽然刺激运动根的反应是直接的，但对感觉根的刺激可能更难解释。因刺激感觉根仍然可以通过H反射产生CMAP，但因为它具有较长的多突触通路，刺激阈值较高且起始潜伏期更长。然而，有时背根即使在高强度的刺激下，也不会引起运动反应。在这种情况下，在得出神经根没有功能的结论之前，应排除圆锥灰质水平（产生H反射的区域）产生传导阻滞的可能性。这种情况下，可以通过在背根入髓区记录脊髓SEP驻波来验证通过脊髓后索上行的感觉成分的完整性（Deletis，2001）。然而，对脊髓SEP固有电位的评估并不是一种标准的技术，在某些情况下，对感觉小根刺激的解释仍然存在问题。

虽然从临床的角度来看，应该避免由于无意中切断躯体感觉神经根而引起的感觉功能障碍，但由于相邻皮节的神经支配重叠，这种情况也许是可以容忍的。然而，保留阴部传入纤维对括约肌的控制至关重要，因此，感觉根定位应将其包括在内。为了定位阴部传入纤维，通过表面电极（阴极近端）刺激背侧的阴茎或阴蒂神经，使用单脉冲刺激，刺激脉宽0.2 ms，刺激强度可高达20 mA，刺激频率13.3 Hz。可以从神经根入髓区记录该信号反应（阴部SEP），采用手持式钩状电极从暴露的神经根上记录更容易（阴部背根动作电位）。S2～S4阴部传入神经定位常用于选择性背根切开术中对该神经的保护。它在脊髓拴系手术中并不常规使用，但应该鼓励使用这项技术，因为它无疑是避免这些神经损伤的一项可靠技术。

脊髓刺激

对比拴系松解前后诱发下肢CMAP的脊髓刺激阈值，已被证明是评估脊髓拴系修复结果成功的有用指标（Husain和Shah，2009）。采用双极刺激器直接刺激骶神经根水平以上的脊髓，脉冲宽度为0.1 ms，刺激强度最高可达20 mA。拴系完全松解应能降低下肢CMAP刺激阈值，而拴系松解后的刺激阈值增加与不良预后相关（Khealani和Husain，2009）。这似乎是合理的，因为松解的脊髓不再受机械牵张，血流动力学得到改善。Husain和Shah（2009）研究了40名成人和儿童，发现在拴系松解前诱发CMAP所需的平均刺激强度为4.7±3.2 mA，在拴系松解后降低到2.1±1.9 mA。拴系松解后CMAP刺激阈值没有下降的患者，整体运动、感觉和泌尿生殖功能预后更差。但其中2例拴系松解后CMAP刺激阈值降低的患者预后也较差。

盆底区定位和监测技术的局限性

SEP的局限性之一，特别是在脊髓拴系手术中，是它们可能无法检测到单神经根损伤，因为这可能被相邻神经根的重叠神经支配所掩盖。另一个难点是，在非常年幼的儿童中，全身麻醉下难以记录到可重复的下肢SEP，所以在圆锥-马尾区域操作时术者不能仅根据SEP恶化而终止手术操作。MEP监测的局限性是麻醉的影响，因此首选全静脉麻醉（Sloan，2010；Fulkerson等，2011）。可使用时间和空间的易化策略来对抗这种麻醉局限性。时间易化涉及重复成串脉冲或双串刺激（McIntyre等，2016）。空间易化可以通过在TES靶向运动神经元之前施加外周条件刺激来增强其兴奋性而实现（Frei等，2007；Journee等，2007）。总的来说，尽管使用了更高的刺激强度和额外的刺激，TES仍被认为是一种安全的方法，罕有严重并发症的报道（MacDonald，2002）。然而，通常建议在患者麻醉准备后，置入软性牙垫，以避免在高强度TES中可能发生下颌肌肉抽搐导致舌损伤。与SEP一样，mMEP的另一个局限性是它们可能无法检测到单神经根损伤，因为多神经根可能同时支配同一肌肉的运动。因此，单运动根或细根损伤，在mMEP中无法得到明显体现。而即使mMEP波幅降低被作为即将发生运动通路损伤的可靠而重要的警告信号，mMEP波幅测试间显著的变异性进一步限制了mMEP信号解读，严重挑战了波幅降低这一报警标准（Woodforh等，1996；Deletis和Camargo，2001）。

考虑到圆锥-马尾区手术中IONM的局限性，关于IONM在神经外科中作为“治疗性”而不仅仅是“诊断性”测试的价值的争论是一个永无休止的话题。对IONM益处的证据的批评主要受到医学法律方面的影响，特别是在脊柱和脊髓手术领域。IONM 作为外科手术的必要辅助手段的定义将意味着，不使用它将使外科医生面临发生医疗事故的风险。尽管大部分 IONM 方案尚缺乏强有力的证据支持（经典金字塔式循证医学标准Ⅰ～Ⅱ级），但应该注意的是支持 IONM 的证据并不逊于神经外科手术作用本身的证据（Yarascavitch 等，2012）。然而，有趣的是，没有人质疑后者，而一些神经外科医生却保持对 IONM 价值的质疑，甚至质疑相关费用（Hadley 等，2017；Jea，2017）。当然，应该鼓励神经监测的专业人员通过严格的历史对照研究、系统评价和 meta 分析来提高证据水平。出于将患者分配到不应用 IONM 的对照组存在伦理和医学法律上的担忧，随机研究将永远不会发生。我们认为，目前的证据足以支持 IONM 有助于降低神经损伤风险的观点。在腰骶部脂肪瘤的手术中，Pang 等报道了最佳的预后，他们通过严格依据 IONM 的手术策略，系统地进行了完全或近全脂肪瘤切除（Pang 等，2009）。Sala 等报道了在多模态 IONM 指导下进行的一系列脊髓拴系手术中，短暂性功能障碍发生率为 4.2%，永久性功能障碍发生率为 0（Sala 等，2013）。在 66 例复杂隐匿性神经管闭合不全的患者中，引入术中 EMG 监测后，术后手术相关的恶化情况从 6% 下降到 0（Valentini 等，2005）。同样，只有神经生理学定位可以直观地提供不明确的解剖结构功能相关的信息。髓质滞留，作为脊髓拴系具有挑战性的胚胎学异常，很好地证明了这一点。在髓质滞留的情况下，只有神经生理学定位才能帮助区分功能性圆锥和非功能性滞留髓质之间的边界（Pang 等，2011；Sala 等，2014）。

脊髓拴系修复后的并发症及临床预后

在圆锥和马尾神经及其周围进行的手术可使患者面临严重的神经损伤风险。其中存在多种中枢和周围神经系统的病理状态，包括但不限于开放性脊柱裂、隐匿性脊髓闭合不全、脊髓内肿瘤、髓外硬膜下肿瘤（如神经鞘瘤、室管膜瘤）以及血管畸形（Giannina 等，2009）。先天性畸形通常在儿童或青少年时期具有临床表现，多数伴有脊髓拴系综合征，肿瘤和血管畸形更常见于成人。无论病理情况如何，该区域的手术操作都可能使圆锥和（或）马尾面临损伤的风险，导致感觉运动功能和（或）括约肌功能受损。手术操作包括切断终丝、切断固定圆锥的纤维索带、解剖二次手术中宽基底的瘢痕组织，以及因脊髓结构移位而进入圆锥的髓内肿瘤。任何在圆锥或单个神经根附近的牵拉、压迫或电凝都可能导致短暂性或永久性的神经损伤。据报道，这些短暂性功能障碍的发生率高达 4.5%，永久性功能障碍发生率则高达 11%（Choux 等，1994；Pierre-Kahn 等，1997）。需要注意的是，除了需要持续监测圆锥和腰骶感觉运动根的功能完整性外，由于解剖结构可能发生较大改变，特别是在先天性疾病中，因此从手术视野中识别解剖结构具有挑战性。对于拴系的脊髓尤其如此，腰骶神经根出脊髓的方向可能会发生异常，或可能穿过杂乱的脂肪瘤组织。在罕见但极具有挑战性如“髓质滞留”的情况下（Pang 等，2011；Sala 等，2014），解剖学外观和功能状态之间完全不一致。有时圆锥被轴内肿瘤挤压偏移或发生肿胀，解剖标志很难识别。另一方面，由于它们的先天异常状态或已经部分受损，即使是看起来正常的神经结构也可能失去了功能相关性，如果牺牲掉这部分结构能够改善手术预后，则无须保留。这通常发生于隐匿性脊柱闭合不全的情况，退化的小根没有功能，可以将其切断以改善脊髓拴系状态。

Lad 等（2007）使用 1993—2002 年全国住院患者数据库进行研究，对 9733 例因脊髓拴系松解而接受腰椎椎板切除术的患者进行了回顾性研究，并发症的发生率为 4.9%～10.5%，总发生率为 9.8%。2.3% 的患者发生术后出血或血肿，为最常见的并发症。其他并发症包括 INOM 操作的常规并发症，如针电极穿刺部位出血和感染。此外，脊髓拴系手术可能与脑脊液漏相关，脑脊液漏有感染或头痛的风险，可能需要行修复手术（Chern 等，2011）。假性脑（脊）膜膨出的发生可为脊髓拴系手术的并发症，由硬膜破口脑脊液漏产生脑脊液聚集而导致（Udayakumaran 和 Rathod，2018）。与许多其他常见手术类似，一个潜在的并发症是肺栓塞和伤口愈合不良。在 Lad 等（2007）的研究中发现，年龄和既往并发症的存在是导致预后不良发展的唯一相关因素。与年轻患者相比，65 岁以上患者发生预后不良的风险增加了 3 倍。

脊髓拴系修复后的临床预后取决于拴系松解

的程度。脊髓拴系松解程度目前分为三级：1 级为完全拴系松解，2 级为部分拴系松解，3 级为仍然存在拴系（Sysoev 等，2018）。据报道，在成人脊髓拴系综合征中，手术松解后的疼痛改善率平均为 86%，感觉运动障碍改善率为 35% ～ 71%，膀胱功能障碍改善率为 16% ～ 60%（Sala 等，2014）。Maurya 等（2016）的一项研究包括临床评估、术前和术后胫神经 SEP、脊髓磁共振成像以确定拴系的程度，以及乳酸、S100 B 和 GFAP（氧化代谢标志物）的脑脊液免疫分析。在术中打开硬脊膜前行腰椎穿刺。20 例患者术后 3 个月行腰椎穿刺。40% 的患者步态功能改善，60% 的患者括约肌功能改善。其余运动或括约肌功能无改善的患者，被报道拴系在髓内延展。无任何患者出现临床症状恶化。所有患者术后包括腘窝电位在内的所有 SEP 峰值的潜伏期均短于术前记录。这与临床预后无关，因为即使在运动或括约肌功能没有改善的患者中，潜伏期也更短，这可能是由于脊髓机械拉伸的松解和血流动力学的改善使脊髓后索传导得以改善。脑脊液研究结果显示，神经元和胶质细胞损伤或缺血后乳酸、GFAP 和 S100 B 标志物的平均降低率分别为 31%、61%、51%。脊髓拴系综合征可在拴系修复后复发，当这种情况发生时，手术预后良好的可能性小于之前没有进行修复时。据报道，复发性脊髓拴系修复对疼痛、感觉运动或泌尿功能的总体预后改善率为 10%（Holou 等，2009）。

结论

由于在脊髓拴系和马尾手术中存在显著的神经和泌尿系统并发症损伤的风险，多模态 IONM 的引入对于识别功能不明确的解剖结构（定位技术）和持续监测感觉运动通路的功能完整性和骶部反射（监测技术）至关重要。IONM 的目的不仅是预测，而且是预防或减少神经功能障碍的发生率。强有力的Ⅰ级和Ⅱ级证据表明，IONM 是预测神经系统预后的有效诊断工具，可有助于预防神经系统损伤（Fehlings 等，2010；Nuwer 等，2012）。在脊髓拴系和马尾手术中，IONM 可以警告外科医生潜在的损伤，在许多情况下能够允许更积极的手术策略、更广泛的松解和提高临床预后。

清楚地理解相关的解剖学和病理生理学知识，以及恰当应用本章所概述的监测和定位技术，是在脊髓拴系和马尾手术中成功应用 IONM 的关键。

（宋红梅　译　李晓宇　方媛　审校）

参考文献

Bradko V, Castillo H, Janardhan S et al. (2019). Towards guideline-based management of tethered cord syndrome in spina bifida. A global health paradigm shift in the era of prenatal surgery. Neurospine 16: 715–772.

Bray RJ (1998). Propofol infusion syndrome in children. Paediatr Anaesth 8: 491–499.

Cha S, Wang K, Park K (2018). Predictive value of intraoperative bulbocavernosus reflex during untethering surgery for post-operative voiding function. Clin Neurophysiol 129: 2594–2601.

Chern J, Tubbs R, Patel A et al. (2011). Preventing cerebrospinal leak following transection of a tight filum terminale. J Neurosurg Pediatr 8: 35–38.

Choux M, Lena G, Genitori L et al. (1994). The surgery of occult spinal dysraphism. Adv Tech Stand Neurosurg 21: 183–238.

Deletis V (2001). Neuromonitoring. In: D McLone (Ed.), Pediatric neurosurgery: surgery of the developing nervous system. WB Saunders, Philadelphia, PA, pp. 1204–1213.

Deletis V, Camargo AB (2001). Transcranial electrical motor evoked potential monitoring for brain tumor resection. Neurosurgery 49: 1488–1489.

Deletis V, Sala F (2008). Intraoperative neurophysiological monitoring of the spinal cord during spinal cord and spine surgery: a review focus on the corticospinal tracts. Clin Neurophysiol 119: 248–264.

Deletis V, Vodusek DB (1997). Intraoperative recording of the bulbocavernosus reflex. Neurosurgery 40: 88–92.

Dias MS, McLone DG (2001). Normal and abnormal early development of the nervous system. In: Pediatric neurosurgery: surgery of the developing nervous system, WB Saunders, Philadelphia, PA.

Fehlings MG, Brodke DS, Norvell DC et al. (2010). The evidence for intraoperative neurophysiological monitoring in spine surgery: does it make a difference? Spine 35: S37–S46.

Filippidis A, Kalani Y, Theodore N et al. (2010). Spinal cord traction, vascular compromise, hypoxia, and metabolic derangements in the pathophysiology of tethered cord syndrome. Neurosurg Focus 29: E9.

Frei FJ, Ryhult SE, Duitmann E et al. (2007). Intraoperative monitoring of motor-evoked potentials in children undergoing spinal surgery. Spine 32: 911–917.

Fulkerson DH, Satyan KB, Wilder LM (2011). Intraoperative monitoring of motor evoked potentials in very young children. J Neurosurg Pediatr 7: 331–337.

Galloway G (2010a). Postoperative studies and outcomes: clinical indications and usefulness of a postoperative study. In: G Galloway et al. (Eds.), Intraoperative neurophysiologic monitoring. Cambridge University Press, Cambridge, pp. 225–235.

Galloway G (2010b). The preoperative assessment. In: G Galloway et al. (Eds.), Intraoperative neurophysiologic monitoring. Cambridge University Press, Cambridge, pp. 10–18.

Garceau GJ (1953). The filum terminale syndrome (the cord traction syndrome). J Bone Joint Surg Am 35: 711–716.

Giannina I, Garces-Ambrossi BS, McGirt J et al. (2009). Neurological outcome after surgical management of adult tethered cord syndrome. J Neurosurg Spine 11: 304–309.

Hadley MN, Shank CD, Rozzelle CJ et al. (2017). Guidelines for the use of electrophysiological monitoring for surgery of the human spinal column and spinal cord. Neurosurgery 81: 713–732.

Holou W, Murasko K, Garton H et al. (2009). The outcome of tethered cord release in secondary and multiple repeat tethered cord syndrome. J Neurosurg Pediatr 4: 28–36.

Husain A, Shah D (2009). Prognostic value of neurophysiologic intraoperative monitoring in tethered cord syndrome surgery. J Clin Neurophysiol 26: 244–247.

Hwang H, Wang KC, Bang MS et al. (2017). Optimal stimulation parameters for intraoperative bulbocavernosus reflex in infants. Neurosurg Pediatr 20: 464–470.

Jackson E, Schwartz D, Sestokas A et al. (2014). Intraoperative neurophysiologic monitoring in patients undergoing tethered cord surgery after fetal myelomeningocele repair. J Neurosurg Pediatr 13: 355–361.

Jahangiri F, Asdi R, Tarasiewicz I et al. (2018). Intraoperative triggered electromyography recordings from the external urethral sphincter muscles during spine surgeries. Cureus 11: e4867.

Jea A (2017). Editorial. Intraoperative neuromonitoring: gold standard or fool's gold? Neurosurg Focus 43: E9.

Journee HL, Polak M, De Kleuver M et al. (2004). Influence of electrode impedance on threshold voltage for transcranial electrical stimulation in motor evoked potential monitoring. Med Biol Eng Comput 42: 557–561.

Journee HL, Polak M, De Kleuver M et al. (2007). Conditioning stimulation techniques for enhancement of transcranially elicited evoked motor responses. Neurophysiol Clin 37: 423–430.

Khealani B, Husain A (2009). Neurophysiologic intraoperative monitoring during surgery for tethered cord syndrome. Invited review. J Clin Neurophysiol 26: 76–81.

Kothbauer K, Schmid UD, Seiler RW et al. (1994). Intraoperative motor and sensory monitoring of the cauda equina. Neurosurgery 34: 702–707.

Krassioukov AV, Sarjeant R, Arkia H et al. (2004). Multimodality intraoperative monitoring during complex lumbosacral procedures: indications, techniques, and long-term follow-up review of 61 consecutive cases. J Neurosurg Spine 1: 243–253.

Lad S, Patil C, Ho C et al. (2007). Tethered cord syndrome: nationwide inpatient complications and outcomes. Neurosurg Focus 23: E3.

Lee GY, Paradiso G, Tator CH et al. (2006). Surgical management of tethered cord syndrome in adults: indications, techniques, and long-term outcomes in 60 patients. J Neurosurg Spine 4: 123–131.

Lieberman JA, Lyon R, Feiner J et al. (2006). The effect of age on motor evoked potentials in children under propofol/isoflurane anesthesia. Anesth Analg 103: 316–321.

MacDonald DB (2002). Safety of intraoperative transcranial electrical stimulation motor evoked potential monitoring. J Clin Neurophysiol 19: 416–429.

MacDonald DB, Dong C, Quatrale R et al. (2019). Recommendations of the International Society of Intraoperative Neurophysiology for intraoperative somatosensory evoked potentials. Clin Neurophysiol 130: 161–179.

Maurya V, Rajappa M, Wadwekar V et al. (2016). Tethered cord syndrome—a study of the short term effects of surgical detethering on markers of neuronal injury and electrophysiologic parameters. World Neurosurg 94: 239–247.

Mazzola C et al. (2019). Congress of neurological surgeons systematic review and evidence-based guideline on the incidence of tethered cord syndrome in infants with myelomeningocele with prenatal versus postnatal repair. Neurosurgery 85: E417–E419.

McIntyre IW, Francis L, McAuliffe JJ (2016). Transcranial motor-evoked potentials are more readily acquired than somatosensory-evoked potentials in children younger than 6 years. Anesth Analg 122: 212–218.

Morota N (2019). Intraoperative neurophysiological monitoring of the bulbocavernosus reflex during surgery for conus spinal lipoma: what are the warning criteria? J Neurosurg Pediatr 22: 1–9.

Nuwer MR, Emerson RG, Galloway G et al. (2012). Evidence-based guideline update: intraoperative spinal monitoring with somatosensory and transcranial electrical motor evoked potentials: report of the Therapeutics and Technology Assessment Subcommittee of the American Academy of Neurology and the American Clinical Neurophysiology Society. Neurology 78: 585–589.

Pang D, Zovickian J, Oviedo A (2009). Long-term outcome of total and near-total resection of spinal cord lipomas and radical reconstruction of the neural placode: part I—surgical technique. Neurosurgery 65: 511–528.

Pang D, Zovickian J, Moes GS (2011). Retained medullary cord in humans: late arrest of secondary neurulation. Neurosurgery 68: 1500–1519.

Phillips LH, Jane JA (1996). Electrophysiologic monitoring during tethered spinal cord release. Clin Neurosurg 43: 163–174.

Pierre-Kahn A, Zerah M, Renier D et al. (1997). Congenital lumbosacral lipomas. Childs Nerv Syst 13: 298–334.

Prass RL, Luders H (1986). Acoustic (loudspeaker) facial electromyographic monitoring: part 1. Evoked electromyographic activity during acoustic neuroma resection. Neurosurgery 19: 392–400.

Raizada V, Mittal R (2008). Pelvic floor anatomy and applied physiology. Gastroenterol Clin North Am 37: 493–509. vii.

Rivet DJ, O'Brien DF, Park TS et al. (2004). Distance of the motor cortex from the coronal suture as a function of age. Pediatr Neurosurg 40: 215–219.

Rodi Z, Vodusek DB (2001). Intraoperative monitoring of the bulbocavernosus reflex: the method and its problems. Clin Neurophysiol 112: 879–883.

Saker E, Henry B, Tomaszewski K (2017). The filum terminale internum and externum: a comprehensive review. J Clin Neurosci 40: 6–13.

Sala F, Manganotti P, Grossauer S et al. (2010). Intraoperative neurophysiology of the motor system in children: a tailored approach. Childs Nerv Syst 26: 473–490.

Sala F, Squintani G, Tramontano V et al. (2013). Intraoperative neurophysiology in tethered cord surgery: techniques and results. Special annual issue. Childs Nerv Syst 29: 1611–1634.

Sala F, Barone G, Tramontano V et al. (2014). Retained medullary cord confirmed by intraoperative neurophysiological mapping. Childs Nerv Syst 30: 1287–1291.

Shinjo T, Hayashi H, Takatani T et al. (2018). Intraoperative feasibility of bulbocavernosus reflex monitoring during untethering surgery in infants and children. J Clin Monit Comput 33: 155–163.

Skinner SA (2014). Pelvic autonomic neuromonitoring: present reality, future prospects. J Clin Neurophysiol 31: 302–312.

Skinner S, Vodusek D (2014). Intraoperative recording of the bulbocavernosus reflex. J Clin Neurophysiol 31: 313–322.

Skinner S, Chiri CA, Wroblewski J et al. (2007). Enhancement of the bulbocavernosus reflex during intraoperative neurophysiological monitoring through the use of double train stimulation: a pilot study. J Clin Monit Comput 21: 31–40.

Sloan T (2010). Anesthesia and intraoperative neurophysiological monitoring in children. Childs Nerv Syst 26: 227–235.

Stetler W, Park P, Sullivan S (2010). Pathophysiology of adult tethered cord syndrome: review of the literature. Neurosurg Focus 29: E2.

Sysoev K, Tadevosyan A, Samocernykh K et al. (2018). Prognosis of surgical treatment of the tethered cord syndrome in children. Childs Nerv Syst 34: 305–310.

Udayakumaran S, Rathod C (2018). Tailored strategies to manage cerebrospinal fluid leaks or pseudomeningocele after surgery for tethered cord syndrome. World Neurosurg 114: 1049–e1056.

Valentini LG, Visintini S, Mendola C et al. (2005). The role of intraoperative electromyographic monitoring in lumbosacral lipomas. Neurosurgery 56: 315–323. discussion 315–323.

Woodforh IJ, Hicks RG, Crawford MR et al. (1996). Variability of motor-evoked potentials recorded during nitrous oxide anesthesia from the tibialis anterior muscle after transcranial electrical stimulation. Anesth Analg 82: 744–749.

Yamada S, Zinke DE, Sanders D (1981). Pathophysiology of tethered cord syndrome. J Neurosurg 54: 494–503.

Yarascavitch BA, Chuback JE, Almenawer SA et al. (2012). Levels of evidence in the neurosurgical literature: more tribulations than trials. Neurosurgery 71: 1131–1137. discussion 1137–1138.

Zamel K (2010). Special considerations in pediatric surgical monitoring. In: G Galloway et al. (Eds.), Intraoperative neurophysiologic monitoring. Cambridge University Press, Cambridge, pp. 163–171.

第 16 章
用于治疗疼痛的脊髓背根入髓区手术及其他手术

Aatif M. Husain[1*]

Department of Neurology, Duke University Medical Center and Neurodiagnostic Center, Veterans Affairs Medical Center, Durham, NC, United States

摘 要

疼痛是一种很常见的症状，通常具有保护功能，常通过药物治疗。但当疼痛转为慢性、难以控制时，就不再具有保护功能，常需要更积极的治疗。多种手术可用于治疗疼痛，包括神经系统局部的消融术（毁损）或调控术（刺激或易化），大部分情况下不需要术中神经生理监测（IONM），但在部分手术中，神经监测发挥了功能区定位和神经功能监测的作用。本章所述疼痛手术是基于脊髓背根入髓区（dorsal root entry zone，DREZ）的手术。定位和监测可有助于提高该手术的病灶定位精准度，改善临床结局。本章讨论了术中神经生理监测下行 DREZ 手术和其他主要用于缓解疼痛的外科治疗。对于缓解疼痛虽然重要但并非唯一目标的的手术，如椎管狭窄等手术，将在其他章节讨论，在此不做赘述。

关键词：术中神经生理监测，脊髓背根入髓区，神经系统，慢性疼痛，伤害性疼痛

引言

疼痛是一种常见的症状，常通过药物治疗。然而，当疼痛转为慢性且药物治疗失败时，可考虑外科治疗。外科疼痛治疗可涉及神经系统的各个层级，从周围神经到大脑皮层。本章将讨论术中神经生理监测（IONM）在各种类型疼痛手术中的应用，尤其是脊髓背根入髓区（DREZ）手术。本章将略过不以疼痛缓解作为唯一主要目标的手术，如脊柱狭窄、椎间盘突出等。此外，针对各种疼痛综合征的微血管减压手术将不在此赘述，请参见其他章节。

本章将首先介绍疼痛及神经系统中的疼痛传导通路，然后概述疼痛手术的类型，之后围绕 DREZ 术式详细讨论与疼痛手术相关的 IONM。

疼痛的解剖学

慢性疼痛指持续超过 3 个月的疼痛。慢性疼痛可分为伤害性和神经病理性疼痛两种类型。伤害性疼痛是由外部刺激引起的，通常会导致组织损伤、炎症以及致痛物质（如前列腺素和缓激肽）的释放（Romanelli 和 Esposito，2004）。组织损伤导致刺激伤害性受体和引起疼痛感受。一些学者认为有组织损伤的疼痛属于炎症性疼痛（Costigan 等，2009）。伤害性（或炎症性）疼痛的一个常见例子是肿瘤侵袭或组织受压。另一方面，神经病理性或神经介导的疼痛是由于神经系统在单神经、脊髓或大脑水平出现内在的功能障碍，不伴有明显的持续组织损伤。感觉迟钝、感觉异常和痛觉超敏都是用于描述神经病理性疼痛的术语。

* 通讯作者：Aatif M. Husain, M.D., Box 102350, Duke University Medical Center, 299B Hanes House, 315 Trent Drive, Durham, NC, 27710, United States. Tel: +1-919-684-8485, Fax: +1-919-684-8955, E-mail: aatif.husain@duke.edu

在此我们简述疼痛传导通路，作为疼痛手术治疗的基础，这将有助于读者理解为何神经系统的特定结构是疼痛手术的靶点。关于这个主题的更全面的阐述，请阅读近期发表的综述（Lee 和 Neumeister，2020；Ovelman-Levitt，1996；Romanelli 和 Esposito，2004；Todd，2010；Willis 和 Westlund，1997）。

疼痛传导通路始于疼痛受体或痛觉感受器。这些受体位于 Aδ 和 C 型神经纤维的神经末梢。Aδ 纤维痛觉感受器介导了锐痛、刺痛和酸痛，通常被称为“第一痛觉”，因为其传导神经冲动的速度比 C 型神经纤维快故而得名。C 型纤维痛觉感受器传递一种灼烧样的疼痛，称为“第二痛觉”（Lee 和 Neumeister，2020）。这些纤维的细胞体位于脊髓背根神经节。大部分传递疼痛信号的神经纤维经过背根进入脊髓灰质的后角，另外一部分纤维沿着腹侧神经根行进到达后角。进入后角的纤维分为两个分支，一支上行，另一支下行，跨越 1～2 个脊髓节段。这些上行和下行神经纤维构成的网络遍布整个脊髓，称为 Lissauer 束。后角被分为多层，每层功能不同。Ⅰ、Ⅱ、Ⅲ和Ⅴ层是痛觉纤维终止的主要区域。Aδ 纤维在Ⅰ和Ⅴ层形成突触，而 C 型纤维在Ⅱ层（也称为胶状质）形成突触（Todd，2010）。内脏痛觉感受器终止于Ⅲ层。

大多数传递疼痛冲动的二级神经元通过脊髓灰质和白质前连合，在脊髓前外侧份上行，上升为脊髓丘脑侧束（lateral spinothalamic tract）。部分纤维不交叉，沿脊髓丘脑前束（ventral spinothalamic tract）上行。脊髓丘脑侧束具有拓扑分布性质，来自下肢的纤维位于后外侧，而来自高节段（如颈部）的纤维更靠前内侧。在延髓中，脊髓丘脑侧束位于脊髓丘脑前束和脊髓顶盖束旁边，共同构成脊髓丘系。脊髓丘系位于延髓三叉神经脊束核和下橄榄核之间，经脑桥的后份和中脑顶盖部上行到丘脑（Lee 和 Neumeister，2020）。

脊髓丘脑通路通过若干丘脑核的三级神经元中继。大多数纤维在腹后外侧核中继，随后投射到初级躯体感觉皮层和岛叶皮层。脊髓丘脑束也于丘脑腹后下核和背内侧核形成突触换元，纤维投射到次级躯体感觉皮层和扣带回。初级躯体感觉皮层负责疼痛感知，而次级躯体感觉皮层、扣带回和岛叶皮层调节疼痛感知和对痛觉刺激的反应。

除脊髓丘脑通路外，其他上行通路也参与疼痛信号传递。脊髓网状通路参与情感、躯体和自主神经对疼痛的反应，主要起源于脊髓Ⅶ和Ⅷ层的神经元，大部分沿对侧脊髓丘脑侧束旁上行。该通路在延髓、脑桥和中脑网状结构形成突触换元。脊髓中脑通路主要起源于Ⅰ层的神经元，与对侧的脊髓网状束和脊髓丘脑侧束一起上行，并与中脑网状结构前份的神经元形成突触。以上两个通路介导烧灼型疼痛，而脊髓丘脑通路介导最初的锐痛、刺痛型疼痛。

另外两个疼痛通路沿脊髓后索上行。其中之一起源于Ⅲ和Ⅳ层，与后索通路具有相同的躯体拓扑分布，于丘脑腹后外侧核突触换元，被认为在疼痛感知中发挥调节作用。后索中的另一个疼痛通路起源于Ⅹ层，位于内侧，首先投射到脑干网状结构，然后投射到丘脑内侧核和丘脑髓板内核。

面部感觉和疼痛信号由三叉神经的眼支、上颌支和下颌支传递（Bicanic 等，2019）。这些神经的细胞体位于三叉神经节（又名 Gassarian 神经节）。三叉神经节具有躯体拓扑性质，眼部感觉神经位置最靠后，下颌支位置最靠前。三叉神经节发出的轴突终止于脑干多个三叉神经核，传导疼痛的纤维主要与三叉神经脊束核的神经元形成突触。三叉神经脊束核分为三部分：口核、极间亚核和尾侧亚核。尾侧亚核是三叉神经脊束核的最下部，从延髓闩部延伸到 C2 神经根水平。该部分三叉神经脊束核接收面部疼痛纤维投射，故而类似于脊髓后角Ⅰ和Ⅱ层。实际上，尾侧亚核恰好与颈段脊髓中的这些层连续。尾侧亚核同样按躯体部位有序拓扑分布，来自唇部的纤维终止于核的头端，而来自面部周边区域的纤维在核的尾端形成突触。大多数源自尾侧亚核的二级神经元纤维沿对侧脊髓丘脑束上行，于丘脑腹后内侧核中继换元。部分源自尾侧亚核的神经投射也会到达丘脑后份和内髓板。三级神经元与脊髓丘脑束类似，投射到大脑皮层。

疼痛手术的分类

旨在缓解疼痛的手术可以分为毁损性手术或调控性手术。顾名思义，毁损性手术选择性破坏疼痛通路的某一部分，故不可逆转。调控性手术一般通过刺激疼痛通路的各个部分来改变疼痛调节过程和疼痛感知，其可逆性使调控性手术比毁损性手术更受欢迎（表 16.1）。以下简要介绍可用于缓解疼痛的各种毁损性和调控性手术类型。有关这些手术的细节，请读者参考标准神经外科书籍。

毁损性手术

神经切断术涉及切断支配疼痛区域的周围神经。只能切断纯感觉神经，因为切断混合神经会导致难以接受的运动功能障碍。由于脊髓背根神经节和被切断的神经元胞体在手术过程中存活，神经末梢会再生出突起，这可能导致神经病理性疼痛复发。由于这些局限性，神经切断术仅限用于与恶性肿瘤相关的疼痛患者。这些患者预期寿命较短，故潜在的长期副作用较不重要。

周围神经减压手术也可用于缓解疼痛，适用于神经被增厚的韧带或骨刺卡压的情况。该类手术的常见示例是治疗正中神经受压的腕管松解术。这种手术可有效缓解伤害性疼痛，但如果同时伴有神经病理性疼痛，该手术可能无法完全缓解疼痛（Brown，2005）。

背根神经节切除术是毁损或切除脊髓背根神经节和感觉神经根远端的手术。该手术在硬膜外进行，切断传递疼痛信号的神经纤维，不仅包括背根，还包括前根。脑神经的神经节，如三叉神经节和舌咽神经节，也可作为手术切除靶点。背根神经节切除术可有效缓解枕神经痛、胸壁疼痛、颈面部癌痛和会阴痛。应避免中颈段和腰段水平的脊髓背根神经节切除术，因为可能导致难以接受的本体感觉障碍。

表 16.1 用于治疗疼痛的手术分类

毁损性手术	调控性手术
神经切断术	周围神经电刺激术
神经减压术	脊髓背根神经节电刺激术
脊髓背根神经节切除术	脊髓电刺激
神经根切断术	椎管内镇痛
交感神经切除术	脑深部电刺激术
背根入髓区手术	运动皮层电刺激术
脊髓前侧索切断术	
脊髓中线切开术	
脊髓连合切开术	
中脑切开术	
垂体切除术	
内侧丘脑切开术	
扣带回切开术	

脊髓背根切断术涉及损伤背根神经束以中断疼痛通路。通常会在各水平保留部分神经小束以保留本体感觉。由于本术式需要打开硬膜且不能解决穿过前根的疼痛纤维，因此与脊髓背根神经节切除术相比较不常用（Brown，2005）。

交感神经切除术是一种较不常用的疼痛手术，该术式切除或消融各种交感神经节，通常用于毁损 T1 ～ T4 水平的神经节以治疗复杂性区域疼痛综合征或其他源于内脏的疼痛综合征。该手术通常在内镜下进行。交感神经切除术仅对缓解交感神经介导的疼痛有效。

DREZ 手术是目前常见的毁损性疼痛手术之一。顾名思义，手术使用射频电极消融或通过切口进入，直接毁损脊髓背根入髓区。该术式可有效治疗各种神经病理性疼痛，包括幻肢痛（Sindou 等，1994；Nashold，1996；Young 和 Ko，2019）。该手术也可以通过毁损三叉神经脊束核尾侧亚核来治疗面部疼痛（Nashold 等，1996）。潜在的并发症主要是损伤脊髓中邻近的神经传导束，例如皮质脊髓束和背侧脊髓小脑束。

脊髓前侧索切断术是毁损位于脊髓前外侧份的脊髓丘脑侧束和脊髓网状束的手术。以前，这一手术通过开放性入路完成，近年来出现了经皮颈部射频热消融的新方法（Kanpolat，2004）。脊髓前侧索切断术对于单侧的区域疼痛综合征特别有效，尤其是与癌症有关的疼痛（Sapir 等，2020）。双侧脊髓前侧索切断术，特别是在颈段，可能造成呼吸抑制。腹侧脊髓小脑束位于脊髓丘脑侧束的后外侧，外侧锥体束位于脊髓丘脑侧束的后方，这些神经传导束在消融过程中都有可能受损，造成共济失调和肌无力。

脊髓中线切开术使用精细镊子在距脊髓后正中线两侧间距 1 mm 进行点状的损毁，挤压破坏镊片之间的两个脊髓后索部分（Stanton-Hicks 和 Salamon，1997；Willis 和 Westlund，1997；Nauta 等，2000）。该术式可毁损位于脊髓后索神经通路内侧部分的疼痛纤维，通常用于治疗内脏、盆腔和腹部疼痛（Romanelli 等，2004）。

脊髓连合切开术也可用于治疗疼痛，在此手术中，整个脊髓被纵向切开，这将中断脊髓前连合，切断脊髓丘脑疼痛传导通路。

中脑切开术是一种立体定向手术。该手术在磁共振成像（MRI）引导下使用射频电流造成组织损伤，毁损背侧中脑顶盖内的脊髓丘脑侧束。这一手术主要用于治疗单侧上胸部和面部疼痛，并发症可能包括眼动障碍。

垂体切除术是切除腺垂体的手术，可以通过开放手术或立体定向毁损完成。该手术缓解疼痛的机制尚不清楚（Ramirez 和 Levin，1984）。该术式可用于治疗部分激素和药物治疗无效的骨痛患者。手术后需要给予激素替代治疗。

内侧丘脑切开术是一种立体定向手术，该术式毁损丘脑中央中核、束旁核、中央外侧核和背内侧核。这些神经核团与疼痛信号加工有关，而不是单纯疼痛信号传递（Romanelli 和 Esposito，2004）。毁损疼痛通路（脊髓丘脑束）中负责信号中转的外侧丘脑将造成难以接受的对侧感觉丧失。该手术操作适用于头、面、颈部的伤害性疼痛、痛觉超敏、射击痛或痛觉过度的神经病理性疼痛患者（Tasker，1990）。

扣带回切开术是立体定向引导下毁损前扣带回的手术。和内侧丘脑切开术类似，这也会导致疼痛感知的变化，因为扣带回参与了疼痛信号加工而不是单纯疼痛信号传递。双侧扣带回切开术可用于癌症和非癌症相关的双侧疼痛（Wilkinson 等，1999）。术后情绪问题较不常见，但患者的注意力和自发性可能会下降（Cohen 等，2001）。

调控性手术

周围神经电刺激术一般通过开放手术入路暴露周围神经，在周围神经上放置一个刺激电极，并在附近植入电池。当疼痛局限在某一周围神经的分布区域时，可采用这种方法治疗（Follett，2004；North，2004）。

脊髓背根神经节（dorsal root ganglion，DRG）包含感觉神经的细胞体，并密切参与疼痛信号的传递。历史上 DRG 曾作为毁损性手术的目标，但最近研究发现神经刺激对缓解复杂的区域疼痛综合征亦非常有效（Deer 等，2017）。

脊髓电刺激（spinal cord stimulation，SCS）使用硬膜外电极，切除小椎板后直视下放置或经皮插入该电极，与电池相连。脊髓电刺激对药物治疗无效的背部综合征和复杂的区域疼痛综合征尤其有效（Burchiel 等，1996；Kumar 等，1997），也可用于治疗慢性心绞痛（de Jongste 等，1994）。

椎管内镇痛使用一根细导管经皮置入鞘内给予止痛药物，导管与一个可反复充电的电子泵相连。按设定的剂量和时间间隔从泵中释放镇痛剂。通常采用阿片类药物，如吗啡。该方法最常用于治疗伤害性疼痛，有时也用于治疗神经病理性疼痛。亦可通过脑室内给予镇痛剂来治疗头颈部疼痛（Follett，2004）。

脑深部电刺激是通过在立体定位下放置的电极在各个脑区进行电刺激。刺激导水管周围灰质和脑室周围灰质区域被认为可以释放内源性阿片类物质，有效缓解伤害性疼痛（Hosobuchi 等，1977）。刺激腹后外侧核和腹后内侧核可分别缓解对侧身体和面部疼痛（Kaplitt 等，2004）。

运动皮层电刺激指将硬膜外电极植入与疼痛区域对应的运动皮层区域进行电刺激。运动皮层电刺激缓解疼痛的确切机制尚不清楚（Hanajima 等，2002）。一种可能的机制是，低强度的运动皮层刺激抑制丘脑疼痛通路（Brown，2005）。该方法已被用于治疗卒中痛、带状疱疹后神经痛、三叉神经痛、牙科手术相关疼痛和臂丛神经撕脱疼痛（Rasche 等，2006）。

疼痛手术的术中神经生理监测

除 DREZ 手术外，IONM 在各类疼痛手术中的研究数据很少。许多治疗疼痛的手术是在立体定向引导下进行的，且（或）是在患者清醒状态下完成的，这就降低了 IONM 的必要性。疼痛手术 IONM 主要有两个目的。与其他手术一样，IONM 可降低对毁损目标毗邻神经组织或神经束误伤的概率。此外，IONM 还可用于功能定位毁损靶区，从而更为精准地针对性治疗。在前文所述的疼痛手术中，只有应用了 IONM 的手术将于下文进一步探讨。此外，选择性背根神经切断术、丘脑切开术和脑深部电刺激手术，都是经常应用 IONM 的手术，这里将不作讨论，详见本书其他章节。

DREZ 手术

DREZ 手术是一种消融疼痛手术，毁损脊髓背根入髓区，主要针对脊髓后角Ⅰ和Ⅱ层，因为此处是传递疼痛信号的A δ 和C型纤维突触换元的位置（Ovelman-Levitt，1996；Todd，2010）。该术式最初是为了治疗与臂丛神经撕脱有关的疼痛，随后发现该术式对腰骶神经根撕脱、截瘫、幻肢痛和其他类型的神经病理性疼痛综合征有效（Nashold等，1976；Nashold，1984；Sindou等，1994）。三叉神经脊束核尾侧亚核的DREZ毁损已成功用于治疗多种类型的面部疼痛，包括三叉神经痛、带状疱疹后疼痛、创伤后疼痛、多发性硬化症、非典型面部疼痛和肿瘤相关的面部疼痛（Rossitch等，1989；Delgado-Lopez等，2003；Bullard和Nashold，2004）。尽管尾侧亚核DREZ手术减轻了大多数患者的疼痛，但术后共济失调和损伤邻近神经传导束引起的偏瘫限制了其广泛使用。我们将首先讨论IONM在脊髓DREZ手术中的应用，然后讨论其在尾侧亚核DREZ手术中的应用。

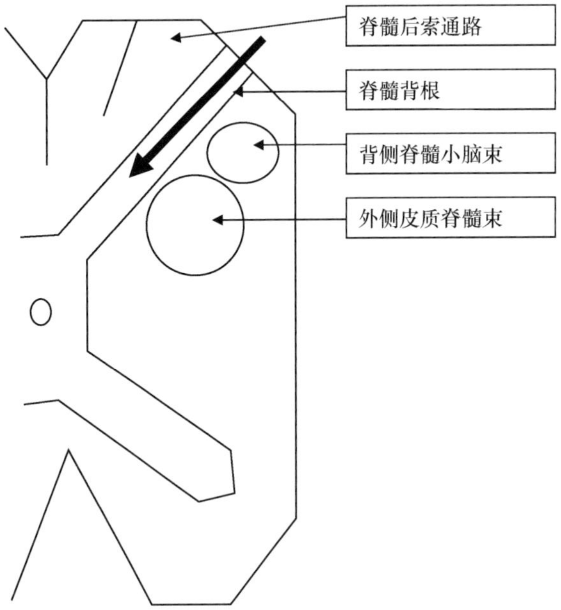

图16.1 颈段脊髓半侧横断面示意图。粗箭头示意DREZ电极的正确入路；如电极偏腹侧可能损伤外侧皮质脊髓束和背侧脊髓小脑束，电极偏背侧则可能损伤脊髓后索通路

脊髓DREZ手术

脊髓DREZ手术可以在脊髓的任何节段进行，但最常用于颈膨大和腰膨大处。患者取俯卧位，行疼痛皮节对应脊髓平面的椎板切除术。暴露脊髓后方，通过手术显微镜确定病变部位。背外侧沟是背根进入脊髓后角的部位，在后索的外侧边缘可清楚辨认（Gorecki，2004）。使用DREZ电极进行毁损，该电极的直径为0.25 mm，暴露的尖端为2 mm（Rawlings等，1989）。将电极插入背外侧沟，使整个2 mm的尖端置于脊髓实质中。将DREZ电极加热到75℃维持15 s后以完成毁损，沿背外侧沟每隔1 mm制造一个毁损点，每个脊髓节段大约需要10个毁损点。毁损操作结束后，缝合关闭硬膜（Nashold，1996）。

DREZ手术的一个变种被称为微创DREZ切除术（Gorecki，2004）。在这种手术中，使用显微电凝操作沿背根束的外侧缘作一个切口，并在背根向腹内侧延伸2～3 mm。该操作损毁小的伤害性痛觉纤维、Ⅰ～Ⅲ层的细胞，以及Lissauer束的内侧部分。

由于背根入髓区与后索、外侧锥体束和背侧脊髓小脑束毗邻，在DREZ手术中可能损伤这些神经传导束（图16.1）。因此，该手术的潜在并发症包括同侧肢体无力、共济失调和感觉丧失。利用IONM，有两种方法可尽量减少这些并发症。首先，除了用手术显微镜进行肉眼识别外，还可以用各种方案从生理上识别背根入髓区。其次，在毁损过程中，可以对附近的神经束进行电生理监测，以尽量减少误伤。目前已有研究报道定位背根入髓区和在毁损过程中监测附近神经束功能的技术，以下将对各种技术进行总结。

除了简单根据解剖标志直视下定位外，部分研究者提出通过电生理定位背根入髓区的技术（Campbell和Miles，1984；Iacono等，1992；Fazl等，1995；Tomas和Haninec，2005）。常用方案是采用表面或针电极刺激胫神经。记录电极是手持同心双极电极。在显微镜下，将该电极插入脊髓后索、背根入髓区和背侧脊髓小脑束的区域。从后索可检出高波幅、多相反应信号，背侧脊髓小脑束可检出较小的反应信号，而背根入髓区不能检出反应信号，从而确定了毁损部位（Campbell和Miles，1984）。

上述操作方法的一个变种是将记录电极和刺激电极都放置于脊髓上。将双触点的条状记录电极，塞入手术部位下方的硬膜下（Tomas和Haninec，2005）。因为两个电极都位于脊髓表面，这种电极可以进行双极记录。还可以将一个小的银球电极放在脊髓背面，同时使用切口处的针电极作为参考电极进行记录（Fazl等，1995）。由于两个电极之间存在一定距离，后一种方法可能记录伪迹更多。刺激电极可以使用双极或单极。双极刺激电极与双极记录电极类似，可对脊髓表面进行刺激（Tomas 和 Haninec，2005）。单极电极通常是脊髓前侧索切断术或 DREZ 毁损电极，其参考电极置于身体的其他位置（Fazl 等，1995）。双极刺激电极的优点是刺激更为集中。刺激采用方波脉冲，脉宽 0.1 ms，强度为 0.1～0.2 mA，频率为 1～3 Hz。通常情况下，平均 5～10 次，获得一个可重复的反应信号。刺激电极以 1 mm 间距从后索经过背根入髓区到背侧脊髓小脑束。当刺激电极位于后索和背侧脊髓小脑束上时，可观察到三相的反应信号，但当电极位于背根入髓区上时，则没有反应。该定位方法可在不同脊髓节段水平上重复进行，以确认背根入髓区的位置，并进行相应的毁损操作。

也曾使用 IONM 在手术暴露后定位脊髓节段水平，用于确保精准毁损（Friedman 和 Nashold，1984；Nashold 等，1985；Makachinas 等，1988；Jeanmonod 等，1989，1990；Jeanmonod 和 Sindou，1991；Sindou 等，1994；Sharpe 和 Pearlstein，1996）。根据疼痛的部位，将刺激电极放置在正中神经、尺神经、桡神经或胫神经上。记录电极为 2～4 个嵌入硅胶中的小圆盘，或一个连接在银线上的小银球。参考电极连接在切口处的牵开器上，或其他附近的部位。记录电极在背根入髓区表面纵向放置，以记录-参考导联的记录方式从所有触点同时记录诱发电位。检出最大波幅的部位即参与受刺激神经感觉传递的主要神经根（Sharpe 和 Pearlstein，1996）。还可以刺激背根，并从同一记录电极进行记录（Nashold 等，1985）。该技术应用中可能会遇到一些问题。如果疼痛区的背根受损或被撕脱，可能无法从这些最重要的脊髓节段记录诱发电位。在记录背根神经电刺激和背根入髓区信号时，刺激电极和记录电极之间距离仅为 1 cm 可能会导致刺激伪迹污染反应信号。此外，因为可能并不清楚刺激的脊髓背根神经所在平面，背根神经电刺激可能无法准确定位脊髓水平。

运动神经根刺激也被用来定位脊髓水平（Jeanmonod 和 Sindou，1991；Sharpe 和 Pearlstein，1996），使用双极电极（钩状或镊状电极）刺激脊髓腹侧神经根。刺激脉宽为 0.05 ms，强度为 0.2～6 V，频率为 2.5 Hz。可以在相应支配肌肉上用针或表面电极进行记录，也可以直接观察肌肉。进行该类型 IONM 时不能使用肌肉松弛剂。

IONM 的另一个用途是确定毁损电极是否过于靠近外侧锥体束。由于该神经纤维束恰好位于背根腹侧，如果 DREZ 毁损电极放置过深，就会损伤该神经传导束，造成同侧肌肉运动无力。在作者所在的医院，外科医生放置 DREZ 电极后，将给予一个脉宽 0.05 ms 的方波脉冲，刺激强度增加至 1 V。将记录针电极安置于上肢和下肢的近端和远端肌肉，如肱二头肌、肱三头肌、第一背侧骨间肌、指浅屈肌、股外侧肌、胫骨前肌、腓肠肌内侧和半腱肌。如果在 1 V 的刺激下观察到上述任一肌肉的反应，则应调整 DREZ 电极的位置。如果没有观察到肌肉的反应，则进行毁损处理。

诱发电位在 DREZ 毁损前后的变化已被用来衡量毁损的充分性以及术后并发症的可能性（Prestor 等，1989；Jeanmonod 和 Sindou，1991；Mauguiere，1999；Tomas 和 Haninec，2005）。刺激正中神经或胫神经，用连接在银线上的小银球电极在背根入髓区进行记录，并以远处零电位（例如对侧 Erb 点或膝部）为参考时，在正常人中可以记录到复杂的波形（Jeanmonod 和 Sindou，1991）。刺激正中神经记录到的第一个波是一个正向电位（P9），被认为是来自臂丛神经的远场电位。随后是一个小的负向峰 N11，这是一个近场电位，来自脊髓背根神经的突触前纤维。一个大的负向峰 N13，也是脊髓背根突触后Ⅳ和Ⅴ层产生的近场电位。与这些正中神经刺激记录波形相对应的胫神经波形是 P17、N21 和 N24。如果将记录电极移到颈部脊髓后索表面，刺激胫神经，就会看到一系列正负的峰波形。在 DREZ 手术或 DREZ 切断术后，从背根入髓区记录到的 N13（和 N24）波幅降低程度将取决于毁损神经根的数量（Mauguiere，1999）。这种波幅的降低可用于确保操作累及适当的脊髓水平。在后索上记录的多相反应不应随损毁而改变。然而，如果在后索记录反应中出现波幅减少 50%，最初的负向波形消失，或出现新的正向波形成分，则可能提示术后神经功能损伤（Prestor 等，1989；Tomas 和 Haninec，2005）。

阻抗测量也被用于 DREZ 手术中。通过电极给予高频交流电可以测定接地的人体组织的阻抗。动物研究发现，神经系统的不同部分具有不同的阻抗（Vieira 等，1988）。例如，猫的白质的阻抗范围是 1500～1800 Ω，而在背根入髓区是 2200～3100 Ω；

人类中，脊髓的阻抗是900～1200 Ω。阻抗在病理状态下会降低。例如，在脊神经根撕脱后，阻抗通常低于1000 Ω（Vieira等，1988）。在进行DREZ手术时，每次将DREZ电极插入脊髓时都可以检查阻抗。如果发生了脊神经根的撕脱，可以根据阻抗确定异常区域的边缘。热凝后组织的阻抗也会下降，通常在DREZ手术后，背根入髓区的阻抗约为600 Ω（Bullard，1996）。然而，关于阻抗必须降低多少才能有效控制疼痛，目前尚无报道。

目前尚无确凿数据表明IONM对DREZ手术有帮助。开展这类手术的中心较少，而相关的外科医生要么一直使用某一特定类型的IONM，要么完全不用。此外，DREZ手术的结果数据很难评估，因为这高度依赖于手术医生的经验以及患者的筛选。一组研究者报告了他们的经验，比较了前四年不使用IONM，和之后六年里，在毁损前使用IONM来确定背根入髓区的结果。虽然两段时间并发症发生率相同，但使用IONM时疼痛缓解的比例明显更高：使用IONM时83%的患者疼痛明显缓解，而不使用时缓解率只有33%（Tomas和Haninec，2005）。许多外科医生认为IONM在定位脊髓水平、确定背根入髓区位置和（或）预防毁损伤及外侧锥体束方面的帮助很有价值。因此，似乎有理由在这些手术中进行IONM。目前，在作者所在的医疗机构，这些手术IONM的作用主要是在毁损前用DREZ电极进行刺激，并从上肢和下肢的肌肉获得记录。外科医生认为，通过影像学评估和手术显微镜下对解剖学标志的辨识进行脊髓水平的定位和背根入髓区的识别已足够。

三叉神经脊束核尾侧亚核DREZ手术

三叉神经脊束核尾侧亚核（以下简称尾侧亚核）DREZ手术中，将患者置于俯卧位，颈部微屈（Bullard，1996）。首先行枕下开颅术和高位颈椎的椎板切除术，打开硬膜。确定C2神经根，分辨其进入脊髓的位置，即背根神经入髓区。将DREZ电极加热到75℃维持15 s后完成热凝毁损，之后在尾侧亚核内向头侧方向延伸，制造多个毁损点，直到延髓闩部或更高的水平。一般制造两排相邻的毁损点，每排有15～20个毁损点。

在高位平面，背侧脊髓小脑束紧靠尾侧亚核的背外侧，后索紧靠尾侧亚核的背侧。在低位平面节段，这些神经束保持与尾侧亚核的相对关系，锥体束位于其正前方（图16.2）。因此，如果毁损位置

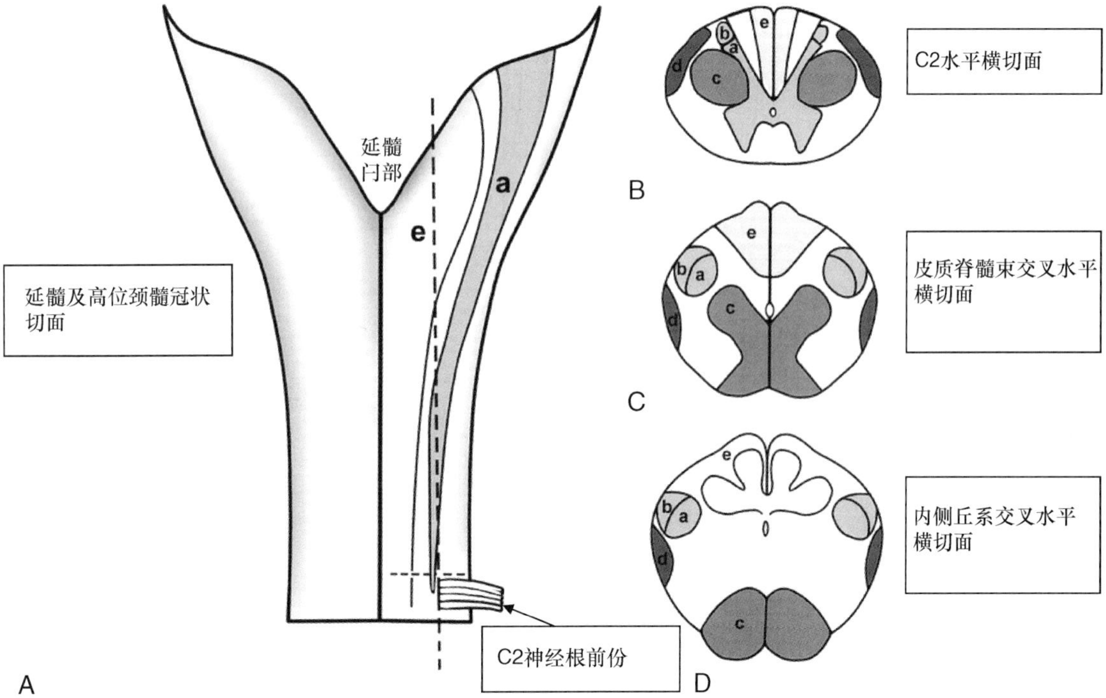

图16.2 低位脑干结构示意图，显示尾侧亚核及毗邻结构。图例：a，尾侧亚核；b，三叉神经脊束核；c，皮质脊髓束；d，背侧脊髓小脑束；e，后索通路。（Adapted with permission from Husain，A.M.，Elliott，S.L.，Gorecki，J.P.，2002. Neurophysiological monitoring for the nucleus caudalis dorsal root entry zone operation. Neurosurgery 50，822-827；discussion 827-828.）

偏移，误伤这些神经传导束的可能性很大，造成共济失调和肌肉无力。为尽量减少这些并发症，用于尾侧亚核毁损的DREZ电极在毁损尖端的长度和角度上曾经过数次修改（Young等，1989；Nashold等，1992，1994）。此外，IONM也被用来定位尾侧亚核，防止在毁损过程中损伤相邻的神经传导束（Bullard和Nashold，1997；Husain等，2002）。

三叉神经诱发电位可用于定位尾侧亚核的各个部分（眼支、上颌支和下颌支）（Husain等，2002；Muzyka和Estephan，2018）。如上所述，可使用针电极对分别刺激眶上神经、眶下神经和颏神经（见三叉神经根切断术一节）。此外，在手腕处放置针电极刺激正中神经。DREZ电极被用作记录电极，通过一个特殊的适配器，连接到诱发电位监测仪上。该电极有一个未绝缘尖端，可作为单极电极；切口放置电极针作为参考电极。

刺激眶上、眶下和颏神经，采用方波脉冲，脉冲宽度0.1 ms、强度5 mA、刺激频率2 Hz。按照标准方案刺激正中神经。依次刺激上述四条神经。DREZ电极插入点正好位于最靠上的C2神经根入髓点的后内侧以完成初次记录。平均50次获得可重复的反应。当四根神经的刺激记录完成，移动DREZ电极的位置，并再次刺激和记录。根据反应信号的波幅，可以确定眶上神经（眼部）、眶下神经（上颌部）和颏神经（下颌部）在尾侧亚核中的位置分布。此外，通过观察刺激正中神经反应信号最高波幅的检出位置，可定位后索。以上数据可用于绘制尾侧亚核内的拓扑位置图，还可以有助于减少毁损点的数量，将毁损点更好地限制在尾侧亚核中支配特定疼痛区域的部分（Husain等，2002）（图16.3）。

应当注意的是，当需要刺激的一条或多条神经

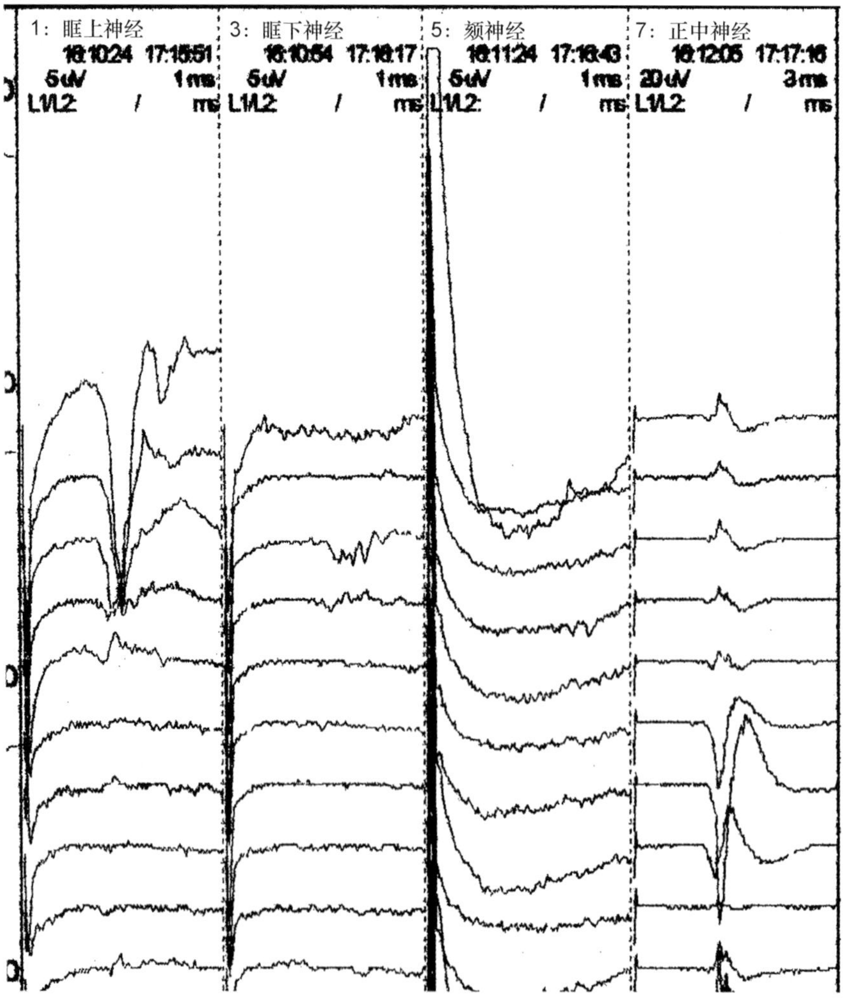

图16.3 DREZ电极记录的眶上神经、眶下神经、颏神经、正中神经诱发电位。上述神经的信号波幅可用于在尾侧亚核中定位以更为精确地实施毁损。第1次记录，电极最靠近眶上神经纤维，而在第6和第8次记录之间，电极最靠近后索通路的位置

受到损伤时，无论是原发性疾病（如带状疱疹）还是医源性因素（如三叉神经根切断术），都难以记录到来自该神经的诱发电位。因此可能无法实现脸部疼痛区域在尾状核上的精准定位。在这种情况下，可以通过来自其他神经的诱发电位，在尾侧亚核上映射出周围区域，从而间接推断出受损神经对应的尾侧亚核部分。因此，IONM 仍有一定价值。

与脊髓 DREZ 手术一样，IONM 可用于确定 DREZ 电极是否离锥体束太近（Husain 等，2002）。如上所述，将针电极置于同侧上肢和下肢肌肉的近端和远端（见脊髓 DREZ 手术操作部分）。外科医生将 DREZ 电极放置在拟毁损部位后，在电极上施加一个脉宽为 0.05 ms 的方波脉冲，逐渐增加强度到 1 V。如果有运动反应则表明电极太靠近锥体束，需要调整位置。如果未见运动反应，则进行毁损。

关于 IONM 是否有助于提高尾侧亚核 DREZ 手术的疗效和降低并发症的数据报道极为有限，甚至比其他类型的 DREZ 手术更少。一个主要的限制因素在于大多数报告该类手术结果的研究都是由单一中心培训的外科医生进行的。在一项研究中，5 名患者接受了上述类型的 IONM，研究者将结果与之前未使用 IONM 的数据进行了比较（Gorecki 等，1995；Nashold 等，1996；Husain 等，2002）。当使用 IONM 时，平均进行了 4 个毁损点，而无 IONM 的案例平均完成了 15 ～ 20 个毁损点。两组患者手术缓解疼痛的效果相当，但使用 IONM 时并发症（共济失调和肌无力）较少（Husain 等，2002）。因此，在作者所在的医院，尾侧亚核 DREZ 手术中均采用上述 IONM 方法，目的是尽量减少毁损点，提高毁损点定位精确性。

三叉神经根切断术

脊髓背根神经切断术（选择性背根切断术）通常用于缓解痉挛，详见本书其他部分。节前三叉神经根切断术是为了缓解三叉神经痛或其他面部疼痛综合征而进行的手术，可以使用 IONM。因此，下文将详细阐述。

三叉神经根切断术是一种经皮微创手术，通过毁损部分三叉神经节前分支以缓解疼痛，同时保留面部感觉。由于该手术不涉及开颅，因此可作为老年患者或无法耐受创伤更大的微血管减压术患者的首选术式。疼痛的缓解往往仅持续数年，故可能需要反复手术。因此，对于年轻患者应首选微血管减压手术（Liu 和 Apfelbaum，2004）。

进行三叉神经根切断术时，患者处于清醒状态，但给予镇静剂和镇痛剂。在 X 线引导下，将导管于口角外侧插入，经卵圆孔到达三叉神经半月神经节。确认导管在三叉神经池中位置恰当后，经导管插入毁损（射频）电极。通过加热电极进行病变毁损。与传导触觉的粗纤维相比，痛觉（A δ 和 C）纤维在较低的温度下即失去功能。因此，必须仔细监测毁损病变电极的温度（Sweet 和 Wepsic，1974；Sweet，1976）。该手术的另一种方法是注射甘油。插入导管并确认其位置，通过影像学方法计算三叉神经池的体积。此后，通过导管将等量的甘油注入三叉神经池（Lunsford 和 Bennett，1984）。另一种技术是用上述方法插入较大的球囊导管后，用球囊压迫三叉神经半月神经节。随着球囊的膨胀，神经节被破坏（Mullan 和 Lichtor，1983）。这可能会导致心动过缓，因此要在全身麻醉下进行，并事先准备临时外部心脏起搏（Liu 和 Apfelbaum，2004）。

可以采用上述射频热凝技术监测毁损的范围。部分研究采用临床方法监测毁损电极的位置（Sanders 和 Henny，1992；Lee 等，1997；Spendel 等，1997）。一旦导管到位后，插入温度敏感的射频毁损电极，将该电极连接到一个电刺激器上可以作为刺激电极使用，在切口放置一个针电极作为参考电极。在患者清醒的状态下，以 0.1 ～ 1.0 V 的强度，脉宽 0.05 ms，施加高频（50 ～ 75 Hz）电刺激，持续 1 ms。询问患者是否有感觉异常，假定毁损电极与面部传导感觉异常的纤维相邻（即 V1、V2 或 V3）。同样，予 0.7 ～ 2.0 V、脉宽 0.05 ms 的低频刺激（5 Hz），可观察到咬肌的收缩。射频毁损电极的理想位置应该是刺激时在面部的疼痛区域可注意到感觉异常，但不出现肌肉活动。此后，将电极连接到毁损发生器上。在进行毁损时，可以监测是否出现感觉异常。

由于经皮三叉神经根射频热凝切断术会引起疼痛，因此术中会采用间断的镇静和麻醉。这往往导致患者（尤其是老年人）在上述方案刺激三叉神经分支时难以主动报告感觉异常。此外，该方案完全依赖于患者的主观评估，有时并不完全可靠。由于这些局限性，一些学者提出了 IONM 方案，可以在患者清醒或睡眠状态下使用，并提供客观的三叉神经解剖位置的神经生理学验证（Salar 等，1982；

Macon 和 Poletti，1987；Karol 等，1991；McGlone 和 Wells，1991；Leandri 和 Gottlieb，1996）。尽管描述的技术细节略有不同，但基本原理是相同的。刺激三叉神经的分支并从头皮或三叉神经半月神经节附近记录诱发电位。Leandri 和 Gottlieb（1996）记载了该技术，下文将进一步讨论。

刺激电极是 25 mm 长覆有特氟隆涂层的电极针，针尖端裸露。两个电极紧挨着插入眶上切迹（Leandri 等，1989），用于刺激眶上神经（V1 分支）。采用类似电极沿着鼻唇沟插入眶下孔，以刺激眶下神经（Leandri 等，1988）。将针电极沿下颌外侧表面插入颏神经孔来刺激颏神经（Leandri 等，1990）。将成对电极连接于刺激器，以 5 Hz、脉宽 0.05 ms、强度 3 ～ 5 mA 依次刺激。也可以用手持式双极刺激器来刺激面部的疼痛区域。该刺激器须与信号平均器进行时间同步锁定。后一种刺激产生的诱发电位波幅较小，只能采用下文所述的侵入性记录电极进行记录。

记录电极放置在头顶和 C7 上，进行单通道记录，以记录远场三叉神经诱发电位。滤波器的设置与其他体感诱发电位（SEP）研究使用的相同。大概平均 100 次获得可重复的反应信号。

三叉神经诱发电位也可以用专门设计的热凝套管来记录，该套管除了顶端的 5 mm 外，均覆有特氟隆涂层。当需要进行记录时，将热电偶替换为触点，除了尖端的 1 mm 外，触点也覆有特氟隆涂层。触点和套管组成了一个双极记录电极。该电极可以从卵圆孔外推进到斜坡，并进一步从不同的位置记录三叉神经诱发电位。使用这种电极只需平均 10 ～ 20 次即可获得可重复的反应信号。

头皮记录的三叉神经诱发电位包含一系列的波形，其中前三个波最为重要。这些波形被标记为 $SW_{1\text{-}3}$、$W_{1\text{-}3}$ 和 $MW_{1\text{-}3}$，取决于是在刺激眶上神经、眶下神经还是颏神经后记录所得（图 16.4）。这些反应的潜伏期从 0.9 ms（W_1）到 3.5 ms（MW_3）。这些反应中的第一个波形被认为源于受刺激神经的远端，第二个波形源于节前神经根，第三个波形源于脑桥入口和感觉神经核团之间（Leandri，1998）。上述侵入性双极电极记录的反应通常是双相或三相的。当反应信号波幅最大时，电极离受刺激神经的节前纤维的距离最近。刺激眶上神经的最高波幅反应通常是在电极超过斜坡 3 ～ 5 mm 时获得。刺激眶下神经后，最高波幅的反应信号是在斜坡附近检出的。刺激颏神经后，在斜坡前 2 ～ 9 mm 处可检出最高波幅的反应信号（Karol 等，1991）（图 16.5）。

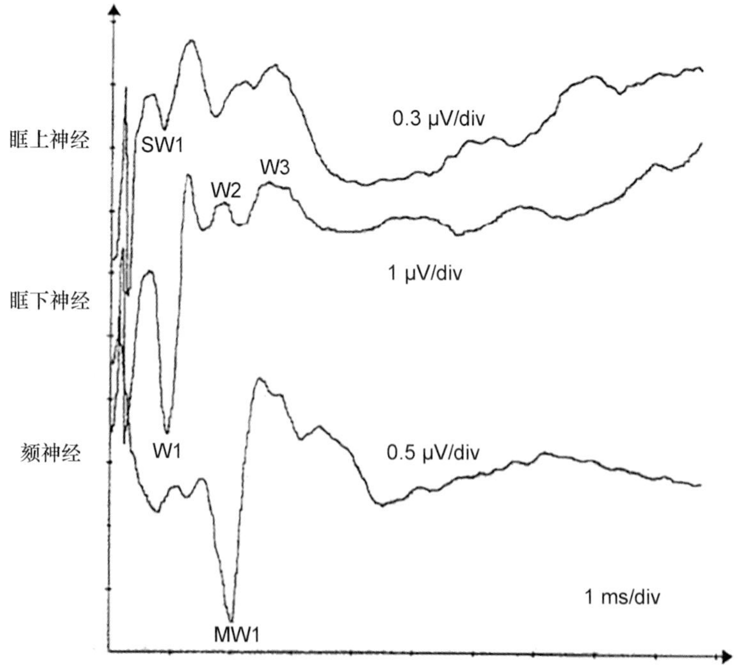

图 16.4 从头皮上（Cz-C7S 导联）记录眶上神经（$SW_{1\text{-}3}$）、眶下神经（$W_{1\text{-}3}$）和颏神经（$MW_{1\text{-}3}$）诱发电位。（Reproduced with permission from Leandri，M.，Gottlieb，A.，1996. Trigeminal evoked potential-monitored thermorhizotomy：a novel approach for relief of trigeminal pain. J Neurosurg 84，929-939.）

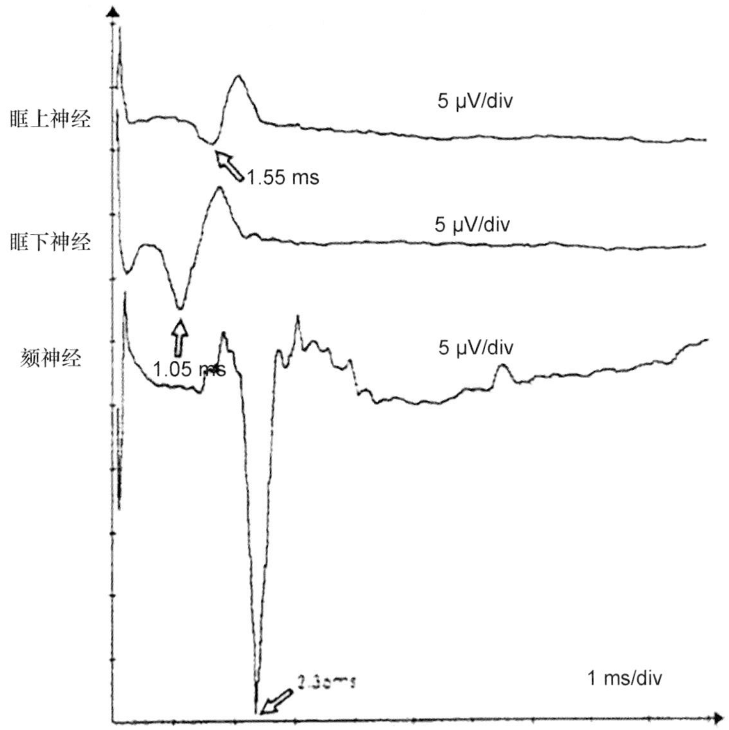

图 16.5　通过侵入式双极电极自卵圆孔插入到三叉神经半月神经节附近（靠近斜坡），记录眶上神经、眶下神经和颏神经诱发电位。当前放置位置，电极最靠近颏神经纤维。若电极位置进一步移动，将改变上述反应信号形态。（Reproduced with permission from Leandri，M.，Gottlieb，A.，1996. Trigeminal evoked potential-monitored thermorhizotomy：a novel approach for relief of trigeminal pain. J Neurosurg 84，929-939.）

三叉神经的运动成分也可以监测。使用有创三叉神经电极进行三叉神经的刺激。另外，也可以使用单极刺激器，以套管作为负极，以皮肤上放置的单独电极作为正极。刺激脉冲宽度为 0.1 ms，强度为 0.1 ～ 1.5 mA，频率为 3 Hz。采用表面杯状电极放置在同侧咬肌和附近颧弓上记录运动反应。另外，插入咬肌的双极针电极也可作为记录电极（图 16.6）。在测试运动功能之前，必须停用神经肌肉阻滞剂。

热毁损和 IONM 分五个步骤进行（Leandri 和 Gottlieb，1996）。第一步，刺激眶上、眶下和颏神经后，记录到基线头皮三叉神经诱发电位。第二步，将上述侵入式电极放置在卵圆孔内。再次刺激这三条神经，并从侵入式电极上记录反应。电极缓慢地推进到斜坡及更深的位置，注意刺激每条神经所产生的诱发电位最大波幅的检出位置。第三步，将有创电极放置在面部疼痛区域反应信号幅度最大的位置。然后用手持式刺激器刺激面部对应区域，同时再次从侵入式电极记录诱发电位，以确认正确的定位。第四步是通过侵入式电极进行刺激，以确保不引起运动反应，以免损伤三叉神经的运动纤维。假设没有看到肌肉活动，则进行毁损。最后一步是在刺激所有三根神经后再次检测头皮三叉神经诱发电位。经过两次以上的毁损，W_2 反应

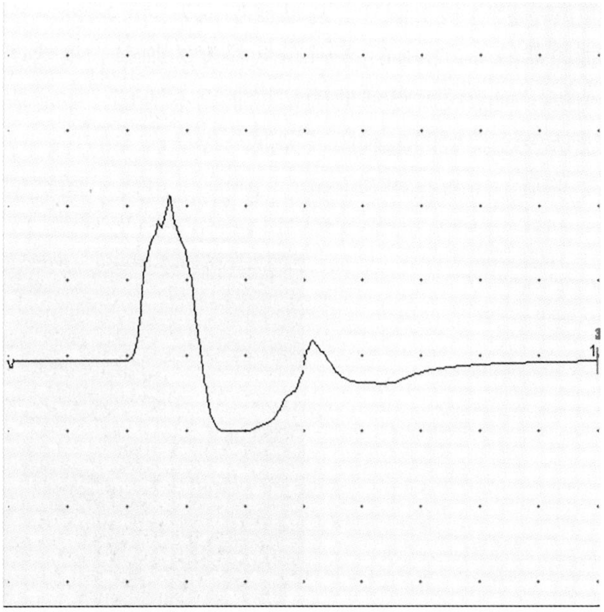

图 16.6　经卵圆孔插入侵入式电极刺激三叉神经，在咬肌处记录的复合肌肉动作电位。使用双极针电极记录该反应信号。刻度：每格 2 ms，每格 5 mV

波形的波幅开始下降，潜伏期延长。与基线相比下降 20% ～ 50% 被认为疼痛缓解满意（Drechsler 和 Neuhauser，1986；Leandri 和 Gottlieb，1996）。在进行毁损时温度越高，三叉神经诱发电位的变化程度和随后的感觉丧失越明显（Salar 等，1982）。在用甘油和球囊压迫进行的三叉神经根切断术中也有类似的发现（Bennett 和 Lunsford，1984；Landi 等，1991）。

虽然这些手术操作通常较为快捷，但在正确放置刺激电极方面需要具备相当的专业知识。此外，如果被刺激的一条或多条神经因疾病（如带状疱疹）或既往治疗干预而受损，即使给予高强度的刺激，也可能无法记录诱发电位。麻醉方面的问题与其他类型的体感和运动诱发电位（MEP）监测类似。如果使用全身麻醉，大剂量的卤代化合物会降低诱发电位的波幅。如果要进行运动刺激，必须停止使用神经肌肉阻滞剂。尽管有这些顾虑，三叉神经 IONM 仍可以为准确定位病变提供有价值的帮助。

运动皮层刺激术

运动皮层刺激术是一种调控性手术，将一个小型的双极电刺激器置于运动皮层上方的硬膜外。该刺激器向下方的脑组织进行低强度的刺激。虽然运动皮层刺激缓解疼痛的确切机制仍不清楚，主流假说认为该类型的电刺激可抑制与疼痛有关的丘脑过度兴奋（Brown 和 Barbaro，2003）。许多不同类型的疼痛综合征，包括带状疱疹后神经痛、臂丛神经撕脱、卒中后疼痛、幻肢痛和脊髓损伤疼痛，都可以采用运动皮层刺激进行治疗。肢体或躯干疼痛患者的疼痛缓解率大约为 50%，面部疼痛患者的效果尤为明显（Meyerson 等，1993；Nuti 等，2005）。

虽然可以通过钻孔植入硬膜外电极，但一般首选开颅手术，因为能够更好地定位运动皮层（Nguyen 等，1997；Nuti 等，2005）。可以通过神经生理技术（下述）或神经影像学技术定位运动皮层。术中 MRI 与神经导航软件相结合，大大提高了外科医生识别中央沟和运动皮层的能力（Roux 等，2001）。

定位运动皮层的神经生理技术中，最常用的是采用硬膜外条状或栅状电极记录对侧正中神经 SEP（Nguyen 等，1997；Yamamoto 等，1997；Carroll 等，2000；Velasco 等，2002；Nuti 等，2005）（图 16.7）。当电极跨越中央沟时，可观察到相位反转（N20-P22），即前面的电极在运动皮层上（P22），后面的电极在感觉皮层上（N20）（图 16.8）。关于使用正中神经 SEP 定位中央沟的细节将在本文其他部分讨论。还有一些学者采用胫神经刺激，并从条状或栅状电极记录信号（Rasche 等，2006）。

还有研究报道，刺激运动皮层以进一步确定硬膜外刺激器放置的最佳位置（Canavero 和 Bonicalzi，1995；Nguyen 等，1997；Yamamoto 等，1997；Carroll 等，2000；Velasco 等，2002）。大多数研究者在清醒的患者中用硬膜外电极进行运动刺激。也可以使

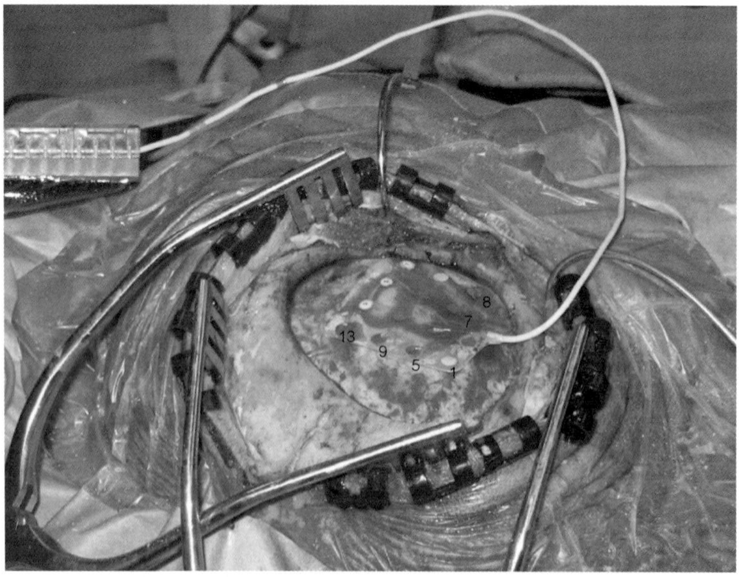

彩图

图 16.7（彩图请扫二维码或见书后） 刺激对侧正中神经，在感觉运动皮层表面硬膜外放置 4×4 栅状电极，记录 SEP。图示电极点编号对应图 16.8 中的通道编号

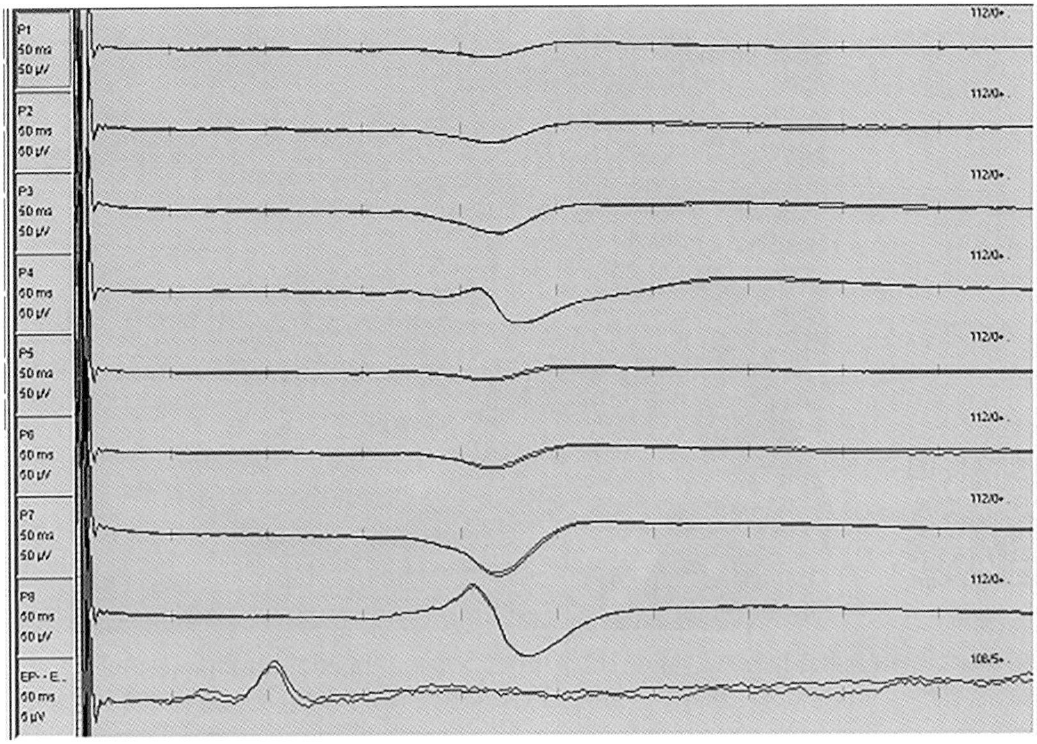

图 16.8　显示自图 16.7 中 4×4 栅状电极前两排电极点记录的体感诱发电位（SEP）。通道 8 和 7 之间可观察到高波幅相位反转（N20-P22）。通道 8 显示 N20，对应电极位于手的躯体感觉区上，而通道 7 显示 P22，位于运动区上方。通道 4 和 3 之间也可观察到相位反转，但波幅不及通道 8 和 7，故该电极点离手部区域更远。通道 9 显示刺激侧同侧的 Erb 点记录信号，证实刺激水平足够。刻度：每格 5 ms，每格 50 μV

用其他刺激器，如 Ojemann 皮层刺激器。不同研究中运动刺激的参数各不相同。大多数报道建议使用脉冲宽度为 0.5 ～ 1.0 ms 的双极刺激，强度高达 15 mA，频率为 15 ～ 130 Hz，持续 1 ～ 5 s。在清醒的患者中，运动反应表现为肌肉强直性收缩、肌肉痉挛、不自主运动或异常感觉。若患者处于睡眠状态，可将针电极安置于面部和四肢的相关肌肉中，监测刺激皮层引起的肌肉活动。然而，如果患者不在清醒状态，则必须使用神经麻醉剂或极低浓度的卤化气体来确保能够诱发运动反应。当使用运动皮层刺激进行定位时，必须谨慎，因为过度或高强度的刺激可能导致癫痫发作（图 16.9）。

运动刺激是否有助于最终的定位仍不清楚。一些学者认为，成功引发运动反应的患者，缓解疼痛的效果更好（Nguyen 等，1997；Carroll 等，2000）。其他人则认为这种类型的 IONM 是不可靠的。在许多情况下，运动激活无法成功，有时甚至是误导性的，即受到刺激的是运动皮层，诱发出的却是感觉反应（Canavero 和 Bonicalzi，1995；Carroll 等，2000；Velasco 等，2002）。

IONM 在运动皮层刺激器植入中的效用尚不确切。虽然正中神经 SEP 的相位反转特性对识别中央沟有很大帮助，但不清楚它是否对术中 MRI 和神经导航软件的可视化数据增添了价值。尽管如此，在包括作者单位在内的许多医疗中心，都会常规进行神经导航、正中神经 SEP 和运动激活刺激，以优化运动皮层刺激器的放置。

脊髓电刺激术

脊髓电刺激（SCS）作为难治性神经病理性疼痛、复杂区域疼痛综合征、难治性背部和肢体疼痛的一种治疗方式，已经应用了几十年。“疼痛门控理论”认为，疼痛感知是中枢和外周神经系统的复杂互动，其中脊髓后角在脊髓中起守门作用（Edwards 等，2017）。刺激这一区域可以阻止疼痛信号在脊髓中上行，但不影响振动觉、位置觉或触觉。脊髓后角（而不是后索或背根），是电刺激效应可缓解疼痛的部位（Jensen 和 Brownstone，2019）。

通过外科手术将 SCS 电极植入支配疼痛区域的对应脊髓节段硬膜外间隙。在痛觉所在的皮节区

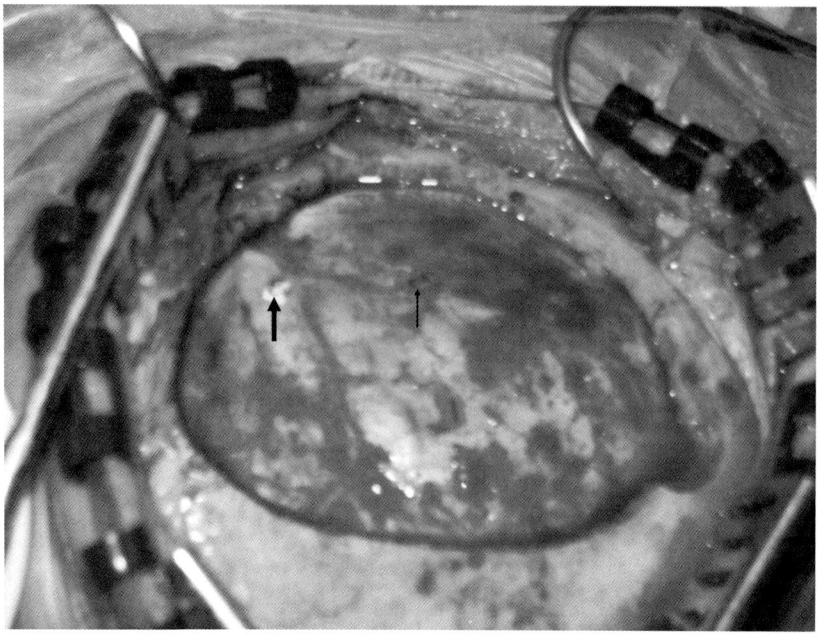

彩图

图 16.9（彩图请扫二维码或见书后） 硬膜上的标记对应正中神经 N20-P22 体感诱发电位相位反转的位置（点 2，细箭头），及电刺激引起面部肌肉收缩的位置（点 3，粗箭头）。识别点 2（N20-P22）有助于术者定位点 3，即硬膜外刺激电极植入的位置

域上应诱发出感觉异常，以达到满意的疼痛缓解。在手术过程中需要患者的配合，以确认电极位置正确（Zhang 等，2009）。这需要患者在手术过程中部分时间内保持清醒。然而，由于麻醉和镇静的效果不一、麻醉（尤其是椎管内麻醉）对疼痛反应的改变以及手术导致的脊髓位置变化，患者参与度可能较为有限且不可靠（Shils 和 Arle，2018）。因此，可使用 IONM 技术来确定 SCS 电极的最佳位置（Balzer 等，2011；Shils 和 Arle，2012；Schoen 等，2017；Hwang 等，2019）。

SCS 电极植入手术中，可运用神经生理学技术进行定位和监测。定位技术包括确认电极是否置于脊髓的恰当区域。通过肢体肌肉记录自由描记肌电图（free-running EMG）。当胸腰段植入电极时，通常监测髂腰肌、长收肌、股内侧肌、胫骨前肌、腓肠肌和踇收肌。在颈段植入电极时，一般监测斜方肌、三角肌、肱二头肌、肱三头肌、尺侧腕屈肌、尺侧腕伸肌、拇短展肌和小指展肌（Shils 和 Arle，2018）。SCS 电极置于靶位置后，与刺激电池连接。大多数电极有数个可以激活的触点，使用双极刺激模式。首先测量阻抗以确保接触良好。根据刺激器的类型，选用低频或高频刺激，逐渐增加刺激强度。刺激器的典型设置是频率 20 ～ 30 Hz，脉冲宽度 130 ～ 500 μs。刺激强度从 0 到 10 mA 逐渐增加（Edwards 等，2017；Hwang 等，2019）。一般认为，激活后索 / 脊髓后角将激活脊髓中间神经元，从而激活该节段脊髓前角细胞。这反过来会在被激活的脊髓节段所支配的肌肉中产生复合肌肉动作电位（CMAP）（Shils 和 Arle，2018）。CMAP 通常位于被刺激的脊髓一侧，有助于确认电极的位置是否合适（Schoen 等，2017）（图 16.10）。依次刺激电极两侧的触点以激活双侧肌肉。测试不同的电极配对以明确何种配对能产生最佳的 CMAP 激活信号，这些电极对随后可以用于长期脊髓电刺激。

SEP 碰撞技术也可用于确定 SCS 电极位置是否合适。根据刺激电极植入的部位不同，在植入刺激器之前，记录正中神经、尺神经或胫神经的 SEP。刺激器植入后，就如前述 CMAP 刺激测试一样，打开刺激器，同时保持 SEP 继续进行。如果刺激器位于脊髓后索，就会激活后索神经通路，导致与 SEP 的上行脉冲发生“碰撞”，这将导致刺激侧的 SEP 消失；双侧激活则导致双侧 SEP 消失。停止刺激则 SEP 恢复（图 16.11）。开启刺激器后，SEP 波幅下降或消失也证实了刺激电极确实位于后索上（Balzer 等，2011；Shils 和 Arle，2012）。

多位研究者已经证实神经生理定位技术的价值（Balzer 等，2011；Shils 和 Arle，2012；Schoen

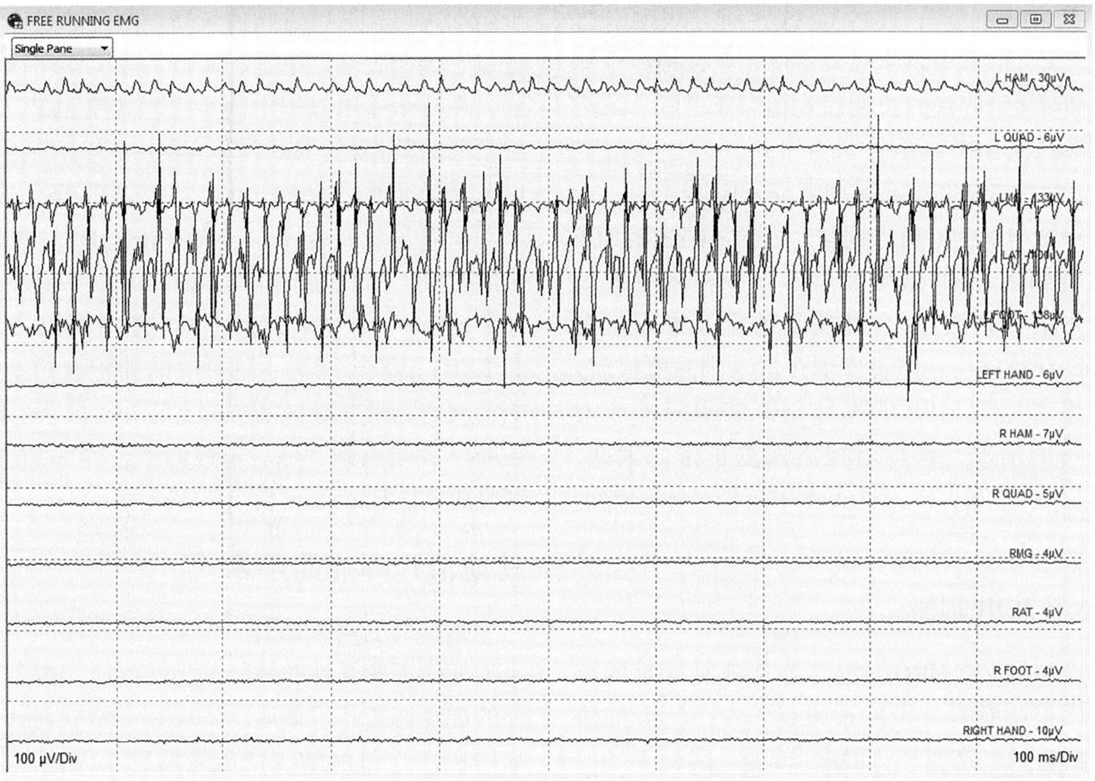

图 16.10　脊髓电刺激（SCS）时从双下肢和双手肌肉上记录的自由描记 EMG。SCS 电极激活导致左侧内侧腓肠肌（MG）、胫骨前肌（AT）及足部肌肉引发复合肌肉动作电位。这提示 SCS 导联的左侧优势。L，左侧；R，右侧；HAM，腘绳肌；QUAD，股四头肌

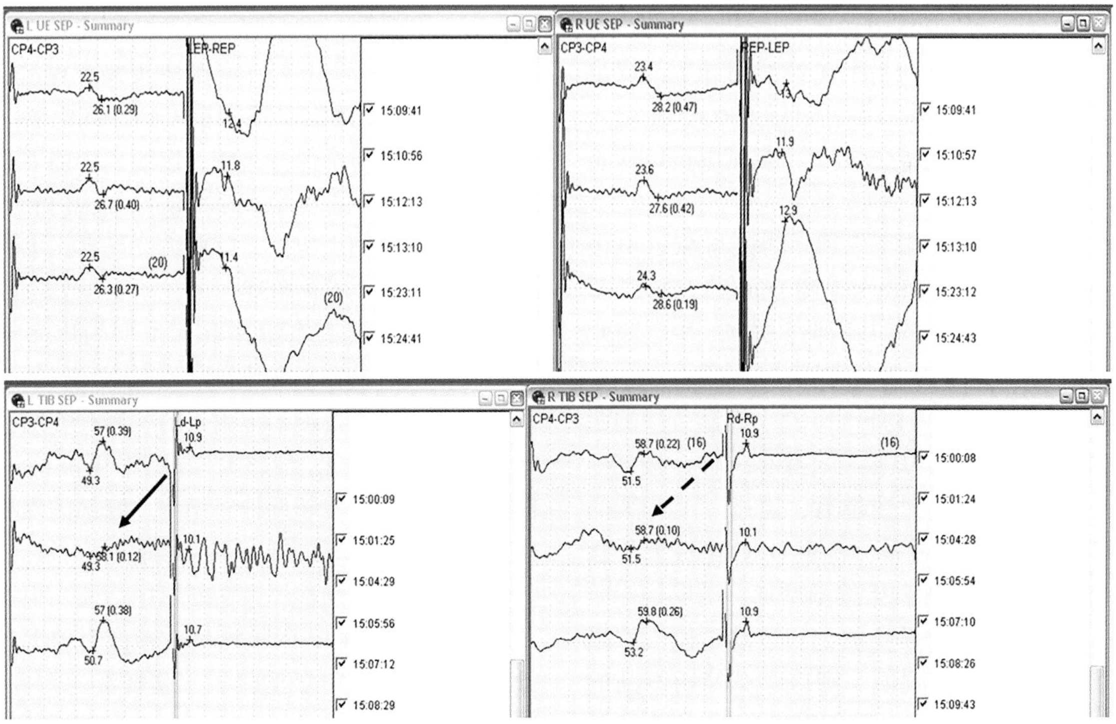

图 16.11　脊髓电刺激（SCS）电极植入手术期间，尺神经（上图）和胫神经（下图）SEP。注意开启 SCS 时，两个箭头指示胫神经头皮 SEP 波幅下降。SCS 开启之前和关闭之后，SEP 均正常。同时注意左侧（实线箭头）比右侧（虚线箭头）波幅下降更明显，提示 SCS 电极更多位于左侧后索上。尺神经 SEP 并未改变，因为这是胸段 SCS 手术。L/R UE，左 / 右上肢；LEP/REP，左 / 右 Erb 点；L/R TIB，左 / 右胫神经；Ld-Lp/Rd-Rp，左 / 右远端-近端腘窝导联

等，2017；Hwang 等，2019）。这些研究表明，与依赖患者配合的术中感觉异常定位相比，神经生理定位技术对缓解疼痛的长期疗效相当或更好。虽然CMAP 监测比 SEP 碰撞技术更常用，但一些医疗中心（包括作者所在中心）两者都使用。

在 SCS 电刺激器植入期间，仍会常规使用 SEP 和经颅电刺激 MEP 监测。由于一些刺激电极较大（例如桨状刺激器），即使是硬膜外置入也可能会导致脊髓损伤。作者发现在置入刺激电极时，有几例患者出现 MEP 消失和 SEP 波幅降低或潜伏期延长的情况，移除电极后恢复正常。因此，SEP 和 MEP 监测可作为这类术中定位技术的辅助手段。

背根神经节电刺激

背根神经节（DRG）包含感觉神经纤维的细胞体，位于所有脊神经后根附近。由于所有的感觉，包括痛觉，都要经过 DRG 传递，因此干预该结构能够治疗疼痛。在过去，对 DRG 使用的是消融手术，近来研究提示神经电刺激 DRG 可能有效（Deer 等，2014）。一项多中心研究发现，与 SCS 相比，刺激 DRG 对复杂的区域疼痛综合征的治疗效果更好（Deer 等，2017）。

植入 DRG 刺激器的手术在 X 线引导下经皮进行。电极放置于硬膜外，靠近目标 DRG。在植入永久性电极之前，通常会放置一个测试电极以检验效果。

DRG 电极定位的神经生理学测试与 SCS 电极定位中的测试相似（Falowski 和 Dianna，2017）。记录正中神经、尺神经和胫神经 SEP，并监测刺激 DRG 的同一节段前根支配肌肉的 EMG；一般建议监测包括目标部位上下 1 ～ 2 个脊髓节段的肌肉组。SEP 监测方法与其他脊柱手术一样，报警标准类似。DRG 电极放置到位后，通过一个特殊的适配器连接到 IONM 设备。选定 DRG 电极上的触点开始刺激，从 0 mA 开始逐渐增加。诱发目标肌肉 CMAP 的最低刺激强度被记为运动阈值。如果运动阈值明显高于常规值，则应尝试使用不同的 DRG 电极触点。接下来，重复通过 DRG 电极给予较低强度刺激，保持 SEP 的刺激强度恰好足以引起皮层波形的出现。导致 SEP 皮层波形消失的最低 DRG 刺激强度就记为感觉阈值。感觉阈值应低于运动阈值；若感觉阈值较高，则可能是电极的位置过于偏向腹侧，应予以调整。除了使用该定位方法，在整个手术过程中都要持续监控 SEP，以监测后索通路的损伤，同时要全程监控自由描记 EMG，以监测运动通路的损伤。

只有少数研究评估了 IONM 在 DRG 刺激手术中的价值（Falowski 和 Dianna，2017；Hagedorn 等，2020；Falowski 等，2021）。研究中提出一些 SEP 和 EMG 报警可能提示脑脊液漏和积液的发生，这些情况下需要重新放置电极（Falowski 等，2021）。还有学者注意到，随着电极调整，异常 EMG 活动恢复正常（Hagedorn 等，2020）。

其他治疗疼痛的手术

脑深部电刺激是另一种类型的调控性手术，用于治疗伤害感受性和神经病理性疼痛。由于其他类型的神经调控技术如运动皮层和脊髓电刺激已进入临床应用，目前脑深部电刺激已不常用于疼痛治疗。根据疼痛的类型和部位选择脑深部电刺激的靶点。常见的靶点是丘脑的腹后外侧核和腹后内侧核，分别用于治疗神经病理性的躯体和面部疼痛。导水管周围灰质和脑室周围灰质也是常见的刺激靶点，因为刺激该区域会释放内源性阿片类物质。刺激下丘脑的后下份可治疗慢性头痛（Wallace 等，2004）。通过立体定向技术植入脑深部电刺激的电极。术中患者通常保持清醒，以便术中能够刺激靶点以帮助定位。神经生理学方法如细胞内和细胞外记录也被用于靶点定位。这些方法已在本书的其他章节介绍，在此不再赘述。

除此之外，尚有很多其他类型的疼痛治疗手术。许多手术是在患者清醒的状态下进行的。采用特制的电极对拟毁损部位附近的各种神经结构进行电刺激（Schvarcz，1975），有助于更准确地定位目标，并避免伤害邻近神经结构。脑部的疼痛手术通常在立体定向下进行，可更好地定位目标。在某些情况下，如脊髓神经束切断术中会使用阻抗测量（Kanpolat，2004）。阻抗测量在影像引导下经皮进行，有助于确定电极的位置。脑脊液的阻抗最低，当电极接触脊髓时阻抗变高，进入脊髓后阻抗将进一步增加。以上这些技术在帮助外科医生定位靶区方面都至关重要，但通常不需要神经生理学家的参与，故此处不作讨论。

未来方向

随着疼痛治疗手术的发展，相应 IONM 技术也不断演进。在过去的十年中，神经电刺激已成为手术治疗疼痛的首选方法。消融疗法仍作为备选治疗方案，尤其是对于其他类型治疗反应不佳的患者。为了更好地定位靶点，新的技术正在不断推出。在背根入髓区的手术中记录细胞内和细胞外电位已有应用，并可能扩展应用于神经系统的其他部分（Falci 等，2002）。测量阻抗能否获得更广泛的接受还有待观察。需要开发用于选择性评估脊髓不同神经传导束的方法，以便将并发症降到最低。

结论

治疗疼痛的手术多种多样，所有手术都试图中断或改变疼痛感觉。IONM 的作用主要是定位选择干预的部位。一旦选择了手术治疗的靶点，IONM 也可以用来识别邻近的神经传导束，并在术中避免对它们造成伤害。随着疼痛手术的发展，IONM 也必须随之改变。

（尹森林 译 叶菱 方媛 审校）

参考文献

Balzer JR, Tomycz ND, Crammond DJ et al. (2011). Localization of cervical and cervicomedullary stimulation leads for pain treatment using median nerve somatosensory evoked potential collision testing. J Neurosurg 114: 200.

Bennett MH, Lunsford LD (1984). Percutaneous retrogasserian glycerol rhizotomy for tic douloureux: Part 2. Results nd implications of trigeminal evoked potential studies. Neurosurgery 14: 431–435.

Bicanic I, Hladnik A, Dzaja D et al. (2019). The anatomy of orofacial innervation. Acta Clin Croat 58: 35–42.

Brown JA (2005). Pain management. In: SS Rengachary, RG Ellenbogen (Eds.), Principles of neurosurgery, second edn. Elsevier Mosby, Edinburgh.

Brown JA, Barbaro NM (2003). Motor cortex stimulation for central and neuropathic pain: current status. Pain 104: 431–435.

Bullard DE (1996). The measurement of impedance in the DREZ operation. In: BSJ Nashold, RD Pearlstein (Eds.), The DREZ operation. The American Association of Neurological Surgeons, Park Ridge, IL.

Bullard DE, Nashold BSJ (2004). Caudalis nucleus drosal root entry zone procedure fo rthe treatment of intractable facial pain. In: HR Winn (Ed.), Youmans neurological surgery. Saunders, Philadelphia.

Bullard DE, Nashold Jr BS (1997). The caudalis DREZ for facial pain. Stereotact Funct Neurosurg 68: 168–174.

Burchiel KJ, Anderson VC, Brown FD et al. (1996). Prospective, multicenter study of spinal cord stimulation for relief of chronic back and extremity pain. Spine 21: 2786–2794.

Campbell JA, Miles J (1984). Evoked potentials as an aid to lesion making in the dorsal root entry zone. Neurosurgery 15: 951–952.

Canavero S, Bonicalzi V (1995). Cortical stimulation for central pain. J Neurosurg 83: 1117.

Carroll D, Joint C, Maartens N et al. (2000). Motor cortex stimulation for chronic neuropathic pain: a preliminary study of 10 cases. Pain 84: 431–437.

Cohen RA, Paul R, Zawacki TM et al. (2001). Emotional and personality changes following cingulotomy. Emotion 1: 38–50.

Costigan M, Scholz J, Woolf CJ (2009). Neuropathic pain: a maladaptive response of the nervous system to damage. Annu Rev Neurosci 32: 1–32.

De Jongste MJ, Hautvast RW, Hillege HL et al. (1994). Efficacy of spinal cord stimulation as adjuvant therapy for intractable angina pectoris: a prospective, randomized clinical study. Working group on neurocardiology. J Am Coll Cardiol 23: 1592–1597.

Deer TR, Mekhail N, Provenzano D et al. (2014). The appropriate use of neurostimulation of the spinal cord and peripheral nervous system for the treatment of chronic pain and ischemic diseases: The neuromodulation appropriateness consensus committee. Neuromod Technol Neural Interf 17: 515–550.

Deer TR, Levy RM, Kramer J et al. (2017). Dorsal root ganglion stimulation yielded higher treatment success rate for complex regional pain syndrome and causalgia at 3 and 12 months: a randomized comparative trial. Pain 158: 669–681.

Delgado-Lopez P, Garcia-Salazar F, Mateo-Sierra O et al. (2003). Trigeminal nucleus caudalis dorsal root entry zone radiofrequency thermocoagulation for invalidating facial pain. Neurocirugia (Astur) 14: 25–32; discussion 32.

Drechsler F, Neuhauser B (1986). Somatosensory trigeminal evoked potentials in normal subjects and in patients with trigeminal neuralgia before and after thermocoagulation of the ganglion Gasseri. Electromyogr Clin Neurophysiol 26: 315–326.

Edwards CA, Kouzani A, Lee KH et al. (2017). Neurostimulation devices for the treatment of neurologic disorders. Mayo Clin Proc 92: 1427–1444.

Falci S, Best L, Bayles R et al. (2002). Dorsal root entry zone microcoagulation for spinal cord injury-related central pain: operative intramedullary electrophysiological guidance and clinical outcome. J Neurosurg 97: 193–200.

Falowski SM, Dianna A (2017). A prospective analysis of neuromonitoring for confirmation of lead placement in dorsal root ganglion stimulation. Oper Neurosurg 14: 654–660.

Falowski SM, Deer T, Tubic G et al. (2021). Multicenter retrospective analysis of dorsal root ganglion stimulator placement using intraoperative neuromonitoring in asleep patients during early periods of adoption. Neuromod

Technol Neural Interf 24: 753–757.
Fazl M, Houlden DA, Kiss Z (1995). Spinal cord mapping with evoked responses for accurate localization of the dorsal root entry zone. J Neurosurg 82: 587–591.
Follett KA (2004). Neurosurgical management of intractable pain. In: HR Winn (Ed.), Youmans neurological surgery, fifth edn. Saunders, Philadelphia.
Friedman AH, Nashold Jr BS (1984). Dorsal root entry zone lesions for the treatment of postherpetic neuralgia. Neurosurgery 15: 969–970.
Gorecki JP (2004). Dorsal root entry zone and brainstem ablative procedures. In: HR Winn (Ed.), Youmans neurological surgery, fifth edn. Saunders, Philadelphia.
Gorecki JP, Nashold Jr BS, Rubin L et al. (1995). The Duke experience with nucleus caudalis DREZ coagulation. Stereotact Funct Neurosurg 65: 111–116.
Hagedorn JM, Deer TR, Falowski SM et al. (2020). An observational study of intraoperative neuromonitoring as a safety mechanism in placement of percutaneous dorsal root ganglion stimulation and spinal cord stimulation systems. J Pain Res 13: 3349–3353.
Hanajima R, Ashby P, Lang AE et al. (2002). Effects of acute stimulation through contacts placed on the motor cortex for chronic stimulation. Clin Neurophysiol 113: 635–641.
Hosobuchi Y, Adams JE, Linchitz R (1977). Pain relief by electrical stimulation of the central gray matter in humans and its reversal by naloxone. Science 197: 183–186.
Husain AM, Elliott SL, Gorecki JP (2002). Neurophysiological monitoring for the nucleus caudalis dorsal root entry zone operation. Neurosurgery 50: 822–827; discussion 827-8.
Hwang R, Field N, Kumar V et al. (2019). Intraoperative neuromonitoring in percutaneous spinal cord stimulator placement. Neuromod Technol Neural Interf 22: 341–346.
Iacono RP, Guthkelch AN, Boswell MV (1992). Dorsal root entry zone stimulation for deafferentation pain. Stereotact Funct Neurosurg 59: 56–61.
Jeanmonod D, Sindou M (1991). Somatosensory function following dorsal root entry zone lesions in patients with neurogenic pain or spasticity. J Neurosurg 74: 916–932.
Jeanmonod D, Sindou M, Mauguiere F (1989). Intra-operative spinal cord evoked potentials during cervical and lumbosacral microsurgical Drez-tomy (MDT) for chronic pain and spasticity (preliminary data). Acta Neurochir Suppl (Wien) 46: 58–61.
Jeanmonod D, Sindou M, Mauguiere F (1990). Intraoperative electrophysiological recordings during microsurgical DREZ-tomies in man. Stereotact Funct Neurosurg 54-55: 80–85.
Jensen MP, Brownstone RM (2019). Mechanisms of spinal cord stimulation for the treatment of pain: still in the dark after 50 years. Eur J Pain 23: 652–659.
Kanpolat Y (2004). The surgical treatment of chronic pain: destructive therapies in the spinal cord. Neurosurg Clin N Am 15: 307–317.
Kaplitt MG, Rezai AR, Lozano AM et al. (2004). Deep brain stimulation for chronic pain. In: HR Winn (Ed.), Youmans neurological surgery, fifth edn. Saunders, Philadelphia.
Karol EA, Sanz OP, Rey RD (1991). Sensory and motor trigeminal evoked potentials to localize the position of trigeminal electrodes. Acta Neurochir 108: 110–115.
Kumar K, Nath RK, Toth C (1997). Spinal cord stimulation is effective in the management of reflex sympathetic dystrophy. Neurosurgery 40: 503–508; discussion 508-9.
Landi A, Zanusso M, Curri D et al. (1991). Trigeminal evoked potentials in patients undergoing percutaneous microcompression of gasserian ganglion. Stereotact Funct Neurosurg 56: 28–36.
Leandri M (1998). Generator sites of early scalp potentials evoked from the three trigeminal branches. J Neurosurg 88: 718–725.
Leandri M, Gottlieb A (1996). Trigeminal evoked potential-monitored thermorhizotomy: a novel approach for relief of trigeminal pain. J Neurosurg 84: 929–939.
Leandri M, Parodi CI, Favale E (1988). Normative data on scalp responses evoked by infraorbital nerve stimulation. Electroencephalogr Clin Neurophysiol 71: 415–421.
Leandri M, Parodi CI, Favale E (1989). Early scalp responses evoked by stimulation of the supraorbital nerve in man. Electroencephalogr Clin Neurophysiol 74: 367–377.
Leandri M, Parodi CI, Rigardo S et al. (1990). Early scalp responses evoked by stimulation of the mental nerve in humans. Neurology 40: 315–320.
Lee GI, Neumeister MW (2020). Pain: Pathways and physiology. Clin Plast Surg 47: 173–180.
Lee KH, Chang JW, Park YG et al. (1997). Microvascular decompression and percutaneous rhizotomy in trigeminal neuralgia. Stereotact Funct Neurosurg 68: 196–199.
Liu JK, Apfelbaum RI (2004). Treatment of trigeminal neuralgia. Neurosurg Clin N Am 15: 319–334.
Lunsford LD, Bennett MH (1984). Percutaneous retrogasserian glycerol rhizotomy for tic douloureux: Part 1. Technique and results in 112 patients. Neurosurgery 14: 424–430.
Macon JB, Poletti CE (1987). Human trigeminal root evoked potentials during differential retrogasserian thermal and chemical rhizotomy. Pain 31: 307–316.
Makachinas T, Ovelmen-Levitt J, Nashold Jr BS (1988). Intraoperative somatosensory evoked potentials. A localizing technique in the Drez operation. Appl Neurophysiol 51: 146–153.
Mauguiere F (1999). Utility of somatosensory evoked potentials (SEPs) in spinal cord lesions and functional surgery of pain and spasticity. Electroencephalogr Clin Neurophysiol Suppl 50: 31–39.
McGlone F, Wells C (1991). Peroperative monitoring during percutaneous thermocoagulation of the Gasserian ganglion for the treatment of trigeminal neuralgia. Br J Neurosurg 5: 39–42.
Meyerson BA, Lindblom U, Linderoth B et al. (1993). Motor cortex stimulation as treatment of trigeminal neuropathic pain. Acta Neurochir Suppl (Wien) 58: 150–153.
Mullan S, Lichtor T (1983). Percutaneous microcompression of the trigeminal ganglion for trigeminal neuralgia. J Neurosurg 59: 1007–1012.
Muzyka IM, Estephan B (2018). Electrophysiology of cranial nerve testing: trigeminal and facial nerves. J Clin Neurophysiol 35.
Nashold BSJ (1996). Clinical applications of the DREZ operation: general introduction. In: BSJ Nashold, RD Pearlstein (Eds.), The DREZ operation. The American Association of Neurological Surgeons, Park Ridge, IL.
Nashold Jr BS (1984). Current status of the Drez operation:

1984. Neurosurgery 15: 942–944.
Nashold Jr BS, Ovelmen-Levitt J, Sharpe R et al. (1985). Intraoperative evoked potentials recorded in man directly from dorsal roots and spinal cord. J Neurosurg 62: 680–693.
Nashold Jr BS, El-Naggar A, Mawaffak Abdulhak M et al. (1992). Trigeminal nucleus caudalis dorsal root entry zone: a new surgical approach. Stereotact Funct Neurosurg 59: 45–51.
Nashold Jr BS, El-Naggar AO, Ovelmen-Levitt J et al. (1994). A new design of radiofrequency lesion electrodes for use in the caudalis nucleus Drez operation. Technical note. J Neurosurg 80: 1116–1120.
Nashold BSJ, Urban B, Zorub DS (1976). Pain relief by focal destruction of the substantia gelatinosa of Roland. Adv Pain Res Ther 1: 959–963.
Nashold BSJ, El-Naggar AO, Gorecki JP (1996). The microsurgical trigeminal caudalis nucleus DREZ procedure. In: BSJ Nashold, RD Pearlstein (Eds.), The DREZ operation. The American Association of Neurological Surgeons, Park Ridge, IL.
Nauta HJ, Soukup VM, Fabian RH et al. (2000). Punctate midline myelotomy for the relief of visceral cancer pain. J Neurosurg 92: 125–130.
Nguyen JP, Keravel Y, Feve A et al. (1997). Treatment of deafferentation pain by chronic stimulation of the motor cortex: report of a series of 20 cases. Acta Neurochir Suppl 68: 54–60.
North RB (2004). Spinal cord and peripheral nerve stimulation for chronic, intractable pain. In: HR Winn (Ed.), Youmans neurological surgery, fifth edn. Saunders, Philadelphia.
Nuti C, Peyron R, Garcia-Larrea L et al. (2005). Motor cortex stimulation for refractory neuropathic pain: four year outcome and predictors of efficacy. Pain 118: 43–52.
Ovelman-Levitt J (1996). The neurobiology of the spinal cord dorsal horn and pathophysiology of neuropathic pain. In: BSJ Nashold, RD Pearlstein (Eds.), The Drez operation. The American Association of Neurological Surgeons, Park Ridge, IL.
Prestor B, Zgur T, Dolenc VV (1989). Subpial spinal evoked potentials in patients undergoing junctional dorsal root entry zone coagulation for pain relief. Acta Neurochir 101: 56–62.
Ramirez LF, Levin AB (1984). Pain relief after hypophysectomy. Neurosurgery 14: 499–504.
Rasche D, Ruppolt M, Stippich C et al. (2006). Motor cortex stimulation for long-term relief of chronic neuropathic pain: a 10 year experience. Pain 121: 43–52.
Rawlings 3rd CE, El-Naggar AO, Nashold Jr BS (1989). The DREZ procedure: an update on technique. Br J Neurosurg 3: 633–642.
Romanelli P, Esposito V (2004). The functional anatomy of neuropathic pain. Neurosurg Clin N Am 15: 257–268.
Romanelli P, Esposito V, Adler J (2004). Ablative procedures for chronic pain. Neurosurg Clin N Am 15: 335–342.
Rossitch Jr E, Zeidman SM, Nashold Jr BS (1989). Nucleus caudalis DREZ for facial pain due to cancer. Br J Neurosurg 3: 45–49.
Roux FE, Ibarrola D, Tremoulet M et al. (2001). Methodological and technical issues for integrating functional magnetic resonance imaging data in a neuronavigational system. Neurosurgery 49: 1145–1156; discussion 1156-7.
Salar G, Iob I, Mingrino S (1982). Somatosensory evoked potentials before and after percutaneous thermocoagulation of the Gasserian ganglion for trigeminal neuralgia. Adv Neurol 32: 359–365.
Sanders M, Henny CP (1992). Results of selective percutaneous controlled radiofrequency lesion for treatment of trigeminal neuralgia in 240 patients. Clin J Pain 8: 23–27.
Sapir Y, Korn A, Bitan-Talmor Y et al. (2020). Intraoperative neurophysiology for optimization of percutaneous spinothalamic cordotomy for intractable cancer pain. Oper Neurosurg 19: E566–E572.
Schoen N, Chieng LO, Madhavan K et al. (2017). The use of intraoperative electromyogram during spinal cord stimulator placement surgery: a case series. World Neurosurg 100: 74–84.
Schvarcz JR (1975). Stereotactic trigeminal tractotomy. Confin Neurol 37: 73–77.
Sharpe R, Pearlstein RD (1996). Recordings of somatosensory evoked cord dorsum potentials and electromyograms during the DREZ operation. In: BSJ Nashold, RD Pearlstein (Eds.), The DREZ operation. Park Ridge, IL, The American Association of Neurological Surgeons.
Shils JL, Arle JE (2012). Intraoperative neurophysiologic methods for spinal cord stimulator placement under general anesthesia. Neuromod Technol Neural Interf 15: 560–572.
Shils JL, Arle JE (2018). Neuromonitoring for spinal cord stimulation lead placement under general anesthesia. J Clin Neurol 14: 444–453.
Sindou M, Turano G, Pantieri R et al. (1994). Intraoperative monitoring of spinal cord SEPs during microsurgical DREZotomy (Mdt) for pain, spasticity and hyperactive bladder. Stereotact Funct Neurosurg 62: 164–170.
Spendel MC, Deinsberger R, Lanner G (1997). Operative treatment of trigeminal neuralgia. Stereotact Funct Neurosurg 68: 187–189.
Stanton-Hicks M, Salamon J (1997). Stimulation of the central and peripheral nervous system for the control of pain. J Clin Neurophysiol 14: 46–62.
Sweet WH (1976). Controlled thermocoagulation of trigeminal ganglion and rootlets for differential destruction of pain fibers: facial pain other than trigeminal neuralgia. Clin Neurosurg 23: 96–102.
Sweet WH, Wepsic JG (1974). Controlled thermocoagulation of trigeminal ganglion and rootlets for differential destruction of pain fibers. 1. Trigeminal neuralgia. J Neurosurg 40: 143–156.
Tasker RR (1990). Thalamotomy. Neurosurg Clin N Am 1: 841–864.
Todd AJ (2010). Neuronal circuitry for pain processing in the dorsal horn. Nat Rev Neurosci 11: 823–836.
Tomas R, Haninec P (2005). Dorsal root entry zone (DREZ) localization using direct spinal cord stimulation can improve results of the DREZ thermocoagulation procedure for intractable pain relief. Pain 116: 159–163.
Velasco M, Velasco F, Brito F et al. (2002). Motor cortex stimulation in the treatment of deafferentation pain. I. Localization of the motor cortex. Stereotact Funct Neurosurg 79: 146–167.
Vieira JF, Shieff C, Nashold Jr BS et al. (1988). Impedance measurements of the spinal cord of man and animals. Appl Neurophysiol 51: 154–163.

Wallace BA, Ashkan K, Benabid AL (2004). Deep brain stimulation for the treatment of chronic, intractable pain. Neurosurg Clin N Am 15 (343-57): vii.

Wilkinson HA, Davidson KM, Davidson RI (1999). Bilateral anterior cingulotomy for chronic noncancer pain. Neurosurgery 45: 1129–1134. discussion 1134-6.

Willis WD, Westlund KN (1997). Neuroanatomy of the pain system and of the pathways that modulate pain. J Clin Neurophysiol 14: 2–31.

Yamamoto T, Katayama Y, Hirayama T et al. (1997). Pharmacological classification of central post-stroke pain: comparison with the results of chronic motor cortex stimulation therapy. Pain 72: 5–12.

Young CC, Ko AL (2019). Chapter 11—dorsal root entry zone lesioning for brachial plexus avulsion pain. In: AM Raslan, KJ Burchiel (Eds.), Functional neurosurgery and neuromodulation. Elsevier.

Young JN, Nashold Jr BS, Cosman ER (1989). A new insulated caudalis nucleus DREZ electrode. Technical note. J Neurosurg 70: 283–284.

Zhang K, Bhatia S, Oh M et al. (2009). Epidural anesthesia for placement of spinal cord stimulators with paddle-type electrodes. Stereotact Funct Neurosurg 87: 292–296.

第Ⅳ部分

周围神经手术

第 17 章
周围神经手术的神经生理学

Jeffrey A. Strommen [1*], Stanley Skinner [2], Brian A. Crum [3]

[1] *Department of Neurophysiology, Abbott Northwestern Hospital, Minneapolis, MN, United States*
[2] *Department of Intraoperative Neurophysiology, Abbott Northwestern Hospital, Minneapolis, MN, United States*
[3] *Department of Neurology, Mayo Clinic, Rochester, MN, United States*

摘 要

在各种手术中针对周围神经系统进行电生理监测，既能作为术前评估的延伸与补充，为术者提供有用信息，也助于增进我们对周围神经病变潜在病理生理学的定位与理解，从而做出更合理的诊疗决策并改善治疗效果。实现电生理监测有赖于常规电生理诊断技术（如神经传导检查、诱发电位和肌电图）的改进，尤其是电刺激和运动伪迹等技术因素。这些电生理诊断技术早已成功应用于卡压性神经病变、创伤性神经损伤及修复、周围神经肿瘤以及涉及周围神经损伤的毗邻组织手术操作中。但必须对神经解剖学与神经生理学有足够清晰的认识，才能理解和克服这些研究中的技术难点，从而提供准确的监测信息，改善患者康复与治疗效果。与任何术中神经生理监测（IONM）设置一样，IONM 团队、外科医生以及麻醉团队之间持续和准确的沟通对实现这些目标至关重要。

关键词： 术中神经生理监测，运动诱发电位，体感诱发电位，神经动作电位，神经传导检查，肌电图

引言

在周围神经手术中进行术中神经生理监测（IONM）相当有意义，能够为外科团队提供至关重要的实时信息。监测的周围神经系统结构包括周围神经、臂丛神经、腰骶丛神经和脊神经根。IONM 常见的适应证可包括卡压性神经病变、周围神经或神经丛外伤、原发性或转移性周围神经肿瘤以及识别被肿瘤、局部炎症或浸润性病变累及的神经纤维束。实时、连续的 IONM 不仅能够对神经系统起到保护作用，在周围神经手术中，还能通过确定病变的位置和严重程度来协助外科医生选择最恰当的手术干预方法。IONM 需要一个理论知识扎实、监测经验丰富的电生理团队，该团队直接与外科和麻醉团队进行沟通，为手术提供快速准确的反馈以优化患者的治疗结果。

周围神经手术中 IONM 目标包括：

（1）识别周围神经；

（2）定位周围神经病变部位；

（3）确定病变严重程度；

（4）确定病变区域的轴突活性（连续性）；

（5）辨别功能性与无功能性纤维束；

（6）确定活检靶点；

（7）确定神经根撕脱可能性；

（8）在周围神经或毗邻组织手术中避免进一步损伤；

（9）指导外科医生改进患者治疗结局。

标准的电生理诊断技术，经调整后可用于周围神经的术中监测，如神经传导检查（nerve conduction study，NCS）、肌电图（EMG）、体感诱发电位

* 通讯作者：Dr. Jeffrey A. Strommen, M.D., 800 E 28th St., Minneapolis, MN 55407, United States. Tel.: +1-507-398-7095, Fax: +1-612-863-7990, E-mail: jeffrey.strommen@allina.com

（SEP）以及经颅运动诱发电位（MEP）。监测的发现有助于指导术中决策，例如选择重建类型，可能包括神经减压、神经松解、神经吻合、神经移植及神经转接等。此外，持续的监测可在各种手术中保护尚有活性的神经。本章旨在概述与周围神经手术 IONM 相关的电生理技术及监测结果解读。在本文中，“周围神经”这一术语指代脊髓以远的神经组织（脊神经根 / 脊神经、神经丛、周围神经）。

术前评估

术前临床评估包括全面的病史采集、体格检查、适当的影像检查以及术前的电生理诊断检查，从而最大程度地优化治疗效果，关系到患者手术指征和手术时机把握。术前评估应回答以下问题：

（1）患者是否存在神经系统疾病？

（2）如果是，病灶定位在中枢神经系统还是周围神经系统？

（3）疾病的损伤机制与病程发展是否明确？

（4）如果是周围神经系统问题，累及哪根或哪些神经？

（5）沿神经走行，损伤部位在哪里？

（6）神经损伤的严重程度如何，神经功能完全废损还是部分废损？

（7）自发缓解甚至自愈的可能性如何？

要想回答上述问题，必须详细了解周围神经疾病的临床表现、临床评估、病程进展、解剖学以及神经支配模式。建议读者阅读规范的神经肌肉疾病或电生理诊断教材，以获取相关疾病的详细资料。

除了需要明确神经损伤机制，准确了解神经损伤的程度也是评估与治疗周围神经损伤的关键环节，特别关系到手术指征和手术时机的把握。这在创伤性神经损伤中尤为重要，创伤对神经及其支持结构造成的组织学损害程度是神经康复的决定性因素。学者 Sunderland（1951）和 Seddon（1954）分别提出两种主流的神经损伤分级分类体系。Seddon 版本的分类体系相对简单，基于神经的组织学损害程度分为三类损伤（图 17.1），包括神经失用（neuropraxia）、轴索断裂（axonotmesis）和神经断裂（neurotmesis）。神经失用是最轻微的损伤形式，其特征是神经电生理传导阻滞，局部髓鞘或结缔组织断裂，不伴轴突的解剖学断裂。由于轴突结构完整，损伤部位远端不会发生沃勒变性。典型神经失用发生于一般程度的牵拉伤或挤压伤，症状往往呈一过性，可于数日至数周内自愈，常见的受伤场景包括跪膝引起的腓神经损伤和上臂桡神经急性挤压伤引起的“星期六夜麻痹”，还可发生于外科手术暴露过程中的神经牵拉或挤压。轴索断裂是指轴突和髓鞘的损伤，而神经周围的神经束膜、神经外膜等支持性结构尚存。这种情况下，轴突损伤会导致损伤部位远端在随后数周内发生沃勒变性。由于神经内膜的管性结构完整，损伤的神经有可能通过神经再生的方式进行自发性修复，但这一过程较为漫长，并且受很多因素的影响。再生神经从损伤神经的近端残端以远开始生长，生长速度通常为每天 1 ～ 2 mm（Seddon 等，1943；Sunderland，1951）。再生神经要一直生长直至到达所支配的肌肉，才有可能恢复神经功能，这一过程常需数月，而后还需额外数周甚至数月才能在 EMG 或体格检查中观察到神经的支配活动。由于上述过程的总耗时取决于神经损伤部位到所支配肌肉的距离，神经再生周期具有不确定性，这使得确定手术干预的最佳时机变得非常具有挑战性。最严重的损伤类型则是神经断裂，其特征是轴突和相关支持结构的丧失，导致广泛的瘢痕形成，几乎不可能自愈。单纯肉眼观察甚至结合影像学检查都无法准确区分这些损伤类型，因为 70% 以上的严重损伤虽然会造成周围神经的结缔组织成分断裂，但神经本身连续性并未受到破坏（Simon 等，2016）。

Sunderland 版本的分类体系则更加具体。Ⅰ级损伤相当于神经失用；Ⅱ级至Ⅳ级相当于轴索断裂，但周围神经支持结构的受累程度不同；而Ⅴ级相当于神经断裂，周围神经及其支持结构均彻底断裂（图 17.1）。

高级影像学检查和术前神经生理评估能够为外科医生制订干预方案提供有价值的参考数据，但仍有一些重要的神经生理数据只能在术中直接记录。通过神经传导检查（NCS）和针刺 EMG 进行术前电生理测试能够明确损伤，尤其是局部传导变缓或传导阻滞往往与神经失用性损伤中的髓鞘断裂有关。如有轴突损伤，则会显示复合肌肉动作电位（CMAP）下降，并且经过 2 ～ 3 周后，损伤部

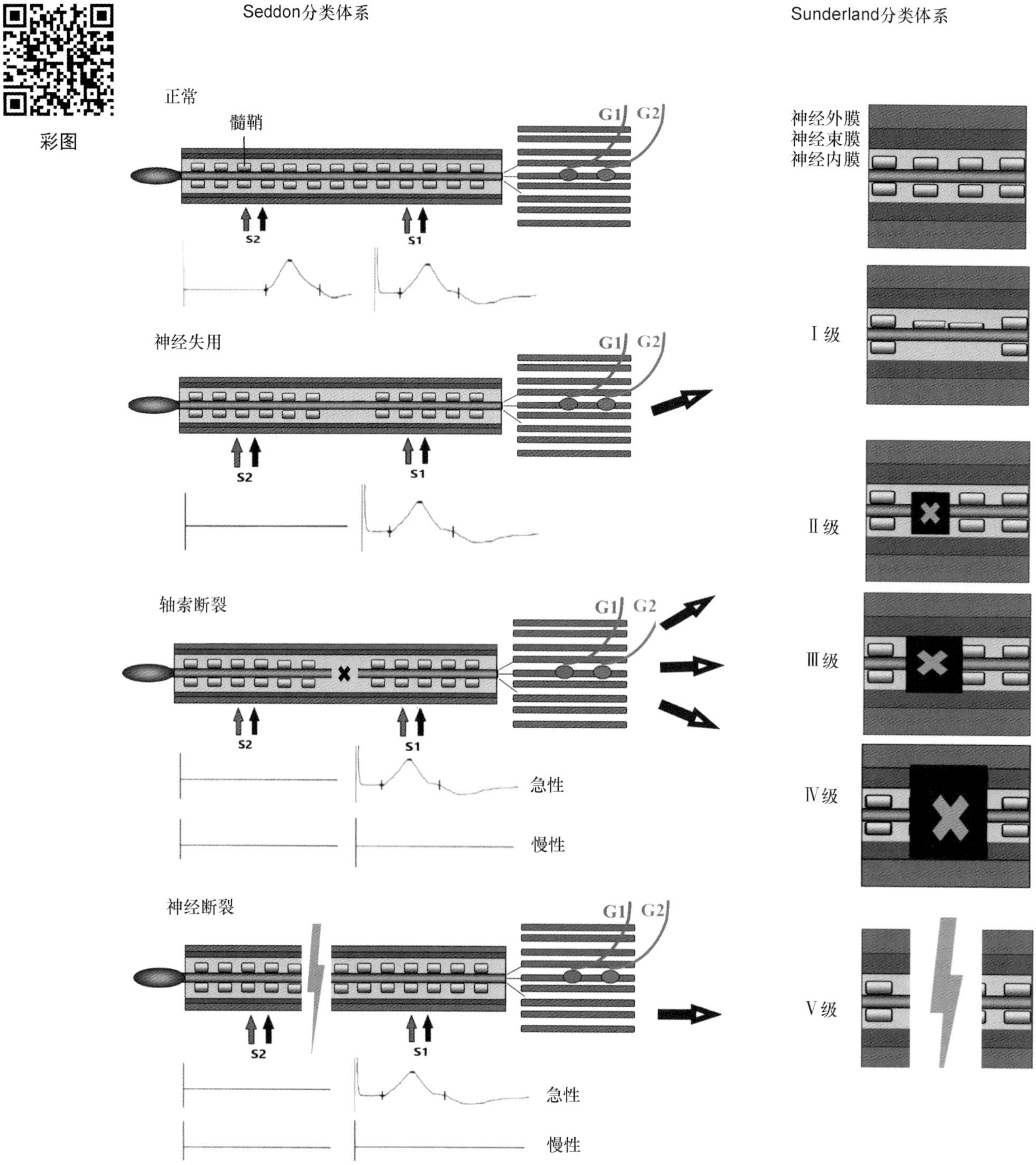

图 17.1（彩图请扫二维码或见书后） 基于 EMG 结果的急性期（3 周内）与慢性期神经损伤分类。S1 和 S2 分别指远端与近端刺激点，G1 和 G2 均指记录电极

位以远的神经纤维发生沃勒变性，肌纤维失去神经支配，针刺 EMG 检查将显示纤颤电位。这与运动单位电位（motor unit potential，MUP）的募集下降或缺失有关。经过数周至数月，MUP 的配置将发生变化，多相性、持续时间较长的 MUP 逐渐增加，这些结果随时间的变化模式详见表 17.1，也再次重申了时间点在精准解读电生理诊断结果中的重要性。多数情况下，术前 EMG 能够明确受累神经、时间变化模式、恢复预后等。但在轴索完全断裂的严重损伤中，确定预后变得尤为困难，因为仅当再生纤维生长到达终末器官肌肉时，才能证明神经功能的恢复。而再生神经生长速度仅为每天 1～2 mm，这一恢复过程可能长达数月，延误早期手术修复的时机。同样，一系列的临床检查可能

也相对不敏感，因为轴突虽然向着所支配肌肉的方向生长，但尚未实现再支配；抑或是已实现早期再支配，但尚不足以产生肌肉收缩或 EMG 可检测到的运动单位电位。这种情况下，术中神经生理检测就体现出独一无二的优势，可直接刺激神经并予以记录，无须依赖终末器官肌肉便可明确损伤部位的连续性及是否完全断裂。这一点非常重要，因为一旦轴突完全断裂是不可能实现早期自发恢复的，必须通过手术干预来改善功能结局。

影像学检查有助于明确病变的确切部位，并在周围神经损伤的连续性记录方面发挥作用。过去，周围神经成像主要使用磁共振成像（MRI），但近年来超声已成为一种重要的诊断手段。这两种技术均为无痛和无创检查，但超声同时具备低成本、无潜在有害电磁辐射、检查速度快、能够在患者床旁场景下实现完整的神经显像以及在动态与静态场景下均能实现神经成像等优势。研究表明，在 43% 的患者中超声成像技术优于电生理诊断技术（Padua 等，2012），它可在创伤性神经病变中，通过识别神经解剖结构的连续性改变手术决策（Hollister 等，2012）。在一项关于单神经病变或臂丛损伤患者的回顾性研究中，超声检查在可达区域检测到神经病理发现的频率高于 MRI。超声比 MRI 敏感性更高（分别为 93% 与 67%），特异性相近（均为 86%），但比 MRI 识别出了更多的多灶性神经损伤（Zaidman 等，2013）。随着 3T MRI 和新序列的发展，MRI 检查的敏感性将越来越接近超声（Aggarwal 等，2017）。

对于臂丛神经损伤，应完善 MRI 和（或）计算机断层扫描（CT）脊髓造影以明确是否存在根性撕脱伤，这是决定患者是否需行重建手术的关键因素。然而，MRI 检查对于根性撕脱伤诊断的敏感性仅有 93%，特异性则为 72%，且 MRI 上显示的假性硬脊膜膨出并非根性撕脱伤的特异性影像学表现（Wade 等，2019）。因此，脊髓造影联合造影后薄层 CT 检查（2 mm）仍是术前评估根性撕脱伤的首选诊断方式（Spinner 和 Kline，2000）。

把握手术干预时机非常重要，因为既要平衡损伤神经自我痊愈的可能性，还要考虑延迟修复对痊愈的负向效应。当超声、MRI 或肉眼观察到周围神经存在锐性穿通性横断伤，就应及时行手术修复。但很多周围神经损伤仅仅是看似神经结构连续，而实质的神经损伤并不明确，因此常需完善相关辅助检查。总之，对于匕首、玻璃或剃须刀片等造成的清洁开放性神经割断伤，应在损伤后 72 h 内行断端吻合修复手术（Spinner 和 Kline，2000）；相较之下，工厂机械、螺旋桨叶片、链锯等造成的钝性横断伤则应延迟数周再行治疗，因为损伤神经近端及远端的残端损害须待 2 ～ 3 周后才会出现，早期并不显著（Spinner 和 Kline，2000；Kline，2009）。因牵拉造成的大多数钝性神经损伤同样也存在这类神经结构看似连续的情况，通常需进行 2 ～ 5 个月的连续 EMG 及相关临床检查，以评估神经再生征象（Spinner 和 Kline，2000；Kline，2009）。周围神经损伤修复手术延期超过 1 年者，往往预后不佳。至于神经肿瘤等非创伤性神经损伤，诸如快速进展的疼痛或神经功能废损则往往提示须尽早进行探查（Spinner 等，2019）。

术中神经生理监测（IONM）模式

神经传导检查（NCS）

不论是在手术室还是在门诊电生理诊断检查室，神经传导检查都是周围神经病变定位诊断的最基本的电生理工具。然而具体方式各不相同，术中如能显露神经，则直接对神经进行刺激与记录；而在非手术环境中，则采用经皮刺激与记录技术。紧急情况下，常规 NCS 可以通过区分完全或部分传导阻滞来定位神经损伤部位（Robinson，2020）。然而，最初 2 ～ 3 周无法明确区分神经失用与更严重的轴突损伤；而在最初 2 ～ 3 周后，轴突损伤会发生沃勒变性，其特征是针极 EMG 上表现为纤颤电位或正锐波的自发肌电活动。如果传导阻滞持续超过数周，不伴异常自发性活动，则不考虑轴突丢失，而应考虑是否存在神经失用性损伤。但如果未见局灶性传导阻滞或减慢，则标准经皮 NCS 很难定位病灶。此阶段，针极 EMG 可以辅助定位并确定时间变化模式（表 17.1），但由于神经束受累或解剖变异，针极 EMG 可能仍无法提供精确定位。这种情况下，直接的术中神经刺激与记录对于定位便具有极大优势。

神经传导检查是通过对运动神经、感觉神经或混合神经纤维进行刺激以产生一个动作电位。当经肌肉记录时，称作 CMAP；当直接从神经记录时，

表 17.1　神经损伤中针极 EMG 结果的时间变化模式

天	自发活动	募集	MUP 稳定性	MUP 宽度	复杂性
1 ～ 10	正常	减少	正常	正常	正常
10 ～ 15	增加		可变		
16 ～ 25	纤颤电位				转变
26 ～ 60				增加	多相
60 ～ 180	纤颤逐渐减低（由近至远）		稳定性增加		
慢性期	正常		稳定		较不复杂

MUP，运动单位电位

称作神经动作电位（nerve action potential，NAP）；当从相应神经支配区域经皮记录时，称作感觉神经动作电位（sensory nerve action potential，SNAP）。术中几乎不使用 SNAP，因为 SEP 更合适术中应用。可使用双极或单极刺激器在术中直接刺激直视暴露下的神经。双极刺激器因刺激更局限，因而更为常用，以降低电流扩散至邻近神经的风险。双极电极间距一般为 3 ～ 5 mm，越粗大的神经需要的距离越大。应将阴极指向记录电极，术区应尽量保持干燥，或将神经轻托出液面。由单个阴极和两个阳极构成的三极电极亦可用于进一步聚焦刺激部位（Tiel 等，1996）。有多种类型的双极刺激器可供选择，使得外科医生既能在有限空间内对神经进行操作，又能令神经保持在干燥术野内（图 17.2）。如无法保持术区干燥或当电干扰影响了结果判读，则需使用带有邻近组织返回阳极的单极刺激器。

直接神经电刺激所需的刺激强度远低于标准经皮电刺激技术，必须严格避免过度刺激，以免电流播散至其他神经肌肉组织，给结果判读带来不确定因素。此外，过度刺激会导致巨大的电刺激伪迹，给诱发波形的判读增加困难，尤其当刺激电极与记录电极间距较短时。对于正常神经，刺激强度 1 ～ 5 mA 通常足够，矩形脉冲宽度为 0.05 ～ 0.1 ms。

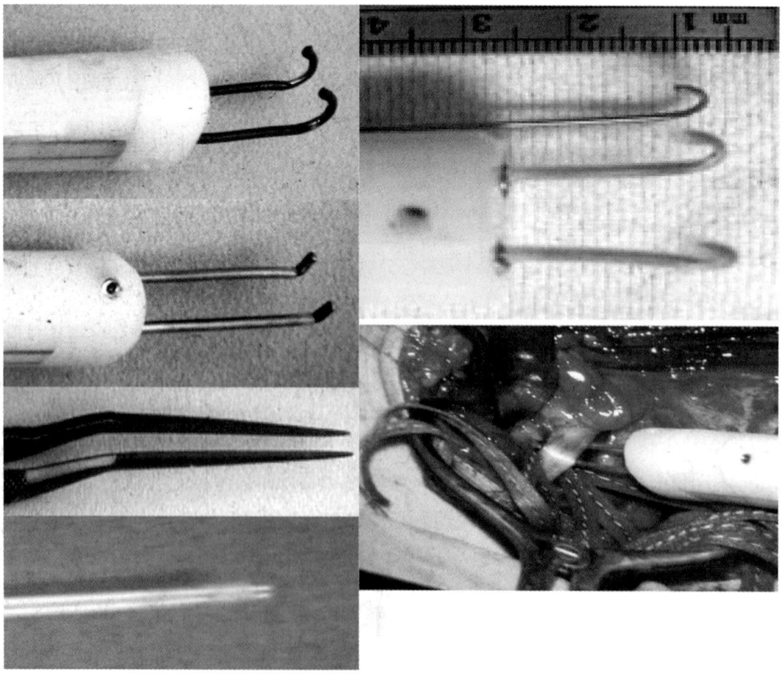

彩图

图 17.2（彩图请扫二维码或见书后） 各种类型的双极与三极刺激器

对于恒压刺激，25 ～ 50 V 的强度通常足够。然而，病变神经阈值更高，阈刺激和超强刺激强度更大，但一般不会超过 20 mA。由于神经健康水平存在差异，个体差异明显。上述 1 ～ 5 mA 的规律通常适用于健康的周围神经，但对于鞘内神经（如脊髓拴系松解术中的马尾神经），其阈值可低至 0.1 mA。在这种情况下，以 2 ～ 3 mA 的电流刺激终丝可能导致脉冲扩散到邻近神经组织，产生假阳性反应，从而导致错误地给出不切断终丝的建议。如果可能，应刺激邻近的一根健康神经用于确定正常阈值，特别是在脊髓拴系松解术中。在手术应用中，主要目标通常是定位而非量化 CMAP，因此很少进行超强电刺激。但超强电刺激亦有其应用价值，例如可用于序贯刺激（微调）从而定位单神经病变。需要注意的是，过量刺激会引起电流显著扩散，触发邻近神经，并在非靶肌肉产生容积传导效应下的 CMAP，在臂丛等神经密集区域尤其如此。与常规经皮检查一样，可通过 CMAP 或 NAP 的形态或潜伏期变化予以识别。

可以用表面电极、皮下针电极或肌内针电极记录 CMAP（图 17.3）。这些记录的优点是可以放大信号反应，因为刺激轴突会激活由该轴突支配的数百到数千条肌肉纤维。相较于以微伏为记录单位的 NAP，这会产生以毫伏为单位记录的高幅运动反应。将活动电极（G1）放置在终板区域，参考电极（G2）放置在“非活化的”远端肌腱，采用表面电极与皮下电极，记录到初始负向、快速上升和最大波幅的波形。如果活动电极未置于终板区域，则会记录到具有初始正向偏转的更为复杂的电位。如果将 G2 电极（参考电极）置于肌肉上，则波形的形态可能会在幅度和复杂性方面发生变化，因为所有记录设备都通过差分放大器进行记录。差分放大器可以放大两个输入电压之间的差值，但抑制两个输入之间共同的电压。在需要准确量化 CMAP 的情况下，参考电极与活动电极至少间隔 3 cm，一个位于活化区，另一个位于非活化区，是很重要的。而在许多手术病例中，因主旨在于识别支配神经或者确定阈值，CMAP 的精确定量就不重要了。此时，宜使用肌肉内双极记录（两个电极都在活化肌肉内）。值得注意的是，肌肉内双极记录看似更复杂，但考虑到共同输入相减和记录场较小，不宜进行量化分析（图 17.4）。CMAP 的测量指标主要是波幅，偶尔也通过潜伏期变化定位病变。CMAP 最常见的用途是定位和描绘神经走行，特别是区分肿瘤组织与神经组织。量化 CMAP 潜伏期变化更多用于特定神经内部的病灶定位。

无论是整根神经抑或是单个纤维束，均须沿被刺激神经走行记录 NAP。这些记录已被证明在手术室中非常有用，特别是对关键的神经连续性确定有决定作用（Kline 和 Happel，1993）。与常规经皮运动神经 NCS 需要神经支配末梢肌肉不同，NAP 可以在肌肉的神经再支配发生之前直接从神经进行记

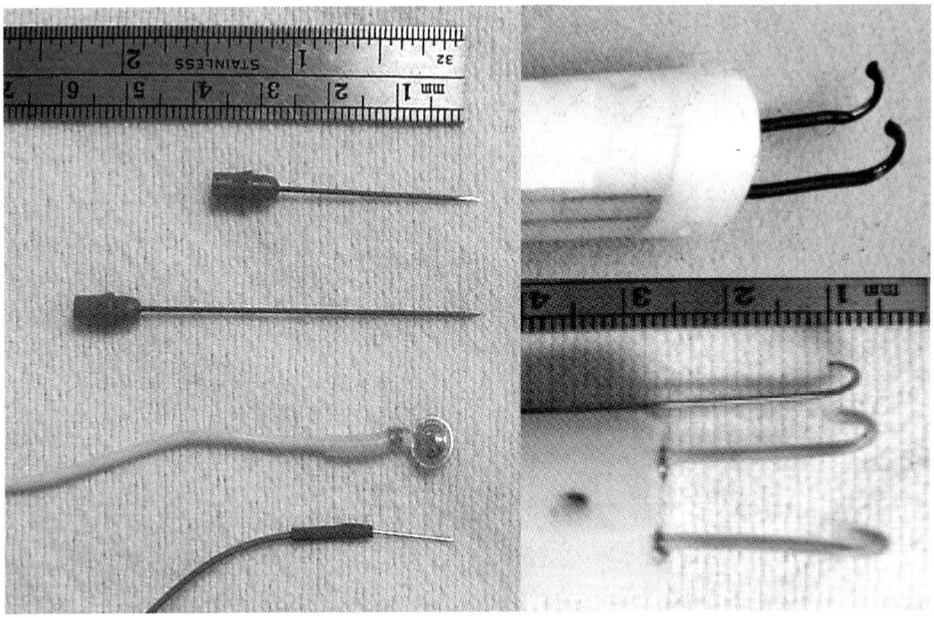

彩图

图 17.3（彩图请扫二维码或见书后） 各种类型的记录电极

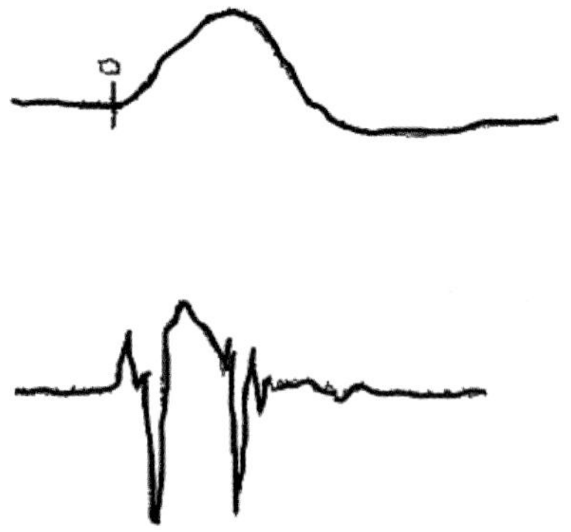

图 17.4　分别采用皮下参考电极（上图）与双极肌内电极（下图）记录复合肌肉动作电位（CMAP）的结果

录。术中 NAP 可定位神经上的病变，尤其是轴索型病变（图 17.5）。这与标准 NCS 非常不同，后者只有在脱髓鞘病变导致明显的局灶性传导减慢或传导阻滞时才能准确定位。刺激参数的设定与记录 CMAP 时相似，偶尔可能需要刺激器电极间距更宽以减少电刺激伪迹。将神经从手术区域抬离对于精准记录和结果判读至关重要，并且刺激电极的方向也很重要，阴极应朝向记录电极。通常使用钩状电极记录，以便仔细游离并接触神经。刺激通常施加于远端部位，而记录电极沿神经走行置于近端（图 17.6）。刺激强度通常只有几毫安，可以增加到 20 ～ 25 mA，以确保无反应性。由于 NAP 波形包含 1 kHz 范围内的频率，因此滤波器设置 LFF 为 5 ～ 10 Hz，HFF 为 2 ～ 3 kHz。升高 HFF 有助于更好地区分 NAP 波形与刺激伪迹（Kline 等，1969；Tiel 等，1996）。NAP 的波幅显著小于 CMAP，增益设置为每格 10 ～ 50 μv。但由于这些波形波幅较低，技术上更具挑战性，因此需要平均 8 ～ 10 次（图 17.7）。与 CMAP 一样，NAP 也可以运用反应的潜伏期定位神经病变。绝对潜伏期取决于刺激和记录电极之间的距离。假设传导速度约为 50 m/s，则一段长度为 5 cm 的神经节段的起始潜伏期约为 1 ms，因此选择 5 ms 的时基较为适宜。根据相同的原理，可在术中使用序贯刺激技术（微调），预计沿神经走行长度每增加 1 cm 的潜伏期变化为 0.2 ms。由于正常神经存在变异性，通常建议采用 0.4 ms/cm 和 0.7 ms/2 cm 监测局灶性传导减慢（Kimura，1979）。即使存在神经肌肉阻滞（NMB）也不影响 NAP，因其通路中不包括神经肌肉接头。这一点尤为重要，因为正如我们在 MEP 和运动轴突直接记录中所见，许多损伤神经之外的肌肉会被激活，容积传导效应产生的 CMAP 会被误以为是 NAP，从而对神经连续性产生错误判断。NMB 能抑制外周 CMAP，故而可以更准确地评估 NAP。

神经传导检查主要用于确定神经连续性。尽管术前电生理学检查对于确定哪些结构受到影响、是否存在远端神经再支配以及该过程是节前还是节后很有价值，但它无法确定正在再生但尚未到达终末

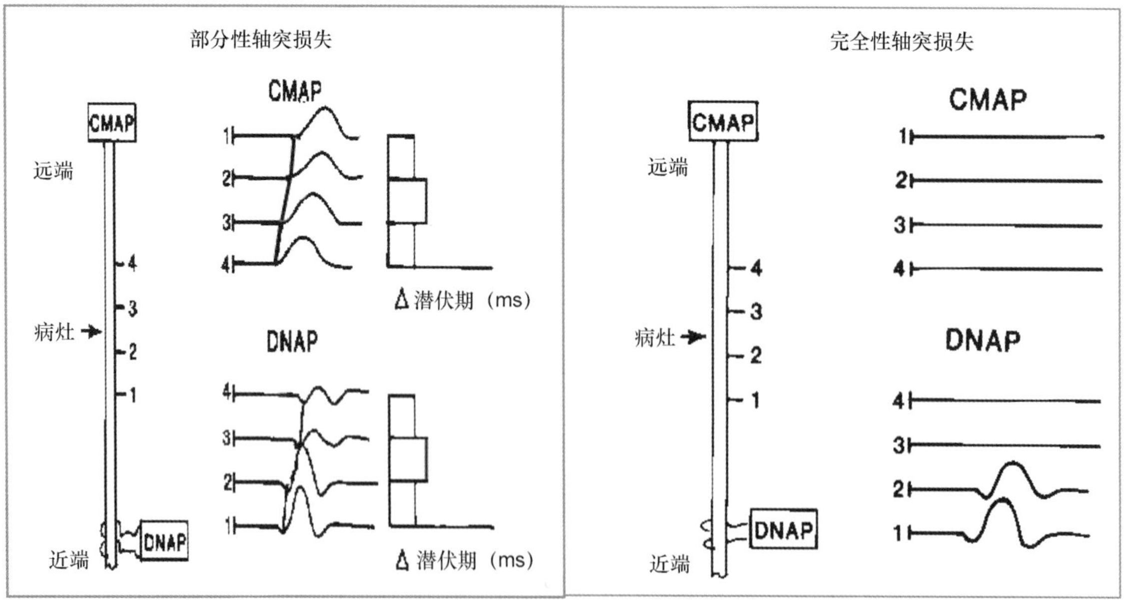

图 17.5　某一局灶性神经损伤的复合肌肉动作电位（CMAP）与直接神经动作电位（direct nerve action potential，DNAP）记录结果对比。可见病灶定位在 DNAP 记录中更明显（左图），或仅可见于 DNAP 记录（右图）

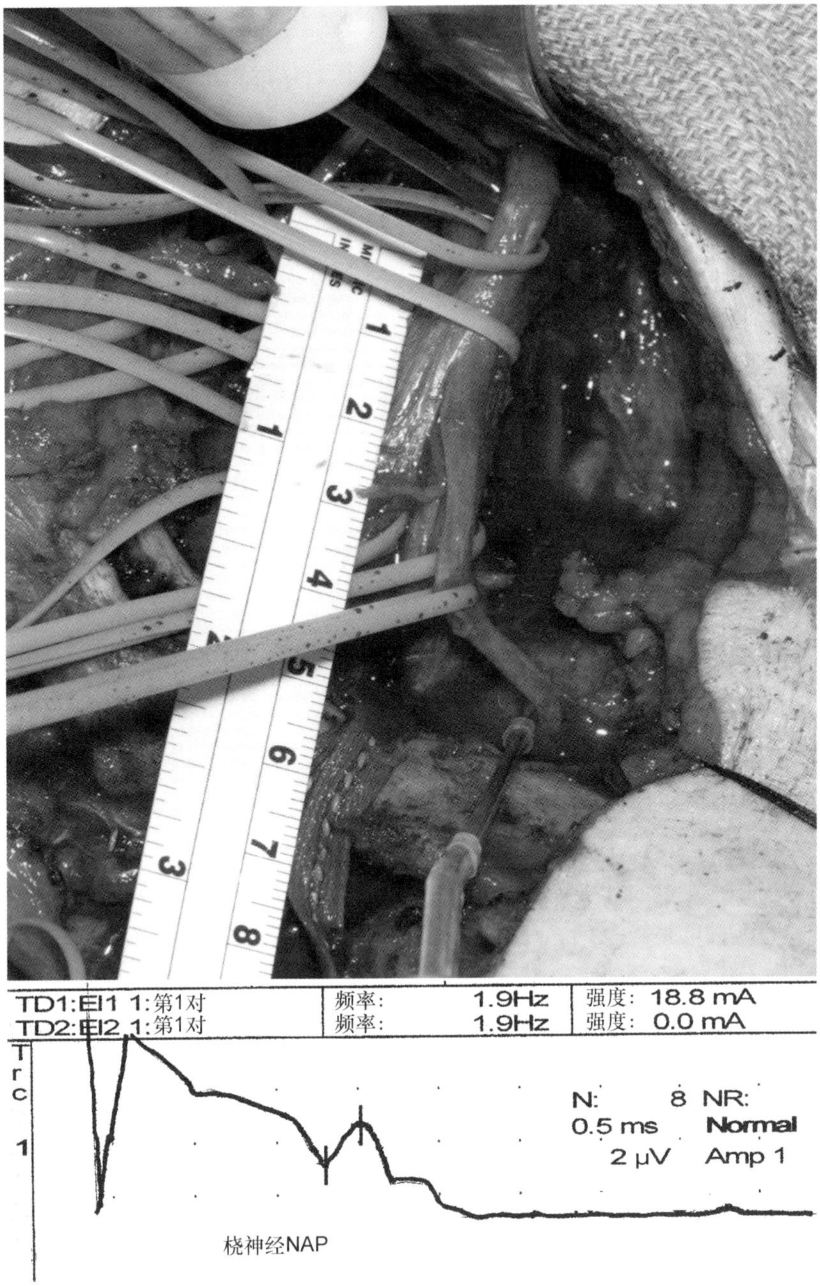

彩图

图 17.6（彩图请扫二维码或见书后） 神经动作电位（NAP）的刺激与记录技术。该例患者中，于桡神经远端进行刺激，于神经近端进行记录，记录到可重复的 NAP

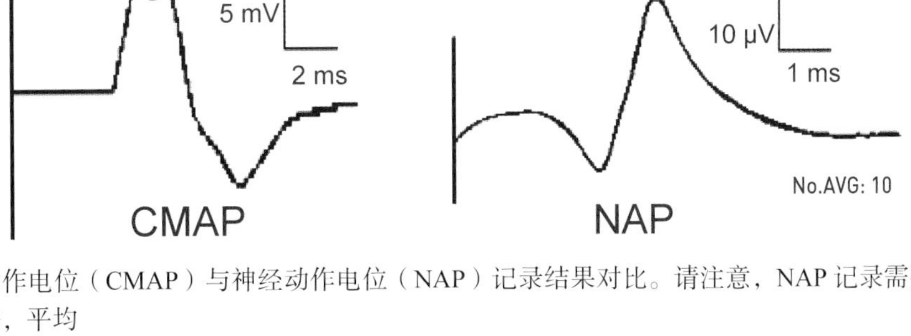

图 17.7 复合肌肉动作电位（CMAP）与神经动作电位（NAP）记录结果对比。请注意，NAP 记录需要更高的敏感度，并进行多次平均。AVG，平均

器官肌肉的轴突是否具有功能连续性。因此，术中 NAP 对于确定是进行单纯神经松解术抑或是重建术的手术决策至关重要。在跨损伤部位记录到 NAP 表明其轴突结构尚存，或已明显再生，通常预示着良好的临床预后。灵长类动物研究表明，不使用平均技术，至少需要 4000 ～ 5000 个中等直径的髓鞘轴突才能记录到反应（Kline 等，1969）。相比之下，无法记录到 NAP 则与神经断伤、再生不足以及临床预后不佳有关（Spinner 和 Kline，2000）。当跨损伤部位能够记录到 NAP 时，93% 的患者仅通过神经松解术便能实现良好的功能恢复，没有记录到 NAP 则提示神经断伤，需行切除与重建手术（Kline 和 Happel，1993；Kline 和 Hudson，1995）。

体感诱发电位（SEP）

周围神经与中枢神经感觉传导通路可通过 SEP 记录予以评估。SEP 通常在常规实验室中用作诊断工具，以识别和定位导致中枢躯体感觉传导减慢的病理过程。术中 SEP 最常用于脊柱手术，因其可准确评估脊髓后索传导通路中的粗大纤维，并可以结合 MEP 提供有关脊髓完整性的持续反馈。在周围神经手术中，SEP 最常用于评估神经根完整性，但也可以成为周围神经多模态监测方案中的一个环节。

术中 SEP 技术与常规电生理诊断检查非常相似，不同之处在于可以在已暴露的周围神经或神经根的多个特定部位进行刺激。为了评估神经根的完整性，在尽可能靠近椎间孔的位置，使用双极电极（阴极朝向近端）刺激神经根（图 17.8）。周围神经刺激也可以在标准的周围神经定位点行经皮刺激，例如可在踝部刺激胫神经、在膝部刺激腓神经、在腕部刺激正中神经或尺神经等，这可能对以周围神经功能保留为目标的各种手术有帮助。然而，在使用 SEP 确定周围神经连续性或定位时，必须保持谨慎，因为远端刺激产生的反应，反映了多个周围神经或神经根的电生理活动，特异性远不及 NAP。如同常规 SEP，记录部位通常位于颈部和大脑皮层水平。如果标准记录部位不在有限的无菌手术区域内，则可行鼻咽记录，以得到颈段脊髓的反应信号。其他一些导联记录方式（例如乳突 -Fz）也可用于此目的，但这些反应的波幅较小，至少需要平均 20 ～ 50 次，刺激频率 1.1 ～ 3.17

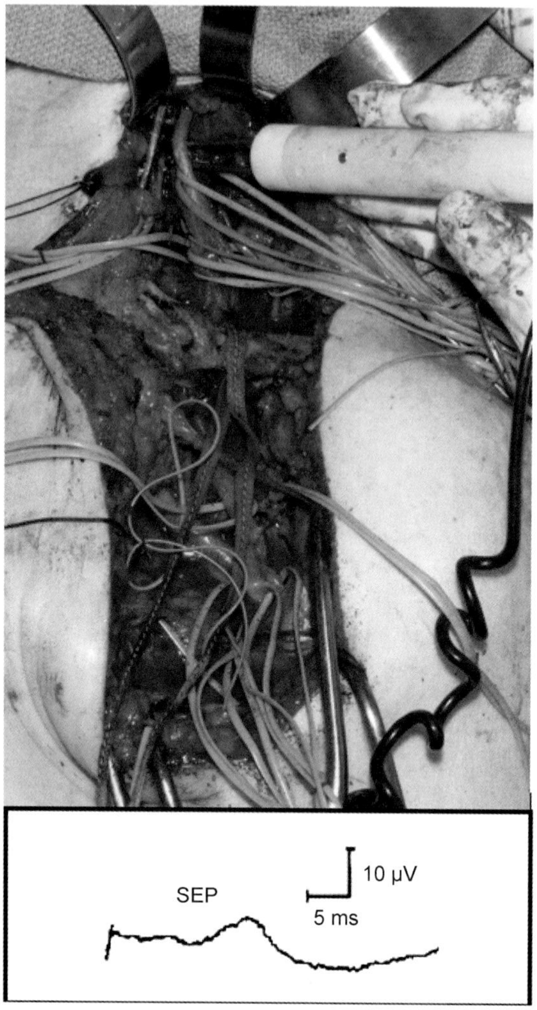

图 17.8（彩图请扫二维码或见书后） 外科医生持双极钩状电极在 C6 脊神经根出椎间孔处进行刺激，同时记录皮层的体感诱发电位（SEP）

彩图

Hz 和刺激强度 5 ～ 20 mA。应避免运动激活，因为邻近组织容积传导效应产生的 CMAP 可能会被误解为神经连续性的象征。在这种情况下，可能需要给予短效 NMB。神经根刺激的 SEP 记录标准参数设置为 LFF 30 Hz、HFF 3 kHz，灵敏度每格 2 ～ 5 μV、时基每格 2 ～ 3 ms。重要的是，在刺激完成之前，外科医生应始终保持刺激器与神经 / 神经根的接触。在不确定是否存在神经撕脱伤时，如直接脊神经电刺激后出现了中枢 SEP 反应（颈部或皮层反应），则表明背根神经结构完整（Hashimoto 等，1999；Oberle 等，2002）。

运动诱发电位（MEP）

与 SEP 一样，MEP 经常用于监测脊柱、脑干和大脑手术中的中枢神经系统。而在周围神经系统，术中 MEP 监测最常用于评估臂丛损伤患者脊神经前根的连续性，以明确是否存在根性撕脱伤。在这种情况下，MEP 测试结果能够协助手术团队确定最合适的重建方案。手术累及或邻近某些周围神经，则可监测这些特定周围神经所支配的肌肉 MEP。在下列情况中，对反应的反馈可能可以避免损伤并预测患者的术后功能，例如肩部手术（Nagda 等，2017；Aleem 等，2018）、髋关节手术（Sutter 等，2012；Telleria 等，2012）、肌肉骨骼系统肿瘤冷冻消融术（Kurup 等，2014）、下肢截骨矫正术（Jahangiri，2013）以及直接经侧方腰大肌腰椎椎间融合术（Chaudhary 等，2015；Berends 等，2016）。

MEP 的刺激与记录方式基本同前，唯一的区别在于 MEP 是直接从神经根或神经上进行记录。对于 MEP，采用阳极刺激运动皮层，使用 3 ～ 7 个成串刺激，刺激间期（ISI）为 1 ～ 4 ms，刺激强度最高至 500 V。对于上述大多数手术，记录通常使用肌肉内或皮下针电极，安置于可能受累的周围神经（或神经丛）所支配的肌肉内。在周围神经手术中，MEP 最常用于臂丛神经手术，与 SEP 类似，目标是鉴别根性撕脱伤与神经根连续性。在这种情况下，使用成对的钩状电极直接从靠近椎间孔的近端神经或神经根进行记录。可使用短效 NMB，因为靠近记录电极的外周肌肉反应会产生容积传导电位，影响直接神经记录 MEP 的结果解读。反应存在表明腹根（前根）仍具连续性，提供了一个适用于直接移植手术的近端残端（图 17.9）。如果测不到 MEP，则提示近端残端缺失，需要转移其他部位的神经和（或）肌肉进行移植手术（Spinner 和 Kline，2000；Shin 等，2005）。

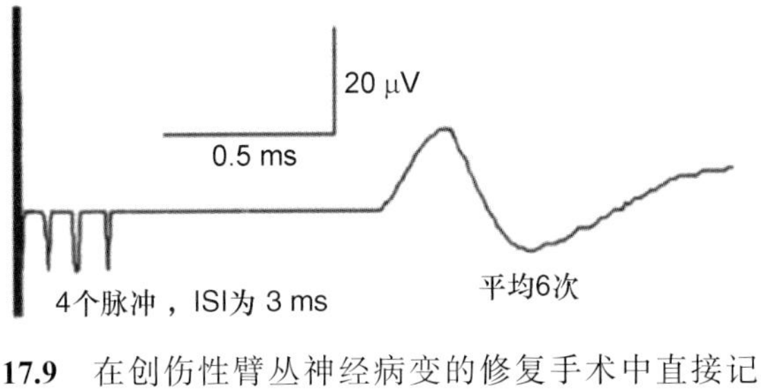

图 17.9　在创伤性臂丛神经病变的修复手术中直接记录 C5 神经根的经颅 MEP。ISI，刺激间期。（Modified from Strommen，J.A.，Harper，C.M.，2016. Peripheral Nervous System Monitoring. In：Clinical Neurophysiology，fourth ed. Oxford University Press.）

肌电图（EMG）

在周围神经手术或邻近周围神经的手术中，监测针极 EMG 活动能快速提供相关运动轴突状态的实时信息。具体应用包括脊柱手术中的脊神经监测、肿瘤切除术中的周围神经监测以及颅底术中的脑神经 EMG 监测。可以通过记录 EMG 神经强直放电来识别激惹神经的各种机械性原因，包括神经牵拉、紧张或在神经上操作（图 17.10），以运动单位动作电位快速、无规律的高频暴发样或连续性肌电反应（trains）放电为特征。暴发样放电的持续时间通常小于 200 ms，由单个或多个运动单位放电，频率为 30 ～ 100 Hz。而 Train 波由持续 200 ms 以上的神经强直放电组成，伴多个短暴发放电或持续放电（Harper，2004）。根据 Train 波特征及其预测术后功能障碍的能力，对 Train 波进行了进一步分类和定义（Romstock 等，2000），这些连续放电通常持续“数秒”，包括以下几种模式：A 型 train 波，其特点是突然出现的波幅为 100 ～ 200 μV（不会超过 500 μV）、频率为 60 ～ 210 Hz 的正弦样波均匀放电模式；B 型 train 波，其特点是缓慢出现的规律或不规律的单组分序列，最大间隔 500 ms，但可持续数分钟至数小时；C 型 train 波，其特点

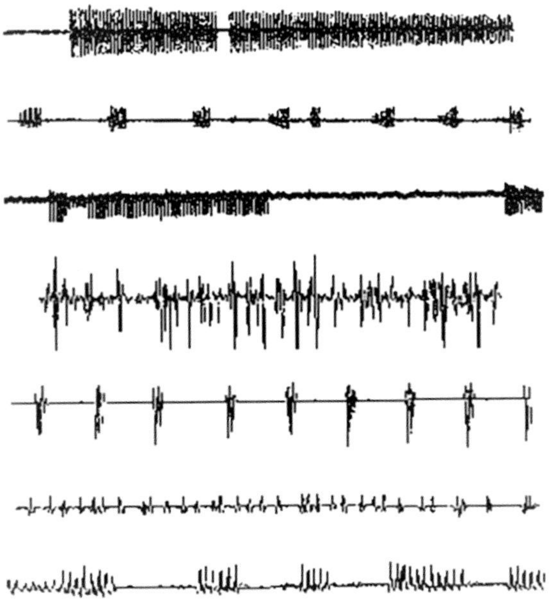

图 17.10　自由描记肌电图（free-running EMG）中的各种类型神经强直放电模式

是由数个重叠组分构成的持续肌电活动，波幅范围在 20 ～ 5000 μV。虽然没有哪一类放电模式能够必然预测出术后功能废损，但 A-train 是唯一能够明确提示术后面瘫的放电模式，敏感性和特异性很高（Romstock 等，2000）。此外，研究发现，A-train 持续时间和患者术前存在面神经功能废损与术后面神经功能恶化相关（Prell 等，2007）。虽然脑神经出现神经强直放电的阈值可能较低，但周围神经手术中的神经强直放电可提醒外科医生注意相关神经位置和神经发生潜在损伤的情况。值得注意的是，即便未出现神经强直放电现象，也不能完全排除神经损伤，因为锐利的撕裂伤可能并不会引起神经强直放电（Nelson 和 Vasconez，1995）。

在周围神经手术中进行自由描记肌电图监测可以使用多种电极。然而，表面电极或皮下电极通常不适合记录 EMG 活动，特别是用于记录来自深层肌肉的肌电活动。相反，将标准的单极裸针电极置入肌肉内，记录效果尤佳（图 17.11）。针的长度取决于肌肉深度。大小鱼际肌等浅表肌群可能仅需 13 mm 的针电极，而股四头肌等更深部的肌群则需更长的针电极。一般通过体型判断所需针电极长度，但如果要求针电极必须置于特定肌肉内，则需使用超声引导下置针。精细的成对钩丝电极可用于较小的头部肌肉，但随着标准单极电极的不断改良，精细钩丝电极正在逐渐淡出视野。基本上可以在任何头肌、肢体肌肉、躯干肌肉进行自由描记肌电图记录。在周围神经监测中，通常将一对针状电极置于一组肌肉内，避免所谓“跳跃”电极，即将一组肌肉与另一组肌肉互为参考，尤其是在多通道放大器投入使用之后。标准记录参数包括：灵敏度 50 ～ 500 μV，LFF 20 ～ 30 Hz，HFF 10 kHz，扫描速度每格 10 ～ 200 ms。即使在 NMB 水平高达 75% 时，仍可记录到神经强直放电，但仍不推荐使用 NMB（Holland，2002）。

具体疾病的术中神经生理监测（IONM）

周围神经肿瘤

良性神经鞘肿瘤（包括神经鞘瘤和神经纤维瘤）最常表现为局灶性或相关周围神经分布区域的感觉症状，肌力下降不常见，肌电图可能正常或仅

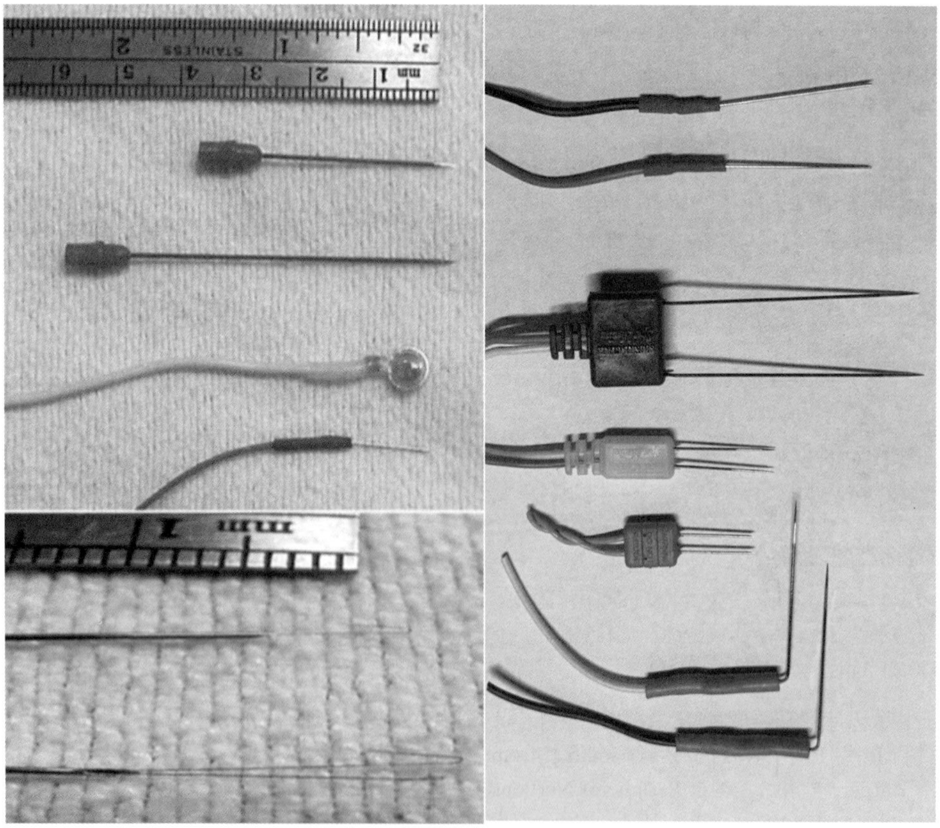

彩图

图 17.11（彩图请扫二维码或见书后） 用于自由描记肌电图的各种规格针电极

轻微异常。通常需要切除症状明显或生长显著的较大肿瘤，以缓解症状，明确组织学诊断并行针对性治疗（Spinner 等，2019）。其他神经内肿块包括神经内神经节囊肿、脂肪瘤、血管瘤、颗粒细胞肿瘤、神经束膜瘤（perineuriomas）、神经肌肉迷芽瘤（neuromuscular choristomas）以及诸如慢性炎性脱髓鞘性多发性神经根神经病（chronic inflammatory demyelinating polyradiculoneuropathy，CIDP）中所见的炎症病变。辅助检查包括 EMG、MRI 和超声，可协助诊断，但可能需要组织活检以明确（Amrami 等，2015）。患有进展性疼痛或快速进展性神经功能废损的患者更可能患有恶性周围神经鞘肿瘤，需要多学科团队协作，在外科手术、放疗、化疗之间综合优化得出最佳诊疗方案（Spinner 等，2019）。转移癌也可影响神经，最常见的原发部位是肺或乳腺。周围神经肿瘤的位置各不相同，以臂丛和上肢最为常见，其次是下肢和骨盆神经丛（Kim 等，2005a，b，2014）。开放性活检或切除手术的风险是神经功能废损加剧，与术中切除肿瘤过程中对周围神经的牵拉、钝性创伤甚至牺牲部分轴突组织有关。这在恶性周围神经肿瘤中尤为明显，因为这类肿瘤从起源上更接近神经组织，并且往往与相邻的神经、软组织结构（如血管、肌肉）及骨骼紧密粘连（Kim 等，2005a，b）。对于良性神经鞘肿瘤，最佳治疗结局是完整切除肿瘤的同时，成功保留神经功能并缓解疼痛症状。经统计，约 90% 的神经鞘瘤、80% 的孤立性神经纤维瘤和 66% von Recklinghausen 综合征（神经纤维瘤病）中的神经纤维瘤均可实现这一治疗目标（Spinner 和 Kline，2000）。同时，既往尝试过手术切除或曾行术前活检的患者更可能发生术后神经功能废损（Levi 等，2010）。

IONM 通过定位和监测技术，对周围神经术中神经功能保护至关重要。相关技术包括在神经相应支配区行自由描记肌电图、触发肌电图（直接神经刺激和肌肉记录）、NAP、MEP 以及 SEP 等。清晰掌握神经解剖基础，并与手术医生详细讨论手术计划，对于制订个体化监测方案十分重要。在几乎所有情况下，都须持续监测相应目标肌肉的自由描记肌电图与触发肌电图。为保证精确的 EMG 监测，应避免使用 NMB。手术过程中，应对手术可能累及的神经所支配的肌肉进行连续 EMG 监测，以在暴露、游离和切除肿瘤过程中提醒手术医生避免潜在的神经损伤风险。如前所述，监测到任何的自发电活动都应告知手术医生，当自发电活动显著时，应采取相应措施，包括重新定向和暂停手术。使用小型手持式双极刺激器进行直接神经刺激，并在相应肌肉上记录，用于在游离和切除肿瘤的过程中从解剖学和功能上识别神经，以及识别轴索损伤。在术中暴露肿瘤期间，可能很难将神经与其他软组织或肿瘤进行区分。此时，直接刺激存疑结构将有助于确定其是否为（含）神经成分。应刺激健康的神经远端部分以确定阈值水平。注意避免过度刺激，以免刺激扩散至邻近神经并产生假阳性结果。一旦准确识别出神经，则应在肿瘤近端和远端行稍高强度刺激以达到超大反应，从而确定切除前的 CMAP。肿瘤切除后重复这一过程，瘤体近端部位波幅降低的程度代表手术切除相关的潜在神经损伤程度。电生理监测结果的解读离不开高质量的记录和精湛的技术，尽管无法据此即刻鉴别神经失用与轴索损伤，但可以辅助预测术后即刻的神经功能废损程度。在游离肿瘤的过程中也可进行超大 CMAP 测量，这有助于确定肿瘤能否全切。尽管在周围神经中尚未明确定义具有临床意义的 CMAP 下降水平，但一项关于在听神经瘤切除术期间近端和远端刺激下，面神经 CMAP 下降水平的研究表明，与远端 CMAP 相比，近端 CMAP 的下降不超过 69%，预示面神经远期功能良好（Schmitt 等，2013）。记录神经动作电位有助于在神经肿瘤组织中识别出功能尚存的神经组织或纤维束。可以刺激具体纤维束，记录 NAP 或诱发肌电图，绘制出无功能轴突的分布图，进行安全切除。这尤其适用于神经鞘瘤，因其发生部位有单束神经纤维进出肿瘤。

手术方式包括多个步骤，首先，肉眼识别出位于肿瘤表面的神经纤维束后予以轻柔地移开，并明确肿瘤各极神经纤维束的解剖分布。接下来，进行序贯 NAP 或 CMAP 记录以识别功能性与非功能性轴突。对于神经鞘瘤而言，通常只有一束神经纤维进出肿瘤，而在神经纤维瘤中，则有多束或一束粗大神经纤维（Spinner 和 Kline，2000）。倘若能够明确走行入肿瘤的神经纤维束为无功能纤维束，则可安全切除而不引发神经功能障碍（图 17.12）。此外，当多束神经纤维束同时受累时，也可通过 NAP 记录识别功能性神经纤维并进行保护，从而

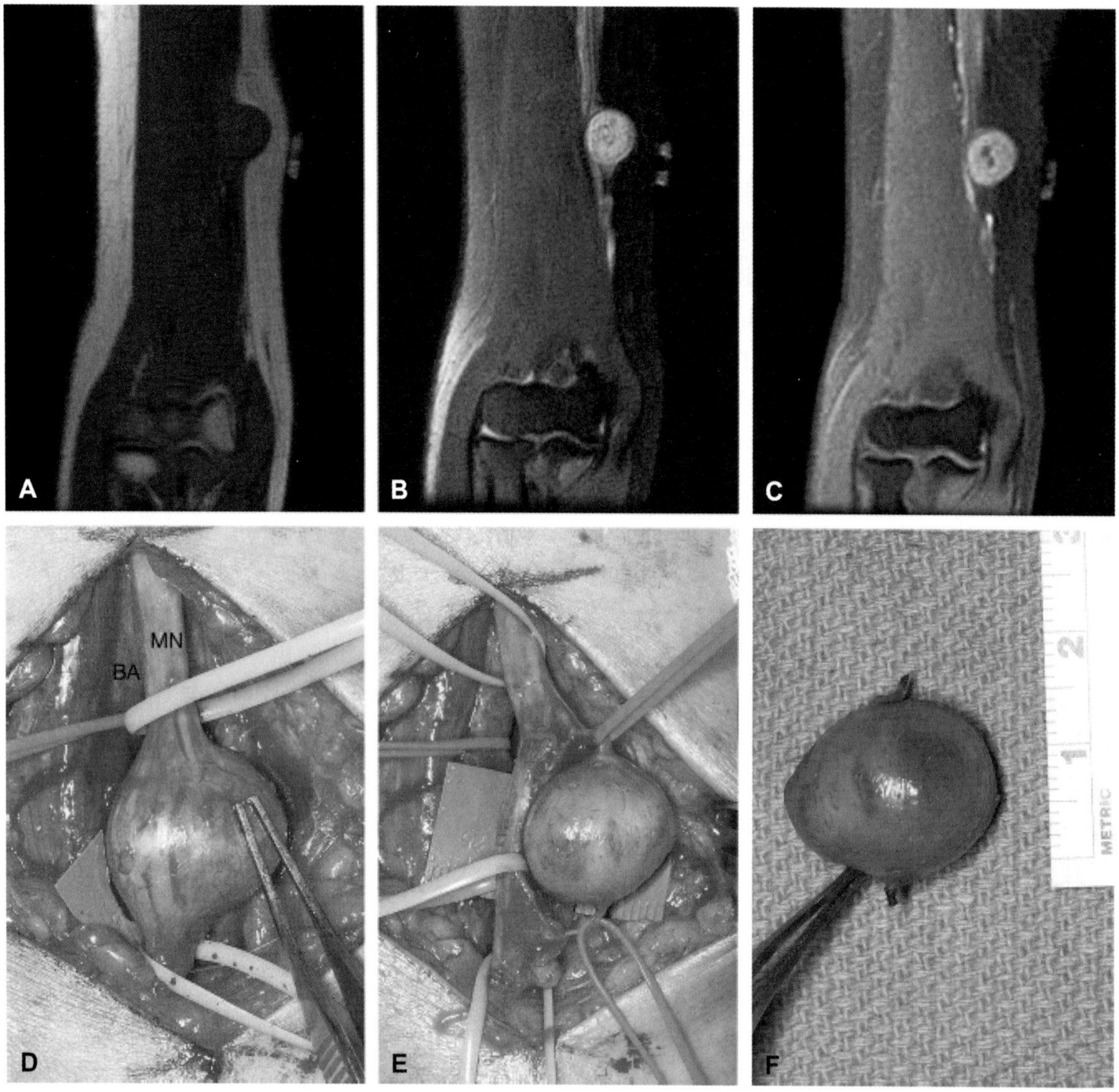

图 17.12（彩图请扫二维码或见书后） 手臂远端正中神经神经鞘瘤的磁共振成像和术中照片。**A.** T1 加权；**B.** T2 加权；**C.** T1 加权强化的冠状位图像，展示了一例边界清楚的良性神经鞘瘤的典型外观。**D** ～ **F.** 术中照片显示一偏心正中神经（MN）肿瘤。对 MN 的近端和远端进行控制。保护肱动脉（BA）。可以清楚地看到单神经纤维束进出肿瘤。切除肿瘤，只切除受累的神经束，并保留未受累的神经束。在切除的肿瘤标本上囊肿完整，囊肿表面未见神经束。[Spinner，R.J.，Hanna，A.S.，Maldonado，A.A.，Wilson，T.J.，2019. Peripheral nerve. Oper Neurosurg 17（2），S229-S255.]

彩图

限制术后神经功能缺损的发生。然而，在多数情况下全切优先，在这些情况下，或仍需牺牲这些神经纤维束。

在神经源性肉瘤和恶性非神经鞘肿瘤（诸如乳腺癌、肺癌、黑色素瘤和淋巴瘤等）中使用类似的监测技术，目的是保护功能性轴突。由于上述肿瘤可能更具内生性且与周围结构粘连，更有可能发生术后神经功能障碍，因此往往行次全切除，并结合更为明确的放疗或化疗治疗。造成继发性神经压迫的非神经系统来源的肿瘤可能破坏周围结构或与周围结构形成粘连。运用自由描记肌电图和触发肌电图识别和保护神经结构对于最大限度地减少神经功能废损的发生至关重要。

神经卡压综合征

除非术前临床检查、高级成像技术或常规神经传导检查无法明确病变部位，对于单神经卡压病变而言，极少使用 IONM 进行定位。当卡压部位较深或位置不典型时（如位于前臂的正中神经或尺神经，位于臀部的坐骨神经），定位病变可能较为困难，或病变主要累及轴突时，常规的神经传导检查往往难以进行定位。当卡压部位较为典型时（如手腕处的正中神经病变、肘部的尺神经病变或膝部的腓神经病变），则通常不需要在术中行神经监测，因为常规的神经传导检查即可发现典型的传导阻滞和波形离散或局灶性传导减慢。然而，在多数情况下，损伤部位主要为轴突而几乎没有髓鞘损失，因此无法应用典型的脱髓鞘特征进行辅助定位。在这些情况下，直接经神经记录 NAP 可以提供十分有价值的定位数据，从而明确最合适的手术方法。其他或可影响术前定位的特征包括：神经纤维束的选择性受累、解剖变异、多灶性受累，以及技术错误，例如在进行常规神经传导检查过程中过度刺激等。

在尺神经卡压病变中，术前定位困难问题尤为突出，因为其手术方式往往因不同损伤位置而异。若神经受压于尺侧腕屈肌（flexor carpi ulnaris，FCU）两头之间的 Osborne 韧带，行单纯神经减压术即可，若慢性累积性创伤发生于尺神经沟，则可采取神经移位术。如果没有典型的局灶性脱髓鞘特征，即局灶性传导减慢或传导阻滞，则一般的 NCS 难以定位尺神经病变。在这种情况下，术中主要定位的技术为 NAP。由于无法通过 CMAP 判断传导阻滞或局灶性传导减慢，但通常可在术中观察到 NAP 的波幅降低或局灶性传导减慢。为了证明这一点，在手术暴露神经后，会在病变近端放置一双极钩状电极以记录 NAP 反应。然后将双极刺激电极置于远离记录电极但靠近病变近端的位置，以确保在假定正常的近端神经纤维能够记录到完整的 NAP。接下来，将刺激电极置于假定病变的远端以评估 NAP 的波幅损失。为了进一步精确定位，将记录电极以 1 ～ 2 cm 为单位逐次向近端移动，直到可以在一段较短的范围内观察到两点 NAP 的变化。如果未在肘管（FCU 的两头之间或尺神经沟 / 内上髁）观察到 NAP 波幅或潜伏期的局灶性改变，则必须考虑病变是否定位于更远的部位，但尺神经病变较少发生于前臂节段。术中直接刺激和记录见图 17.13，记录了源自 FCU 和小鱼际肌的 CMAP，以及 NAP 的波幅和潜伏期。在该病例中，可以在以肘管为起点处的 3 cm 节段上观察到 CMAP 和 NAP 的潜伏期和波幅均发生了改变，且在更近或更远的节段上没有减速。该患者成功地进行了单纯肘管减压术。

腕部正中神经病变一般可通过常规 NCS 或超

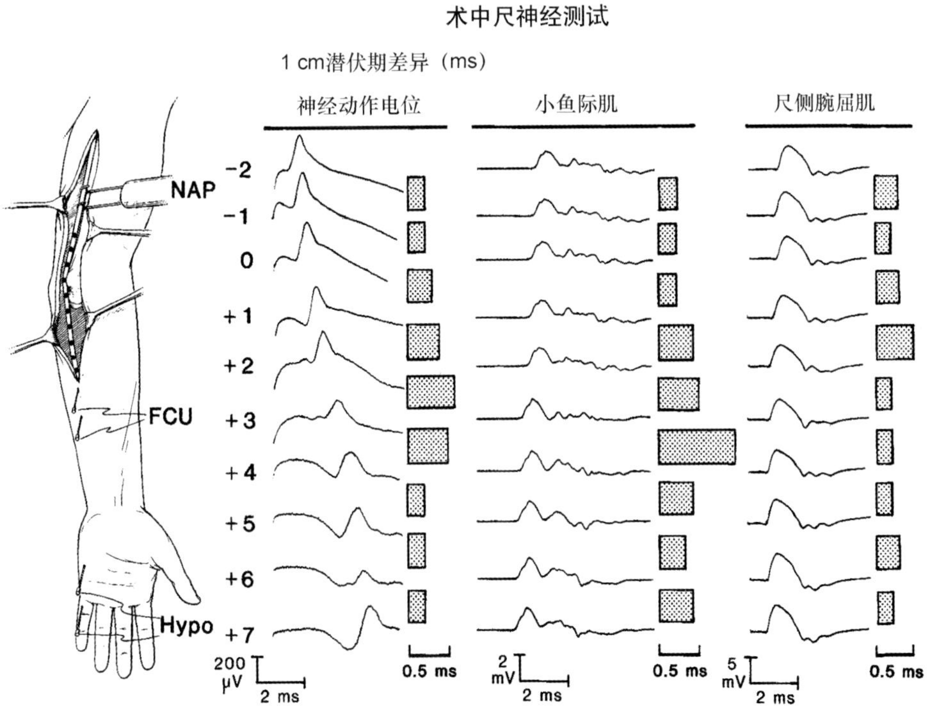

图 17.13 在尺神经探查和间隔 1 cm 进行刺激的过程中，记录复合肌肉动作电位（CMAP）和神经动作电位（NAP）。“0”点表示于内上髁位置记录。以肘管为起点的 + 3 cm 节点，发生潜伏期和波幅的最大变化。FCU，尺侧腕屈肌；Hypo，小鱼际肌。［Adapted from Daube，J.R.，Harper，C.M.，1989. Surgical Monitoring in cranial and peripheral nerves. In：Desmedt，J.E.（Ed.），Neuromonitoring in surgery. Elsevier，Amsterdam，pp. 115-138.］

声确定，因此很少需要进行 IONM。然而，非典型部位的正中神经病变可利用相同的监测策略。膝部的腓神经病变通常可通过常规 NCS 明确和定位，但在某些情况下则可能难以定位，例如慢性神经节内囊肿。在这种情况下，尽管外科医生往往能够肉眼识别病变，但 NAP 可以确保神经连续性，自由描记肌电图则可在解剖和修复神经期间保护运动神经功能。坐骨神经病变继发于慢性卡压的可能性较小，但其可能继发于其他炎症、神经性或非神经性的病变。可使用类似的 IONM 策略进行定位，此外，还可以使用 SEP（胫神经和腓神经）和 MEP 的额外数据保护神经，并预测神经功能损伤。

神经束的选择性活检

在临床实践中，有时会遇到不常见受压部位引起的周围神经病变。这些病变可能与多发免疫介导的疾病（如 CIDP、淋巴瘤、结节病等）或与多灶性运动神经病伴传导阻滞有关。其中一些情况，可能需要行神经活检以确诊和制订后续的治疗方案。神经活检的对象包括神经根、臂丛神经的组成部分，以及近端或远端神经束。由于这些神经多为混合神经纤维（既有运动成分，又有感觉成分），除却进行组织诊断外，行活检的另一目的是保护运动神经纤维以防止术后发生运动功能障碍。一般来说，尽管可以肉眼识别病变，但 IONM 技术能够定位并保护运动神经。手术要求暴露相应神经，并通过肉眼观察明确受累范围。在该阶段，自由描记肌电图和触发 CMAP 对于神经的识别和保护至关重要。对于正中神经或尺神经等终末神经而言，由于部分神经纤维束对特定肌肉具有支配作用，故应当对位于病变远端的前臂和手部的多处肌肉进行监测。对神经支配区域以外的肌肉也应进行监测，既能排除过度刺激导致的容积传导效应，同时也能起到保护作用。当进行脊神经根活检时，同样需要对肌节内的多块肌肉以及邻近可能受到影响的神经结构进行监测。肉眼明确病变后，术者需轻柔分离神经束并分别进行刺激，基于记录相应肌肉的远端 CMAP 来识别运动轴突。那些在较低强度下未发生兴奋的神经纤维为感觉神经纤维或无功能的运动神经纤维，可以对其进行活检，以尽可能降低风险并提高确诊率。此外，还可以增加 SEP 和 MEP 以获得额外信息，但这些数据一般不能用于定位。

周围神经创伤与臂丛神经损伤

IONM 的重要功能之一是评估神经或神经根的完整性，特别是在臂丛神经损伤的评估和重建方面。判断神经根是否与脊髓存在功能性连接是手术决策过程中的关键信息，因为这种功能性连接的存在与否意味着迥然不同的手术干预方式。同样，当发生周围神经钝性创伤或牵拉性损伤时，尽管目测周围神经貌似保持了解剖水平的完整性，但如果没有 IONM，则无法对其功能完整性进行评估。因而需要进行多模态监测，其中可能包括使用 NCS、SEP 和 MEP。只要能避免潜在的技术问题，便可以快速准确地获得电生理学信息，从而辅助进行手术决策以及提高患者的治疗效果。

评估外观上连续的单一周围神经的最佳方法是 NAP。相较于常规 NCS 或术中 CMAP，NAP 能够更早地检测到跨损伤的神经自发性再生。研究表明，需要 4000 ～ 5000 个轴突才能记录到 NAP（Kline 等，1969）。另据报道，如果损伤两端均可记录到 NAP，90% 的患者可通过外部神经松解术获得良好的神经功能恢复（Kline 和 Hudson，1995）。相反，若无法记录到 NAP，则提示损伤不会发生自发性修复，需切除神经瘤后进行神经修复或移植（Spinner 等，2019）。

术前基于 NCS 和针极肌电图（EMG）的电生理监测是有意义的，特别是对于臂丛神经损伤而言。这些检查一般可用于明确臂丛神经受累的部分有哪些（超出神经系统检查范围）、是否存在完全性损伤（无神经再支配的表现），以及这一损伤过程更可能是神经节前还是神经节后。通过神经解剖学和肌节支配的相关知识，NCS/EMG 检查能够将损伤定位于神经丛和神经根的某些部位。若肌电图示无法诱发出 CMAP、可见纤颤电位以及无运动单位，则说明该病变为完全性损伤。即便有上述检查结果，对于正处于修复阶段但尚未生长至终末器官肌肉的轴突而言，仍无法完全确定其是否存在功能连续性。换句话说，这些常规检查无法明确神经组织自发修复的潜力。

确定损伤过程属神经节前还是神经节后，有赖于两项电生理诊断依据。其一，周围感觉系统的解剖结构及其与 SNAP 的关系。具体而言，如果病变位于背根神经节远端的感觉纤维，则相关感觉纤维会在损伤后2～5周内发生沃勒变性，具体表现为SNAP减少或消失；相反，如果病变位于背根神经节近端（感觉神经元是完整的），则远端感觉轴突仍是完整的，具体表现为SNAP正常。因此，当尺神经支配区域处于完全麻醉状态时，SNAP正常则提示病变属节前性质，其中最为常见的是神经根性撕脱损伤；若SNAP消失，则显然病变属节后性质，尽管有时可能同时存在节前病变。其二，颈部或上胸部椎旁肌的肌电图提示有神经源性异常（纤颤电位和大运动单位数量减少），则表明存在一定程度的神经根损伤，但尚不能精确定位到确切的脊髓水平。若臂丛神经近端支配的肌肉（即菱形肌、前锯肌）表现有类似变化，则同样提示存在一定程度的神经根损伤。但在非常近端的肌肉中如发现这类异常，并不能排除额外的节后性损伤，其在臂丛神经创伤中常与节前性损伤并存。此外，评估内容一般还包括脊髓造影和MRI，但在某些情况下，二者可能无法明确识别神经根性撕脱损伤（Carvalho等，1997）。

尽管进行了全面的术前诊断评估，但准确的定位（哪些部分受累、节前还是节后性损伤）和病理生理学过程（神经纤维是否仍具有连续性）往往并不清楚。术中，一般可以肉眼观察神经根的解剖连续性进行初步判断，但如果撕脱的神经根仍留于硬膜内，或已有瘢痕形成（较为常见），仅凭目测尚且不能明确解剖连续性。即使经椎板切除术充分暴露视野，受损的神经根可能尽管在解剖水平上具有连续性，但并不能传导电信号（Turkof等，1997；Oberle等，2002）。在这种情况下，IONM是明确轴突功能连续性以确保最大程度有效重建的唯一可靠方法。

对于评估臂丛神经损伤和重建，SEP、MEP和NAP的监测方式至关重要。本章已经就这些监测方式的技术方面进行了阐述，但有必要对臂丛神经评估进行简要回顾。这种情况下，外科医生使用手持钩状或双极刺激器在病变远端和近端进行刺激，在皮层和颈部记录SEP（见图17.8）。这些反应的幅度较小，因此需要多次平均，通常至少20～50次，刺激频率较慢，为1.1～1.9 Hz。确保外科医生在刺激结束之前将刺激器保持于神经之上非常重要。刺激强度通常为5～20 mA（图17.14 A和B）。记录到颈部或皮层反应表示背侧感觉根的功能连续性。经颅MEP可以从椎间孔的神经根记录，位置与SEP的刺激位置相同，目的也是评估神经根的连续性（图17.14 C～E）。通过放置在C3和C4处的皮下EEG电极，使用短时程、阳极刺激。给予3～5个成串刺激，刺激间期为2～4 ms，刺激强度为200～500 V。使用双极钩状电极进行直接神经记录，通常尽可能靠近椎间孔出口处放置在脊神经上。也可以记录肌源性MEP，但要谨慎，因为神经根的重叠支配，反应并不表示特定神经根的连续性。即使一个神经根没有连续性（例如C5），仍然可以从肌肉（例如二头肌）记录到肌源性MEP，因为同时由另一神经根（例如C6）支配。此外，肌源性MEP的缺失不能用来否定跨病变的连续性，因为再生轴突可能存在但尚未到达和再支配肌肉。只有通过脊神经MEP记录或NAP记录才能检测到神经跨病变的连续性。通常使用直接神经刺激和双极电极记录进行NAP的神经节后节段评估，如图17.7所示。通常在远端刺激，近端记录（图17.14 F）。刺激强度通常只需要1～5 mA，但如果低强度下未获得NAP，我们通常将强度增加到20～25 mA，以确保足够的强度使受损的轴突去极化。如前所述，若跨神经节后病变获得可重复的NAP，通常仅需进行神经松解术。

鉴于臂丛神经的解剖和其损伤类型的复杂性，IONM对于提高临床疗效至关重要。脊神经的连续性是影响手术决策最重要的因素，因为神经根撕脱性损伤具有不可逆性，不能自发修复，也无法通过行一期吻合或神经根移植恢复。而对于疑似的节后性损伤，IONM也是必不可少的，在因远端轴突缺乏再生而无法检测到CMAP或自主运动单位电位时，可用于明确周围轴突是否具有连续性。

确定神经根连续性的主要方法为SEP记录。在手术过程中，刺激同侧完好的神经或神经根，记录到基线SEP，同时刺激对侧肢体（通常选择正中神经）以确保系统正常工作。在暴露术区后，根据外科医生的指示，直接刺激神经根，并在头皮和颈部进行记录。过去往往认为，记录到有重复性的SEP，则腹根（前根）运动轴突存在连续性。然而在许多情况下，事实证明并非如此，因为移植手术并没有使周围神经再生。有鉴于此，再加之SEP和MEP结果并不完全相关，所以需要通过MEP对

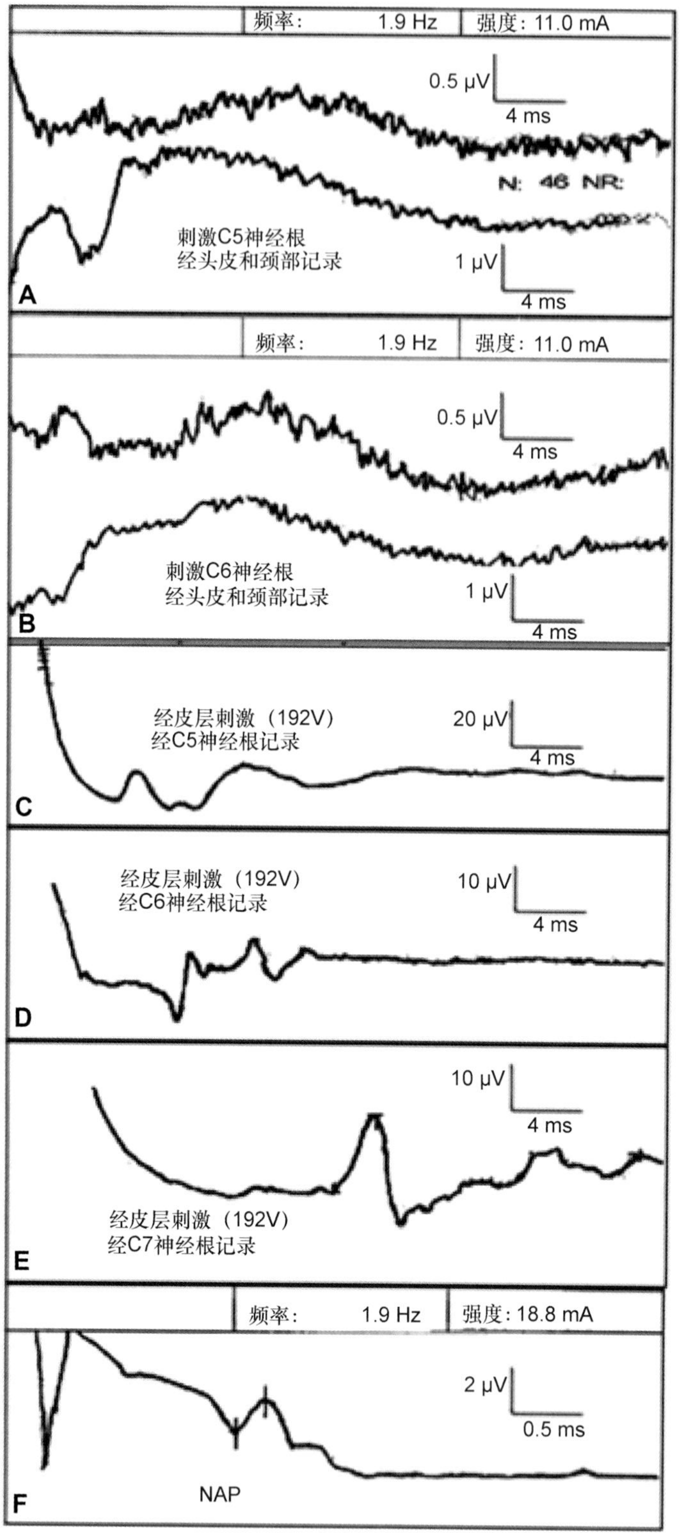

图 17.14 探查臂丛神经期间的各种记录。**A** 和 **B.** 刺激 C5 和 C6 神经根，经头皮和颈部的体感诱发电位记录。**C** ～ **E.** C5 ～ C7 神经根记录的经颅（经皮层）运动诱发电位。**F.** 神经动作电位（NAP）

腹根轴突行进一步评估。如果在神经根水平无法记录到可重复的 MEP，则表明运动轴突不具有连续性，故不适宜采取神经根移植（root grafting）或吻合的治疗方式（Turkof 等，1997；Burkholder 等，2003）。这种情况下，可采取其他手术方法［例如神经肌肉移植术（neurotization）和肌腱或肌肉转移术］。若记录到可重复的 MEP，则提示腹根具有连续性，因而外科医生可考虑行直接神经移植术。

接下来，对肉眼观察或术前影像学检查不能明确撕脱的其余近端神经根或残端还需进行 SEP 和 MEP 评估。

如能明确神经根与脊髓之间存在连续性，则应重点关注看似受损的周围神经节段的功能传导性。尽管外科医生可以通过肉眼或显微镜观察大致掌握神经束的保留情况，但 IONM 对于明确病变连续性与近端受累范围仍十分重要，最好使用 NAP 进行评估。若肉眼观察提示某节段已形成瘢痕但解剖学仍完整，且 NAP 存在，则可行神经松解术；如果没有记录到可重复的 NAP，一般需先切除病变，然后行神经修复或移植术。确定近端切除范围亦是关键，因为近端残端的功能性神经束若无瘢痕组织，将为其远端生长和神经再支配提供最大机会。在单纯的神经节后性病变中，刺激和记录病变近端 NAP 存在，然后以 1 ～ 2 cm 的间隔由近及远进行连续记录，直至反应消失，从而确定功能性轴突最近端的范围。于该点进行切除，然后需根据外科医生决策行神经移植术。由于发生腹根撕脱性损伤时，NAP 尚可由感觉性轴突产生，此时如果行直接移植手术对于神经再生而言或将徒劳无功，因此，将 NAP 与 SEP 和 MEP 检查相结合则显得尤为重要。最后，一旦明确有神经损伤，可能情况是某些神经束受到了损伤，而其他部分仍保留传导功能。在这种情况下，或有必要行神经内松解术进行拆分修复，可对特定神经纤维束进行 NAP 记录（Spinner 和 Kline，2000）。

下述病例展示了 IONM 技术在相关神经病变中的应用。一名 42 岁的男子在一次雪地摩托车事故后表现为左侧连枷臂。受伤 6 个月后，其左臂运动和感觉功能完全丧失。临床检查提示，只有菱形肌、斜方肌和前锯肌可进行随意收缩，整个左上肢弥漫性感觉缺失。牵张反射消失。Tinel 征阳性，并由锁骨上区向拇指放射。无证据提示霍纳（Horner）综合征。常规 NCS 检查提示左臂正中神经和尺神经运动反应消失，且正中神经的 SNAP 波幅较低。前臂外侧感觉反应缺失。针极肌电图提示左上肢所有肌肉和冈下肌均有密集的纤颤电位，并无运动单位电位被激活。菱形肌和颈椎中段的椎旁肌正常。低段颈椎的椎旁肌有明显的纤颤电位。上述发现符合严重的左侧全臂丛神经病变，且损伤性质为混合性节前、节后性神经损伤，并且下段（C8 和 T1，不排除 C7）神经根可能完全撕脱。C5 神经根可能至少部分保留功能，但因为有时菱形肌可由 C4 支配，所以无法断定。CT 脊髓造影表明左侧 C8 和 T1 节段存在根性撕脱伤。此外，C5 和 C6 神经根可能是完整的。C7 神经根的连续性不能确定，但鉴于前锯肌可被激活，其可能是完整的。IONM 可在重建手术中用于判断神经根的连续性，并辅助手术决策。

手术暴露术野后，肉眼观察到 C5、C6 和 C7 神经根是完整的，表明可能存在明显的节后性损伤。而 C8 和 T1 的神经根存在明显撕脱。术中刺激 C5 和 C6 神经根显示有可重复的 SEP（图 17.14 A 和 B）。在短效肌松剂作用下，C5、C6 和 C7 的神经根也可记录到 MEP（图 17.14 C ～ E）。这证实了 C5 和 C6 的运动和感觉神经根均具有连续性，且至少 C7 的运动神经根是完整的。随后重点关注损伤臂丛是否具有连续性。监测结果表明，在上干或中干无法记录到可重复的 NAP，但在接近这一水平的位置可诱发并记录到 NAP（图 17.14 F）。基于上述发现，医生对这名男子进行了 C5 与腋神经、C6 与肌皮神经以及 C7 与桡神经的移植手术，还采用对侧 C7 神经根自带血供的尺神经移植体转位至左侧正中神经。在该特定病例中，IONM 明确了移植载体 C5 ～ C7 神经根的连续性，并利用对侧 C7 神经根以期获得更远端神经的再支配。此外，IONM 在术中还辅助医生明确了神经损伤的近端范围。

图 17.15 展示了各类损伤及其在 IONM 中可能具有的表现。图 17.15 A 和 B 均为腹根撕脱伤，即使图 17.15 B 中显示 SEP 存在，也不适合行神经移植术。图 17.15 C 展示了完全性节后损伤。图中显示 SEP 和 MEP 存在，但神经丛两端没有记录到 NAP。对近端神经丛刺激和记录所产生的 NAP 可用于明确病变的近端范围。在这种情况下，神经移植 / 转移或端端吻合术是适宜的治疗方式。若臂丛神经全程存在 NAP（图 17.15 D），则只需行神经松解术即可。图 17.15 E 展示的是一例感觉神经根撕脱伤和严重节后性损伤的混合损伤。这个病例反映出同时进行 MEP 和 SEP 检查的效用，因为如果没有进行 MEP 检查且未记录到 SEP 时，将被解读为神经移植术成功的可能性低，但实际上这却是最有可能获益的。

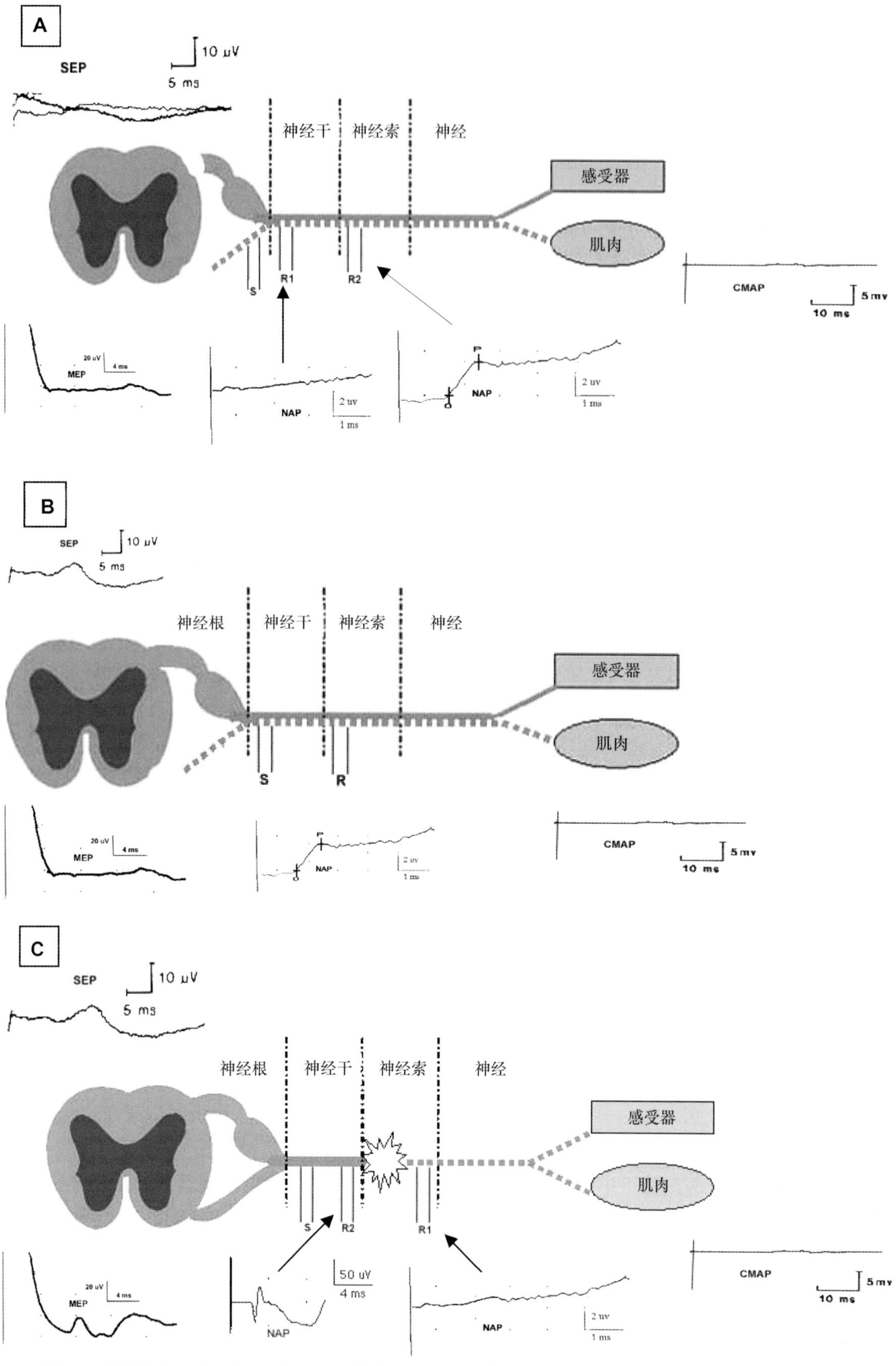

图 17.15　不同类型臂丛神经损伤的术中神经生理学发现。**A.** 腹根和背根完全性撕脱；**B.** 腹根撕脱但背根（感觉性）保留；**C.** 完全性神经节后性损伤；**D.** 不完全性神经节后性损伤；**E.** 节前和节后性混合损伤。SEP，体感诱发电位；CMAP，复合肌肉动作电位；MEP，运动诱发电位；NAP，神经动作电位

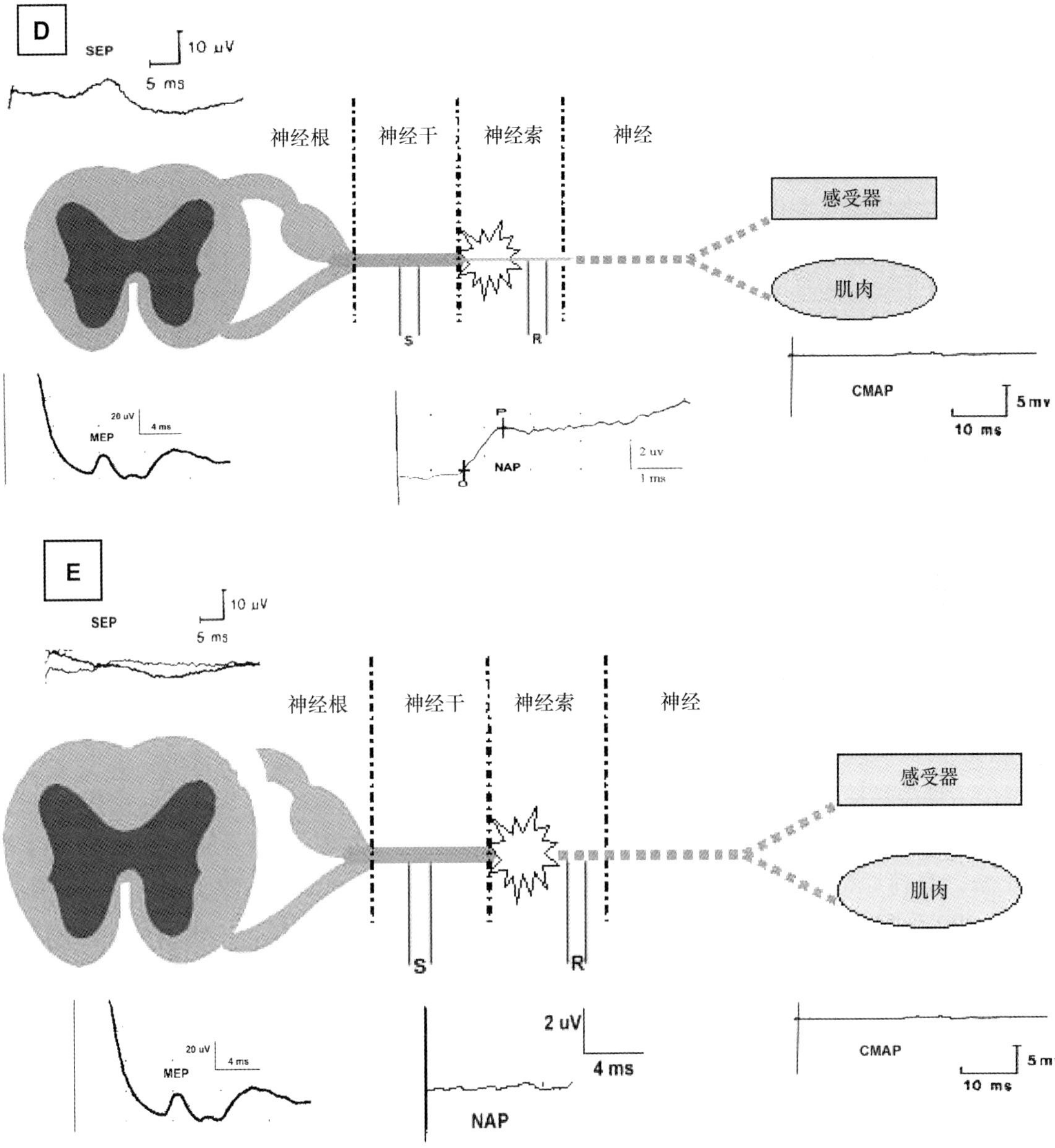

图 17.15（续）

预防术中周围神经损伤

在各种手术中，由于解剖结构毗邻，周围神经往往易被损伤。在许多除脊柱以外的骨科手术中，对周围神经进行监测也越来越常见。据报道，全髋关节置换术相关神经损伤的发生率为 0.6% ～ 3.7%（Hasija 等，2018）。损伤包括坐骨神经、股神经、闭孔神经、臀上神经和股外侧皮神经。致伤机制可能包括挤压或挫伤所致的直接创伤、撕裂伤，以及更为常见的牵拉伤。这一现象在翻修手术或复杂手术（如髋臼周围截骨术）中似乎尤为常见（Zaltz 等，2014）。据报道，在复杂的髋关节手术中，仅用 EMG 进行术中神经监测便可有效预防神经损伤的发生（Brown 等，2002）。其他采用 EMG、SEP 和 MEP 等多模态监测方式的研究表明，这有助于提醒外科医生可能存在神经损伤（Sutter 等，2012）。此外，神经损伤也是全肩关节置换术的并发症之一，发生率为 0.6% ～ 16.7%，一项使用 SEP 的前瞻性研究表明，其能够识别可逆的神经损伤事件。同时，研究还表明多模态监测（MEP、SEP 和 EMG）可防止 30% 的患者出现神经损伤（Jahangiri，2013）。

据报道，在泌尿外科、妇科和结直肠的机器人辅助腹腔镜手术中，术中周围神经损伤的发生率为

0.16%～10.0%，这表明IONM可能有更大的空间发挥其作用（Bjoro等，2020）。

技术/解读问题

手术室里存在诸多因素可能使准确解释IONM的结果变得困难。这些因素可能来自于外部，例如电气环境不良所致电干扰，或是由体温、血压和麻醉药物带来的全身系统性效应。重要的是，IONM团队必须在识别这些技术问题并快速排除故障方面具备丰富的经验。此外，即便技术条件较为完备，由于反应的波幅非常低，也会使得准确解释结果的难度大大增加。这些问题在前面章节有所讨论，但有些问题是周围神经或神经丛监测相对独有的。手术中，患者即为自身对照，并不存在所谓正常参考值。通过自身对照，进行侧别比较，并根据与基线的差异进行分析。然而，在周围神经手术中，由于许多方式需要直接神经刺激或记录，无法采用类似方式充分评估对侧肢体。故而必须在有限的手术区域内与其他神经，且最好是正常神经进行比较。理想情况下，在行直接神经MEP或SEP时，应首先对假定的“正常”脊神经根进行评估。若该正常神经无MEP或SEP反应，则提示存在技术问题需要纠正。或者联合对侧常规经皮SEP与记录未受累肌肉MEP以确保功能性测试系统正常运转。在其他周围神经病变中，如需进行CMAP记录，则应测量邻近正常神经的运动阈值。如果没有相邻的神经可以用来确定阈值，则应对受累神经的远端或未受累的神经束进行评估。在评估损伤部位之前，应当首先在假定损伤部位近端刺激和记录，检查NAP是否存在，以确保记录的可靠性。如果对NAP技术存在疑问，可以尝试测试术区内的邻近神经（如有）。当直接经脊神经进行记录时，由于肌肉伪迹或更为常见的未受累肌肉产生的容积传导效应，可能出现MEP假阳性。此外，若能够在已撕脱的神经根部记录到反应，则可证明其可能是由于容积传导效应所致的假阳性，所以对已撕脱神经根所发出的脊神经进行记录是有意义的。在这种情况下可以使用神经肌肉阻滞剂，如果所关注的波形消失或减小，则可能是容积传导效应所致，因为脊神经根部记录MEP不会受到阻滞剂的影响。对NAP也可以采取类似做法。然而，在评估CMAP或EMG之前，应先逆转神经肌肉阻滞的作用。

鉴于刺激电极和记录电极之间的距离较短，刺激伪迹可能会严重影响结果的解读。因此，需将记录或刺激电极置于更远的位置，这样则需要外科医生扩大手术范围。应当于术前针对这一情况进行讨论。交替极性刺激和对若干反应进行平均处理或许可以通过相位抵消来减少伪迹。调整脉冲宽度或调换阳极可能有助于减少电刺激伪迹。若条件不允许，亦可使用单极刺激器，但务必注意不要刺激到邻近结构。操作区域周边需保持干燥，如果条件不允许，则应将神经轻轻抬离手术区域。

麻醉对SEP和MEP的影响特别大。因此，我们选择全静脉麻醉，通常使用丙泊酚和镇痛药物。应避免使用吸入性麻醉药物，直至记录到所有必要的反应为止。需要注意的是，除了NMB之外，NAP、CMAP和EMG都不会受到任何这些药物的明显影响。

与外科医生进行及时准确的沟通十分重要。这一点在周围神经病变中尤为突出，因为外科医生常常是直奔主题地关注最终反应如何。在开始刺激之前，必须告知外科医生在整个记录过程中需要保持刺激器放置于适当的神经、神经上的期望位置以及刺激极性。此外，无论是在术前还是术中，与麻醉团队的沟通也同样重要。最后，负责监督的神经生理专家亲临现场也很重要。在所有使用IONM的手术中，臂丛神经手术依赖于术中神经生理专家提供清晰的诊断解读，从而辅助手术决策。外科医生和神经生理专家之间直接而有效的沟通对于能否做出最佳决策，以及高难度手术的预后至关重要。

总结

针对周围神经系统的电生理监测能够为各种相关手术提供有用信息，从而补充和完善术前评估。监测有助于精确定位损伤，从病理生理学的角度加深对周围神经病变的理解，辅助做出更合理的诊疗决策，从而可能改进治疗结果。监测是通过调整常规电生理诊断技术（神经传导检查、诱发电位和肌电图）来完成的，但需特别注意包括电刺激伪迹和运动伪迹等的技术性因素。这些技术已经成功用于神经卡压综合征、创伤性神经损伤、周围神经肿瘤和其他可能损伤周围神经的手术中。医生不仅需要清楚地了解周围神经的解剖学和神经生理学，还需要了解并解决相关检查在技术层面存在的难点，只有这样才能通过检查提供准确的信息，从而改善患者治疗结局与功能恢复。在任何应用 IONM 的场景中，IONM 团队、外科医生和麻醉团队之间持续准确的沟通对于达成以上目标至关重要。

（闫思宇　郭睿　译　田蕊　方媛　审校）

参考文献

Aggarwal A, Srivastava DN, Jana M et al. (2017). Comparison of different sequences of magnetic resonance imaging and ultrasonography with nerve conduction studies in peripheral neuropathies. World Neurol 106: 185–200.

Aleem AW, Wilent WB, Narzikul AC et al. (2018). Incidence of peripheral nerve injury during shoulder arthroplasty when motor evoked potentials are monitored. J Clin Monit Comput 32: 897–906.

Amrami KK, Kliot M, Malessy JA et al. (2015). Imaging of peripheral nerves. Neurosug Focus 39: E1.

Berends HI, Journee HL, Racz I et al. (2016). Multimodality intraoperative monitoring in extreme lateral interbody fusion. Transcranial electrical stimulation as indispensable rearview. Eur Spine J 25: 1581–1586.

Bjoro B, Mykkeltveit I, Rustoen T et al. (2020). Intraoperative peripheral nerve injury related to lithotomy positioning with steep trendelenburg in patients undergoing robotic-assisted laparoscopic surgery—a systematic review. J Adv Nurs 76: 490–503.

Brown DM, McGinnis WC, Mesghali H (2002). Neurophysiologic intraoperative monitoring during revision total hop arthroplasty. J Bone Joint Surg 84A: 56–61.

Burkholder LM, Houlden DA, Midha R et al. (2003). Neurogenic motor evoked potentials: role in brachial plexus surgery. Case report. Neurosurgery 98: 607–610.

Carvalho GA, Nikkah G, Matthies C et al. (1997). Diagnosis of root avulsions in traumatic brachial plexus injuries: value of computerized tomography, myelography and magnetic resonance imaging. J Neurosurg 86: 69–76.

Chaudhary K, Speights K, McGuire K et al. (2015). J Clin Monit Comput 29: 549–554.

Harper CM (2004). Intraoperative cranial nerve monitoring. Muscle Nerve 29: 339–351.

Hashimoto T, Mitomo M, Hirabuki N et al. (1999). Nerve root avulsion of birth palsy: comparison of myelography with CT myelography and somatosensory evoked potential. Radiology 178: 841–845.

Hasija R, Kelly JJ, Shah NV et al. (2018). Nerve injuries associated with total hip arthroplasty. J Clin Orthop Trauma 9: 81–86.

Holland NR (2002). Intraoperative electromyography, Transcranial evoked potential detection of femoral nerve injury in trans-psoas lateral lumbar interbody fusion. J Clin Neurophysiol 19: 444–453.

Hollister AM, Simoncini A, Sciuk A et al. (2012). High frequency ultrasound evaluation of traumatic peripheral nerve injuries. Neurol Res 34: 98–103.

Jahangiri FR (2013). Multimodality neurophysiologic monitoring during tibial/fibular osteotomies for preventing peripheral nerve injuries. Neurodiagn J 253: 153–168.

Kim DH, Murovic JA, Teil RL et al. (2005a). A series of 397 peripheral nerve sheath tumors: 30-year experience at Louisiana State University Health Science Center. J Neurosurg 102: 246–255.

Kim DH, Murovic JA, Teil RL et al. (2005b). A series of 146 peripheral non-neural sheath nerve tumors: 30-year experience at Louisiana State University Health Science Center. J Neurosurg 102: 256–266.

Kim DH, Murovic JA, Teil RL et al. (2014). Operative outcomes of 546 Louisiana State University Health Science Center peripheral nerve tumors. Neurosurg Clin N Am 15: 177–192.

Kimura J (1979). The carpal tunnel syndrome. Localization of conduction abnormalities within the distal segment of the median nerve. Brain 102: 619–635.

Kline DG (2009). Timing for brachial plexus injury: A personal experience. Neurosurg Clin N Am 20: 24–26.

Kline DG, Happel LT (1993). A quarter century's experience with intra-operative nerve action potentials recording. Can J Neurol Sci 20: 3–11.

Kline DG, Hudson AR (1995). Nerve injuries: operative results for major nerve injuries, entrapments and tumors, Saunders, Philadelphia.

Kline DG, Hackett ER, May PR (1969). Evaluation of nerve injuries by evoked potentials and electromyography. J Neurosurg 31: 128–136.

Kurup AN, Morris JM, Boon AJ et al. (2014). Motor evoked potential monitoring during cryoablation of musculoskeletal tumors. J Vasc Int Radiol 25: 1657–1664.

Levi AD, Ross AL, Cuartas E et al. (2010). The surgical management of symptomatic peripheral nerve sheath tumors. Neurosurg 66: 833–840.

Nagda SH, Rogers KJ, Sestokas AK et al. (2017). Neer Award 2005: peripheral nerve function during shoulder arthroplasty using intraoperative nerve monitoring. J Shoulder Elbow Surg 16: S2–8.

Nelson KR, Vasconez HC (1995). Nerve transection without neurotonic discharges during intraoperative electromyographic monitoring. Muscle Nerve 18: 236–238.

Oberle J, Antoniadis G, Kast E et al. (2002). Evaluation of traumatic cervical nerve root injuries by intraoperative evoked potentials. Neurosurg 51: 1182–1190.

Padua L, Liotta G, Pasquale A et al. (2012). Contribution of ultrasound in the assessment of nerve diseases. Eur J Neurol 19: 47–54.

Prell J, Rampp S, Romstock J et al. (2007). Train time as a quantitative electromyographic parameter for facial nerve function in patients undergoing surgery for vestibular schwannoma. J Neurosurg 106: 826–832.

Robinson LR (2000). Traumatic injury to peripheral nerves. Muscle Nerve 23: 863–873.

Romstock J, Strauss C, Fahlbusch R (2000). Continuous electromyography monitoring of motor cranial nerves during cerebellopontine angle surgery. J Neurosurg 93: 586–593.

Schmitt WR, Daube JR, Carlson ML et al. (2013). Use of supramaximal stimulation to predict facial nerve outcomes following vestibular schwannoma microsurgery: results from a decade of experience. J Neurosurg 118: 206–212.

Seddon HJ (1954). Peripheral nerve injuries, Medical Research Council Special Report Series No. 282, Her Majesty's Stationary Office, London.

Seddon HJ, Medawar PB, Smith H (1943). Rate of regeneration of peripheral nerve in man. J Physiol 102: 191–215.

Shin AY, Spinner RJ, Steinmann SP et al. (2005). Adult traumatic brachial plexus injuries. J Am Acad Orthop Surg 13: 382–396.

Simon NG, Spinner RJ, Kline DG et al. (2016). Advances in the neurological and neurosurgical management of peripheral nerve trauma. Neurosurgery 87: 198–208.

Spinner RJ, Kline DG (2000). Surgery for peripheral nerve and brachial plexus injuries or other nerve lesions. Muscle Nerve 23: 680–695.

Spinner RJ, Hanna AS, Maldonado AA et al. (2019). Peripheral nerve. Oper Neurosurg 17: S229–S255.

Sunderland S (1951). A classification of peripheral nerve injuries producing loss of function. Brain 74: 491–516.

Sutter M, Hersche O, Leunig M et al. (2012). Use of multimodal intra-operative monitoring in averting nerve injury during complex hip surgery. J Bone Joint Surg Br 94: 179–184.

Telleria JJ, Safran MR, Harris AH et al. (2012). Risk of sciatic nerve traction injury during hip arthroscopy-is it the amount or duration? An intraoperative nerve monitoring study. J Bone Joint Surg Am 94: 2025–2032.

Tiel RL, Happel LT, Kline DG (1996). Nerve action potential recording method and equipment. Neurosurgery 39: 103–109.

Turkof E, Millesi H, Turkof R et al. (1997). Intraoperative electroneurodiagnostics (transcranial electrical motor evoked potentials) to evaluate the functional status of anterior roots and spinal nerves during brachial plexus surgery. Plast Teconstr Surg 99: 1632–1641.

Wade RG, Takwoingi Y, Wormald JCR et al. (2019). MRI for detecting root avulsions in traumatic adult brachial plexus injuries: a systematic review and meta-analysis of diagnostic accuracy. Radiology 293: 125–133.

Zaidman CM, Seelig MJ, Baker JC et al. (2013). Detection of peripheral nerve pathology: comparison of ultrasound and MRI. Neurology 80: 1634–1640.

Zaltz I, Baca G, Kim Y et al. (2014). Complications associated with periacetabular osteomy. A prospective multicenter study. J Bone Joint Surg Am 96: 1967–1974.

第 18 章
脑神经相关手术的监测

Jaime R. López[1*]，Alan D. Legatt[2]

[1]*Department of Neurology and Neurological Sciences, Stanford University School of Medicine, Stanford, CA, United States*
[2]*Department of Neurology, Montefiore Medical Center and Albert Einstein College of Medicine, Bronx, NY, United States*

摘 要

脑神经（cranial nerve，CN）功能的术中神经生理监测（IONM）是在有 CN 损伤风险的外科手术中进行多模态监测的一个重要组成部分。在大多数病例中，IONM 包括对 CN 及其走行进行定位和描绘，以及在术中监测 CN 运动功能。然而，CN Ⅷ没有运动功能，且在许多外科手术中都有损伤的风险，可以通过脑干听觉诱发电位进行轻松而准确的监测。文献明确指出，基本的肌电图（EMG）技术可以安全而充分地监测运动 CN 的功能，如记录连续肌电图活动和电刺激诱发的复合肌肉动作电位。一些新技术，如皮质延髓运动诱发电位和反射研究，显示出功能评估的巨大潜力，但需要进一步研究来确定其临床效果。EMG 仍然是临床神经生理学的基本技术，大量的临床研究支持其在运动 CN 功能术中神经生理监测中的作用，并应作为 IONM 多模态综合方案的一部分。了解 EMG 的生理基础和它与运动功能改变相关的变化，将使临床医生能够通过调整手术进程来防止损伤，并提高患者的安全性。

关键词： 术中神经生理监测，脑神经，肌电图，运动功能，眼外肌，面神经，神经强直，脑干听觉诱发电位，颅底手术

引言

通过临床神经生理学技术来协助治疗患者，已经远远超出了神经诊断实验室的范畴，并被常规地用于各类危及神经系统的外科手术和血管内手术管理中。术中神经生理监测（IONM）通常被运用于许多神经外科、骨科和血管外科手术的病例中。在这些病例中，大脑、脊髓和神经根往往存在受伤的风险。IONM 技术和应用可分为两个基本类别：①定位和识别重要功能区域；②神经功能的连续监测（Legatt，1991）。在第 1 类中，电生理测试用于识别解剖学无法定位的神经结构，例如，隐藏在肿瘤囊或瘢痕组织中的神经。相反，术中连续监测的目的是检测神经系统内特定结构或通路的功能状态，而不是确定它们的精确解剖位置。根据解剖关系选择术中可能处于危险的通路进行监测。该类 IONM 的根本目的是要在神经系统永久性损伤之前，评估可能即将发生神经系统损伤的功能变化，从而可以在手术过程中进行干预，减少永久性损伤的风险。在大多数病例中，IONM 的目的是评估中枢神经系统（大脑和脊髓）的功能。评估脑神经（CN）和周围神经的功能并不常见。对 CN 功能进行监测时，通常只对少数 CN（如面神经）进行常规监测。必须了解，评估 CN 功能通常涉及 IONM 的两个类别：识别或描绘 CN 结构，以及 CN 功能的连续监测。

12 组 CN 是通过解剖学来定义的。CN Ⅰ和 CN Ⅱ，即嗅神经和视神经，实际上是 CN 束。它们分别连

* 通讯作者：Jaime R. López, M.D., F.A.C.N.S., Center for Academic Medicine, 453 Quarry Road, Neurology and Neurological Sciences 5235, Stanford, CA 94304, United States. Tel: +1-650-725-9876, Fax: +1-650-723-7434, E-mail: lopezjr@stanford.edu

接着视网膜和嗅球及对应的负责嗅觉和视觉的感觉皮层区域。CN Ⅲ至 CN Ⅻ是真正的外周神经，包含运动纤维、感觉纤维或混合纤维。它们从脑干发出，通过不同的颅孔出颅。在本章中，我们将介绍 CN Ⅲ至 CN Ⅻ的 IONM 监测技术。对视神经以及视觉通路其他部分的监测，是在第 3 章中介绍。

历史

IONM 是一个仍然年轻并在不断发展的领域，它在过去 30 年里取得了相当大的进步。从事该领域的许多人都认为，我们所做的工作是新颖的。这些在 1929 年德国精神病学家 Hans Berger 发现脑电图之前是无法做到的。凭借我们对神经解剖学和临床神经生理学的理解以及所掌握的技术，我们可以监测神经系统功能的许多领域。我们还可以识别在手术中可能危及的神经结构。然而，外科医生自开展手术以来，就一直希望能够在术中识别神经结构。尽管人们认为 IONM 是新颖且创新的，实际上它是基于相当长一段时间以来已知的基本临床神经生理学原理。1912 年，Fedor Krause 博士利用这些原理，发表了第一篇关于 IONM 的简介。1898 年 7 月 14 日，在一次耳蜗神经切断术中，他报告了以下情况："应用感应装置发出的微弱电流，对剩余的神经干或支配鼻和嘴部的分支远端进行单极刺激，会导致右面部区域特别是眼轮匝肌的收缩"（Krause，1912）。利用这种技术，他通过电刺激神经并观察面部肌肉收缩来评估面神经功能的完整性。这与我们今天所做的事基本相同，只是我们不是用肉眼观察面部收缩，而是记录诱发肌电图（EMG）反应。在 20 世纪 60 年代末，EMG 被更广泛地用于评估周围神经和脑神经功能。

监测技术

自由和诱发 EMG

大多数 CN 都是利用其运动成分进行监测的。周围神经监测基于相同的原理，使用类似的刺激和记录技术来评估其他周围运动神经功能的完整性。这包括记录自发 EMG 活动和对患者进行电刺激后诱发的 EMG 活动，后者可以从相应的肌肉所记录到，有时被称为"诱发 EMG（triggered EMG）"。将 EMG 作为监测技术的原理是，运动轴突中的动作电位（无论是自由的，还是手术操作对轴突的机械刺激或由电刺激所引起）导致该轴突所支配的肌肉纤维去极化，从而产生复合肌肉动作电位（CMAP）并被 EMG 记录电极采集。

记录电极

可以通过表面、皮下或肌肉内电极记录 EMG。表面和皮下电极一般不太理想，因为会遗漏远处的运动单位电位活动，在某些情况下可能难以确定产生 EMG 活动的特定肌肉。使用肌肉内电极可以提高信噪比，并允许进行"近场"记录，因为可以将记录电极尽可能放置在靠近发生器的地方（Schlake 等，2001）。传统的皮下针和细线电极是目前主要使用的两种类型电极。所需针电极的具体类型和长度取决于目标肌肉的位置和深度。在许多情况下，由于针的长度太短而无法到达肌肉，皮下电极可能不适合记录 EMG 活动。然而，对于相对表浅的肌肉，如头、脸、颈（斜方肌和胸锁乳突肌）和舌部的肌肉，这些电极可以进行良好的记录。

肌肉内细线电极，也被称为"钩丝"电极，其优点是比针电极更细。此外，这些电极有 2 ～ 3 mm 的非绝缘端，钩在传统皮下注射针的斜面上，可以置入深层和浅层肌肉中，且更容易置入较小的肌肉中。通过皮下注射针将金属导线插入肌肉中。然后，慢慢拔出针头并来回旋转，使导线脱落并留在肌肉内。该电极在肌肉内非绝缘的部分通常"钩"在肌肉上并留在肌肉内，以便记录肌肉内肌电图。市场上的"钩丝"电极可以通过单线或双线连接到皮下注射针的斜面上（图 18.1）。使用一个皮下针引导器同时放置双线电极时，有潜在的缺陷。如果导线在针内挤得太紧，那么当针从肌肉中拔出时，导线可能无法从针中引出来。还有一种风险是，在肌肉内放置导线后，两根导线同时被引出并保持相互接触。这可能导致同相抵消，无法记录 CMAP。对于较深的肌肉，可以使用较长的皮下针作为导入器。插入后，导线电极的外部绝缘部分被固定在皮肤上以防止脱落。如果放置和固定得当，细线电极是非常稳定的，只有在意外拉出时才会移位；它们能提供出色和稳定的 EMG 信号记录。

记录技术

无论使用哪种类型的肌肉内电极，记录参数都

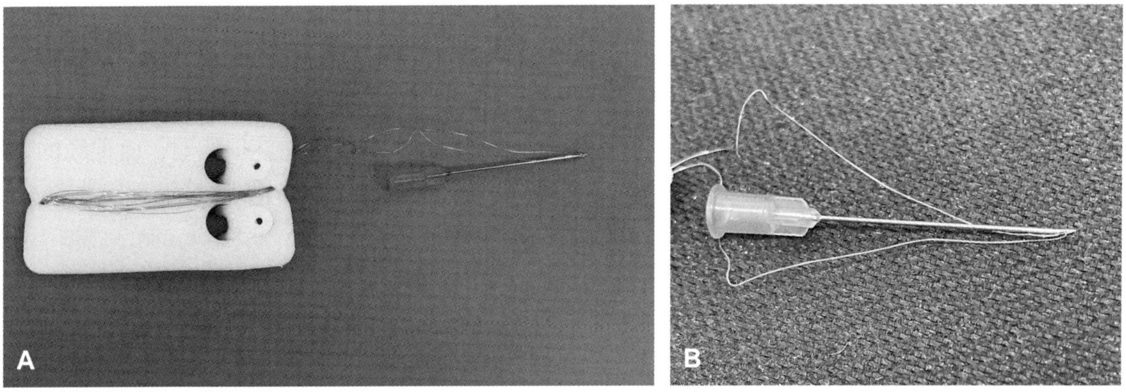

彩图

图 18.1（彩图请扫二维码或见书后） **A.** 成对 EMG 钩丝电极；**B.** 钩丝电极的近观。（Medtronic，Minneapolis，MN 55432-5640，USA，Product # 8226326，25mm. © 2021 Jaime R. López，MD.）

与传统门诊 EMG 检查所用针电极的参数相似。以下放大器设置适于 EMG 记录：增益为 50 ～ 200 μV，低频滤波 20 ～ 30 Hz，高频滤波为 10 kHz。

在连续的 EMG 记录中，使用较长时基如每格 70 ～ 200 ms，有利于观察 EMG。非电刺激神经产生的 EMG 活动，通常被称为“自由 EMG 活动”。它可能是由机械刺激或既往激惹引起的，使用这个时基很容易观察到。然而，对于记录诱发肌电图，通常使用每格 2 ～ 5 ms 的较短时基就足够了。当然，诱发肌电图应考虑到受刺激神经和相应支配肌肉之间的距离，并相应调整时基。通常，EMG 记录是同时从多块肌肉记录到的，并可以在电脑显示屏或示波器上同步观察其活动。熟悉诊断性 EMG 的人都知道音频部分的重要性。例如，人们可以通过音频识别 EMG 活动而不必看屏幕。音频反馈可以帮助区分 EMG 活动和伪迹。连续的音频反馈也可以让外科医生实时听到 EMG 活动。因此，外科医生可以将特定的手术事件与 EMG 活动的开始或增加联系起来。这意味着特定的手术操作正在刺激神经并使神经去极化，然后导致相应的 EMG 活动。观察到 EMG 活动不一定等同于神经损伤。然而，至少它表明相应神经的去极化。

与其他 IONM 模式一样，电噪声和伪迹可干扰 EMG 记录，或看起来像真实的 EMG 活动。监测小组必须能够区分真正的 EMG 活动和伪装成 EMG 的伪迹。对不同类型的电干扰及其潜在原因的详细讨论不在本章详细展开。手术室（operating room，OR）的许多设备或场景，如显微镜、患者和血液加温器、电刀、超声吸引器、手术床、麻醉机和压力袜，都会导致手术室里的电噪声干扰。在提醒外科医生存在 EMG 活动之前，应该逐一排查这些潜在的伪迹源。

IONM 期间的 EMG 发现

虽然门诊诊断和术中 EMG 的基本生理原理相似，但在手术室中使用 EMG 的记录方式却大不相同。在手术室中，我们一般不进行电生理诊断，相反，目标是检测刺激特定周围神经（本章为 CN）而产生的 EMG 活动。因此，在手术室里可以看到几种不同类型的 EMG 活动。这些活动包括 CMAP、活动性失神经电位［如纤颤电位（在麻醉期间仍然存在）］和神经强直放电（Harper，1998）。其中，最重要的是神经强直放电（Daube 和 Harper，1989）。神经强直放电与其他类型运动单位电位的区别在于放电的频率和模式，以及与可能损伤神经结构的机械或代谢刺激之间的关系（Harper，1998）。运动单位电位的频率为 10 ～ 15 Hz，且具有连续半规律模式（Harper，1998）。纤颤电位的频率为 1 ～ 5 Hz，是有规律的连续模式。而神经强直放电频率高得多，在 50 ～ 200 Hz 之间，可以看到短暴发或长串活动。肌电图学家通过波形和声音识别这些高频放电，与终板尖波、肌强直和神经肌强直相似。

已经有作者描述了不同分类的 EMG 模式。Prass 和 Lüders（1986）确定了与术中事件相关的面部肌肉暴发和连续性肌电反应（train）活动。他们假设暴发活动是由多个面神经轴突的单次放电引起，并与直接的机械性神经损伤、冲洗、使用浸有乳酸林格溶液的脑棉敷在面神经上或者电灼有关。他们将 train 活动分为高频（50 ～ 100 Hz）的“轰炸机电位”和低频放电（1 ～ 50 Hz）。这些都与面神经的牵拉有关。

Romstöck 等（2000）将 EMG 活动模式分为 A-trains、B-trains 和 C-trains。A-trains（图 18.2 A 和图 18.3 A）与神经元强直放电相同，是快速、重复的放电。通常在频率上有一些变化，提示有明显的神经激惹或损伤。手术中，神经强直放电的出现和数量与该脑神经术后功能障碍的风险增加有关（Romstöck 等，2000）。B-trains（图 18.2 B）是缓慢重复的放电，偏良性影响，不能预测术后神经功能障碍。经常会遇到零星单一的 EMG 放电，通常是良性的。C-trains 是不规则的 EMG 放电，类似于 EMG 干扰模式，如在麻醉深度较浅时可以看到。

还有其他原因导致类似于 A-trains 的 EMG 模式。用冷水灌洗术区，冷却运动性脑神经（图 18.3 B）产生 EMG 放电，虽然是良性的反应，但与机械刺激神经产生的神经强直放电无法区分。电凝（图 18.3 C）也可以产生类似于神经强直放电的伪迹。应该认识到，使用电凝时，监测自由 EMG 活动可能无法可靠地检测到运动性脑神经的刺激或损伤，因为使用电凝会产生电伪迹。

另一个可能的混淆因素是由于患者既往病理改变（例如，肿瘤压迫运动性脑神经）导致基线存在自由 EMG 活动。这可以通过手术早期（即手术医生在脑神经附近操作之前）就出现自由 EMG 活动来识别。相反，由手术操作引起的“自由”EMG 活动，往往与手术操作时间相吻合。减轻麻醉深度与肌紧张的出现也会引起自由 EMG 活动，但并不总是在所有肌群中平均出现或同时发生。重要的是要理解 EMG 是在轴突膜去极化时产生的，这既可以在良性条件下发生，如非创伤性的机械、代谢或热刺激，也可以在缺血或创伤性神经损伤下发生（Møller，1994；Harper，1998）。肌电图对轴突去极化很敏感，但并非针对某一特定病因。因此，需要仔细分析和解释 EMG 活动。

脑神经受损时产生的自由 EMG 活动的数量取决于神经受到的伤害类型。机械性压迫可能会导致大量的 EMG 活动，尤其是压迫速度很快时；而神经的锐性切断，可能只会导致很小的电活动或没有自由 EMG 活动（Møller，1994；Crum 和 Strommen，2007）。

诱发 EMG 记录

记录诱发 EMG 用于定位或识别那些仅靠外观无法在术野中定位或识别的脑神经或脑神经核，例如，被不断生长的听神经瘤压迫变薄并与肿瘤包膜粘连的面神经。一般是通过外科医生使用探针在术野内进行电刺激来诱发肌电图反应。单极和双极刺激都可以使用，在单极刺激中，探头为阴极，电流通过远处的阳极返回。与单极刺激相比，双极刺激的高电流密度及其产生的轴突刺激能更集中于探针尖端。因此，单极刺激可能更有助于检测目标神经是否在探针的附近，而双极刺激则能提供更精确的定位。然而，在双极刺激下，如果手术区域内积聚有液体，刺激电流可能会通过液体传导而不能到达附近的神经。因此，在进行刺激测试前，应抽吸术区内待测区域内的液体。造成假阴性结果（当神经受到刺激时，没有 EMG 反应）的另一个可能原因是药物性神经肌肉阻滞（NMB）。在进行诱发 EMG 记录之前，应确认没有 NMB。在监测自由 EMG 活动时，NMB 也会阻断对运动轴突放电的 EMG 反应，妨碍对机械刺激、牵拉或运动性脑神经损伤的监测。

如果患者的目标肌肉有自由 EMG 活动，无论是基线时出现的还是由之前手术操作引起的反应，该 EMG 活动都可能在诱发 EMG 记录中恰巧出现。两者的区别在于，由刺激引起的真正诱发 EMG 反应在刺激后存在一致的潜伏期（图 18.4，左），而自由 EMG 活动的出现时间相对于刺激来说是变化

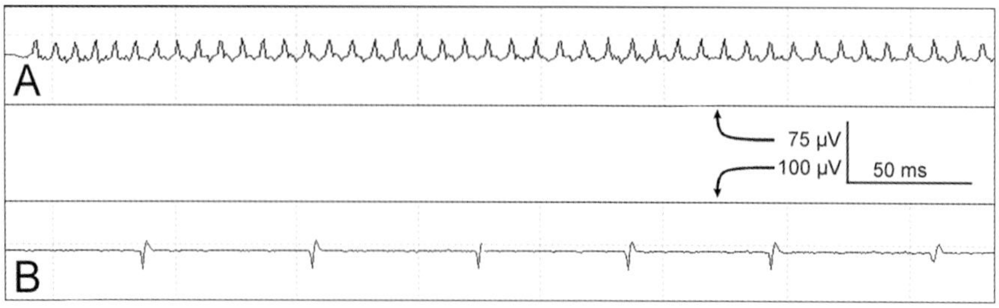

图 18.2 自由 EMG 放电的示例。**A.** 左侧前庭神经鞘瘤术中，从左侧口轮匝肌上记录到的神经强直放电或 A-trains。**B.** 右侧前庭神经鞘瘤术中，从右侧上腭记录到的缓慢重复的 B-trains。（© 2021 Alan D. Legatt，MD，PhD.）

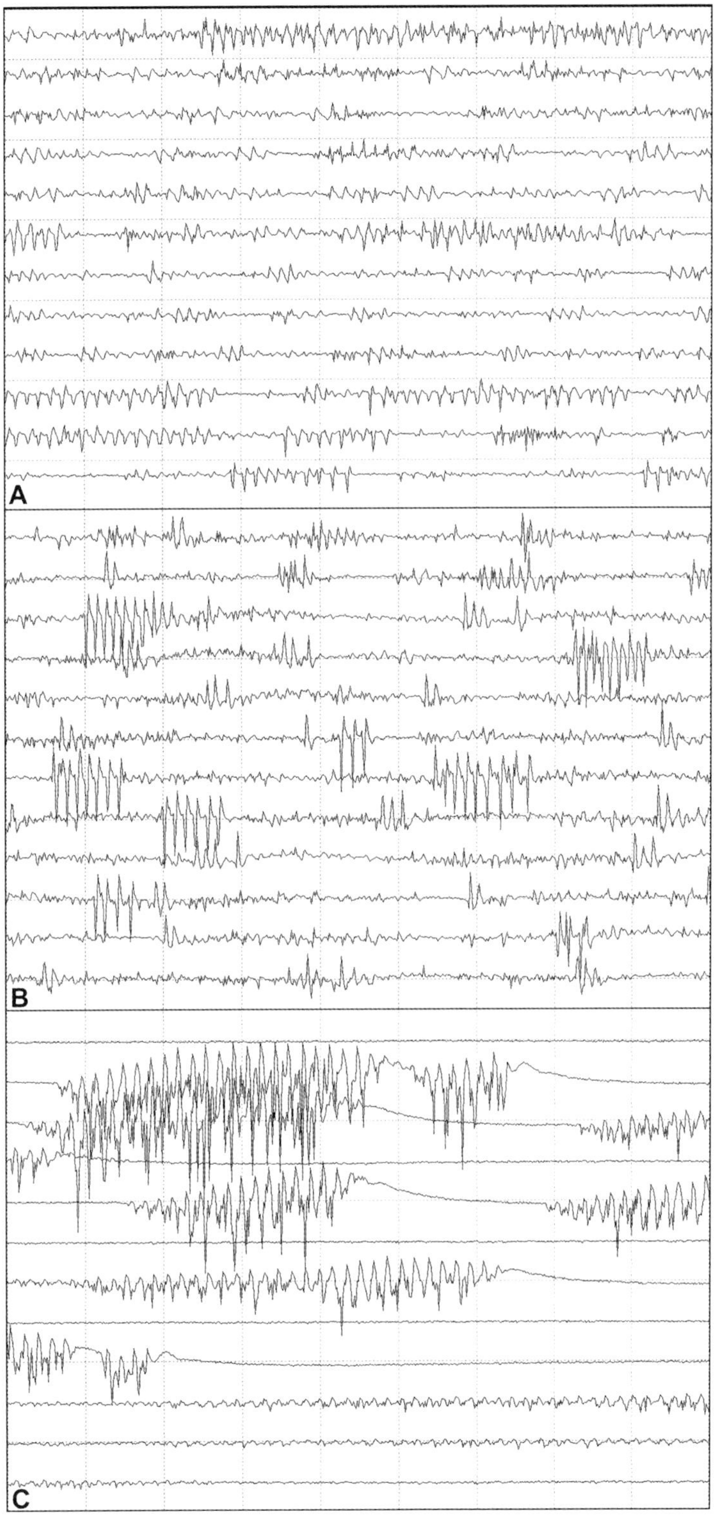

图 18.3 左侧前庭神经鞘瘤手术，术中记录的左侧口轮匝肌的肌电图（连续扫描）示各种病因所致的重复放电模式。**A.** 颅内面神经的手术操作引起的神经强直放电。**B.** 用冷水冲洗术区产生的自由 EMG 活动。**C.** 双极电凝伪迹。（© 2010 Alan D. Legatt，MD，PhD.）

和随机的（图 18.4，右）。

肌电图监测的另一个潜在问题是，由于术中创伤导致的神经传导阻滞（神经失用）可能是可逆的（图 18.5）。如果发生这种情况，传导阻滞的远端神经仍然可以用电刺激来识别并监测到自由 EMG 活动，因为其内部没有发生沃勒变性，但位于脑干和传导阻滞之间的神经不能被识别或监测，因为那里发生的动作电位不会到达目标肌肉。

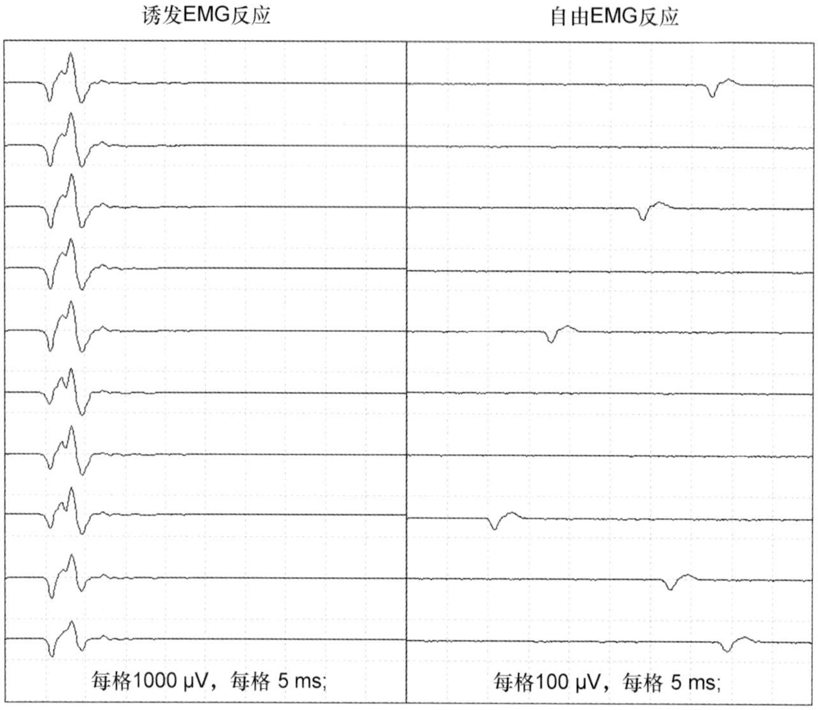

图 18.4 右侧前庭神经鞘瘤术中记录诱发 EMG 数据。（左）右侧口轮匝肌记录的反应有一致的潜伏期，代表脉冲从颅内面神经的刺激部位到肌肉的传导时间。（右）在术中刺激另一个点时，从右腭记录的自由 EMG 放电显示了不同的刺激后潜伏期。图中显示 10 个连续的扫描记录，在每次扫描开始时给予刺激。[From Legatt AD（2015）. Intraoperative neurophysiology：interactive case studies. Demos Medical，New York.]

麻醉和 EMG 监测

一般来说，吸入和静脉麻醉剂对 EMG 监测几乎没有影响。然而，一些吸入麻醉剂如异氟烷可以产生肌松作用（Eger，1984）。显然，神经肌肉阻滞剂（neuromuscular blocking agent，NMBA）会影响 EMG 活动，因此建议在进行 EMG 监测时，不使用 NMBA。可以在麻醉诱导时使用短效 NMBA，因为它们的药效在手术关键步骤时已经消失。然而已有报道，持续输注短效 NMBA，记录的小鱼际肌 CMAP 降低至基线水平 50% 的情况下，能成功地进行 EMG 活动的 IONM（Lennon 等，1992；Kizilay 等，2003）。由于神经肌肉阻滞（NMB）的程度会有所不同，所以不建议重复使用 NMBA。此外，通常仍能够在可控的部分 NMB 下监测运动 CN 的肌电活动，因为 NMBA 对肢体肌肉的影响往往大于对脑神经支配肌肉的影响（Harper，1998）。在一项纳入 200 例选择性甲状腺手术的前瞻性研究中，Marusch 等（2005）研究了肌松药对喉返神经（recurrent laryngeal nerve，RLN）监测的影响。使用氧气、氧化亚氮和异氟烷的平衡麻醉，使用罗库溴铵作为非去极化 NMBA。可以通过连续监测拇内收肌的加速度［抽动（% TW）］来评估肌松程度。从声带肌获得的总动作电位（summed action potential，SAcP）特征是通过肌电图曲线下的面积来描述，以毫伏秒（mV s）表示。以 3 Hz 频率、3 mA 电流强度及 200 ms 的脉宽对 RLN 或迷走神经进行双极刺激，随着 NMB 效果的降低，声带诱发电位的波幅会增加。在 0% TW 时，他们观察到平均 SAcP 为 1.27 mV s，而在 25% TW 时，平均 SAcP 为 5.08 mV s。研究表明，所有患者中，当肢体肌肉松弛程度大于 90% 时，声带的 SAcP 是可以记录到的。他们得出结论，在受控的部分 NMB 情况下对 RLN 进行 EMG 监测是可行的。尽管这些报告表明 EMG 监测仍然可以进行，但我们更倾向在手术的关键时段不使用任何 NMBA 以避免任何潜在的混淆变量。

运动诱发电位

诱发肌电图是间断记录的，当轴突受到刺激时可以通过自由肌电图的连续监测检测到。这两种技术都不能评估运动神经是否具备传导神经冲动的正常功能。有一种测试方法是通过经颅电刺

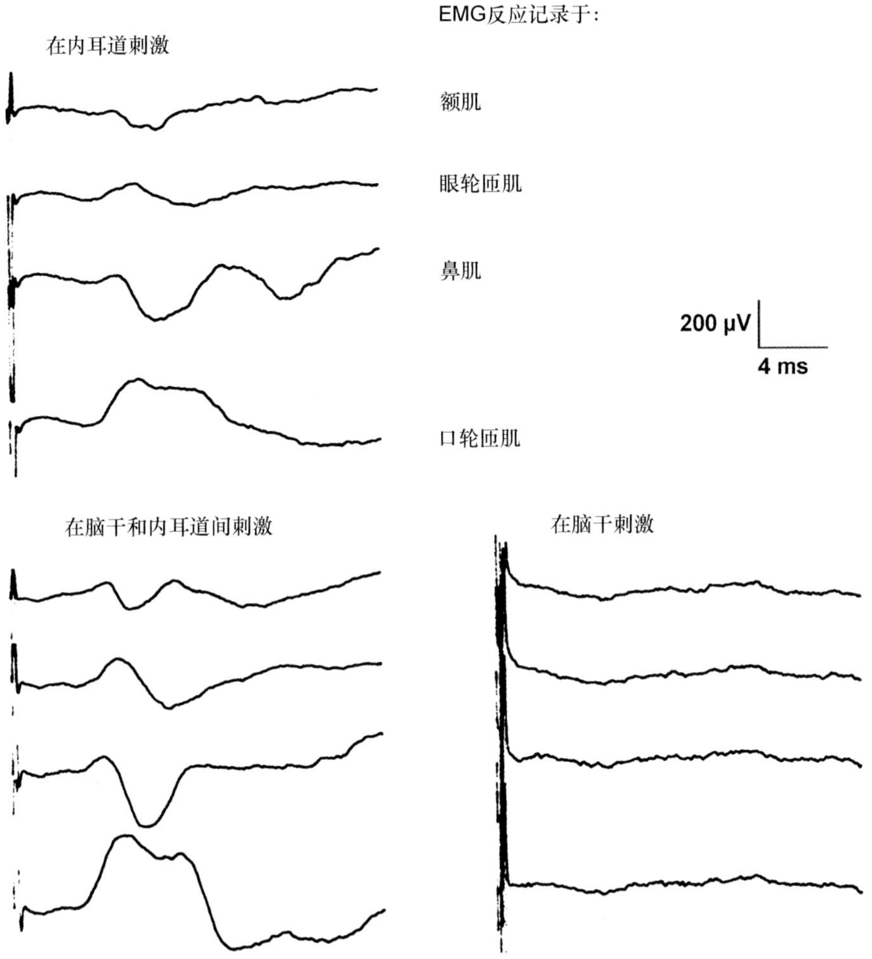

图 18.5 一名 13 岁男孩，患神经纤维瘤病和双侧听神经瘤，在切除右侧听神经瘤时，刺激颅内面神经引起面肌的 EMG 反应。图示切除过程中出现传导阻滞。然而，神经的解剖完整性得以保留。电刺激肿瘤包膜时发现面神经位于意外位置，从外观上无法辨别。外科医生说，如果没有 IONM 提供的信息，他会从这一点上切入肿瘤包膜。[Modified from Legatt AD (1991) . Intraoperative neurophysiologic monitoring. In：EAM Frost (Ed.)，Clinical anesthesia in neurosurgery，second edn. Butterworths，Stoneham，MA，pp. 63-127.]

激（transcranial electrical stimulation，TCES）来记录上运动神经元的皮质延髓运动诱发电位（MEP）（Deletis 和 Fernández-Conejero，2016）。TCES 电极的位置通常比诱发四肢肌肉 MEP 的位置低，以便优先刺激控制头部肌肉的皮层区域。刺激电极和记录电极的距离很近，导致电刺激伪迹很大。从面部肌肉记录时的另一个问题是电流可能直接刺激了面神经的颅外段，而完全没有评估颅内段神经。应对该问题的方法之一是记录成串刺激与单一刺激的反应。在 MEP 监测过程中通常需要脉冲成串刺激，以便在下运动神经元中产生足够的兴奋性突触后电位的总和，使其达到阈值并使其放电。相比之下，单一刺激就足以兴奋周围神经。因此，在成串刺激中出现反应，而在单一刺激中不出现反应，可能是由面神经颅内段介导的，而两者均能出现反应可能是刺激了面神经颅外段。然而，Téllez 等（2016）报告了使用皮质延髓 MEP 技术可能混杂面神经的外周激活。更多细节可参见 Deletis 和 Fernández-Conejero（2016）和 Téllez 等（2016）关于皮质延髓 MEP 的记录。

体感诱发电位

头面部的感觉由三叉神经支配，可以通过刺激三叉神经分支记录体感诱发电位（SEP）来评估。这在技术上是很困难的，因为 SEP 的刺激电极和头皮记录点之间的距离很短，导致 SEP 波形中出现较大的电刺激伪迹。由于三叉神经刺激点到大脑的传导距离，三叉神经 SEP 的峰值成分潜伏期要比刺激肢体神经得到的 SEP 短得多。在麻醉状态下可以记录到的短时程神经源性 SEP 成分的潜伏期在 10 ms 以内；长时程潜伏期的成分可能是肌源性的，由三叉神经反射介导（Cruccu 等，2008）。由于潜伏期短，大的刺激伪迹常常与三叉神经 SEP 重叠并模糊不清，在技术上很难记录它们。

脑干听觉诱发电位

脑干听觉诱发电位（BAEP）是用来监测第八组脑神经（CN Ⅷ）及脑干听觉通路的。它们通常是由单声道的短声刺激引起的（有些中心使用短纯音而不是短声），并在头顶（Cz）和受试耳同侧的耳垂或乳突（Ai）之间记录。头顶和对侧耳（Cz-Ac）之间的记录也有助于识别和区分一些成分。最多可以记录 7 个波峰，用罗马数字标注，并根据 Jewett 和 Williston（1971）的惯例，将顶点的正向波绘制成向上偏转的图（图 18.6）。Ⅳ波和Ⅴ波经常融合成形态各异的Ⅳ - Ⅴ波复合体；在某些受试者中，Ⅴ波可能出现在Ⅳ波下降段的拐点上，或者它们可能平滑地融合成一个更宽的复合波（Chiappa 等，1979）。Cz-Ac 记录导联是 Cz-Ai 最有用的辅助手段，因为该通道的Ⅴ波可以更清楚地与Ⅳ波分开。如果一个 Cz-Ac 通道被用于术中监测，当前的Ⅴ波数据必须与术中早期同一 Cz-Ac 通道中记录的Ⅴ波数据进行比较。

Ⅰ、Ⅲ和Ⅴ波是 BAEP 中最稳定的波，也是解释 BAEP 的主要依据。Ⅰ波是第八组脑神经复合动作电位，发生于耳蜗神经最远端，记录为受试耳周围负的近场电位。因此，它在 Cz-Ai 和 Ac-Ai 波形中显示为一个上行（正）峰，而在 Cz-Ac 波形中则没有（图 18.6）。其余的 BAEP 波峰是远场电位，是多个发生源产生的组合（Legatt，2012），尽管临床-病理的相关性已经确定了其中一些主要发生源。Ⅲ波主要对应脑干听觉通路在脑桥下份的活动，大约在上橄榄复合体水平，而Ⅴ波主要对应脑干听觉通路在中脑的活动，大约在下丘水平。Ⅵ波和Ⅶ波虽然可能更多地起源于靠前的结构（如内侧膝状体），但也有相当部分起源于中脑，在正常人中可能没有。因此，BAEP 不能用来评估或监测中脑腹侧的听觉通路（Legatt，2012）。

手术中，如果耳蜗神经或第八组脑神经远端存在损伤风险，且手术入路允许（例如，颅后窝入路暴露内耳道内的前庭神经鞘瘤），可以在第八组脑神经近端放置一个电极用来记录近场复合动作电位，通常比从头皮记录到的远场 BAEP 大得多（图 18.7）。所需信号平均的次数更少，可以更频繁地评估耳蜗神经和远端听神经。也可以记录来自头皮的远场 BAEP，因为近场记录电极无法监测邻近该

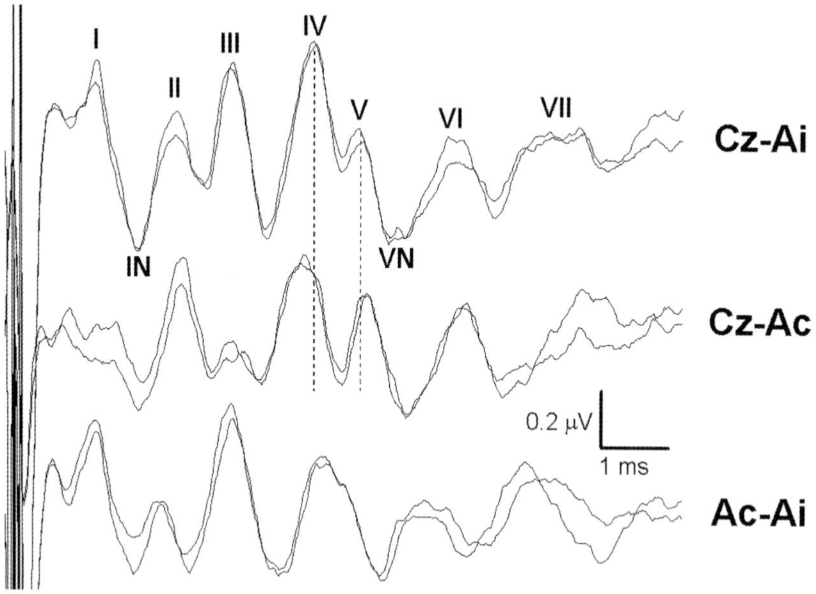

图 18.6 对正常受试者进行单耳刺激后，通过三个不同的记录电极导联同时记录脑干听觉诱发电位，Ⅰ波至Ⅶ波可见。垂直虚线表示 Cz-Ai 导联波形中Ⅳ波和Ⅴ波的峰值潜伏期，这些峰值在 Cz-Ac 导联波形中相隔更远。正极（相对于第二个输入的第一个输入）被绘制成一个向上的偏转。[From：Legatt AD（2012）. Brainstem auditory evoked potentials：methodology，interpretation，and clinical application. In：MJ Aminoff（Ed.），Aminoff's electrodiagnosis in clinical neurology，sixth edn. Elsevier，Philadelphia，pp. 519-552.]

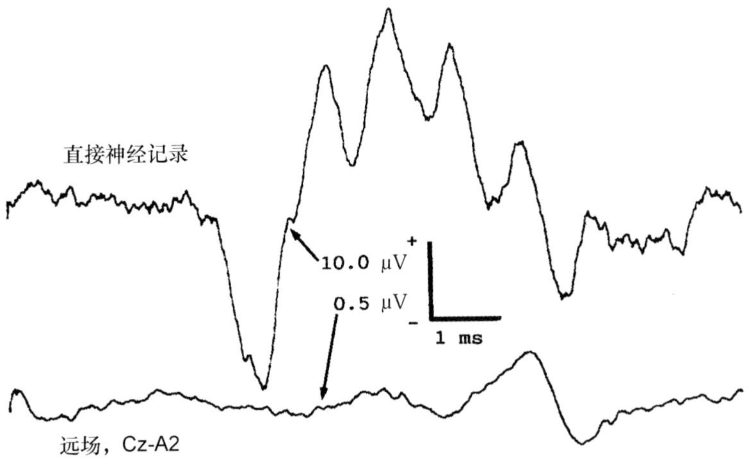

图 18.7　一位患有梅尼埃病和难治性眩晕的患者进行选择性前庭神经切断时，同时记录第八组脑神经的复合动作电位（上）和头皮的远场 BAEP（下）。注意不同的垂直比例尺，近场反应约为远场 BAEP 的 80 倍。[From Legatt AD（2015）. Electrophysiologic auditory tests. In：GG Celesia，G Hickock（Eds.），The human auditory system：fundamental organization and clinical disorders. Handbook of clinical neurology，third series，vol. 129. Elsevier，Amsterdam，The Netherlands，pp. 289-311.]

电极的听神经或脑干听觉通路。

由于手术中使用头戴式耳机是不切实际的，所以术中 BAEP 监测的声学刺激通常使用耳塞，通过一段几厘米长的柔性塑料管连接到产生声学刺激的传感器。应注意防止该管子从耳道内脱落或打结，因为这可能会影响声音刺激到达耳朵。血液、灌洗液和皮肤消毒液等液体进入外耳道，也会降低到达内耳的刺激强度。为了避免这种情况，耳塞应该用防水密封条固定住（Legatt，2002）。

在术中监测 BAEP 时，应该注意测量波幅和潜伏期。典型的报警标准是组分（最常见的是Ⅴ波）的波幅下降 50%，或者Ⅴ波的绝对潜伏期或Ⅰ～Ⅴ波峰间期延长 1 ms（Legatt，2018）。与 SEP 和 MEP 相比，BAEP 相对不受麻醉剂的影响。它们受温度影响，组分潜伏期可能因全身性或局部性低温而延长。后者可由冷水灌洗术野而引起；如果第八组脑神经近端温度降低，将导致传导减慢以及Ⅲ波和Ⅴ波的延迟。一旦低体温恢复，变化可逆（图 18.8）。

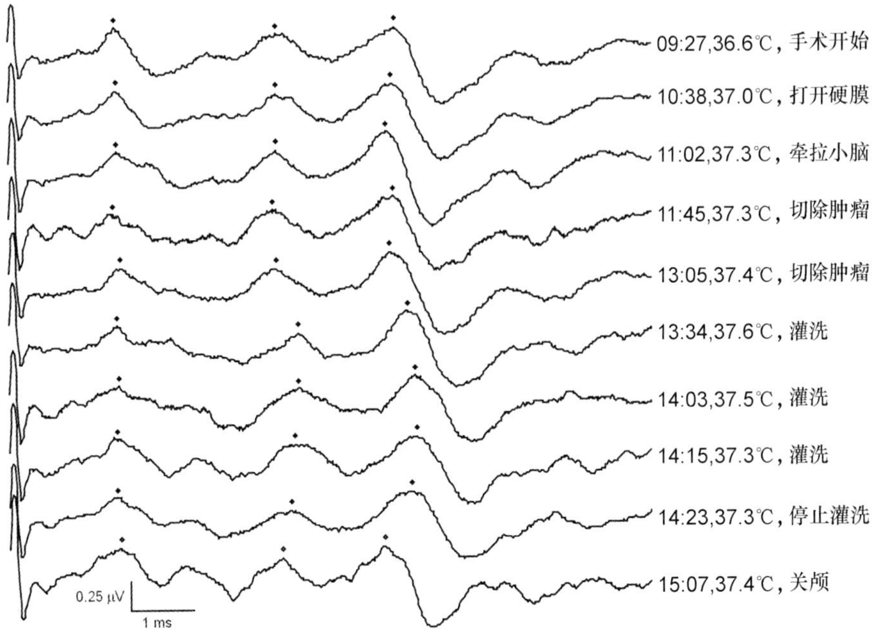

图 18.8　右侧小脑脑桥角脑膜瘤手术中，刺激右耳记录术中 BAEP。在牵拉小脑和切除肿瘤的过程中 BAEP 保持稳定，但在切除肿瘤后，用大量冷水冲洗术野，导致Ⅰ～Ⅲ波峰间期的短暂延长。小菱形标记Ⅰ、Ⅲ、Ⅴ波的峰值潜伏期，并在图右侧注明了 BAEP 波形所对应的时间、食管温度和手术步骤。[From Legatt AD（2002）. Mechanisms of intraoperative brainstem auditory evoked potential changes. J Clin Neurophysiol 19：396-408.]

如上所述，用冷水冲洗也是不可取的，因为这会引起自由 EMG 活动。

术中 BAEP 的变化模式取决于听觉通路受影响的部位（Legatt，2012），而不是病因。第八组脑神经受牵拉所致的神经传导减慢，会延长Ⅰ～Ⅲ波峰间期（图 18.9），和用冷水冲洗的影响相似。如果发生传导受阻或神经被横断（图 18.10），Ⅰ波之后所有的波都会消失。

脑干内听觉通路的功能障碍，即脑桥下份的听觉通路受损，将导致Ⅴ波延迟或消失，而Ⅰ波和Ⅲ波则保留。这种 BAEP 异常的模式可以在脑干内肿瘤（图 18.11）或脑干受轴外肿瘤压迫的术中监测基线中观察到。BAEP 所有成分完全消失提示患者接受的刺激存在技术问题或耳蜗损伤（图 18.12）。

脑神经反射

记录脑神经介导的反射是另一种脑神经功能评估技术。它可以评估反射的传入和传出通路，可频繁评估运动神经的功能状态。除了监测周围神经外，记录这些反射还能监测位于脑干内的反射通路

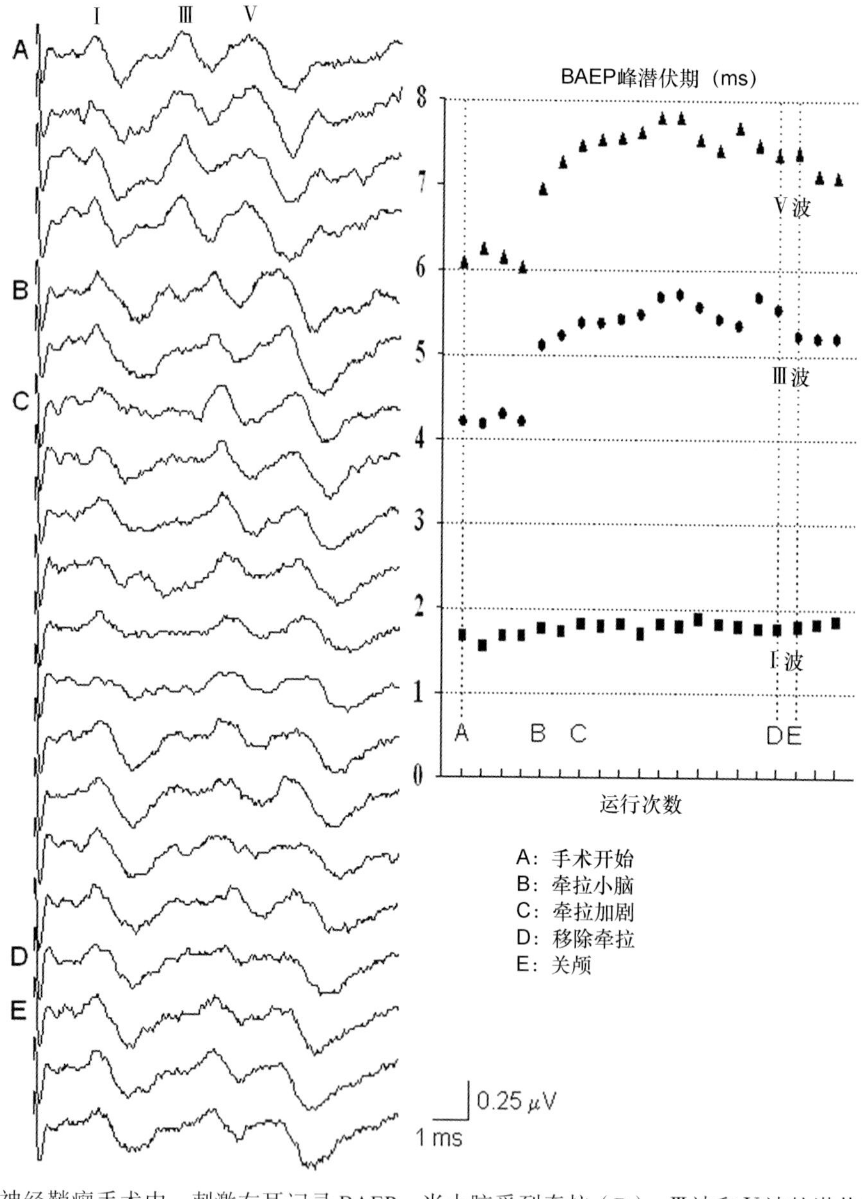

图 18.9 右侧前庭神经鞘瘤手术中，刺激右耳记录 BAEP。当小脑受到牵拉（B），Ⅲ波和Ⅴ波的潜伏期相应延长，Ⅰ波潜伏期无变化。当牵拉加剧（C），Ⅲ波和Ⅴ波的潜伏期继续延长且波幅减弱。当切除肿瘤后，不再牵拉小脑，Ⅲ波和Ⅴ波的潜伏期开始缩短。[From Legatt AD（2015）. Electrophysiologic auditory tests. In：GG Celesia，G Hickock（Eds.），The human auditory system：fundamental organization and clinical disorders. Handbook of clinical neurology，third series，vol. 129. Elsevier，Amsterdam，The Netherlands，pp. 289-311.]

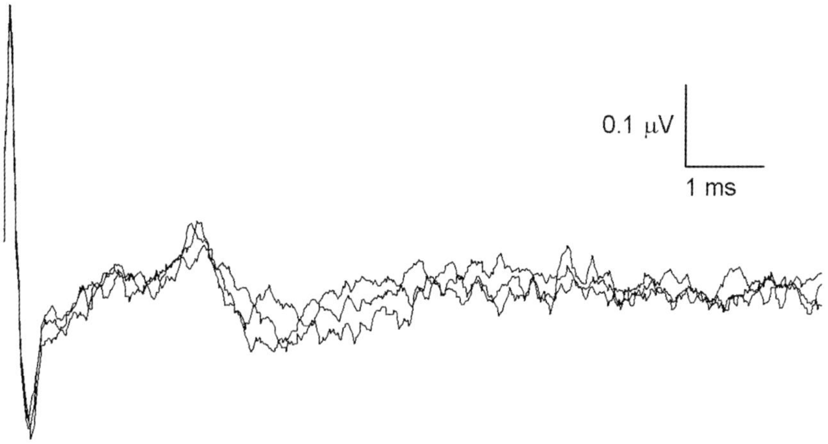

图 18.10　左侧听神经瘤手术中，刺激左耳记录的 BAEP，为了完全切除肿瘤，切断第八组脑神经。[From Legatt AD et al.（1988）. The anatomic and physiologic bases of brain stem auditory evoked potentials. Neurol Clin 6：681-704.]

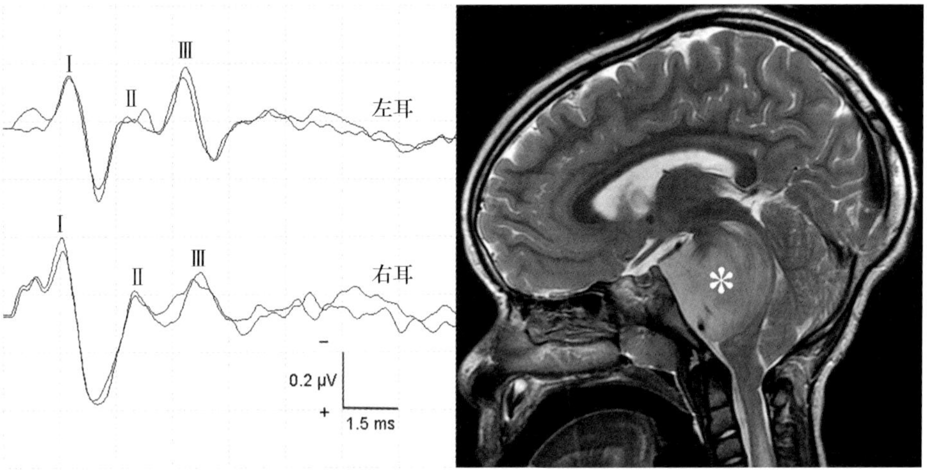

图 18.11（左）一名 4 岁儿童患脑桥腹侧肿瘤（WHO Ⅱ级星形细胞瘤），术中监测时记录的 BAEP 基线。（右）MRI 显示肿瘤（星号）。（© 2012 Alan D. Legatt，MD，PhD.）

的完整性。

瞬目反射的传入神经为 CN Ⅴ，传出神经是 CN Ⅶ。通常情况下，需要成串刺激才能记录到该反射，但如果避免团注麻醉剂，可以在大多数患者中稳定记录（Deletis 等，2009）。能够记录到瞬目反射的同侧 R1 成分，而在清醒受试者中出现的瞬目反射对侧 R2 成分则被麻醉抑制。

喉内收肌反射是一种保护性反射，对咽部的感觉输入产生双侧喉肌的收缩；其功能是关闭声门和防止误吸。当两侧使用成对电极用于监测喉部 EMG 时，如在气管内插管上，可以用一侧的电极进行刺激，同时从另一侧记录，然后可以两侧切换。波幅降低 50% 为警报标准。在一项研究中，有持续不良变化的患者术后出现喉部功能障碍（如吞咽困难），而有一过性变化或无不良变化的患者术后没有喉部功能障碍（Téllez 等，2021）。

脑神经

眼外肌功能的监测（CN Ⅲ、Ⅳ和Ⅵ）

功能

在有损伤神经组织风险的手术中，保护神经功能是至关重要的。因此，必须在手术前确定神经系统的哪一部分可能有损伤的风险。控制眼球运动的眼外肌由动眼神经（CN Ⅲ）、滑车神经（CN Ⅳ）和展神经（CN Ⅵ）支配。在某些颅底、脑干、颅前窝、海绵窦和眼眶的手术中，眼外肌功能可能会受到威胁。因此，这些肌肉的 IONM 对于保护其功能至关重要。损伤一条或多条眼外肌神经会导致复视，如果复视不能得到纠正，那么患者很可能不

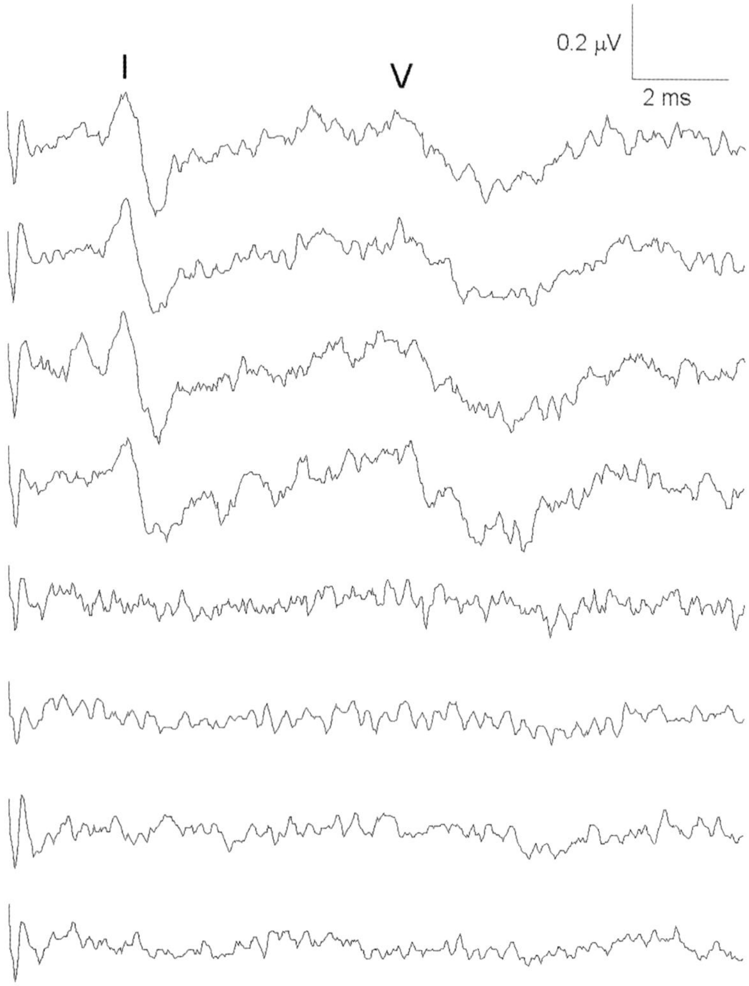

图 18.12 一例左侧前庭神经鞘瘤手术，术中刺激左耳连续记录 BAEP（最早的波形在顶端）。开始解剖时，Ⅰ波清晰，Ⅴ波分化不佳，手术早期相对稳定。但是当解剖内耳道时，所有的 BAEP 成分同时消失，直到手术结束始终未恢复。[From Legatt AD（2002）. Mechanisms of intraoperative brainstem auditory evoked potential changes. J Clin Neurophysiol 19：396-408.]

得不戴上眼罩使其变成单眼视物，这将导致立体视觉丧失和周边视野缩小。很明显，这会严重影响一个人的生活质量。因此，保护正常的眼外肌功能是至关重要的，最有效的方法是监测眼外肌的 EMG 活动。

肌电图的记录和刺激技术

记录眼外肌 EMG 活动的最佳方法是将记录电极置于下直肌（inferior rectus，IR）、上斜肌（superior oblique，SO）和外直肌（lateral rectus，LR），分别监测 CN Ⅲ、Ⅳ和Ⅵ。然而，可以通过无创技术评估这些肌肉，通过放置在眼睛周围皮肤上的表面电极检测眼球运动而进行无创监测（Fukaya 等，1999；Sasaki 等，2002）。然而该技术的局限性在于无法评估 EMG，因为它取决于眼睛的实际运动和表面电极检测到的极性变化。因此，监测眼外肌功能的首选方法是通过肌内电极记录眼外肌 EMG。我们对各类侵入性和非侵入性技术进行概述。

一些作者报告了使用各种类型的肌内电极和刺激技术获得的结果（Sekiya 等，1993，2000；Alberti 等，2001；Schlake 等，2001）（表 18.1）。

Sekiya 等（1993）报告了 18 名患者的相关研究结果。电刺激颅内的动眼神经，并使用他们研发的环形电极记录 CMAP。定制的环形电极由眼科医生放置并缝合在肌肉中。记录电极置于内直肌（medial rectus，MR）、上直肌（superior rectus，SR）、上斜肌（SO）和外直肌（LR）。在 2 名患者中，他们在上眼睑安置了小针电极记录上睑提肌（levator palpebrae superioris，LPS）的 EMG 反应，该肌肉由 CN Ⅲ的上支支配。

刺激技术：使用显微外科的双极镊子或定制的显微双极刺激器。用于刺激 CN 的矩形脉冲波宽为 100 ～ 200 ms，频率为 1 ～ 2 Hz，最大刺激强度为

表 18.1　不同作者监测眼外肌功能的刺激和记录技术总结

作者	患者数量	记录电极类型	刺激器	刺激波宽	刺激强度	频率
Sekiya 等（1993）	18	环形电极	双极	100 ～ 200 μs	7.0 mA（最大值）	1 ～ 2 Hz
Sekiya 等（2000）	12	弹簧和针电极	双极	100 μs	1.0 mA（最大值）	2 ～ 3 Hz
Alberti 等（2001）	10	眶内眼肌单极电极	双极	200 μs	从 0.05 mA 开始（核心区）；0.5 mA（周边部位）	3 或 30 Hz
Schlake 等（2001）	18	单轴双极针电极	双极	10 μs	0.5 mA	30 Hz
Li 等（2017）	23	非绝缘的成对双极皮下针电极	双极	100 μs	0.5 ～ 2.0 mA	未列出
Oishi 等（2021）	10	带额部参考电极的 25 mm 绝缘和 13 mm 非绝缘针电极	单极	50 μs	0.09 ～ 2.0 mA	1 Hz

7.0 mA。

记录技术：能够记录所有的眼外肌，但很难区分 SO 肌和 SR 肌的 EMG 活动。

他们得出结论，监测 MR 的 EMG 活动比 SR 的 EMG 活动能够更可靠地反映动眼神经功能。

在另一份报告中，Sekiya 等（2000）总结了 12 例患者的监测结果。他们比较了记录眼外肌 EMG 的两种不同方法。方法 1 使用弹簧电极，而不是他们之前研究中的环形缝合电极（Sekiya 等，1993）。该电极被放置在 SR 或 MR 中，参考电极放置在前额上。在方法 2 中，将针电极插入到眼眶顶和眼球之间的空间。

刺激技术：使用脉宽为 100 ms 的矩形脉冲，频率为 2 ～ 3 Hz，刺激强度为 1.0 mA。

他们发现两种记录方法都能记录到同样大小的 CMAP。他们推测来自方法 2 的记录可能代表了来自 SR 和 LPS 肌肉的总和电位。他们还得出结论，在某些情况下，例如没有眼科医生时，将针放入眶内上方空间可能有效替代弹簧电极。然而，可以进一步使用这种眼眶内上方空间的“间接记录”技术来监测眼外肌活动，而不是试图将电极直接置于 SR 或 MR 肌肉中。即使不穿透肌肉，眶内上方的针可能也足够接近 SR 来记录 EMG 活动。当然，考虑到 SO 与 SR 的距离很近，理论上它可以记录

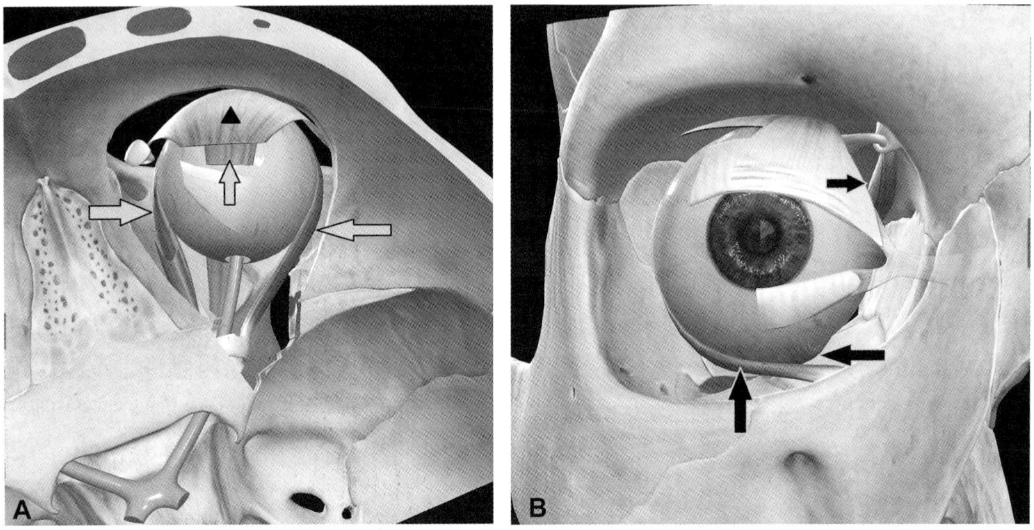

图 18.13　**A.** 右眼眶的俯视图，显示 LR（左箭头）、MR（右箭头）、SR 的一部分（向上箭头）和提上睑肌（三角形）与眶骨、眼球和视神经的位置关系。**B.** 眼球和眼眶的前视图，显示 SO（右箭头）、IO（上箭头）和 IR（左箭头）与眼球和眶骨的位置关系。［Image reused and modified with permissions from Complete Anatomy（www.3d4medical.com），copyright 3D4Medical LTD，2021.］

到 SO 的 EMG 活动。图 18.13 显示了相关眼眶和眼外肌的解剖图。

Schlake 等（2001）报道了 18 名行各种颅底肿瘤切除术患者的研究结果。他们使用定制的单轴双极针电极来记录选定眼外肌的肌内 EMG。他们技术的创新点是使用超声（ultrasound，US）来观察眶内肌肉内的针尖。他们能够记录 MR、SR 和 LR 肌电图。他们认为，与那些依靠解剖学标志来放置针头的技术相比，他们的技术优点在于可以准确地确定针的位置，以及更可控和更安全地插入电极。他们还认为，与传统的单极记录相比，使用双极记录改善了噪声抑制特性和感受野的空间选择性。使用这种技术，CMAP 潜伏期与其他研究报道的潜伏期相似，但波幅平均增高 3 ～ 20 倍。他们推测，这些波幅的差异是因为实现了真正的“近场”记录。

刺激技术：双极刺激器，使用频率 30 Hz、强度 0.5 mA、脉宽 100 ms 的矩形波刺激。

记录技术：使用开睑器，采用常规眼眶 US 探头技术放置针电极。US 探头发出频率为 10 MHz 的聚焦声波，其焦点区域与眼球后壁和前眼眶相吻合。一旦电极就位，就移除开睑器，并用胶布固定电极位置。

Alberti 等（2001）采用了一种不同的方法，在 10 例患者中使用图像引导技术，以解剖学标志安置眶内眼外肌电极。他们使用常规神经导航系统，在脑成像前常规放置皮肤标记贴。在靠近眼眶的地方如颧骨的突起处或额骨的眶上缘至少放置一个皮肤标记贴。运用导航技术将单极针电极置入外直肌（LR）、下直肌（IR）和上斜肌（SO）。当电极尖端在肌腹部，而电极主体在眶脂肪中时，电极就处于正确的位置。参考电极被置于对侧额头，接地电极置于鼻翼。

肌电图记录：分析时长 200 ms，增益 0.05 ～ 2.0 mV，带宽 10 Hz ～ 10 kHz。

刺激技术：刺激强度 0.05 ～ 5 mA，双极、恒流、矩形脉冲、脉宽 0.2 ms、频率 3 或 30 Hz。从核心区开始刺激时强度为 0.05 mA，到周边部位为 0.5 mA。

在一项纳入 10 例患者的研究中，Oishi 等（2021）将 25 mm 绝缘和 13 mm 非绝缘针电极经皮穿刺置入 LR，参考电极置于 LR 对侧额头，比较同时记录到的 CMAP。结果显示，25 mm 电极记录的 CMAP 波幅比 13 mm 电极记录波幅高 6 ～ 26 倍。这表明采用单极记录技术时，长针记录具有优势。

还可以使用无创的表面记录方法监测动眼神经功能。但使用的是眼电图描记法，而不是 EMG。该方法是基于角膜和视网膜之间的电位差。Fukaya 等（1999）研究了 8 名颅底肿瘤患者。使用这种技术，他们能够辨别眼球运动时的动眼神经和展神经活动。

记录技术：通道 1（水平记录），记录电极放置在眼睛右侧，参考电极放置在左侧。通道 2（垂直记录），记录电极放置在眼睛上方，参考电极放置在眼睛下方。眼球向右移动产生正波，而向左移动产生负波。

刺激技术：采用单极刺激，波宽 0.2 ms、频率 3 Hz 的矩形脉冲，最大强度为 3 mA。

在另一项研究中，Sasaki 等（2002）质疑颅内刺激动眼神经，表面电极记录到的诱发电位（EP）来源。使用去除视网膜的犬模型，他们发现表面电极记录的诱发电位与同时描记的肌肉内双极 EMG 记录几乎相同。他们得出结论，电刺激动眼神经表面电极记录到的 Ep 是来自眼外肌，而不是来自眼球。不管表面 EP 的实际来源如何，无创记录技术在有限的情况下似乎仍有实用价值。该技术的缺点是由于使用的是表面电极，距离眼外肌很远，相对难以连续记录 EMG 和神经强直放电。

在斯坦福大学，采用钩丝电极记录眼外肌的肌电活动。根据外部解剖标志将一对细线电极经皮放置在下直肌（IR）、上斜肌（SO）和外直肌（LR）中，分别监测 CN Ⅲ、Ⅳ和Ⅵ。通过皮下注射针以适当的角度放置电极，以避免接触到眼球。可采用经眼睑的方法放置，与 Møller（1994）和 Rivero 等（1995）描述的方法相似（图 18.14）。为了监测 CN Ⅲ的活动，针头被放置在眶下空隙中点处。针头对准稍稍远离眼球的地方，针头前进时轻轻向上推起眼球。然后慢慢撤回针头，在此过程中裸露的导线会被嵌入肌肉中。然后用强力胶带固定导线。使用类似的技术将导线置入 SO 和 LR。对于 SO，将针置于中线内侧，向内侧进入上眶内空隙。对于 LR，将针置于眼球的外侧，瞄准远离眼球的方向，轻轻地将眼球向内侧推（López，2011）。我们发现这是一种记录 IR/下斜肌（inferior oblique，IO）和 LR EMG 电位的好方法。然而，记录 SO EMG 则更具挑战性。我们还记录了眼轮匝肌，作为对照，以区分眼外肌和面部肌肉的活动。除了发生结膜下

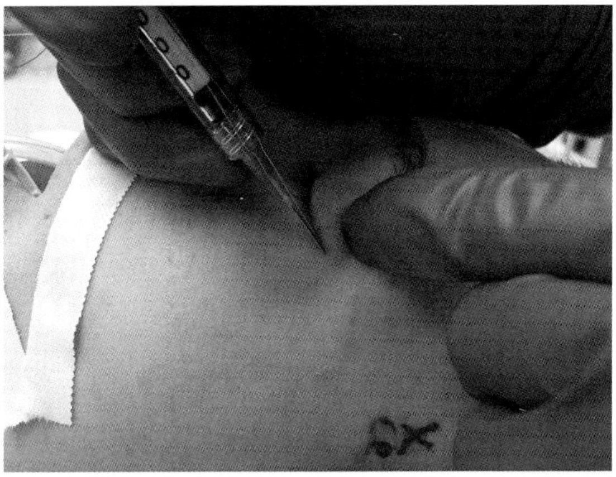

图 18.14（彩图请扫二维码或见书后） 使用结核菌素注射器的 25 号针头，经皮将钩丝电极置入 LR。注意，将眼球轻轻向内侧推，以便放置电极且避免伤及眼睛。（© 2021 Jaime R. López，MD.）

彩图

出血外（Rivero 等，1995），少有文献描述针电极置入眼外肌的不良事件。将肌内电极置入眼外肌不是一件小事，我们建议由接受过培训的医生来放置这些电极。此外，我们不主张由技术人员来放置这些眼外肌电极。在斯坦福大学使用上述记录技术的 20 多年中，只有 1 名患者发生了严重不良事件。一名儿童在被放置钩丝电极后不久发生了外直肌肌内出血（图 18.15）。置入电极后立即出现了中等程度的突眼，由此发现了出血。幸运的是，除了推迟手术外，并未进行干预，患者康复，没有任何眼球运动异常、复视、视觉障碍、疼痛或任何迟发的不良反应。2015 年，我们发表了斯坦福大学在 2 年

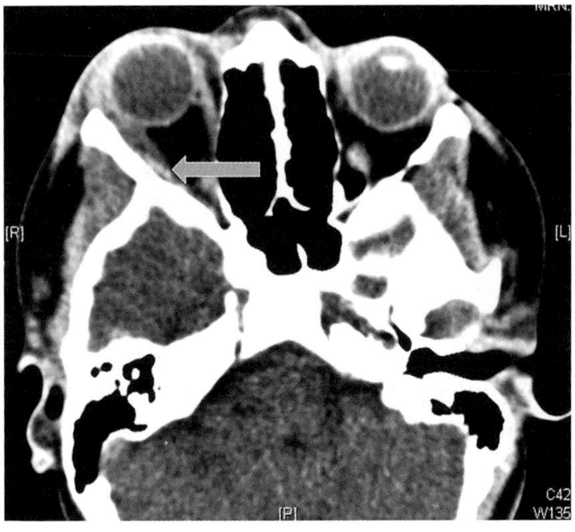

图 18.15　经皮下注射器放置肌内成对钩丝电极后，术后头部 CT 显示右侧 LR 肌内出血（箭头）。（© 2021 Jaime R. López，MD.）

内的 78 例与钩丝电极置入眼外肌和茎突咽肌有关的安全数据。有 2 例出现了轻微并发症，是由于电极放置引起的眶周瘀斑（Avila 等，2015）。

刺激技术：单极刺激，脉宽 0.1 ms，频率 1 ～ 5 Hz，如果没有记录到诱发 EMG，最大刺激强度通常不超过 5 mA。刺激强度从 0.1 mA 开始，必要时以 0.05 ～ 0.1 mA 递增，直到检测到诱发 EMG 反应或达到最大刺激强度水平。还使用了恒压刺激，与恒流刺激类似，刺激以 0.1 V 的增量逐渐增加到 5 V 的最大水平。图 18.16 显示一例神经强直放电以及从 IR/IO 复合体和 LR 记录到的 CMAP。

Li 等（2017）报道了包括 23 名患者的研究结果，他们监测了 LPS、IR 和 LR 的连续和诱发 EMG 活动，将术中出现神经强直放电和 CMAP 特征与术后 CN Ⅲ和Ⅵ功能的关系进行研究。他们使用弯折皮下针电极来记录 EMG，并使用手持式双极恒流刺激器来刺激 CN。结果显示，术中出现神经强直放电能预测术后 1 周的 CN 功能障碍：CN Ⅲ的敏感性为 87.5%，特异性为 36.4%，阳性预测值为 50%，阴性预测值为 80%；CN Ⅵ的敏感性为 25.0%，特异性为 2.2%，阳性预测值为 16.7%，阴性预测值为 81.3%。研究结果表明，仅使用神经强直放电这一项指标无法很好地预测术后功能。然而，须理解，EMG 活动是神经去极化的一个敏感指标，但对神经损伤没有特异性，这与其他研究结果相似（Schlake 等，2001；Ortler 等，2011；Thirumala 等，2013）。可惜，由于只有 10/19 名患者进行了 CN Ⅲ刺激，4/22 名患者行 CN Ⅵ刺激，因此无法准确评估 CMAP 对 CN 术后功能的预测。

CN Ⅴ（三叉神经）

功能和解剖学

三叉神经支配面部和头皮前部的感觉，也支配口腔、鼻腔、牙齿和硬脑膜的感觉。传入感觉纤维的中枢传导在几个脑干核团突触中进行，这些核团从中脑延伸到高位颈髓。感觉纤维的细胞体位于三叉神经节（也称为 Gasserian 或半月神经节），位于 Meckel 腔——硬脑膜的一处腔隙。神经节之后，该神经分为三个分支：V1（眼支），通过眶上裂出颅；V2（上颌支），通过圆孔出颅；V3（下颌支），通过卵圆孔出颅。三叉神经还支配咀嚼肌的运动，包括颞肌和咬肌。运动纤维的细胞体位于脑干内

的三叉神经运动核。从三叉神经发出的眼支和上颌支是纯感觉神经，而下颌支包含运动纤维和V3感觉纤维。三叉神经通过其下颌支，支配咀嚼肌（咬肌、颞肌和翼状肌）、下颌舌骨肌、二腹肌前腹、腭帆张肌和鼓膜张肌。在实践中，对三叉神经功能的IONM策略主要集中在运动功能上。

监测三叉神经运动功能的基本原理与其他运动脑神经相同。将记录电极置入颞肌和咬肌很容易，因此常用于记录EMG活动和诱发EMG反应。可采用标准的肌内针或皮下针以及线状电极记录EMG活动。然而，在记录咬肌时需注意，由于脑神经Ⅴ和Ⅶ支配的肌肉距离较近［例如，眼轮匝肌（CN Ⅶ）靠近颞肌（CN Ⅴ），口轮匝肌和颊肌（CN Ⅶ）靠近咬肌（CN Ⅴ）］，由于容积传导效应，刺激一神经引起的EMG反应可能被另一神经支配肌肉的电极记录到（图18.17）。因此，诱

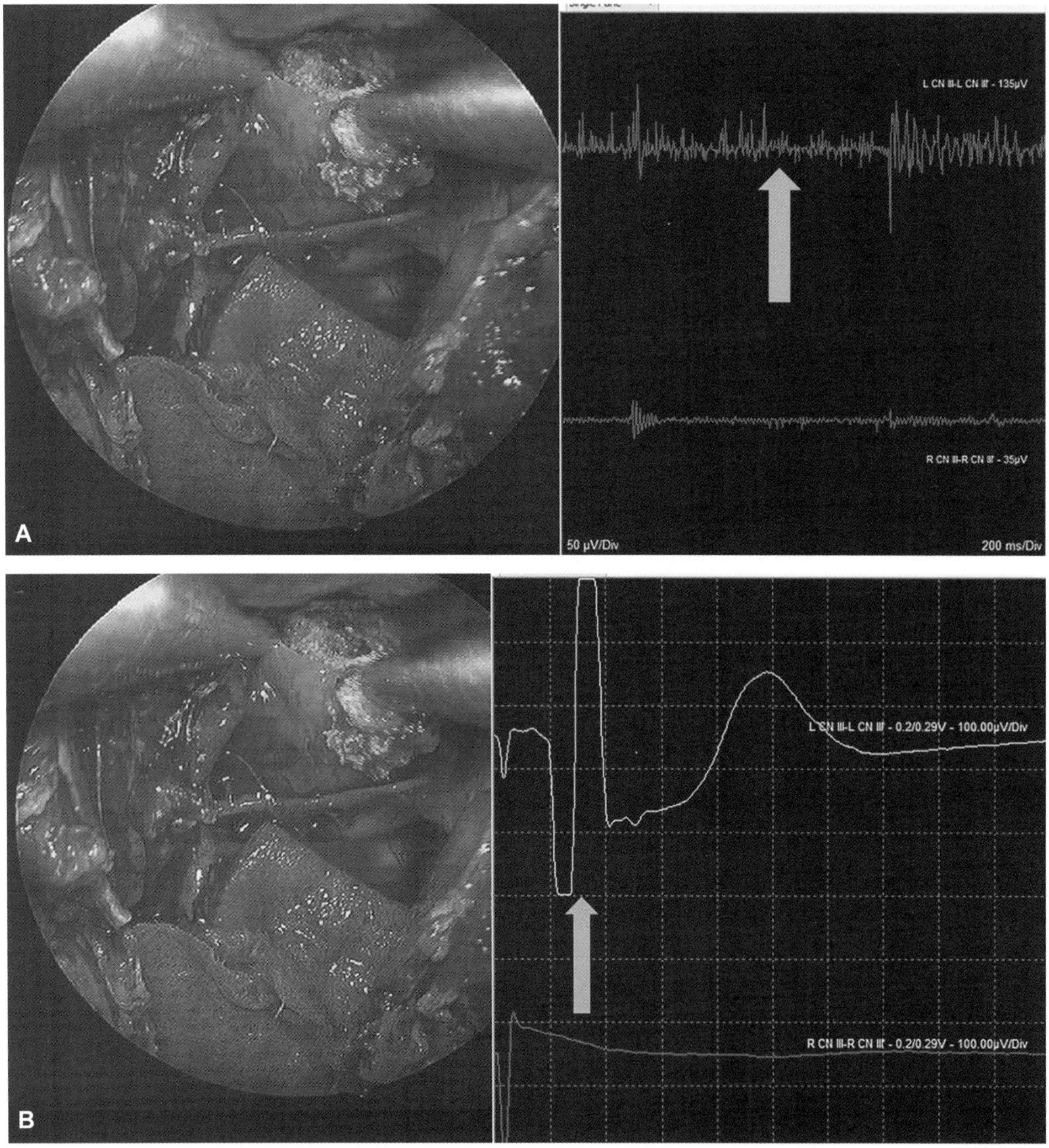

图18.16（彩图请扫二维码或见书后） **A.** 一名11岁男孩患颅咽管瘤，肿瘤毗邻视神经和脑桥前区。在经鼻内镜切除肿瘤术中，从左侧下直肌/下斜肌记录到的神经强直放电（箭头）。**B.** 报告手术医师，采用单极刺激器刺激动眼神经（0.2 mA，脉宽0.1 ms），左侧IR/IO记录到诱发CMAP（箭头）。**C.** 一例55岁男性垂体肿瘤患者，术中重复刺激（0.3 mA，脉宽0.1 ms），钩丝电极记录到右侧LR CMAP（箭头）。（© 2021 Jaime R. López，MD.）

彩图

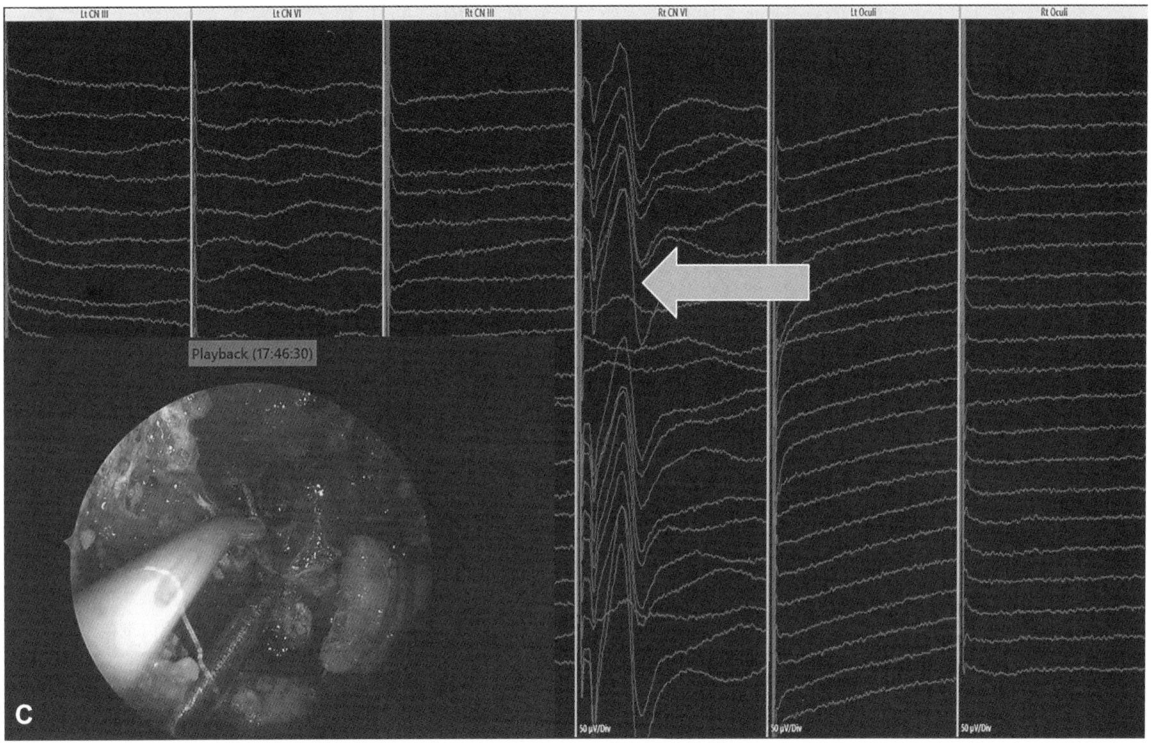

图 18.16（续）

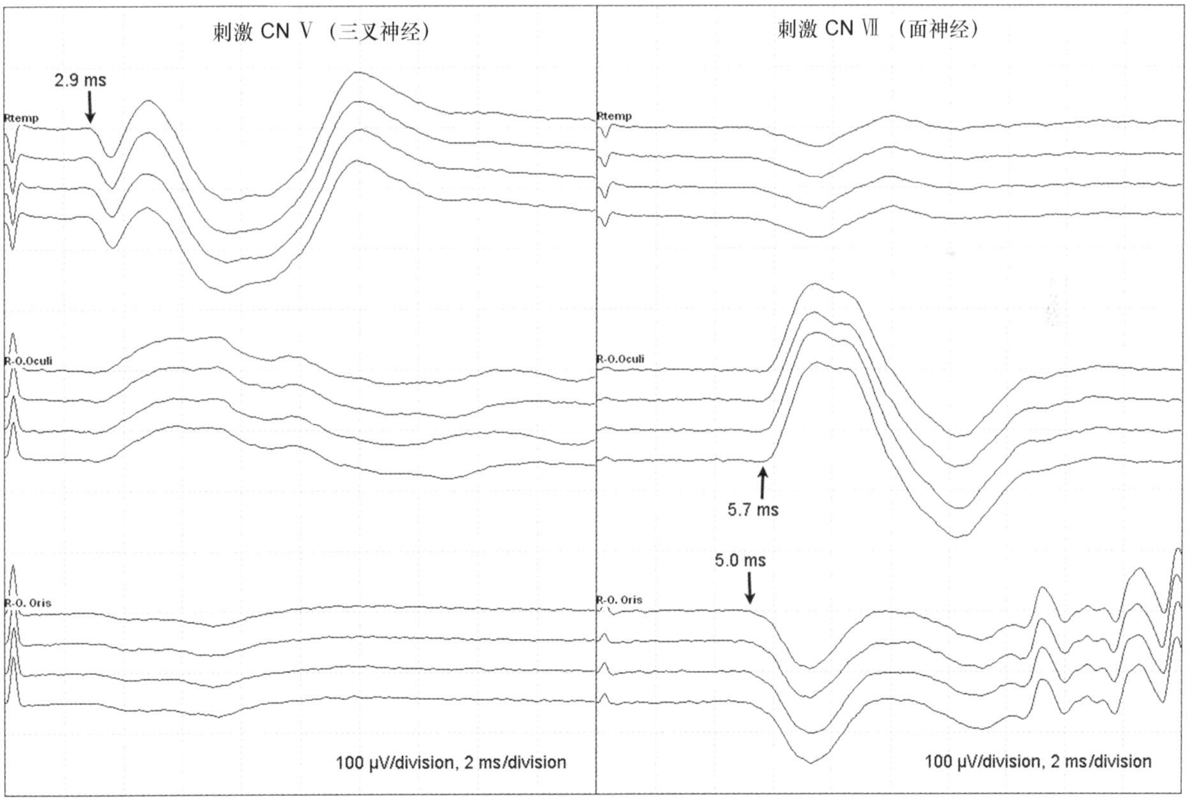

图 18.17　一例右侧小脑脑桥角脑膜瘤手术中，刺激三叉神经和面神经的颅内段，从右侧颞肌、眼轮匝肌和口轮匝肌记录到诱发 EMG 反应。[From Legatt AD（2015）. Intraoperative neurophysiology：interactive case studies. Demos Medical，New York.]

发 EMG 活动实际上是来源于 CN Ⅶ支配肌肉，却可能被混淆为来自于咬肌。另一个潜在的混淆因素是，刺激三叉神经附近的颅内结构可能激活或共同激活附近的神经，如面神经，这可能与三叉神经的反应相混淆。从多块肌肉记录并观察反应的地形图模式有助于确定诱发 EMG 反应的真正来源（例如，图 18.17 中，刺激三叉神经后，颞肌记录的反应最大，而刺激面神经在眼轮匝肌和口轮匝肌记录到的反应最大）。通过观察诱发 CMAP 的起始潜伏期也有助于区分 EMG 反应的起源。CN Ⅴ反应的潜伏期通常比 CN Ⅶ反应短，但 CN Ⅴ反应的起始潜伏期＜ 5 ms 和 CN Ⅶ反应的起始潜伏期＞ 7 ms 的记忆法并不总是正确的。一般来说，刺激三叉神经的反应起始潜伏期多在 3.5 ～ 5 ms，刺激面神经的反应起始潜伏期多在 6 ～ 8 ms（Yingling 和 Ashram，2005），但取决于神经受刺激的不同部位，潜伏期有可能出现更短（图 18.17），有疾患或受损的神经则可能潜伏期更长。

监测感觉功能

IONM 的从业人员认识到感觉输入是三叉神经的重要组成部分，因此希望能够监测其感觉功能。然而，迄今为止尚无稳定可靠的技术来监测术中三叉神经的感觉功能。曾有人尝试使用三叉神经 SEP，但很难记录，因为其潜伏期短，刺激伪迹会干扰皮层 SEP。Stechison（1993）总结说，通过在面部进行外周刺激和在三叉神经根入脑干区进行中枢刺激，可以监测轴外三叉神经的完整性，但不能监测其中枢回路。还有其他评估三叉神经传入的技术。Mourisse 等（2007）发现瞬目反射（BR）的 R1 反应为寡突触反射，包括三叉神经传入、脑桥三叉神经感觉核与面神经运动核之间的连接以及面神经，被镇静剂和麻醉剂抑制。因此，BR 一般不用于 IONM。然而，Deletis 等（2009）提出了一种术中全麻下记录 BR 中 R1 成分的技术，在 27 名患者中有 23 名（86.2%）记录到 BR。使用短成串脉冲刺激眶上神经，当刺激串中包含 4 个脉冲时，即可引出 BR 的 R1 成分。可能由于麻醉剂对 R2 多突触通路的影响，没有患者引出 R2 成分。Simioni 等（2018）在一名行微血管减压（MVD）手术的患者中使用了 BR 技术。术中 BR 消失，部分恢复，较基线降低＞ 70%。虽然术后患者诉面部疼痛有所改善，但出现右侧面舌部感觉减退。感觉查体示右面部触觉和针刺觉减退，无面瘫。Ulkatan 等（2017）尝试新技术，在全麻下监测 8 名患者，记录咀嚼肌 H 反射，提示通过中脑和脑桥中份评估反射传导的可行性。这些技术有望综合评估三叉神经的感觉和运动功能，并在术中监测脑干反射。然而，需要进一步的研究来确定这些反射技术在术中的适用性和报警标准，并展示这些反射技术如何影响手术治疗。同时，在获得更多关于上述反射的研究和任何未来新技术的临床数据之前，对三叉神经功能的监测可能将继续集中在其运动成分。

CN Ⅶ（面神经）

功能和解剖学

面神经支配面部表情肌，通过记录这些肌肉的肌电图进行监测。此外，面神经还承担其他功能，包括传入功能（通过鼓索支来支配舌前 2/3 的味觉）和传出功能（副交感神经支配泪腺和唾液腺以及口鼻的黏膜）。其运动纤维起源于脑桥背盖的面神经核，这些纤维在脑桥内于背侧走行，包绕展神经核，在经过展神经核时非常接近第四脑室，然后走向腹侧，从脑桥尾端腹侧的小脑脑桥角发出。面神经纤维包绕展神经核可能在第四脑室底部形成突起，称为“面丘”。但有时可能不易识别，尤其是脑干内的病变扭曲解剖结构时。在脑干内病变手术时，刺激第四脑室底部可能有助于定位面神经纤维，从而在接近病变时避开面神经纤维和邻近的展神经核（图 18.18）。

从脑干发出后，面神经进入内耳道紧邻前庭蜗神经。因此当进行第八组脑神经手术时，面神经存在风险。味觉传入纤维细胞体所在的膝状神经节和鼓索的分叉点都紧邻内耳结构。因此，在耳部和颞骨手术中，面神经也存在风险。

面神经的运动纤维通过茎乳孔出颅。该神经在腮腺内有分支，因此在腮腺肿瘤的手术中也存在风险。

肌电图监测

1966 年，Parsons 描述了在腮腺手术中电刺激面神经，诱发 EMG 反应以评估面神经功能（Parsons，1966）。遗憾的是，他并没有记录连续描记 EMG 活动。Delgado 等（1979）和 Sugita 等（1979）都报告了在切除听神经瘤时，通过在颅内刺激面神经

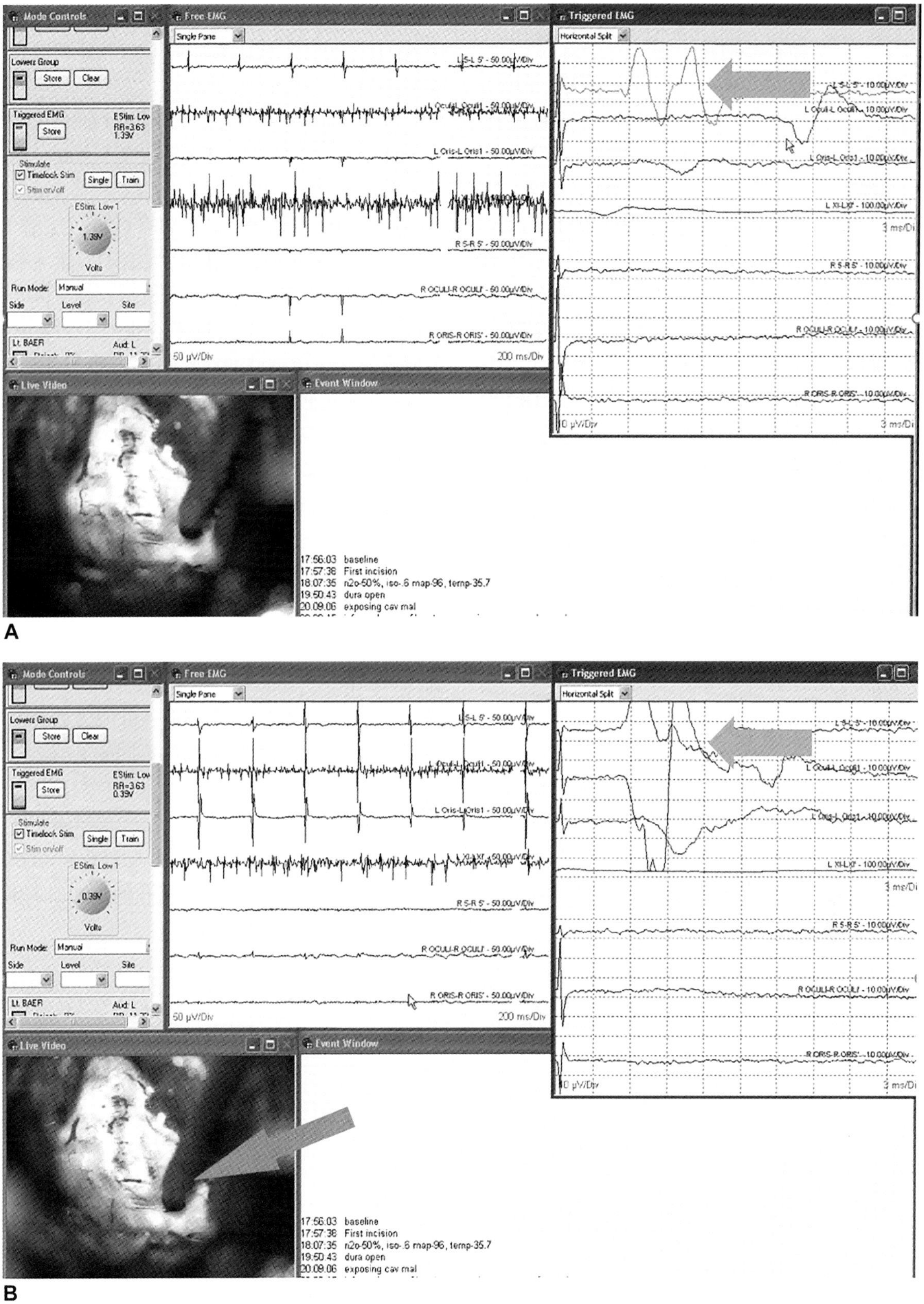

图 18.18（彩图请扫二维码或见书后） **A.** 箭头显示，在一名脑桥海绵状血管瘤患者中，切除前行脑干运动神经核团及相应通路定位，经第四脑室底部，采用单极电刺激脑干（1.39 V，脉宽 0.1 ms，频率 3.63 Hz），从左侧咬肌记录到 CMAP。**B.** 当刺激强度为 0.39 V、0.1 ms 脉宽时，从左侧咬肌和眼轮匝肌记录到的高波幅 CMAP（箭头），以及从口轮匝肌记录到的较小 CMAP。诱发 CMAP 的刺激强度较低，表明单极探头刺激部位更接近于 CN Ⅴ和Ⅶ的运动通路。手术显微镜拍摄图片中可见单极探针（左下箭头）。（© 2021 Jaime R. López，MD.）

彩图

记录诱发 EMG 进行监测。Møller 和 Jannetta(1984)报告了大中型听神经瘤切除术中，连续监测 EMG 活动并同时刺激面神经的技术。Harner 等（1986）连续监测 EMG 活动，分析了 32 例颞骨手术的神经强直放电特征。

面神经监测常用肌肉包括额肌、眼轮匝肌、鼻肌、口轮匝肌和颏肌。随着小脑脑桥角肿瘤的生长，面神经可能被肿瘤分成许多不同的束，示例如图 18.19。术前在茎乳孔附近经皮刺激面神经（图 18.19，左）显示，支配额肌、眼轮匝肌、鼻肌和口轮匝肌的神经分支正常，但在手术区域内的一个刺激点只诱发出鼻肌和口轮匝肌的反应（图 18.19，右）。在该部位，有一支面神经束仅支配下面部肌肉，不支配上面部肌肉。如果只监测了上面部一个肌肉（如眼轮匝肌），就不会记录到任何反应，并且可能无法识别该正常面神经束，可能会致其损伤。所以至少应监测两个面神经支配肌肉（眼轮匝肌和口轮匝肌），最好能监测更多肌肉。在腮腺手术中，因为面神经不同分支支配不同肌肉，监测多个面神经支配肌肉至关重要。

面神经运动诱发电位

经颅电刺激（TCES）的 MEP 也被研究作为颅底手术中监测面神经功能的一种方法（Akagami 等，2005；Dong 等，2005；Fukuda 等，2008）。面神经运动诱发电位（facial nerve motor evoked potential，FNMEP）可以从对侧口轮匝肌（Akagami 等，2005；Dong 等，2005）或眼轮匝肌和口轮匝肌（Fukuda 等，2008）记录到。

在一些研究中，通过 C3 或 C4 的头皮电极进行 TCES，阴极在 Cz（Akagami 等，2005；Fukuda 等，2008）。Dong 等（2005）以 Cz 为阴极，用两个不同的位置做阳极进行刺激：C1 和 C2 前 1 cm，或 C3 和 C4 前 1 cm。这些研究表明，手术结束时 FNMEP 波幅大于基线波幅的 50%，预测术后面部功能保留完好。因此，手术结束时，较高的波幅比值可能与术后较好的面部功能相关。Akagami 等（2005）发现 FNMEP 和面神经 CMAP 之间有很强的相关性。然而，由于没有比较研究，所以无法比较 FNMEP 和 CMAP 的临床作用和术后疗效的关系。特别是考虑到获得该反应的技术难度以及刺激可能产生的头部运动，有必要进行进一步的研究来确定 FNMEP 的作用。如前所述，使用面神经记录的皮质延髓束 MEP 已被用于监测中枢面神经运动传导通路。然而，需要仔细注意和理解该技术，以确保神经的外周部分不参与生成 MEP。尽管如此，FNMEP 是很有前景的新技术，可能为面神经和其他脑神经的生理学和监测提供不同的见解。

面神经 F 波的 IONM

面神经 F 波已被用于评估小脑脑桥角（cerebellopontine angle，CPA）、小脑和脑干肿瘤手术中的

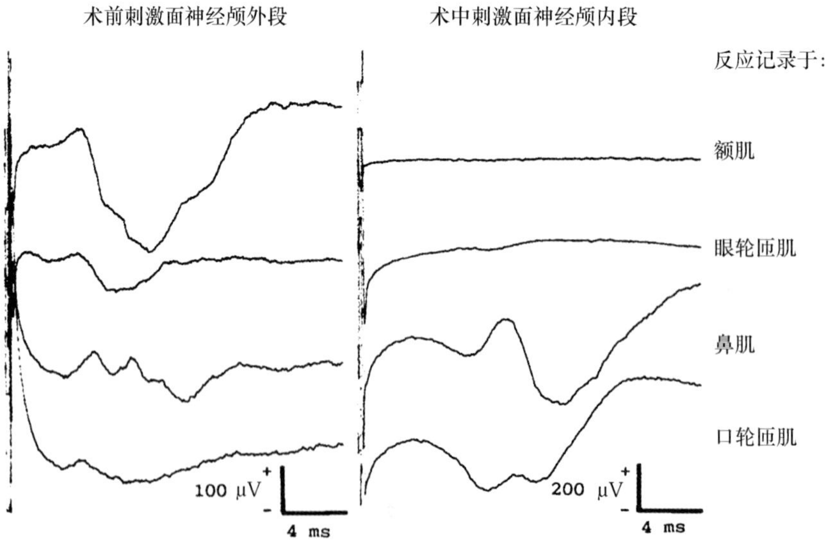

图 18.19 一名右侧岩斜区脑膜瘤患者，分别于术前在茎乳孔附近经皮刺激右侧面神经（左），以及术中在手术区域内刺激面神经（右），在同一面神经支配肌肉记录到的反应。术前采用皮肤表面电极，术中采用针电极记录 EMG。（© 2010 Alan D. Legatt，MD，PhD.）

面神经功能（Wedekind 和 Klug，1996，2001a）。与其他周围神经相似，刺激面神经产生的逆向兴奋到达并激活少量运动神经元，然后产生正向兴奋，产生晚期肌肉反应形成 F 波。根据 Wedekind 和 Klug（1996）的研究，产生 F 波取决于整个运动轴突在其轴突丘和运动终板之间的功能完整性。因此，沿途任何地方神经功能的改变或减弱都会反映在 F 波中。

Wedekind 和 Klug（2001a）在 33 名 CPA 肿瘤患者中比较了 F 波和 EMG 活动。他们表明，“鼻肌 F 波”的永久性消失（通过放置在两侧鼻翼上的杯状电极进行记录，鼻尖为参考点）与不良后果有关。F 波暂时消失更常出现在预后一般的患者中。术中面神经 F 波不太常用的一个主要原因也许是它们对麻醉的敏感性，以及在一些健康成年人中无法引出 F 波（Wedekind 和 Klug，1998，2001b）。

侧方扩散反射

侧方扩散反射（lateral spread reflex，LSR）是一种神经生理学技术，已应用于面神经微血管减压（MVD）术中治疗面肌痉挛，这是一种与面神经元过度兴奋和过度活动有关的疾病（Møller，1999）。这种高兴奋性表现为，面神经末梢分支的逆向冲动可以诱发面神经另一分支的动作电位（Harper，2004）。这种电生理现象被称为“侧方扩散反射”。它被认为是面神经核过度兴奋或血管压迫部位的面神经轴突之间突触传递的结果（Nielsen，1985；Møller，1999；Harper，2004）。

面神经在 MVD 期间有损伤的风险，因为手术操作包括将神经与相邻的血管结构分开，并在两者之间放置一个软性植入物，以缓解动脉搏动对神经的影响。因此，对面神经功能进行 IONM 是为了减少面神经损伤的风险。除了面神经损伤的可能性外，术后听力丧失也是 MVD 的潜在并发症，将在下一节介绍。这些病例通常使用 BAEP 和面神经 EMG 进行多模式 IONM 监测。

临床研究显示，LSR 消失或波幅降低是 MVD 疗效的良好预后指标（Møller 和 Jannetta，1987；Shin 等，1997；Mooij 等，2001；Kong 等，2007；Neves 等，2009）。然而，也有人质疑 LSR 在预测术后临床预后方面的可靠性（Hatem 等，2001；Joo 等，2008）。在一项纳入 33 名 MVD 治疗偏侧面肌痉挛的研究中，Hatem 等（2001）质疑持续存在的 LSR 提示预后不良的准确性，因为在他们的研究中，大多数持续存在 LSR 的患者仍然获得了临床治愈。Joo 等（2008）也认为，偏侧面肌痉挛的临床预后并不总是与术中肌电图异常相关，并质疑使用 LSR 进行 IONM 的预测价值。然而，分析其数据发现，LSR 持续存在的患者中，34.3%（11/32）在出院时有轻度面肌痉挛，术后 6 个月 18.7%（6/32）有轻度面肌痉挛。相反，在术中 LSR 消失的患者中，12.5%（5/40）在出院时有轻度面肌痉挛，10%（4/40）在 6 个月时有轻度面肌痉挛。Sekula 等（2009 年）进行了 meta 分析，合并 OR（odds ratio）是 4.2（95% CI 2.7 ～ 6.7），即如果手术中异常肌肉反应（abnormal muscle response，AMR）消失，治愈的机会将是其持续存在的 4.2 倍。他们得出结论：“应该在手术室里进行常规 AMR 监测，并增强其对手术决策的影响。”Thirumala 等（2020）近期发表的 meta 分析包括 26 项已发表的病例系列研究，共计 7479 名患者。在减压前 6972 名患者（93.2%）LSR 存在，其中 562 名患者（9.8%）LSR 术后持续存在。614 名患者（10.7%）术后持续存在偏侧面肌痉挛。但不同研究间 LSR 缓解的标准并不统一，一些研究认为波幅降低 50% 以上为缓解，而其他研究认为只有完全消失才是缓解。总的来说，术中 LSR 消失的患者，在出院或术后随访 1 年时，89% 没有出现面肌痉挛症状。相反，在 LSR 术中持续存在的患者中，术后 40% 的患者仍有症状。作者认为，这类患者减压后 LSR 持续存在可能与术后症状缓解率低有关，可能需要重新评估减压是否充分。

总体来说，大部分临床文献支持 LSR 作为神经充分减压的有效标志，有助于预测临床预后。比较合理的结论是，MVD 术中 LSR 消失可以预测面肌痉挛临床治愈，但持续存在的 LSR 并不排除术后获益的可能性（Harper，2004）。

面神经 IONM 的接受度和指南

在 1991 年听神经瘤共识发展会议上，美国国立卫生研究院在其声明（共识发展小组，1994）中指出，“已明确证实常规术中监测面神经的益处。前庭神经鞘瘤的手术治疗中应包括该技术，并应考虑常规监测其他脑神经”。

截至目前（2021 年 4 月 21 日），美国耳鼻咽喉头颈外科学会（American Academy of Otolaryngology-Head and Neck Surgery）于2017年通过的“耳科手术中神经监测立场声明”指出，术中监测使用面肌肌电图技术，无论是否使用刺激探针，虽然“不能替代精湛的手术技术，但在某些情况下，监测确实可以改善颅底手术和颞骨手术的面神经功能。面神经监测对神经耳科和乳突手术具有明确的成本效益和好处，根据术中医生的判断，可以降低面神经医源性损伤的风险。”最近，神经外科医生协会（Congress of Neurological Surgeons）发布了“关于前庭神经鞘瘤手术中脑神经监测的系统评价和循证指南”（Vivas等，2018）。他们回答了以下2个问题：

（1）前庭神经鞘瘤手术中面神经监测是否改善长期面神经功能？

答案：推荐意见：“3级证据。建议在前庭神经鞘瘤手术中常规使用术中面神经监测，以改善长期面神经功能。”

（2）术中面神经监测能否用于准确预测前庭神经鞘瘤术后长期良好的面神经功能？

答案：“3级证据。术中面神经监测可用于准确预测前庭神经鞘瘤术后长期良好的面神经功能。具体来说，良好的测试结果能够可靠地预示长期良好的面神经功能。然而，面神经在解剖学完整的情况下，测试结果不佳并不能可靠地预测长期功能不佳，因此不能用于指导有关是否需要早期神经移植手术的决策。”

CN Ⅷ（前庭蜗神经）

功能和解剖学

CN Ⅷ分为耳蜗（听）神经部分和前庭部分。前者负责支配耳蜗并介导听觉，后者负责支配椭圆囊、球囊和半规管，并提供感觉空间位置及维持平衡所需的线性和角加速度的感觉信息。术中，通过记录听觉诱发电位（如上所述），使用其耳蜗分支的传入纤维监测CN Ⅷ。在CN Ⅷ内还有传出纤维，即橄榄耳蜗束，用于调节耳蜗功能。CN Ⅷ耳蜗分支的传入神经元细胞体位于内耳的螺旋神经节内。它们是真正的双极神经元，一端短的突起接受来自耳蜗毛细胞的突触，另一端长的突起共同形成CN Ⅷ的耳蜗分支。该神经与CN Ⅷ的前庭分支、面神经（CN Ⅶ）和内听动脉一起穿行于内耳道，终止于小脑脑桥角的耳蜗核。

耳蜗由内听动脉供血，该动脉起源于颅内后循环系统（通常为小脑前下动脉分支），经内耳道向外走行，紧邻CN Ⅷ。该动脉非常细小，可能在解剖和切除内耳道肿瘤时损伤，这也是可能导致BAEP所有成分消失的最常见机制（见图18.12）。

在耳蜗的远端，听神经分散成细束进入骨性耳蜗轴。这些细束非常脆弱，如果CN Ⅷ受到过度牵拉，例如为暴露小脑脑桥角区牵拉小脑，或直接在耳-脑干方向过度牵拉神经（如清理神经上最后附着的肿瘤时），远端细束可能被撕脱，导致BAEP变化和听力丧失（Sekiya和Møller，1987）。牵拉小脑时BAEP发生变化（见图18.9）可提示外科医生对CN Ⅷ的过度牵拉，以调整牵拉的程度。

BAEP监测的应用

早期BAEP常用于MVD手术和小脑脑桥角肿瘤［如前庭神经鞘瘤（以前称为听神经瘤）］的IONM（Hashimoto等，1980；Grundy等，1982；Raudzens，1982）。后来BAEP也被用于累及听觉系统的其他手术，如脑干、后循环血管和耳科手术。

由于听神经受到牵拉而导致听力丧失是MVD手术的主要并发症。当向内侧牵拉小脑以暴露小脑脑桥角时，脑干也会移动，使CN Ⅷ受到牵拉。在MVD手术中，已经证实与历史对照组（由相同的外科医生进行手术而没有BAEP监测的患者）相比，BAEP监测可改善术后的听力预后（Møller和Møller，1989；Radtke等，1989）（表18.2）。上述两项研究中，监测组患者都出现了一定程度的听力损失，但没有人出现深度的听力损失或完全失聪。在Radtke等的研究中，监测组和非监测组之间的重度听力损失有显著差异（$P=0.02$）。

表18.2 MVD术中监测与未监测患者的术后听力损失情况总结

文献	Møller和Møller（1989）	Radtke等（1989）
未监测患者的总数	104	152
严重听力损失	3（2.8%）	10（6.6%）
监测患者的总数	140	70
任何程度的听力损失	1（0.7%）	5（7.1%）
严重听力损失	0（0.0%）	0（0.0%）

常被称为听神经瘤或听神经纤维瘤的肿瘤通常起源于CN Ⅷ前庭部分，远端位于内耳道内。随着肿瘤的生长，逐渐突入颅后窝。为了完全切除肿瘤并防止复发，在肿瘤内耳道外部分切除后，必须进入内耳道内，切除CN Ⅷ的残余肿瘤。由于这一手术步骤会影响听神经或内听动脉，导致听力丧失的风险最高，特别是对于体积较大的肿瘤。体积较大的肿瘤，尽管进行BAEP监测，听力仍难以保留（Oh等，2012）。不过对于较小的听神经瘤，已证实BAEP的监测有助于预防听力丧失。在后一种情况下，直接记录CN Ⅷ的复合动作电位，是记录头皮远场BAEP的有价值的辅助手段，并可能对一些无法在头皮明确记录到BAEP的患者进行监测（Yamakami等，2009）。

还有一些团队在Chiari减压术中行BAEP监测，并记录到BAEP的变化，但目前还不清楚BAEP监测是否能预测患者预后或影响临床结局（Sala等，2011；Rasul等，2019）。

CN Ⅸ（舌咽神经）

功能和解剖学

舌咽神经支配上腭和舌后1/3（包括味蕾）以及颈动脉体的感觉。传入感觉纤维的中枢传导在延髓的多个核团发生突触连接。在颅内段，CN Ⅸ在解剖位置上与迷走神经（CN Ⅹ）非常接近，它们之间有交通支。CN Ⅸ通过颈静脉孔出颅。CN Ⅸ支配的唯一躯体肌是茎突咽肌。该肌肉提升咽部和喉部，并扩张咽部以便能在吞咽时通过食物。CN Ⅸ还发出副交感神经传出纤维支配腮腺。

CN Ⅸ的IONM

通过记录茎突咽肌的EMG来监测CN Ⅸ的运动成分（图18.20）。常将针电极置于上腭的后外侧来监测CN Ⅸ。也曾将电极缝在咽后壁进行记录。在监测舌咽神经时需注意：大多数咽肌是由CN Ⅹ支配的，当刺激CN Ⅹ时，CN Ⅸ记录电极会记录到EMG反应。为了区分刺激CN Ⅸ和CN Ⅹ获得的反应，需要同时监测两条神经支配的肌肉（DeMonte等，1994）。

由于CN Ⅸ携带来自颈动脉体压力感受器的传入纤维，对CN Ⅸ的高频刺激可能导致反射性心动过缓和低血压。当在手术区域内刺激来定位CN Ⅸ，或被刺激的区域内可能有CN Ⅸ时，应当只能使用低频重复刺激。DeMonte等（1994）建议使用单脉冲电刺激而非成串刺激。他们建议从最低强度开始刺激，即0.05 mA，如果使用恒压刺激，则为0.2～0.5 V。

CN Ⅹ（迷走神经）

功能和解剖学

迷走神经支配咽喉部横纹肌的（躯体）运动，其副交感神经传出纤维还支配胸腔和腹腔脏器，包括心脏和血管。迷走神经具有来自咽部（包括味蕾）和喉部、胸腔和腹腔脏器的感觉输入。CN Ⅹ通过颈静脉孔出颅。

喉部的神经支配是通过喉返神经（RLN）来完成。它们从胸腔内的主要迷走神经干分支出来，环绕锁骨下动脉（右侧）或主动脉弓（左侧），然后

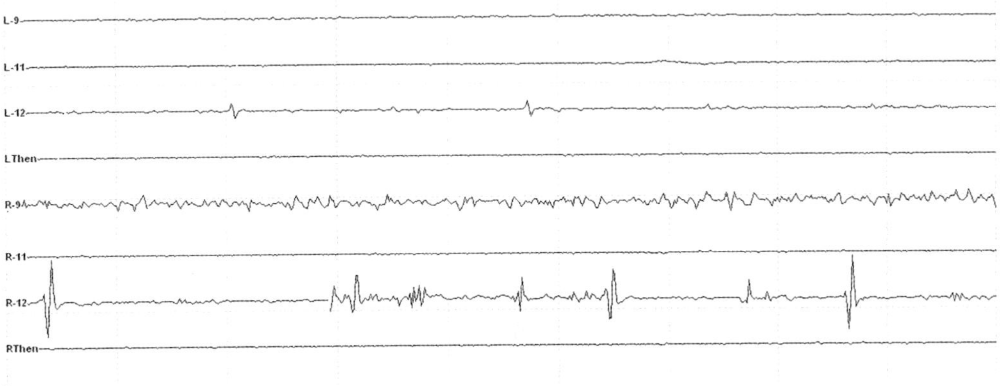

图18.20 一名6岁男孩，在延髓胶质瘤切除术中，记录到右腭自由EMG活动。这种EMG活动与手术操作相关。在舌肌记录通道中也记录到一些自由EMG活动。单位：每格200 μV，每格50 ms。（© 2010 Alan D. Legatt，MD，PhD.）

上升到颈部，因此在颈部手术中存在损伤风险。声带麻痹后会固定在内收的位置。单侧声带麻痹会导致声音嘶哑和音量降低。双侧声带受损可引起失声、声音嘶哑和误吸。

CN Ⅹ的 EMG 监测

监测 CN Ⅹ（或 RLN）是基于其（躯体）运动成分，通过记录喉肌 EMG 来完成。有以下几种方法：从内置记录电极线的气管导管外壁进行记录，从粘贴式背胶电极的常规气管导管记录，或经喉镜将针或钩丝电极置于喉肌或声带上进行记录；或术中穿过环甲韧带将针电极插入声带或甲杓肌（Snyder 和 Hendricks，2005；Petro 等，2006）。上述方法各有优缺点。例如，带有内置记录电极线的气管导管较粗，一般不适合年幼儿童。贴附在气管导管表面的贴片电极，如果部分脱落或硬质边缘翘起并突出，可能会造成损伤。更常见的问题是气管导管安置位置不正确。如果太高、太低或旋转，那么可能无法正确记录喉肌活动。因此，必须特别注意确保嵌入气管导管内的裸露导线直接贴在声带上并接触良好。实现该目标的最佳方法是让麻醉医生直视下确保气管导管上的裸露导线贴着声带放置（Nekhendzy 等，2012）（图 18.21）。针和钩丝电极并非没有问题，它们可能会移位，也可能引起喉部水肿或血肿（DeMonte 等，1994）。Jackson 和 Roberson（1999）在 13/17 位接受侧颅底手术的患者中，比较了三种利用喉部 EMG 监测迷走神经功能的技术。他们使用三种不同的电极来记录 EMG：安置在气管导管上的喉内表面电极、经内镜放置的甲杓肌内钩丝电极，以及经皮放置的环甲肌内钩丝电极。他们发现，气管导管表面电极最容易放置，假阳性率低，但与肌肉内电极相比，敏感性最低。他们认为，经皮肌内电极技术是最不可靠的。然而，由于样本量非常小，因此无法证明任何一种技术是否最优。由于这些原因，以及无创记录 EMG 的方法效果良好，通常倾向使用无创技术。

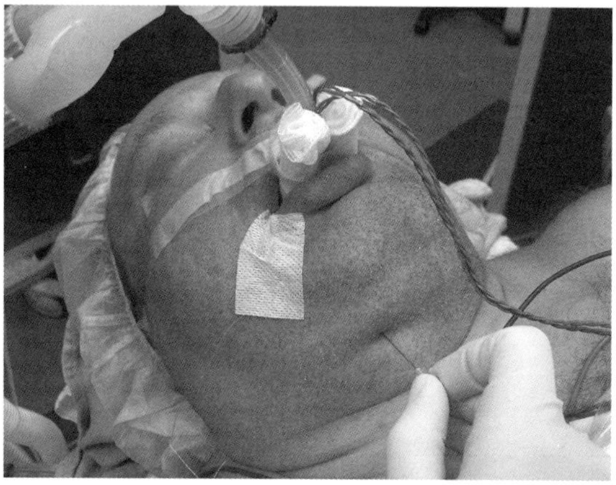

图 18.21（彩图请扫二维码或见书后） 照片展示了麻醉医生采用喉镜放置气管导管后的正确位置。照片的右下角还显示通过皮下注射针将成对的钩丝电极放置在右侧颏舌肌。（© 2011 Jaime R. López，MD.）

彩图

各报道的刺激技术差异很大，Møller（1994）建议电刺激的频率不超过 5 Hz。除了建议使用单刺激外，DeMonte 等（1994）描述的刺激技术与以前描述的舌咽神经刺激相同。Romstöck 等（2000）使用同心、双极、恒流刺激器进行刺激。刺激强度为 0.05 ～ 0.5 mA，脉冲宽度为 200 ms，刺激频率为 30 Hz。Thomusch 等（2002）对良性甲状腺肿手术进行了一项前瞻性、多中心试验，以确定神经监测是否会降低 RLN 麻痹的发生率。他们采用单极刺激，强度为 0.05 ～ 5 mA，脉宽 200 ms，频率为 3 或 30 Hz。结果显示，与无 IONM 的术中肉眼辨别相比，RLN 功能 IONM 显著降低了暂时和永久的 RLN 麻痹发生率。Tamano 等（2004）在延髓血管畸形手术中，刺激第四脑室底的迷走神经和舌下神经三角。使用持续时间 100 ms、频率 1.0 Hz、强度 0.8 ～ 3.0 mA 的单刺激引起声带运动。Snyder 和 Hendricks（2005）使用美敦力 Xomed Prass 单极神经刺激器进行刺激，强度为 1.0 mA，但没有报告其他刺激参数。电刺激迷走神经可能引起的不良反应与刺激舌咽神经的不良反应类似，刺激时应采取类似防范措施。

图 18.22 是通过气管导管外壁导线记录的由手术操作引起的喉部活动图示。

在一些患者中，手术开始时经常可以观察到低水平的喉肌 EMG 活动，反映喉肌张力，为 EMG 干扰模式（图 18.23）。在一些患者中，随麻醉加深，喉部 EMG 会减弱；在另一些患者中，一定程度的喉部 EMG 可能持续存在于整个手术过程中。

其他监测 CN Ⅹ的技术

还有其他无创技术用于监测 CN Ⅹ。DeMonte 等（1994）在声带之间使用球囊压力计检测声带运

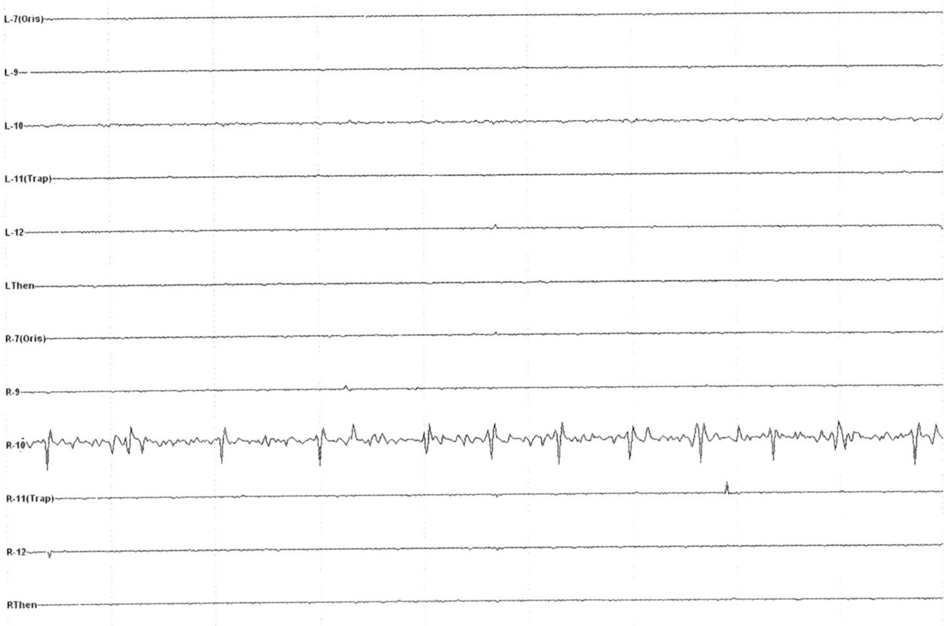

图 18.22 一名 34 岁女性，颅后窝复发恶性室管膜瘤切除术中，记录到多条脑神经支配肌肉和鱼际肌的 EMG。“R-10”通道显示由手术操作中的机械刺激引起的右侧喉肌 EMG 活动。喉肌 EMG 由气管导管侧壁的线电极记录。单位：每格 200 μV，每格 50 ms。（© 2012 Alan D. Legatt，MD，PhD.）

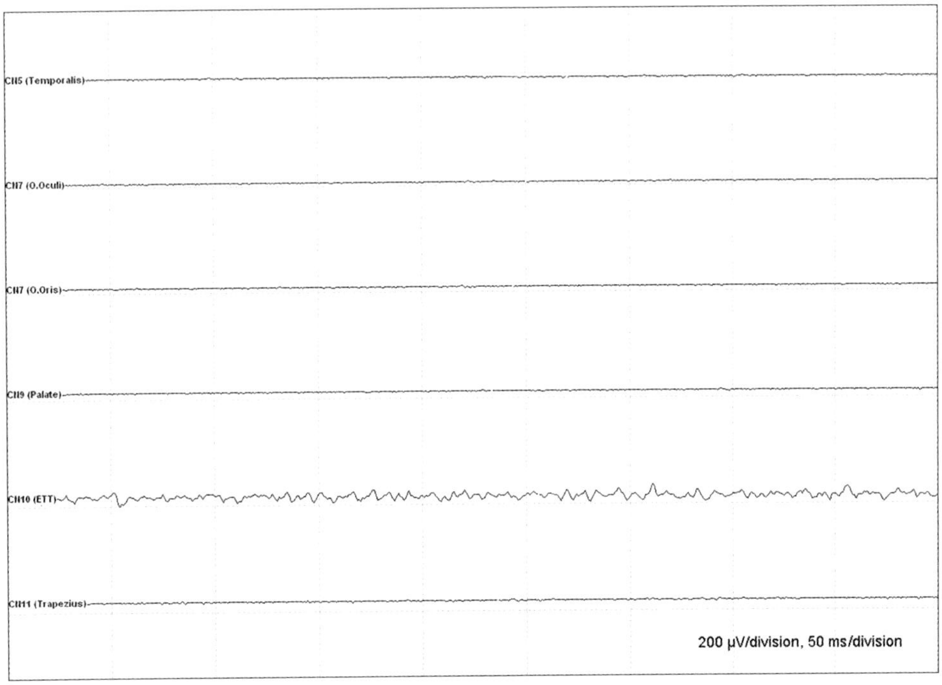

图 18.23 行右侧前庭神经鞘瘤切除手术前，记录到的自由 EMG 数据。从气管导管记录的喉部 EMG 通道中可见反映喉肌张力的干扰模式。其他脑神经 EMG 记录通道无声。[From Legatt AD（2015）. Intraoperative neurophysiology：interactive case studies. Demos Medical，New York.]

动，而 Tamano 等（2004）使用喉镜直接观察声带运动（Tamano 等，2004）。另一种监测 CN Ⅹ的方法是 MEP。Kullmann 等（2016）经颅电刺激 C3/C4 和 Cz，通过插入咽后壁的直针电极记录 MEP。他们测量了记录的 MEP 波幅、潜伏期和宽度（这很可能反映了由 CN Ⅸ和Ⅹ介导的复合活动），发现术毕时 MEP 波幅较低与悬雍垂偏斜的风险增加有关，术毕 MEP 宽度较短与咽反射丧失的风险增加有关。如前所述，喉内收肌反射可用于监测迷走神经的感觉和运动功能。

CN Ⅺ（副神经）

副神经脊髓根支配胸锁乳突肌和斜方肌的运动功能。其细胞体位于颈髓的 C2 ～ C4 水平。来自各运动根的纤维汇聚在一起形成副神经脊髓根，上行并通过枕骨大孔进入颅后窝，然后转向与 CN Ⅸ和Ⅹ一并经颈静脉孔出颅。通常用针电极置入斜方肌来监测 CN Ⅺ（图 18.24）。需注意，这仅是监测 CN Ⅺ的脊髓根部分。重要的是，斜方肌上份由来自 C1 和 C2 的脊神经根混合支配。因此，记录电极应放置在肌肉下份（Schlake 等，2001）。过去，副神经被认为有颅根（细胞体在延髓）和脊髓根。然而，"颅根"的纤维汇入迷走神经（CN Ⅹ），并与之伴行。一般来说，电刺激技术与 CN Ⅸ和Ⅹ类似。然而，开始刺激应从低强度开始，因为较高的刺激强度有可能产生强烈的肩部运动和头部转动，这可能导致患者过度运动（DeMonte 等，1994）。另一个重要的考虑因素是，由于电刺激绕过了通常限制肌肉收缩力的肌梭和肌腱器官的反馈，所以直接神经刺激可能会造成肌肉和肌腱损伤（Møller，1994；Schlake 等，2001）。

CN Ⅻ（舌下神经）

舌下神经 CN Ⅻ支配舌的固有肌肉、颏舌肌、舌骨舌肌和茎突舌肌的运动功能。其细胞体位于延髓的舌下神经核中，靠近第四脑室底。CN Ⅻ通过舌下神经管出颅。舌下神经损伤可引起构音障碍和进食困难。因此，在该神经或其神经核有损伤风险的情况下，进行监测是非常重要的。可以将针或钩丝电极置入同侧的舌肌或颏舌肌（Romstöck 等，2000；Schlake 等，2001）（图 18.25）。然而，有人反对通过下颌经皮放置针电极到颏舌肌，因为可

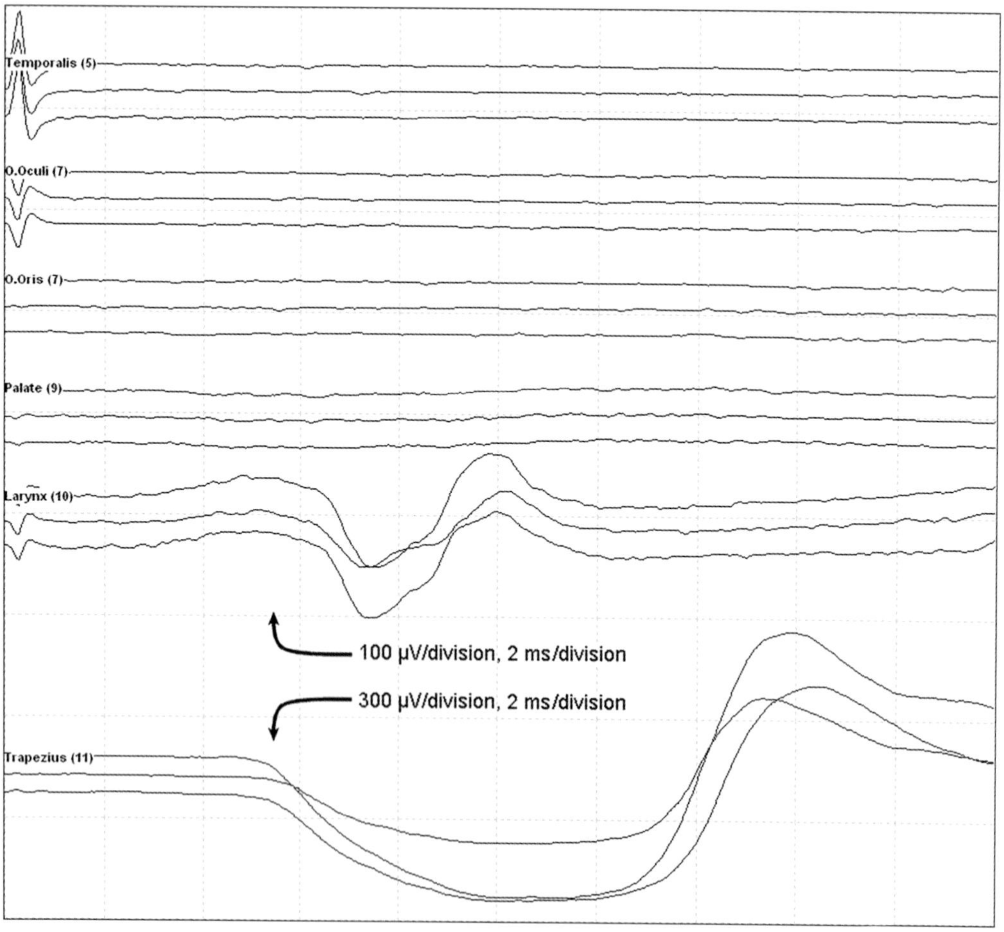

图 18.24 在切除右侧小脑脑桥角的巨大脑膜瘤手术中，在颈静脉孔附近刺激后，从右侧喉部（CN 10）和右侧斜方肌（CN 11）记录到诱发 EMG 反应。［From Legatt AD（2015）. Intraoperative neurophysiology：interactive case studies. Demos Medical，New York.］

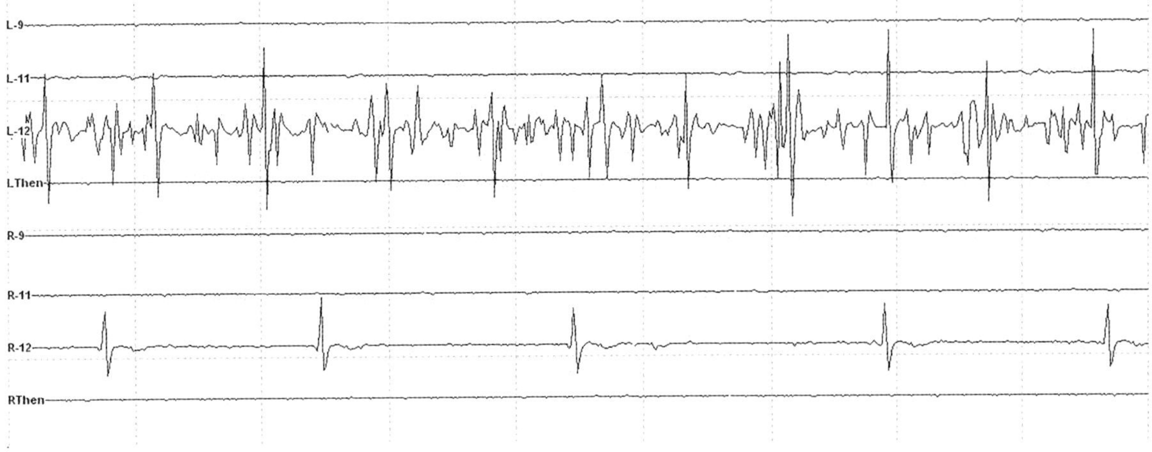

图 18.25　一名 6 岁男孩，在延髓胶质瘤切除术中，从左侧舌肌记录到大量自由 EMG 活动。右侧舌肌可以记录到单一运动单位有缓慢的重复放电（B-trains）。肌电活动与手术操作相关，通过插入舌两侧的针电极进行记录。单位：每格 200 μV，每格 50 ms。（© 2020 Alan D. Legatt，MD，PhD.）

能会损伤该区域的血管和神经结构（DeMonte 等，1994）。根据我们斯坦福的经验，使用舌肌和颏舌肌记录，在不良反应方面没有差异，使用经皮针或钩丝电极都可以记录到良好的颏舌肌 EMG。电刺激技术与本章之前描述的其他后组 CN 类似。

总结

总之，脑神经功能的 IONM 是许多手术过程中多模式监测的一个重要和必不可少的组成部分。它可以改变手术进程以防止永久性损伤，并在某些情况下，例如前庭神经鞘瘤，提供有关术后面部功能的预后信息。通过监测 EMG，可以对眼球运动（动眼神经、滑车神经和展神经）、三叉神经、面神经和后组脑神经（舌咽神经、副神经、迷走神经和舌下神经）运动功能进行 IONM。必须连续监测 EMG 活动，必要时进行电刺激，如定位神经或评估其功能完整性。手术结束时，与基线值相比 CMAP 波幅不变提供了神经生理学证据，表明该神经节段内的轴突从刺激部位到肌肉在功能上是连续的。最后，通过术前仔细规划，理解使用 EMG 和其他 IONM 技术的生理学原理，清楚电刺激脑神经的技术和潜在不良反应，并了解相关的解剖学知识，脑神经 IONM 是一种安全和重要的手术辅助手段。

（应婷婷　译　李晓宇　方媛　审校）

参考文献

Akagami R, Dong CCJ, Westerberg BD (2005). Localized transcranial electrical motor-evoked potentials for monitoring cranial nerves in cranial base surgery. Neurosurgery 57: 78–85.

Alberti O, Sure U, Riegel T et al. (2001). Image-guided placement of eye muscle electrodes for intraoperative cranial nerve monitoring. Neurosurgery 49: 660–664.

American Academy of Otolaryngology-Head and Neck Surgery (2021). Position statement: intraoperative nerve monitoring in otologic surgery. https://www.entnet.org/resource/position-statement-intraoperative-nerve-monitoring-in-otologic-surgery/.

Avila S, López J, Cho C et al. (2015). IONM of cranial nerves-using EMG hookwire electrodes. J Clin Neurophysiol 32: 398.

Chiappa K, Gladstone KJ, Young RR (1979). Brain stem auditory evoked responses. Studies of waveform variations in 50 normal human subjects. Arch Neurol 36: 81–87.

Cruccu G, Aminoff MJ, Curio G et al. (2008). Recommendations for the clinical use of somatosensory-evoked potentials. Clin Neurophysiol 119: 1705–1719.

Crum BA, Strommen JA (2007). Peripheral nerve stimulation and monitoring during operative procedures. Muscle Nerve 35: 159–170.

Daube JR, Harper CM (1989). Surgical monitoring of cranial and peripheral nerves. In: JE Desmedt (Ed.), Neuromonitoring in surgery. Elsevier, Amsterdam, pp. 115–149.

Deletis V, Fernández-Conejero I (2016). Intraoperative monitoring and mapping of the functional integrity of the brainstem. J Clin Neurol 12: 262–273.

Deletis V, Urriza J, Ulkatan S et al. (2009). The feasibility of recording blink reflexes under general anesthesia. Muscle Nerve 39: 642–646.

Delgado TE, Bucheit WA, Rosenholtz HR et al. (1979). Intraoperative monitoring of facial muscle evoked responses obtained by intracranial stimulation of the facial nerve: a more accurate technique for facial nerve dissec-

tion. Neurosurgery 4: 418–421.
DeMonte F, Warf P, Al-Mefty O (1994). Intraoperative mapping of the lower cranial nerves during surgery of the jugular foramen and lower clivus. In: CM Loftus, VC Traynelis (Eds.), Intraoperative monitoring techniques in neurosurgery. McGraw-Hill, New York, pp. 205–212.
Dong CCJ, MacDonald DB, Akagami R et al. (2005). Intraoperative facial motor-evoked potential monitoring with transcranial electrical stimulation during skull base surgery. Clin Neurophysiol 116: 588–596.
Eger E (1984). The pharmacology of isoflurane. Br J Anaesth 56: 71S–99S.
Fukaya C, Katayama Y, Kasai M et al. (1999). Intraoperative electrooculographic monitoring of oculomotor nerve function during skull base surgery. J Neurosurg 91: 157–159.
Fukuda M, Oishi M, Takao T et al. (2008). Facial nerve motor evoked potential monitoring during skull base surgery predicts facial nerve outcome. J Neurol Neurosurg Psychiatry 79: 1066–1070.
Grundy BL, Jannetta PJ, Procopio PT et al. (1982). Intraoperative monitoring of brain-stem auditory evoked potentials. J Neurosurg 57: 674–681.
Harner SG, Daube JR, Ebersold MJ (1986). Electrophysiologic monitoring of facial nerve during temporal bone surgery. Laryngoscope 96: 65–69.
Harper CM (1998). Cranial nerve monitoring. In: American Association of Electrodiagnostic Medicine annual meeting, course F: update in intraoperative monitoring syllabus, 23–31.
Harper CM (2004). Intraoperative cranial nerve monitoring. Muscle Nerve 29: 339–351.
Hashimoto I, Ishiyama Y, Totsuka G et al. (1980). Monitoring brainstem function during posterior fossa surgery with brainstem auditory evoked potentials. In: C Barber (Ed.), Evoked potentials. University Park Press, Baltimore, pp. 377–390.
Hatem J, Sindou M, Vial C (2001). Intraoperative monitoring of facial EMG responses during microvascular decompression for hemifacial spasm. Prognostic value for long-term outcome: a study in a 33-patient series. Br J Neurosurg 15: 496–499.
Jackson LE, Roberson JB (1999). Vagal nerve monitoring in surgery of the skull base: a comparison of efficacy of three techniques. Am J Otol 20: 649–656.
Jewett DL, Williston JS (1971). Auditory-evoked far fields averaged from the scalp of humans. Brain 94: 681–696.
Joo WI, Lee KJ, Park HK et al. (2008). Prognostic value of intraoperative lateral spread response monitoring during microvascular decompression in patients with hemifacial spasm. J Clin Neurosci 15: 1335–1339.
Kizilay A, Aladag I, Cokkeser Y et al. (2003). Effects of partial neuromuscular blockade on facial nerve monitorization in otologic surgery. Acta Otolaryngol 123: 321–324.
Kong DS, Park K, Shin BG et al. (2007). Prognostic value of the lateral spread response for intraoperative electromyography monitoring of the facial musculature during microvascular decompression for hemifacial spasm. J Neurosurg 106: 384–387.
Krause F (1912). Surgery of the brain and spinal cord based on personal experience, vol. II: , Rebman Company, New York 740.
Kullmann M, Tatagiba M, Liebsch M et al. (2016). Evaluation of the predictive value of intraoperative changes in motor-evoked potentials of caudal cranial nerves for the postoperative functional outcome. World Neurosurg 95: 329–334.
Legatt AD (1991). Intraoperative neurophysiologic monitoring. In: EAM Frost (Ed.), Clinical anesthesia in neurosurgery, second edn. Butterworths, Stoneham, MA, pp. 63–127.
Legatt AD (2002). Mechanisms of intraoperative brainstem auditory evoked potential changes. J Clin Neurophysiol 19: 396–408.
Legatt AD (2012). Brainstem auditory evoked potentials: methodology, interpretation, and clinical application. In: MJ Aminoff (Ed.), Aminoff's electrodiagnosis in clinical neurology, sixth edn. Churchill Livingstone, New York, pp. 519–552.
Legatt AD (2018). Electrophysiology of cranial nerve testing: auditory nerve. J Clin Neurophysiol 35: 25–38.
Lennon RL, Hosking MP, Daube JR et al. (1992). Effect of partial neuromuscular blockade on intraoperative electromyography in patients undergoing resection of acoustic neuromas. Anesth Analg 75: 729–733.
Li ZY, Li MC, Liang JT et al. (2017). Usefulness of intraoperative electromyographic monitoring of oculomotor and abducens nerves during skull base surgery. Acta Neurochir (Wien) 159: 1925–1937.
López JR (2011). Neurophysiologic intraoperative monitoring of the oculomotor, trochlear, and abducens nerves. J Clin Neurophysiol 28: 543–550.
Marusch F, Hussock J, Haring G et al. (2005). Influence of muscle relaxation on neuromonitoring of the recurrent laryngeal nerve during thyroid surgery. Br J Anaesth 94: 596–600.
Møller AR (1994). Monitoring techniques in cavernous sinus surgery. In: CM Loftus, VC Traynelis (Eds.), Intraoperative monitoring techniques in neurosurgery. McGraw-Hill, New York, pp. 141–155.
Møller AR (1999). Vascular compression of cranial nerves II: pathology. Neurol Res 21: 439–443.
Møller AR, Jannetta PJ (1984). Preservation of facial function during removal of acoustic neuromas. Use of monopolar constant-voltage stimulation and EMG. J Neurosurg 61: 757–760.
Møller AR, Jannetta PJ (1987). Monitoring facial EMG responses during microvascular decompression operations for hemifacial spasm. J Neurosurg 66: 681–685.
Møller AR, Møller MB (1989). Does intraoperative monitoring of auditory evoked potentials reduce incidence of hearing loss as a complication of microvascular decompression of cranial nerves? Neurosurgery 24: 257–263.
Mooij JJA, Mustafa MK, van Weerden TW (2001). Hemifacial spasm: intraoperative electromyographic monitoring as a guide for microvascular decompression. Neurosurgery 49: 1365–1371.
Mourisse J, Lerou J, Struys M et al. (2007). Multi-level approach to anaesthetic effects produced by sevoflurane or propofol in humans: 1. BIS and blink reflex. Br J Anaesth 98: 737–745.
National Institutes of Health Consensus Development Conference Statement on Acoustic Neuroma, December 11-13, 1991. The Consensus Development Panel (1991).

Arch Neurol 51: 201–207.
Nekhendzy V, Lopez JR, Damrose EJ (2012). A method of securing the Xomed endotracheal tube for accurate monitoring of the recurrent laryngeal nerve. Clin Anesth 24: 259–260. Epub 2012 Apr 9.
Neves DO, Lefaucheur JP, de Andrade C et al. (2009). A reappraisal of the value of lateral spread response monitoring in the treatment of hemifacial spasm by microvascular decompression. J Neurol Neurosurg Psychiatry 80: 1375–1380.
Nielsen VK (1985). Electrophysiology of the facial nerve in hemifacial spasm: ectopic/ephaptic excitation. Muscle Nerve 8: 545–555.
Oh T, Nagasawa DT, Fong BM et al. (2012). Intraoperative neuromonitoring techniques in the surgical management of acoustic neuromas. Neurosurg Focus 33: E6.
Oishi T, Van Gompel JJ, Link MJ et al. (2021). Intraoperative lateral rectus electromyographic recordings optimized by deep intraorbital needle electrodes. Clin Neurophysiol 132: 2510–2518.
Ortler M, Fiegele T, Walser G et al. (2011). Cranial nerve monitoring during subpial dissection in temporomesial surgery. Acta Neurochir 153: 1181–1189.
Parsons RC (1966). Electrical stimulation of the facial nerve. Laryngoscope 76: 391.
Petro ML, Schweinfurth JM, Petro AB (2006). Transcricothyroid, intraoperative monitoring of the vagus nerve. Arch Otolaryngol Head Neck Surg 132: 624–628.
Prass RL, Lüders H (1986). Acoustic (loudspeaker) facial electromyographic monitoring: part I. Evoked electromyographic activity during acoustic neuroma resection. Neurosurgery 19: 392–400.
Radtke RA, Erwin CW, Wilkins RH (1989). Intraoperative brainstem auditory evoked potentials: significant decrease in postoperative auditory deficit. Neurology 39: 187–191.
Rasul FT, Matloob SA, Haliasos N et al. (2019). Intraoperative neurophysiological monitoring in paediatric Chiari surgery-help or hindrance? Childs Nerv Syst 35: 1769–1776.
Raudzens PA (1982). Intraoperative monitoring of evoked potentials. Ann N Y Acad Sci 388: 308–326.
Rivero A, Crovetto L, Lopez L et al. (1995). Single fiber electromyography of extraocular muscles: a sensitive method for the diagnosis of ocular myasthenia gravis. Muscle Nerve 18: 943–947.
Romstöck J, Strauss C, Fahlbusch R (2000). Continuous electromyography monitoring of motor cranial nerves during cerebellopontine angle surgery. J Neurosurg 93: 586–593.
Sala F, Squintani G, Tramontano V et al. (2011). Intraoperative neurophysiological monitoring during surgery for Chiari malformations. Neurol Sci 32: S317–S319.
Sasaki T, Suzuki K, Matsumoto M et al. (2002). Origins of surface potentials evoked by electrical stimulation of oculomotor nerves: are they related to electrooculographic or electromyographic events? J Neurosurg 97: 941–944.
Schlake HP, Goldbrunner R, Siebert M et al. (2001). Intraoperative electromyographic monitoring of extra-ocular motor nerves (Nn. III, VI) in skull base surgery. Acta Neurochir 143: 251–261.
Sekiya T, Møller AR (1987). Avulsion rupture of the internal auditory artery during operations in the cerebellopontine angle: a study in monkeys. Neurosurgery 21: 631–637.
Sekiya T, Hatayama T, Iwabuchi T et al. (1993). Intraoperative recordings of evoked extraocular muscle activities to monitor ocular motor nerve function. Neurosurgery 32: 227–235.
Sekiya T, Hatayama T, Shimamura N et al. (2000). Intraoperative electrophysiological monitoring of oculomotor nuclei and their intramedullary tracts during midbrain tumor surgery. Neurosurgery 47: 1170–1177.
Sekula Jr RF, Bhatia S, Frederickson AM et al. (2009). Utility of intraoperative electromyography in microvascular decompression for hemifacial spasm: a meta-analysis. Neurosurg Focus 27: E10.
Shin JC, Chung UH, Kim YC et al. (1997). Prospective study of microvascular decompression in hemifacial spasm. Neurosurgery 40: 730–735.
Simioni V, Capone JG, Sette E et al. (2018). Intraoperative monitoring of sensory part of the trigeminal nerve using blink reflex during microvascular decompression for trigeminal neuralgia. Acta Neurochir (Wien) 160: 165–169.
Snyder SK, Hendricks JC (2005). Intraoperative neurophysiology testing of the recurrent laryngeal nerve: plaudits and pitfalls. Surgery 138: 1183–1192.
Stechison MT (1993). The trigeminal evoked potential: part II. Intraoperative recording of short-latency responses. Neurosurgery 33: 639–643.
Sugita K, Kobayashi S, Mutsuga N et al. (1979). Microsurgery for acoustic neurinoma—lateral position and preservation of facial and cochlear nerves. Neurol Med Chir 19: 637–641.
Tamano Y, Ujiie H, Kawamata T et al. (2004). Continuous laryngoscopic vocal cord monitoring for vascular malformation surgery in the medulla oblongata: technical note. Neurosurgery 54: 232–235.
Téllez MJ, Ulkatan S, Urriza J et al. (2016). Neurophysiological mechanism of possibly confounding peripheral activation of the facial nerve during corticobulbar tract monitoring. Clin Neurophysiol 127: 1710–1716.
Téllez MJ, Mirallave-Pescador A, Seidel K et al. (2021). Neurophysiological monitoring of the laryngeal adductor reflex during cerebellar-pontine angle and brainstem surgery. Clin Neurophysiol 132: 622–631.
Thirumala PD, Mohanraj SK, Habeych M et al. (2013). Value of free-run electromyographic monitoring of extraocular cranial nerves during expanded endonasal surgery (EES) of the skull base. J Neurol Surg Rep 74: 43–50.
Thirumala PD, Altibi AM, Chang R et al. (2020). The utility of intraoperative lateral spread recording in microvascular decompression for hemifacial spasm: a systematic review and meta-analysis. Neurosurgery 87: E473–E484.
Thomusch O, Sekulla C, Walls G et al. (2002). Intraoperative neuromonitoring of surgery for benign goiter. Am J Surg 183: 673–678.
Ulkatan S, Jaramillo AM, Téllez MJ et al. (2017). Feasibility of eliciting the H reflex in the masseter muscle in patients under general anesthesia. Clin Neurophysiol 128: 123–127.
Vivas E, Carlson ML, Neff BA et al. (2018). Congress of Neurological Surgeons systematic review and evidence-based guidelines on intraoperative cranial nerve monitoring in vestibular schwannoma surgery. Neurosurgery 82: E44–E46.
Wedekind C, Klug N (1996). F-wave recording from nasal muscle for intraoperative monitoring of facial nerve function. Zentralbl Neurochir 57: 184–189.
Wedekind C, Klug N (1998). Nasal muscle F-wave for peri-

and intraoperative diagnosis of facial nerve function. Electromyogr Clin Neurophysiol 38: 481–490.

Wedekind C, Klug N (2001a). Recording nasal muscle F waves and electromyographic activity of the facial muscles: a comparison of two methods used for intraoperative monitoring of facial nerve function. J Neurosurg 95: 974–978.

Wedekind C, Klug N (2001b). A normative study on human facial F waves. Muscle Nerve 24: 900–904.

Yamakami I, Yoshinori H, Saeki N et al. (2009). Hearing preservation and intraoperative auditory brainstem response and cochlear nerve compound action potential monitoring in the removal of small acoustic neurinoma via the retrosigmoid approach. J Neurol Neurosurg Psychiatry 80: 218–227.

Yingling C, Ashram YA (2005). Intraoperative monitoring of cranial nerves in neurotologic surgery. In: Cummings: otolaryngology: head and neck surgery, fourth edn. Mosby, Philadelphia, pp. 2542–2556.

第V部分

血管手术

第 19 章
颈动脉内膜切除术的监测

Mirela V. Simom[1*]，Michael Malcharek[2]，Sedat Ulkatan[3]

[1]*Department of Neurology, Massachusetts General Hospital, Boston, MA, United States*

[2]*Division of Neuroanesthesia and Intraoperative Neuromonitoring, Department of Anesthesia, Intensive Care and Pain Therapy, Klinikum St. Georg, Hospital of the University of Leipzig, Leipzig, Germany*

[3]*Department of Neurosurgery, Mount Sinai Hospital, New York, NY, United States*

摘 要

颈动脉内膜切除术中发生脑缺血的机制主要包括：阻断颈动脉时，侧支血供不足，在颈动脉处操作导致的血栓栓塞和（或）手术部位的血栓形成。围术期卒中不仅增加了内膜切除术的并发症，而且还增加了其短期和长期死亡率。虽然已经明确了几项脑缺血的预测因素，但仍很难精确地评估个体风险。由于颈动脉阻断期间的非选择性转流本身存在风险，也不能消除围术期卒中的发生，因此建议应用术中监测技术来检测和逆转可能发生在手术不同阶段的脑缺血。本章介绍了用于监测的方法，重点介绍了神经生理学技术，因为其可以直接评估脑血流量减少对大脑功能的影响。这些技术包括脑电图、体感诱发电位和经颅运动诱发电位。有关这些监测技术的方法学、优缺点和结果解读细节，将在解剖学、生理学、外科学和麻醉学背景下探讨。

关键词：颈动脉内膜切除术，监测，脑电图，体感诱发电位，运动诱发电位

引言

颈动脉内膜切除术（carotid endarterectomy，CEA）是降低症状性和部分无症状颈动脉狭窄患者卒中风险的首选手术。然而，该手术本身可能导致围术期卒中（Barnett 等，1998；Ferguson 等，1999；Hill 等，2012），尽管发生率相对较低（3% ～ 7%）（欧洲颈动脉手术试验，1998；Halliday 等，2010）。值得注意的是，这些潜在的风险不仅可能增加患者的卒中发病率，而且还会增加短期和长期死亡率（Hill 等，2012；Reddy 等，2019）。因此，应该在手术中广泛应用术中监测技术，早期发现和处理可逆性脑缺血。

尽管如此，仍有部分外科医生认为术中监测是不必要的，因为他们非选择性地对所有患者进行转流。考虑到与动脉内转流术相关的额外风险，我们认为非选择性转流不是最佳选择。首先，即使是有经验的外科医生，在颈总动脉高分叉的情况下放置转流管，在技术上仍具有挑战性或无法放置。其次，转流可能使血栓或斑块（尤其是溃疡斑块）脱落，或损伤动脉内膜，诱发手术部位血栓形成而导致卒中。事实上，已有研究证实在转流时大量微栓子形成（Wolf 等，2004），并且可能导致围术期卒中（Aackerstaff 等，1996；Salvian 等，1997）。再次，转流管可能尺寸不合适或发生故障，没有实时监测脑灌注充分性的手段无法检测到这些情况（Artru 和 Strandness，1989，图 19.1）。最后，非选择性转流无法预防手术部位的栓塞或血栓形成所致脑缺血。

因此，大多数外科医生会依靠一些技术手段

* 通讯作者：Dr. Mirela V. Simon, M.D., M.Sc., Associate Professor of Neurology, WACC 739 G, Massachusetts General Hospital, 55 Fruit St, Boston, MA 02114, United States. Tel: +1-617-724-2655, Fax: +1-617-726-9250, E-mail: mvsimon@mgh.harvard.edu

来监测脑血流量（cerebral blood flow，CBF）的充分性，如经颅多普勒、颈动脉残端压力测定和神经生理学监测技术［如脑电图（EEG）、体感诱发电位（SEP）和经颅运动诱发电位（transcranial MEP，tcMEP）］。神经生理学监测的优势在于，它能够直接评估脑血流量减少对神经元功能的影响，从而发现脑缺血的早期迹象。实时监测可以给多学科手术团队一个良好的机会窗口，通过改变手术方式和麻醉管理，预防不可逆的神经系统损伤。

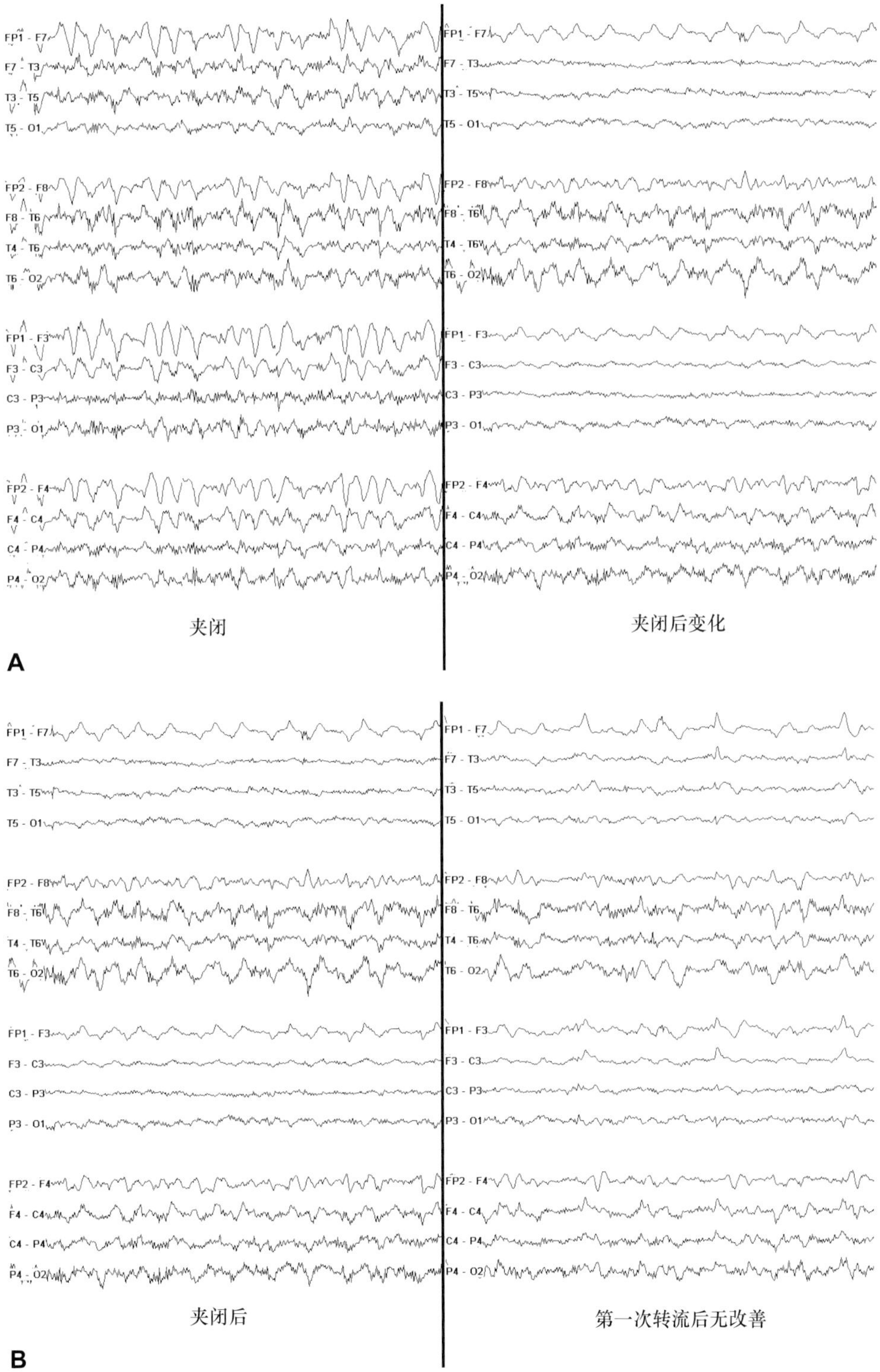

图 19.1 左侧颈动脉内膜切除术中 EEG 监测片段。**A.** 颈动脉夹闭导致严重的 EEG 变化。**B.** 转流后变化未恢复。**C.** 更换大尺寸的转流管后，左侧大脑半球脑电活动改善

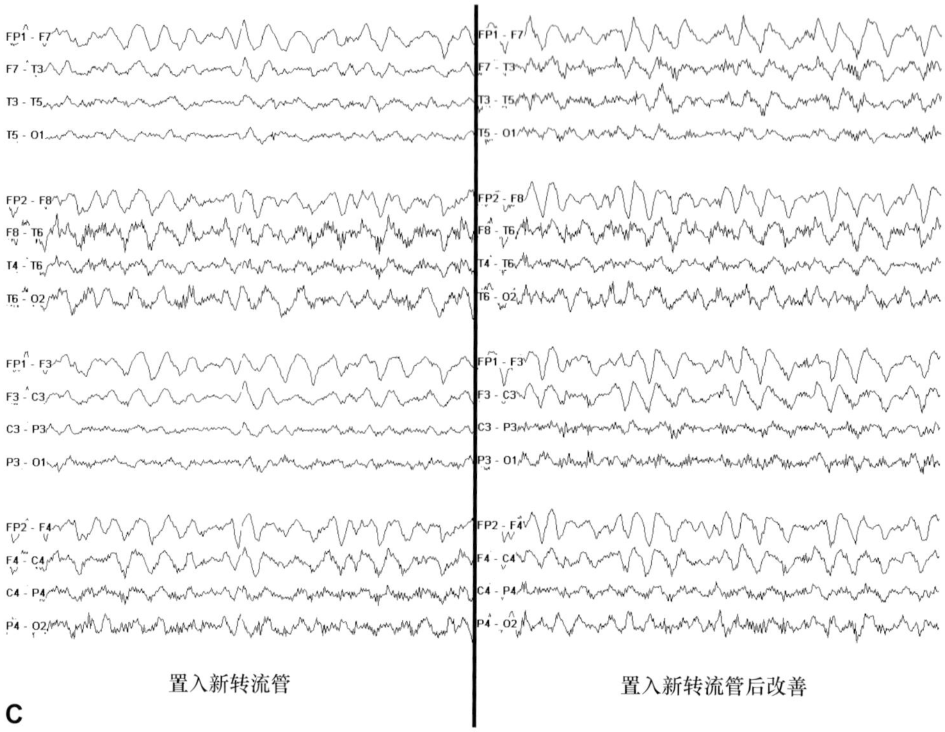

图 19.1（续）

在本章中，我们将详细介绍在外科手术和麻醉的背景下，不同类型的神经生理学监测手段。

解剖学、生理学、临床和外科手术相关思考

脑侧支循环和脑血流自动调节

脑侧支循环由动脉-动脉通路组成，在需要时可以向大脑某个区域提供足够的血流，弥补主要血供来源的中断。颅内最重要的侧支循环是大脑动脉环（Willis 环），它是位于大脑底部的动脉吻合环，连接了大脑半球内和两侧大脑半球之间的前、后循环。次级侧支包括颈外动脉分支之间的动脉吻合，包括上颌动脉、面动脉、脑膜中动脉，以及颈内动脉分支之间的动脉吻合，如眼动脉（Ginsberg，2016）。第三个侧支来源是大脑后动脉、大脑中动脉和大脑前动脉远端分支之间的软脑膜吻合（Ginsberg，2018）。脑侧支循环，特别是基底动脉环（Willis 环），在颈动脉阻断过程中扮演着至关重要的角色。

正常 CBF 为 50 ml/（100 g · min）。当 CBF 降至 20 ～ 25 ml/（100 g · min）时，会发生脑缺血伴神经元电活动衰竭，而当 CBF 低于 10 ml/（100 g · min）时，会发生脑梗死伴神经元细胞凋亡。脑血流自动调节（cerebral autoregulation，CA）是一种保护性生理机制，涉及神经源性和肌源性控制以及脑血管系统的代谢调节，从而确保在脑灌注压（cerebral perfusion pressure，CPP）或平均动脉压（mean arterial pressure，MAP）波动的情况下，仍能维持正常的 CBF（Xiong 等，2017）。脑血流自动调节通常显示为一条 S 形曲线，在 MAP 为 50 至 150 ～ 170 mmHg 之间，有一个宽阔的平台期。这意味着在 CA 正常的个体，即使 MAP 低至 50 mmHg 或高达 170 mmHg，也能维持正常的 CBF。然而，当 MAP 低于 50 mmHg 时，CA 失效，导致若 MAP 从 50 mmHg 降至 0 mmHg 时，CBF 也会从 50 ml/（100 g · min）线性下降到 0 ml/（100 g · min）。同理，当 MAP 超过 150 ～ 170 mmHg，随着 MAP 的增加，CBF 也会超过 50 ml/（100 g · min），呈线性增加。

因此，在 Willis 环确保有效侧支血流的情况下，即使夹闭同侧颈动脉，CA 正常仍能使 CPP 维持在正常水平。这解释了为什么大多数患者在颈动脉夹闭时不会出现神经生理学改变，甚至发生改变时，大多数不良变化也会随着适度升高 MAP 而消失。然而，在侧支血流不足和（或）CA 改变的情

况下，将无法维持足够的CBF。CA改变常见于慢性、难以控制的高血压患者。在这些患者中，CA曲线向右移动，这意味着CA从较高的MAP值开始，有时高达100 mmHg。对于这些患者，在夹闭颈动脉期间，必须保持MAP在异常高的水平，以防止脑缺血。对于既往有过卒中史的某些患者，CA可能完全消失或平台期非常狭窄，因此MAP的轻微变化可能会导致CBF的显著改变。

术中脑缺血的预测因素和围术期卒中风险

鉴于Willis环在确保足够的侧支脑血流量方面发挥重要作用，可以理解为什么颅内或颅外动脉疾病会增加CEA期间术中脑缺血的风险。许多作者发现对侧颈动脉严重狭窄是CEA发生脑缺血的可靠预测指标（Graham等，1986；McFarland等，1988；Phillips等，1979；Pinkerton，2002；Ricotta等，1983；Schneider等，2002；Whittemore等，1983）。沿着这些思路，Bagan等（2006）表明，3D磁共振成像显示Willis环内缺乏侧支是夹闭相关脑缺血的高风险因素。同样，通过EEG监测，Simon等（2012）确认对侧颈内动脉狭窄或双侧椎动脉狭窄≥70%独立增加了颈动脉夹闭相关脑缺血的风险。此外，术前短暂性脑缺血发作或卒中，作为脑血流不足的标志，也是夹闭相关EEG恶化的独立预测因素。有趣的是，同侧颈动脉狭窄≥70%为降低夹闭相关脑缺血风险的独立保护性因素，原因可能是由于慢性同侧颈动脉狭窄，有助于形成有效的侧支血流。

相反，Khattar等（2016）发现，同侧颈内动脉狭窄≥70%且使用临时动脉内旁路转流术的患者发生围术期卒中的风险更高。有趣的是，夹闭颈动脉导致的神经生理学指标恶化并不是围术期卒中的独立预测因素。此外，有些卒中并不是由于低灌注引起，而是由于血栓栓塞和（或）甚至高灌注（脑出血）导致的。因此，问题仍然存在，即该研究发现的围术期卒中与同侧颈动脉高度狭窄以及使用转流管之间的直接关联，是否可以至少部分解释为，在存在新鲜斑块和CA受损的情况下进行转流，分别导致血栓栓塞和（或）脑内出血的风险增加。

除了围术期卒中相关的严重并发症、生活质量下降和医疗费用增加之外，短期和长期死亡率也有所上升。在一项大型meta分析中，Reddy等（2019）发现，CEA患者围术期卒中的短期（30天）死亡风险高达40倍。在颈动脉内膜切除血运重建术与血管内支架成形术比较试验中，Hill等（2012）发现，与没有发生围术期卒中的患者相比，发生围术期卒中的患者在CEA术后4年的死亡率增加了近3倍。

颈动脉内膜切除术——外科手术技术

插管后摆放体位，患者头向对侧偏斜，颈部过伸位。值得注意的是，在对侧颈动脉也明显狭窄的情况下必须小心，因为这种姿势可能导致对侧脑血流进一步受阻。同样，当同侧颈动脉系统有新鲜斑块时，在颈部操作可能会引起斑块脱落，导致血栓栓塞事件。因此，在颈部摆放体位时应注意EEG的变化。皮肤切口可以分为纵行、横向或耳前方向。纵向入路最常见。横切口位于颈前部皮肤的皱褶内，最为美观，但不适合颈总动脉（common carotid artery，CCA）分叉位置较高的情况，在这种情况下，耳前入路更可取，因为可以暴露颈动脉系统的远端。在这种CCA高分叉的情况下，可能还需要将下颌关节脱位。

切皮后，外科医生继续解剖颈部结构和暴露颈动脉。在这个过程中，我们必须识别和避免损伤某些神经和血管结构，如舌下神经和迷走神经、甲状腺上动脉和颈内静脉。因此，通过记录喉肌和舌肌自由描记EMG和触发EMG来监测第Ⅹ和第Ⅻ对脑神经也是合理的。但我们医疗机构通常只使用EEG监测脑缺血，没有常规监测脑神经。这是因为进行脑神经监测不能进行肌肉松弛，这可能导致脑电背景中有显著的肌电伪迹，使EEG结果不可靠（图19.2）。

暴露颈总动脉后，给予肝素，升高血压，为夹闭颈总、颈外和颈内动脉做准备。如果发生夹闭相关的神经生理指标恶化，首先提高MAP，如果恶化的信号仍没有恢复，则应放置选择性动脉内旁路转流管。放置转流管后，使用多普勒超声评估远端血流。当血流重建时，神经生理指标的恶化也应迅速逆转。然而，有时因转流管尺寸不合适和（或）放置位置不佳，使得放置转流管后缺血状况并不能有效改善。此外，新鲜斑块的存在增加了转流相关血栓栓塞的风险；在这种情况下，转流管的推进必须非常谨慎，以免将这些斑块推入远端ICA。在切

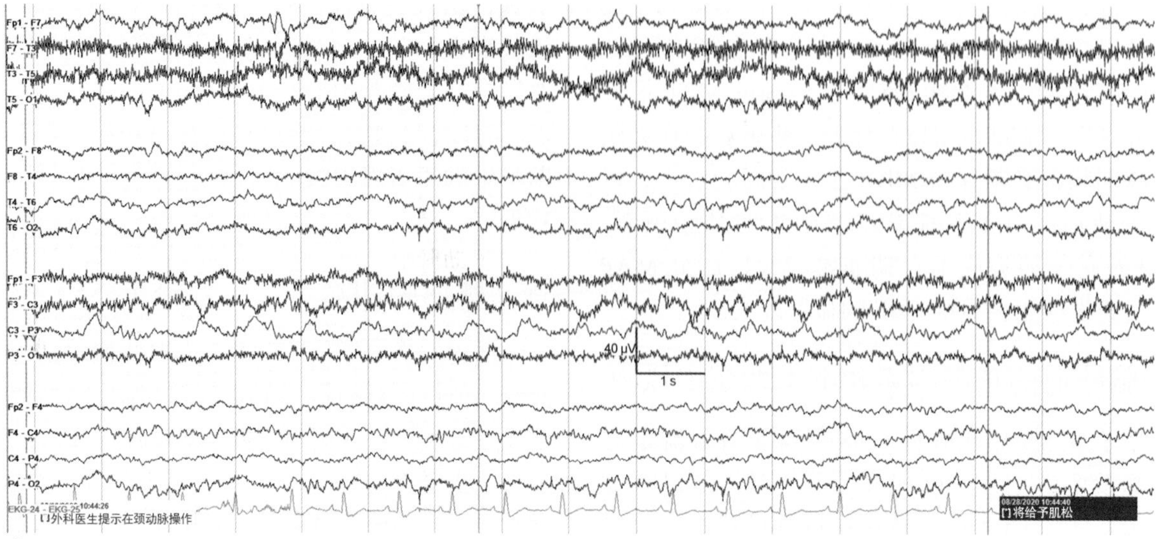

A

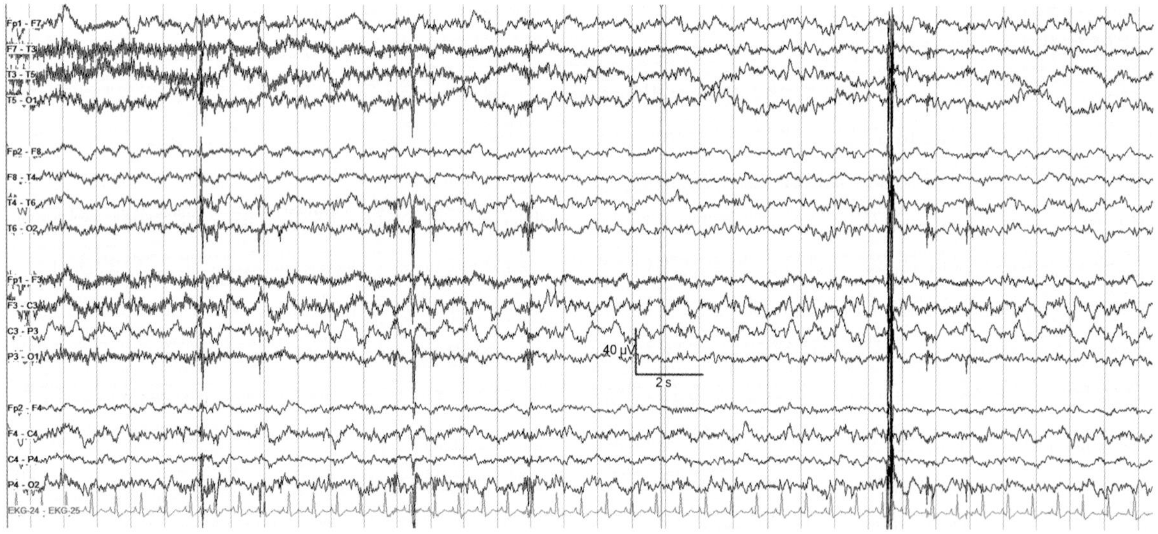

B

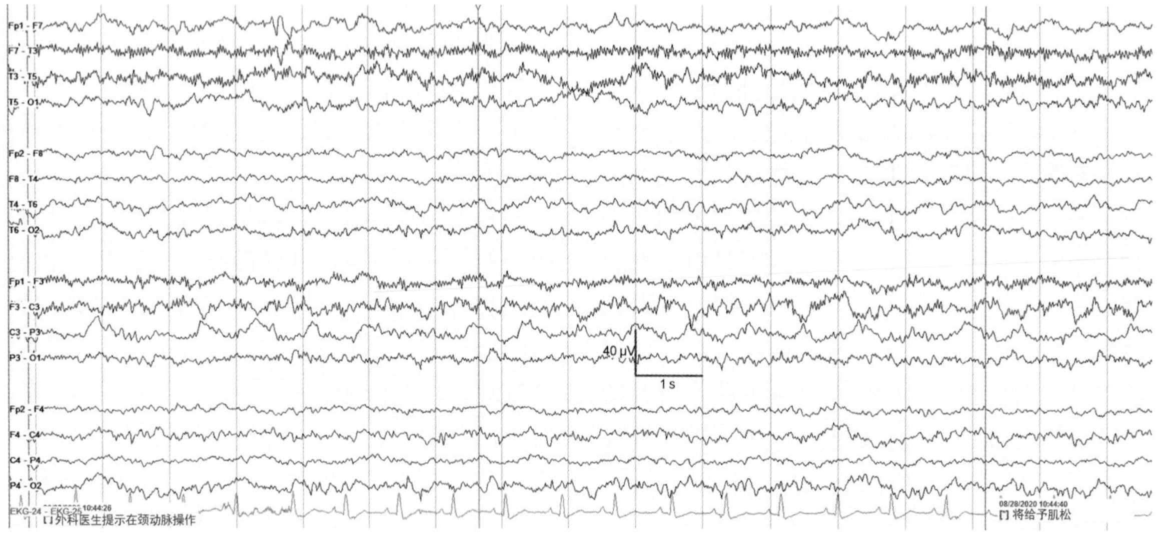

C

图 19.2 左侧颈动脉内膜切除术中 EEG 监测片段。**A.** 肌电伪迹污染相应头皮记录导联，干扰左侧半球脑电活动记录。**B.** 给予肌松剂（约 10:45:23），消除肌电活动（约 10:46:00）。**C.** 同一 EEG 片段（同 A），降低高频滤波设置。这使肌电伪迹频率衰减至较慢 β 频率活动，可能与脑电活动混淆

除斑块缝合动脉前，移除转流管，同时释放远端阻断夹，利用反流血液冲洗可能被推入远端的斑块。最后，再次夹闭动脉进行缝合以完成手术。

颈动脉内膜切除术有几种不同的外科术式。外科医生可以根据每个病例的具体情况，例如动脉粥样硬化的类型和范围，以及解剖结构（例如，高分叉的 CCA）来选择最优的术式。同时，现有的手术方法在术中出现脑缺血的风险方面存在差异，如手术持续时间和动脉转流的能力。因此，充分了解这些技术的特点对确保可靠的神经电生理监测至关重要。

两种主要的术式是标准颈动脉内膜切除术和翻转式颈动脉内膜切除术。第一种是采用纵向血管切口，从颈总动脉远端向颈内动脉切开，直至正常内膜。在第二种技术中，将 ICA 沿其从 CCA 起始处横断并外翻（Kazprzak 技术）。然而，在某些情况下，粥样斑块会延伸到 CCA。在这种情况下，在靠近斑块的远端，横断 CCA 远端血管（Etheredge 技术）。因此，翻转式技术最适合于动脉粥样硬化累及颈总动脉分叉的病例。它也更容易进行动脉切开和修复，手术时间也更短。

另一方面，翻转式内膜切除术有三个缺点。首先，不能进行术中转流。因此，在进行外翻手术之前，术者首先应夹闭颈动脉进行测试以确保脑灌注足够。其次，术者几乎无法看到斑块远端，因此很难处理。最后，据报道，使用这种方法脑神经损伤概率较高。

一旦打开动脉，就分离并移除斑块。在仔细检查动脉壁是否有残留斑块后，术者用肝素化生理盐水冲洗。切开的动脉可以原位连续缝合，也可以用补片来缝合。前者同时用于翻转式切除术和标准切除术，而后者主要用于标准切除术。补片血管成形术的优点是，它的管腔更大，从而降低再狭窄率。但另一方面，在补片闭合后，由于补片材料不同于动脉壁的结构特性（如弹性）（Curtis 和 Johansen，2008），术后血流动力学可能不理想。补片血管成形术的另一个缺点是增加了动脉缝合和夹闭时间。与补片修补术相比，翻转式内膜切除术的血管再狭窄风险较低（Shah 等，1998；Curtis 和 Johansen，2008），并改善了颈动脉修复段血流动力学（Curtis 和 Johansen，2008）。与传统的颈动脉内膜切除术相比，翻转法降低了管腔损伤的风险，与补片闭合术相比，消除了后期可能出现的血管壁脆弱性问题。

在准备重新开放动脉时，降低 MAP，临时解除阻断，以帮助清除动脉床上的空气和碎屑。最后，在动脉完全缝合之前，术者可能会要求升高 MAP，同时松开颈内动脉远端阻断，可以让血液逆流，清除可能被推向远端的任何残余碎片，否则一旦颈动脉血流顺行重新启动，这些碎片可能被进一步推向远端的大脑。这个过程被称为血液反向流动，可能会导致短暂的 EEG 或 SEP 恶化（图 19.3 A）。一旦动脉完全缝合，所有的阻断都被移除，恢复顺行血流，并进行多普勒检查以确认血流恢复。这些步骤完成之后，术者检查止血是否彻底，然后缝合肌肉和皮肤层。

手术的关键步骤

CEA 期间脑缺血的最常见原因是在侧支循环不良和（或）CA 改变的情况下，夹闭颈动脉导致脑灌注不足（图 19.1 和图 19.4）。由此产生的神经元功能障碍通常引起神经电生理信号在 0.5 ～ 3 min 之内恶化。这在所有患者中发生的比例＜ 4%，可能是需要临时转流的患者比例。

然而，在手术过程中的任何时候都可能发生脑缺血，尤其是有溃疡性斑块的情况下，在颈部摆放体位、暴露和在颈内动脉上操作或转流术期间，均增加了血栓栓塞的风险。此外，积聚在手术部位的碎片可在重新开放颈动脉时，随着顺行血流被进一步推向远端大脑（图 19.3 B）。最后，在缝合期间，更常见的是发生在术后 2 ～ 3 h 内，手术部位可再次发生血栓形成。

由于脑缺血发生的时间和机制各不相同，因此，我们推荐使用一种技术，可以从麻醉诱导前清醒状态到拔管后清醒状态持续进行脑功能监测，然后进行第一次术后神经系统功能检查。

颈动脉内膜切除术中探测脑缺血的神经生理监测技术

脑电图

根据过去 30 余年的集体经验，现在普遍认为 EEG 能可靠地监测 CEA 期间的脑缺血（Matsumoto 等，1976；Chiappa 等，1979；Nuwer，1993；McGrail，1996；Ballotta 等，1997；Plestis 等，

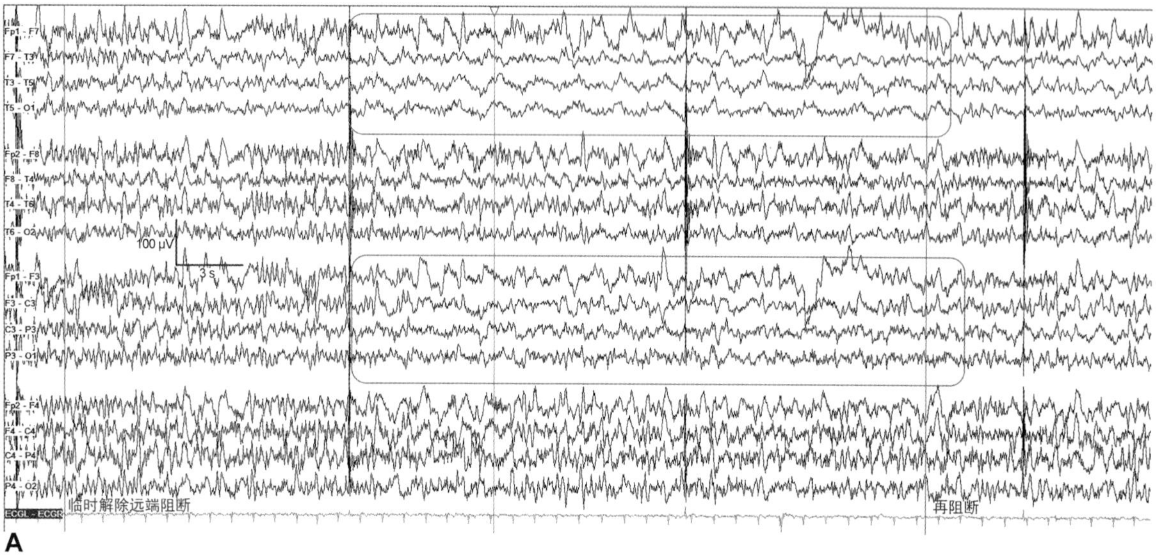

A

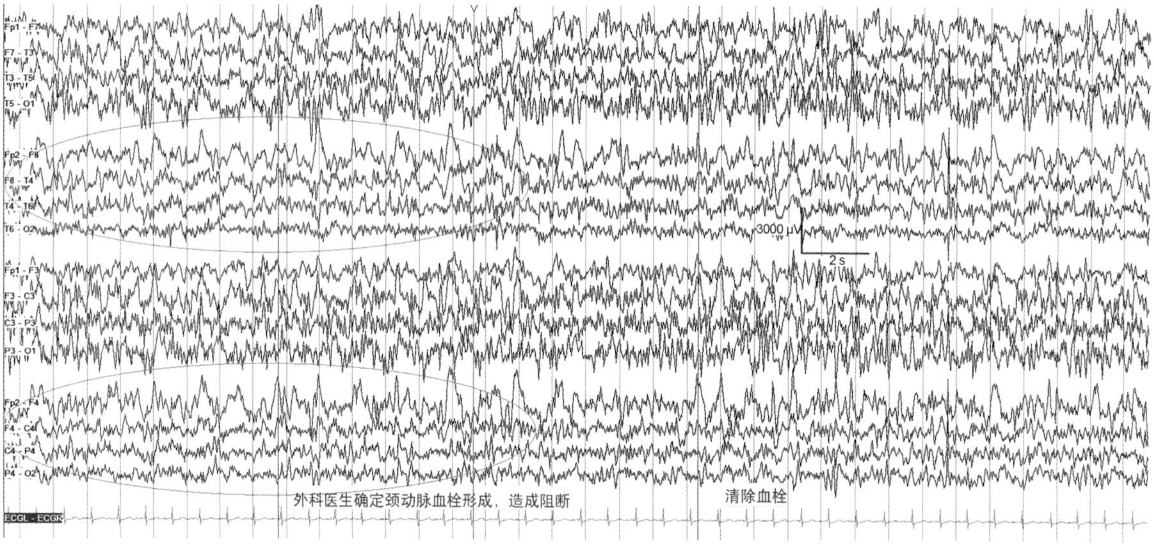

B

图 19.3 颈动脉夹闭结束时的脑电图变化。在完全缝合血管前，解除远端阻断，血流逆行（颈动脉反血），引起同侧大脑半球一过性脑电活动变慢（**A**）；冲洗可能在颈内动脉远端积聚的残余碎片，防止颈动脉系统重新开放后，血流恢复引起血栓栓塞事件（**B**）

1997；Pinkerton，2002）。这是因为 CBF 的进行性减少导致的神经功能损伤与 EEG 恶化之间存在良好的相关性（Sundt 等，1974；Algotsson 等，1990）。因此，EEG 是监测颈动脉夹闭相关脑灌注不足和指导选择性转流的极佳监测手段（Whittemore 等，1983；Wassmann 等，1984；McGrail，1996；Salvian 等，1997；Pinkerton，2002；Phillips 等，1979；Woodworth 等，2007）。此外，Thirumala 等（2016a）发现，夹闭颈动脉时，EEG 恶化可能是代偿不良的早期指标，可以发现早期、甚至未来脑缺血易感患者。与 SEP 不同，EEG 信号不需要平均叠加，当 CBF 轻微下降，EEG 早期就发生变化。因此，EEG 可以在几秒钟内发出脑缺血的信号，及时检测可能会增加有效干预的机会窗口。

脑电监测技术的主要缺点是需要专业 EEG 知识，这并非常规具备的。因为在手术的 2 ～ 3 h 内，EEG 波形会不断演变，其中有很多是和麻醉相关的良性变化。例如，当七氟烷增加，快波活动弱化和 δ 慢波增多，可能会被没有经验的监测者误认为是全脑灌注不足。又或者，基线时在一定麻醉深度下出现的 EEG 轻微不对称，可能会在手术后期的不同麻醉深度下被放大，可能被误认为是半球缺血。除了专业的波形解读，操作方法学也必须精准执行，详见下文。

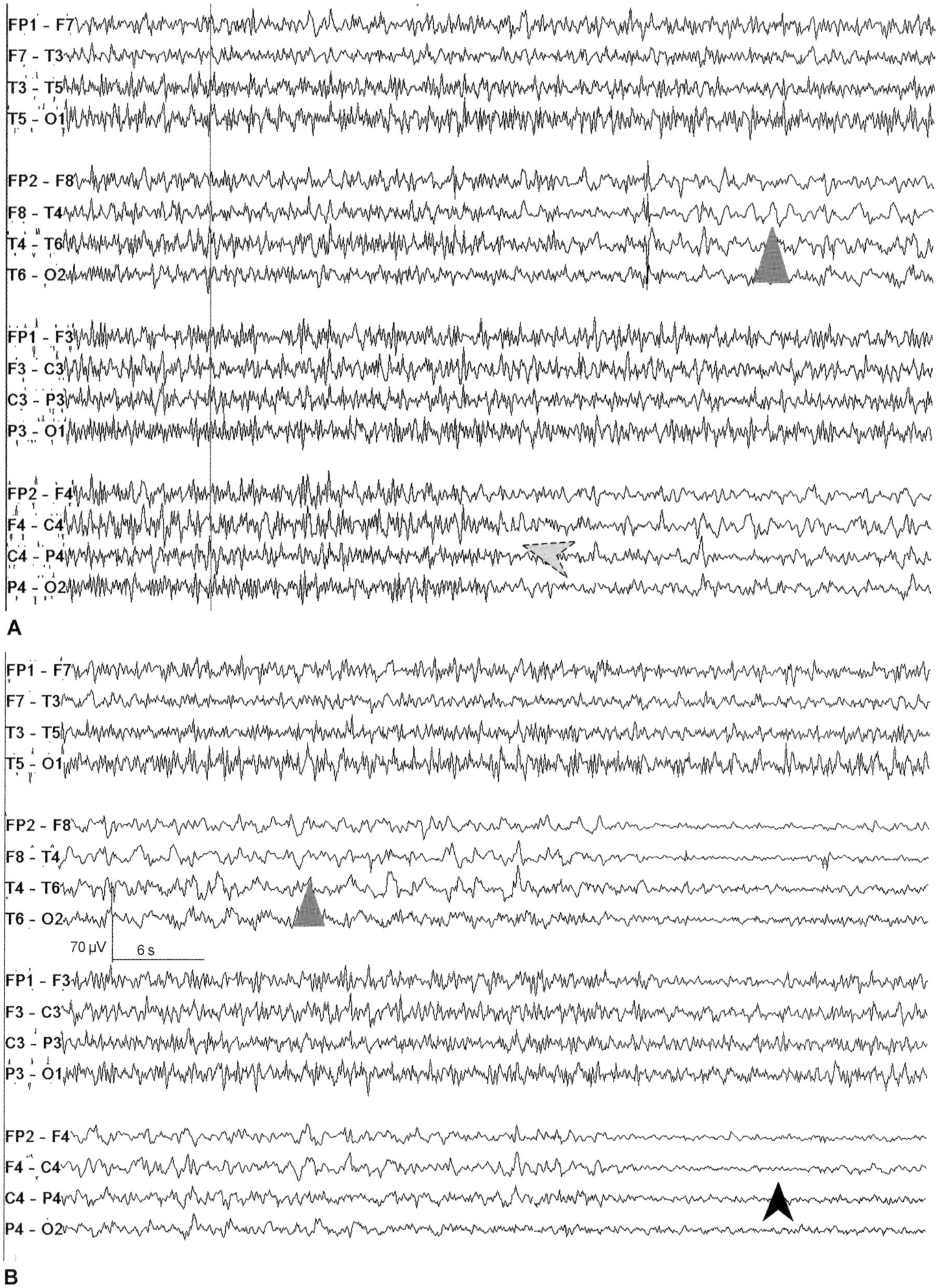

图 19.4 右侧颈动脉内膜切除术。**A 和 B.** 在夹闭右侧颈动脉后几秒内，注意 EEG 的变化，包括快波活动减少，慢波活动增加，从轻度（△）到中度（▲）到重度（▲）迅速恶化。**C.** 临时置入转流管行动脉旁路转流，右侧半球脑电活动迅速改善（长尾箭头）

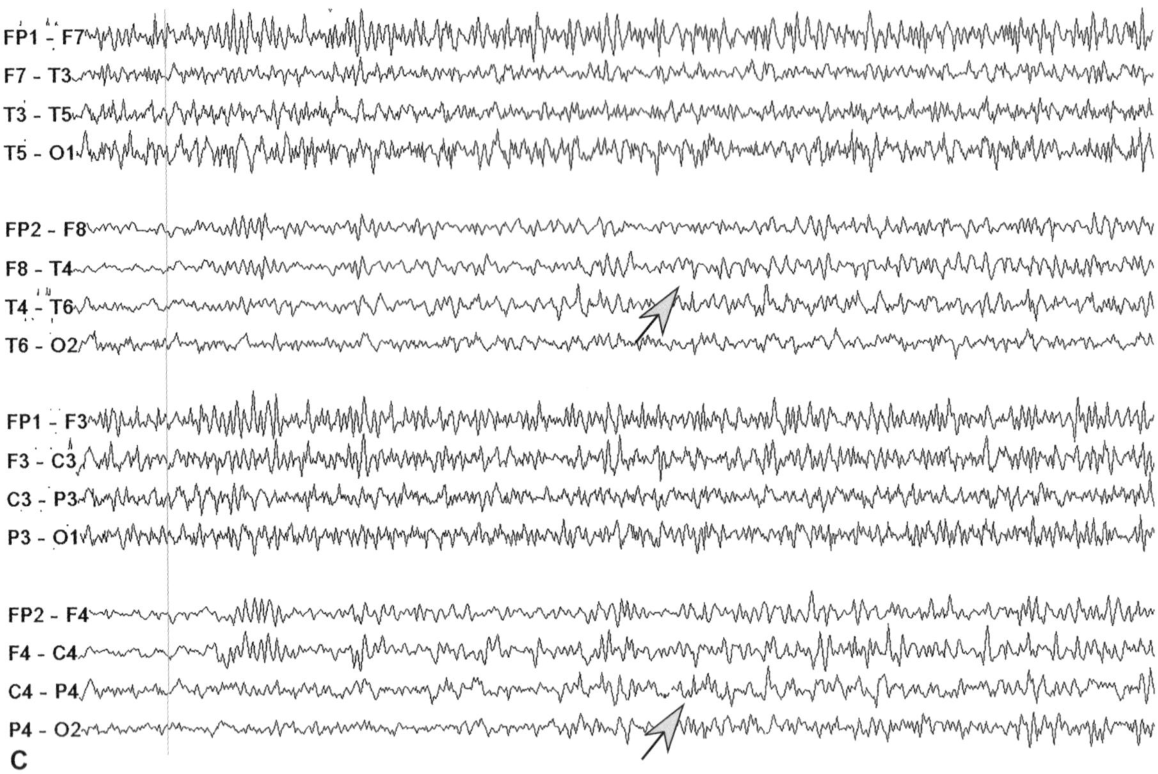

图 19.4（续）

方法学

当 EEG 作为 CEA 的唯一监测手段时，我们建议使用全脑 16 通道 EEG。这是因为，采用较低的通道数无法识别常见的局灶性脑缺血所致 EEG 恶化。此外，由于所有电极都需要放置在 10-20 脑电系统定义的特定位置，因此需要在围术期进行精确的头部测量。我们建议使用阻抗＜ 5 kΩ 的火棉胶固定金属盘状电极，进行高质量记录。还建议使用颈部参考电极，第二个参考电极置于 Cz 处。使用成对的纵向双极导联，将同源链配对在一起，以便进行左右大脑对称性评估（例如，左颞与右颞导联，左旁中央与右旁中央导联配对）。最后，建议增加心电图通道，识别手术中常见的心律失常，以及体动和其他可能被误认为是脑电活动的伪迹。

记录带宽为 1 ～ 70 Hz，显示灵敏度通常为 2 ～ 3 μV/div，可进行调整以避免记录波形重叠。间断使用长时基（通常为 20 ～ 300 s）监测，比普通诊断性 EEG 时基（通常为 10 ～ 20 s）更长，以便更好地监测脑电不对称性变化和慢波活动，也更利于观察 EEG 随时间的变化趋势。

监测报告和注释应包括：手术名称和侧别、麻醉计划、插管、诱导、颈部体位、切口、颈动脉的暴露 / 操作、夹闭 / 夹闭试验、手术计划（例如，术者计划使用翻转式内膜切除术会先确保夹闭后无变化，或术者根据临床表现放置转流管）、放置转流管、移除转流管、颈动脉反血、解除夹闭、缝合、拔管和术后第一次检查结果；在整个过程中必须经常记录血压，特别是当血压异常高或低时；记录心律失常；记录伪迹以及采用的故障排除方法等。

关于 EEG 的解读，我们通常记录以下内容：①麻醉诱导后、夹闭颈动脉前基线解读（例如，不对称性、局灶性异常）；②颈动脉夹闭后第 1、2 和 3 min 的 EEG 评估；③与基线对比的任何 EEG 恶化，以及与特定手术步骤和可能病因的关联；④根据 EEG 结果所做的手术和（或）麻醉管理的调整（例如升高血压、安置转流管）；⑤ EEG 随时间的演变（例如恶化、改善、恢复正常）；⑥麻醉对 EEG 的影响（例如，暴发抑制、无法可靠地解读脑电图，需告知术者和麻醉师）；⑦麻醉药物剂量和（或）方案的任何变化［例如，丙泊酚输注从 100 μg/（kg · min）减少到 75 μg/（kg · min）］；⑧与血流动力学变化相关的 EEG 变化（例如，在显著心动过缓或低血压的情况下弥漫性减慢）。应及时、简洁地将所有的 EEG 解读与外科医生和麻醉师沟通，使用多学科团队成员容易理解的术语（例如，基线时右侧大脑半球不对称性频率减慢）。图 19.5 为 EEG 记录和报告示例。

原始 EEG 分析的报警标准

识别原始 EEG 缺血性恶化需要专业知识，且解读存在一定程度的主观性。根据国际临床神经生理学联合会（Burke 等，1999）的标准，依据快波（α 和 β）和慢波（θ 和 δ）活动的改变，将缺血性 EEG 恶化分为轻度、中度或重度。轻度表现为快波活动减少＜ 50%，慢波活动增加＜ 50%；中度表现为快波活动减少＞ 50%，慢波活动增加＞ 50%；重度表现为全部脑电活动被抑制或暴发抑制（见图 19.4）。颈动脉夹闭后 3 min 内发生的 EEG 恶化可能特别重要（McGrail，1996；Ballotta 等，1997）。

Simon（2012）和 Thiago De Almeida 等（2019）采用了中度标准以提示夹闭相关缺血及转流：与夹闭前即刻基线相比，不伴有系统性变化（如麻醉）的情况下，快波活动减少≥ 50% 和（或）慢波活动增加≥ 50%。他们通过提高 MAP 来处理轻度恶化，并指出在侧支代偿不足的情况下，可能出现弥漫性双侧大脑半球变化，或基线不对称“假性正常化”。一般来说，快波活动的衰减提示皮层缺血，而慢波活动的孤立性增加则对应皮层下缺血（Chiappa 等，1979；Thiago De Almeida 等，2019）。

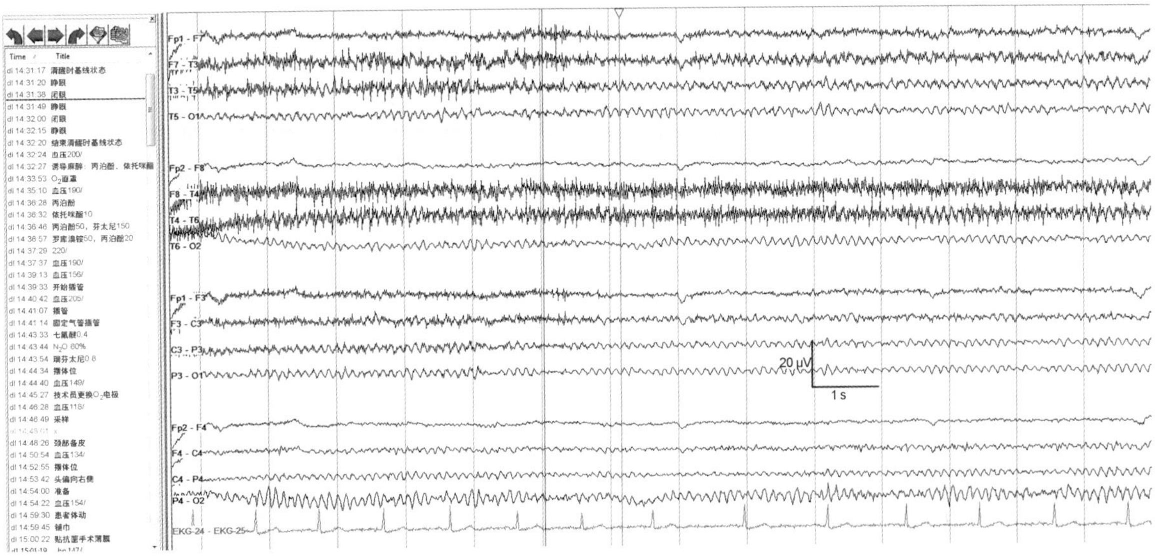

A

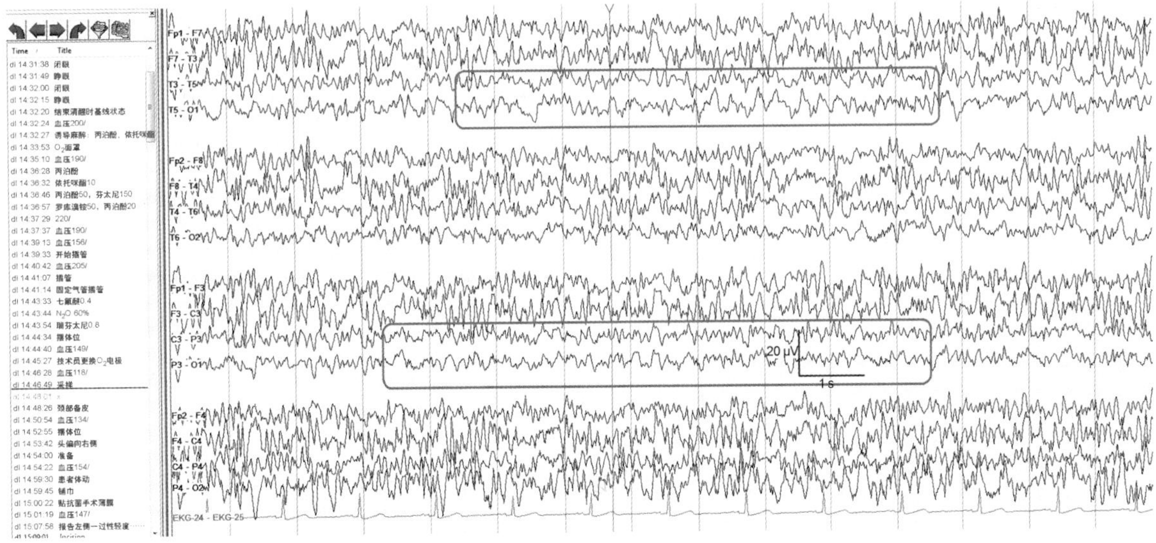

B

图 19.5　无症状左颈动脉狭窄患者，行左侧颈动脉内膜切除术中 EEG 片段和记录。**A.** 清醒时脑电背景对称。**B.** 麻醉诱导后，背景示左侧大脑后份间歇性慢活动和快波活动衰减（方框）

定量 EEG 分析

计算机频谱 EEG 可以通过量化频率数据，提高对早期缺血细微变化的敏感性，对视觉分析进行补充。这种方法可能对基线有局灶性快波活动衰减和（或）由于既往卒中导致慢波的患者特别有用。然而，定量 EEG 测量不能区分缺血和伪迹或麻醉效应。例如，体动或出汗伪迹增加了慢波功率，而肌电伪迹或麻醉诱导 β 活动使快波段功率增加。因此，为了避免误判，仍然建议专家根据原始 EEG 进行视觉分析。

体感诱发电位

与 EEG 一样，SEP 可直接测量一定水平的 CBF 如何影响处于缺血风险的神经组织，也是 CEA 的可靠监测方法（Lam 等，1991；Lang 和 Dinkel，2000；Rowed 等，2004 年）。正中神经 SEP 最为常用，可监测大脑中动脉缺血。同时，我们也建议增加胫神经 SEP 来监测大脑前动脉缺血（Manninen 等，2004）。

正中神经 SEP 最早提示缺血性改变，可能是额部 N30 和顶部 P45 电位波幅减低或潜伏期延长，随后出现皮层电位 N20/P22 波幅的进行性降低和潜伏期延长（Guerit，2008）。但在麻醉状态下 N30 和 P45 不一致。因此，传统的报警标准是皮层电位 N20 波幅下降＞ 50% 或潜伏期延长＞ 10%。还可以通过皮层下电位 P14 至皮层电位 N20 的中枢传导时间来进行报警，将 N20 波幅下降＞ 50% 或 P14-N20 波间潜伏期延长＞ 20% 作为报警标准，预测脑缺血的敏感性高达 96%，特异性达到 51%（Florence 等，2004；Rowed 等，2004）。也有人根据额部 N30、顶部 N45、P27 和 P24 电位对缺血性 SEP 变化进行分类（Guerit 等，1997；Guerit，2008），但并未被广泛应用。

SEP 发生变化的时间过程可能与术后神经系统功能相关，并有预测价值。例如，Symon 等（1988）发现，夹闭颈动脉后 1.5 min 内出现 N20 衰减，反映侧支循环不佳，并预示术后功能废损，而恢复 CBF 后 N20 信号在 20 min 内恢复是积极的预后指标。此外，Guerit 等（1997）认为，夹闭颈动脉后 0.5 ～ 10 min 内出现 SEP 恶化有显著意义。

虽然对于专家来说 SEP 监测有重要的价值，但和 EEG 相比，SEP 也有其局限性。首先从技术上来讲，SEP 需要的操作时间长，设备复杂，排除故障也更具挑战性，需要与夹闭颈动脉同步进行信号平均。其次，SEP 对早期缺血不太敏感（Nuwer，1993；Haupt 等，1994）。此外，SEP 监测的皮层区域相对较小，并易被利于 EEG 监测的麻醉药物（如氧化亚氮和卤化剂）所抑制。最后，与 EEG 不同，SEP 不能提供关于麻醉深度的有用信息，而且与 EEG 一样无法监测到大脑深部结构内囊前份的孤立性缺血；而 tcMEP 监测对于此可能发挥其独特的作用。

CEA 多模态监测的利与弊

EEG 和 SEP 联合监测

EEG 和 SEP 联合监测可提高探测脑缺血的可能性，并能更可靠地预测术后卒中（Thiagarajan 等，2015；Thirumala 等，2016b；Sridharan 等，2017）。首先，EEG 比 SEP 敏感性更高。其次，大多数联用两种技术的临床实践中 EEG 仅限制在几个导联，而我们的经验表明 16 通道 EEG 更可靠（Thiago De Almeida 等，2019）。此外，EEG 轻度恶化不应即刻转流，而应先提高 MAP。EEG 和 SEP 联合监测的最主要挑战在于麻醉方案，如下面麻醉部分所述。

增加经颅运动诱发电位监测

众所周知，EEG 和 SEP 可准确探测到 CEA 期间的脑缺血（Haupt 等，1994；Prokop 等，1996；Witdoeckt 等，1997；Beese 等，1998；Manninen 等，2001；Astarci 等，2007；Nwachuku 等，2015）。尽管如此，假阴性结果仍有 0.96% ～ 3.5%，有些归因于术后血栓栓塞或技术错误（Schweiger 等，1991；Manninen 等，2001；Nwachuku 等，2015）。另一种解释可能是 EEG 和 SEP 未能探测到深穿支动脉（脉络膜动脉、大脑前动脉分支和豆纹动脉）损伤而导致的孤立性内囊运动传导束缺血。因此，增加 tcMEP 监测的理论依据是其可以监测皮层下运动通路缺血。

在邻近深穿支动脉的其他手术，如颅内动脉瘤夹闭术中，上述机制导致的孤立性 tcMEP 恶化更可能发生（Khanna 等，2019）。然而最近的研究表明，在 SEP 和 EEG 监测中增加 tcMEP，可以减少 CEA 手术监测中的假阴性结果（Malcharek 等，

2013，2015，图 19.6）。例如，Malcharek 等（2013）研究报道 SEP 假阴性率为 1.5%，均被 tcMEP 探测到。他们发现，大多数 tcMEP 降低在转流或提高 MAP 后能快速恢复，但延迟干预与 tcMEP 晚期恢复可能无法防止术后功能缺损。该特殊结果与 tcMEP 在脑动脉瘤手术中的经验一致（Szelényi 等，2003，2006；Neuloh 和 Schramm，2004）。此外，Alcantara 等（2014）发现，对于夹闭相关脑缺血，SEP/tcMEP 监测比 EEG 监测更敏感。此外，CEA 手术中联合 SEP、tcMEP 和 EEG 监测，转流率与唤醒手术下（2.7%）相当。

紧随直接皮层刺激运动诱发电位的出现，经颅刺激运动诱发电位技术迅速发展（Taniguchi 等，1993），tcMEP 仍然是 CEA 手术特定监测运动功能的唯一技术。监测团队应了解该技术的注意事项（MacDonald 等，2013；MacDonald，2017）。

如果在脑缺血区远端激活运动通路，使用 C1/C2 或 C3-Cz/C4-Cz，而不是 C3/C4 进行刺激（国际 10-20 系统），使用中等阈上强度刺激，避免使用高强度刺激，对于避免出现假阴性是很重要的。另一方面，采用 C1/C2 刺激可能需要高电流来触发上肢肌肉反应。CEA 手术中 tcMEP 的主要报警标准是稳定存在的波形消失（MacDonald 等，2013；Malcharek 等，2013，2015；MacDonald，2017）。CEA 手术中，tcMEP 波幅法、曲线下面积法或形态学标准具有更高的敏感性，但假阳性率高，不推荐使用（Malcharek 等，2020）。

经颅刺激造成体动是该技术的一个局限性，妨碍在 CEA 这种精细操作的手术中，进行安全可靠（即足够频繁）的 tcMEP 监测。此外，需要全静脉注射丙泊酚-阿片类药物麻醉，且不使用肌松剂，如果出现暴发抑制和（或）肌电伪迹，可能会影响 EEG 的解读。由于 tcMEP 仅能监测小部分脑区，不能单独使用，并且 tcMEP/EEG 联合监测不理想，所以唯一实际的选择是在相同麻醉方案下进行 SEP/tcMEP 联合监测。

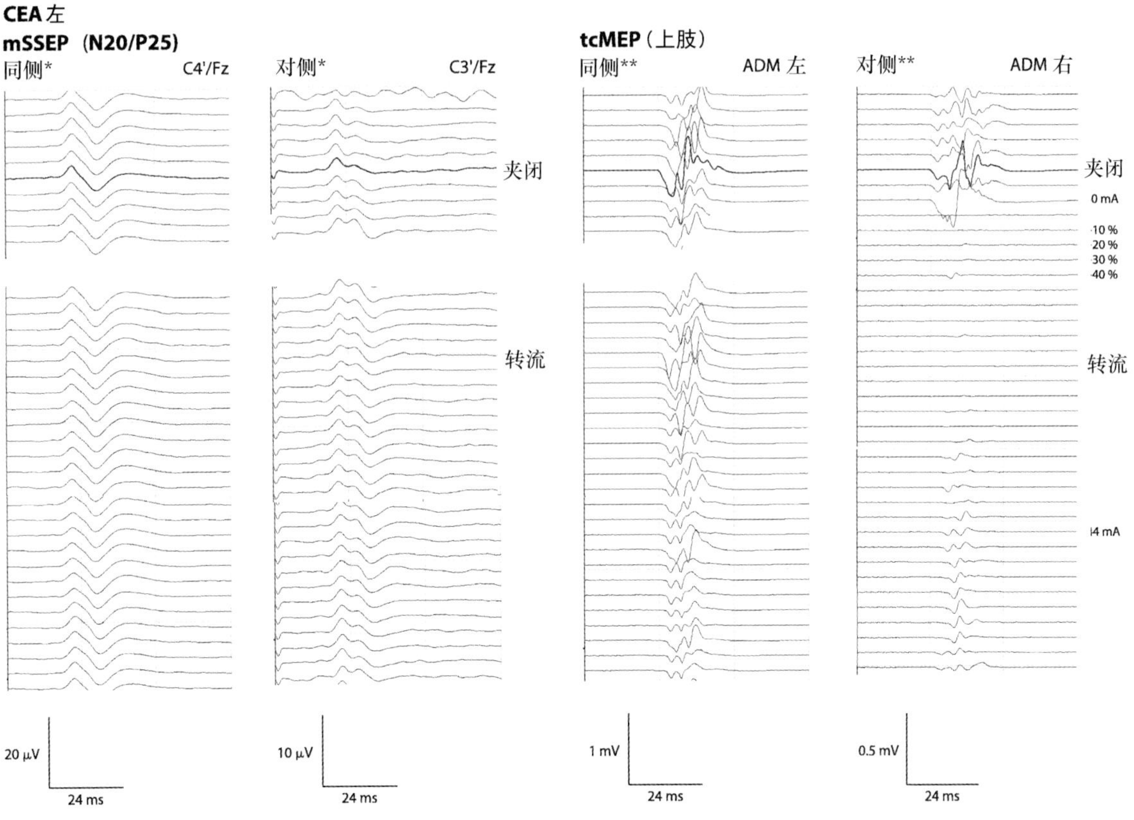

图 19.6 对侧上肢 tcMEP 信号完全消失，即使将刺激强度提高 40% 仍未恢复。转流后，低强度刺激下，对侧上肢 tcMEP 波幅缓慢恢复。整个手术过程中，同侧 tcMEP 和正中神经 SEP 无变化。ADM，小指展肌。（Reprinted from Malcharek, M.J., Ulkatan, S., Marinò, V., et al., 2013. Intraoperative monitoring of carotid endarterectomy by transcranial motor evoked potential: a multicenter study of 600 patients. Clin Neurophysiol 124, 1025-1030 with permission.）

麻醉注意事项

麻醉诱导通常包括静脉注射丙泊酚和阿片类药物，如芬太尼或瑞芬太尼。然后可以通过输注 2 种药物——卤化剂（七氟烷、异氟烷或地氟烷）和阿片类药物，或氧化亚氮和卤化剂来维持麻醉，可根据情况使用或不使用肌松剂。考虑到这些药物对 EEG、SEP 和 tcMEP 的不同影响，理想的麻醉方案取决于所采用的监测技术。使用神经肌肉阻滞（NMB）有助于 SEP 和（尤其）EEG 监测，因为它消除了影响脑电分析的肌电活动。我们不应通过降低高频滤波以滤除肌电伪迹，因为这样可能会产生 β/高频 α 模式，被误认为是脑电活动（图 19.2）。值得注意的是，如果联合使用 tcMEP 监测，则不能使用 NMB。

脑电图监测

在手术的关键步骤，如即将夹闭颈动脉时，应避免调整麻醉药物浓度、输注速度和（或）类型。鉴于麻醉诱导后，脑电背景活动的个体间和个体内差异，需要有经验的专业人员进行脑电分析。例如，增加七氟烷浓度可导致短暂的高波幅、半节律性 δ 波慢活动，以额区为著，有时伴有尖波（Smith 和 Bath，2016；Thiago De Almeida 等，2019，图 19.7）。必

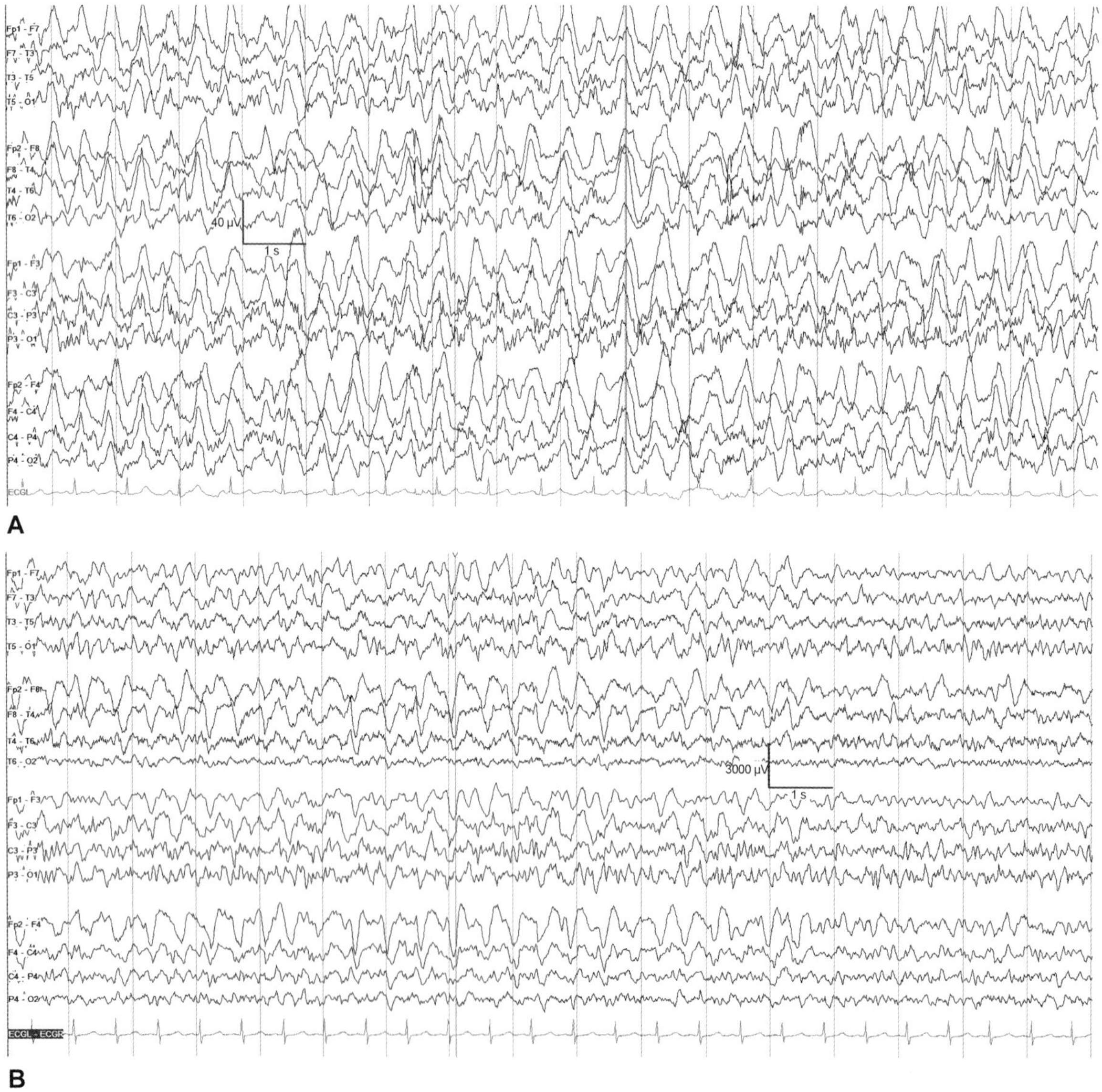

图 19.7 两例不同患者（**A** 和 **B**）麻醉期间的 EEG 监测片段，显示使用七氟烷麻醉时典型的 EEG 模式。两病例均表现为节律性 δ 波慢活动，以额中央区为著，偶发尖波，似痫样放电。随着七氟烷浓度降低，这种脑电模式突然中止，与看似良性的脑电背景（如图 B）交替出现

须将这种良性脑电模式与癫痫样放电区分开来。

要避免麻醉药物引起的脑电暴发抑制活动，特别是非同步暴发，它会掩盖基线和脑缺血时半球间脑电不对称（图 19.8）。但暴发抑制的影响是一个连续频谱，短暂的＜ 1 s 抑制和长时间连续背景，比长时间抑制和短暂暴发的脑电活动的影响更小。因为丙泊酚经常产生不同程度的暴发抑制，因此，我们建议避免使用以丙泊酚为基础的麻醉方案。此外，试图通过减少丙泊酚输注来连续监测 EEG，可能导致麻醉深度不够，患者突然苏醒，此时需要迅速推注丙泊酚，并提高输注速率，从而导致脑电暴发抑制。这种突然而频繁的丙泊酚变化可能导致 EEG 背景变化，难以解释。

因此，脑电监测时我们更倾向于使用卤化剂和氧化亚氮麻醉。该方案降低了脑电暴发抑制的可能性，并诱导了大量的快波活动。用卤化剂联合阿片类药物也是一个不错的选择。

诱导麻醉后，若脑电背景连续则进行基线采集，然后在夹闭颈动脉前再次进行基线采集。这是因为有时在诱导后，即使在无症状的患者中（见图 19.5），清醒状态下对称的脑电背景在麻醉诱导后会变得不对称。此外，脑电的不对称程度可以随麻醉水平而波动。

SEP 和 tcMEP 联合监测

对于 tcMEP 和（或）SEP 联合监测，推荐使用

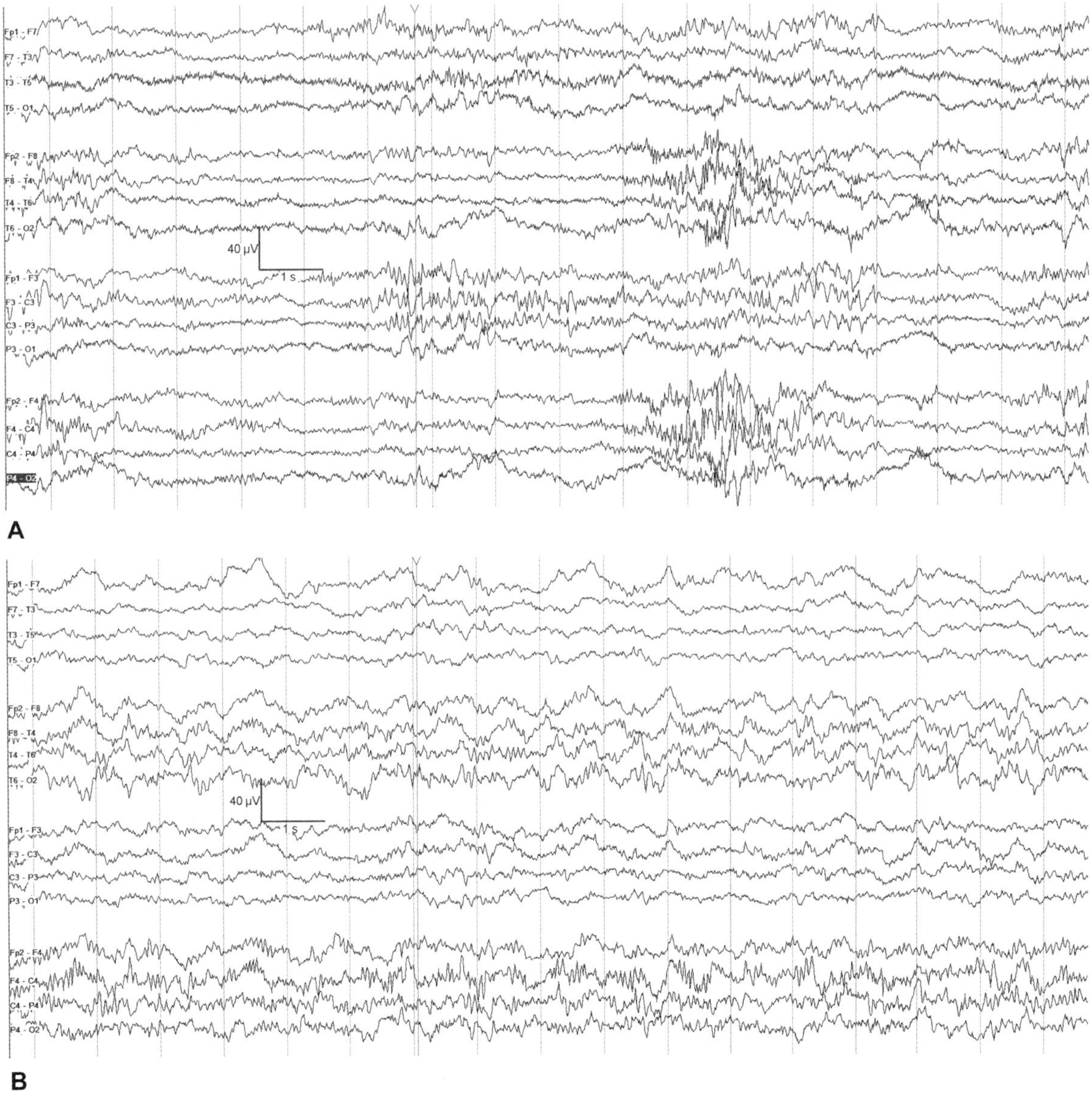

图 19.8 左颈动脉内膜切除术，麻醉诱导后 EEG 背景。**A.** 非同步暴发抑制。**B.** 连续 EEG 监测显示左侧大脑半球脑电活动严重减慢和所有活动衰减

丙泊酚和阿片类药物输注的全静脉麻醉（TIVA），tcMEP 监测不使用 NMB。如果同时联合 EEG 监测，麻醉将变得更具挑战性。在这种情况下，我们建议使用轻度 TIVA，希望能对脑电背景连续性的影响降到最低。

总之，在 CEA 手术中，我们推荐以下麻醉方案来实现可靠的神经生理监测：①仅需要 EEG 监测，推荐使用吸入麻醉药和肌松剂；②同时需要 EEG 和 SEP 联合监测，推荐使用低剂量 TIVA［40～50 μg/（kg · min）丙泊酚］和肌松剂；③同时需要 SEP 和 tcMEP 联合监测，推荐不使用肌松剂的 TIVA 方案。

用于检测脑缺血的其他监测技术

其他用于监测同侧大脑半球 CBF 和（或）血氧浓度的技术包括经颅多普勒（transcranial Doppler，TCD）、颈动脉残端压力（stump pressure，SP）和经颅脑血氧测定（cerebral oximetry，CO）。鉴于低 CBF 和（或）血氧浓度不一定直接反映其对神经功能的影响，所以这些技术只能辅助而不能替代神经生理监测。至于哪种方法更可靠、信息更丰富，具备特定技术的临床经验至关重要。

经颅多普勒（TCD）

经颅多普勒用于评估颈动脉夹闭后大脑中动脉血流速度（middle cerebral arterial velocity，MCAV）降低。值得注意的是，MCAV 并不能准确估计下游区域脑血流量（Halsey 等，1986，1989）。Bornstein 等（1996）也发现 MCAV 减少与神经系统症状进展之间的相关性较差，Lacroix 等（1999）研究显示，将 MCAV 减少＞ 70% 作为推荐选择性转流的报警标准（Staszkiewicz 等，1997）不可靠。此外，由于技术局限性，TCD 失败率为 10%～74%（Dinkel 等，1994；McCarthy 等，2001；Moritz 等，2007；Guerit，2008）。另一方面，TCD 能及时发现高灌注（Ogasawara 等，2005），且探测微栓子敏感性高（Jansen 等，1993a，b；Fiori 等，1997；Spencer，1997；Gaunt 等，1998；Rowed 等，2004）。

颈动脉残端压力（SP）

通常通过放置在 ICA 远端残端内的 Fogerty 球囊导管，在术中测量颈动脉 SP。测量 ICA SP 可间接用于评估侧支血流，但不能可靠地评估脑缺血风险（Brewster 等，1980；Modica 和 Tempelhoff，1989）。因此，它与 EEG 恶化的相关性较差（Botes 等，2007），并且与 EEG 监测相比，它与神经系统功能预后的相关性也较差（Fletcher 等，1998）。此外，SP 不能可靠地预测是否需要转流（Belardi 等，2003）。此外，关于转流标准也缺乏共识（Botes 等，2007；Jacob 等，2007；Modica 和 Tempelhoff，1989），而传感器校准不良导致读数错误更是令其可靠性蒙上阴影。

脑血氧测定（CO）

几项研究发现，在夹闭颈动脉导致同侧半球氧合水平降低时，CO 比 EEG 更敏感，从而使转流率提高到 20%（Mauermann 等，2013；Perez 等，2015）。亦有研究发现 CO 与 SP 有很好的相关性（El-Dawlatly，2004；Lee 等，2008），但也没能提出选择性转流的可靠阈值（Carlin 等，1998；Takeda 等，2000）。这是因为 CO 降低可能会影响神经元功能，但仅有 CO 降低无法可靠地预测其对神经元功能的影响。因此，与神经生理监测相比，该方法在探测与夹闭相关的有临床意义的脑缺血方面，特异性较低（Duffy 等，1997）。

综上所述，TCD、SP 和 CO 的主要缺点源于脑缺血阈值的个体差异。这受多种因素影响，包括 CA、慢性高血压、颅内动脉疾病、贫血、体温、麻醉（引起血管舒张的挥发性药物和降低代谢需求的巴比妥类药物）、低碳酸血症性血管收缩、高碳酸血症性血管舒张和颅内压升高。只有神经生理监测才能揭示 CEA 手术中，低 MCVA、SP 或 CO 测量值对神经功能的影响。

结论

CEA 期间行神经生理监测可准确判断脑缺血，并评估手术和麻醉干预对预防围术期卒中的价值。因此，该监测对临床结局产生直接积极的影响，降低了发病率和死亡率。由于脑缺血发生在手术的不同阶段，因此建议从术前清醒状态到术后苏醒进行全程监测。需要特别注意侧支循环血流不足、脑血流自动调节（CA）功能受损、颈动脉系统有新鲜斑块或安置转流管困难的患者。了解相关外科手术技术，对于评估转流的时机和颈动脉夹闭的持续时间都很重要。

EEG 或 SEP 监测在探测显著脑缺血方面效果接近，都优于 TCD、SP 或 CO 监测。EEG 和 SEP 联合监测可以提高敏感性和特异性，但给麻醉管理带来挑战。某些情况下，SEP 监测增加 tcMEP 监测可能会有所帮助，但同时也带来新的挑战，例如需要增加的技术装备和专业知识，以及导致体动会影响连续监测。最后，从实际操作的角度来看，从业人员 EEG 和 SEP 的专业知识水平将决定采用哪种监测最可靠。

（李鹃　胡悦　译　方媛　审校）

参考文献

Aackerstaff RG, Jansen C, Moll FL (1996). Carotid endarterectomy and intraoperative emboli detection: correlation of clinical, transcranial Doppler, and magnetic resonance findings. Echocardiography 13: 543–550.

Alcantara SD, Wuamett JC, Lantis JC et al. (2014). Outcomes of combined somatosensory evoked potential, motor evoked potential, and electroencephalography monitoring during carotid endarterectomy. Ann Vasc Surg 28: 665–672.

Algotsson L, Messeter K, Rehncrona S et al. (1990). Cerebral hemodynamic changes and electroencephalography during carotid endarterectomy. J Clin Anesth 2: 143–151.

Artru AA, Strandness DE (1989). Delayed carotid shunt occlusion detected by electroencephalographic monitoring. J Clin Monit 5: 119–122.

Astarci P, Guerit JM, Robert A et al. (2007). Stump pressure and somatosensory evoked potentials for predicting the use of shunt during carotid surgery. Ann Vasc Surg 21: 312–317.

Bagan P, Vidal R, Martinod E et al. (2006). Cerebral ischemia during carotid artery cross-clamping: predictive value of phase-contrast magnetic resonance imaging. Ann Vasc Surg 20: 747–752.

Ballotta E, Dagiau G, Saladini M et al. (1997). Results of electroencephalographic monitoring during 369 consecutive carotid artery revascularizations. Eur Neurol 37: 43–47.

Barnett HJ, Taylor DW, Eliasziw M et al. (1998). Benefit of carotid endarterectomy in patients with symptomatic moderate or severe stenosis. North American Symptomatic Carotid Endarterectomy Trial Collaborators. N Engl J Med 339: 1415–1425.

Beese U, Langer H, Lang W et al. (1998). Comparison of near-infrared spectroscopy and somatosensory evoked potentials for the detection of cerebral ischemia during carotid endarterectomy. Stroke 29: 2032–2037.

Belardi P, Lucertini G, Ermirio D (2003). Stump pressure and transcranial Doppler for predicting shunting in carotid endarterectomy. Eur J Vasc Endovasc Surg 25: 164–167.

Bornstein NM, Rossi GB, Treves TA et al. (1996). Is transcranial Doppler effective in avoiding the hazards of carotid surgery? Cardiovasc Surg 4: 335–337.

Botes K, Le Roux DA, Van Marle J (2007). Cerebral monitoring during carotid endarterectomy- a comparison between electroencephalography, transcranial cerebral oximetry and carotid stump pressure. S Afr J Surg 45: 43–46.

Brewster DC, O'Hara PJ, Darling RC et al. (1980). Relationship of intraoperative EEG monitoring and stump pressure measurements during carotid endarterectomy. Circulation 62: 14–17.

Burke D, Nuwer MR, Daube J et al. (1999). Intraoperative monitoring. The International Federation of Clinical Neurophysiology. Electroencephalogr Clin Neurophysiol Suppl 52: 133–148.

Carlin RE, McGraw DJ, Calimlim JR et al. (1998). The use of near-infrared cerebral oximetry in awake carotid endarterectomy. J Clin Anesth 10: 109–113.

Chiappa KH, Burke SR, Young RR (1979). Results of electroencephalographic monitoring during 367 carotid endarterectomies. Use of a dedicated minicomputer. Stroke 10: 381–388.

Curtis JA, Johansen K (2008). Techniques in carotid artery surgery. Neurosurg Focus 24: E18.

Dinkel M, Langer H, Loerler H et al. (1994). Neuromonitoring in carotid surgery: possibilities and limits of transcranial Doppler ultrasound. VASA 23: 337–344.

Duffy C, Manninen PH, Chan A et al. (1997). Comparison of cerebral oximeter and evoked potential monitoring in carotid endarterectomy. Can J Anaesth 44: 1077–1081.

El-Dawlatly AA (2004). Carotid endarterectomy: a study of cerebral oxygen saturation vs stump pressure. Middle East J Anesthesiol 17: 1037–1044.

European Carotid Surgery Trial (1998). Randomised trial of endarterectomy for recently symptomatic carotid stenosis: final results of the MRC European Carotid Surgery Trial (ECST). Lancet 351: 1379–1387.

Ferguson GG, Eliasziw M, Barr HW et al. (1999). The North American symptomatic carotid endarterectomy trial: surgical results in 1415 patients. Stroke 30: 1751–1758.

Fiori L, Parenti G, Marconi F (1997). Combined transcranial Doppler and electrophysiologic monitoring for carotid endarterectomy. J Neurosurg Anesthesiol 9: 11–16.

Fletcher JP, Morris JG, Little JM et al. (1998). EEG monitoring during carotid endarterectomy. Aust NZ J Surg 58: 285–288.

Florence G, Guerit JM, Gueguen B (2004). Electroencephalography (EEG) and somatosensory evoked potentials (SEP) to prevent cerebral ischemia in the operating room. Neurophysiol Clin 34: 17–32.

Gaunt ME, Rimmer T, Smith JL et al. (1998). The effect of perioperative embolisation on visual function in patients undergoing carotid endarterectomy. Eur J Vasc Endovasc Surg 16: 231–237.

Ginsberg MD (2016). Expanding the concept of neuroprotection for acute ischemic stroke: the pivotal roles of reperfusion and the collateral circulation. Prog Neurobiol 145–146: 46–77.

Ginsberg MD (2018). The cerebral collateral circulation: relevance to pathophysiology and treatment of stroke.

Neuropharmacology 134: 280–292.
Graham AM, Gewertz BL, Zarins CK (1986). Predicting cerebral ischemia during carotid endarterectomy. Arch Surg 121: 595–598.
Guerit JM (2008). Intraoperative monitoring during carotid endarterectomy. In: MR Nuwer (Ed.), Intraoperative monitoring of neural function, handbook of clinical neurophysiology. vol. 8. Elsevier, Amsterdam, pp. 776–790.
Guerit JM, Witdoeckt C, de Tourtchaninoff M et al. (1997). Somatosensory evoked potential monitoring in carotid surgery. Relationships between qualitative SEP alterations and intraoperative events. Electroencephalogr Clin Neurophysiol 104: 459–469.
Halliday A, Harrison M, Hayter E et al. (2010). Asymptomatic Carotid Surgery Trial (ACST) Collaborative Group. 10-year stroke prevention after successful carotid endarterectomy for asymptomatic stenosis (ACST-1): a multicentre randomised trial. Lancet 376: 1074–1084.
Halsey JH, McDowell HA, Gelman S (1986). Transcranial Doppler and rCBF compared in carotid endarterectomy. Stroke 12: 1206–1208.
Halsey JH, McDowell HA, Gelmon S et al. (1989). Blood velocity in the middle cerebral artery and regional cerebral blood flow during carotid endarterectomy. Stroke 20: 53–58.
Haupt WF, Erasmi-Korber H, Lanfermann H (1994). Intraoperative recording of parietal SEP can miss hemodynamic infarction during carotid endarterectomy: a case study. Electroencephalogr Clin Neurophysiol 92: 86–88.
Hill MD, Brooks W, Mackey A et al. (2012). Stroke after carotid stenting and endarterectomy in the carotid revascularization endarterectomy versus stenting trial (CREST). Circulation 126: 3054–3061.
Jacob T, Hingorani A, Ascher E (2007). Carotid artery stump pressure (CASP) in 1135 consecutive endarterectomies under general anesthesia: an old method that survived the test of times. J Cardiovasc Surg 48: 677–681.
Jansen C, Moll FL, Vermeulen FE et al. (1993a). Continuous transcranial Doppler ultrasonography and electroencephalography during carotid endarterectomy: a multimodal monitoring system to detect intraoperative ischemia. Ann Vasc Surg 7: 95–101.
Jansen C, Vriens EM, Eikelboom BC et al. (1993b). Carotid endarterectomy with transcranial Doppler and electroencephalographic monitoring. A prospective study in 130 operations. Stroke 24: 665–669.
Khanna AR, Stapleton CJ, Koch M et al. (2019). Surgical clipping of cerebral aneurysms: general surgical approach and the role of neuromonitoring. In: MV Simon (Ed.), Intraoperative neurohysiology: a comprehensive guide to monitoring and mapping. Springer/Demos Medical, New York, pp. 312–332.
Khattar NK, Friedlander RM, Chaer RA et al. (2016). Perioperative stroke after carotid endarterectomy: etiology and implications. Acta Neurochir (Wien) 158: 2377–2383.
Lacroix H, Beyens G, Van Hemelrijck J et al. (1999). Is transcranial Doppler useful in the detection of internal carotid artery cross-clamp intolerance? Cardiovasc Surg 7: 203–207.
Lam AM, Manninen PH, Ferguson GG et al. (1991). Monitoring electrophysiologic function during carotid endarterectomy: a comparison of somatosensory evoked potentials and conventional electroencephalogram. Anesthesiology 75: 15–21.
Lang W, Dinkel M (2000). Cerebral ischemia during carotid clamping: diagnosis and prevention. Zentralbl Chir 125: 243–250.
Lee TS, Hines GL, Feuerman M (2008). Significant correlation between cerebral oximetry and carotid stump pressure during carotid endarterectomy. Ann Vasc Surg 22: 58–62.
MacDonald DB (2017). Overview on criteria for MEP monitoring. J Clin Neurophysiol 34: 4–11.
MacDonald DB, Skinner S, Shils J et al. (2013). Intraoperative motor evoked potential monitoring—a position statement by the American Society of Neurophysiological Monitoring. Clin Neurophysiol 124: 2291–2316.
Malcharek MJ, Ulkatan S, Marinò V et al. (2013). Intraoperative monitoring of carotid endarterectomy by transcranial motor evoked potential: a multicenter study of 600 patients. Clin Neurophysiol 124: 1025–1030.
Malcharek MJ, Kulpok A, Deletis V et al. (2015). Intraoperative multimodal evoked potential monitoring during carotid endarterectomy: a retrospective study of 264 patients. Anesth Analg 120: 1352–1360.
Malcharek MJ, Hesse J, Hesselbarth K et al. (2020). Warning criteria for MEP monitoring during carotid endarterectomy: a retrospective study of 571 patients. J Clin Monit Comput 34: 589–595.
Manninen PH, Tan TK, Sarjeant RM (2001). Somatosensory evoked potential monitoring during carotid endarterectomy in patients with a stroke. Anesth Analg 93: 39–44.
Manninen P, Sarjeant R, Joshi M (2004). Posterior tibial nerve and median nerve somatosensory evoked potential monitoring during carotid endarterectomy. Can J Anaesth 51: 937–941.
Matsumoto GH, Baker JD, Watson CW et al. (1976). EEG surveillance as a means of extending operability in high-risk carotid endarterectomy. Stroke. 7: 554–559.
Mauermann WJ, Crepeau AZ, Pulido JN et al. (2013). Comparison of electroencephalography and cerebral oximetry to determine the need for in-line arterial shunting in patients undergoing carotid endarterectomy. J Cardiothorac Vasc Anesth 27: 1253–1259.
McCarthy RJ, McCabe AE, Walker R et al. (2001). The value of transcranial Doppler in predicting cerebral ischaemia during carotid endarterectomy. Eur J Vasc Endovasc Surg 21: 408–412.
McFarland HR, Pinkerton Jr JA, Frye D (1988). Continuous electroencephalographic monitoring during carotid endarterectomy. J Cardiovasc Surg 29: 12–18.
McGrail KM (1996). Intraoperative use of electroencephalography as an assessment of cerebral blood flow. Neurosurg Clin N Am 7: 685–692.
Modica PA, Tempelhoff RJ (1989). A comparison of computerized EEG with internal carotid artery stump pressure for detection of ischemia during carotid endarterectomy. Neurosurg Anesthesiol 1 (3): 211–218.
Moritz S, Kasprzak P, Arlt M et al. (2007). Accuracy of cerebral monitoring in detecting cerebral ischemia during carotid endarterectomy: a comparison of transcranial Doppler sonography, near-infrared spectroscopy, stump pressure, and somatosensory evoked potentials. Anesthesiology 107: 563–569.
Neuloh G, Schramm J (2004). Monitoring of motor

evoked potentials compared with somatosensory evoked potentials and microvascular Doppler ultrasonography in cerebral aneurysm surgery. J Neurosurg 100: 389–399.

Nuwer MR (1993). Intraoperative electroencephalography. J Clin Neurophysiol 10: 437–444.

Nwachuku EL, Balzer JR, Yabes JG et al. (2015). Diagnostic value of somatosensory evoked potential changes during carotid endarterectomy: a systematic review and meta-analysis. JAMA Neurol 72: 73–80.

Ogasawara K, Inoue T, Kobayashi M et al. (2005). Cerebral hyperperfusion following carotid endarterectomy: diagnostic utility of intraoperative transcranial Doppler ultrasonography compared with single-photon emission computed tomography study. Am J Neuroradiol 26: 252–257.

Perez W, Dukatz C, El-Dalati S et al. (2015). Cerebral oxygenation and processed EEG response to clamping and shunting during carotid endarterectomy under general anesthesia. J Clin Monit Comput 29: 713–720.

Phillips MR, Johnson WC, Scott RM et al. (1979). Carotid endarterectomy in the presence of contralateral carotid occlusion: the role of EEG and intraluminal shunting. Arch Surg 114: 1232–1239.

Pinkerton Jr JA (2002). EEG as a criterion for shunt need in carotid endarterectomy. Ann Vasc Surg 16: 756–761.

Plestis KA, Loubser P, Mizrahi EM et al. (1997). Continuous electroencephalographic monitoring and selective shunting reduces neurologic morbidity rates in carotid endarterectomy. J Vasc Surg 25: 620–628.

Prokop A, Meyer GP, Walter M et al. (1996). Validity of SEP monitoring in carotid surgery: review and own results. J Cardiovasc Surg 37: 337–342.

Reddy RP, Karnati T, Massa RE et al. (2019). Association between perioperative stroke and 30-day mortality in carotid endarterectomy: a meta-analysis. Clin Neurol Neurosurg 181: 44–51.

Ricotta JJ, Charlton MH, DeWeese JA (1983). Determining criteria for shunt placement during carotid endarterectomy. EEG versus backpressure. Ann Surg 198: 642–645.

Rowed DW, Houlden DA, Burkholder LM et al. (2004). Comparison of monitoring techniques for intraoperative cerebral ischemia. Can J Neurol Sci 31: 347–356.

Salvian AJ, Taylor DC, Hsiang YN et al. (1997). Selective shunting with EEG monitoring is safer than routine shunting for carotid endarterectomy. Cardiovasc Surg 5: 481–485.

Schneider JR, Droste JS, Schndler N et al. (2002). Carotid endarterectomy with routine electroencephalography and selective shunting; influence of contralateral internal carotid artery occlusion and utility in prevention of perioperative strokes. J Vasc Surg 35: 1114–1122.

Schweiger H, Kamp HD, Dinkel M (1991). Somatosensory-evoked potentials during carotid artery surgery: experience in 400 operations. Surgery 109: 602–609.

Shah DM, Darling RC, Chang BB et al. (1998). Carotid endarterectomy by eversion technique: its safety and durability. Ann Surg 228: 471–478.

Simon MV, Chiappa KH, Kilbride RD et al. (2012). Predictors of clamp-induced electroencephalographic changes during carotid endarterectomies. J Clin Neurophysiol 29: 462–467.

Smith DA, Bath J (2016). Epileptiform activity during induction of anesthesia with sevoflurane prior to elective carotid endarterectomy. Vascular 24: 96–99.

Spencer MP (1997). Transcranial Doppler monitoring and causes of stroke from carotid endarterectomy. Stroke 28 (4): 685–691.

Sridharan DN, Chaer RA, Thirumala PD et al. (2017). Somatosensory evoked potentials and electroencephalography during carotid endarterectomy predict late stroke but not death. Ann Vasc Surg 38: 105–112.

Staszkiewicz W, Antepowicz W, Madycki G et al. (1997). Does intraoperative transcranial Doppler monitoring improve results of carotid endarterectomy? Wiad Lek 50: 45–47.

Sundt Jr TM, Sharbrough FW, Anderson RE et al. (1974). Cerebral blood flow measurements and electroencephalograms during carotid endarterectomy. J Neurosurg 41: 310–320.

Symon L, Momma F, Murota T (1988). Assessment of reversible cerebral ischaemia in man: intraoperative monitoring of the somatosensory evoked response. In: F Isamat, A Jefferson, F Loew, L Symon (Eds.), Proceedings of the 8th European Congress of Neurosurgery Barcelona, September 6–11, 1987: Intraoperative and posttraumatic monitoring. Springer Vienna, Vienna, pp. 3–7. Available at: https://doi.org/10.1007/978-3-7091-8975-7_1.

Szelényi A, de Camargo AB, Flamm E et al. (2003). Neurophysiological criteria for intraoperative prediction of motor hemiplegia during aneurysm surgery: case report. J Neurosurg 99: 575–578.

Szelényi A, Langer D, Kothbauer K et al. (2006). Monitoring of muscle evoked potentials during cerebral aneurysm surgery: intraoperative changes and postoperative outcome. J Neurosurg 105: 675–681.

Takeda N, Fujita K, Katayama S et al. (2000). Cerebral oximetry for the detection of cerebral ischemia during temporary carotid artery occlusion. Neurol Med Chir 40: 557–562.

Taniguchi M, Cedzich C, Schramm J (1993). Modification of cortical stimulation for motor evoked potentials under general anesthesia: technical description. Neurosurgery 32: 219–226.

Thiagarajan K, Cheng HL, Huang JE et al. (2015). Is two really better than one? Examining the superiority of dual modality neurophysiological monitoring during carotid endarterectomy: a meta-analysis. World Neurosurg 84: 1941–1949.

Thiago De Almeida K, Simon MV, Chiappa KH (2019). EEG monitoring during carotid endarterectomy. In: MV Simon (Ed.), Intraoperative neurophysiology: A comprehensive guide to monitoring and mapping, 2nd ed. Springer/Demos Medical, New York, pp. 94–150.

Thirumala PD, Thiagarajan K, Gedela S et al. (2016a). Diagnostic accuracy of EEG changes during carotid endarterectomy in predicting perioperative strokes. J Clin Neurosci 25: 1–9.

Thirumala PD, Natarajan P, Thiagarajan K et al. (2016b). Diagnostic accuracy of somatosensory evoked potential and electroencephalography during carotid endarterectomy. Neurol Res 38: 698–705.

Wassmann H, Fischdick G, Jain KK (1984). Cerebral protection during carotid endarterectomy-EEG monitoring as a guide to the use of intraluminal shunts. Acta Neurochir 71: 99–108.

Whittemore AD, Kauffman JL, Kohler TR et al. (1983). Routine electroencephalographic (EEG) monitoring during carotid endarterectomy. Ann Surg 197: 707–713.
Witdoeckt C, Ghariani S, Guerit JM (1997). Somatosensory evoked potential monitoring in carotid surgery, II: comparison between qualitative and quantitative scoring systems. Electroencephalogr Clin Neurophysiol 104 (4): 328–332.
Wolf O, Heider P, Heinz M et al. (2004). Microembolic signals detected by transcranial Doppler sonography during carotid endarerectomy and correlation with serial diffusion-weighted imaging. Stroke 35: 373–375.
Woodworth GF, McGirt MJ, Than KD et al. (2007). Selective versus routine intraoperative shunting during carotid endarterectomy; a multivariate outcome analysis. Neurosurgery 61: 1176–1177.
Xiong L, Liu X, Shang T et al. (2017). Impaired cerebral autoregulation: measurement and application to stroke. Neurol Neurosurg Psychiatry 88: 520–531.

第 20 章
动脉瘤夹闭手术和术中神经生理监测

Andrea Szelényi[1*]，Isabel Fernández-Conejero[2]，Kunihiko Kodama[3]

[1]*Department of Neurosurgery, University Hospital, Ludwig-Maximilians-University (LMU), Munich, Germany*
[2]*Unit of Intraoperative Neurophysiology, Department of Neurology, University Hospital of Bellvitge, Barcelona, Spain*
[3]*Department of Neurosurgery, Shinshu University School of Medicine, Matsumoto, Japan*

摘 要

本章探讨了术中神经生理监测（IONM）在脑血管病中的可行性、应用和价值。关于如何将这些辅助方法融入现代神经外科手术室的实际建议是基于我们自己的神经生理学和神经外科经验。大多数 IONM 用于前循环动脉瘤。体感和运动诱发电位覆盖了颈内动脉、大脑前动脉和大脑中动脉供血区域，是首选监测模式。以未手术侧为对照，同时监测双侧大脑半球，将监测重点放在有风险和动脉瘤相关的区域。IONM 的特异性接近 1，敏感性为 0.2 ～ 1，取决于对短暂性变化的分类。术中出现任何信号恶化（短暂或永久性），术后发生神经系统功能恶化的总体可能性为 0.4。

关键词：颅内动脉瘤，脑血管，体感诱发电位，运动诱发电位，视觉诱发电位，经颅电刺激，直接皮层刺激

脑血管病手术概述

历史

脑血管病手术包括所有涉及大脑供血的手术，如颅内动脉瘤夹闭术、颅内外动脉搭桥术、脑动静脉畸形切除术、颈动脉内膜切除术或血管内治疗。这些干预措施使重要血管处于危险之中，损伤后可能导致受累血管支配区域的腔隙性或大面积梗死。术中神经生理监测（IONM）的基本原理是迅速监测到目标血管区域的缺血，在梗死发生前及时干预以逆转缺血。

关于 IONM 在颅内动脉瘤手术中的应用，首次报道可以追溯到 20 世纪 80 年代中期，是继脊柱手术之后最早引入现代神经外科手术室的技术之一。当时体感诱发电位（SEP）和脑干听觉诱发电位（BAEP）是仅有的可用方法（Little 等，1983；Carter 等，1984）。动物研究结果表明 SEP 波幅或脑电图（EEG）频率的不良变化与脑灌注有关，将这一结论应用于手术室，是实验室研究成果成功应用到临床的典范。很早就发现 SEP 和 BAEP 都未能检测到所有的术后功能障碍（Little 等，1987）。未被检测到的功能障碍通常是运动功能，促使运动诱发电位（MEP）技术于 1993 年首次引入手术室（Taniguchi 等，1992）。由于技术上的要求，MEP 的应用和价值成为人们关注的焦点（Szelenyi 等，2002；Suzuki 等，2003；Neuloh 和 Schramm，2004）。在后循环动脉瘤手术中，为预防脑干梗死，除常规监测方法外还增加了皮质延髓 MEP 技术。视觉诱发电位（VEP）被重新评估，其在动脉瘤手术中的应用结果令人鼓舞（Kodama 等，2010）。其他技术，如术中微血管多普勒血流检测、术中血管造影、吲哚菁绿荧光血管造影（indocyanine

* 通讯作者：Prof. Dr. Andrea Szelényi, Neurosurgical Clinic of the University of Munich (LMU), Campus Grosshadern, Marchioninistrasse 15, Munich 81377, Germany. Tel: +49-89-4400-73451, E-mail: andrea.szelenyi@med.uni-muenchen.de

fluorescent angiography，ICG）、术中颅脑计算机断层扫描（intraoperative cranial computer tomography，icCT）灌注成像等方法也已引入使用，但仍然缺乏这些技术间的比较研究。

动脉瘤手术的神经生理学家观点

动脉瘤手术的术中神经生理监测模式是其他手术中血管损伤的模板，如颅内外血管搭桥术、颈动脉内膜切除术和脑肿瘤手术。有意或无意的血管损伤导致即刻脑缺血，与IONM信号恶化直接相关。缺血性信号下降的可逆性也为正在采取的恢复脑血流灌注的手术措施提供了即时反馈。这种关系对于理解皮层和皮层下缺血的病理生理学及其对神经生理信号的不良影响非常有启发和教育性。实时记录到的可逆性皮层SEP消失对应于短暂性缺血发作，而永久性不可逆的消失则提示脑梗死。因此，IONM不仅适用于颅内动脉瘤手术，而且可通过“实践”和“实时”的神经生理学传授神经血管病理生理学知识。这种“简易模式”有助于与神经外科和麻醉团队建立密切的工作关系，最重要的是使患者受益。

随着“国际未破裂颅内动脉瘤研究（the International Study of Unruptured Intracranial Aneurysm，ISUIA）”和“国际蛛网膜下腔出血动脉瘤试验”（Wiebers等，2003；Molyneux等，2005；Molyneux，2006）的开展，动脉瘤治疗的格局发生了变化。今天，外科手术治疗较少，当然这取决于科室内个人的专长。有时，只有复杂的血管内治疗或介入治疗后动脉瘤复发的患者才会要求做IONM，这可能对经验不足的监测团队构成挑战。

关于动脉瘤手术的神经外科观点

未破裂动脉瘤

未破裂颅内动脉瘤多为囊状、梭状或夹层状，据报道其患病率为2%～4%。Rinkel等（1998）通过对23份文献的系统回顾，发现成人未破裂囊状动脉瘤的患病率为2.3%，并随年龄增长而增加。另一篇综述报告颅内囊状或浆果样动脉瘤很常见，发病率为1%～2%（Brown和Broderick，2014）。然而，随着断层扫描技术在临床的广泛应用，未破裂颅内动脉瘤也越来越多地被发现。一旦发现未破裂颅内动脉瘤，需要仔细比较动脉瘤破裂的短期和长期风险，以及无论是手术夹闭还是血管内治疗等干预措施的相关风险，确定最佳的治疗方案。有几个因素需要仔细考虑，包括动脉瘤的大小和位置、患者的家族史及既往史，以及是否有可接受风险的介入治疗可供选择。

动脉瘤破裂率

ISUIA调查组（1998）报道直径小于10 mm的颅内动脉瘤破裂风险小于0.05%。一项前瞻性研究发现，前循环动脉瘤（颈内动脉瘤、前交通动脉瘤、大脑前动脉瘤和大脑中动脉瘤）的5年累积破裂率分别是：直径＜7 mm均无破裂，直径7～12 mm为2.6%，直径13～24 mm为14.5%，直径＞25 mm为40%（Wiebers等，2003）。该研究还发现，后循环动脉瘤的破裂率分别是：直径＜7 mm为2.5%，7～12 mm为14.5%，13～24 mm为18.5%，＞25 mm为50%。此外，一些大规模观察性研究也报道了动脉瘤的破裂风险，如日本未破裂脑动脉瘤研究（日本UCAS调查，2012）和小型未破裂动脉瘤研究（Sonobe等，2010；日本UCAS调查，2012）。在这些研究中，即使是直径≤5 mm的微小动脉瘤，年破裂率也为0.8%。对所有这些研究进行meta分析发现，1年和5年平均破裂风险分别为1.4%和3.4%，并且引入“PHASES”评分来估计个体风险（Greving等，2014）。在这篇文章中，作者指出：“预测因素包括患者年龄、高血压病史、蛛网膜下腔出血家族史、动脉瘤大小及位置和所处地理区域。在北美和欧洲国家（芬兰除外）的研究人群中，小于70岁、无血管危险因素且直径＜7 mm的颈内动脉瘤破裂的5年绝对风险率约为0.25%，而年龄超过70岁伴有高血压、蛛网膜下腔出血家族史和巨大（直径＞20 mm）后循环动脉瘤破裂的5年绝对风险率超过15%。与北美和欧洲国家（芬兰除外）的人群相比，芬兰人动脉瘤破裂的风险增加3～6倍，日本人增加2～8倍。”

一项血流动力学研究可以根据每个动脉瘤的特征来计算其破裂风险。壁剪切应力是动脉瘤形成的一个重要因素。对动脉瘤患者个体情况的评估和基于特定图像的血流动力学建模，可能是未来阐明体内机制的发展方向（Sforza等，2009）。这项技术似乎很有前景，有助于了解患者的个体情况和破裂风险，从而规划最佳的动脉瘤治疗方案。

未破裂动脉瘤的发病率和死亡率

一项研究调查了未治疗的未破裂颅内动脉瘤（unruptured intracranial aneurysms，UIA）患者的发病率和死亡率，追踪了142例患者，随访至患者死亡或2012年（Juvela和Lehto，2015）：在长达56年3500人年的随访期内，80%的患者死亡，平均年死亡率为3.2%。其中17%死于UIA破裂，5%死于其他动脉瘤相关原因，2%死于不明原因的蛛网膜下腔出血。但是，其余76%的患者死于与UIA无关的原因。10年的累积死亡率为20%，30年时上升到60%。

治疗选择和首选治疗方案

颅内动脉瘤的治疗方式取决于动脉瘤的类型和位置。有时，治疗方案的制订也受到医疗机构的偏好影响。开颅手术和血管内治疗是两种主要选择。

开颅手术方式包括夹闭动脉瘤颈（图20.1）、孤立动脉瘤（图20.2），或近端结扎载瘤动脉后做或者不做颅内外血管搭桥。夹闭动脉瘤颈是最常用的治疗方法。随着20世纪70年代新型动脉瘤夹的发展，这一标准技术在20世纪90年代逐渐完善并推广。长期研究结果显示，动脉瘤年复发率低，累积复发率居中。一项纳入21名患者随访超过10年

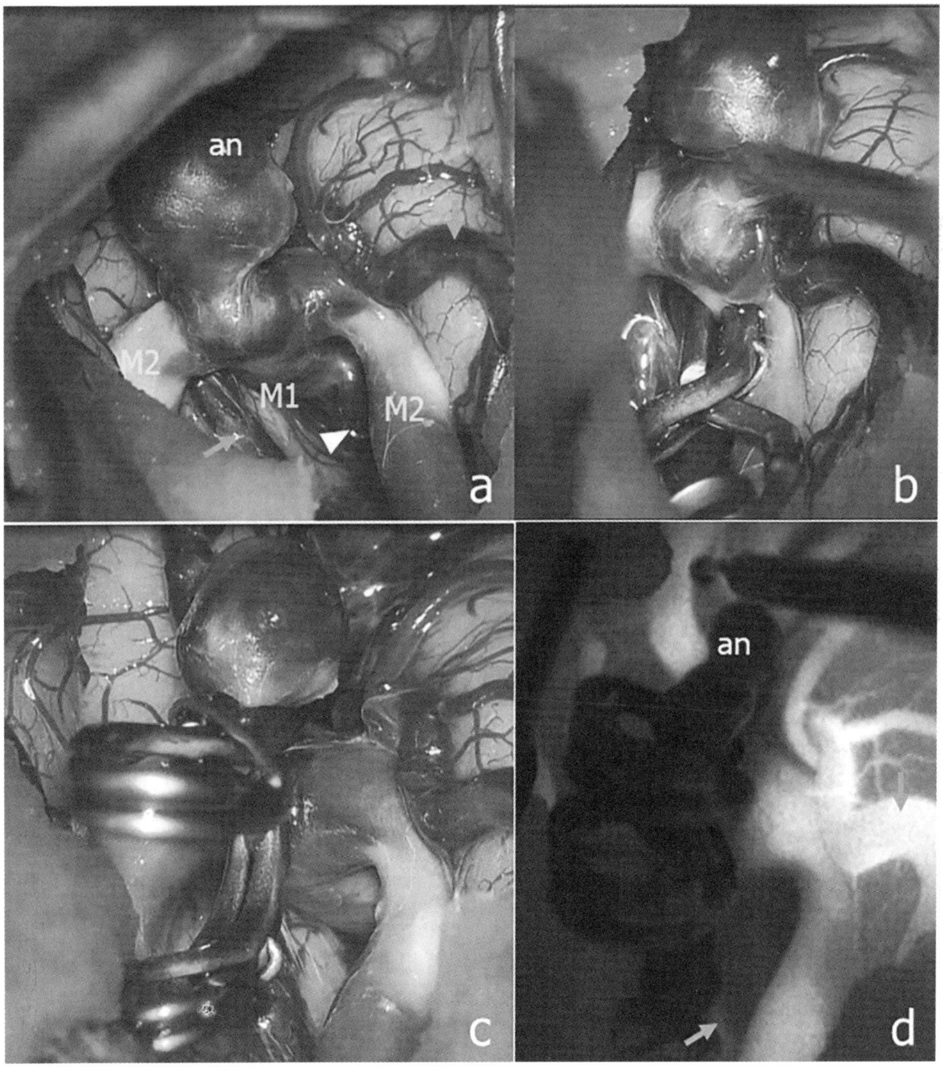

彩图

图20.1（彩图请扫二维码或见书后） 经侧裂入路，夹闭左大脑中动脉（MCA）动脉瘤的术中显微照片。**A.** 暴露M1（MCA水平段）和M2（MCA垂直段），MCA分叉处动脉瘤（an）向前外侧突出。三角形箭头（△）表示豆纹动脉（LSA），箭头（↑）表示侧裂静脉贴附于MCA分支和动脉瘤上。**B.** 临时阻断M1段可降低动脉瘤内压力，并有助于从邻近贴附的动静脉中解剖出动脉瘤。注意该阻断远离LSA。**C.** 夹闭动脉瘤后。**D.** 动脉瘤体不显影，保留了相关血管，并经术中吲哚菁绿血管造影证实

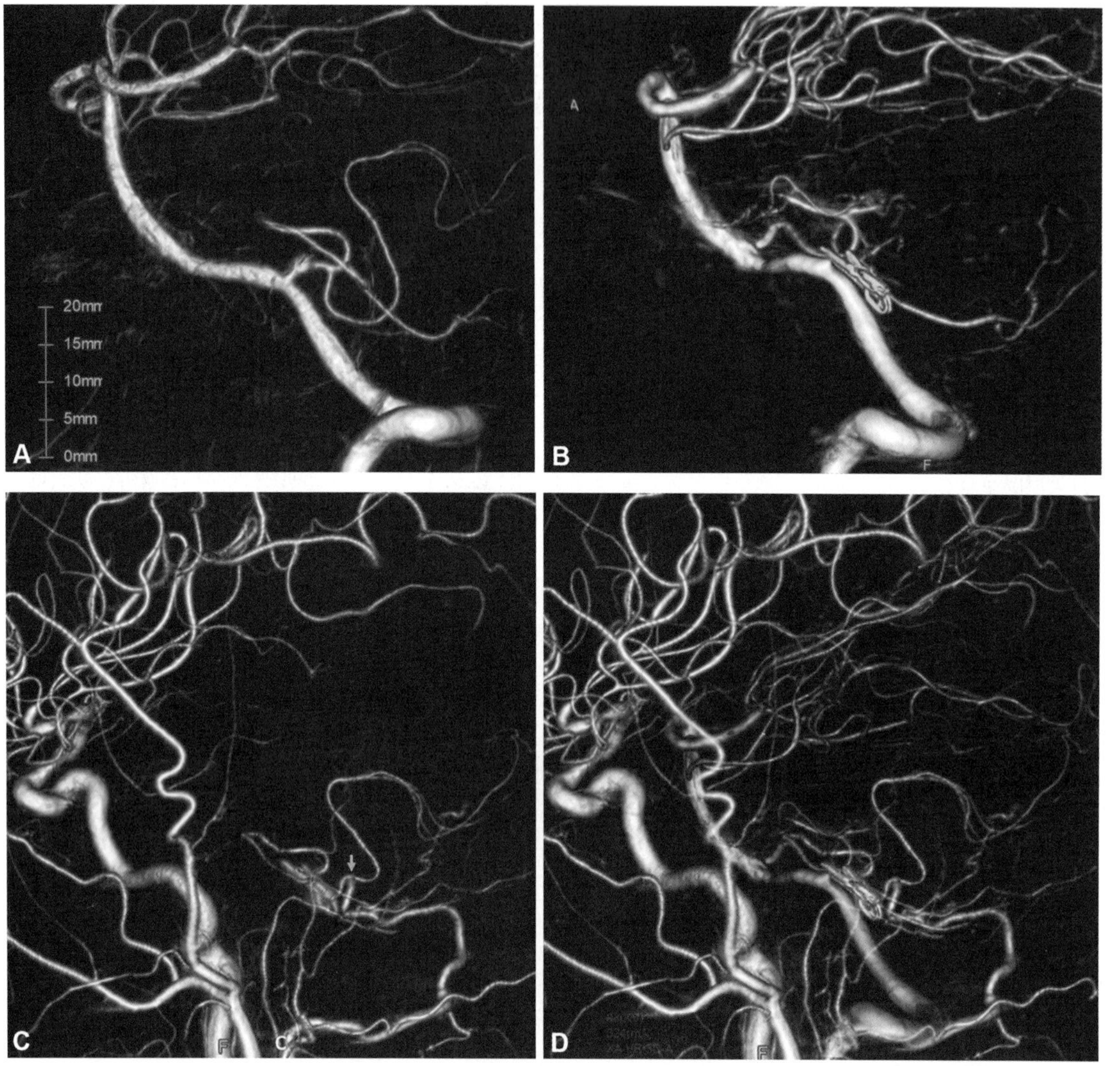

图 20.2（彩图请扫二维码或见书后） 三维血管造影显示，采用动脉瘤孤立术以及枕动脉-小脑后下动脉（OA-PICA）吻合术治疗左侧小脑后下动脉（PICA）梭状动脉瘤。**A.** 术前左侧椎动脉造影显示左侧小脑后下动脉起始处梭状动脉瘤；**B.** 术后左侧椎动脉造影证实动脉瘤已闭塞；**C.** 左侧颈动脉造影显示部分 PICA 远端由 OA-PICA 吻合供血。**D.** 术后左侧椎动脉造影（**B**）和颈动脉造影（**C**）融合影像全面显示术后血管结构

彩图

的回顾性单中心队列研究表明，动脉瘤复发和新发动脉瘤形成各占 23.8%（每年 1.8%）（Fingerlin 等，2020）。他们对 1778 名患者的合并队列进行系统回顾，平均随访 14 年，发现动脉瘤复发率为 16.4%（每年 0.7%），新发动脉瘤形成率为 6.2%（每年 0.4%）。

血管内治疗出现于 20 世纪 90 年代，包括通过弹簧圈栓塞动脉瘤、在载瘤动脉内放置血流导向装置，或弹簧圈栓塞阻断载瘤动脉（图 20.3）。这些方法比开颅手术的创伤小。新设备（弹簧圈、支架、球囊、导管等）仍在不断改进和发展。血管内治疗的长期效果尚不清楚，但有时会因弹簧圈压缩而需要再次治疗。ISUIA 研究小组（1998）报道，在4060 名患者中，1692 人没有接受任何治疗，1917 人接受开颅手术，451 人接受血管内治疗。在随后的研究中，Wiebers 等表明，对于不同大小的动脉瘤，手术或血管内治疗的风险高于自发破裂的风险。手术效果与患者的年龄密切相关，动脉瘤的大小和位置也是手术和血管内治疗预后的预测因素（Wiebers 等，2003）。然而，这项研究受到了质疑，因为术中破裂率高达 6%，术后出血发生率高达 4%，梗死率高达 11%（Raymond 等，2008）。因此，预防性治疗需要考虑每个患者的具体情况，如年龄、既往史、动脉瘤自然进程和预期的治疗效果。欧洲卒中组织指南（Steiner 等，2013）建议考虑以下因

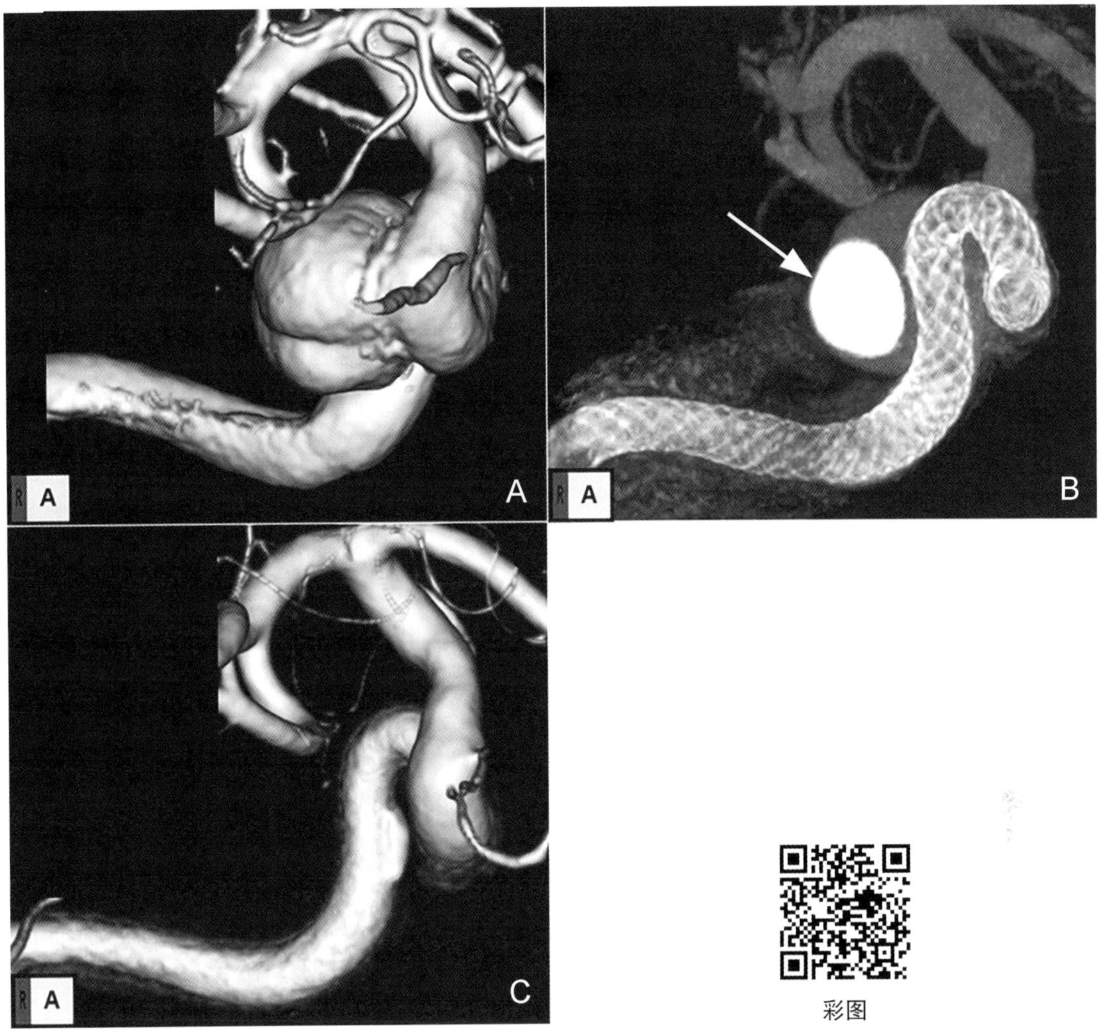

彩图

图 20.3（彩图请扫二维码或见书后） 右颈内动脉（ICA）海绵窦段动脉瘤的血流导向装置治疗。**A.** 右侧颈动脉血管造影显示 ICA 海绵窦段动脉瘤。**B.** 术中血管造影显示 ICA 内放置了血流导向装置。血流导向装置放置于载瘤动脉内，覆盖动脉瘤瘤口。白色箭头表示造影剂在动脉瘤内聚集。造影剂聚集提示动脉瘤内血流停滞。**C.** 随访时血管造影证实动脉瘤缩小，仅见动脉瘤孔

素：①动脉瘤越大，破裂风险越高（Ⅱ类，B 级）；②比较手术风险（5% ~ 50%）与自发破裂风险（每年 0% ~ 10%）；③治疗的益处（有或没有影响预期寿命）。因此，是否采取干预措施取决于以下因素：①考虑患者个体因素（年龄、吸烟史、动脉瘤破裂史、阳性家族史等）；②动脉瘤因素（大小、位置）；③干预措施的可能风险。因此，最终决策应基于对个案的多学科讨论（Ⅲ类，C 级）。日本卒中学会指南（Chang 和 Kirino，1995）建议，如有以下情况考虑动脉瘤治疗：①动脉瘤直径＞ 5 mm；②动脉瘤直径＜ 5 mm，但有临床症状或动脉瘤位于前交通动脉和（或）颈内动脉-后交通动脉；③动脉瘤的瘤囊 / 瘤颈比值较大，形状不规则或呈血泡样（B 级）。2019 年最新更新仅提供日语版本。

神经生理学方法

脑干听觉诱发电位

脑干听觉诱发电位（BAEP）是颅后窝动脉瘤术中神经监测的重要方法，如位于椎动脉腹侧、基底动脉或小脑后下动脉的动脉瘤。对于 IONM，只有反映耳蜗神经和中脑上份之间听觉传导通路的短潜伏期 BAEP 是相关的（第 3 章）。标准的 BAEP 技术适用于颅后窝动脉瘤手术。听觉刺激采用 60 dB（超过正常听力水平）宽频短声，对侧耳声音掩蔽。由于信噪比（SNR）低，大约平均 1000 次才能获得可重复的波形。如果高频刺激不会导致波幅过低，可通过高频刺激（如 49.1 Hz）来缩短平均时间。大多数系统使用 2000 ~ 4000 Hz 的“短声（click）”频

率，这反映了人类可听到频率的一个范围。术前听力丧失患者无法记录BAEP。术中监测结果解读以Ⅴ波为主，波幅降低大于50%或潜伏期延长0.5 ms作为报警标准。Ⅴ波消失与30%受影响患者术后听力障碍有关（Polo等，2004）。尽管听觉传导通路反复交叉、相互联通，但通常同侧Ⅴ波受影响更大，但偶尔也有例外（Zanette等，1990）。因此，双侧记录增加了监测到信号恶化的可能性，以及判断局部脑干病变的准确性。

如果脑干灌注减少，则BAEP波形恶化与局部脑干缺血或梗死有关（Kjaer，1980；Drake等，1990）。在颅后窝动脉瘤手术中，MEP的信号恶化通常发生得更频繁、更早，其次是SEP，然后是BAEP（Kang等，2007）。

体感诱发电位

传统的SEP监测方法常规用于颅内动脉瘤手术，但推荐使用优化的SEP方案（第3章）。使用波宽0.2～0.3 ms、频率3.1～5.1 Hz的超强脉冲，刺激双侧正中神经和胫神经。根据国际脑电图10-20系统，传统的SEP以Fz为参考电极，从周围神经、颈部和皮层记录点记录。通过记录肘窝和腘窝的外周对照以及高信噪比的皮层通道信号记录优化的SEP，最小化平均次数并加速手术反馈。我们强调，必须记录外周（肘窝或Erb点和腘窝）或颈部电位作为对照。记录对照有助于区分皮层SEP波幅降低的大脑或非大脑原因（图20.4）。在某些情况下，皮层下SEP可以提供更多信息，但其信噪比极低，通常会导致信号平均时间延长并延迟反馈。

SNR决定了获得可重复信号所需的平均次数。在脑血管疾病中，信号变化可在几秒钟内发生，这需要通过最少平均次数和高信噪比获得信号。因此，选择最优导联是进行快速而准确的实时记录的先决条件。这有利于及时监测到即将缺血的信号变化。特别是对于胫神经SEP，最优的导联不是传统的通道Cz′-Fz，而是刺激左侧胫神经记录CPz-CP4，右侧胫神经记录CPz-CP3。对个体而言，也可能其他通道是最佳的，手术开始时的多通道记录将提示最佳的监测通道（第3章）（MacDonald等，2005）。刺激左、右正中神经的最优皮层记录通道常为CP4-CPz和CP3-CPz。在阻断期间，在感觉皮层上放置网格状电极可以更快记录到SEP。直接的皮层SEP比优化的头皮SEP信噪比更高，平均次数更少从而更快获得信号，可以近乎实时地监测皮层缺血。

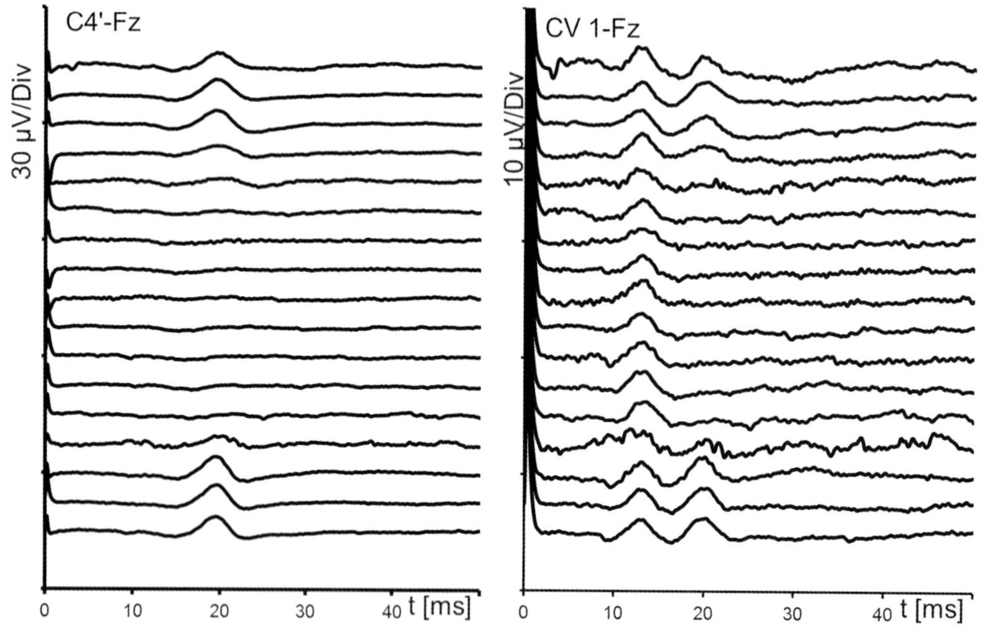

图20.4 左正中神经体感诱发电位显示，在传统头皮导联C4′-Fz（优化导联通常是CP4-CPz）中，监测的皮层N20电位可逆性消失。注意传统CV1-Fz通道记录的颈部N13电位第一峰保留；第二峰是来自Fz的皮层P22反向波，也一过性消失。保存对照SEP有助于排除引起SEP信号恶化的非手术原因。其他SEP对照记录包括Erb点和肘窝，这是手术中获取最快反馈的最优选择

SEP 在提示皮层缺血中有重要作用。这是因为正中神经 N20 和胫神经 P37 皮层电位在灰质内产生，因此容易受到皮层缺血的影响，但研究表明皮层下尤其是脑干缺血对它的影响较小（Branston 等，1974，1984）。皮层反应的波幅与皮层灌注量密切相关（Symon，1980）：如果灌注量降低到 10 ml/（100 g · min）以下，脑电-皮层功能呈近似线性关系：脑电图频率减慢，皮层 SEP 波幅降低。

传统的报警标准是从 Branston 和 Symon 的开创性工作以及经验中推导出来的，包括波幅降低＞50% 或潜伏期延长＞10%（N20 约为 2 ms，P37 约为 4 ms）。然而，国际术中神经生理学会最近修订了 SEP 报警标准，采用一种更精细的方法，以适应基线漂移和各种测试间变异（第 3 章）。中枢传导时间延长 2 ms 也被使用过，但在实践中很少应用。根据我们的经验，缺血通常表现为明显的波幅下降，并伴有潜伏期延长（图 20.5）。在缺乏足够侧支循环代偿时，阻断血管几秒钟内即可观察到这种现象。在某些情况下，缺血性 SEP 恶化可能会延迟 20 min 甚至更长时间，据报道最长可延迟 45 min（Neuloh 和 Schramm，2004）。需要注意的是，缺血性 SEP 信号恶化时波幅总是降低，潜伏期是次要考虑因素；仅有潜伏期延长不是一个独立的报警信号，通常是因低体温导致传导速度减慢。

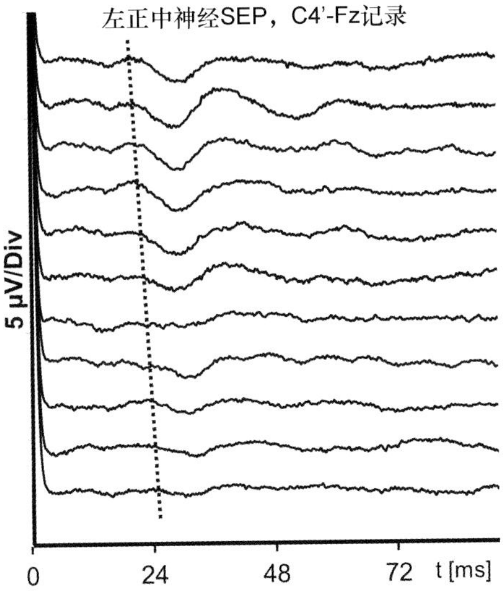

图 20.5 左正中神经体感诱发电位（SEP）在传统导联 C4'-Fz（优化导联通常是 CP4-CPz）中恶化。注意典型的波幅下降与相应的潜伏期延长

记录双侧 SEP 很重要，通过与对侧的对照有助于区分同侧缺血与技术性或系统性改变。SEP 的长潜伏期波峰，如 N50 可能提示麻醉较浅，并可能有助于判断麻醉深度。

SEP 监测的主要目标是监测由于有意或无意的血管阻断引起的皮层缺血。然而，内侧丘系、丘脑或丘脑皮质投射纤维缺血也可导致 SEP 信号恶化。信号恶化也可间接反映非感觉功能区（如运动或语言皮层）的灌注不足，以及局部事件影响（如牵开器压力或牵拉）。总之，幕上动脉瘤的 SEP 监测仅适用于前循环病变，因为大脑后动脉所供应的区域不与感觉皮层重叠或相邻。这与颅后窝动脉瘤的情况不同，因为幕下通路（包括内侧丘系和皮质脊髓束）的供血来源于基底动脉和椎动脉。

运动诱发电位

如今，MEP 已是手术室内的标准监测方法。但情况并非总是如此，麻醉药物和刺激技术曾经阻碍了麻醉患者的 MEP 记录。自从丙泊酚和阿片类药物全静脉麻醉（TIVA）方案引入，以及成串脉冲直接皮层刺激及其后的经颅电刺激（TES）技术的发展，使得 MEP 变得可靠而适用（Taniguchi 等，1993）。相关更多技术细节请参见第 3 章。研究证实了临床经验的假设：单侧 MEP 丢失而 SEP 保留，这种神经生理模式提示纯运动性轻偏瘫（Szelenyi 等，2003）。因此，大家逐渐意识到 SEP 只间接覆盖了运动通路。

尽管 MEP 技术已经引入术中近 30 年，但其报警标准仍存在争议，仍在进行逐步完善。对于脊髓监测，持续存在的 MEP 消失（全或无）是与运动预后相关的主要标准。然而，上述研究中的大脑或脑

表 20.1 脑血管手术中 MEP 与术后运动功能的关系

MEP 变化	术后运动功能状况		
	无新发功能障碍	短暂功能障碍	永久功能障碍
不可逆的消失	很少[a]	很少[a]	总是
不可逆的变化	很少	经常	经常
可逆的消失	经常	经常	很少
可逆的变化	经常	经常	很少
无变化	总是	很少[a]	很少[a]

[a] 如果报告，常常不能排除技术问题或麻醉影响；但也会出现假阴性。

干监测结果显示，MEP 持续存在，但伴有短暂（可逆）和永久性（不可逆）恶化也可能出现永久性运动功能缺损（表 20.1）。有研究分析孤立的 MEP 恶化与术后运动功能缺损以及 MR 成像之间的相互关系，证实了上述结论（Szelenyi 等，2009）。随后的几项研究，尤其是在颅内动脉瘤手术中，充分证明了 MEP 在监测皮质脊髓运动通路缺血方面的可靠性：MEP 永久性消失总是与长期严重的运动功能障碍相关，MEP 恶化但仍存在可能与新发短暂或长期的功能障碍相关，MEP 无变化则不会出现运动功能缺陷（Suzuki 等，2003；Neuloh 和 Schramm，2004；Horiuchi 等，2005；Szelenyi 等，2006）。

因此，对于幕上手术，需要完善 MEP 报警标准，目前争论仍在继续（MacDonald 等，2006）。已提出的报警标准中，多是从 MEP 改变和运动功能结果之间的经验关系推导出来的。最常见的是波幅下降 50% ～ 80%。使用波幅作为报警标准时，会提到刺激强度但很少被考虑。术中刺激强度设置为接近或超过阈值水平，结合半球内（C3-Cz/C4-Cz）或内侧半球间（C1/C2）刺激。各中心使用的技术不同，包括刺激电极、阳极-阴极组合以及刺激强度调整以维持信号幅度等的差异，增加了比较各研究结果的复杂性。在颅脑手术中，双侧波幅降低和（或）阈值升高可能表明良性的系统性改变，而据报道，单侧阈值升高，超过未受影响侧 20% 以上，可能有助于预测新发短暂或长期的功能障碍（Abboud 等，2016）。然而，真正的“阈值”测量因耗时通常没有执行。还必须强调的是，由于生理兴奋性的波动，肌源性 MEP 表现出相当大的测试间波幅和形态变异，并可能会因麻醉和手术操作引起的电场变化而加剧。

过于敏感的报警标准，如波幅“降低”但并没有超过生理性波动范围，会导致假阳性结果过多。另一方面，监测大脑时，采用适用于脊髓的“完全消失”的报警标准会导致假阴性过多或延迟预警。需注意，幕上手术时，务必小心确保不会激活白质深部皮质脊髓束纤维，采用半球间（C3-C4/C4-C3）阈上刺激可能出现这种情况（Rothwell 等，1994）。可以通过内侧半球间刺激或半球刺激来避免这种情况，这种刺激方式通常可以在较低刺激强度和微小体动的情况下监测上肢肌肉 MEP（Szelenyi 等，2007a）。下肢 MEP 的最佳刺激位置是 C1/C2。

直接皮层刺激（DCS）通过尽可能兴奋灰质与白质交界处，来避免激活深部皮质脊髓轴突（Szelenyi 等，2005，2007b）。硬膜下放置多触点条状电极，会导致 2% 的患者出现硬膜下出血，DCS 引发癫痫发作率约为 1%。蛛网膜下腔出血后水肿、硬膜下桥静脉以及既往手术造成的硬膜下瘢痕，都会造成难以放置硬膜下条状刺激电极。然而，采用翼点入路，通常可以将条状电极置于颅骨下方支配手区的运动皮层，距离旁中央支配下肢的运动皮层太远，常无法到达，但有时仍然可行（Suzuki 等，2003；Szelenyi 等，2005；Horiuchi 等，2005）。DCS 技术为低强度的局部刺激，肌肉抽动少，这使得在手术的关键操作中，如临时阻断时，仍能够进行连续监测。DCS 的局限性在于，它只能在打开硬脑膜后评估单侧皮质脊髓束，而 TES 可以在整个手术过程中进行双侧评估，这在前交通动脉瘤中更为有利。对于所有位于中线附近和双侧供血的病变，如邻近前交通动脉的病变，必须对双侧半球进行评估。与轻度超阈值 TES 诱发的术中 MEP 变化相比，轻度超阈值 DCS 诱发的 MEP 恶化较常见（为 12%，而 TES 为 8%），但尚未达到统计学显著差异（Szelenyi 等，2007b）。

然而，在颅内动脉瘤手术中，评估皮质脊髓束功能完整性的理想方法是联合 TES 和 DCS，每种方法在不同时刻提供关键信息。因此，可以在插管后进行 TES，以便进行术前双侧运动功能评估。然后，打开硬脑膜后，采用 DCS 局部低强度刺激，不会引起过度体动。当外科医生在显微镜下操作时，不希望患者出现强烈的体动，这一特点是极其重要的。夹闭期间不产生体动，可以连续记录 MEP 并提供实时信息。由于这些原因，在手术过程的关键操作时首选 DCS MEP 方法。

最近提出在动脉瘤手术中行颈部 D 波监测，因为 D 波波幅的短暂增加可能是皮层缺血的早期预警信号（Maruta 等，2016）。这种现象的机制尚不清楚，但在大鼠缺血-再灌注模型中发现了类似的变化（Bolay 等，2000）。此外，D 波波幅的增加可能是由于抑制性突触活动减少引起皮层兴奋性增强，因为抑制性神经元比兴奋性神经元更易受到缺血的影响。

视觉诱发电位

采用全静脉麻醉（TIVA），可以在整个手术过程中记录稳定的 VEP，VEP 监测正在成为评估术中视觉功能的标准模式（第 3 章）。Kodama 等报道了在 6 例动脉瘤夹闭手术中（2 例颈内动脉床突段动脉瘤，2 例颈内动脉-后交通动脉动脉瘤和 2 例大脑后动脉动脉瘤）VEP 监测的应用，所有这些病例都有损伤视觉通路的潜在风险（Goto 等，2007）。在这些病例报告中，有 3 例患者在行动脉临时阻断时出现 VEP 波幅下降，解除阻断后恢复，且术后无视力障碍。相反，在一例颈内动脉床突段动脉瘤夹闭术中，在从视神经上剥离动脉瘤的过程中，VEP 波幅持续性下降，患者术后出现严重的视觉功能障碍。该研究表明，在可逆的时间窗内，可监测到由于动脉阻断引起的前视路短暂性缺血；然而，在可逆的时间窗内似乎很难监测到视神经的机械损伤。因此，术中 VEP 监测可预测术后前视路功能。特别是，可逆的 VEP 变化意味着前视路功能被保留，尤其是视器的供血动脉因临时阻断而发生缺血时。

在夹闭大型颈内动脉（internal carotid artery，ICA）动脉瘤时，视神经损伤的主要原因有以下几个：①磨除前床突过程中磨钻产热导致视神经热损伤；②解剖和夹闭动脉瘤过程中阻塞垂体上动脉（superior hypophyseal artery，SHA）；③动脉瘤夹压迫视神经。术中 VEP 监测有助于阐明这些假设。关于②，夹闭 IC-SHA 动脉瘤的主要并发症为视力障碍甚至失明，但未见单侧 SHA 闭塞后永久性失明的报道。在视神经受压的情况下（③），在开颅过程中 VEP 可能会恶化。打开硬脑膜后 VEP 尚未恢复则可能需要开放视神经管（示例，见图 20.6 A ～ C）。患者处于头低位，脑脊液流出，脑组织下坠牵拉视神经。因此，动脉瘤引起的原发性视神经压迫和脑组织下垂对视神经造成牵拉的附加作用可能会加重视神经压迫。这可能导致 VEP 波幅下降。开放视神

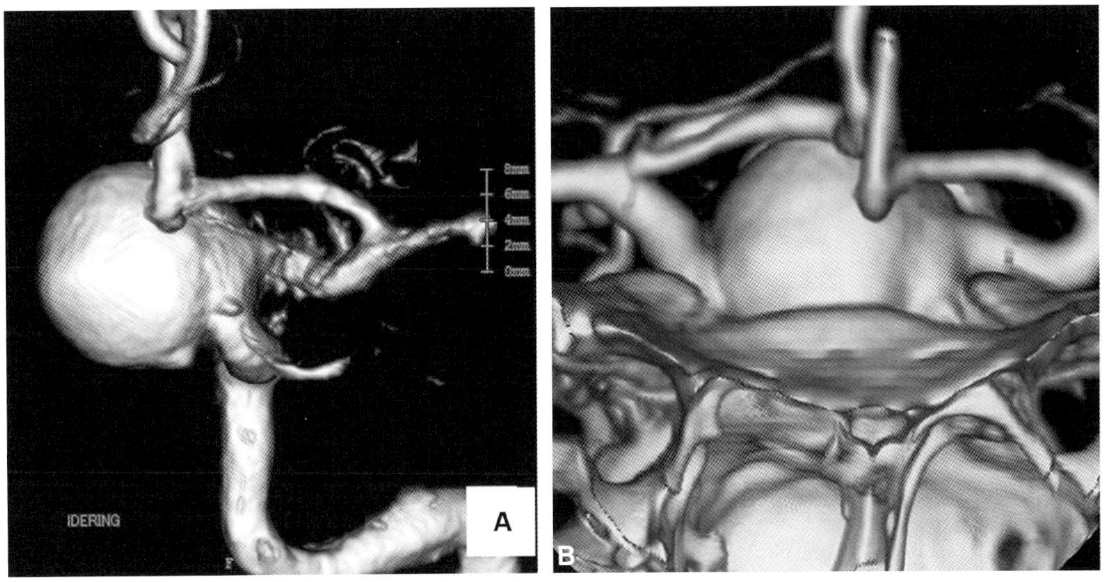

彩图

图 20.6（彩图请扫二维码或见书后） 示例：一名 51 岁女性患者，患有 ICA 动脉瘤，突发头痛，提示动脉瘤增大。矫正视力 1.0/0.9，视野正常。血管造影提示左侧 ICA 见一 15 mm 大小的未破裂动脉瘤，从上方压迫左侧视神经。经同侧额颞入路，打开硬脑膜，在外侧裂操作约 30 min，邻近左侧视神经，左侧 VEP 波幅逐渐下降并最终消失。视网膜电图以及对侧 VEP 信号均稳定。磨除前床突和打开视神经管行视神经减压。视神经上方受到动脉瘤顶压迫，在镰状皱襞处视神经菲薄。开放视神经管 30 min 后，左侧 VEP 逐渐恢复。放置和调整动脉瘤夹的过程对左侧视神经有相对较大的压迫和牵拉。用吸引器吸住左侧 ICA 进行减压，创造足够空间放置动脉瘤夹，这个过程耗时 40 min。夹闭后左侧 VEP 波幅再次下降，手术结束时仍保持在基线的 50% 以上。术后左眼接近失明。**A 和 B.** 术前左侧颈动脉三维血管造影（**A**）和 CT 血管造影（**B**）提示颈内动脉眼动脉段动脉瘤，大小为 15 mm，宽颈向上内侧突出。**C.** 术中对左眼进行闪光灯刺激，记录 VEP。记录通道：LT-A +、LO-A +、Oz-A +、RO-A + 和 RT-A +；1 格，2 μV/20 ms 及左眼 ERG；1 格，20 μV/20 ms。（a）开颅前；（b）开颅后，VEP 下降；（c）打开视神经管后 10 min，VEP 恢复。（d）夹闭后的最终波形，VEP 再次下降。［Adapted from Kodama K，Goto T，Sato A，et al.（2010）. Standard and limitation of intraoperative monitoring of the visual evoked potential. Acta Neurochir（Wien）152：643-648.］

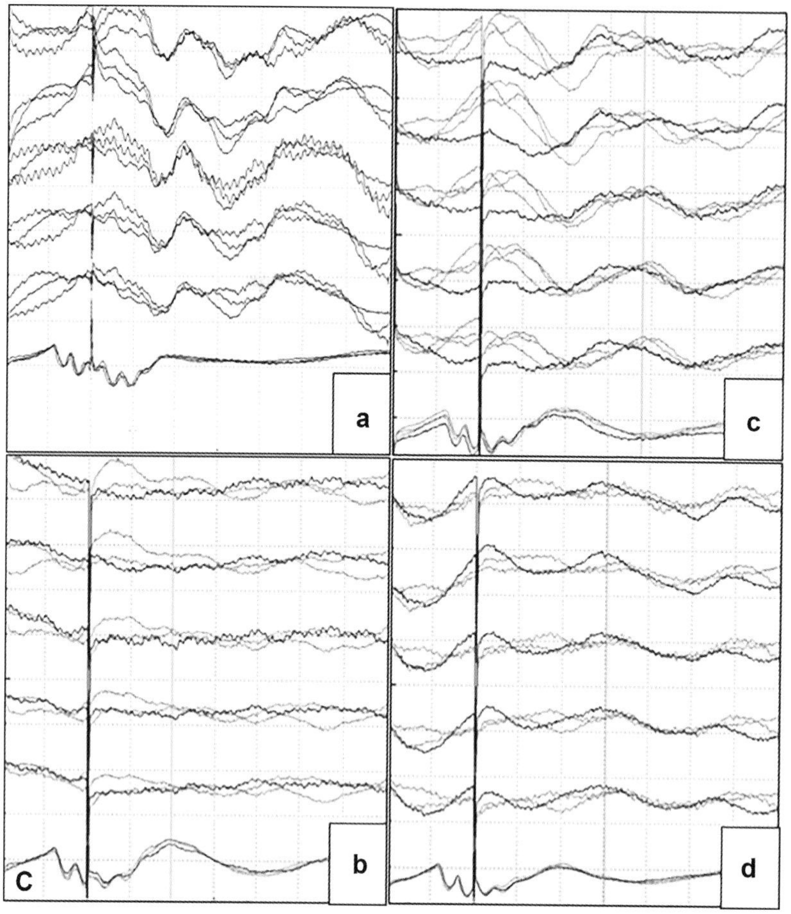

图 20.6（续）

经管后 VEP 再次出现，提示之前的视神经功能障碍不是永久性的，开放视神经管对视神经减压是有效的。随后出现的不可逆性 VEP 下降可能是由直接机械损伤或在夹闭过程中阻塞 SHA 引起的。

术中闪光刺激 VEP 监测是保护前视觉通路功能的宝贵方法（示例，见图 20.7 A ～ C）。视力大于 0.03 的患者可行闪光 VEP 监测。术中 VEP 消失提示术后严重视功能障碍。多数情况下，患者主要表现为视力下降，而没有视野缺损。然而，在某些情况下，仅以视野缺损为主要表现，或合并有视力受损。根据我们的经验，机械操作引起的视觉结构 VEP 恶化比缺血事件引起的信号下降更难以解释。需要注意的是，VEP 监测也存在一些局限性：①术前严重的视功能障碍导致 VEP 降低至无法记录，无法可靠监测；②患者醒来时可能伴有轻微的视野缺损，但 VEP 没有明显变化，视力也没有变化。然而，仔细避免技术误区，术中 VEP 监测在危及前视觉通路功能的手术中是可行且有益的，该方法有助于视觉功能的保护。

手术室进行颅内动脉瘤 IONM 技术考虑事项——术中设置

麻醉

首选全静脉麻醉，由丙泊酚和阿片类药物（如瑞芬太尼）组成。吸入性麻醉药物对诱发电位的影响更为明显，会进行性地抑制波幅，导致 MEP 衰减。如果必须使用吸入性麻醉药物，我们建议联合使用＜ 0.5 最小肺泡浓度的吸入麻醉药物和阿片类药物。应避免推注给药，因为它可能导致诱发电位突然衰减，可能会导致误判。

一般考虑事项

患者插管后就开始安置电极。麻醉和神经生理学团队协同工作，优化时间，不耽误手术开始。根据动脉瘤的位置来确定电极安置和导联设置方案。一旦安置好电极后，将采集基线数据作为参考。由于开颅和打开硬脑膜会导致导电组织移位和空间改变，诱发电位可能发生变化。为了便于

A

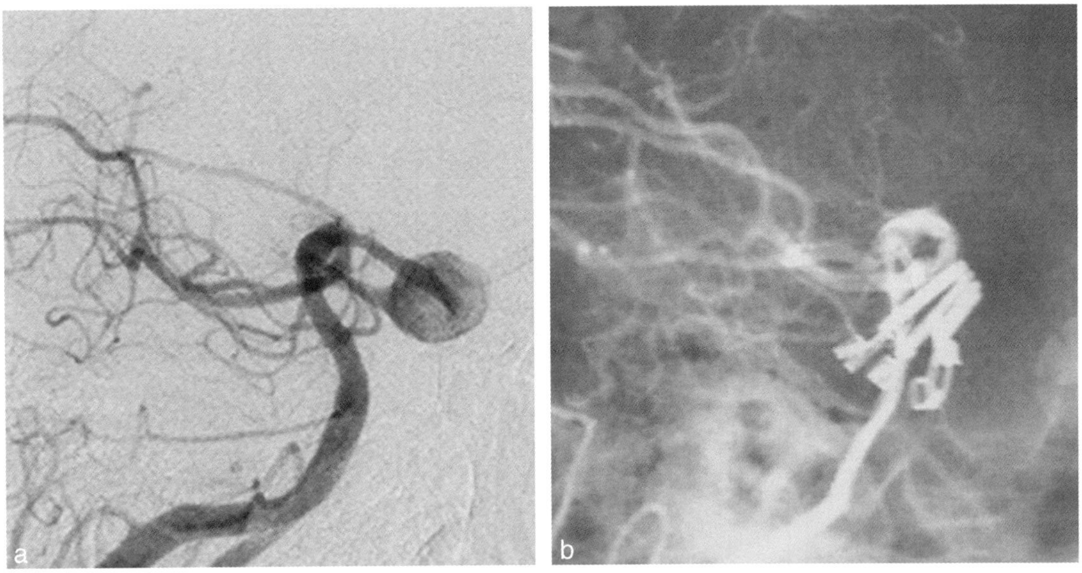

B

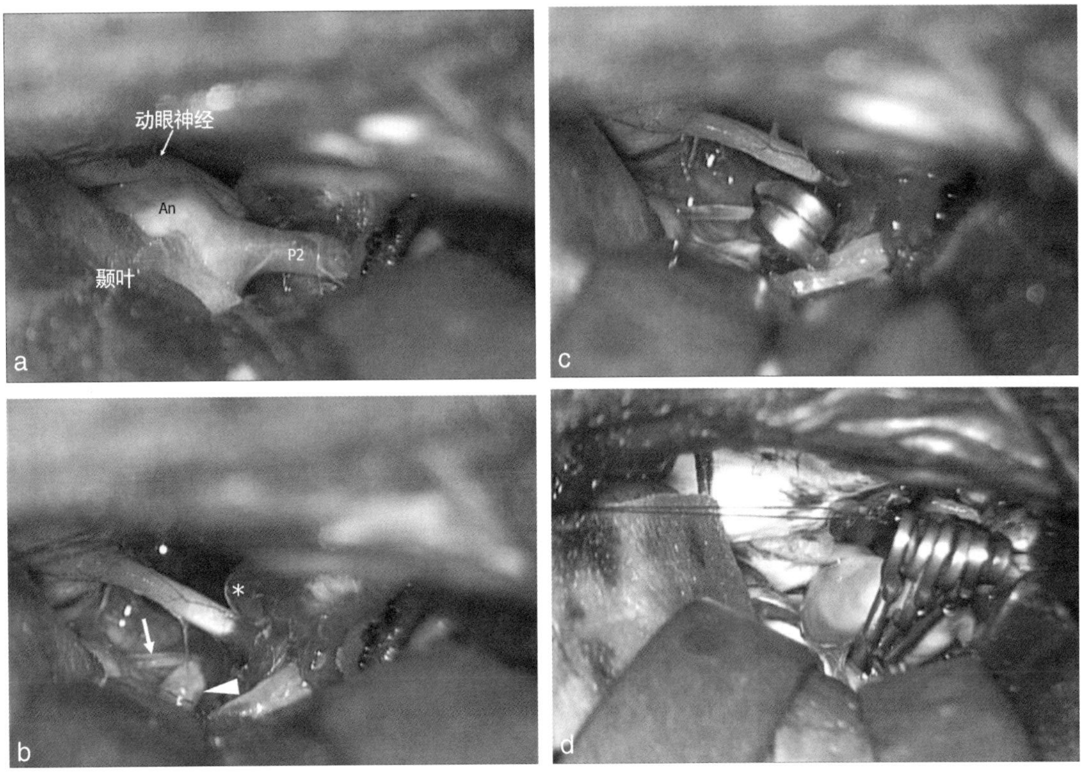

彩图

图 20.7（彩图请扫二维码或见书后） 一位 60 岁女性患者意外发现右侧大脑后动脉 P2 段约 11 mm 大小的动脉瘤。经右侧颞下入路夹闭动脉瘤。临时阻断载瘤动脉近端以降低动脉瘤壁压力，这引起右侧 VEP 信号衰减（见图 20.5）。解除阻断后 VEP 波幅恢复。第二次临时阻断载瘤动脉时，再次观察到可逆的 VEP 衰减。动脉瘤在 VEP 信号没有进一步衰减的情况下成功夹闭。术后患者无视功能障碍。图示神经影像、术中显微手术照片和 VEP 波形记录。**A.** 术前椎动脉造影显示大脑后动脉（PCA）动脉瘤（a），术后椎动脉造影确认动脉瘤夹闭（b）。**B.** 术中显微手术照片，右侧颞下入路完成夹闭。（a）暴露动脉瘤；（b）放置脑压板暴露近端 PCA，牵拉动脉瘤和载瘤动脉（箭头），三角形箭头示后交通动脉，星号示小脑上动脉；（c）在 PCA 近端放置临时阻断夹；（d）解除临时阻断，夹闭动脉瘤。**C.** 右眼闪光刺激记录术中 VEP。记录通道：LT-A +、LO-A +、Oz-A +、RO-A + 和 RT-A +；1 格，2 μV/20 ms。（a）临时阻断前；（b）第一次阻断后 5 min，VEP 下降；（c）第一次解除临时阻断后 5 min，VEP 恢复；（d）第二次临时阻断后 5 min，VEP 再次下降；（e）第二次解除临时阻断后 10 min，VEP 恢复

C

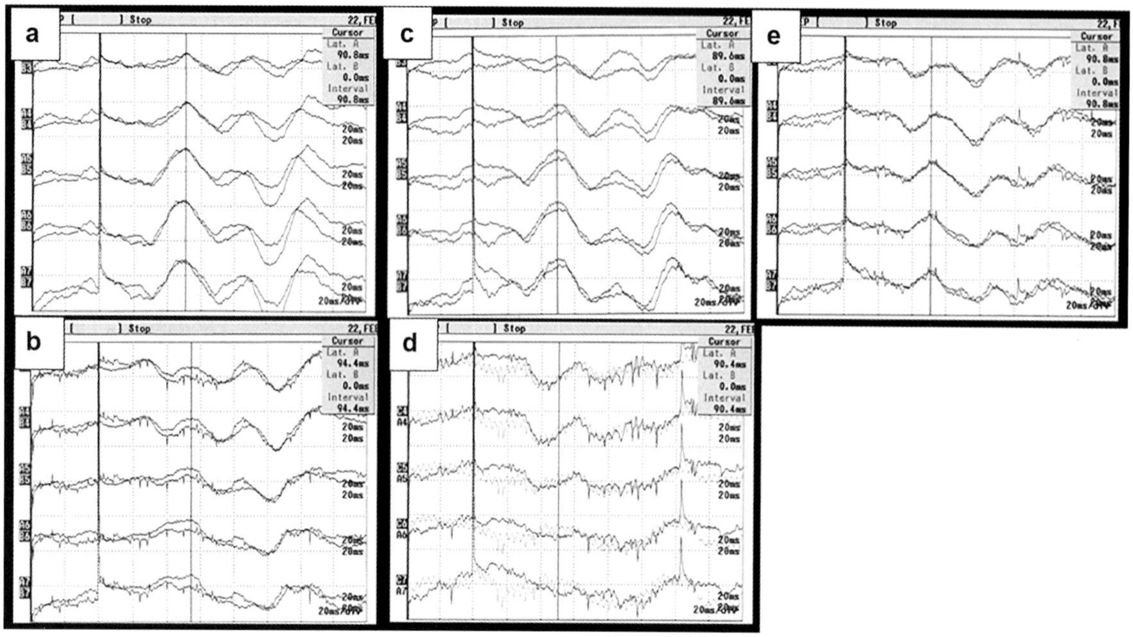

图 20.7（续）

判断诱发电位，建议此时重新设定基线。监测方案必须针对关注的供血区域进行定制（表 20.2），另一侧作为对照。在打开硬脑膜前，对 SEP 和 TES MEP 进行测定。一旦外科医生打开硬脑膜，可将一个条状电极置于硬膜下运动皮层，用于 DCS MEP 监测。临时阻断会产生不确定时长的低灌注，因此建议采取一些措施保护大脑（见“临时阻断”部分）。

刺激引起的肌肉抽动会干扰显微操作，SEP 很少出现这种情况，但 TES-MEP 常见。因此，必须通过显微镜的共享视图观看手术视野，观察患者的体动，并从手术团队获得反馈。头部肌肉的轻微抽动可能会干扰外科医生进行显微操作或放置动脉瘤夹的手托。更明显的抽动会干扰显微操作。大多数情况下，可以通过调整刺激强度，连续进行 MEP 监测。在 220 例患者中，仅有 0.5% 的患者在显微操作过程中不得不放弃 TES-MEP 监测（Hemmer 等，2014）。如果使用 DCS 监测，就可以克服这一限制。

动脉瘤手术中多团队协作

动脉瘤手术中，脑血管手术团队、麻醉医生、神经生理监测团队之间相互尊重、有效沟通是成功的基础。向神经监测团队提供有关手术策略、手术策略改变和（或）解剖变异的信息是至关重要的，以便能够及时和适当地调整神经监测方案。此外，

表 20.2　基于动脉瘤位置的术中神经监测方案

	SEP				MEP				BAER	VEP
	上肢		下肢		上肢		下肢			
	同侧	对侧	同侧	对侧	同侧	对侧	同侧	对侧		
ACA，AComA	●	●	○	○	●	●	○	○	—	—
MCA	●	○	●	●	●	○	●	●	—	—
PCA，PComA	●	●	●	●	●	●	●	●	—	○
基底动脉	●	●	●	●	●	●	●	●	○	—

灰圈表示手术中对不同位置动脉瘤进行评估的神经生理监测模式。白圈表示对不同位置动脉瘤临时阻断或永久夹闭后可能会发生变化的神经生理监测模式。ACA，大脑前动脉；AComA，前交通动脉；BAER，脑干听觉诱发电位；MCA，大脑中动脉；MEP，运动诱发电位；PCA，大脑后动脉；PComA，后交通动脉；SEP，体感诱发电位；VEP，视觉诱发电位。

设置标准化的神经监测模板和工作流程、及时安放电极以及特定手术的非标准化方案可以减少监测失败，并避免夸大预期。

神经监测方法的选择应根据手术需要而定。将对照记录作为参考，有助于判断信号改变原因。因此，双侧半球记录不仅是可取的，而且是必需的，以提高信号分析的准确性。总而言之，带对照的双侧记录有助于识别信号恶化的非手术原因，如低体温、低血压、麻醉深度或体位相关性损伤（仅列举最重要的原因）。与麻醉和手术团队的密切沟通是准确和及时地解释信号衰减及其与手术相关因素关系的必要条件。

供血区域和推荐记录方案

前循环动脉瘤

前循环动脉瘤是最常监测的动脉瘤。它们位于 ICA、大脑中动脉（middle cerebral artery，MCA）、前交通动脉（anterior communicating artery，ACoA）或大脑前动脉（anterior cerebral artery，ACA）。MCA 及其分支的供血区域包括大脑半球凸面支配手的感觉运动区。因此，首选对侧正中神经 SEP 和上肢肌肉 MEP。这同样适用于位于 ICA 分叉处近端的动脉瘤。还可以增加面部肌肉 MEP 的记录，尽管尚无研究表明有任何益处。如果动脉瘤位于 ICA 分叉处，则还可能累及 ACA 或其穿支，同时也应监测胫神经 SEP。

ACA 和 ACoA 动脉瘤监测较为复杂，因为供血区域位于半球内旁矢状面，支配下肢的感觉运动区。胫神经 SEP 和下肢肌肉 MEP 最能反映 ACA 供血区域的缺血，而正中神经 SEP 则不能反映该区域的皮层缺血。由于 ACA 动脉瘤通常位于中线附近，必须考虑监测双侧胫神经 SEP，尤其是 ACoA 病变。在后一种情况下，理论上正中神经 SEP 监测也可能有用，因为 ACA 穿支（如 Heubner 回返动脉）供血范围不仅仅是下肢运动或感觉纤维区域。由于下肢肌肉的 MEP 刺激阈值更高，所需的 TES 强度也更高，这引发了对白质深处皮质脊髓束激活以及引起患者过度体动的担忧。在这种情况下，在下肢运动区域放置一个条状电极（如果可能的话）将能够在临时阻断期间保证患者不出现体动的情况下，诱发出可靠的下肢 MEP。

后循环动脉瘤

后循环动脉瘤位于椎动脉、基底动脉（basilar artery，BA）、后交通动脉和 PCA。尤其对于破裂动脉瘤，由于手术并发症高，血管内治疗更占优势。供应脑干的血管比较纤细。所选择的方法大多只覆盖这些小血管区域的一部分，同时要了解它们不同的供血范围（建议见表 20.2）。皮质延髓 MEP 和瞬目反射有助于检测面神经和后组脑神经核团的缺血，尽管有些核团的损伤就像网状结构一样可能被忽视。记录 MEP 有助于避免在基底动脉穿支处操作或尝试夹闭过程中出现持续的运动功能障碍（Staarmann 等，2017）。

动脉瘤手术的具体手术步骤

监测团队必须了解手术过程各个步骤，所有这些步骤都有导致血管操作处供血区域缺血的风险。

临时阻断

在永久夹闭动脉瘤前，临时阻断载瘤动脉是一种安全暴露动脉瘤颈部的有效方式。此技术用于：①需要通过大动脉瘤塌陷来观察动脉瘤后方的神经和血管；②必须降低动脉瘤压力和体积，以剥离贴附在动脉瘤壁上的血管；③必须降低动脉瘤压力，以避免手术夹子滑脱；④行动脉瘤切除术，通过切除动脉瘤内血栓使动脉瘤体积缩小。

安全阻断时间因情况而异。曾有报道提出，通过测量同期脑血流量，若残余脑血流量≥ 15 ml/（100 g · min），临时阻断 20 min 以内是安全的。残余脑血流量＜ 15 ml/（100 g · min），阻断时间为 10 ～ 20 min 时会出现短暂性症状，阻断时间大于 20 min 会出现永久性功能障碍。研究发现残余脑血流量、临时阻断时间和术后症状之间存在相关性（Ogawa 等，1991）。

由外科医生宣布决定临时阻断（temporary clipping，TC），需要详细记录 TC 的持续时间。首先，平均动脉压应保持在 80 mmHg 以上，或使收缩压高于正常值 10% 以上（约 140 mmHg），以保证侧支动脉血流代偿。其次，主张使用巴比妥类药物和低温等神经保护措施以增加神经元对短暂性缺血的耐受性（Mooij 等，1987）。尽管存在争议，要求在 TC 前使用巴比妥类药物。使用巴比妥类药物时，应避免低血压，只有当平均动脉压和诱发电位稳定时才进行 TC。由于有副作用，深低温疗法只在特殊情况下使用，而亚低温可能更适用。脑代谢的适当降低可表现为脑电图暴发抑制模式，一旦脑电图显示暴发抑制，就可以更安全地放置临时阻断夹。

术前很难评估个体血管侧支循环和对缺血的耐受程度。如果必须进行 TC，则没有时间窗可以确保避免脑缺血或预防脑梗死。TC 时缺血情况取决于个体侧支循环、脑灌注和阻断时间的综合作用。诱发电位恶化可在 10 s 内发生，或延迟到 20 min，有时甚至更久（Suzuki 等，2003；Neuloh 和 Schramm，2004；Szelenyi 等，2006）。TC 时 MEP 恶化发生率为 30%，并随阻断时间的延长而增多（Neuloh 和 Schramm，2004）。具体来说，MEP 恶化患者平均 TC 持续时间为 12 min（0.8 ～ 39 min），未恶化患者平均 TC 持续时间为 5 min（0.5 ～ 42 min）。最近的一项研究发现，在 TC 过程中，MEP 的平均信号恶化开始时间比 SEP 晚大约 2 min；有趣的是，MCA 和 BA 动脉瘤都是如此（Staarmann 等，2017）。通常在解除阻断夹后受影响的信号恢复（图 20.8）。MEP 信号恢复时间随阻断时间的延长而增加，但不随 MEP 恶化后解除阻断夹的时间延长而增加。超过 1 h 的长时间改变，大多会出现运动功能障碍，给予高阈值刺激后，MEP 波幅部分恢复并不表明预后良好。

手术应对 IONM 变化的方案及监测持续时间

日常工作中，一个标准化工作流程和应对信号恶化的清单非常有用。这一步步的工作流程必须非常迅速。整个团队必须不断交流信息：不断检查电极位置，了解刺激是否成功，关注麻醉屏幕上的重要参数以及手术视野屏幕。在宣布信号下降时，监测小组应确保已经排除或纠正了技术问题，并考虑了当前麻醉和生命体征情况。如果所有这些都没有变化，则需要考虑近期的手术操作：牵开器放置、血管操作、放置动脉瘤夹位置、血管的任何扭转和（或）痉挛、损伤穿支动脉等。在多数情况下，去除可能的不利因素可致信号恢复。外科医生对监测报警的应对方案是多种多样的：通过移除或重新调整牵开器来消除不良牵引，移除临时阻断夹，调整动脉瘤夹，或改变手术策略。疑似或发现血管痉挛时，局部使用稀释的尼莫地平并升高血压有助于快速恢复脑灌注和诱发电位。大约 8.1% 的患者根据 SEP 监测结果进行了手术方式的调整（Schramm 等，1994）。大约 45% 的病例在进行 MEP 监测后增强了对运动功能损伤的监测和一些诱发因素的应对措施（Neuloh 等，2004）。

另一方面，手术操作后的稳定信号也同样有用，有助于外科医生判断一个有潜在风险的步骤是否可以安全进行，并有助于外科手术教学和提高手术技能。

如前所述，血管供血范围和侧支循环的个体差异很大。必须指出，提示缺血的信号变化可能发生在血管损伤 20 min 后（甚至更长时间）。因此，我们建议在最后一个关键且可逆性操作之后至少继续监测 30 min。在出现信号下降的情况下，应继续监测直到皮肤缝合结束，尤其是如果观察到变化与血压持续相关时。必须记住，即使是止血或取出牵开

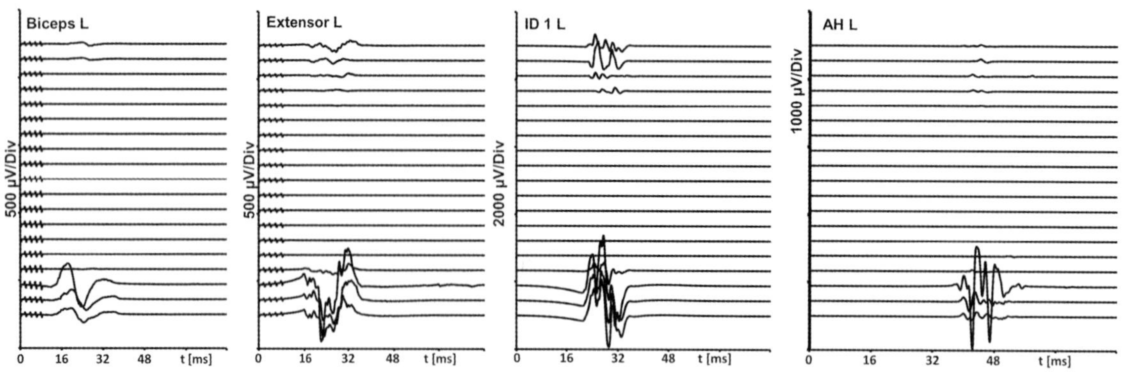

图 20.8 解除阻断后，左侧（L）运动诱发电位可逆性消失，包括肱二头肌、指伸肌、第一指骨间背侧肌（ID1）和拇展肌（AH）。恢复后波幅升高可能由于刺激强度提高、自发性变异，以及局部缺血后高兴奋性

器后脑移位也可能对信号产生不利影响，尽管很难将这些变化与病因联系起来。若给予灌洗液补充引流的脑脊液可使信号恢复，提示这些变化并不相关。

与其他方法相比较

还有其他方法来评估动脉瘤夹闭后的血管通畅程度。然而，IONM 必须包括在内，因为它是评估神经元功能完整性的唯一方法。常规联用微血管多普勒和（或）ICG 来评估动脉瘤的夹闭情况和载瘤动脉的通畅程度。术中血管造影和 CT 血管造影并非常规使用。

最近，有报道将唤醒手术用于动脉瘤手术，并描述了血流受阻和观察到的神经系统损伤之间的相关性，声称其对脑缺血的检出率高于全麻状态下手术。然而，在唤醒患者中开展这些精细手术受到了质疑。

信号恶化和神经系统预后

与此同时，许多研究正在分析术中信号变化与手术预后的关系。SEP 和（或）MEP 恶化与相应神经功能障碍之间的关系已被证实。特别是，MEP 对监测皮层下运动通路病变的可靠性较高。这主要与穿支动脉损伤导致腔隙性梗死有关（Neuloh 和 Schramm，2004；Horiuchi 等，2005；Szelenyi 等，2006；Guo 和 Gelb，2011）。总体阳性和阴性预测值较高；敏感性为 0.2 ～ 1，特异性高达 1（Neuloh 和 Schramm，2004；Horiuchi 等，2005；Szelenyi 等，2006；Irie 等，2010）。敏感性范围相当大，这取决于将可逆性信号恶化分类为“真阳性”还是“假阳性”。一项针对急性缺血性卒中机械性血管内治疗的前瞻性研究表明，SEP 和 MEP 恢复与神经系统功能恢复之间存在高度相关性：MEP 和 SEP 恢复状况比成功再灌注更能预测神经功能的恢复情况，MEP 阳性预测值为 92%，SEP 阳性预测值为 83%，再灌注阳性预测值为 75%（Shiban 等，2016）。

社会经济方面问题和证据

不同国家之间颅内动脉瘤的患病率存在差异，芬兰和日本的相关发病率和死亡率特别高。1980—2019 年，动脉瘤破裂导致蛛网膜下腔出血的发病率下降约 40%，这与高血压的长期治疗和吸烟率降低密切相关（Etminan 等，2019）。蛛网膜下腔出血所致的个人和社会经济后果仍是巨大的：只有 30% 的患者回归到发病前的社交和工作生活（Rinkel 和 Algra，2011）。然而，头颅 MRI 的广泛应用增加了未破裂动脉瘤的诊断。因此，手术治疗中是否使用 IONM 必须考虑其对手术决策、医疗成本和经济因素的影响。20 世纪 90 年代末，美国缺血性卒中患者的平均终生费用估计为 140 048 美元，包括住院治疗、康复和后续治疗（Taylor 等，1996）。在德国和西班牙，脑卒中的治疗费用约为 40 000 欧元，不包括后续治疗费用和亲属的经济负担（Kolominsky-Rabas 等，2006）。当把这些费用与神经监测费用相比较时，每一项预防脑卒中的措施都是合理的。

在一项小样本随机对照研究中，有 89 例患者接受 MCA 动脉瘤手术治疗，其中 3 例患者存在研究冲突，MEP 监测对运动结果的影响具有积极作用：在监测组中，只有 9% 的患者发生永久性运动功能障碍，而对照组为 25%，尽管敏感性和阳性预测值均相当低（Yue 等，2014）。然而，考虑到在有经验丰富团队的专业中心，功能废损率可能低于 5%，该研究报道的功能障碍发生率较高。

鉴于动脉瘤手术中只有少数Ⅰ类研究，Holdefer 等（2016）采用替代分析的方法来评估 IONM 作为一种有效的干预手段（Micheel 等，2011；Holdefer 等，2016；Holdefer 和 Skinner，2020）。与医学中使用的其他测试方法相比较，MEP 监测的似然比 > 10，可逆和不可逆性信号恶化的总体相对危险度为 0.40，表明可逆性 MEP 下降可降低 60% 新发功能障碍。但常被忽视的是，一过性 MEP 恶化与术后新发神经功能障碍呈负相关（$r = 0.81$，$P < 0.005$）。

结论

综上所述，神经生理监测在颅内动脉瘤手术中不仅可行而且准确，是一项预防新发神经功能障碍的可靠方法。

（张冠妮　胡悦　庞小凡　译　方媛　审校）

参考文献

Abboud T, Schaper M, Duhrsen L et al. (2016). A novel threshold criterion in transcranial motor evoked potentials during surgery for gliomas close to the motor pathway. J Neurosurg 125: 795–802.

Bolay H, Gursoy-Ozdemir Y, Unal I et al. (2000). Altered mechanisms of motor-evoked potential generation after transient focal cerebral ischemia in the rat: implications for transcranial magnetic stimulation. Brain Res 873: 26–33.

Branston NM, Symon L, Crockard HA et al. (1974). Relationship between the cortical evoked potential and local cortical blood flow following acute middle cerebral artery occlusion in the baboon. Exp Neurol 45: 195–208.

Branston NM, Ladds A, Symon L et al. (1984). Comparison of the effects of ischaemia on early components of the somatosensory evoked potential in brainstem, thalamus, and cerebral cortex. J Cereb Blood Flow Metab 4: 68–81.

Brown Jr RD, Broderick JP (2014). Unruptured intracranial aneurysms: epidemiology, natural history, management options, and familial screening. Lancet Neurol 13: 393–404.

Carter LP, Raudzens PA, Gaines C et al. (1984). Somatosensory evoked potentials and cortical blood flow during craniotomy for vascular disease. Neurosurgery 15: 22–28.

Chang HS, Kirino T (1995). Quantification of operative benefit for unruptured cerebral aneurysms: a theoretical approach. J Neurosurg 83: 413–420.

Drake Jr ME, Pakalnis A, Padamadan H et al. (1990). Auditory evoked potentials in vertebrobasilar transient ischemic attacks. Clin Electroencephalogr 21: 96–100.

Etminan N, Chang HS, Hackenberg K et al. (2019). Worldwide incidence of aneurysmal subarachnoid hemorrhage according to region, time period, blood pressure, and smoking prevalence in the population: a systematic review and meta-analysis. JAMA Neurol 76: 588–597.

Fingerlin TJ, Rychen J, Roethlisberger M et al. (2020). Long-term aneurysm recurrence and de novo aneurysm formation after surgical treatment of unruptured intracranial aneurysms: a cohort study and systematic review. Neurol Res 42: 338–345.

Goto T, Tanaka Y, Kodama K et al. (2007). Loss of visual evoked potential following temporary occlusion of the superior hypophyseal artery during aneurysm clip placement surgery. Case report. J Neurosurg 107: 865–867.

Greving JP, Wermer MJ, Brown Jr RD et al. (2014). Development of the PHASES score for prediction of risk of rupture of intracranial aneurysms: a pooled analysis of six prospective cohort studies. Lancet Neurol 13: 59–66.

Guo L, Gelb AW (2011). The use of motor evoked potential monitoring during cerebral aneurysm surgery to predict pure motor deficits due to subcortical ischemia. Clin Neurophysiol 122: 648–655.

Hemmer LB, Zeeni C, Bebawy JF et al. (2014). The incidence of unacceptable movement with motor evoked potentials during craniotomy for aneurysm clipping 8. World Neurosurg 81: 99–104.

Holdefer RN, Skinner SA (2020). Motor evoked potential recovery with surgeon interventions and neurologic outcomes: a meta-analysis and structural causal model for spine deformity surgeries. Clin Neurophysiol 131: 1556–1566.

Holdefer RN, MacDonald DB, Guo L et al. (2016). An evaluation of motor evoked potential surrogate endpoints during intracranial vascular procedures. Clin Neurophysiol 127: 1717–1725.

Horiuchi K, Suzuki K, Sasaki T et al. (2005). Intraoperative monitoring of blood flow insufficiency during surgery of middle cerebral artery aneurysms. J Neurosurg 103: 275–283.

International Study of Unruptured Intracranial Aneurysms Investigators (1998). Unruptured intracranial aneurysms-risk of rupture and risks of surgical intervention. N Engl J Med 339: 1725–1733.

Irie T, Yoshitani K, Ohnishi Y et al. (2010). The efficacy of motor-evoked potentials on cerebral aneurysm surgery and new-onset postoperative motor deficits. J Neurosurg Anesthesiol 22: 247–251.

Juvela S, Lehto H (2015). Risk factors for all-cause death after diagnosis of unruptured intracranial aneurysms. Neurology 84: 456–463.

Kang DZ, Wu ZY, Lan Q et al. (2007). Combined monitoring of evoked potentials during microsurgery for lesions adjacent to the brainstem and intracranial aneurysms. Chin Med J (Engl) 120: 1567–1573.

Kjaer M (1980). Localizing brain stem lesions with brain stem auditory evoked potentials. Acta Neurol Scand 61: 265–274.

Kodama K, Goto T, Sato A et al. (2010). Standard and limitation of intraoperative monitoring of the visual evoked potential. Acta Neurochir 152: 643–648.

Kolominsky-Rabas PL, Heuschmann PU, Marschall D et al. (2006). Lifetime cost of ischemic stroke in Germany: results and national projections from a population-based stroke registry: the Erlangen Stroke Project. Stroke 37: 1179–1183.

Little JR, Lesser RP, Lueders H et al. (1983). Brain stem auditory evoked potentials in posterior circulation surgery. Neurosurgery 12: 496–502.

Little JR, Lesser RP, Lueders H (1987). Electrophysiological monitoring during basilar aneurysm operation. Neurosurgery 20: 421–427.

MacDonald DB (2006). Intraoperative motor evoked potential monitoring: overview and update. J Clin Monit Comput 20: 347–377.

MacDonald DB, Al Zayed Z, Stigsby B (2005). Tibial somatosensory evoked potential intraoperative monitoring: recommendations based on signal to noise ratio analysis of popliteal fossa, optimized P37, standard P37, and P31 potentials. Clin Neurophysiol.

Maruta Y, Fujii M, Imoto H et al. (2016). Strategies and pitfalls of motor-evoked potential monitoring during supratentorial aneurysm surgery. J Stroke Cerebrovasc Dis 25: 484–495.

Micheel CB, Mack A, Balogh E (2011). Perspectives on biomarker and surrogate endpoint evaluation: discussion forum summary, National Academies Press, Washington, DC.

Molyneux AJ (2006). Changes in the treatment of patients with subarachnoid haemorrhage following publication of the International Subarachnoid Aneurysm Trial. Clin Neurol Neurosurg 108: 115–116.

Molyneux AJ, Kerr RS, Yu LM et al. (2005). International subarachnoid aneurysm trial (ISAT) of neurosurgical clipping versus endovascular coiling in 2143 patients with ruptured intracranial aneurysms: a randomised comparison of

effects on survival, dependency, seizures, rebleeding, subgroups, and aneurysm occlusion. Lancet 366: 809–817.
Mooij JJ, Buchthal A, Belopavlovic M (1987). Somatosensory evoked potential monitoring of temporary middle cerebral artery occlusion during aneurysm operation. Neurosurgery 21: 492–496.
Neuloh G, Schramm J (2004). Monitoring of motor evoked potentials compared with somatosensory evoked potentials and microvascular Doppler ultrasonography in cerebral aneurysm surgery. J Neurosurg 100: 389–399.
Neuloh G, Pechstein U, Cedzich C et al. (2004). Motor evoked potential monitoring in supratentorial surgery. Neurosurgery 54: 1061–1072.
Ogawa A, Sato H, Sakurai Y et al. (1991). Limitation of temporary vascular occlusion during aneurysm surgery. Study by intraoperative monitoring of cortical blood flow. Surg Neurol 36: 453–457.
Polo G, Fischer C, Sindou MP et al. (2004). Brainstem auditory evoked potential monitoring during microvascular decompression for hemifacial spasm: intraoperative brainstem auditory evoked potential changes and warning values to prevent hearing loss–prospective study in a consecutive series of 84 patients. Neurosurgery 54: 97–104. discussion 104-106.
Raymond J, Guillemin F, Proust F et al. (2008). Unruptured intracranial aneurysms. A critical review of the international study of unruptured intracranial aneurysms (ISUIA) and of appropriate methods to address the clinical problem. Interv Neuroradiol 14: 85–96.
Rinkel GJ, Algra A (2011). Long-term outcomes of patients with aneurysmal subarachnoid haemorrhage. Lancet Neurol 10: 349–356.
Rinkel GJ, Djibuti M, Algra A et al. (1998). Prevalence and risk of rupture of intracranial aneurysms: a systematic review. Stroke 29: 251–256.
Rothwell J, Burke D, Hicks R et al. (1994). Transcranial electrical stimulation of the motor cortex in man: further evidence for the site of activation. J Physiol 481: 243–250.
Schramm J, Zentner J, Pechstein U (1994). Intraoperative SEP monitoring in aneurysm surgery. Neurol Res 16: 20–22.
Sforza DM, Putman CM, Cebral JR (2009). Hemodynamics of cerebral aneurysms. Annu Rev Fluid Mech 41: 91–107.
Shiban E, Wunderlich S, Kreiser K et al. (2016). Predictive value of transcranial evoked potentials during mechanical endovascular therapy for acute ischaemic stroke: a feasibility study. J Neurol Neurosurg Psychiatry 87: 598–603.
Sonobe M, Yamazaki T, Yonekura M et al. (2010). Small unruptured intracranial aneurysm verification study: SUAVe study, Japan. Stroke 41: 1969–1977.
Staarmann B, O'Neal K, Magner M et al. (2017). Sensitivity and specificity of intraoperative neuromonitoring for identifying safety and duration of temporary aneurysm clipping based on vascular territory, a multimodal strategy. World Neurosurg 100: 522–530.
Steiner T, Juvela S, Unterberg A et al. (2013). European Stroke Organization guidelines for the management of intracranial aneurysms and subarachnoid haemorrhage. Cerebrovasc Dis 35: 93–112.
Suzuki K, Kodama N, Sasaki T et al. (2003). Intraoperative monitoring of blood flow insufficiency in the anterior choroidal artery during aneurysm surgery. J Neurosurg 98: 507–514.
Symon L (1980). The relationship between CBF, evoked potentials and the clinical features in cerebral ischaemia. Acta Neurol Scand Suppl 78: 175–190.
Szelenyi A, Langer D, Kothbauer K et al. (2002). Intraoperative motor evoked potential monitoring in cerebral aneurysm surgery. J Neurosurg 96: 174A.
Szelenyi A, Bueno de Camargo A, Flamm G et al. (2003). Neurophysiological criteria for intraoperative prediction of pure motor hemiplegia during aneurysm surgery: case report. J Neurosurg 99: 575–578.
Szelenyi A, Kothbauer K, de Camargo AB et al. (2005). Motor evoked potential monitoring during cerebral aneurysm surgery: technical aspects and comparison of transcranial and direct cortical stimulation. Neurosurgery 57: 331–338.
Szelenyi A, Langer D, Kothbauer K et al. (2006). Motor evoked potentials monitoring during cerebral aneurysm surgery: intraoperative changes and postoperative outcome. J Neurosurg 105: 675–681.
Szelenyi A, Kothbauer KF, Deletis V (2007a). Transcranial electric stimulation for intraoperative motor evoked potential monitoring: stimulation parameters and electrode montages. Clin Neurophysiol 118: 1586–1595.
Szelenyi A, Langer D, Beck J et al. (2007b). Transcranial and direct cortical stimulation for motor evoked potential monitoring in intracerebral aneurysm surgery. Neurophysiol Clin 37: 391–398.
Szelenyi A, Hattingen E, Weidauer S et al. (2009). Intraoperative MEP alteration in intracranial tumor surgery and its relation to signal alteration in postoperative MRI. Neurosurgery.
Taniguchi M, Nadstawek J, Pechstein U et al. (1992). Total intravenous anesthesia for improvement of intraoperative monitoring of somatosensory evoked potentials during aneurysm surgery. Neurosurgery 31: 891–897.
Taniguchi M, Cedzich C, Schramm J (1993). Modification of cortical stimulation for motor evoked potentials under general anesthesia: technical description. Neurosurgery 32: 219–226.
Taylor TN, Davis PH, Torner JC et al. (1996). Lifetime cost of stroke in the United States. Stroke 27: 1459–1466.
The UCAS Japan Investigators, Morita A, Kirino T et al. (2012). The natural course of unruptured cerebral aneurysms in a Japanese cohort. N Engl J Med 366: 2474–2482.
Wiebers DO, Whisnant JP, Huston III J et al. (2003). Unruptured intracranial aneurysms: natural history, clinical outcome, and risks of surgical and endovascular treatment. Lancet 362: 103–110.
Yue Q, Zhu W, Gu Y et al. (2014). Motor evoked potential monitoring during surgery of middle cerebral artery aneurysms: a cohort study. World Neurosurg 82: 1091–1099.
Zanette G, Carteri A, Cusumano S (1990). Reappearance of brain-stem auditory evoked potentials after surgical treatment of a brain-stem hemorrhage: contributions to the question of wave generation. Electroencephalogr Clin Neurophysiol 77: 140–144.

第 21 章
心脏和升主动脉手术的监测

Mark M. Stecker[1]*，Inna Keselman[2]

[1]*Fresno Institute of Neuroscience, Fresno, CA, United States*
[2]*Department of Neurology, University of California Los Angeles, Los Angeles, CA, United States*

摘　要

尽管心脏和主动脉手术已经成功进行了 60 多年，但神经系统并发症的风险仍居高不下。特别是在心脏手术中，卒中发生率仍然在 1% ～ 5% 的范围内；同样，尽管技术不断改进，主动脉手术中卒中发生的风险也高居 7% ～ 10%。基于这种持续的高风险，使用术中神经生理监测（IONM）可能会改善手术结果。本章从神经生理学的角度概述了心脏和主动脉弓手术，并讨论了不同监测方式在检测损伤中的作用。

关键词：监测，主动脉手术，心脏手术，并发症，循环管理，卒中，循环阻断，低温

引言

尽管心脏和升主动脉 / 主动脉弓的常见手术有多种，但其共同点是必须有一种策略来确保在手术过程中维持血液在心脏、大脑和身体其他部分的循环。早期的循环管理策略包括深低温停循环（Bigelow 等，1950；Lewis 和 Taufic，1953），并采用膈肌起搏诱导呼吸和起搏器重启心脏。还曾在不同患者之间使用活体交叉循环（Lillehei 等，1955）。体外循环和氧合的引入（Gibbon，1954；Kirklin 等，1955）使得循环管理的可能性大大增加，开启了现代心脏外科的时代。循环管理对神经生理监测尤其重要：正常脑功能的维持依托于高流量氧合血，任何暂时的血流减少都可能导致脑损伤。

在心脏和主动脉手术中，脑血流量的减少可能源于三种机制。第一种是整体心输出量和血压的降低，第二种是大血管中血流的解剖性阻塞，第三种损伤机制涉及栓塞引起的局部血流减少。这些机制与使用其他常见监测技术的手术非常不同（如脊柱手术）。因此，关注于可能由上述机制引起的特定类型变化非常重要。

心脏和主动脉手术中的 IONM 与其他监测过程之间的另一个差异是术中卒中风险。在心脏手术中为 1% ～ 5%（Shroyer 等，2003；Mao 等，2015），在主动脉手术中为 7% ～ 10%（Shimizu 等，2019）。这种高先验损伤风险意味着，与低先验手术风险相比，任何监测值的变化更有可能与重要的神经系统改变有关。

此外，与使用神经生理监测的其他类型手术相比，心脏和主动脉手术通常涉及更大的生理参数变化，如温度、麻醉和血压。因此，应持续注意生理指标的任何变化，这些变化可能会影响神经生理监测，例如脑电图（EEG）和诱发电位。

心脏手术监测

神经损伤的病理生理学

对于心脏手术，最常见的两种循环管理策略是使用体外循环（cardiopulmonary bypass，CPB）（“泵式”）来维持血液流动，或保持自然心输出量

* 通讯作者：Mark Stecker, M.D., Ph.D., President, Fresno Institute of Neuroscience, Fresno, CA, United States.
Tel./Fax: +1-1-516-478-8304, E-mail: mmstecker@gmail.com

来维持血液流动（“无泵式”）。每一种方法都与神经系统的特定风险相关。

“泵式”手术

为了进行心脏手术并开始体外循环，必须在静脉和动脉系统中放置导管。静脉导管几乎没有神经风险（只要没有卵圆孔未闭），但动脉导管则不然，其置管操作非常关键。尽管可以备选腋动脉或股动脉，动脉置管策略通常选择直接穿刺并放置在主动脉中。实施主动脉插管的首要程序应确定最佳插管位置。在经颅多普勒（TCD）监测中，插管主动脉往往会出现大量的特征性信号提示栓塞（Edmonds等，1996；Barbut等，1997），一部分原因可能是插管过程中破坏了钙化斑块导致栓塞。主动脉触诊对其有所帮助，但也不能确定所有钙化明显的部位（Wareing等，1992）；而主动脉超声（Biancari等，2019）可能更有助于定位斑块较少的主动脉区域以减少栓塞的风险。还应注意的是，在主动脉插管过程中，常会暂时性下调血压以减少出血。如果低压期持续过久，可能会增加不可逆脑损伤的风险。主动脉插管放置后必须夹闭血管近端，以防止血液盈满心腔。这同样带来了脑栓塞的风险，如同移除主动脉插管和主动脉钳一样。虽然在主动脉操作中产生的许多栓子来源于斑块材料，但气体栓子可能是另一些罪魁祸首（Chung等，2015），通过在插管时将患者置于头低脚高位（Trendelenburg卧位）可减少大脑气栓的可能。

也有很多研究聚焦于CPB期间大脑血流自动调节，即在血压变化的情况下自动调节以维持脑灌注（Caldas等，2018）。在心脏手术中，广泛的瞬时性血压波动十分常见，而自动调节在血压波动时仍能保持较为恒定的脑部灌注，这一点至关重要。上述研究大多使用近红外光谱（near-infrared spectroscopy，NIRS）和TCD的联合方法，将氧饱和度、流速的变化与血压相关联，相关性越强表明自动调节的程度越低。在Caldas等（2018）的一篇综述中表明，许多患者在术前和术后的自动调节相对保留，故而这些变化主要是一种术中的现象，可能与潜在的脑血管疾病无关。此外，还有一些研究显示手术中大脑自动调节功能受损的患者卒中风险升高（Ono等，2012；Chan和Aneman，2019）。在心脏手术的背景下，谨记$PaCO_2$确实会影响自动调节（Murkin，2007），所以通过改变$PaCO_2$来控制pH值（pH恒定 *vs.* CO_2恒定）的方法可能具有重要意义，特别是在深低温情况下（Kurth等，1998）。

“无泵式”手术

无论是否实施体外循环，旁路移植冠状动脉必须与主动脉缝合，这就存在脑栓塞的风险。解决方法是可以在主动脉上放置部分夹钳或无钳辅助装置（Halkos等，2017），其中无钳方法的栓塞信号要相对更多。另一种选择是使用“非接触”的无泵式手术：选用乳内动脉作为移植对象，这样避免了干扰主动脉，可能会降低卒中的风险（Moss等，2015；Albert等，2018）。

在无泵式冠状动脉旁路移植术中，采用稳定器压在心脏上，以便在不动区进行血管移植，确实会出现低血压期，尤其是当心脏表面被稳定后。此外，但凡出现任何程度的心脏缺血，控制全身血压比患者在CPB上时会更难。在经导管主动脉瓣置换术中，常通过快速起搏以求在植入瓣膜时暂时减少心输出量。

心脏手术中的关键事件

对于明确患有严重脑血管疾病的患者来说，在插管和麻醉诱导的过程中，即使发生相对细微的血压波动也可能导致脑灌注不良。麻醉诱导后，外科医生会经历一段较长的手术阶段进行皮肤和胸骨切开。在此期间，电外科手术的应用会为神经生理记录增添困难。胸骨切开术后紧接着肋骨展开，外科医生打开整个胸腔以暴露心脏，而这一系列必不可少的操作可能会损伤臂丛神经（Stecker，2004；Healey等，2013），但这一时期对于上肢体感诱发电位（SEP）必须谨慎关注和解读，因为血压、体温和麻醉变化也在时间上密切相关（图21.1）。

一旦开胸，在放置主动脉导管和夹闭主动脉时必须仔细监测和观察血压。此时上肢SEP、EEG、TCD和NIRS都可以发挥作用，考虑到多种同步生理变化，多模态监测有较高的收益价值。随着CPB的启动，如果泵注生理盐水而非含氧血液，脑电图可能显示几秒的平坦期。在无泵式手术中，血压可能会短暂下降，因此了解外科医生何时吻合很重要。这时的警示可能让外科医生改变术中方法。当

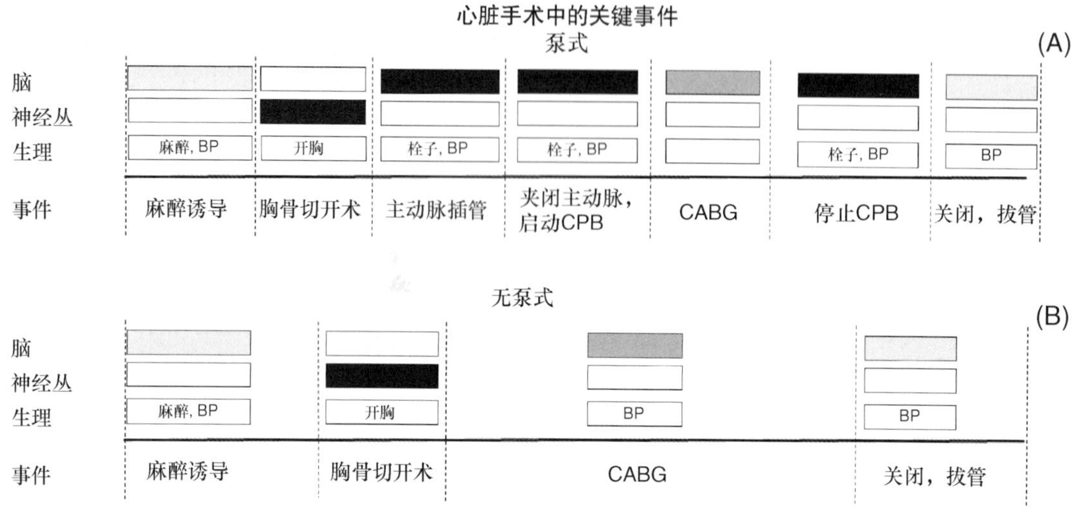

图 21.1 心脏手术中的关键事件示意图，分别为使用（**A**）和不使用（**B**）体外循环（CPB）。方块越深表明风险越高。生理一行表明在该点发生的可能导致神经系统损伤的现象。BP，血压；CABG，冠状动脉旁路移植手术；CBP，体外循环

主动脉钳夹和导管被移除时也有栓塞的风险。

具体监测方式

尽管心脏手术期间的生理变化通常较主动脉手术时平缓，但神经生理记录仍可在此期间发生实质意义的波动，故尽可能采用多种监测方式。最常用的方式是 NIRS、TCD、上肢 SEP 以及 EEG。通常不使用运动诱发电位（MEP），因为在术中的关键节点，如主动脉插管或进行近端或远端吻合时，患者任何的微小体动都可能导致严重伤害。

经颅多普勒是唯一可以确定潜在栓子在脑血管系统中移动的常用监测方式，不过经食管超声心动图也可以识别主动脉中的栓子。对于个别心脏手术中检测到栓子的临床重要性，文献证据混杂不一（Patel 等，2016）。然而当检测到大量栓塞特征时，直接反馈给外科医生可以使外科医生优化技术，以便在未来的手术中最大限度地减少栓子。大脑中动脉血流流速可有助于评估患者自动调节功能的丧失程度。由于自动调节功能的丧失与卒中风险增加有关，了解其变化程度可以为外科医生、麻醉医生和灌注师提供维持术期最佳血压的参考（Hori 等，2017）。

通过提供脑血流相关指标，NIRS 产生的结果简单且易于应用（见下文“具体监测方式”部分）。与 TCD 类似，NIRS 可以提供有关自动调节的有用信息，但在复杂的手术中更易应用和维护。

与电生理监测相比，NIRS 和 TCD 的优势在于较少受到生理变化（如低温和麻醉）的直接影响。不过在另一方面，电生理学检查提供了神经系统相关的直接信息，因而这两种监测手段是互补的。

EEG 在监测一些高风险的心脏手术方面可能有所帮助，但其解读受到对麻醉、温度的敏感性以及任何既往脑损伤因素的影响，也受到常见的明显伪迹的限制，包括来自电外科手术和心肺灌注泵的伪迹。因此，除非 EEG 发生非常显著或突然的广泛变化，一般很难解释（图 21.2）。一些早期研究（Okies 等，1986；Arom 等，1989；Bashein 等，1992）对 CPB 期间 EEG 监测的价值提出了不同看法。Edmonds 等（1996）研究未发现令人信服的证据表明单独使用 EEG 可作为有用的监测工具，但建议与 TCD 联用可能更有价值。

另一方面，SEP 有助于检测卒中和潜在的臂丛损伤（Stecker 等，1996）。然而由于生理变化的变异性很高，相较于波幅下降 50% 的传统标准，适当调整皮层诱发电位显著变化的标准可能对临床更加有指导意义。目前还没有相关前瞻性研究，但皮层电位幅度下降 90% 可能是一个更好的选择。总之，这可能取决于各外科中心的具体临床操作方式。

可能的干预措施

无论使用何种监测，一个重要的问题是：如果监测数值出现变化，应该采取什么措施。例如，一旦 TCD 显示脑栓塞，其他干预可能为时已晚，除了：①监测和维持血压；②外科医生检查以排除继续产生栓子的外科手术来源；③灌注小组检

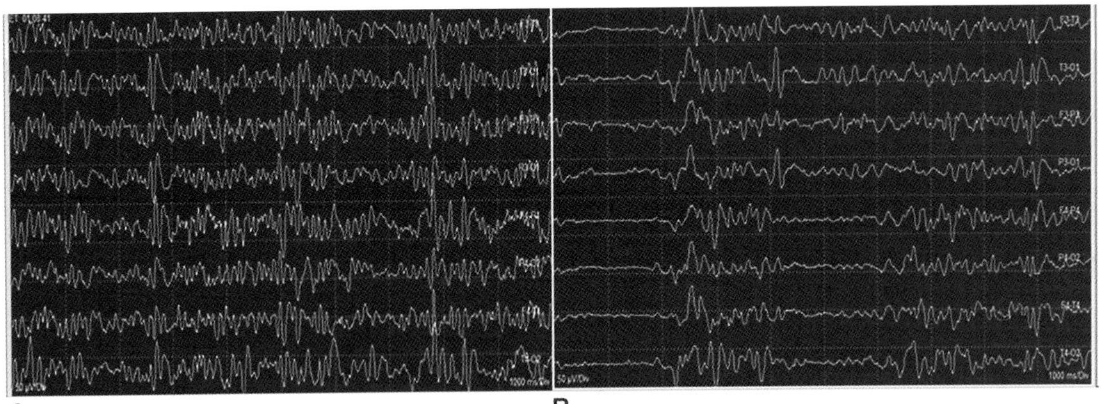

图 21.2 一例因心内膜炎接受主动脉瓣置换术的患者，在体外循环结束后脑电图发生显著变化。基线脑电图（**A**）在体外循环（**B**）后被广泛的暴发抑制模式所取代。这与术后临床检查和术后影像学提示的栓塞相关

查相关仪器；④如果怀疑空气栓子，将患者置于Trendelenburg卧位。如果监测显示大脑自动调节功能显著降低，保持高于预期的血压可能更加合理。但是外科医生必须权衡这一建议和心脏手术中严重出血的重大风险。

面对可能提示卒中的监测变化，主要的处理方式还是通过防止血压过低来优化脑灌注。未来的研究将决定，当监测发现潜在卒中时是否需要立即进行术中脑血管造影，这可能会给心脏手术中的神经生理监测带来革命性的变化，关系到及时取栓的可能性。心脏手术后的一个问题是，患者术后几小时才能苏醒，因而传统的神经系统检查不能立即发现术中神经功能废损（Bickert等，2008）。在手术室里积极进行治疗对患者来说可能是一个相当大的优势。

升主动脉/主动脉弓手术期间的监测

基础解剖学和病理生理学

所有流向大脑的血液都来自主动脉弓分出的三条大血管：头臂干、左颈总动脉和左锁骨下动脉。发生急性主动脉夹层时，主动脉的管腔被分成真腔和假腔两个空间。夹层的空间几何形状可能极其复杂。真腔是主动脉的延续，接受大部分心输出量。只要内膜片没有开孔致使真假腔之间有明显血流，假腔内的血流量就不会过高。一旦假腔累及到大血管，脑血流就可能会受到影响。特别是急性发病期，夹层发展呈动态变化，可能随着时间的推移迅速恶化，整体情况变得更加复杂。因此，对于累及升主动脉的急性夹层，立即修复极其重要，因为在发病最初的72 h内死亡率可达每小时1%（Hirst等，1958）。然而，经过急性期（发病14天）后，患者在接下来几天死亡率保持较低水平（Hirst等，1958），因此在某些情况下，仔细观察夹层是否累及主动脉瓣或冠状动脉，是否存在脑灌注不良或外周缺血有其合理意义（Chiu和Miller，2016）。

当提到“主动脉夹层”时，常涉及几个相关的临床疾病，且都需要类似的治疗。首先是明确定义的主动脉夹层，即主动脉内膜撕裂，内膜与中层分离而使中层暴露。另一个是壁内血肿（intramural hematoma，IMH）（Chiu和Miller，2016），内膜保持完整未受累，但中层或外膜内的出血导致主动脉壁内发生血肿，管腔整体形状改变，会减少主动脉或其分支的流量。第三种情况是穿透性主动脉溃疡（penetrating aortic ulcer，PAU），主动脉发生透壁性损伤而局部整体向外膨出，通常是由动脉粥样硬化斑块损伤内膜，这会增加内膜撕裂或主动脉破裂的风险。

从IONM的角度来看，升主动脉及主动脉弓夹层或动脉瘤的手术采用类似的手术操作，并存在类似的神经结构损伤风险。因此，这些手术监测的神经生理学模式亦是相似的。与主动脉瘤相比，主动脉夹层的动态性质和脑血流的多途径使得脑灌注不良事件的可能性更高。因此，当血流模式发生任何变化时，例如在启动CPB时，监测团队需要对夹层和动脉瘤患者提高警惕，尤其是前者。

循环管理策略和IONM

对于任何涉及主动脉弓的外科手术，当外科医

生将大血管与主动脉替代物吻合时，不能有从弓部流向大血管的血流。因此，必须计划如何维持最佳脑血流量和（或）在血流减少期间保护大脑。此种循环管理策略决定了监测期间可能发生脑损伤的关键期。

深低温停循环

心脏和主动脉手术中经典循环管理策略是深低温停循环（deep hypothermic circulatory arrest，DHCA）。在这个过程中，躯体和大脑被冷却至某一温度（通常是 18 ～ 20℃），以抑制脑部代谢活动，使其可忍受持续 20 min 的有限缺血期（Svensson 等，1993）。虽然表面冷却可以实现这种低温（Guvakov 等，2019），但最常见和标准的方法是使用 CPB。如果泵式氧合器的动脉流出口（主动脉、股动脉及腋动脉导管）被放置在不灌注大血管的腔内，启动 CPB 时会造成严重的脑缺血。此时需及时告知外科医生神经生理恶化，以使外科医生更换导管或进行夹层开窗，恢复脑灌注。要注意的是，即使使用 CPB 进行冷却，体温也可能不均匀。脑部温度可能与通常测量的鼻咽和膀胱温度不一致，尤其是在脑血流受到干扰时（Stone 等，1995）。温度对神经生理测试（如 EEG 或上肢 SEP）有非常显著的影响，故可作为神经系统温度的粗略测量指标，这对脑保护至关重要（Mizrahi 等，1989；Stecker 等，2001a）（表 21.1）。

选择性顺行脑灌注

选择性顺行脑灌注（selective antegrade cerebral perfusion，SACP）是另一种循环管理策略。SACP 利用一个外循环系统，获取静脉血并对其进行氧合，随后将其输送到部分或全部的脑血管（图 21.3）。这样的好处是在主动脉弓重建期间可以继续保持较自然的循环模式。然而，根据入路的不同，其可能与额外的手术复杂性和潜在的长时间血流中断相关。入路方式多种多样，其中一种常见且简单的方法是将氧合流出管置于右侧腋动脉，并夹闭无名动脉近端，从而使含氧血流入右颈总动脉和右椎动脉。如果 Willis 环完好无损，流速调整得当，右颈动脉没有夹层或管腔狭窄等限制血流的异常情况，这足以使两侧大脑半球灌注良好。另一种更加复杂的代替策略是插管或移植氧合流出道至无名动脉和（或）左颈动脉。如果其中一条颈动脉有夹层或严重狭窄，这种方法也可能会导致脑灌注不良（Laser 等，2017）。因此在有条件的情况下进行常态化监测，经常提醒外科医生注意脑灌注不良的可能性有所意义（Fraser 和 Andropoulos，2008）。然而，如果在主动脉重建期间温度＜ 23℃，EEG 和上肢 SEP 可能缺失，或者难以解释（表 21.1）。因此 NIRS（Olsson 和 Thelin，2006）和（或）TCD（Ghazy 等，2017）通常用于监测双侧大脑半球灌注是否充足。这些监测模式可用于调节动脉流出速率和（或）改变灌注的血管。

表 21.1　各种电生理事件的鼻咽温度（Stecker 等，2001a）

事件	平均鼻咽温度（℃）	标准差（℃）	最低温度（℃）	最高温度（℃）
暴发抑制	24.4	4	15.7	33.0
脑电静息	17.8	4	12.5	27.2
N20-P22 消失	21.8	4	14.5	29.2

使用 SACP 进行主动脉重建后卒中概率与逆行脑灌注（retrograde cerebral perfusion，RCP）相似。尽管使用 RCP 的手术时间较短（Ganapathi 等，2014），但术后在 ICU 滞留时间可能有所延长。通常情况下，相比于 RCP，SACP 会使用较高的温度（Zierer 等，2012），从而增加了在重建过程中监测到 EEG 或 SEP 的机会。

逆行脑灌注

逆行脑灌注最初被开发是为了治疗心脏手术中意外空气栓塞，这种方式是在压力下将含氧血液泵入上腔静脉（Ueda，2013）。然后脱氧的血液从颈动脉流到大血管，后被吸回入泵 / 氧合器（图 21.3）。对视神经血流的研究表明，与 RCP 相比，SACP 期间的血流量要大得多（Kanda 等，2019）。此外，当使用较高的 RCP 压力时，视网膜血管流量显著增加，故可能存在一个关键的开放压力来实现脑灌注（Endo 等，2016）。动物研究显示，使用 RCP 的脑血流量是正常顺行血流时的 1% ～ 2%（Sakurada 等，1996）。其他动物研究表明，RCP 产生的大脑皮层血流可能低于基底神经节（Liang 等，2016）。即使存在这些问题，当体温处于极度低温时，大脑代谢率很低，极低的血流速率也可

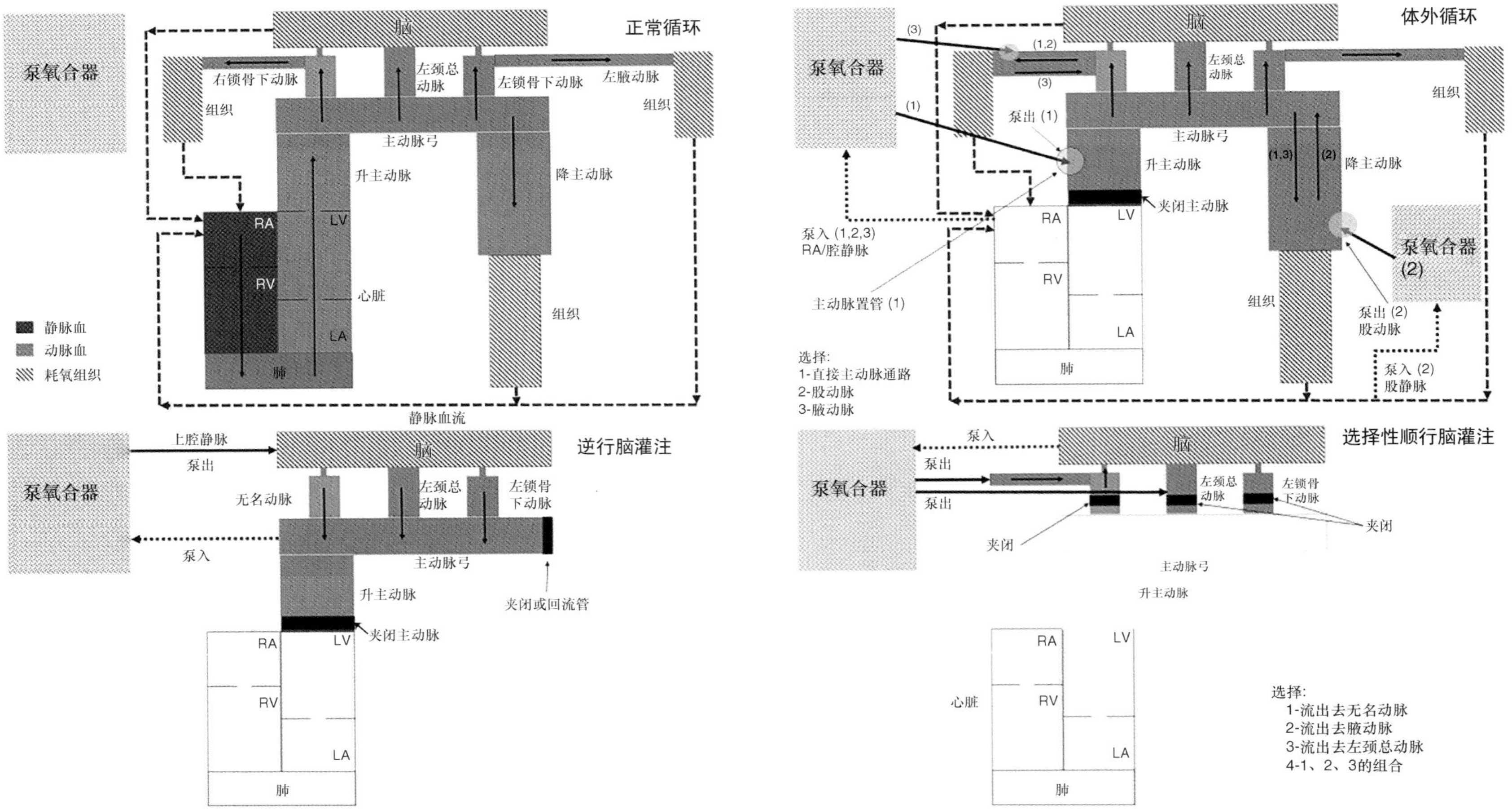

图 21.3 循环管理策略的简要说明。**A.** 正常血流；**B.** 体外循环；**C.** 逆行脑灌注；**D.** 选择性顺行脑灌注。图中未显示心脏灌注回路。基于临床情况可能有许多变化。在（B）中指出了启动体外循环的两种明确选择，其组成部分标记为主动脉通道 1 和股动脉及静脉通道 2。腋动脉旁路未予显示。RA 和 LA，右心房和左心房；RV 和 LV，右心室和左心室

能满足代谢。如果温度过低以至于无法记录 EEG 或诱发电位，可用 TCD 和 NIRS 监测来调节流速（Ganzel 等，1997）。

已有证据表明，与单独的深低温停循环相比，RCP 可以降低主动脉弓重建期间的卒中可能性（Tian 等，2018）。Guo 等（2015）发现，尽管两种技术的卒中发生率相似，但 SACP 患者出现暂时性神经功能障碍的概率比 RCP 患者低 72%。

体外循环方法

正如在主动脉重建过程中有多种循环管理技术，体外循环也有多种方式（Kreibich 等，2019）。每种方式都对神经系统有风险。如图 21.3 所示，最常用的技术是主动脉插管、股动脉插管和腋动脉插管。尽管在冠状动脉旁路移植术中，常用“泵式”旁路进行直接主动脉插管，但存在几个潜在的问题。首先，必须先打开胸骨才能继续后续程序，因此降温和体外循环不能早期立即进行。其次，若主动脉节段结构退化且伴有内膜片，在此行插管可能导致灌注不良和（或）主动脉损伤。一种常用的替代方法是通过股静脉流入和股动脉流出进行旁路手术，这样就可以在手术早期开始冷却，但如果股动脉连接的管腔不能很容易地与大血管交通，则可能导致脑灌注不良。如果在主动脉重建中使用经左腋动脉的选择性顺行脑灌注，则可以使用右腋动脉用于泵氧合器的动脉流出，并且简化了手术过程。

主动脉弓修复期间的关键事件

到达手术间

到达时，患者往往被镇静和插管，并且可能最近没有进行过神经系统检查。鉴于脑缺血的可能性很大，各项监测需要尽快开始。EEG 或诱发电位在基线上的不对称性可能预示卒中，这指导手术团队立即采取行动。急性夹层的情况下升高血压并不安全，会增加灾难性出血的风险，但发现潜在的卒中可以改变最适靶血压。这还会提示外科团队更迅速地行动，并准备好应对夹层损害大血管血流的可能性。

患者到达时，决定如何部署监测很重要。需要把握好监测尽可能多的指标和不影响紧急手术的平衡点。因为在早期，常常将患者手臂收在身体外侧，所以最好尽快安置上肢 SEP 的刺激电极。通常情况下，头皮电极可以稍后放置。在记录 EEG 时，要重点注意的是电极噪声在低频时急剧增加，且针状电极的噪声一般高于盘状电极（Stecker 和 Patterson，1998）。这对常规 EEG 或诱发电位来说并非太重要，但如果脑电图是被用来确定手术室中高噪声水平下的电活动停止，那最好使用盘状电极。添加 NIRS 较为快捷，特别是当 EEG 和诱发电位无法记录时，NIRS 可提供有关每个半球氧合的有用信息。

如果手术计划涉及潜在的左锁骨下远端的主动脉修复，或需要大口径股动脉插管来启动心肺旁路，此时下肢 SEP 来评估腿部缺血很有帮助。

从开始麻醉到启动 CPB

在这个阶段，血液循环可能会持续发生动态变化，仔细关注监测模式的改变对外科医生有很高的指导价值。CPB 启动蕴含潜在的重大风险。在 CPB 开始时，单侧或双侧 EEG 突然持续变平，或任一侧 N20-P22 消失，表明脑灌注不良。得知该情况后，外科医生可能会更换通路完成心肺流转的建立或重新调整流速。通常，麻醉医师连续监测经食管超声心动图（transesophageal echocardiogram，TEE），当出现此类警告时，可尝试观察主动脉血流。

从启动 CPB 到开始主动脉修复

此期开始降温，监测团队应准备观测 EEG 规律性的预期变化，包括出现广泛周期性复合波放电，随后是暴发抑制，最后 EEG 消失（Stecker 等，2001a）。也是在这一阶段中，诱发电位潜伏期延长伴波幅逐渐下降。在降温过程中，皮层诱发电位首先消失，其次是皮层下电位（表 21.1）。需要注意，在降温至主动脉修复最适温度前，并非所有的皮层下电位都会消失。

主动脉修复期

在重建过程中，监测 NIRS 或 TCD 可以指导流速和插管策略（Fernandez Suarez 等，2017）。如果在 EEG 和上肢 SEP 仍然可记录的温度下使用 SACP，可以与 NIRS 和（或）TCD 结合使用，以确保双侧半球和脑干的充分灌注（SEP）。

修复后

主动脉重建完成后，重新启动 CPB，开始复温。降温过程中会出现一系列可预测的神经生理变化（Stecker 等，2001b）。在复温过程的早期，脑电图或诱发电位的持续不对称可能表明局灶性脑缺血。在此期间的警示有利于外科医生直观评估移植物的通畅程度，并可让麻醉师使用 TEE 观察主动脉弓内血流，以确保血流良好。EEG 或 SEP 延迟恢复到基线也可能表明主动脉重建期间发生了全脑性损伤。

具体监测方式

表 21.2 列出了主动脉重建过程中使用的一些监测方式及相关参考文献。在主动脉手术过程中，往往急于快速行动，所以使用设置程序常常求易不求难，如双频谱指数监测仪（bispectral index monitor，BIS）。有证据表明，BIS 在诱导低体温时确实会逐渐下降，在 DHCA 后复温时又会恢复，可作为辅助手段（Hayashida 等，2007）。然而，由于缺乏与用盘状电极记录的完整 16 通道脑电图的比较，所以在这些手术中此技术的真实价值尚未完全确定。

在胸降主动脉和腹主动脉手术中使用运动诱发电位（MEP）作为探测脊髓运动通路的一种手段，已经得到了广泛和深入的研究（Tanaka 等，2016）。低温对 MEP 影响的研究显示，一些患者在 16℃以下仍能保持反应（Shinzawa 等，2012），在 22 ~ 30℃范围内进行 DHCA 后恢复（Kanemaru 等，2018）。一些研究包括接受主动脉弓或远端主动脉重建的患者（Mommertz 等，2009），但这些研究非常有限，还不能为接受升主动脉和主动脉弓修复的患者常规使用 MEP 提供有力的临床支持。

虽然 SEP 在其他心脏手术中可以准确地检测术中卒中（Stecker 等，1996），并且温度对其的影响亦已充分确定，但目前仍没有足够的研究来确定其在主动脉弓重建手术中的敏感性和特异性，尽管基于其他研究的结果表明预期较好。

表 21.2 主动脉重建手术中最常用的监测方式及特点总结

方式	实施难度	手术中最有价值的时期	优势	劣势	参考文献
BIS	–	降温、复温	操作简单	难以发现低水平 EEG 无空间信息	Hayashida 等（2007） Ziegeler 等（2010）
EEG	+++	降温、启动 CPB、恢复	2 通道 EEG 可能不是低幅度信号的最佳选择	应用时间长	Stecker 等（2001a，b） Tobochnik 等（2014） Murashita 和 Pochettino（2016）
MEP	+	降主动脉手术中评估脊髓功能更有价值	评估运动通路	需要仔细调整神经肌肉阻滞剂	Tanaka 等（2016） Kanemaru 等（2018） Shinzawa 等（2012） Mommertz 等（2009）
上肢 SEP	++	基线、降温、启动 CPB、恢复	容易解释 温度效应定义良好	只评估粗纤维体感通路	Stecker 等（2001a） Stecker 等（1996）
NIRS	–	基线、启动 CPB、SACP、RCP	实施简单 较小的温度效应	只评估额区的血流	Yu 等（2018） Senanayake 等（2012） Urbanski 等（2013） Williams 等（2012）
TCD	++	基线、启动 CPB、SACP、RCP	检测栓子和血流速度 温度效应小	更难以应用和避免与传感器运动有关的各种问题	Estrera 等（2005） Ganzel 等（1997） Zimmerman 等（1997） Fraser 和 Andropoulos（2008） Ghazy 等（2017）

BIS，双频谱指数；CPB，体外循环；EEG，脑电图；MEP，运动诱发电位；Upper SEP，上肢体感诱发电位；NIRS，近红外光谱；RCP，逆行脑灌注；SACP，选择性顺行脑灌注；TCD，经颅多普勒

NIRS 是主动脉弓重建手术监测的重要辅助手段，尤其对于 SACP 或 RCP，因为与神经生理学技术不同的是，深低温并不会消除这些信号。一些研究已经发现 NIRS 在 SACP 和 RCP 期间调节脑血流速率的效用（Senanayake 等，2012；Williams 等，2012；Urbanski 等，2013）。然而最近的一篇综述表明，文献中没有足够的信息可以得出结论证明使用 NIRS 对结果有切实积极的影响（Yu 等，2018）。NIRS 亦有其局限性，其中之一是只能检测到低流量而不能检测栓塞性损伤（Ghumman 等，2019）。此外，由于光电极通常放置在额叶区域，因此无法检测到其他区域的血流量减少（Erdoes 等，2018）。综上，此技术不能检测到所有的卒中，但确实提供了对神经生理学研究的补充信息，并且应用简便。这些综合因素使得 NIRS 成为多模态监测的重要组成部分。

用 TCD 监测颅内血管流速在升主动脉和主动脉弓修复过程中很有用。Estrera 等（2005）比较了一组接受 TCD 而不根据结果修改手术程序或流速的患者和一组根据 TCD 结果进行校正的患者。结果显示，接受 SACP 的患者中，研究者根据 TCD 结果改变流速的患者占比很高（79%），而接受 RCP 的患者则较少（29%）。此外，研究还发现在基于 TCD 校正流速的组中，暂时性神经功能障碍的可能性比对照组降低了 3 倍。对于极低的流速，可能需要改变多普勒使用的标准滤波器来进行监测（Ganzel 等，1997）。值得注意的是，TCD 监测在新生儿和成人中都是可行的（Zimmerman 等，1997 年；Fraser 和 Andropoulos，2008），且具备检测栓子以及流速的优势（Ghazy 等，2017）。即使其敏感性和特异性不够明确，TCD 也可以成为多模式监测的一个有用部分。

较新的监测方法，如激光散斑血流成像（Kanda 等，2019）和眼底摄影（Endo 等，2016）提供了直接探测中枢神经系统的方法，临床价值未来可期。

结论

心脏和主动脉手术期间的神经生理监测意义重大而不可或缺，尤其是考虑到神经系统并发症高的情况下。外科、麻醉、监测团队间的协作配合是良好监测的基石。此外，还需要详细了解外科手术程序和循环管理策略的选择，以优化所有监测预警的敏感性和特异性。

（王晨昊　译　胡佳　审校）

参考文献

Albert A, Ennker J, Hegazy Y et al. (2018). Implementation of the aortic no-touch technique to reduce stroke after off-pump coronary surgery. J Thorac Cardiovasc Surg 156: 544–554.e4.

Arom KV, Cohen DE, Strobl FT (1989). Effect of intraoperative intervention on neurological outcome based on electroencephalographic monitoring during cardiopulmonary bypass. Ann Thorac Surg 48: 476–483.

Barbut D, Yao FS, Lo YW et al. (1997). Determination of size of aortic emboli and embolic load during coronary artery bypass grafting. Ann Thorac Surg 63: 1262–1267.

Bashein G, Nessly ML, Bledsoe et al. (1992). Electroencephalography during surgery with cardiopulmonary bypass and hypothermia. Anesthesiology 76: 878–891.

Biancari F, Santini F, Tauriainen T et al. (2019). Epiaortic ultrasound to prevent stroke in coronary artery bypass grafting. Ann Thorac Surg.

Bickert AT, Gallagher C, Reiner A et al. (2008). Nursing neurologic assessments after cardiac operations. Ann Thorac Surg 85: 554–560.

Bigelow WG, Callaghan JC, Hopps JA (1950). General hypothermia for experimental intracardiac surgery; the use of electrophrenic respirations, an artificial pacemaker for cardiac standstill and radio-frequency rewarming in general hypothermia. Ann Surg 132: 531–539.

Caldas JR, Haunton VJ, Panerai RB et al. (2018). Cerebral autoregulation in cardiopulmonary bypass surgery: a systematic review. Interact Cardiovasc Thorac Surg 26: 494–503.

Chan B, Aneman A (2019). A prospective, observational study of cerebrovascular autoregulation and its association with delirium following cardiac surgery. Anaesthesia 74: 33–44.

Chiu P, Miller DC (2016). Evolution of surgical therapy for Stanford acute type A aortic dissection. Ann Cardiothorac Surg 5: 275–295.

Chung EM, Banahan C, Patel et al. (2015). Size distribution of air bubbles entering the brain during cardiac surgery. PLoS One 10: e0122166.

Edmonds Jr HL, Rodriguez RA, Audenaert SM et al. (1996). The role of neuromonitoring in cardiovascular surgery. J Cardiothorac Vasc Anesth 10: 15–23.

Endo H, Ishii H, Tsuchiya H et al. (2016). Observations of retinal vessels during intermittent pressure-augmented retrograde cerebral perfusion in clinical cases. Interact Cardiovasc Thorac Surg 23: 259–265.

Erdoes G, Rummel C, Basciani RM et al. (2018). Limitations of current near-infrared spectroscopy configuration in detecting focal cerebral ischemia during cardiac surgery: an observational case-series study. Artif Organs 42: 1001–1009.

Estrera AL, Garami Z, Miller CC et al. (2005). Cerebral monitoring with transcranial Doppler ultrasonography improves neurologic outcome during repairs of acute type A aortic

dissection. J Thorac Cardiovasc Surg 129: 277–285.
Fernandez Suarez FE, Fernandez Del Valle D, Gonzalez Alvarez A et al. (2017). Intraoperative care for aortic surgery using circulatory arrest. J Thorac Dis 9: S508–S520.
Fraser Jr CD, Andropoulos DB (2008). Principles of antegrade cerebral perfusion during arch reconstruction in newborns/infants. Semin Thorac Cardiovasc Surg Pediatr Card Surg Annu 61–68.
Ganapathi AM, Hanna JM, Schechter MA et al. (2014). Antegrade versus retrograde cerebral perfusion for hemiarch replacement with deep hypothermic circulatory arrest: does it matter? A propensity-matched analysis. J Thorac Cardiovasc Surg 148: 2896–2902.
Ganzel BL, Edmonds Jr HL, Pank JR et al. (1997). Neurophysiologic monitoring to assure delivery of retrograde cerebral perfusion. J Thorac Cardiovasc Surg 113: 748–755; discussion 755–757.
Ghazy T, Darwisch A, Schmidt T et al. (2017). The transcranial doppler sonography for optimal monitoring and optimization of cerebral perfusion in aortic arch surgery: a case series. Heart Surg Forum 20: E085–E088.
Ghumman BPS, Kumar A, Kumar S (2019). Inadequacy of near-infrared spectroscopy cerebral oximetry monitoring for detecting neurological complication. Ann Card Anaesth 22: 321–324.
Gibbon Jr JH (1954). Application of a mechanical heart and lung apparatus to cardiac surgery. Minn Med 37: 171–185. passim.
Guo S, Sun Y, Ji B et al. (2015). Similar cerebral protective effectiveness of antegrade and retrograde cerebral perfusion during deep hypothermic circulatory arrest in aortic surgery: a meta-analysis of 7023 patients. Artif Organs 39: 300–308.
Guvakov D, Bezinover D, Lomivorotov VV et al. (2019). The "ice age" in cardiac surgery: evolution of the “Siberian” method of brain protection during deep hypothermic perfusionless circulatory arrest. J Cardiothorac Vasc Anesth.
Halkos ME, Anderson A, Binongo JNG et al. (2017). Operative strategies to reduce cerebral embolic events during on- and off-pump coronary artery bypass surgery: a stratified, prospective randomized trial. J Thorac Cardiovasc Surg 154: 1278–1285.e1.
Hayashida M, Sekiyama H, Orii R et al. (2007). Effects of deep hypothermic circulatory arrest with retrograde cerebral perfusion on electroencephalographic bispectral index and suppression ratio. J Cardiothorac Vasc Anesth 21: 61–67.
Healey S, O’Neill B, Bilal H et al. (2013). Does retraction of the sternum during median sternotomy result in brachial plexus injuries? Interact Cardiovasc Thorac Surg 17: 151–157.
Hirst Jr AE, Johns Jr VJ, Kime Jr SW (1958). Dissecting aneurysm of the aorta: a review of 505 cases. Medicine 37: 217–279.
Hori D, Nomura Y, Ono M et al. (2017). Optimal blood pressure during cardiopulmonary bypass defined by cerebral autoregulation monitoring. J Thorac Cardiovasc Surg 154: 1590–1598.e2.
Kanda H, Kunisawa T, Iida T et al. (2019). Cerebral circulation during retrograde cerebral perfusion: evaluation using laser speckle flowgraphy. Ann Thorac Surg 107: 1747–1752.
Kanemaru E, Yoshitani K, Kato S et al. (2018). Reappearance of motor-evoked potentials during the rewarming phase after deep hypothermic circulatory arrest. J Cardiothorac Vasc Anesth 32: 709–714.
Kirklin JW, Dushane JW, Patrick RT et al. (1955). Intracardiac surgery with the aid of a mechanical pump-oxygenator system (Gibbon type): report of eight cases. Proc Staff Meet Mayo Clin 30: 201–206.
Kreibich M, Chen Z, Rylski B et al. (2019). Outcome after aortic, axillary, or femoral cannulation for acute type A aortic dissection. J Thorac Cardiovasc Surg 158: 27–34.e9.
Kurth CD, O’Rourke MM, O’Hara IB (1998). Comparison of pH-stat and alpha-stat cardiopulmonary bypass on cerebral oxygenation and blood flow in relation to hypothermic circulatory arrest in piglets. Anesthesiology 89: 110–118.
Laser A, Drucker CB, Harris et al. (2017). Management and outcomes of carotid artery extension of aortic dissections. J Vasc Surg 66: 445–453.
Lewis FJ, Taufic M (1953). Closure of atrial septal defects with the aid of hypothermia; experimental accomplishments and the report of one successful case. Surgery 33: 52–59.
Liang MY, Chen GX, Tang ZX et al. (2016). Retrograde cerebral perfusion results in better perfusion to the striatum than the cerebral cortex during deep hypothermic circulatory arrest: a microdialysis study. Artif Organs 40: 270–277.
Lillehei CW, Cohen M, Warden HE et al. (1955). Direct vision intracardiac surgical correction of the tetralogy of fallot, pentalogy of Fallot, and pulmonary atresia defects; report of first ten cases. Ann Surg 142: 418–442.
Mao Z, Zhong X, Yin J et al. (2015). Predictors associated with stroke after coronary artery bypass grafting: a systematic review. J Neurol Sci 357: 1–7.
Mizrahi EM, Patel VM, Crawford ES et al. (1989). Hypothermic-induced electrocerebral silence, prolonged circulatory arrest, and cerebral protection during cardiovascular surgery. Electroencephalogr Clin Neurophysiol 72: 81–85.
Mommertz G, Langer S, Koeppel TA et al. (2009). Brain and spinal cord protection during simultaneous aortic arch and thoracoabdominal aneurysm repair. J Vasc Surg 49: 886–892.
Moss E, Puskas JD, Thourani VH et al. (2015). Avoiding aortic clamping during coronary artery bypass grafting reduces postoperative stroke. J Thorac Cardiovasc Surg 149: 175–180.
Murashita T, Pochettino A (2016). Intraoperative electroencephalogram-guided deep hypothermia plus antegrade and/or retrograde cerebral perfusion during aortic arch surgery. J Card Surg 31: 216–219.
Murkin JM (2007). Cerebral autoregulation: the role of CO2 in metabolic homeostasis. Semin Cardiothorac Vasc Anesth 11: 269–273.
Okies JE, Page US, Bigelow et al. (1986). The impact of electroencephalography, pressure, and pO2 monitoring on the risk of stroke during cardiopulmonary bypass. Tex Heart Inst J 13: 97–104.
Olsson C, Thelin S (2006). Regional cerebral saturation monitoring with near-infrared spectroscopy during selective

antegrade cerebral perfusion: diagnostic performance and relationship to postoperative stroke. J Thorac Cardiovasc Surg 131: 371–379.

Ono M, Joshi B, Brady K et al. (2012). Risks for impaired cerebral autoregulation during cardiopulmonary bypass and postoperative stroke. Br J Anaesth 109: 391–398.

Patel N, Minhas JS, Chung EM (2016). Intraoperative embolization and cognitive decline after cardiac surgery: a systematic review. Semin Cardiothorac Vasc Anesth 20: 225–231.

Sakurada T, Kazui T, Tanaka H et al. (1996). Experimental study of safe limits of retrograde cerebral perfusion. Nihon Kyobu Geka Gakkai 44: 1860–1866.

Senanayake E, Komber M, Nassef A et al. (2012). Effective cerebral protection using near-infrared spectroscopy monitoring with antegrade cerebral perfusion during aortic surgery. J Card Surg 27: 211–216.

Shimizu H, Hirahara N, Motomura N et al. (2019). Current status of cardiovascular surgery in Japan, 2015 and 2016: analysis of data from Japan cardiovascular surgery database. 4-thoracic aortic surgery. Gen Thorac Cardiovasc Surg 67: 751–757.

Shinzawa M, Yoshitani K, Minatoya K et al. (2012). Changes of motor evoked potentials during descending thoracic and thoracoabdominal aortic surgery with deep hypothermic circulatory arrest. J Anesth 26: 160–167.

Shroyer AL, Coombs LP, Peterson ED et al. (2003). The Society of Thoracic Surgeons: 30-day operative mortality and morbidity risk models. Ann Thorac Surg 75: 1856–1864; discussion 1864-5.

Stecker MM (2004). Evoked potentials during cardiac and major vascular operations. Semin Cardiothorac Vasc Anesth 8: 101–111.

Stecker MM, Patterson T (1998). Electrode impedance in neurophysiologic recordings: 1. Theory and intrinsic contributions to noise. Am J Electroneurodiagnostic Technol 38: 174–198.

Stecker MM, Cheung AT, Patterson T et al. (1996). Detection of stroke during cardiac operations with somatosensory evoked responses. J Thorac Cardiovasc Surg 112: 962–972.

Stecker MM, Cheung AT, Pochettino A et al. (2001a). Deep hypothermic circulatory arrest: I. effects of cooling on electroencephalogram and evoked potential. Ann Thorac Surg 71: 14–21.

Stecker MM, Cheung AT, Pochettino A et al. (2001b). Deep hypothermic circulatory arrest: II. Changes in electroencephalogram and evoked potentials during rewarming. Ann Thorac Surg 71: 22–28.

Stone JG, Young WL, Smith CR et al. (1995). Do standard monitoring sites reflect true brain temperature when profound hypothermia is rapidly induced and reversed? Anesthesiology 82: 344–351.

Svensson LG, Crawford ES, Hess KR et al. (1993). Deep hypothermia with circulatory arrest. Determinants of stroke and early mortality in 656 patients. J Thorac Cardiovasc Surg 106: 19–28.

Tanaka Y, Kawaguchi M, Noguchi Y et al. (2016). Systematic review of motor evoked potentials monitoring during thoracic and thoracoabdominal aortic aneurysm open repair surgery: a diagnostic meta-analysis. J Anesth 30: 1037–1050.

Tian DH, Weller J, Hasmat S et al. (2018). Adjunct retrograde cerebral perfusion provides superior outcomes compared with hypothermic circulatory arrest alone: a meta-analysis. J Thorac Cardiovasc Surg 156: 1339–1348.e7.

Tobochnik SD, Guy TS, Pai SS et al. (2014). EEG asymmetry during aortic arch surgeries associated with selective preferential cerebral hypothermia. J Clin Neurophysiol 31: 232–235.

Ueda Y (2013). A reappraisal of retrograde cerebral perfusion. Ann Cardiothorac Surg 2: 316–325.

Urbanski PP, Lenos A, Kolowca et al. (2013). Near-infrared spectroscopy for neuromonitoring of unilateral cerebral perfusion. Eur J Cardio-Thorac Surg 43: 1140–1144.

Wareing TH, Davila-Roman VG, Barzilai B et al. (1992). Management of the severely atherosclerotic ascending aorta during cardiac operations. A strategy for detection and treatment. J Thorac Cardiovasc Surg 103: 453–462.

Williams ML, Ganzel BL, Slater AD et al. (2012). Antegrade versus retrograde cerebral protection in repair of acute ascending aortic dissection. Am Surg 78: 349–351.

Yu Y, Zhang K, Zhang L et al. (2018). Cerebral near-infrared spectroscopy (NIRS) for perioperative monitoring of brain oxygenation in children and adults. Cochrane Database Syst Rev 1: CD010947.

Ziegeler S, Buchinger H, Wilhelm W et al. (2010). Impact of deep hypothermic circulatory arrest on the BIS index. J Clin Anesth 22: 340–345.

Zierer A, El-Sayed Ahmad A, Papadopoulos N et al. (2012). Selective antegrade cerebral perfusion and mild (28 degrees C-30 degrees C) systemic hypothermic circulatory arrest for aortic arch replacement: results from 1002 patients. J Thorac Cardiovasc Surg 144: 1042–1049.

Zimmerman AA, Burrows FA, Jonas RA et al. (1997). The limits of detectable cerebral perfusion by transcranial Doppler sonography in neonates undergoing deep hypothermic low-flow cardiopulmonary bypass. J Thorac Cardiovasc Surg 114: 594–600.

第 22 章
降主动脉手术的神经生理监测

Mirela V. Simon[1]*，Charles C. Dong[2]，Michael J. Jacobs[3]，Werner H. Mess[4]

[1]*Department of Neurology, Massachusetts General Hospital, Boston, MA, United States*
[2]*Department of Surgery, University of British Columbia, Vancouver, BC, Canada*
[3]*Department of Surgery, Maastricht University Medical Center, Maastricht, The Netherlands*
[4]*Department of Clinical Neurophysiology, Maastricht University Medical Center, Maastricht, The Netherlands*

摘 要

修复胸腹主动脉瘤（thoraco-abdominal aneurysm，TAA）有发生脊髓梗死的重大风险，是由脊髓动脉网的不可逆损伤所致，如牺牲节段动脉。术中神经生理学监测，包括体感诱发电位（SEP）和运动诱发电位（MEP），已成为评估侧支血流量、检测可逆性脊髓缺血和指导围术期多学科管理以防术后截瘫的有效工具。这种监测的主要作用包括诊断脊髓与外周肢体缺血、在主动脉夹闭期间调节平均动脉压、指导关键节段动脉的选择性再植，以及在术后进行即刻血流动力学管理。此外，对主动脉弓和近端降主动脉的操作增加了低流量状态和（或）血栓栓塞事件引起脑梗死的风险。因此，脑电图监测可能是评估脑低温作为神经保护方法的效率和（或）检测和治疗可逆性脑缺血的有益补充。本章介绍了开放式胸腹主动脉瘤监测的多模态方法，以作为预防术后灾难性神经系统功能障碍的多功能工具。

关键词：胸腹主动脉瘤修复，术中神经生理学，运动诱发电位，体感诱发电位，截瘫，卒中

引言

降主动脉瘤的手术修复存在由于脊髓缺血（spinal cord ischemia，SCI）导致脊髓损伤的高风险（Crawford 等，1986；Conrad 等，2007；Lancaster 等，2013；Estrera 等，2015；Coselli 等，2016）。如是开放式动脉瘤修复术，由于夹闭降主动脉，牺牲了一些对脊髓灌注有重要作用的供血动脉，从而导致脊髓动脉网（spinal cord arterial network，SCAN）的不可逆性改变。在血管内修复的情况下，这种情况发生于移植体本身阻塞了节段动脉和（或）锁骨下动脉起始段所致。

脊髓的血液供应尤其充足、复杂：肋间动脉和腰部节段动脉及其分支，加之锁骨下动脉和髂内动脉提供的近端和远端侧支血流，形成了一个丰富的动脉网。然而对于许多接受胸腹主动脉瘤（TAA）手术的患者，大量节段动脉由于动脉粥样硬化斑块而慢性闭塞，阻碍了血管起始段而影响了其在 SCAN 中的贡献。基于此，保持血管通畅对于维持关键的脊髓供血非常重要，并在手术中要纳入循环。若患者涉及主动脉其他部位的动脉瘤手术史，侧支动脉网业已受损，则术中发生 SCI 的风险更高。

除了动脉粥样硬化，可导致主动脉瘤形成的另外一种病变是胶原性疾病，如马方综合征。不过在后者的病例中，节段动脉的起始段并未被粥样斑块所阻塞，血管通畅性的保留对维持适当的脊髓灌注

* 通讯作者：Dr. Mirela V. Simon, M.D., M.Sc., Associate Professor of Neurology, WACC 739 G, Massachusetts General Hospital, 55 Fruit St, Boston, MA 02114, United States. Tel: +1-617-724-2655, Fax: +1-617-726-9250, E-mail: mvsimon@mgh.harvard.edu

有潜在的重大贡献。因此，如果术中发现 SCI，选择再植这些血管有其必要性，但可能非常耗时，因为疾病相关组织整体质量较差，何况需要重建大量通畅的血管。

除了确保解剖学上最低程度的充分 SCAN 外，发生不可逆性 SCI 的风险还取决于是否维持适当的脊髓灌注压以及神经组织对缺血的个体化耐受度。因此，对于 TAA 修复后是否出现截瘫，个体差异很大。这与 SCAN 的解剖、动脉瘤类型、既往手术史、是否存在夹层，以及是否存在动脉粥样硬化或胶原疾病、贫血和高血压控制不佳等合并症有关（Coselli 等，1997；Safi 等，1997；Estrera 等，2003；Maniar 等，2003）。

为了预防上述毁灭性的手术并发症，首先要在术前评估脊髓血管的解剖结构。磁共振血管成像（MRA）和（或）计算机断层血管成像（CTA）可以识别主要的脊髓根动脉，从而适当规划夹闭主动脉的顺序。但这些技术并不能预测主动脉夹闭后侧支血流的方向和流量（Nijenhuis 等，2007）。基于此，术中往往使用一些特定措施，如预防因通畅的节段动脉回流所致窃血现象以及脑脊液（CSF）引流。后者通常延续到术后早期，通过降低血流阻力来优化脊髓灌注压。

硬膜外冷却，这是在此类手术中另一种被广泛使用的神经保护措施（Davison 等，1994）。此法旨在采用夹闭-缝合技术进行主动脉修复时降低术中脊髓代谢需求。尽管降温确实对脊髓缺血性损伤有相当的保护，但这只是一种临时措施而并非长久之计。此外，这还可能会误导外科医生降低警惕，无法预测脊髓一旦恢复到正常体温下的高代谢需求时，是否还能匹配于经过术中不可逆改变的 SCAN 而获取充足的血供。考虑到这一点，开放式修复手术中外科医生可能会尝试将所有可识别的节段动脉重新植入。然而，广泛的再植对应大量的时间，甚至可能徒增无用功（Etz 等，2006）。不仅如此，所有再植的血管都有术后渗漏和感染的潜在风险。

因此，另一种适用于开放式 TAA 修复的手术辅助方法应运而生。此法依赖于含氧血液对脊髓和腹腔脏器的逆行性远端主动脉灌注（distal aortic perfusion，DAP），使用心房-股动脉分流，并在常温或轻度低温条件下进行术中多模态神经生理学监测。神经生理学监测可以实时评估脊髓功能，从而监测脊髓灌注的充分性。一旦提示神经生理功能障碍，适当矫正麻醉和手术管理，如增加远端平均动脉压、输血和选择性地再植节段动脉。如今在这些手术中，术中神经生理监测对于减轻术后神经功能障碍的重要作用已被公认（Jacobs 等，2006；Ogino 等，2006；Achouh 等，2007；Lancaster 等，2013；Acher 等，2016；Tanaka 等，2016）。

更进一步，神经生理监测的使用已外延到胸主动脉瘤（thoracic aneurysm，TA）腔内修复术，有利于植入支架后对 SCI 的早期识别，随之将血压调节到安全水平和（或）改变手术管理，以及识别脑和（或）肢体缺血并与 SCI 相鉴别。

尽管如此，本章将详细聚焦于术中神经生理学技术在开放式 TAA 修复中的作用：①发现及纠正术中 SCI；②指导重症监护室（intensive care unit，ICU）术后血流动力学管理，预测和预防即刻和迟发性术后 SCI。还会涉及运用运动诱发电位（MEP）、体感诱发电位（SEP）和脑电图（EEG）记录的多模态神经监测所体现的其他收益。鉴于理解神经监测的神经保护作用最好基于解剖学和外科背景，本章将沿此思路进行讨论。

脊髓血管：脊髓动脉网的解剖学和血流动力学

Adamkiewicz（1882 a，b）首次通过脊髓前动脉和后动脉及其主要分支描述了脊髓血管的解剖结构。脊髓前动脉和两条成对的脊髓后动脉分别走行于脊髓前沟和背侧面。脊髓前动脉供应脊髓的腹侧 2/3，包括前灰质和中间灰质，以及包括皮质脊髓束在内的内部白质，而脊髓后动脉供应脊髓的背侧 1/3，包括后索。脊髓血供依赖于一些纵向动脉，而这些纵向动脉又被主要来自下述三个来源的侧支动脉网所加强（图 22.1）。

（1）近端源由锁骨下动脉分支组成，包括椎动脉（大约在 C3 水平）、颈深动脉和颈升动脉（C6 ～ C7 水平）。供应脊髓上部 C1 ～ T3 水平。

（2）中央源由起始于节段动脉（即肋间动脉和腰动脉）的根动脉组成。供应脊髓的中央区域（从 T3 到约 T7 水平）和更远的脊髓（从 T7 到脊髓圆锥）。此来源的主要成分有二：一根大约在 T7 的

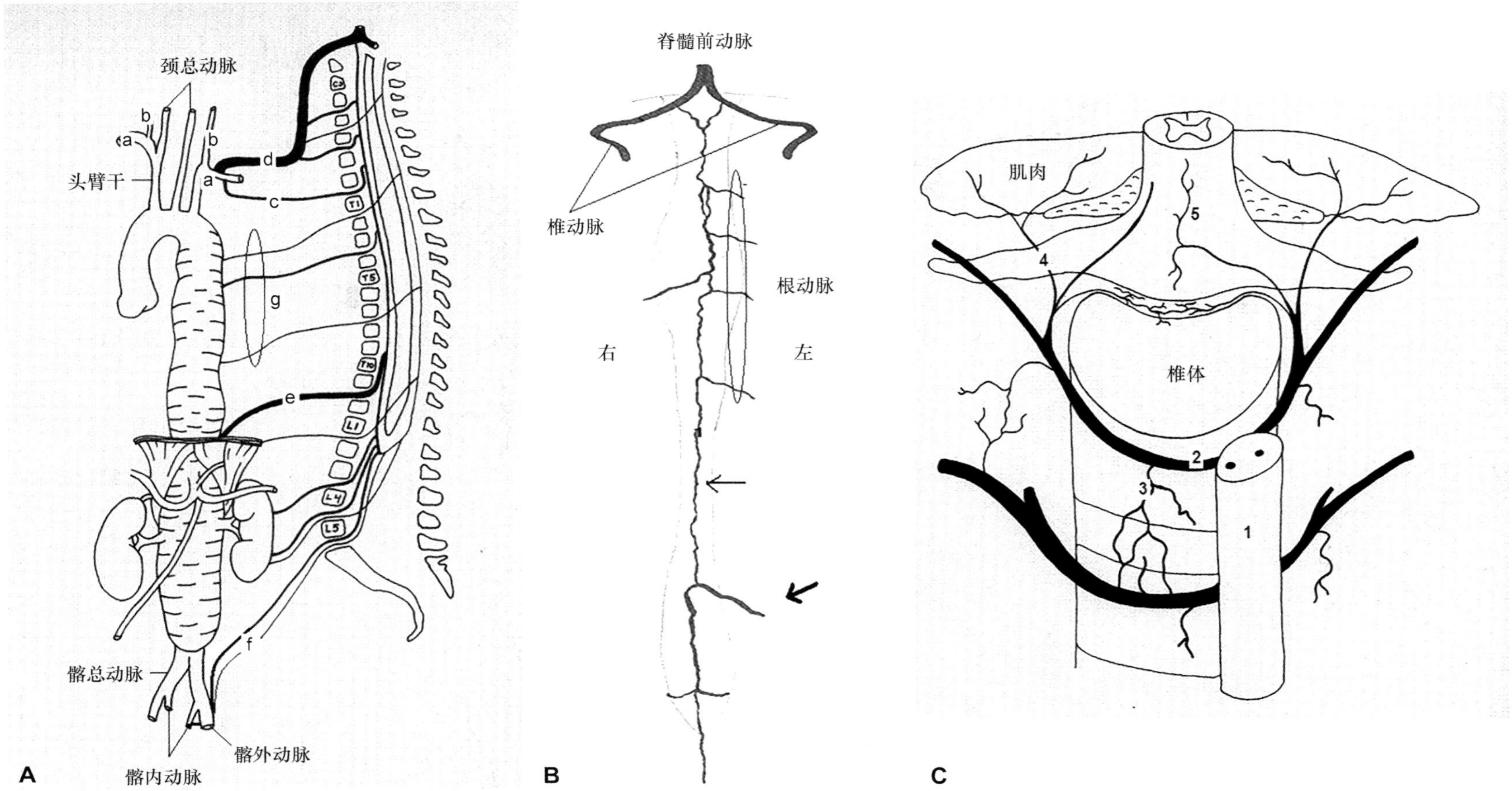

图 22.1　脊髓的血管解剖学。**A.** 该图描绘了脊髓动脉网的主支，近端侧支血流分别通过颈升动脉（b）、颈深动脉（c）和椎动脉（d）从锁骨下动脉流出；远端侧支（f）来自髂内动脉，以节段动脉为代表的中央源（g）产生根动脉，最具代表性的是 Adamkiewicz 动脉，也称为根最大动脉（e）。**B.** 脊髓前动脉重建（细箭头）及其主干。粗箭头指向通常左侧显著的根最大动脉。**C.** 位于起始于主动脉（1）的节段动脉（2）水平的脊髓动脉网，包括椎旁动脉（3）和椎旁肌动脉（4），这些动脉汇聚成脊髓前动脉（5）。

分支（Sandson 和 Friedman，1989）；另一根最为恒定的血管是 Adamkiewicz 动脉，即根最大动脉，通常在左侧于 T9 ～ T12 进入椎管。供给颈部脊髓的血管似乎分布更加均匀、双侧对称，而胸腰部脊髓的血管供应通常以左侧为著（Carpenter，1996）。

（3）远端源由髂内动脉（也称为腹下动脉）及其分支提供。近年来逐步强调了此部分对于圆锥血管的重要贡献（Griepp 和 Griepp，2007），其分支之一（Desporges-Gotteron 动脉）通常居于 L2 或 L5 水平（Garcin 等，1962）。

然而，尽管这些血供来源被由近端到远端所描述，并划定了脊髓血管分布区，但它们并非严格孤立地支配相应脊髓供血区。恰恰相反，这些血管源是复杂脊髓动脉网的主要输入，几乎延伸整个脊髓长度，由脊旁肌和椎周组织中的小动脉网状结构形成，并构建起多条吻合通路（Lazorthes 等，1971）。因此，基于灌注压力梯度，脊髓动脉网表现为血流从灌注优区重新分配到灌注劣区的管道。

也正因如此，即使术前对脊髓动脉网主要组成的解剖学评估存在一定价值，但无法有力预测主动脉夹闭过程中，某一时间点的侧支血流方向和（或）灌注满意度。脊髓血管网可以基于整体环境下此消彼长的原则维持足够的血供。Etz 等（2006）报告指出，在纳入 100 名患者的病例系列研究中，即使 MEP 恶化也无须进行肋间血管重建，原因是后者可以通过升高血压而恢复。另一方面，如果低阻力通路被动开通（例如在夹闭主动脉过程中被排除的主动脉段），脊髓灌注可能发生不理想改变：从通畅的节段动脉逆行回血，导致窃血的发生（Griepp 和 Griepp，2007）。

多项动物实验表明，近端和远端侧支血流对脊髓动脉网贡献重大。构建猪的相应模型（Christiansson 等，2001）发现，在所有节段动脉被结扎后，硬膜囊中氧气浓度仍保持在可接受范围内。然而，一旦在此基础上再使锁骨下动脉额外闭塞，PO_2 明显下降且发生酸中毒。使用同一动物模型，其他研究者（Strauch 等，2003）表明，同时阻断锁骨下动脉和骶正中动脉（相当于髂内动脉）会导致脊髓对节段动脉损伤的耐受性极低，表现为结扎少量此类血管后 MEP 减弱。同样地，已知在人体中如果近端和（或）远端侧支血流被破坏，更易发生 SCI（Lombardi 等，2003；Baril 等，2006）。

术前计划

血管解剖学评估

精细切割和螺旋重建的对比增强计算机断层成像（CT）不仅可以明确动脉瘤的类型和范围，还可以准确了解其与血管解剖的相互关系，间接估计 SCI 的风险。基于这些信息，外科医生将比较腔内与开放手术或者混合修复手术的解剖适应性，制订合适的手术计划，包括腔内修复时移植体的数量及着陆区域，或开放修复时与未闭节段动脉相关的次序性夹闭位置。

在上述后者情况下，更重要的是，当鉴定个体血管解剖学时，主要目标是识别 Adamkiewicz 动脉和任何对于脊髓动脉网有重要贡献的血管，以在手术时选择性地再植于主动脉移植物中。大多数外科医生会选择 MRA 或多排 CT（Yamada 等，2000；Kawaharada 等，2002；Yoshioka 等，2004；Nijenhuis 等，2007）。后者的扫描特性使其相较于 MRA 更节省时间（Yoshioka 等，2004），同时能够良好地三维可视化 Adamkiewicz 动脉分支的肋间动脉起始点。然而，多排 CT 有两个主要缺点：可能混淆前根静脉，误认为根动脉；以及在成像中不能排除脊柱图像。

使用 MRA，Ogino 等（2006）确定了 Adamkiewicz 动脉，大多起始于左侧 T9 水平，占 70%。此外，Ogino 等还根据 MRA 结果计划选择性重建和（或）保留相关的节段动脉。术中由神经生理监测指导，MEP 的恶化促使选择性再植通畅的节段动脉直到电位恢复。虽然该研究截瘫率很低（1%），但死亡率和手术时间却高于其他研究报告（Safi 等，1996；Coselli 和 LeMaire，1999；Conrad 等，2007；Nijenhuis 等，2007）。

Jacobs 等（2002）表明，在因严重的动脉粥样硬化疾病而形成动脉瘤的情况下，大量节段动脉业已被动脉粥样硬化斑块所堵塞。这种疾病的慢性适应表现为，随着时间的推移，侧支血流代偿发展良好。因而在他们的病例中，很少需要再植的节段血管。这种经验也被 Etz 等（2006）验证。在他们的 100 名患者中，MEP 无恶化或在通过提高血压改善侧支血流后，可逆性恶化恢复，均未重建肋间动脉。

有研究提议使用血管造影术进行术前血管解剖学评估。首先，这项技术固有的相对高侵入性会增加脊髓栓塞或出血的风险。其次，它比 MRA 更耗费时间。此外，随着 MRA 质量的显著提高，现已很少使用血管造影进行术前规划（Heinemann 等，1998；Kieffer 等，2002；Minatoya 等，2002）。

综上所述，无论使用何种成像技术，术前计划的重要部分包括确定 Adamkiewicz 动脉、通畅的节段动脉和侧支血管，结合动脉瘤信息如类型和受累范围等。上述结果使外科医生能够评估最安全的节段夹闭部位，尽可能避免 SCI，并确定主动脉病变的替换范围以及选择性再植的候选血管。

术式决策：开放式 *vs.* 腔内 TAA 修复

总的来说，决定手术方式（即血管内修复 *vs.* 开放式修复 *vs.* 混合修复）的主导因素是动脉瘤的病变范围。具体体现为，胸主动脉瘤采用腔内治疗效果更好，而 TAA 更适合通过开放或混合（开放和腔内联合）手术修复（O'Donnell 等，2019 a，b）。

特别注意的是，选择适当的手术技术可以降低死亡率和并发症，包括避免灾难性的术后神经系统损害，如立即性或迟发性截瘫，取决于动脉瘤的具体解剖分型（图 22.2）。基于动脉瘤的类型考虑 SCI 风险，不同文献有所差异。由于Ⅱ型 TAA 的重建形式最复杂，通常被评定为 SCI 风险最高；Ⅰ型和Ⅲ型 TAA 则位居其后。Conrad 等（2007）报告了他们二十年来修复Ⅱ型和Ⅲ型退行性 TAA 的经验，显示了 SCI 的最高发生率。同一研究组（Conrad 和 Cambria，2008）发现，Ⅰ型 TAA 修复的 SCI 发生率相对较低，与胸主动脉瘤修复相似。Coselli 等（2016）的系统评价将Ⅰ型 TAA 修复的脊髓缺血发生率置于Ⅱ型和Ⅲ型之下，描述了缺血发生率从Ⅳ型（4.0%）到Ⅰ型（7.8%）到Ⅲ型（10.8%）、再到Ⅱ型（13.9%）的递增。然而，另有学者认为Ⅱ型和Ⅰ型 SCI 风险最高（Jacobs 等，1999）。虽未达到统一，无可否认的是术前影像学对动脉瘤分型及确定手术方式等方面意义重大，是术前计划的重要组成。

开放式 TAA 修复

手术治疗 TAA 的最终目标是预防致命性动脉瘤破裂，同时尽可能减少术后并发症，如肾衰竭和 SCI 等。已证实各种内科和外科辅助手段有助于降低这些并发症的发生率（Safi 等，1996；Coselli 和 LeMaire，1999；Cambria 等，2000），这些辅助手段可分为两类。

第一类旨在维持术中内脏和脊髓血供充分。这些辅助手段包括：①术前通过 MRA 或 CTA 识别关键节段动脉和侧支血管；②在夹闭主动脉时使用旁路和分流以维持逆行远端主动脉灌注；③防止窃血；④脑脊液引流以减少脊髓灌注阻力，增加脊髓灌注压；⑤在术中神经生理学帮助下重建术中可识别的关键性节段动脉。

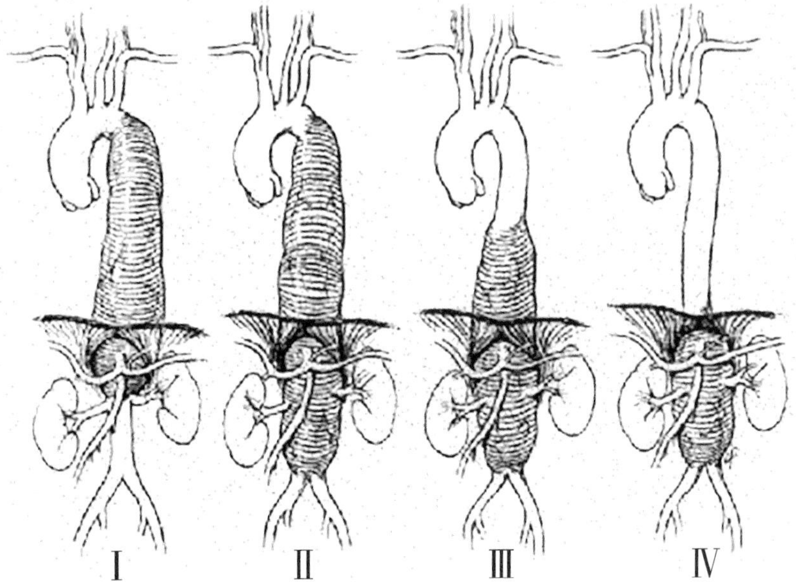

图 22.2 降主动脉瘤分型

第二类旨在增加缺血耐受性。辅助手段包括局部脊髓低温、缺血预处理（Toumpoulis 等，2004）和药物处理（Svensson 等，1998；Cassada 等，2001）。前者降低了脊髓的代谢需求，而后两者减轻了促使组织缺血发展的兴奋性和炎症机制。

上述两类中的一些辅助治疗将持续到术后（如被动脑脊液引流）。临床实践中最常用的方法（如脑脊液引流、局部低温、远端主动脉灌注、节段动脉重建）将在下文进一步讨论。回顾过去的几十年，TAA 开放式修复采用了两种主要策略：夹闭-缝合技术和远端主动脉灌注结合神经生理监测。

夹闭-缝合技术和开放式 TAA 修复

在引入 DAP 并在神经生理学监测指导下选择性再植节段动脉之前，所有类型的 TAA 都是通过夹闭-缝合技术进行开放式修复，并使用神经保护辅助手段，如脑脊液引流、硬膜外冷却（epidural cooling，EC）和未闭节段动脉重建。

脑脊液引流

多项动物研究表明，在夹闭胸主动脉时，将脑脊液压力保持在 10 mmHg 以下可明显改善脊髓灌注压，降低脊髓缺血的风险（Miyamoto 等，1960；Griffiths 等，1978；Berendes 等，1982；Bower 等，1989）。同样，亦有高质量证据支持脑脊液引流可作为术中有效的神经保护措施（Coselli 等，2002；Cina 等，2004）。

此外，Safi 等（1994）揭示了另一发现，即脑脊液引流的收益不仅在于预防立即性术后截瘫，同样也可以拮抗由脊髓缺血导致的迟发性神经系统恶化。最近，一些外科中心进行的研究证实（这些中心 TAA 术后 SCI 发生率均较低），脑脊液引流在临床实践中具有较高应用率（Lancaster 等，2013；Estrera 等，2015；Coselli 等，2016）。

因此，术前插入脊髓引流管常规被列入夹闭-缝合法 TAA 手术的程序步骤，由此可进行术中脑脊液引流，并大多延续至术后 48 h 内。

局部脊髓冷却

Davison 等（1994）描述了一种称为硬膜外冷却（EC）的技术，该技术直接对 TAA 修复过程中存在缺血性损伤风险的脊髓区域构建适宜低温区。自 1993 年以来，该研究组一直将 EC 用于Ⅰ～Ⅲ型胸腹主动脉瘤修复（Conrad 等，2007）。操作中，在 T10～T12 水平插入硬膜外导管。导管向近端推进，持续灌注 4℃左右的冰生理盐水，将脑脊液降至 25～27℃，以便为夹闭主动脉做准备。直至腿部再灌注后立即停止冷却，开始持续性被动脑脊液引流，并在术后 48 h 内持续。

EC 的潜在不良影响是连续输注会提高脑脊液压力。然而，由于脊髓冷却关系到关键解剖结构，整体的神经保护效益比潜在的缺点更值得聚焦。此外，在 EC 过程中，使用放置在 L3～4 间隙的蛛网膜下腔的单独鞘内导管同时监测脑脊液温度和压力，以保持平均动脉压和脑脊液压力之间 30～40 mmHg 的压力梯度。

应用这种技术，Cambria 等（2000）报告总体 SCI 发生率为 7%，其中大部分发生在Ⅰ型和Ⅱ型 TAA 修复中。具体病例中，有 2/3 表现为迟发性，仅 3 例恶化为严重的不可逆截瘫。另一项比较研究中，该研究组（Cambria 等，2002）显示，相比于未接受 EC 的患者来说，EC 对患者 SCI 的风险规避明显有利（19.8% *vs*. 10.6%）。

不幸的是，EC 的使用削弱了神经生理学脊髓监测的可靠性，因为 SEP 和 MEP 都会受区域性脊髓低温而明显降低。此外，使用夹闭-缝合技术广泛地重构通畅的节段动脉会延长手术时程。同时，并不能保证所有重要的肋间动脉被重新植入。因而在主动脉夹闭过程中，用区域性低温来保护神经不能排除复温后出现 SCI 的可能性。

正因如此，带辅助的夹闭-缝合技术如今主要用于低风险的Ⅳ型 TAA 手术。对那些高风险的Ⅰ～Ⅲ型开放式修复手术，手术方法已经发展到使用 DAP 并进行神经生理学监测（如下文所述），并指出了有关该技术优势的明确证据（Conrad 等，2011）

远端主动脉灌注和神经生理学监测下的开放式 TAA 修复

此法的关键点在于减少并发症，如即时性和迟发性截瘫、肠道缺血，以及呼吸和（或）肾衰竭。DAP 允许在夹闭期间逆行灌注内脏和脊髓，同时在 SEP 和 MEP 监测的直接指导下进行选择性节段动脉再植，显著缩短了重建所需时间；同时也得益于脑脊液引流。不同的是，为了保证神经生理学监测可靠有效，不再应用区域性硬膜外冷却。乳酸林格液混合 25 g/L 甘露醇，通过直接插入肾动脉口处的导管灌注肾，以保护肾功能。

维持足够的远端主动脉灌注

在开放式 TAA 修复术中，DAP 经心房-股动脉分流来维持（图 22.3），准备阶段经左下肺静脉安置插管于左心房。经此通道，部分富氧血液转向体外后流入灌注泵，通过左股动脉插管将其推回循环。在主动脉夹闭期间，这确保了内脏、脊髓的逆行灌注以及双下肢的顺行灌注。

如果动脉瘤累及主动脉中灌注脏器的节段，则需暂时脱离循环，可通过一系列移植物和脏器血管分流术对心房-股动脉分流进行补充，称为肠系膜分流术。最佳适应证如下所述：①Ⅱ型 TAA 修复（Conrad 和 Cambria，2008）；②预估需进行广泛的节段动脉重建和（或）技术上具有挑战性的近端吻合，如慢性夹层；③涉及近端降主动脉且逆向脏器灌注可行的胸主动脉瘤（TA）。

多项研究明确表明，在Ⅰ～Ⅲ型 TAA 修复中常规使用 DAP，结合脑脊液引流和神经生理监测，可降低截瘫的风险。其中Ⅱ型病例受益最大（Estrera 等，2001；Safi 等，2003；Lancaster 等，2013）。

序贯夹闭主动脉和窃血预防

在使用心房-股动脉分流的开放式 TAA 修复过程中，序贯夹闭始于放置在近端主动脉上的两个阻断夹。二夹位置相邻，之间由一段很短的主动脉节段分隔，后外科医生切开此段，该位置为移植物近端吻合点。同时通过心房-股动脉分流开始逆行血流（见图 22.3）。一旦近端吻合完成，将一个阻断夹逐渐向远端移动，整个过程以远端吻合的成功建立为结束标志。应该注意，后续阻断的位置需根据动脉瘤的范围和术前成像确定的血管解剖结构所决定。

主动脉夹闭可影响脊髓动脉网而导致供血明显减少，甚至发生 SCI。进一步恶化该不良现象的另一原因是窃血，即在开放且被排除在外的主动脉节段中产生了相对负压，导致血流通过未闭的节段血管发生背向流动而远离脊髓（Griepp 和 Griepp，2007）。

防止窃血已被证明有助于减少 SCI 的风险，是术中重要的神经保护措施。预防可通过多种技术实现，包括：①在主动脉壁内通畅的节段动脉开口处插入闭塞钉（Borst 等，1994）；②行主动脉内回

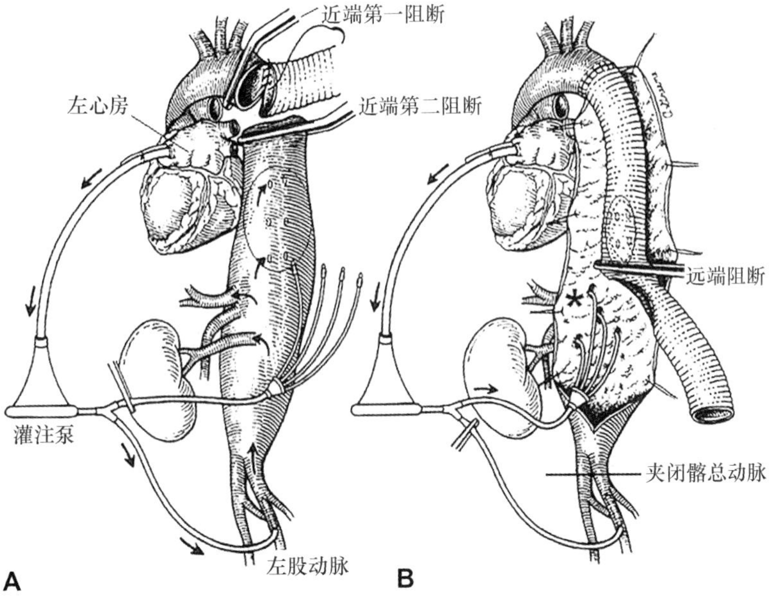

图 22.3　心房-股动脉分流。开放式胸腹主动脉瘤修复使用远端主动脉灌注（心房-股动脉旁路），肝素化泵辅助维持。该装置在近端主动脉夹闭期间（**A**）通过左股动脉逆行转移左心房的含氧血液至近端主动脉，并在远端主动脉夹闭期间经由多灌注导管灌注腹部内脏血管和肾血管（**B**）

流肋间动脉结扎术（Acher 和 Wynn，1999）；③利用球囊和止血带（Cambria 等，2002）；④在主动脉夹闭前预先夹闭进入瘤体的节段血管（Etz 等，2006）。

即使采取了上述全部措施，夹闭主动脉仍可因侧支血流不良而导致 SCI。通常发生在退行性 TAA，许多节段动脉开口被动脉粥样硬化斑块慢性闭塞，脊髓灌注依赖于锁骨下动脉的近端侧支，或胃下动脉的远端侧支（见图 22.1）。因此，影响这 2 处来源的既往手术史（如既往Ⅳ型 TAA 手术）会显著增加脊髓缺血风险。外伤后的急性动脉瘤或患有结缔组织病的患者（如马方综合征）也可表现出侧支血流不足。通畅的节段动脉对于维持足够的脊髓灌注压有重要意义。

对于开放式 TAA 修复，在神经生理监测中，特别是 MEP，有 4 个主要阶段可以帮助识别 SCI，并指导手术、麻醉和体外循环的管理：

（1）主动脉近端夹闭。在此期间，MEP 监测的作用旨在调节远端平均动脉压至稳定 MEP 的水平。

（2）在肋间动脉 / 腰动脉起始处远端的主动脉夹闭。这是最关键的一步，因为节段动脉自此从脊髓动脉网中移除。MEP 提示的突发恶化可以快速识别 SCI，指导关键节段动脉的选择性再植以修复。

（3）夹闭髂动脉。此过程有损害来自髂内动脉远端侧支血流的风险，MEP 恶化提示 SCI，且需在多模态监测的辅助下与下肢缺血鉴别（见下文）。

（4）手术结束，终止 DAP，重启主动脉顺向血流。此阶段 MEP 监测可帮助确定最低安全血压（BP）水平，进一步指导安全返回 ICU 后的血流动力学管理。

多模态神经生理学监测

持续的 SEP 和 MEP 监测可以评估脊髓功能，指导手术和血流动力学管理，并在检测到 SCI 时确认干预措施的有效性。在多模态方法中，研究人员广泛认可 MEP 监测是胸腹主动脉瘤修复期间评估脊髓功能最可靠的技术之一（van Dongen 等，2001；Peck 等，2010；See 等，2016；O’Donnell 等，2019a），对 SCI 具有极高的敏感性和特异性（Tanaka 等，2016）。Jacobs 等（2006）在胸腹主动脉瘤修复的 112 例病例系列中报告了他们的经验。即使 MEP 波幅降低至夹闭前基线的 10% 以下，亦能够 100% 敏感地预测术后下肢运动功能正常；同时，表现为 MEP 丧失的患者出现立即性截瘫。该研究中的截瘫总发生率为 4.5%，所有出现术后截瘫的患者均为Ⅱ型胸腹主动脉瘤。

尽管 MEP 监测似乎操作复杂、步骤繁琐、使用昂贵，但远程监测可以获得相当可观的成本效益（Greiner 等，2012）。在此期间，现场技术人员记录信号，而远程神经生理学家则进行监督和解释记录。这降低了对每个进行胸腹主动脉瘤手术的中心都要配备高水平临床神经生理学家的需求。相反地，每家机构都能从集中部署的临床神经生理学家团队的丰富经验中获益，并被提供全天候服务。因此，对于并非高频率的胸腹主动脉瘤手术，此法再合适不过。但是也必须指出，尽管远程监测具有明显的优点，然而实地监测可以增加情境意识，并有助于临床神经生理学家和手术、麻醉团队之间实现良好沟通，这点优势无可比拟。

脊髓缺血的神经生理学变化

SEP 与 MEP。过去仅使用 SEP 监测脊髓损伤。虽然优势在于不引起体动并允许使用肌肉松弛剂，但可能会导出错误的结论。Crawford 等（1988）发现 SEP 恶化的假阳性发生率很高，降低了其可靠程度。另一方面，虽然 SEP 的高特异性也有被描述（Keyhani 等，2009），但似乎绝大多数患者术后并未发生截瘫，使得即使是 0.97 的特异性在使用 SEP 预防脊髓缺血方面也意义不大（Mess 和 Jacobs，2010）。

近期的研究表明，与 SEP 监测相比，MEP 监测在检测 SCI 方面具有显著更高的敏感性和特异性。最近的一项综述报告称，对于胸腹主动脉瘤手术，MEP 监测对预测术后截瘫具有非常高的敏感性（89.1%）和特异性（99.3%）（Tanaka 等，2016）。相比于临床神经生理学、MRI、CT 等其他辅助方法，准确程度令人印象深刻。

许多报告显示，MEP（而非 SEP）在提示 SCI 的正确性方面具有显著优势（Meylaerts 等，1999；Dong 等，2002）。在一项比较胸腹主动脉瘤手术期间 SEP 和 MEP 监测的研究中，Meylaerts 等（1999）报告 18 名由 MEP 证实的 SCI 患者中只有 5 名 SEP 明显恶化，延迟时间 2 ～ 34 min。另外，有 15 名患者 SEP 波幅下降大于 50%，但手术结束时没有明显的 MEP 下降，且无人出现术后截瘫。Dong 等（2002 年）也得到了类似的结果，并得出结论：手术结束时 MEP 的存在排除了脊髓梗死，而持续的 MEP 消失则预示着截瘫。不幸的是，即使尽最大努力恢复脊髓血供，后一种情况仍可能发生。如果不明确采取措施，将导致截瘫。根据我们的经验（Jacobs 等，2006），在手术过程中或手术结束时，MEP 的降低或丧失提示手术团队务必尽一切可能恢复脊髓功能。除了足够的 MAP、DAP 和脑脊液压力，以及控制电解质和麻醉措施外，任何可见的肋间动脉或腰动脉都应进行血运重建，可采用移植物或在主动脉移植物中重新植入。如果没有可用的节段血管，最后的手术选择是对主动脉壁行动脉内膜切除术，以显露被斑块和血栓阻碍的节段动脉。重建这些血管，确可恢复 MEP 并防止神经功能障碍。如果没有 MEP 给予的信息，恐怕这些积极举措永远不会被实施。

血供的差异：灰质与白质。MEP 监测的高敏感性是基于 α 运动神经元正常功能对 MEP 的产生至关重要，其代谢率和需氧量是脊髓后索白质的 4 倍，更易受到缺血影响，而后者承载体感信息输入，故多用 SEP 监测。因此，SCI 首先导致 MEP 的恶化，然后是 SEP 降低，涉及腰骶部 α 运动神经元的严重缺血会引起下肢 MEP 迅速下降，通常发生于主动脉夹闭后 1 ～ 5 min（图 22.4）。局限于胸段白质的皮质脊髓束缺血所引起的下肢 MEP 恶化较慢。动物实验显示，在胸腰部脊髓节段缺血期间，白质血流减少和 MEP 消失之间的时间间隔比灰质长约 4 倍（Lips 等，2002）。因此在临床实践中，夹闭胸主动脉近端后出现的 SCI 所导致 MEP 恶化可延迟约 15 min 发生，必须与下肢缺血相鉴别。在后者中，包括腘窝电位在内的 SEP 不受 SCI 影响，先于 MEP 恶化，且下肢远端 MEP 下降早于近端。此外，下肢缺血通常会在波幅开始下降时，诱发 MEP 潜伏期延长几毫秒。

MEP 波幅报警标准。迄今为止，对 MEP 的报警标准尚未达成共识。在 TAA 手术中，一些专家使用 50% 的阈值升高标准（Schepens，2004），而另有专家则使用波幅降低＞ 75%（Jacobs 等，2006）或完全消失（Dong 等，2002）作为脊髓严重缺血的标志。

Mirela V. Simon 及其团队的研究（See 等，2016；Dineen 和 Simon，2019；O'Donnell 等，2019a）表明，解释波幅变化需要立足于手术和麻醉背景，同时考虑术前运动功能状态。这些作者认为，显著性变化可被认定为在某一关键操作后，几分钟内突发的 MEP 骤降或在 10 ～ 40 min 内逐渐从基线波幅下降 75% 或更多。鉴于 MEP 测试间变异性大，他们建议统一解读几个特定节点的 MEP 平均波幅。考虑到潜在的“麻醉消退”效应，（平均）MEP 波幅的恶化程度必须关联两组 MEP 间的时间间隔。由此发现，如果 MEP 波幅下降迅速（在几分钟内），并与某些关键事件同步，如主动脉夹闭或低血压期，即使 30% 的降幅都可能有重要意义。

SCI 患者 MEP 降低是由于 α 运动神经元的神经电障碍，随后代谢衰竭而引发不可逆的神经损伤。因此，仅有电故障而无代谢性损伤的时期是有效干预和预防不可逆损伤的宝贵时间窗。正因如此，一旦确定 MEP 减少的病因与 SCI 有关，临床实践中对于低度降幅也有理由认真对待并采取行动，而非等到确定的指定百分比幅度下降。

肢体缺血的神经生理学变化

相比于脊髓缺血，周围神经或肌肉缺血引起的 MEP 恶化速度要慢得多，影响远端肌肉先于近端肌肉（图 22.5 A）。此外，首先发生 SEP 降低，而 MEP 的降低相对滞后（图 22.5 B 和 C）。这种模式与感觉和运动神经轴突之间的电生物学差异直接相关。具体而言，感觉神经轴突基电流较低、不应期较短和绝对超兴奋性较小，这归因于持续的 Na^+ 高电流，而该电流强烈依赖 Na^+-K^+ 泵以维持生理离子梯度。因而感觉神经轴突比运动神经轴突对缺血更加敏感（Hofmeijer 等，2013）。

因此，SEP 在识别肢体缺血中具有重要作用（Achouh 等，2007）。肢体缺血所致 SEP 恶化很易识别，表现为峰值潜伏期渐进性延长，紧随其后的是波幅渐进降低，最终消失（图 22.5 D）。此外，外周 SEP 会受影响，但不受 SCI 干扰，因此分别记录腘窝和肘窝或 Erb 点电位对检测肢体缺血具有重要意义。总体规律为，肢体缺血越急性、越严重，SEP 恶化越快，时间范围在 5 min 到 1 h 之间。

还有其他方法可以鉴别 SCI 和肢体缺血。Tozzi 等（2017）刺激踝部胫后神经，记录踇展肌（abductor hallucis，AH）复合肌肉动作电位（CMAP）。AH 的

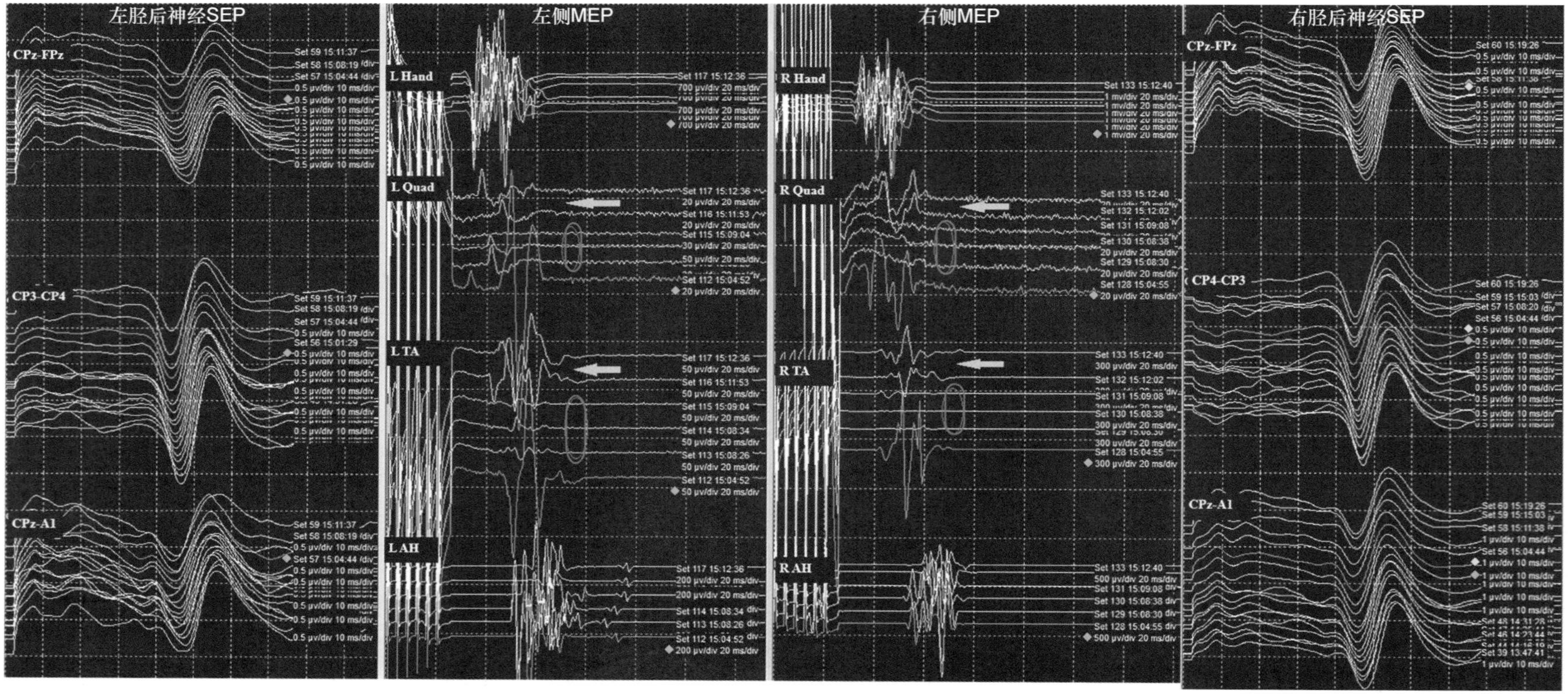

图 22.4（彩图请扫二维码或见书后） 脊髓缺血时 MEP 和 SEP 的恶化模式。图中显示了双侧胫后神经 SEP 和双侧 MEP 的监测，术式为采用心房-股动脉分流的开放式 TAA 修复术。粉红色表示在主动脉远端夹闭前记录的 SEP 和 MEP 波形。注意双侧股四头肌和胫骨前肌 MEP 快速消失（在小于 4 min 内）（红圈），而双侧踇展肌 MEP 相对保留。注意一旦主动脉开放，MEP 迅速恢复（绿色箭头）。与明显的 MEP 下降相比，还可注意到在同样的约 10 min 时间窗内，胫后 SEP 变化波动最小（如果有）。Quad，股四头肌；TA，胫骨前肌；AH，踇展肌。MEP 的记录参数：LFF 100 Hz，HFF 2 KHz。灵敏度 70 ～ 2000 μV/div，时基 20 ms/div。经颅电刺激参数：分别为 3 个和 6 个双脉冲（启动和刺激）；脉冲持续时间 0.05 ms；脉冲频率 250 Hz，刺激间期 300 ms；刺激电极位置 C3/C4。刺激电压 350V。SEP 的记录参数：LFF 30 Hz，HFF 500 Hz，灵敏度 0.5 μV/div，时基 10 ms/div

彩图

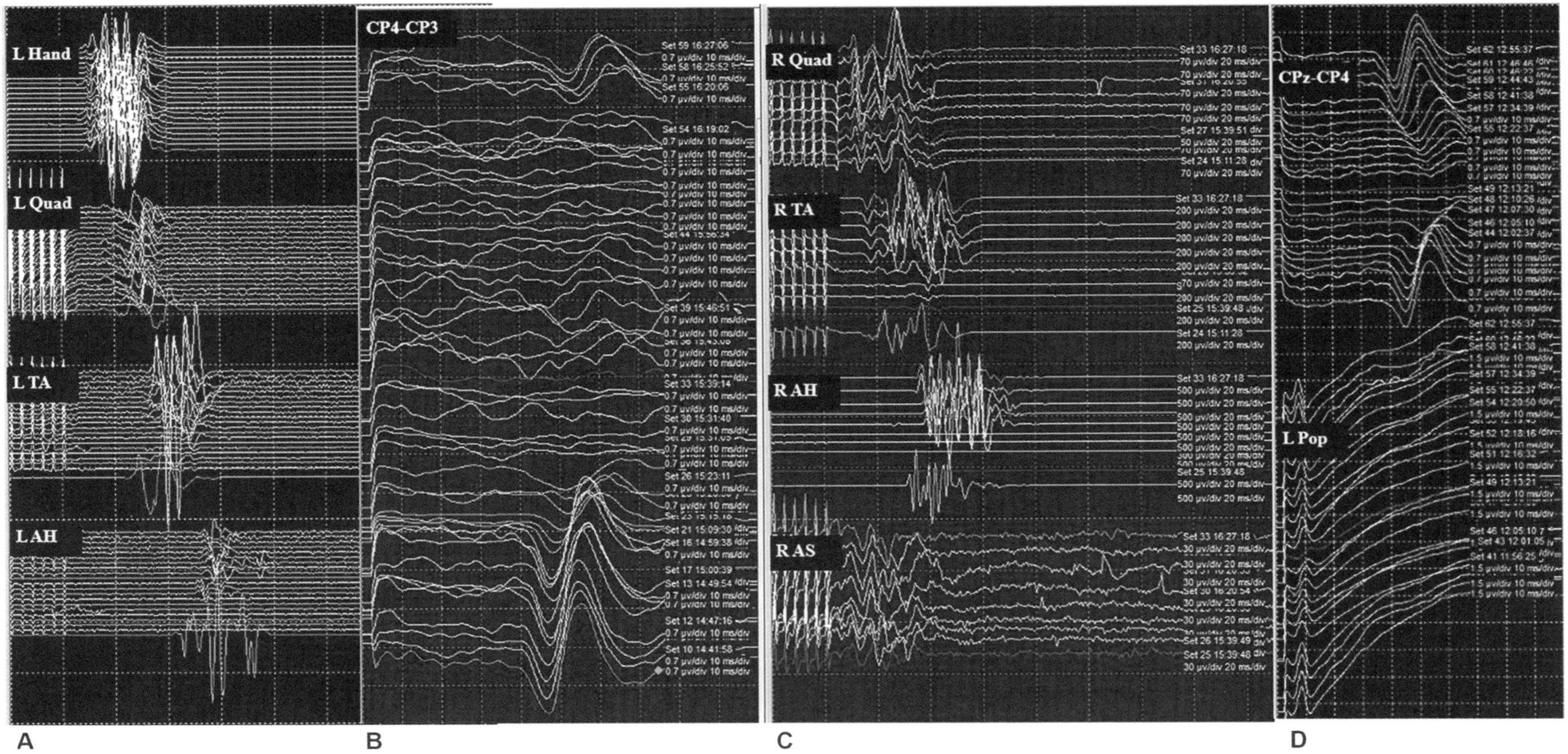

图 22.5（彩图请扫二维码或见书后） 肢体缺血的神经生理学改变模式。**A.** 远端到近端肢体的 MEP 恶化进展。心房-股动脉分流术开始时出现左下肢缺血，随着远端平均动脉压的增加而改善（顶部波形）。注意 MEP 降低的远近梯度：最远端的 MEP（AH MEP）受影响最明显，而股四头肌 MEP 显示与近端主动脉夹闭开始前的基线（粉红色波形）几无变化。此模式为由肢体缺血引起的 MEP 恶化所特有。刺激和记录参数如图 22.4 所示。**B** 和 **C.** 肢体缺血时 SEP 恶化先于 MEP。该图描述了右髂动脉夹闭后导致右下肢 SEP（**B**）和 MEP（**C**）改变的发生发展状况。蓝色波形始于夹闭血管后肢体缺血开始（15:09 ～ 15:11）。注意虽然右侧 P37/N45 复合体已显示潜伏期延长、波幅下降，但所有右腿 MEP 都很稳定。红色的 SEP 和 MEP 曲线约同时（15:39）记录，当时最远端的肌肉反应，即 TA 和 AH MEP 出现首次无法记录，而更近端肌肉的反应，即 Quad 和 AS MEP 未见任何变化。右髂动脉夹闭解除后，SEP 和 MEP 均恢复明显，但恢复速度不同：与基线（堆栈图底部的绿色波形）相比，右侧 P37/N45 波形仍然很小，而且相对延迟（堆栈图顶部的绿色波形，约 16:27），但右侧 TA 和 AH MEP 已完全恢复（顶部绿色波形）。同时应注意到，虽然 AH 和 TA 的 MEP 在肢体缺血期间完全消失（红色波形），但 Quad 和 AS 的 MEP 仍然稳定（红色波形）。**D.** 肢体缺血时 SEP 的恶化模式。图中描述了由于左下肢缺血而同时出现的左胫后神经 SEP 周围（腘窝电位 PF）和中枢（P37/N45）电位波幅下降。注意电位恶化缓慢而渐进，约 20 min 内完全丧失；恢复也同样呈渐进性，约 30 min 内恢复到基线。AH，踇展肌；AS，肛门外括约肌；Quad，股四头肌；TA，胫骨前肌

彩图

MEP 突然丧失伴随 CMAP 保留是 SCI 的可靠指标。此外，腿部肌肉 MEP 恶化模式可以表明肢体缺血，表现为显著的潜伏期延长，然后是逐渐的远端至近端波幅减小。最后，尽管两者都有例外，但腿部缺血往往是单侧的，而 SCI 通常会导致双侧 MEP 降低。

脑缺血的神经生理学变化

SEP 监测还可以检测脑缺血：上肢 SEP 位于大脑中动脉供血区，下肢 SEP 位于大脑前动脉供血区。当皮层下结构受影响时，可影响上、下肢 SEP。总体而言，皮层 SEP 会随着脑缺血而恶化，而外周电位和颈电位保持不变。开放式 TAA 修复中脑缺血虽并不常见，但当主动脉弓受累时，尤其对于腔内和（或）混合手术，脑缺血确可发生。因此在这些情况下，增加脑电图监测可有所帮助：①在停循环开始之前确保深低温诱导脑电静默；②帮助检测脑缺血。然而，我们认为后者只能通过 SEP 和 MEP 监测而成功实现，而前者作用超出了本章的范围，不予讨论。

神经生理学监测要点

获取可靠基线。大多数监测的病例涉及退行性 TAA，应该预料到潜在的广泛动脉粥样硬化性疾病可能影响下肢外周血管，导致周围神经病变伴感觉缺陷。若是如此，记录到良好的胫后神经 SEP，包括腘窝电位，可能具有挑战性。因此，花费时间优化 SEP 基线的获取有重要意义（第 3 章）。

有关 SEP 和 MEP 监测方法的详细描述在多处另有描述（Jacob 和 Mess，2003；Jacobs 等，2006；See 等，2016；Dineen 和 Simon，2019；O'Donnell 等，2019a；Oostveen 等，2020），图 22.4 和图 22.5 也做了进一步说明。对于 MEP，包括下肢近端和远端肌肉以及肛门外括约肌（图 22.6）的扩展记录可能有助于区分肢体、脊髓和（或）圆锥缺血。

麻醉药物选择。使用挥发性麻醉剂可能会导致诱发电位波幅较低，从而导致 SEP 信噪比较差和 MEP 不明显甚至缺失，解读较为困难，不利于保持监测的准确性（Keyhani 等，2009）。因此，全静脉麻醉（TIVA）仍是最佳之选。单用丙泊酚也会降低 MEP 波幅，但程度轻微（Kawaguchi 等，2020）。在这方面，我们发现使用基础 4 通道脑电图可估计麻醉深度，从而判断其对 MEP 阈值的影响。某些临床实践中采用氯胺酮单独输注或氯胺酮联合丙泊酚。然而在后者中把控氯胺酮的剂量需要细致入微，否则二者联合可能进一步降低 MEP 波幅（Dineen 和 Simon，2019）。更重要的是，在这种情况下脑电图记录将无意义，因为考虑到氯胺酮引起的大量皮层快频率活动，使暴发-抑制模式减少甚至消失，脑电背景将看起来麻醉深度相当"浅"。为描记可靠的诱发电位，通常建议使用丙泊酚和阿片类药物输注的全静脉麻醉。不过其他成功的麻醉方案亦有描述（Kawaguchi 等，2020）。

MEP 的安全性。经典 MEP 监测的经颅电脉冲约为 500 V，产生约 1.2 A 的电流，功率即 500 V × 1.2 A ＝ 600 W。成串脉冲为诱发肌肉反应所必需的，通常由 5 个脉冲组成，刺激间期为 2 ～ 4 ms。因此，在 10 ～ 16 ms 内总共约有 3000 W 被"施加"于头部。虽然这看起来是一个潜在危险的电量，但由于典型的刺激器（如 Digitimer D185 或其类似设备）提供的脉冲持续时间非常短暂（0.05 ms），因此并不危险。电刺激的生物电效应由其电荷决定，对于矩形脉冲为电流 × 脉冲持续时间。在此情况下，5 个刺激的总电荷量仅为 300 μC。其他研究（Kothbauer 等，1998）应用约 1/10 的电流和 10 倍脉冲持续时间（0.5 ms），结果或多或少亦为 300 μC。无论采用哪种方法，电荷量都为电休克疗法的 1/200。因此在行经颅电刺激 MEP 监测时实际不会发生癫痫。另外，截至目前，MEP 几乎没有其他脑部或局部副作用的报道。下颌肌肉收缩所致的咬合并发症虽不常见，但却是主要关注的问题，大部分可通过软牙垫预防（MacDonald，2002）。根据作者 Mirela V. Simon 的经验，在超过 1000 次的 MEP 监测过程中，只有一次咬合并发症，包括气管导管损伤，未见其他副作用。

暴露后，DAP 开始前。建议在开胸和主动脉暴露后建立新的 SEP 和 MEP 基线（见图 22.6），此过程通常需要 1 h，在此期间全身性变化可能影响诱发电位。新基线可帮助识别由于左股动脉插管行心房-股动脉分流术所致的左下肢缺血（图 22.7 A）。需要注意，通过使用股动脉侧移植物或 T 形插管维持左腿灌注可以避免该风险（Dong 等，2002）。

夹闭主动脉时监测 MEP 需要避免任何程度的神经肌肉阻滞（NMB）。手术早期给予的肌肉松弛

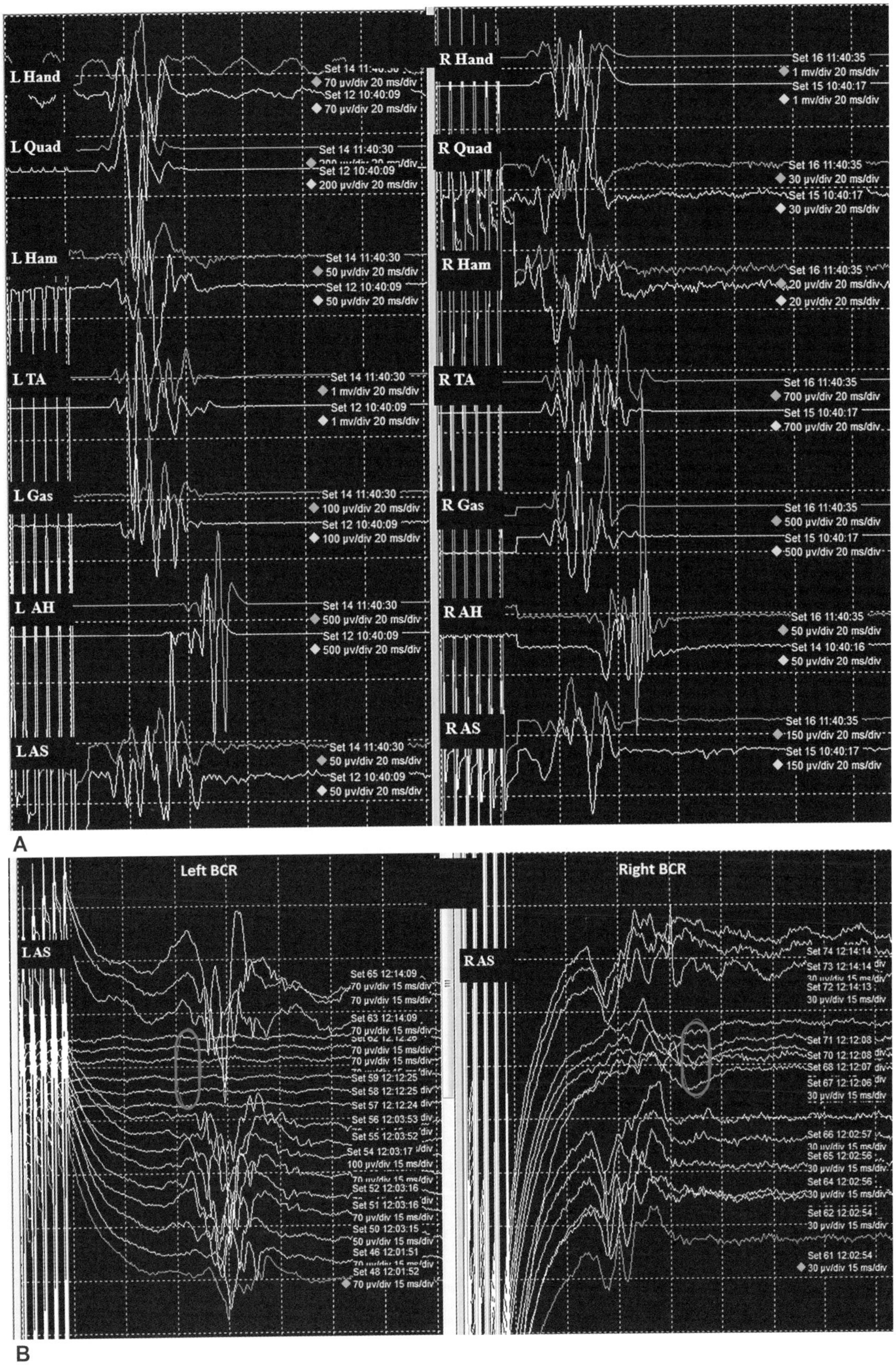

彩图

图 22.6（彩图请扫二维码或见书后） TAA 修复术的 MEP 和球海绵体肌反射（BCR）神经监测设置。**A.** 广泛记录双侧腰骶部神经支配肌肉组：股四头肌（Quad）、腘绳肌（Ham）、胫骨前肌（TA）、腓肠肌（Gas）、踇展肌（AH）和肛门外括约肌（AS）。记录腿的近端和远端肌肉，可以区分肢体和脊髓缺血，前者首先影响远端肌肉 MEP，并且影响不成比例。**B.** 脊髓圆锥缺血和恢复时 BCR 消失（约 12:12，红圈）及恢复（约 12:14）的例子。记录参数：LFF 100 Hz，3 kHz。灵敏度 30 ～ 70 μV/div，时基 15 ms/div。从 AS 肌肉进行记录，每侧 2 个皮下针电极。刺激参数：多脉冲成串刺激，每串 5 个脉冲，脉冲持续时间 0.5 ms，脉冲频率 333 Hz，成串刺激频率 0.5 Hz

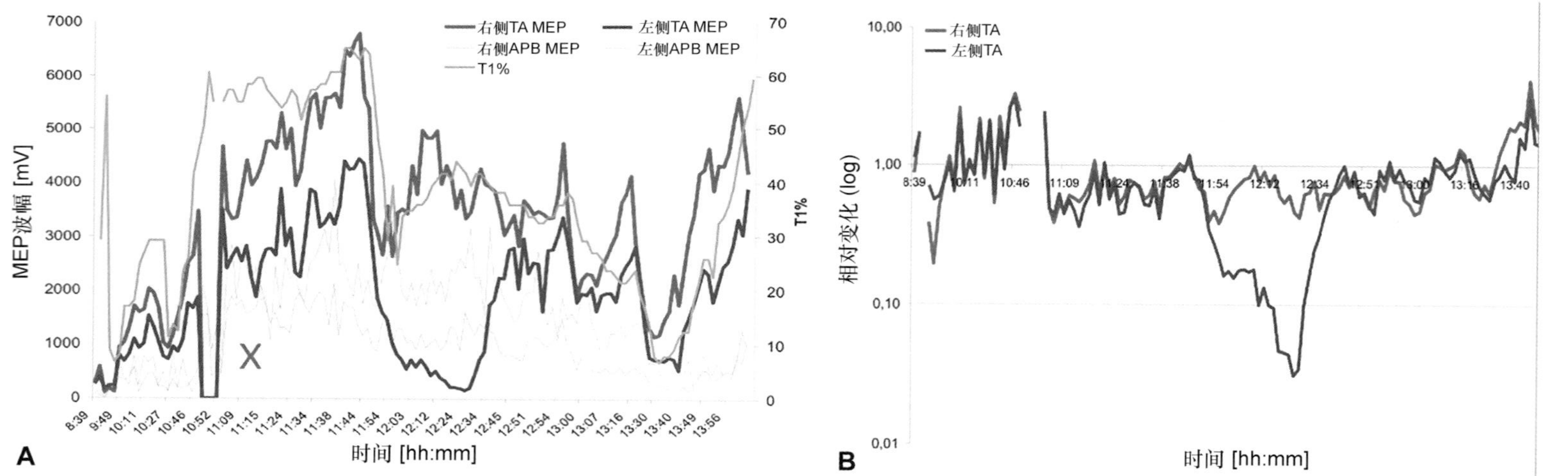

图 22.7（彩图请扫二维码或见书后） 肌肉松弛程度及 MEP 波幅。**A.** 左侧 Y 轴上给出左、右小腿的 MEP 波幅（蓝色和红色实线）在短期（曲线的“锐利”外观）和长期都显示出相当大的变化，后者与肌肉松弛程度相关（绿色实线）；右侧 Y 轴给出的是在肌肉松弛前获得的 CMAP 值百分比。注意 X 表示导管插入左髂动脉 0.5 h 后，左小腿的 MEP 波幅下降，血供恢复后可逆转。该时间过程是周围（即并非脊髓）缺血的典型特征。在左侧 Y 轴上给出了 MEP 波幅，单位为 μV，右侧 Y 轴则给出了肌肉松弛程度与肌肉松弛前测量值的百分比。**B.** 此处描述了与图 22.9 相同的监测程序。然而，蓝色和红色实线并非显示左、右小腿的绝对 MEP 波幅，而是波幅与手部肌肉测量的 MEP 波幅之间的比率。尽管如图 22.9 显示出很强的绝对差异，但该比率在整个监测过程中要稳定得多，表明其能纠正系统性的混杂因素。TA，胫骨前肌；APB，拇短展肌

彩图

剂效果通常在此时逐渐消失，一旦术区暴露完成，应记录 MEP 新基线。若非如此，可能需逆转 NMB。从此刻开始避免给予肌肉松弛剂（O'Donnell 等，2019a）。

另一种成功的方法（Jacobs 和 Mess，2003；Jacobs 等，2006）是在整个监测过程中以较低的输注率给予肌肉松弛剂，减少经颅电刺激时的体动。然而，当应用该技术时，对潜在 MEP 变化的可靠解释需要成功和持续实现稳定的部分 NMB。一般 NMB 目标为 25% ～ 50%，实际值要根据存在的运动量进一步调整，故个体差异较明显。亦遵循 T1%（T0/T1）以及胫骨前肌（TA）/ 手 MEP 波幅比来排除 MEP 衰减的系统性原因，包括 NMB 可能的波动（图 22.7 和图 22.8）。

最后，这两种策略均成功用于 MEP 监测，即无 NMB 与部分 NMB，二者各有特色：前者消除了潜在的重大混杂因素，但需容忍更多的术区体动；后者显著减少体动，但需精确计算肌肉松弛剂以把控其对 MEP 的影响。

近端主动脉夹闭。一旦使用两个近端夹子并启动 DAP，应常态频繁记录 MEP，这有助于确定分流中最佳远端平均动脉压（distal mean arterial pressure，DMAP）。这将确保足够的逆行脊髓灌注压（spinal cord perfusion pressure，SCPP），表现为稳定的 MEP（图 22.9）。由于 DMAP 个体间差异很大（在 50 ～ 100 mmHg 范围内），依靠神经生理学监测很重要，避免脊髓灌注不足导致 SCI。之前有报道（See 等，2016）在一些患者中，MEP 随着 DMAP 的变化有显著波动，这些变化可以预测术后迟发性 SCI 的风险，特别对于高血压控制不良的患者。

在节段动脉起始处下方的远端主动脉夹闭。这一步 SCI 风险最高。应尝试更频繁的 MEP（大约每分钟 1 次），特别是在夹子向远端移动后应即刻进行。如果 MEP 在夹闭后的前 10 ～ 15 min 内保持稳定，可适当减少刺激频率，但不能少于每 3 ～ 5 min 一次。如突发变化，麻醉医生会升高 DMAP，外科医生可以开始有选择地逐步重新植入节段动脉（图 22.8、图 22.10 和图 22.11）。大多数情况下，只需重新连接其中一些血管就可以扭转 MEP 恶化。持续的损失提示需要再植更多部分（图 22.8A）。如前所述，成功干预的机会窗口在于从首次发生电（或功能）故障（反映在电生理反应，即 MEP 的波幅降低到消失）到出现神经元代谢障碍导致细胞死亡、MEP 不可逆消失（图 22.11）之间。总之，图 22.8 和图 22.11 显示，MEP 完全消失存在两种情况，有两种截然不同的临床影响。第一，MEP 完全消失可表明完全缺血［小于 10 ml/（100 g · min）］，解剖学完整性与否已无意义。这种情况非常糟糕（图 22.11），采取任何措施都无济于事，不可逆性 SCI 业已发生，患者苏醒后会截瘫。第二种情况是严重缺血导致功能完全丧失，但脊髓神经系统的完整性未受影响（图 22.8 和图 22.10）。在这种情况下如果措施得当，经过较长时间 MEP 可能恢复到原有水平。

关键节段动脉再植是一种重要的神经保护辅助手段，主要目的是确保 T9 和 L1 之间的关键区域有足够的灌注。在辅助保护技术出现之前（如远端主动脉灌注、脏器分流和硬膜外冷却的区域性低温），一些患者无法耐受由于肋间动脉再植术相关的长时间主动脉夹闭，死亡率较高（Safi 等，2003）。同时，在 TAA 修复过程中，重新植入肋间动脉和腰动脉的重要性一直是外科医生辩论的话题。一些人认为术后截瘫是由于关键节段动脉被牺牲后，脊髓血管化程度较差，既往存在的情况进一步加重脊髓缺血的风险，如低血压、贫血或脊髓代谢需求增加。这些外科医生倾向于重建他们发现的所有通畅的节段动脉，接受主动脉夹闭延长缺血时间的事实，以期能改善术后灌注。

然而，最近越来越多的外科医生认为，如果具有侧支血流丰富的广泛性脊髓动脉网（个体间差异很高），即使大多数节段动脉牺牲后仍足以维持足够的脊髓灌注。Black 等（2003）使用肋间血管扣确保 T9 ～ L1 的关键区域血流能够快速恢复。其他作者（Wynn 等，2016）报道，在 T7 和 L2 之间常规再植所有开放节段动脉的患者与未进行重建的患者相比，SCI 的发生率并无差异。

Etz 等（2006）报告了在连续进行的 100 台 TAA 修复手术中，SEP 和 MEP 监测与连续节段动脉牺牲（平均 8 对）相结合，只有 2 个病例发生术后截瘫，一例即刻发生而另一例表现为迟发性。这使作者得出结论，常规重新植入所有节段血管或许没有必要。

总的来说，现在公认并非所有节段动脉对于

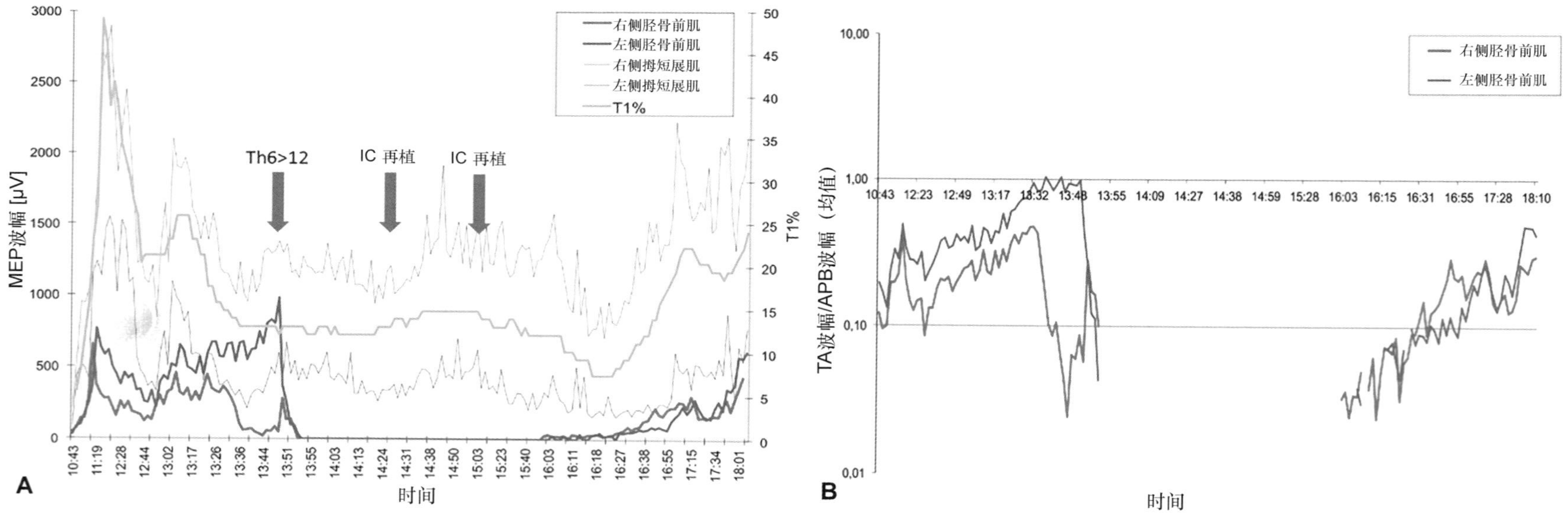

图 22.8（彩图请扫二维码或见书后） 肋间动脉再植效果。**A.** Th6 > 12 表示将下钳从 Th6 水平移到 Th12 水平。双小腿的 MEP 反应（蓝色和红色实线）立即消失，而双手的肌肉松弛程度（绿色实线）以及 MEP 反应（蓝色和红色细线）维持稳定。第一次再植未影响 MEP，而第二次后不久 MEP 缓慢恢复。图示典型的时间变化过程，请注意在大约 2 h 内无法检测到下肢 MEP。Th6 =第 6 胸椎水平；Th12 =第 12 胸椎水平。**B.** 描述了与图 22.8 A 中相同的监测程序。然而蓝色和红色实线并不显示左、右小腿的绝对 MEP 波幅，而是波幅与手部肌肉 MEP 波幅之间的比率。监测程序开始和结束时的比率相同，表明没有发生永久性 SCI。APB，拇短展肌；IC，肋间动脉；TA，胫骨前肌

彩图

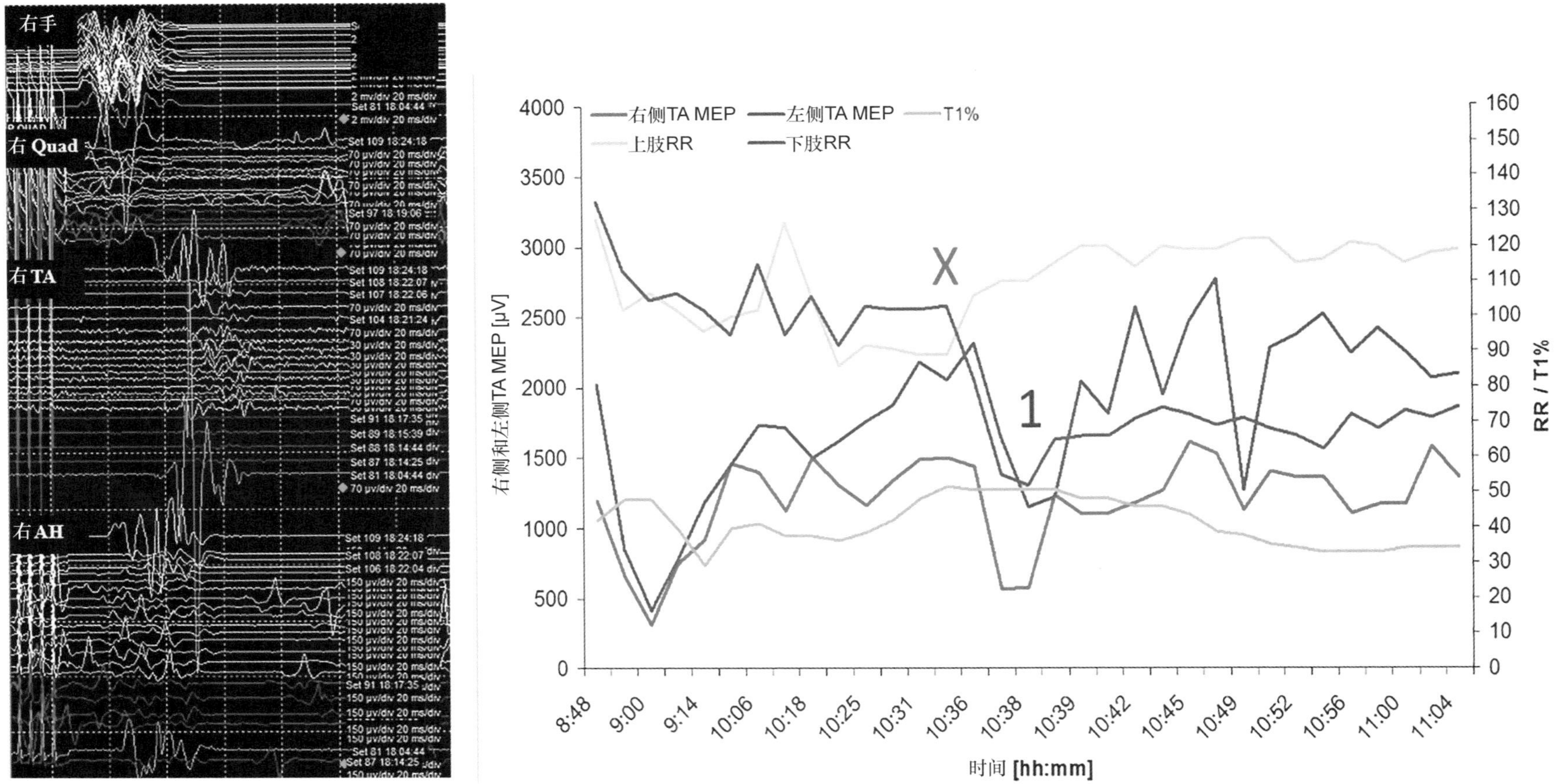

A　B

彩图

图 22.9（彩图请扫二维码或见书后） 远端主动脉灌注压对两位患者 MEP 波幅的影响。**A.** 在近端主动脉夹闭后，右腿 MEP 突然消失（红色波形），表明右侧脊髓缺血。这与心房-股动脉分流的远端平均动脉压低直接相关（约 18:14，MAP 约 54 mmHg）。随后约 10 min，远端 MAP 逐渐升高而右腿 MEP 迅速改善，在远端 MAP 高于 80 mmHg 时返回到夹闭前基线（约 18:24，设定 109）。刺激和记录参数如图 22.4 所示。**B.** 该图显示了远端平均动脉压（DMAP）轻微上调对 MEP 波幅的影响。在 X 点，夹闭主动脉，右下肢和左下肢的 MEP 波幅立即下降（分别为蓝色和红色线条）。同时，右股动脉的血压（紫色线条）从约 100 mmHg 急剧下降到 50 mmHg，这似乎是 MEP 波幅下降的原因，预示着即将发生 SCI。只需稍微升高 DMAP（10 ～ 15 mmHg；“1”）就能使 MEP 恢复到原水平。应注意右侧桡动脉（黄色线条）的血压（“RR”）以及肌肉松弛程度（绿色线条）稳定。左侧 Y 轴给出 MEP 波幅，其他所有数值显示于右侧 Y 轴。Quad，股四头肌；TA，胫骨前肌；AH，踇展肌

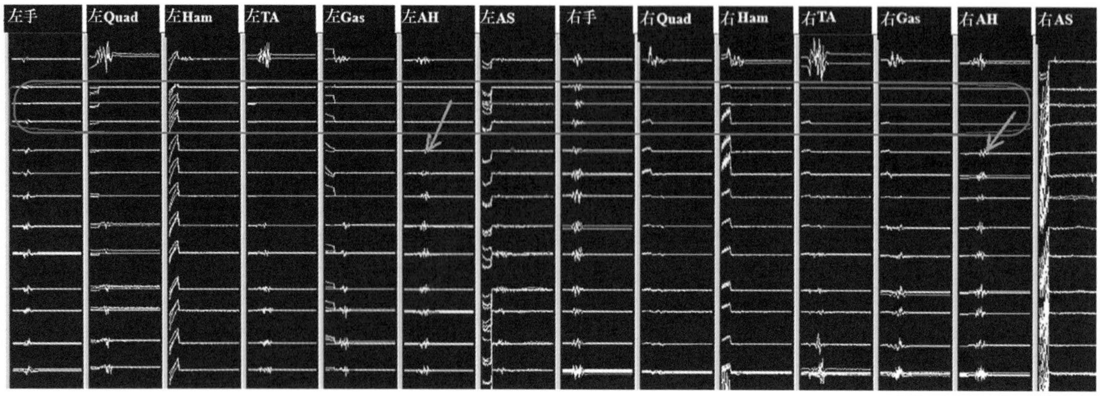

图 22.10（彩图请扫二维码或见书后） 远端主动脉夹闭时 MEP 变化。历史记录显示，肋间动脉起始处远端的主动脉夹闭后双下肢 MEP 丢失（红色矩形）。约 25 min 选择性重建后，注意踇展肌（AH）MEP（绿色箭头）出现，标志着所有腿部 MEP 逐渐恢复的开始。事实上，大多数下肢远端 MEP 首先恢复，排除了外周缺血，也排除了与开放的、反流的节段动脉循环相关。Quad，股四头肌；Han，腘绳肌；TA，胫骨前肌；Gas，腓肠肌；AH，踇展肌；AS，肛门外括约肌

彩图

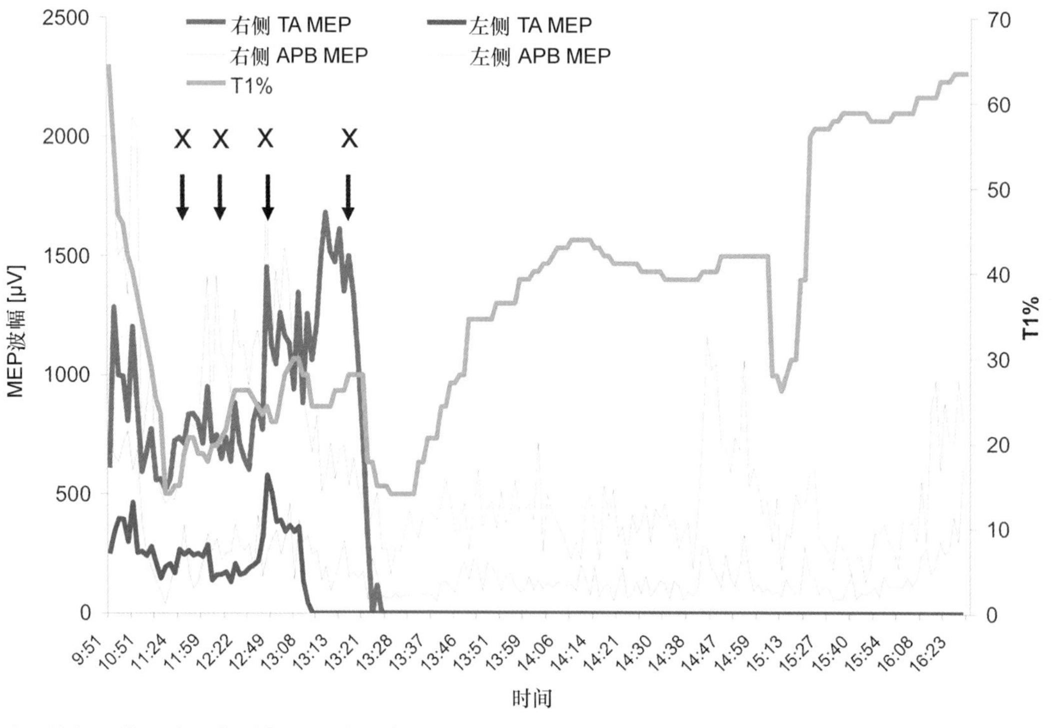

图 22.11（彩图请扫二维码或见书后） SCI 致下肢 MEP 不对称及不可逆地消失。"X" 表示主动脉夹闭，夹闭节段随着时间的推移而增加。左小腿 MEP（蓝线）首先消失（在第 3 个夹位之后），右小腿 MEP（红线）仍保持高波幅。然而在放置第 4 夹后，后者亦立即消失。尽管全力采取医疗措施，MEP 未再出现，患者醒来后截瘫。绿线表示肌肉松弛程度，并在右侧 Y 轴上给出与麻醉诱导前相比的百分比。蓝色和红色细线分别表示右手和左手的 MEP 波幅，在左侧 Y 轴上以 μV 为单位表示。APB，拇短展肌；TA，胫骨前肌

彩图

维持足够的脊髓灌注都是必需的，因此没有必要重新植入所有的节段动脉。适当舍弃不必要的节段重建，既节省了宝贵时间，且缩短主动脉夹闭时间，对于减少感染等并发症的风险意义重大，降低了手术相关发病率和死亡率。然而需要强调，某些关键的节段血管对于维持最佳脊髓灌注仍必不可少。因此，重要的是能够对其识别并选择性再植，可利用 SEP、MEP 等神经生理学监测辅助。

盆腔脏器动脉起始处的远端夹闭。一旦夹子移动到这个新位置用于重建主动脉发出盆腔血管的部分，盆腔器官的血供通过逆行导管灌注维持，同时保持夹闭股动脉导管。开放股动脉导管将确保一定

的下肢灌注。

由于夹闭髂血管和（或）股动脉导管，该步骤致腿部明显缺血的风险最高。这将导致肌肉和周围神经的广泛性缺血。与左股动脉插管和DAP开始时所见的左下肢轻度缺血不同，夹闭髂总动脉伴或不伴夹闭股动脉导管导致的外周缺血程度可能为急性，相对严重，并可能涉及双腿，通常不对称，取决于既往存在的肢体缺血以及夹子的确切位置。正如预期，SEP的恶化倾向在MEP改变之前发生。然而，所有变化往往在几分钟内迅速发生，与较轻微的肢体缺血病例中逐渐进展不同。

在这种明显的肢体缺血的情况下，MEP的下降可涉及所有的下肢肌肉，包括远端和近端，其中最远端的肌肉（AH）MEP率先受到影响。一旦恢复了下肢充足的血供，所有的神经生理学变化通常会迅速扭转。然而，这一步骤也可能导致肢体和脊髓混合缺血，因为被夹闭的髂内动脉对脊髓灌注确有重要贡献。在这些情况下，MEP和SEP的改变也许相当显著。为了区分外周缺血和脊髓缺血，监测肛门外括约肌（AS）MEP、球海绵体肌反射（BCR）和阴部神经SEP可能有用（见图22.8）。

关闭胸腔和术后程序。一旦所有夹钳被移除并停止DAP，重新开放主动脉获顺行血流，手术最关键的部分已完成。然而已有研究表明（See等，2016），在DAP期之后延长MEP监测可通过检测全身血压的最低安全限度而帮助显著降低迟发性截瘫的风险。该值可指导术后即刻的血流动力学管理，避免迟发性SCI的发生。在ICU严格控制血压的情况下，这最可能发生在有血压控制不良病史的高血压患者中。

迟发性截瘫

迟发性截瘫通常发生在术后72 h内，是由于血流动力学不稳定和侧支血流不能维持足够的SCPP所致。这是因为脊髓动脉网（SCAN）在手术过程中发生了不可逆的损伤，而在术后第1周发生的适应性变化尚未代偿完全（Etz等，2011 a，b；Augoustides等，2014）。

导致其发展的其他因素包括高血压控制不良病史、Ⅱ型TAA、肾功能不全、贫血、缺氧以及由于脑脊液压力升高或平均动脉压降至60 mmHg以下导致SCPP降低（Azizzadeh等，2003；Estrera等，2003；See等，2016）。Estrera等（2003）在其研究中发现后一种情况发生率为2.7%。

迟发性截瘫可能发生在DAP期间使MEP在术中保持稳定的相同平均血压下（Jacobs等，1999；See等，2016）。然而，随后在缺乏麻醉剂的情况下，代谢需求升高，在心房-股动脉分流术中充足的平均动脉压可能会变得不够理想（图22.12）。如前所述，延长DAP后和关胸期间的MEP监测有所帮助。See等（2016）报道在150名接受开放式TAA修复术的患者中，采用心房-股动脉分流术和MEP监测，未见立即性神经功能障碍，29人出现迟发性SCI，其中后者90%都未延长MEP监测。相比之下，有持续监测的患者中，97%神经系统功能完整无碍。结论是，延长MEP监测可以更准确地评估DAP后的SCPP需求，值得推荐。

除了维持足够的全身血压外，可通过在术后初期48 h内持续引流脑脊液来优化SCPP，目标压力为10 mmHg及以下。

结论

截瘫是降主动脉瘤开放修复术中危害极大的并发症。随着手术技术的进步、多种手术辅助工具的使用，以及术中神经生理监测，特别是MEP监测，可以显著降低其发生率。

总之，在开放式TAA修复术中，使用包括MEP、SEP和EEG在内的多模态神经电生理监测，可以及时发现或识别：①需要重建的节段动脉；②分流的最佳远端平均血压，以保证脊髓灌注良好；③直接夹闭（如髂动脉或锁骨下动脉夹闭）所致肢体缺血，或因为建立心房-股动脉分流在左股动脉插管所致肢体缺血；④右股动脉插管所致肢体缺血；⑤因近端主动脉低流量或因栓塞事件（如在操作主动脉壁时斑块移位）所致脑缺血。

依据神经生理监测提供的信息，外科医生、灌注师和麻醉医生采取适当的干预措施，以逆转不利条件，降低术后神经功能障碍的风险。最后，在延长MEP监测的帮助下，通过细致地调整血压，返回ICU后继续进行脑脊液引流，并在术后立即进行神经系统检查的频繁评估，有助于降低迟发性截瘫等不良事件的发生风险。

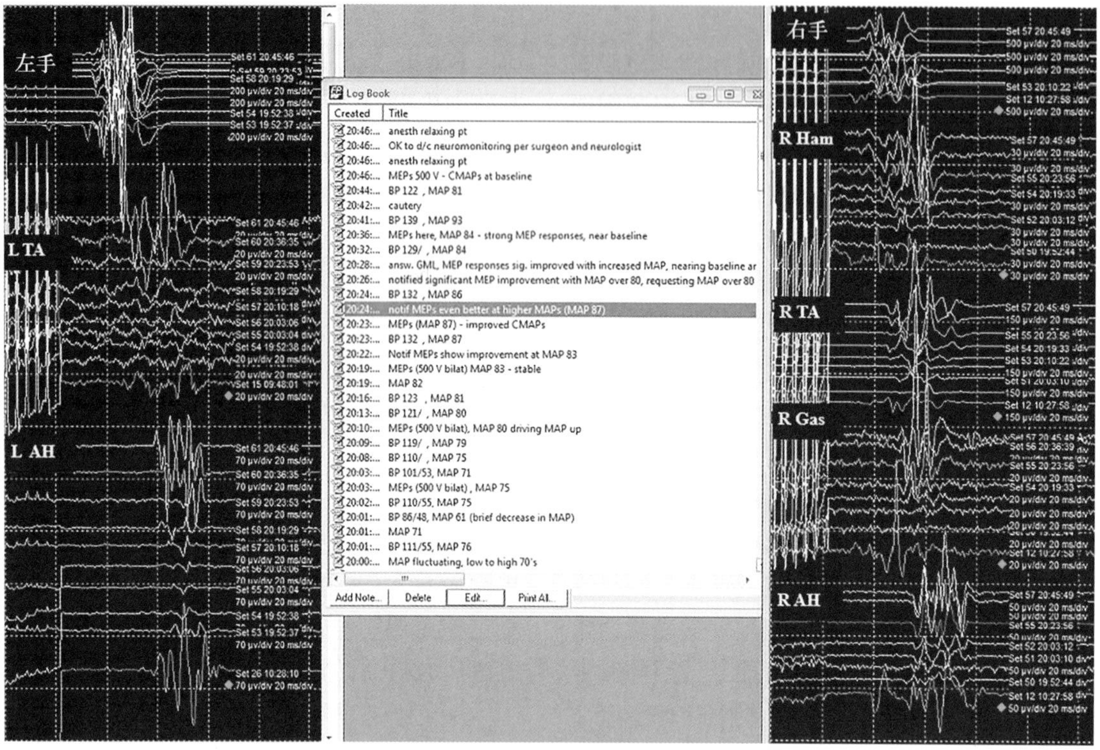

图 22.12（彩图请扫二维码或见书后） 用于调节 DAP 后血压的延长 MEP 监测。记录显示，双下肢 MEP 波动与主动脉再通顺行复流后的全身血压变化直接相关：在平均动脉压（MAP）低于 70 mmHg 时，尽管给予最大刺激，仅记录到微弱的下肢肌肉 MEP。应注意 MEP 在 MAP 高于 80 mmHg 时明显改善，例如约 20:23 的右侧 MEP（第 55 组波形，蓝色）以及约 20:36 的左侧 MEP（第 60 组波形，绿色）。AH，踇展肌；Gas，腓肠肌；Ham，腘绳肌；TA，胫骨前肌。值得注意的是，记录了以下双侧下肢肌组：股四头肌（Quad）、TA、AH、Ham 和 Gas；考虑到篇幅限制，在此只显示基线测量获得的可靠的 MEP 通道（粉红色波形）。刺激和记录参数如图 22.4 所示。

彩图

（王晨昊　译　胡佳　审校）

参考文献

Acher CW, Wynn MM (1999). Thoracoabdominal aortic aneurysm. How we do it. Cardiovasc Surg 7: 593–596.

Acher C, Acher CW, Marks E et al. (2016). Intra-operative neuroprotective interventions prevent spinal cord ischemia and injury in thoracic endovascular aortic repair. J Vasc Surg 63: 1458–1465.

Achouh PE, Estrera AL, Miller 3rd CC et al. (2007). Role of somatosensory evoked potentials in predicting outcome during thoracoabdominal aortic repair. Ann Thorac Surg 84: 782–787; discussion 787-788.

Adamkiewicz A (1882a). Die Blutgefäße des menschlichen Rückenmarkes. Sitz Ber K Akademie d Wissensch 85: 101–130.

Adamkiewicz A (1882b). Die Blutgefäße des menschlichen Rückenmarkes: II. Die Gefäße der Rückenmarksoberfläche. Sitzungsb der K Akad d Wiss. Math-naturwiss Classe Bd 85: 101–130.

Augoustides JG, Stone ME, Drenger B (2014). Novel approaches to spinal cord protection during thoracoabdominal aortic interventions. Curr Opin Anaesthesiol 27: 98.

Azizzadeh A, Huynh TT, Miller III CC et al. (2003). Postoperative risk factors for delayed neurologic deficit after thoracic and thoracoabdominal aortic aneurysm repair: a case-control study. J Vasc Surg 37: 750–754.

Baril DT, Carroccio A, Ellozy SH et al. (2006). Endovascular thoracic aortic repair and previous or concomitant abdominal aortic repair: Is increased risk of spinal cord ischemia real? Ann Vasc Surg 20: 188–194.

Berendes JN, Bredee JJ, Schipperheyn JJ et al. (1982). Mechanism of spinal cord injury after cross clamping of the descending thoracic aorta. Circulation 66: I112–I115.

Black JH, Davison JK, Cambria RP (2003). Regional hypothermia with epidural cooling for prevention of spinal cord ischemic complications after thoracoabdominal aortic surgery. Semin Thorac Cardiovasc Surg 15: 345–352.

Borst HG, Jurmann M, Buehner B et al. (1994). Risk of replacement of the descending aorta with a standardized left heart bypass technique. J Thorac Cardiovasc Surg 107: 126–133.

Bower TC, Murray MJ, Gloviczki P et al. (1989). Effects of thoracic aortic occlusion and cerebrospinal fluid drainage on regional spinal cord blood flow in dogs: correlation with neurologic outcome. J Vasc Surg 9: 135–144.

Cambria RP, Davison JK, Carter C et al. (2000). Epidural cooling for spinal cord protection during thoracoabdominal aneurysm repair: a five-year experience. J Vasc Surg 31:

1093–1102.

Cambria RP, Clouse WD, Davison JK et al. (2002). Thoracoabdominal aneurysm repair: results with 337 operations performed over a 15-year interval. Ann Surg 236: 471–479.

Carpenter MB (1996). Blood supply of the central nervous system. In: MB Carpenter (Ed.), Core text of neuroanatomy. Williams & Wilkins, Baltimore, pp. 83–114.

Cassada DC, Tribble CG, Kaza AD et al. (2001). Adenosine analogue reduces spinal cord reperfusion injury in a time-dependent fashion. Surgery 130: 230–235.

Christiansson L, Ulus AT, Hellberg A et al. (2001). Aspects of the spinal cord circulation as assessed by intrathecal oxygen tension monitoring during various arterial interruptions in the pig. J Thorac Cardiovasc Surg 121: 762–772.

Cina CS, Abouzahr L, Arena GO et al. (2004). Cerebrospinal fluid drainage to prevent paraplegia during thoracic and thoracoabdominal aortic aneurysm surgery: a systematic review and meta-analysis. J Vasc Surg 40: 36–44.

Conrad MF, Cambria RP (2008). Contemporary management of descending thoracic and thoracoabdominal aortic aneurysms: endovascular versus open. Circulation 117: 841–852.

Conrad MF, Crawford RS, Davison JK et al. (2007). Thoracoabdominal aneurysm repair: a 20-year perspective. Ann Thorac Surg 83: S856–S861.

Conrad MF, Ergul EA et al. (2011). Evolution of operative strategies in open thoracoabdominal aneurysm repair. J Vasc Surg 53: 1195–1201.

Coselli JS, LeMaire SA (1999). Left heart bypass reduces paraplegia rates after thoracoabdominal aortic aneurysm repair. Ann Thorac Surg 67: 1931–1934.

Coselli JS, LeMaire SA, Poli DF et al. (1997). Paraplegia after thoracoabdominal aortic aneurysm repair: is dissection a risk factor? Ann Thorac Surg 63: 28–36.

Coselli JS, Lemaire SA, Koksoy C et al. (2002). Cerebrospinal fluid drainage reduces paraplegia after thoracoabdominal aortic aneurysm repair: results of a randomized clinical trial. J Vasc Surg 35: 631–639.

Coselli JS, LeMaire SA, Preventza O et al. (2016). Outcomes of 3309 thoracoabdominal aortic aneurysm repairs. J Thorac Cardiovasc Surg 151: 1323–1337.

Crawford ES, Crawford JL, Safi HJ et al. (1986). Thoracoabdominal aortic aneurysms: preoperative and intra-operative factors determining immediate and long-term results of operations in 605 patients. J Vasc Surg 3: 389–404.

Crawford ES, Mizrahi EM, Hess KR et al. (1988). The impact of distal aortic perfusion and somatosensory evoked potential monitoring on prevention of paraplegia after aortic aneurysm operation. J Thorac Cardiovasc Surg 95: 357–367.

Davison J, Cambria R, Vierra D et al. (1994). Epidural cooling for regional spinal cord hypothermia during thoracoabdominal aneurysm repair. J Vasc Surg 20: 304–310.

Dineen J, Simon MV (2019). Neurophysiologic tests in the operating room. In: MV Simon (Ed.), Intra-operative neurophysiology: a comprehensive guide to monitoring and mapping. Springer/Demos Medical, New York, pp. 1–79.

Dong CCJ, MacDonald DB, Janusz MT (2002). Intraoperative spinal cord monitoring during descending thoracic and thoracoabdominal aneurysm surgery. Ann Thorac Surg 74: S1873–S1876.

Estrera AL, Rubenstein FS, Miller 3rd CC et al. (2001). Descending thoracic aortic aneurysm: surgical approach and treatment using the adjuncts cerebrospinal fluid drainage and distal aortic perfusion. Ann Thorac Surg 72: 481–486.

Estrera AL, Miller CC, Huynh TTT et al. (2003). Preoperative and operative predictors of delayed neurologic deficit following repair of thoracoabdominal aortic aneurysm. J Thorac Cardiovasc Surg 126: 1288–1294.

Estrera AL, Sandhu HK, Charlton-Ouw KM et al. (2015). A quarter century of organ protection in open thoracoabdominal repair. Ann Surg 262: 660–668.

Etz CD, Halstead JC, Spielvogel D et al. (2006). Thoracic and thoracoabdominal aneurysm repair: is reimplantation of spinal cord arteries a waste of time? Ann Thorac Surg 82: 1670–1677.

Etz CD, Kari FA, Mueller CS et al. (2011a). The collateral network concept: a reassessment of the anatomy of spinal cord perfusion. J Thorac Cardiovasc Surg 141: 1020–1028.

Etz CD, Kari FA, Mueller CS et al. (2011b). The collateral network concept: remodeling of the arterial collateral network after experimental segmental artery sacrifice. J Thorac Cardiovasc Surg 141: 1029–1036.

Garcin R, Godlewski S, Rondot P (1962). Clinical study of vascular myelopathies. Rev Neurol 106: 558–591.

Greiner A, Mess WH, Schmidli J et al. (2012). Cyber medicine enables remote neuromonitoring during aortic surgery. J Vasc Surg 55: 1227–1232.

Griepp RB, Griepp EB (2007). Spinal cord perfusion and protection during descending thoracic and thoracoabdominal aortic surgery: the collateral network concept. Ann Thorac Surg 83: S86–869.

Griffiths IR, Pitts LH, Crawford RA et al. (1978). Spinal cord compression and blood flow. I: the effect of raised cerebrospinal fluid pressure on spinal cord blood flow. Neurology 28: 1145–1151.

Heinemann MK, Brassel F, Herzog T et al. (1998). The role of spinal angiography in operations on the thoracic aorta: myth or reality? Ann Thorac Surg 65: 346–351.

Hofmeijer J, Franssen H, van Schelven LJ et al. (2013). Why are sensory axons more vulnerable for ischemia than motor axons? PLoS One 8: e67113.

Jacobs MJ, Mess WH (2003). The role of evoked potential monitoring in operative management of type I and type II thoracoabdominal aortic aneurysms. Semin Thorac Cardiovasc Surg 15: 353–364.

Jacobs MJ, de Mol BA, Elenbaas T et al. (2002). Spinal cord blood supply in patients with thoracoabdominal aortic aneurysms. J Vasc Surg 35: 30–37.

Jacobs MJ, Meylaerts SA, de Haan P et al. (1999). Strategies to prevent neurologic deficit based on motor-evoked potentials in type I and II thoracoabdominal aortic aneurysm repair. J Vasc Surg 29: L48–L57; discussion 57–59.

Jacobs MJ, Mess W, Mochtar B et al. (2006). The value of motor evoked potentials in reducing paraplegia during thoracoabdominal aneurysm repair. J Vasc Surg 43: 239–246.

Kawaguchi M, Iida H, Tanaka S et al. (2020). A practical guide for anesthetic management during intraoperative motor evoked potential monitoring. J Anesth 34: 5–28.

Kawaharada N, Morishita K, Abe T et al. (2002).

Thoracoabdominal or descending aortic aneurysm repair after preoperative demonstration of the Adamkiewicz artery by magnetic resonance angiography. Eur J Cardiothorac Surg 21: 970–974.

Keyhani K, Miller CC, Estrera AL et al. (2009). Analysis of motor and somatosensory evoked potentials during thoracic and thoracoabdominal aortic aneurysm repair. J Vasc Surg 49: 36–41.

Kieffer E, Fukui S, Chiras J et al. (2002). Spinal cord arteriography: a safe adjunct before descending thoracic or thoracoabdominal aortic aneurysmectomy. J Vasc Surg 35: 262–268.

Kothbauer KF, Deletis V, Epstein FJ (1998). Motor-evoked potential monitoring for intramedullary spinal cord tumor surgery: correlation of clinical and neurophysiological data in a series of 100 consecutive procedures. Neurosurg Focus 4: e1.

Lancaster RT, Conrad MF, Patel VI et al. (2013). Further experience with distal aortic perfusion and motor-evoked potential monitoring in the management of extent I-III thoracoabdominal aortic anuerysms. J Vasc Surg 58: 283–290.

Lazorthes G, Gouaze A, Zadeh JO et al. (1971). Arterial vascularization of the spinal cord: recent studies of the anatomic substitution pathways. J Neurosurg 35: 253–262.

Lips J, de Haan P, Bouma GJ et al. (2002). Delayed detection of motor pathway dysfunction after selective reduction of thoracic spinal cord blood flow in pigs. J Thorac Cardiovasc Surg 123: 531–538.

Lombardi JV, Carpenter JP, Pochettino A et al. (2003). Thoracoabdominal aortic aneurysm repair after prior aortic surgery. J Vasc Surg 38: 1185–1190.

MacDonald DB (2002). Safety of intraoperative transcranial electrical stimulation motor evoked potential monitoring. J Clin Neurophysiol 19: 416–429.

Maniar HS, Sundt TM, Prasad SM et al. (2003). Delayed paraplegia after thoracic and thoracoabdominal aneurysm repair: a continuing risk. Ann Thorac Surg 75: 113–120.

Mess WH, Jacobs MJ (2010). Regarding "Analysis of motor and somatosensory evoked potentials during thoracic and thoracoabdominal aortic aneurysm repair". J Vasc Surg 51: 286–287.

Meylaerts SA, Jacobs MJ, van Iterson V et al. (1999). Comparison of transcranial motor evoked potentials and somatosensory evoked potentials during thoracoabdominal aortic arch repair. Ann Surg 6: 742–749.

Minatoya K, Karck M, Haverich A et al. (2002). The impact of spinal angiography on the neurological outcome after surgery on the descending thoracic and thoracoabdominal aorta. Ann Thorac Surg 74: 1870–1872.

Miyamoto K, Ueno A, Wada T et al. (1960). A new and simple method of preventing spinal cord damage following temporary occlusion of the thoracic aorta by draining the cerebrospinal fluid. J Cardiovasc Surg 1: 188–197.

Nijenhuis RJ, Jacobs MJ, Schurink GW et al. (2007). Magnetic resonance angiography and neuromonitoring to assess spinal cord blood supply in thoracic and thoracoabdominal aortic aneurysm surgery. J Vasc Surg 45: 71–77; discussion 77–78.

O'Donnell TFX, Simon MV, Conrad MF (2019a). Intraoperative neurophysiologic monitoring in thoraacoabdominal aneurysm repair. In: MV Simon (Ed.), Intraoperative neurophysiology: a comprehensive guide to monitoring and mapping. Springer/Demos Medical, New York, pp. 503–537.

O'Donnell TFX, Patel VI, Deery SE et al. (2019b). The state of complex endovascular abdominal aortic aneurysm repairs in the vascular quality initiative. J Vasc Surg 70: 369–380.

Ogino H, Sasaki H, Minatoya K et al. (2006). Combined use of Adamkiewicz artery demonstration and motor-evoked potentials in descending and thoracoabdominal repair. Ann Thorac Surg 82: 592–596.

Oostveen CN et al. (2020). Neurophysiological and paraspinal oximetry monitoring to detect spinal cord ischemia in patients during and after descending aortic repair: an international multicenter explorative study. Contemp Clin Trials Commun 17: 100545.

Peck MA, Simon MV, Conrad MF (2010). Thoracoabdominal aneurysm repair. In: MV Simon (Ed.), Intraoperative neurophysiology: a comprehensive guide to monitoring and mapping. Demos Medical, New York, pp. 237–266.

Safi HJ, Bartoli S, Hess KR et al. (1994). Neurologic deficit in patients at high risk with thoracoabdominal aortic aneurysms: the role of cerebral spinal fluid drainage and distal aortic perfusion. J Vasc Surg 20: 434–444.

Safi HJ, Harlin SA, Miller CC et al. (1996). Predictive factors for acute renal failure in thoracic and thoracoabdominal aortic aneurysm surgery. J Vasc Surg 24: 338–344.

Safi HJ, Miller III CC, Azizzadeh A et al. (1997). Observations on delayed neurologic deficit after thoracoabdominal aortic aneurysm repair. J Vasc Surg 26: 616–622.

Safi HJ, Miller 3rd CC, Huynh TT et al. (2003). Distal aortic perfusion and cerebrospinal fluid drainage for thoracoabdominal and descending thoracic aortic repair: ten years of organ protection. Ann Surg 238: 372–380.

Sandson TA, Friedman JH (1989). Spinal cord infarction: report of 8 cases and review of the literature. Medicine 68: 282–292.

Schepens M, Dossche K, Morshuis W et al. (2004). Introduction of adjuncts and their influence on changing results in 402 consecutive thoracoabdominal aortic aneurysm repair. Eur J Cardiothorac Surg 25: 701–707.

See RB, Awosika O, Cambria RP et al. (2016). Extended motor evoked potentials monitoring helps prevent delayed paraplegia after aortic surgery. Ann Neurol 79: 636–645.

Strauch JT, Spielvogel D, Lauten A et al. (2003). Importance of extrasegmental vessels for spinal cord blood supply in a chronic porcine model. Eur J Cardiothoracic Surg 24: 817–824.

Svensson LG, Hess KR, D'Agostino RS et al. (1998). Reduction of neurologic injury after high-risk thoracoabdominal aortic operation. Ann Thorac Surg 66: 132–138.

Tanaka Y, Kawaguchi M, Nogichi Y et al. (2016). Systematic review of motor evoked potentials monitoring during thoracic and thoracoabdominal aortic aneurysm open repair surgery: a diagnostic meta-analysis. J Anesth 30: 1037–1050.

Toumpoulis IK, Papakostas JC, Matsagas MI et al. (2004). Superiority of early relative to late ischemic preconditioning in spinal cord protection after descending thoracic aortic occlusion. J Thorac Cardiovasc Surg 128: 724–730.

Tozzi P, Pralong E, Gronchi F et al. (2017). A new combined

technique reducing the risk of paraplegia during thoracoabdominal aorta replacement. Thorac Cardiovasc Surg 65: 126–129.

van Dongen EP, Schepens MA, Morshuis WJ et al. (2001). Thoracic and thoracoabdominal aortic aneurysm repair: use of evoked potential monitoring in 118 patients. J Vasc Surg 34: 1035–1040.

Wynn M, Acher C, Marks E et al. (2016). The effect of intercostal artery reimplantation on spinal cord injury in thoracoabdominal aortic aneurysm surgery. J Vasc Surg 64: 289–296.

Yamada N, Takamiya M, Kuribayashi S et al. (2000). MRA of the Adamkiewicz artery: a preoperative study for thoracic aortic aneurysm. J Comput Assist Tomogr 24: 362–368.

Yoshioka K, Niinuma H, Ohira A et al. (2004). Three-dimensional demonstration of the artery of Adamkiewicz by multidetector-row computed tomography. Ann Thorac Surg 78: 719.

彩 图

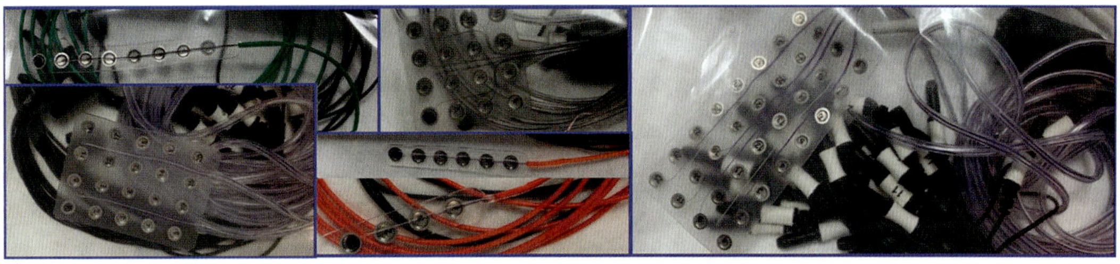

A

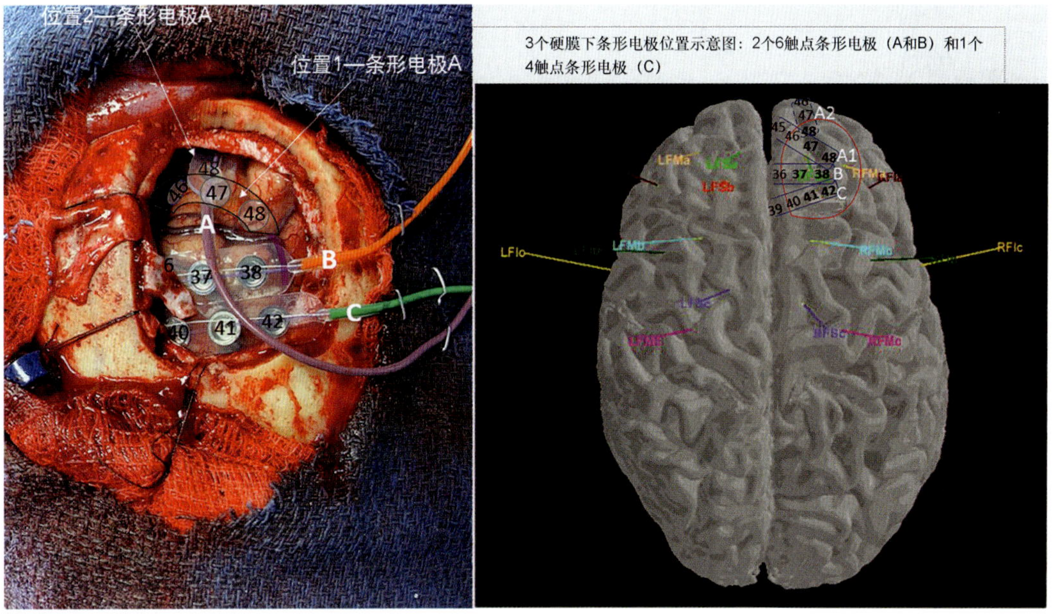

B

彩图 2.2 颅内脑电图不同类型记录电极的示例：硬膜下栅状、条形和深部电极。**A.** 4、6、8 导的硬膜下条形电极，16、20、32 导硬膜下栅状电极。**B.** 用 3 个条形电极术中覆盖右前额上回（左侧图），以便在 2 期手术前使用双侧额深部电极进行侵入性记录，明确致痫区（右侧图）。

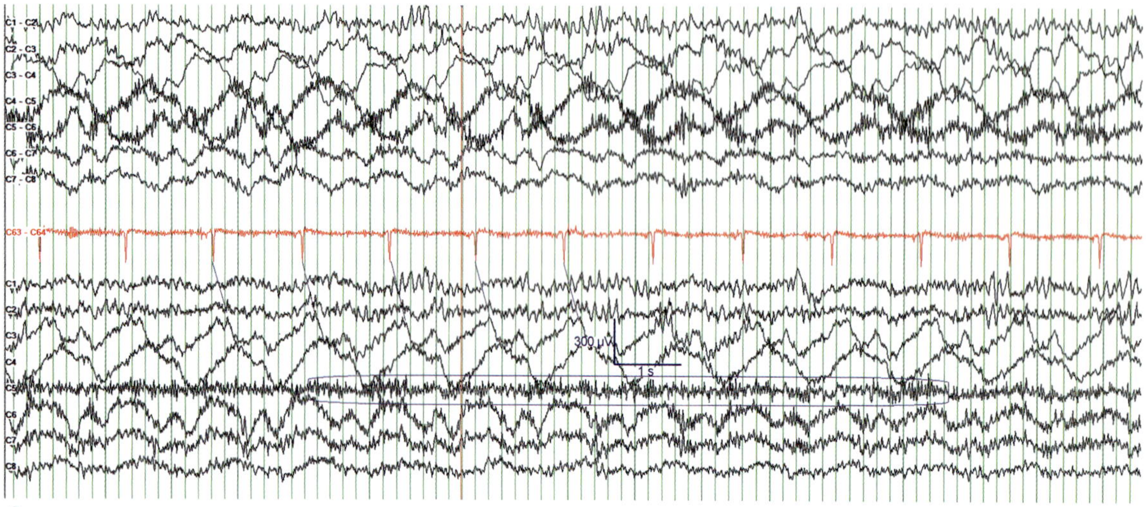

A

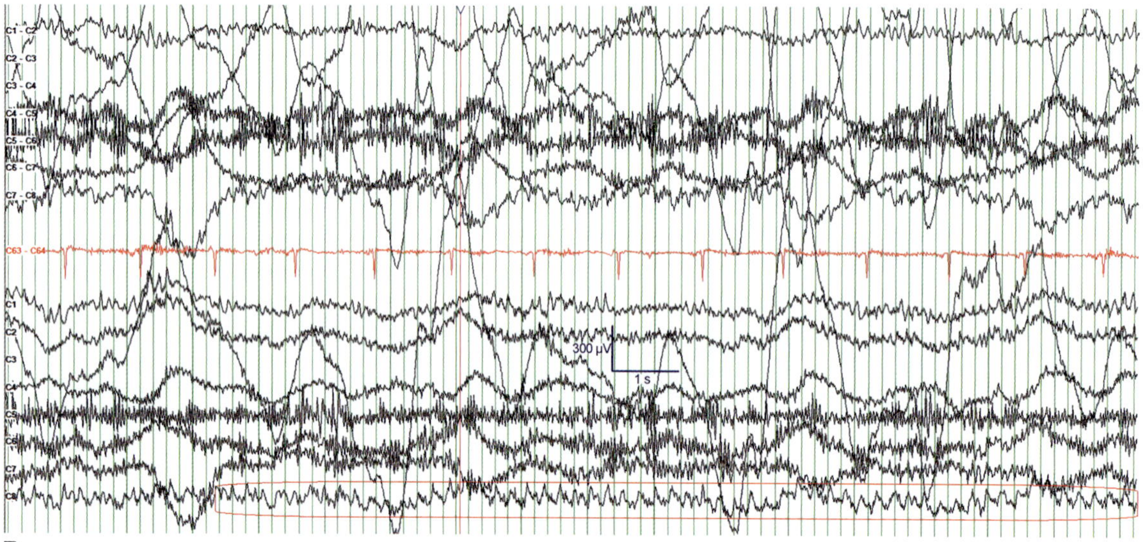

B

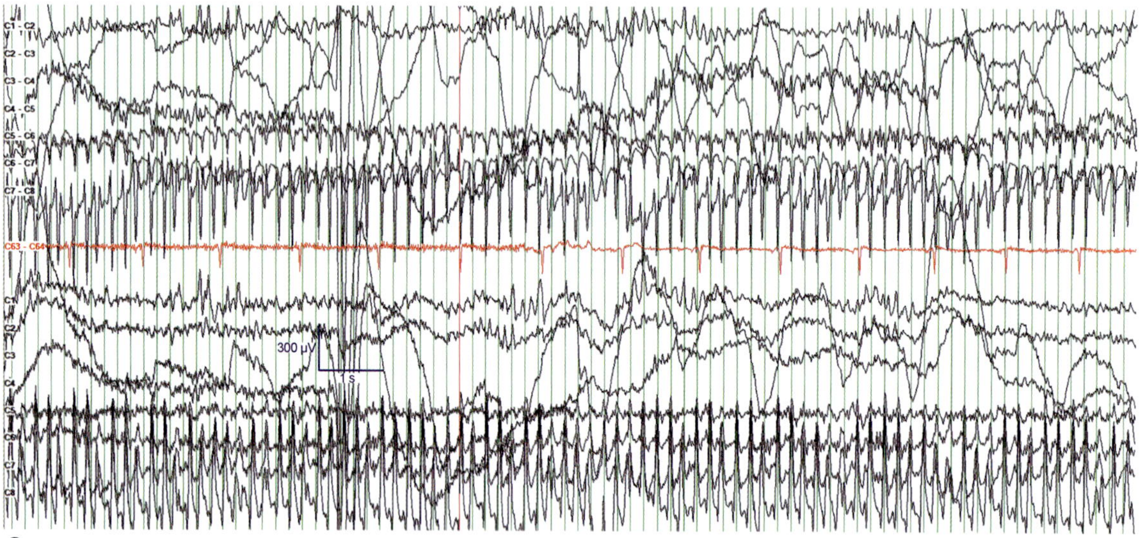

C

彩图 2.4 术中 ECoG 显示癫痫发作期和发作后皮层活动的快速变化。这三张图片按时间倒序显示了在唤醒麻醉下开颅术中功能定位过程中，电刺激诱发癫痫发作后的 ECoG 记录。参考电极放置在右侧乳突，使用 8 触点硬膜下条形电极进行记录。**A.** 静推丙泊酚 20 mg 治疗刺激诱导的癫痫发作，在推注后几分钟内，硬膜下条形电极的几个触点可见大量的 β 活动（蓝色方框）。同时注意心电图上 QRS 波群时序锁定的节律性心电图 / 搏动伪迹（蓝线）。**B.** 几秒钟前，背景显示了癫痫发作的末期（红色方框），之后丙泊酚诱导的快活动开始主导记录。因为接触不稳定（触点 3）造成的伪迹也存在。**C.** 图中描述了最初的局灶性癫痫发作，以触点 7 和 8 为中心，可见节律性 6 ～ 7 Hz 的高幅尖波

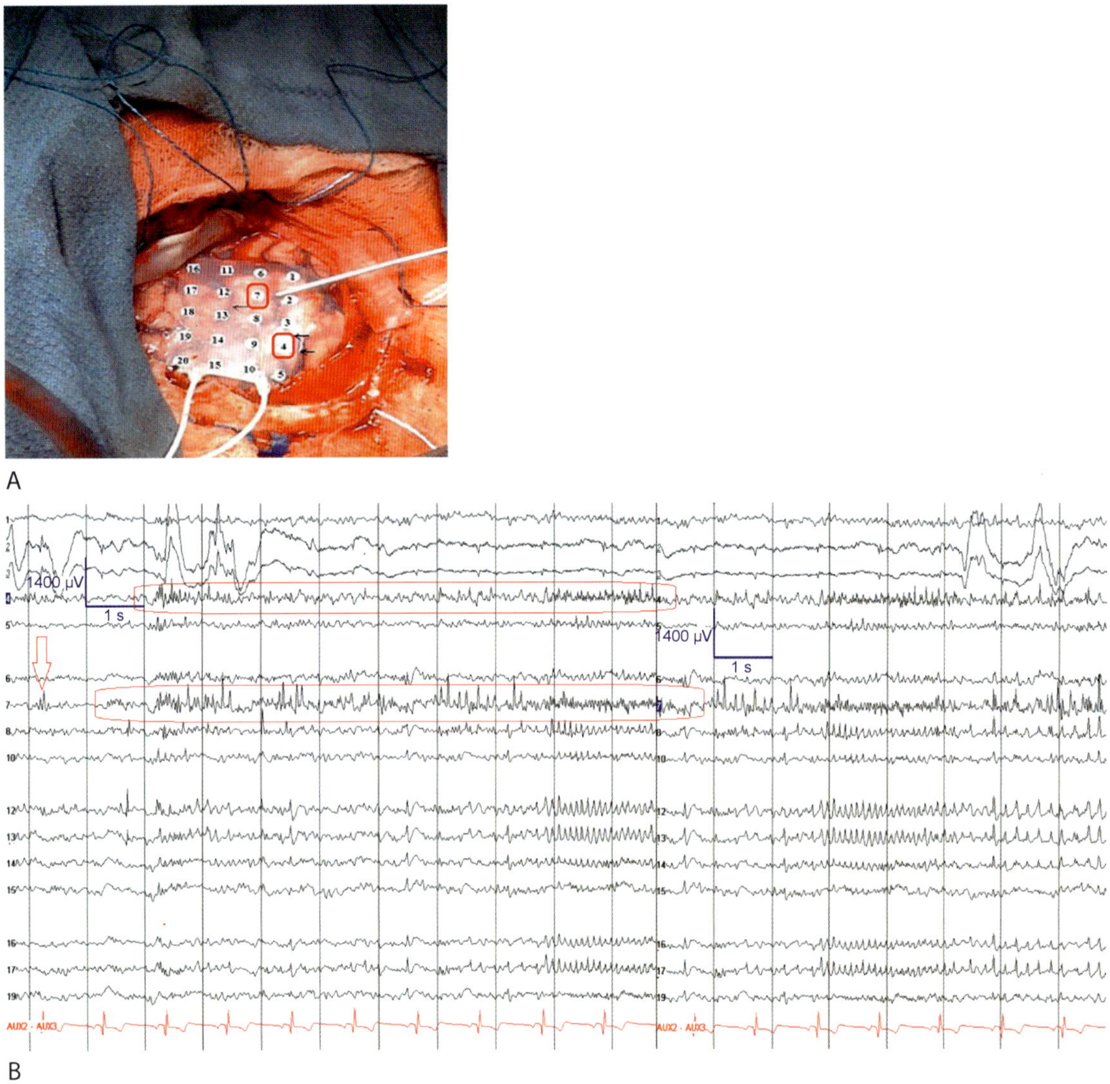

彩图 2.5 术中 ECoG 显示非诱发的脑电图癫痫发作。**A.** 在全麻下右侧开颅手术中，以左侧乳突做参考，通过覆盖运动和运动前区的 20 导栅状电极进行记录。患者出现多次典型左上肢局灶性运动性癫痫发作，影像学检查发现大范围皮层发育不良病变，病变中心位于中央前沟附近。有一导联记录到脑电图癫痫发作（**B**），包含触点 4 和 7 处记录的低波幅快频率放电（红色方框），然后扩散到相邻触点。第一个发作性改变发生在触点 7 处（红色箭头）。可以看到这些触点的位置，覆盖在中央前回上。黑色的粗箭头指向中央沟

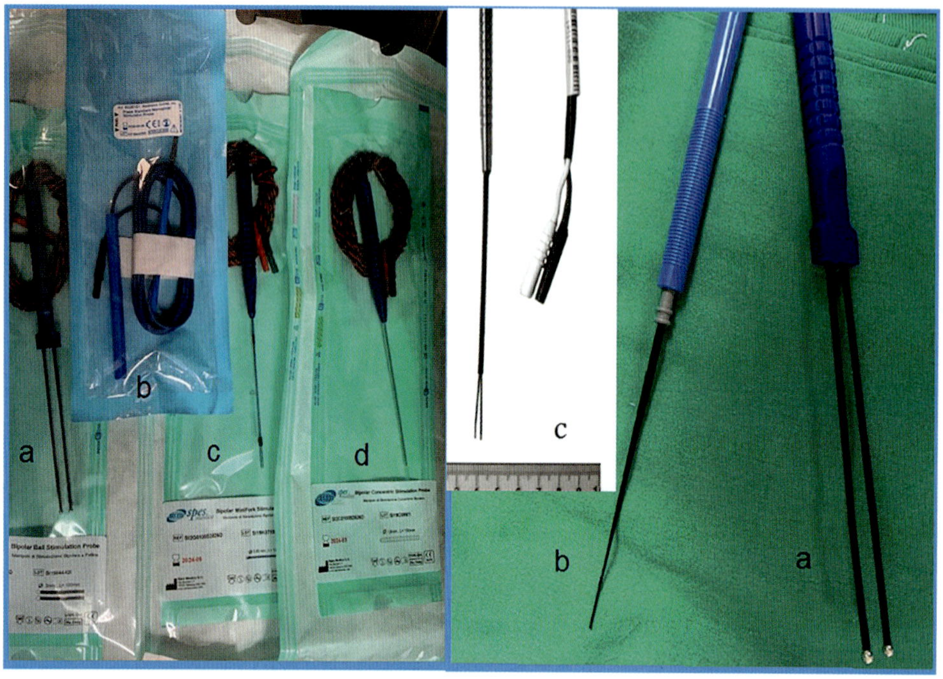

彩图 2.9 临床实践中用于电刺激的不同类型电极。**A.** 双极球形刺激探针（Spes Medica）；**B.** Prass 标准单极刺激探针（美敦力 Xomed）；**C.** 双极迷你叉形刺激器（Spes Medica）；**D.** 双极同心刺激探针（Spes Medica）

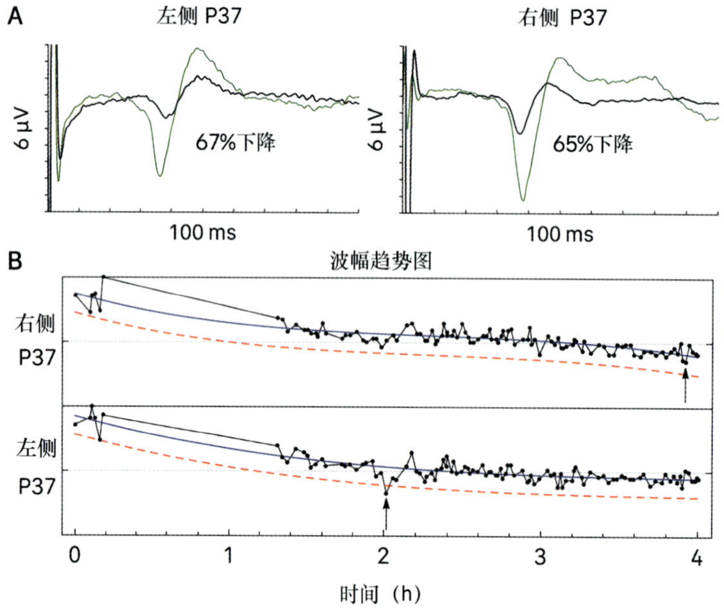

彩图 3.4 区分波形病理性恶化和基线漂移。**A.** 与初始基线（绿色曲线）相比，手术后期，双侧胫神经皮层 P37 体感诱发电位波幅降低≥ 65%（黑色曲线）。**B.** 趋势图与多项式趋势线（蓝色），－3.0 标准差下限（红色虚线）和箭头提示图 A 中的 P37 电位，只有一侧是病理性的。具体来说，基线漂移可解释右侧 P37 逐渐降低，但不能解释左侧 P37 的突然降低，后者是从变化前的数值明显减小 30%，明显超过了变异性，突破了下限，并表现出轻微的潜伏期延迟（5%）。同时，左下肢运动诱发电位也突然消失。报警，随后进行干预，信号恢复，术后没有出现功能废损

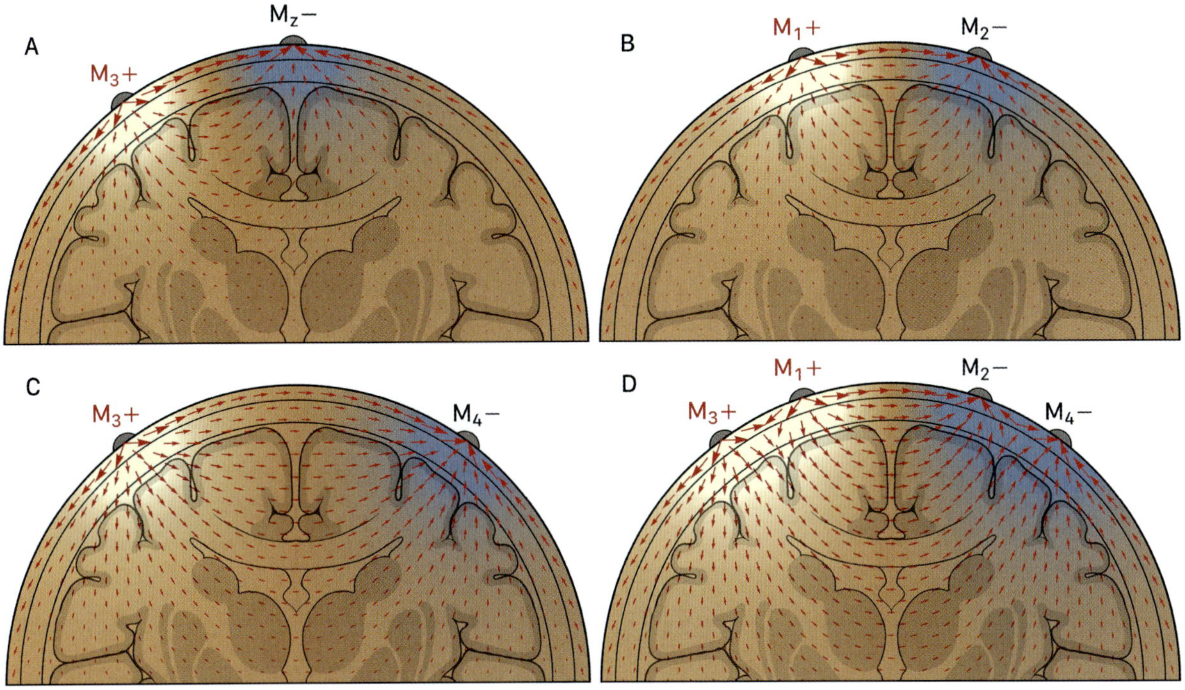

彩图 3.14 经颅电刺激环路。**A.** 半球内环路；**B** ～ **D.** 半球间内侧、外侧以及四极串联环路。黄色和蓝色阴影区域表示最大阳极和阴极电荷。红色箭头及其长度代表均匀电导情况下的电场方向和强度，实际的电场要复杂得多

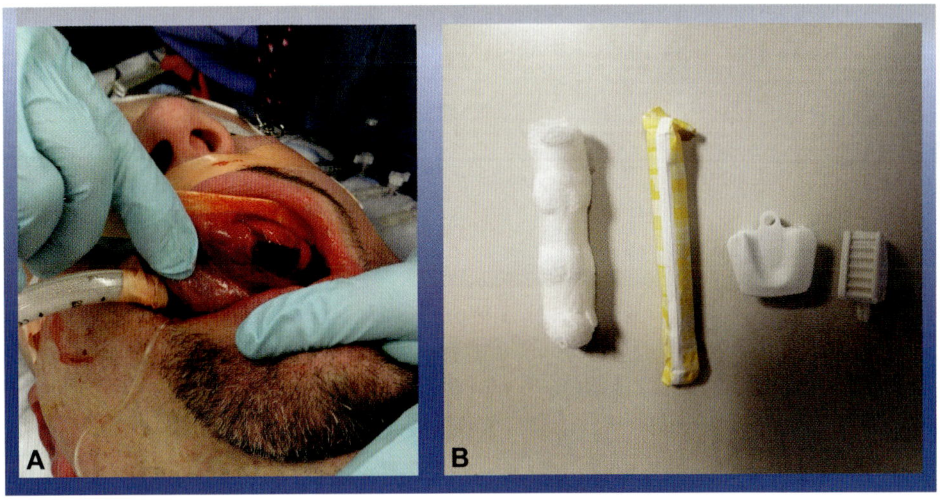

彩图 5.8 **A.** TES 导致舌咬伤的示例。**B.** 在上、下牙齿之间放置卷起的纱布或柔软的咬垫是预防咬伤的标准措施（Shils，经许可）

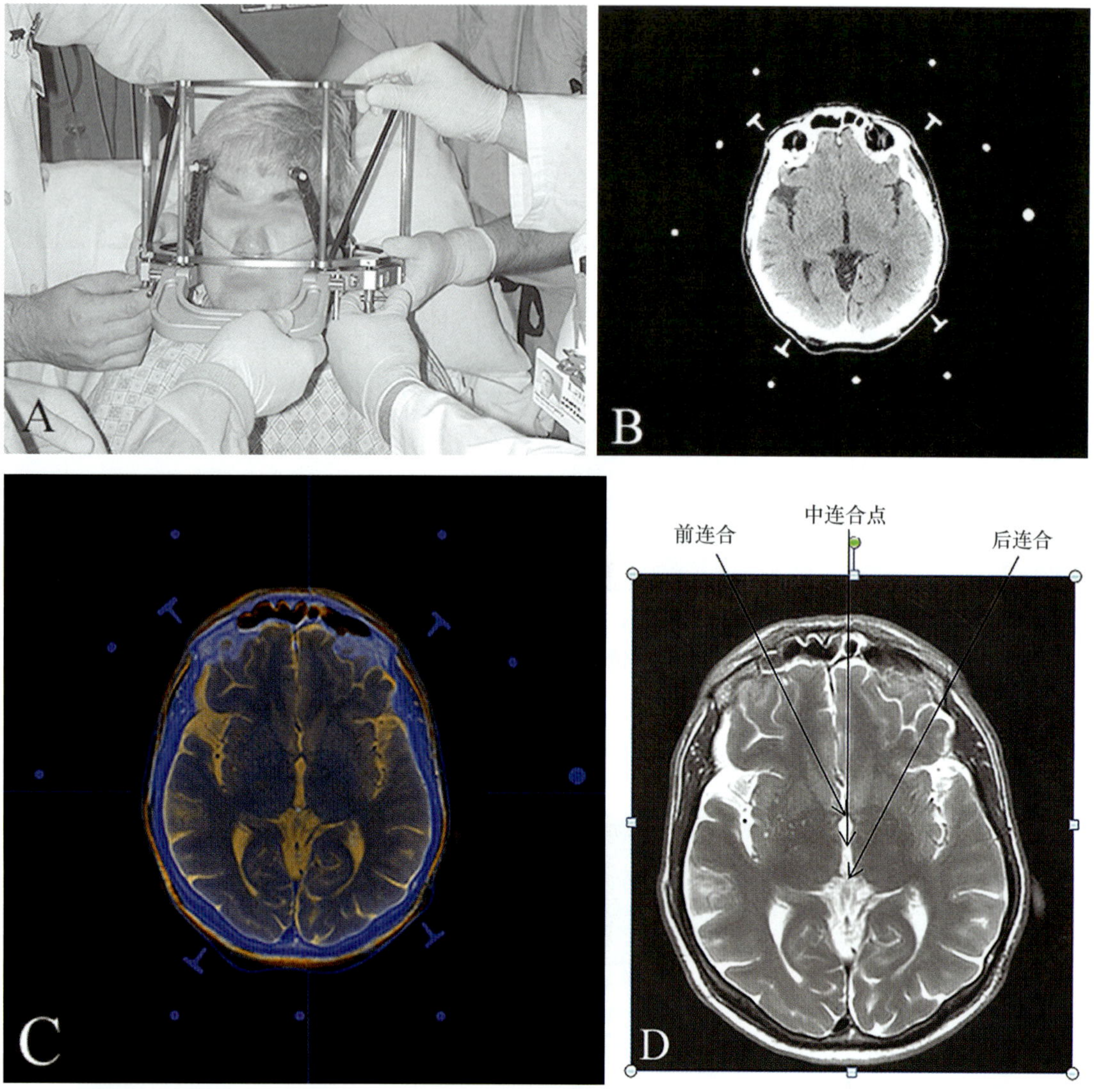

彩图 7.1 立体定向框架的安装及用于大致定位的影像。**A.** CRW（Integra，Burlington，MA）头架安装于患者头部，将带有垂直和倾斜杆的环固定在头架上以实现定位，并用于计算每个计算机断层成像（CT）图像上的 X、Y 和 Z 坐标。**B.** 术中当天带定位点拍摄 CT 图像。图像周围的 9 个大圆标记标示这些定位点。**C.** CT 和磁共振成像（MRI）融合图像。CT 图像显示为蓝色，MRI 显示为琥珀色。**D.** 融合过程中所使用的 MRI。此特定层面显示了前连合点和后连合点。（With permission from Shils，J.L.）

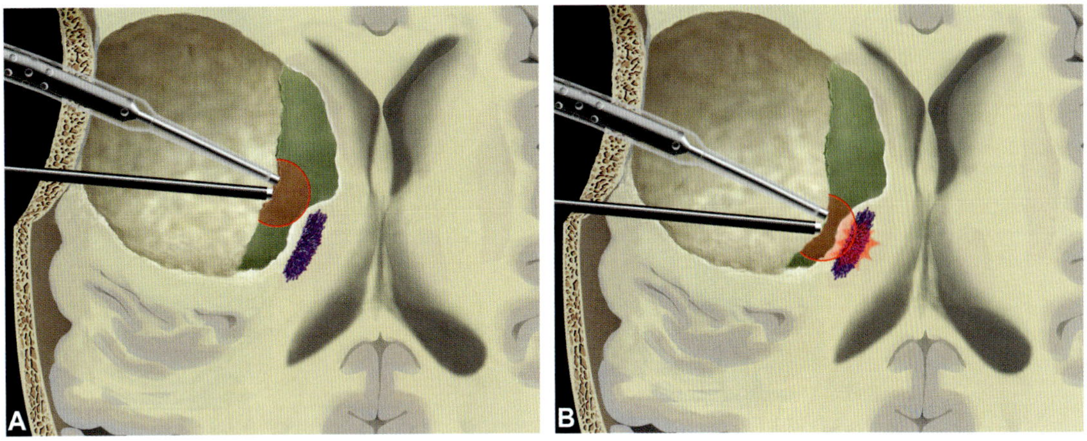

彩图 8.2 右侧岛叶肿瘤皮层下定位的轴位示意图，肿瘤尚未侵犯皮质脊髓束（CST），通过降低刺激强度进行皮层下定位。**A.** 外科医生一手持超声外科吸引器（CUSA），另一只手持刺激器或具有电刺激的吸引器，同时进行肿瘤切除和功能定位。绿色表示残余肿瘤组织，紫色表示 CST，红色区域代表电场。**B.** 当电场到达 CST 时便会诱发运动诱发电位。通过降低刺激强度，逐步切除肿瘤，并在定位指导下安全接近 CST

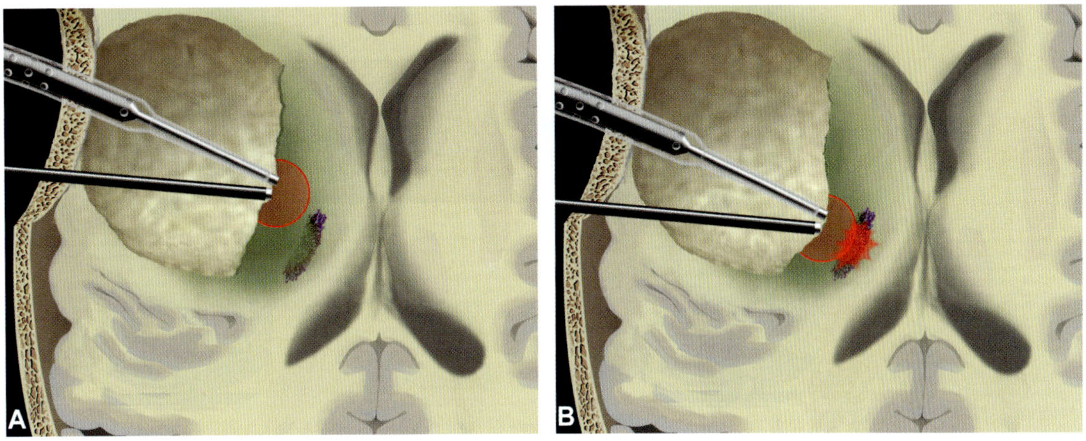

彩图 8.3 右侧岛叶肿瘤皮层下定位的轴位示意图，肿瘤已经浸润皮质脊髓束（CST），通过降低刺激强度进行皮层下定位。**A.** 外科医生一手持超声外科吸引器（CUSA），另一只手持刺激器或具有电刺激的吸引器，同时进行肿瘤切除和功能定位。绿色表示残余肿瘤组织，紫色表示肿瘤侵犯 CST，红色区域代表电场。**B.** 当电场到达 CST 时便会诱发运动诱发电位。请注意，手术策略和最低刺激强度报警标准可能与图 8.2 所示的临床情况不同，在图 8.2 中，肿瘤并未浸润 CST

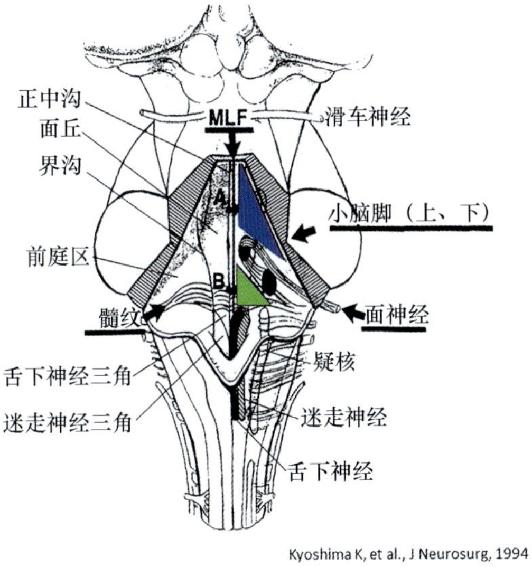

彩图 9.1 第四脑室底示意图。用阴影区域表示两个安全入路。蓝色阴影表示面丘上三角，内侧为内侧纵束（MLF），下方为面神经（在脑干实质内走行），外侧为小脑上脚。绿色阴影显示面丘下三角，内侧为 MLF，下方为髓纹，外侧为面神经。还显示了位于迷走神经背侧运动核上的舌下神经三角和迷走神经三角

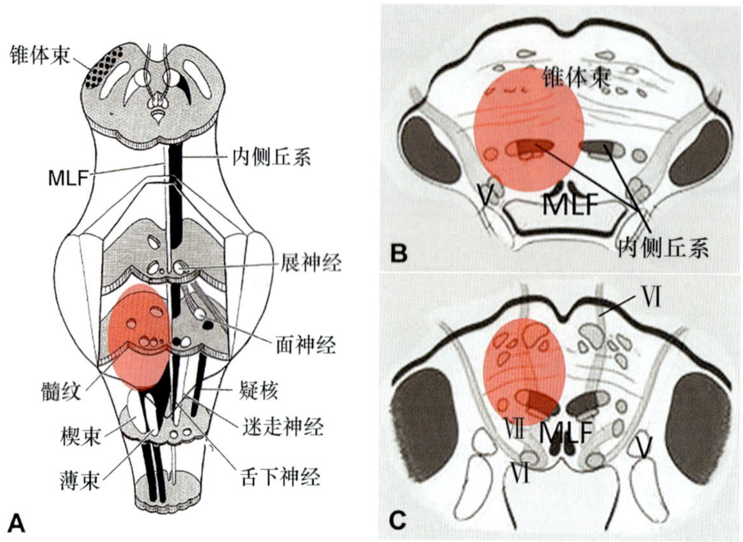

彩图 9.3 示意图显示图 9.2 中脑桥海绵状血管畸形的位置。**A.** 背面观，冠状位视图。**B** 和 **C.** 脑桥上、下份的轴位切面示意图。红色阴影为海绵状血管畸形的位置。MLF，内侧纵束

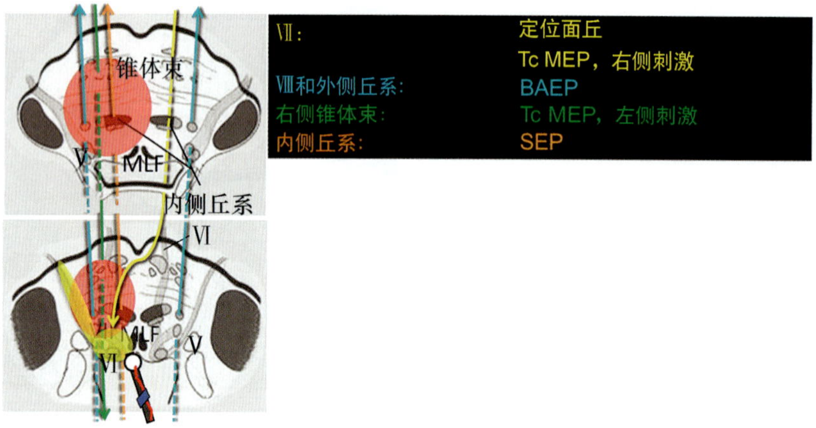

彩图 9.4 针对图 9.2 中患者制订的多模式术中神经监测计划。每种颜色代表每种监测模式评估的神经结构和通路。黄色：通过定位技术定位左侧面神经核团和神经，以及刺激右侧半球的经颅（Tc）运动诱发电位（MEP）监测评估皮质延髓束功能。蓝色：通过脑干听觉诱发电位（BAEP）监测评估双侧耳蜗神经核和外侧丘系。绿色：刺激左侧半球的 Tc MEP 监测右侧锥体束功能。橙色：刺激右侧周围神经体感诱发电位（SEP）监测评估左侧内侧丘系功能。MLF，内侧纵束

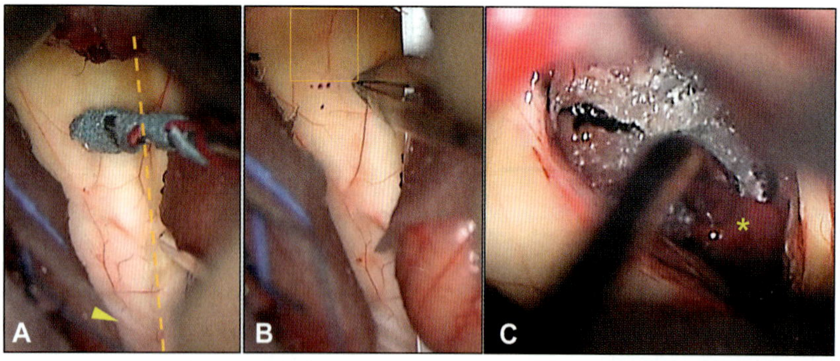

彩图 9.5 显微手术照片。**A.** 在第四脑室底用单极刺激探针定位面丘；黄色箭头示髓纹，虚线示中线（后正中沟）。**B.** 用蓝色染料标记左侧面丘。**C.** 显示（B）中橙色正方形区域的显微照片。切开左侧面丘上三角，并从脑实质中切除海绵状血管畸形（*）

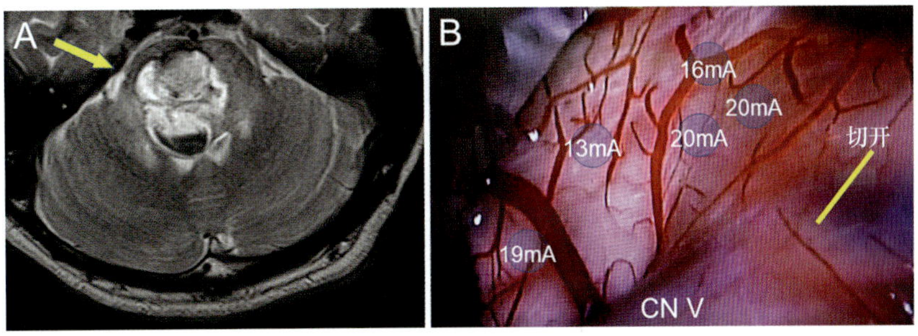

彩图 9.7 **A.** 经右侧岩前入路治疗脑桥海绵状血管畸形。箭头示入路，以及图 B 中显微手术照片的观察方向。**B.** 术中显微照片。上为尾侧，下为吻侧。图示单极刺激脑桥腹侧面皮质脊髓束定位结果，数字示不同部位的上肢运动诱发电位的刺激阈值。黄线示脑桥腹侧面的切口。灰色示脑桥表面下血肿。CN，脑神经

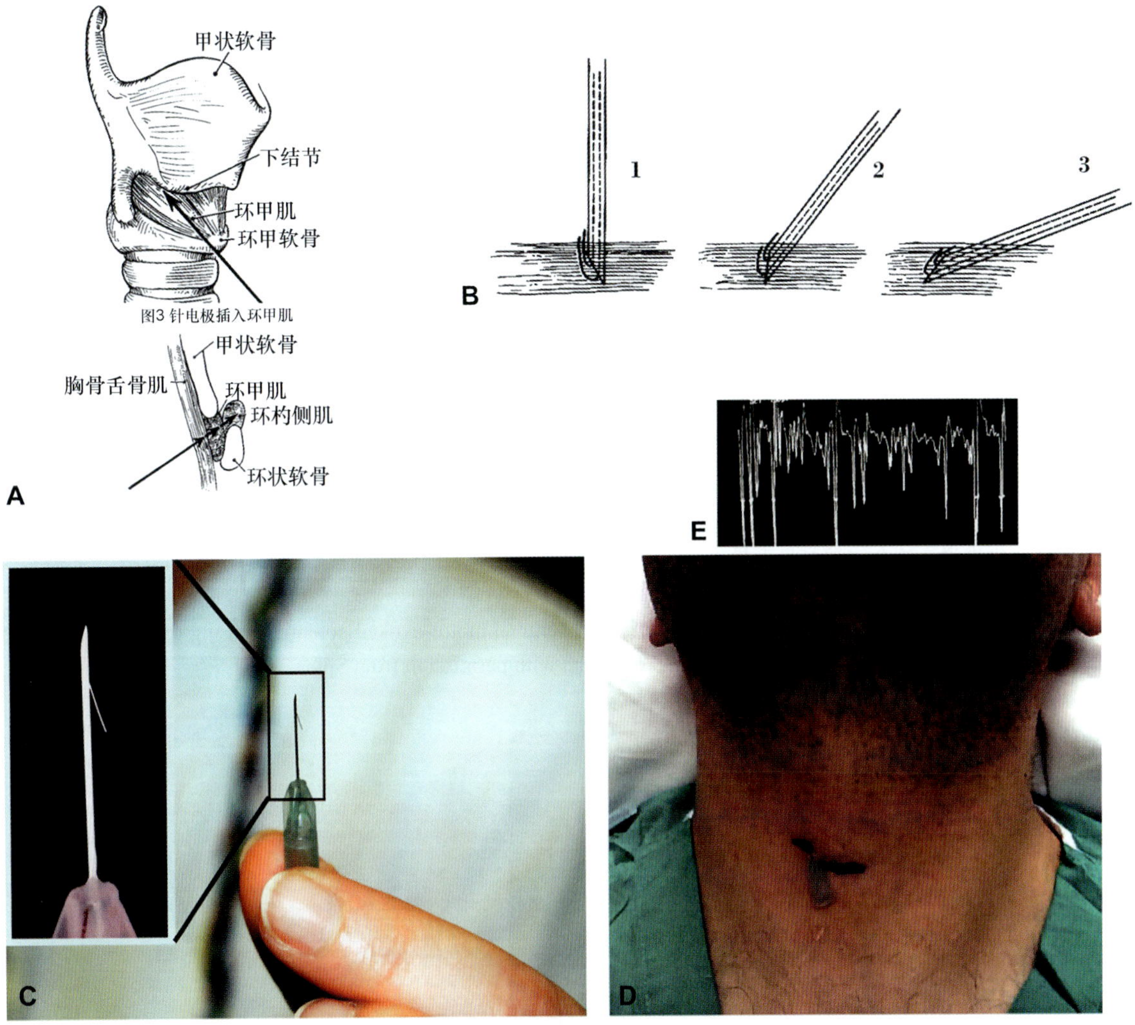

彩图 10.3 环甲肌记录电极的放置。**A.** 环甲肌（cricothyroid，CTHY）解剖的侧面观（示意图）。**B.** 钩丝电极在 CTHY 肌肉中的放置位置。CTHY 肌肉中钩丝电极针的最佳插入角度如图 3 所示。**C.** 钩丝电极由一根 27 号针头和 76 μm 导线组成。**D.** 皮肤标记，表示针电极插入 CTHY 肌肉的位置。**E.** 高音调发声后 CTHY 肌肉的肌电活动验证了钩丝电极的最佳位置。（Parts A and B：Adapted from Hirano M，Ohala J.，1969. Use of hooked-wire electrodes for electromyography of the intrinsic laryngeal muscles. J Speech Hear Res 12，362-373. Part E：From Deletis，V.，Fernández-Conejero，I.，Ulkatan，S.，Rogić，M.，Carbó，E.L.，Hiltzik，D.，2011. Methodology for intra-operative recording of the corticobulbar motor evoked potentials from cricothyroid muscles. Clin Neurophysiol 122，1883-1889 with permission.）

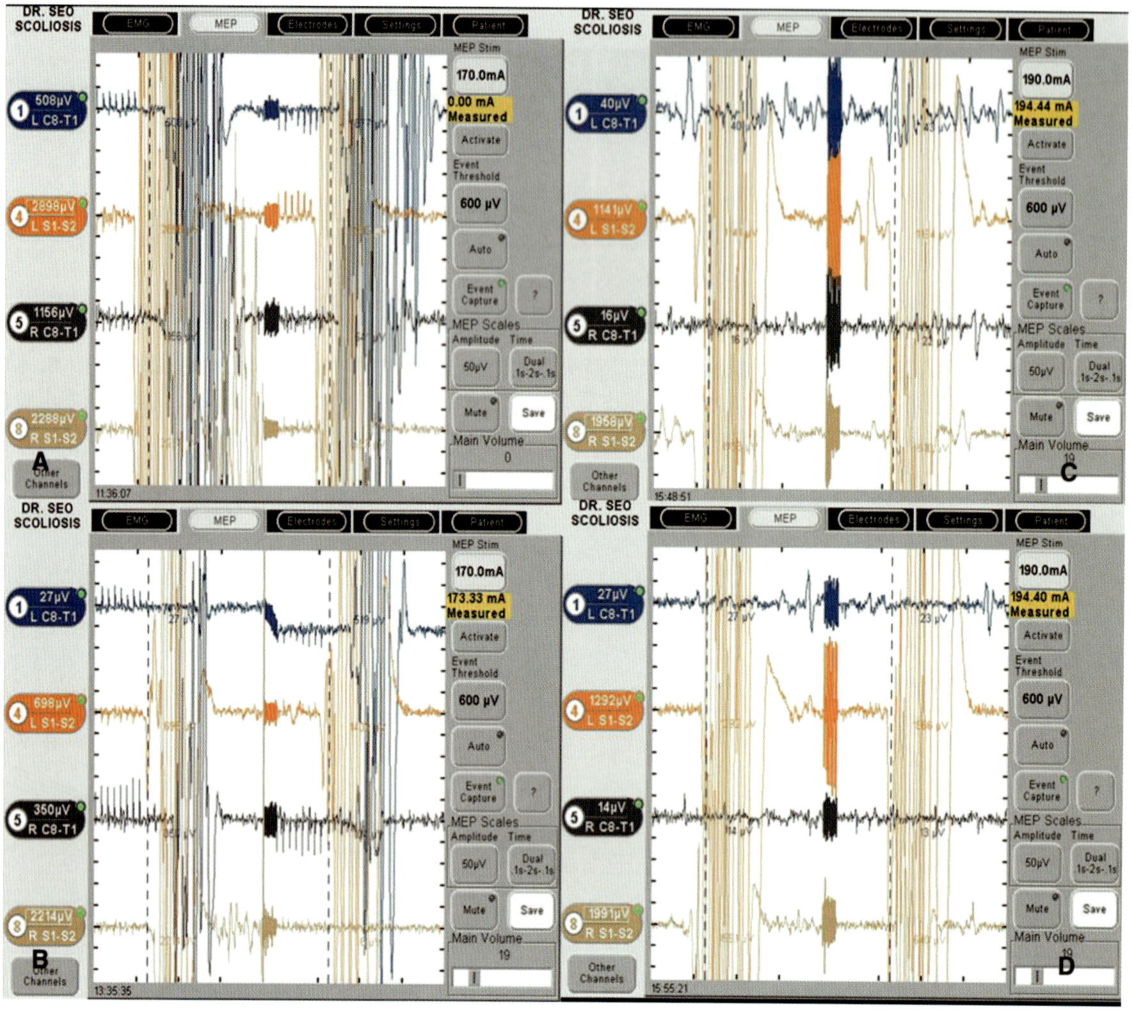

彩图 11.14 一例在没有神经生理医生监测下行运动诱发电位监测的病例报告。在不同操作阶段的 MEP 波幅。**A.** 术前 MEP 波幅。**B.** 螺钉植入后和上棒后矫正操作前的 MEP 波幅。**C.** 畸形矫正后的 MEP 波幅。**D.** 手术完成后的 MEP 波幅。手术团队在没有神经生理医生参与的情况下进行监测，结果患者术后截瘫。外科医生没有发现技术错误，导致了对结果的误解。对神经生理医生来说，这个错误是显而易见的。图中橙色图线被错误地认为来自腿部，蓝色来自手臂。神经生理医生应该能够发现手臂 MEP 的潜伏期比腿部的要短。这就是为什么 IONM 需要神经生理医生进行监测的一个典型示例。[From Modi HN，Suh SW，Yang JH et al.（2009）. False-negative transcranial motor-evoked potentials during scoliosis surgery causing paralysis：a case report with literature review. Spine 34：E896-900 with permission from Spine.]

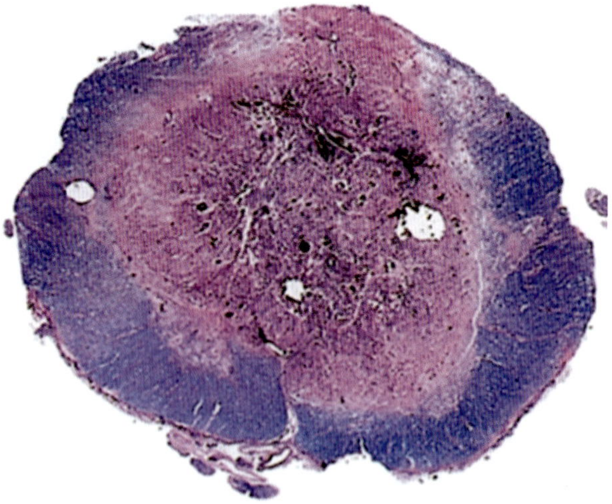

彩图 13.1 脊髓星形细胞瘤的病理标本（尸检）。Luxol 快速蓝色染色。脊髓轴向平面的绝大部分区域被高级别星形细胞瘤（粉红 / 紫色）所占据，而周围保留的有髓鞘的轴突呈现蓝色

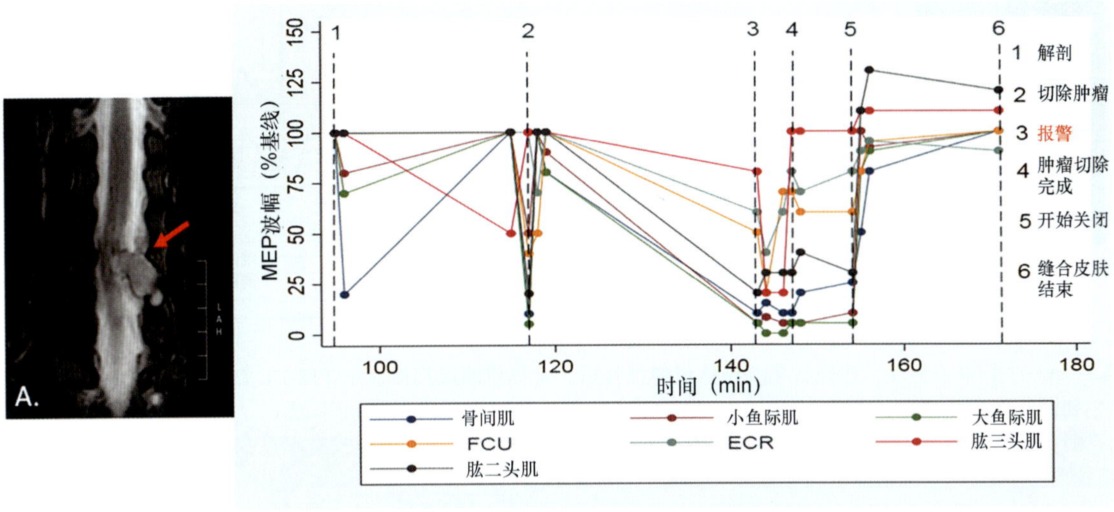

彩图 14.1 **A.** 一名 24 岁女性，左手和手臂进行性麻木伴手无力。磁共振成像显示左侧 C5 ～ C6 椎管内肿瘤压迫脊髓，并累及左侧 C6 神经根的椎间孔。诊断为 C5 ～ C6 硬膜下 / 外（哑铃型）神经鞘瘤。**B.** 在肿瘤切除期间，采用体感诱发电位和运动诱发电位（MEP）进行脊髓监测，复合肌肉动作电位用于神经根定位，肌电图和来自肌节的 MEP 用于神经根监测。在手术的关键部分，MEP 每 30 秒更新一次。仅显示选定的更新波形。左侧肱二头肌、尺侧腕屈肌（FCU）和手部肌肉的 MEP 波幅在肿瘤切除过程中下降并迅速恢复。后续切除过程中左手肌肉 MEP 几乎消失，并在关闭结束时恢复到基线。术后没有新的神经功能障碍，左手的运动功能得到改善。未显示三角肌和足部肌肉 MEP，它们没有发生变化，用于对照。对侧 MEP 也无变化。ECR，桡侧腕伸肌

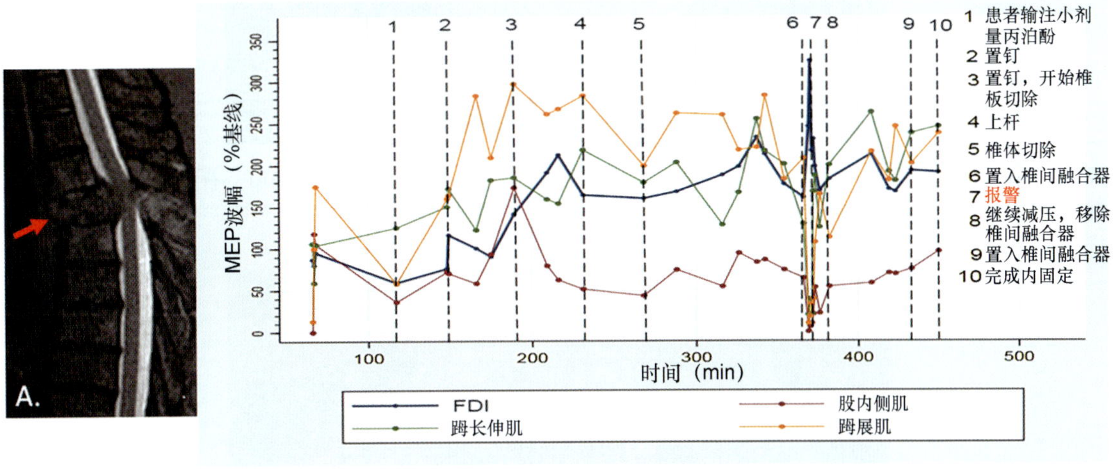

彩图 14.2 **A.** 一名 46 岁女性，神经系统查体功能完好，磁共振成像显示肿块破坏 T4 椎体，椎体后凸轻度压迫脊髓。**B.** 由于脊柱不稳定，在摆放体位前，记录运动诱发电位（MEP）和体感诱发电位（SEP）基线。内固定植入器械和椎体切除术期间，MEP 或 SEP 没有不良变化。放置椎间融合器后，下肢 MEP 波幅下降超过 80%，移除椎间融合器并减压后 MEP 波幅恢复正常，并在重新植入椎间融合器后保持不变，SEP 无变化。术后没有发现新的神经功能缺损。FDI，第一背侧骨间肌

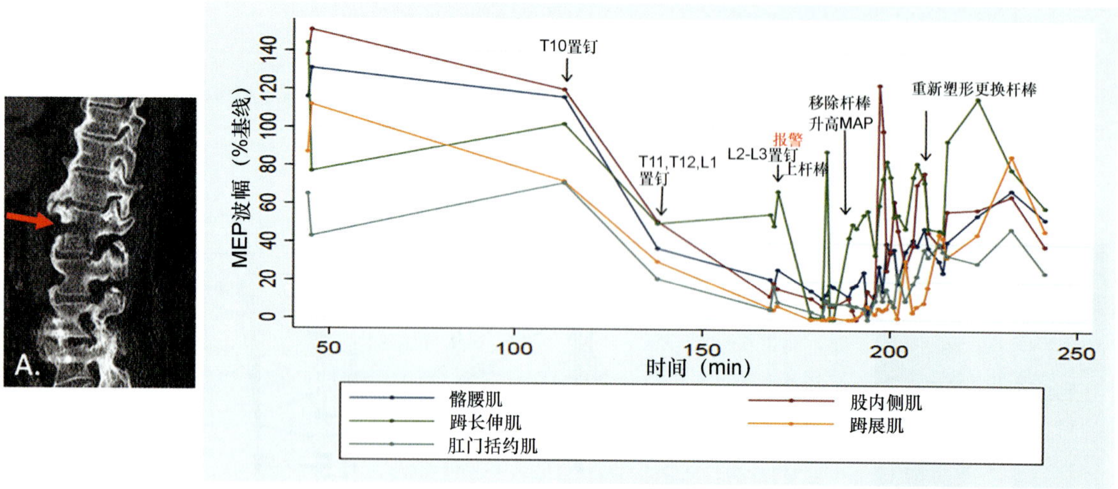

彩图 14.3　A. 一名 69 岁男性，摔倒后 T12 椎体过伸性骨折，计算机断层扫描显示 T12-L1 关节面增宽，伴有弥漫性特发性骨质增生和既往 L2-L3 融合。**B.** 植入杆棒后，运动诱发电位（MEP）波幅下降 80% 以上，并且在移除杆棒和提高平均动脉压后波幅恢复。重新塑形更换杆棒后，MEP 没有变化。手术期间体感诱发电位没有不良变化。术后即刻并没有出现新的神经功能缺损。MAP，平均动脉压

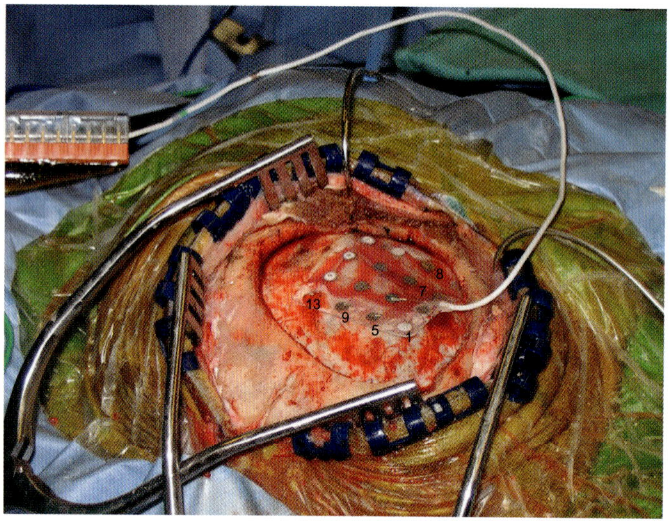

彩图 16.7　刺激对侧正中神经，在感觉运动皮层表面硬膜外放置 4×4 栅状电极，记录 SEP。图示电极点编号对应图 16.8 中的通道编号

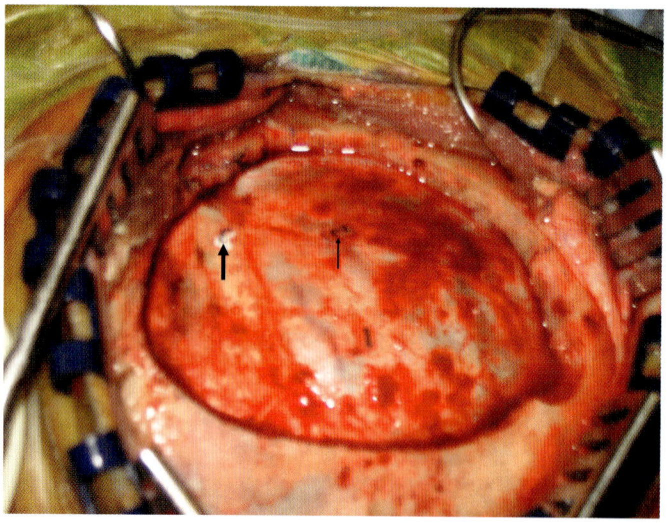

彩图 16.9　硬膜上的标记对应正中神经 N20-P22 体感诱发电位相位反转的位置（点 2，细箭头），及电刺激引起面部肌肉收缩的位置（点 3，粗箭头）。识别点 2（N20-P22）有助于术者定位点 3，即硬膜外刺激电极植入的位置

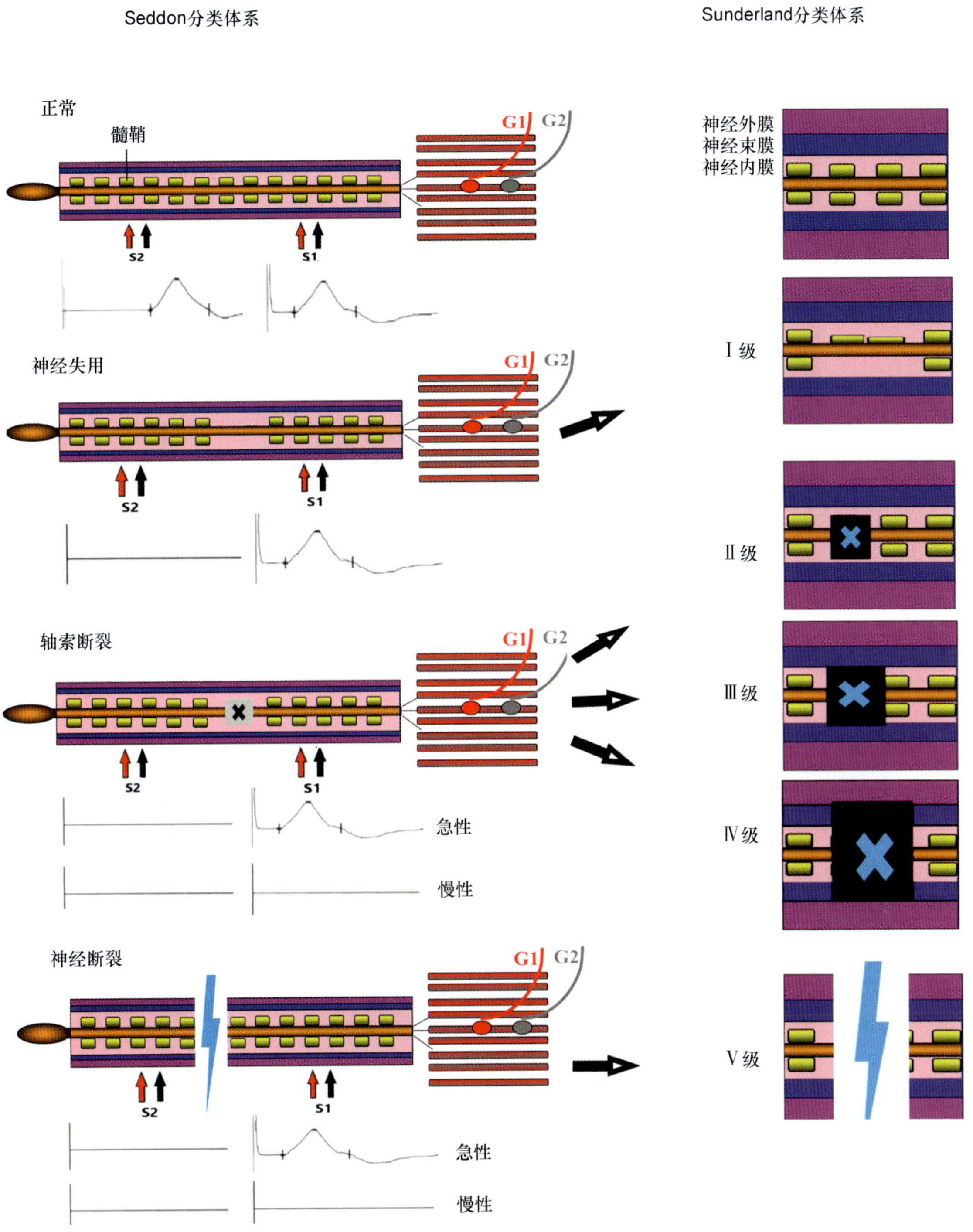

彩图 17.1 基于 EMG 结果的急性期（3 周内）与慢性期神经损伤分类。S1 和 S2 分别指远端与近端刺激点，G1 和 G2 均指记录电极

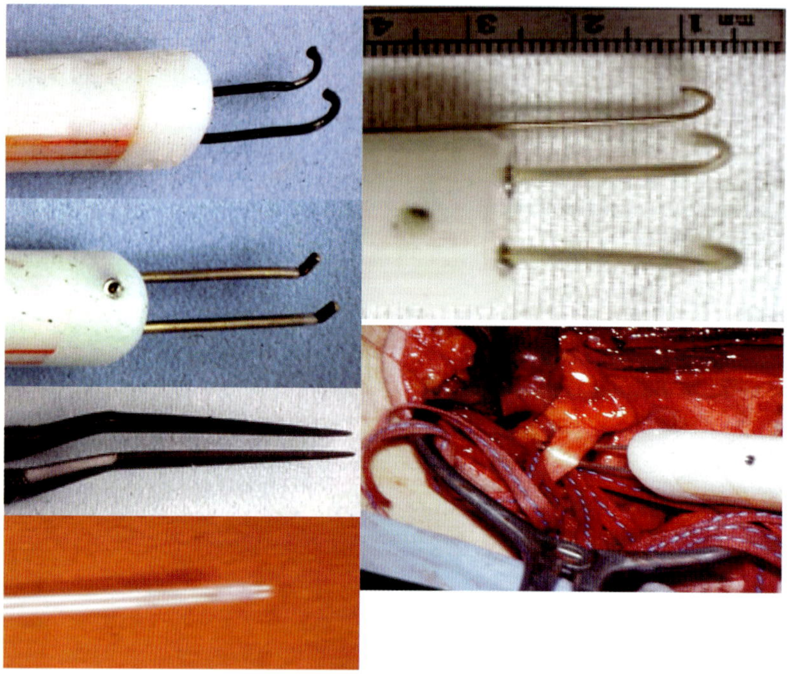

彩图 17.2　各种类型的双极与三极刺激器

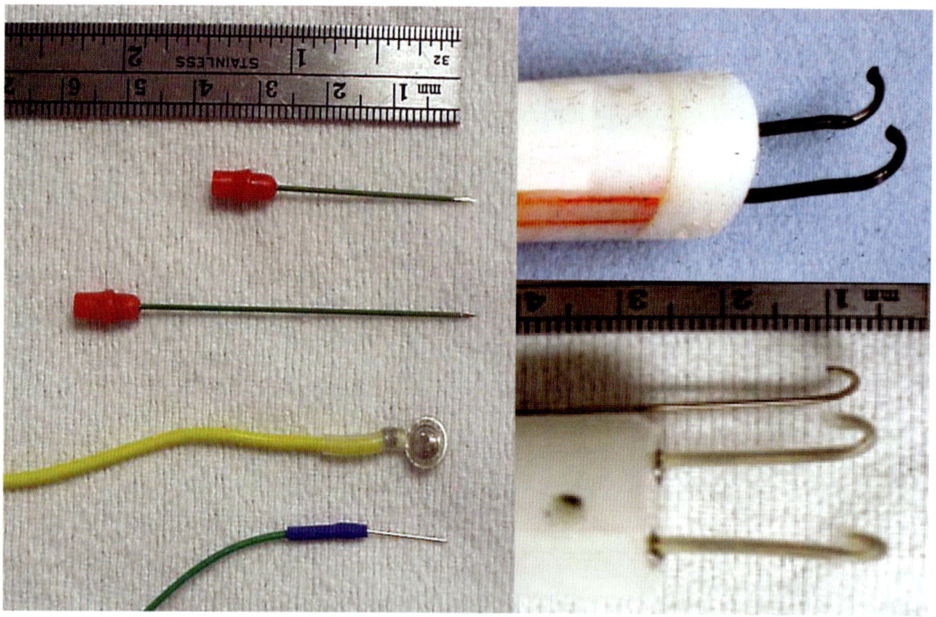

彩图 17.3　各种类型的记录电极

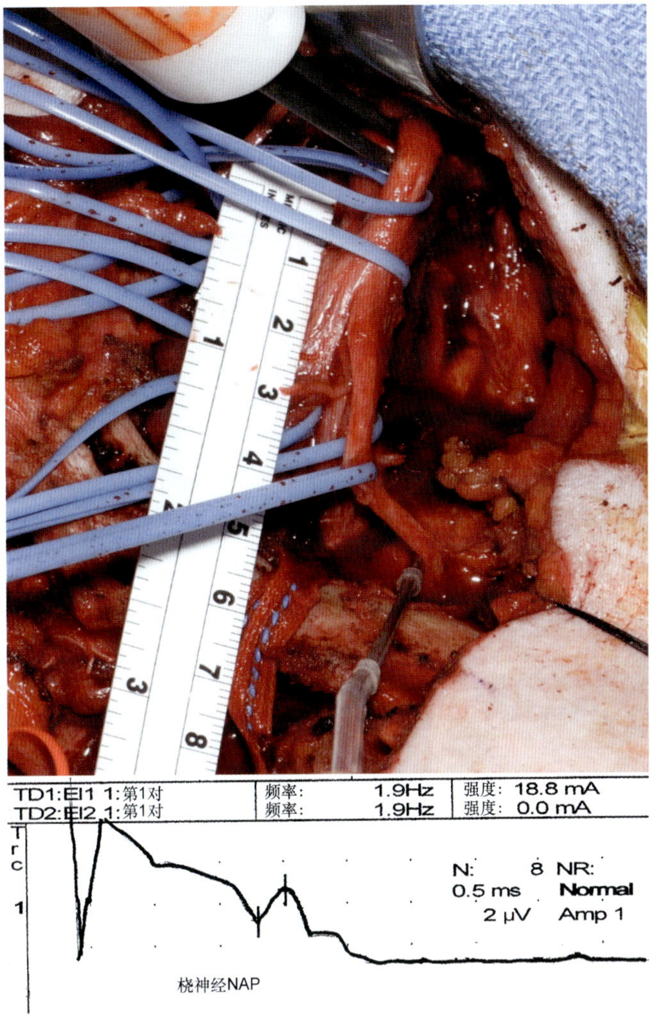

彩图 17.6　神经动作电位（NAP）的刺激与记录技术。该例患者中，于桡神经远端进行刺激，于神经近端进行记录，记录到可重复的 NAP

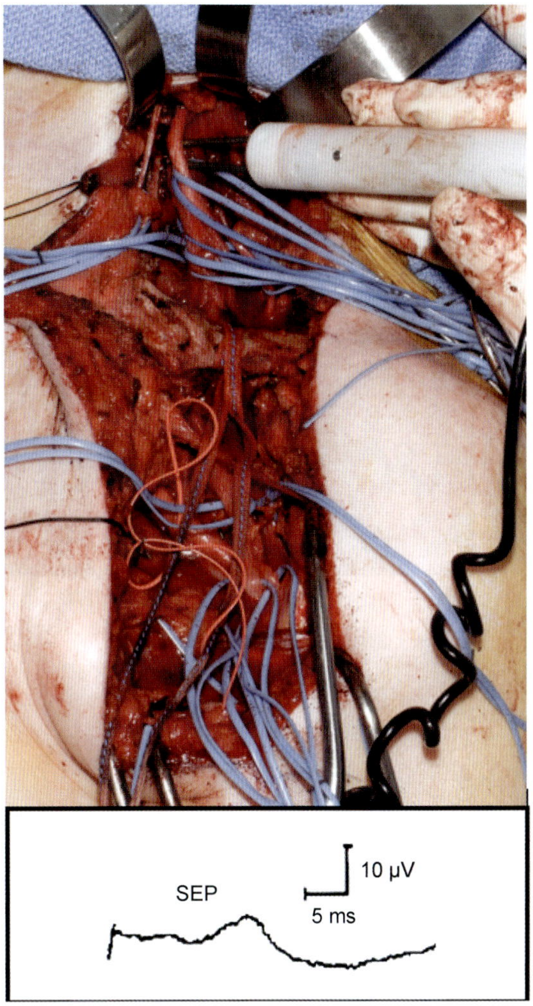

彩图 17.8

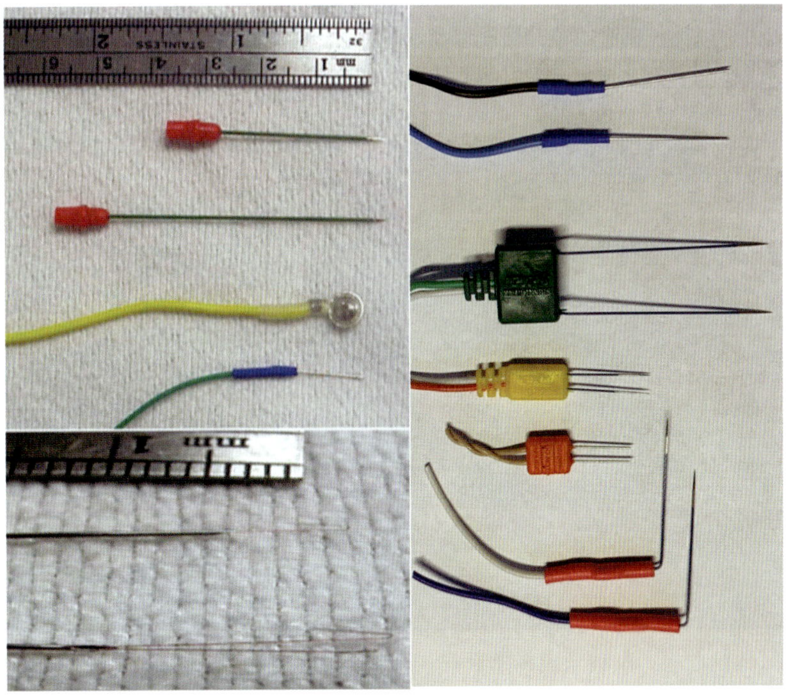

彩图 17.11　用于自由描记肌电图的各种规格针电极

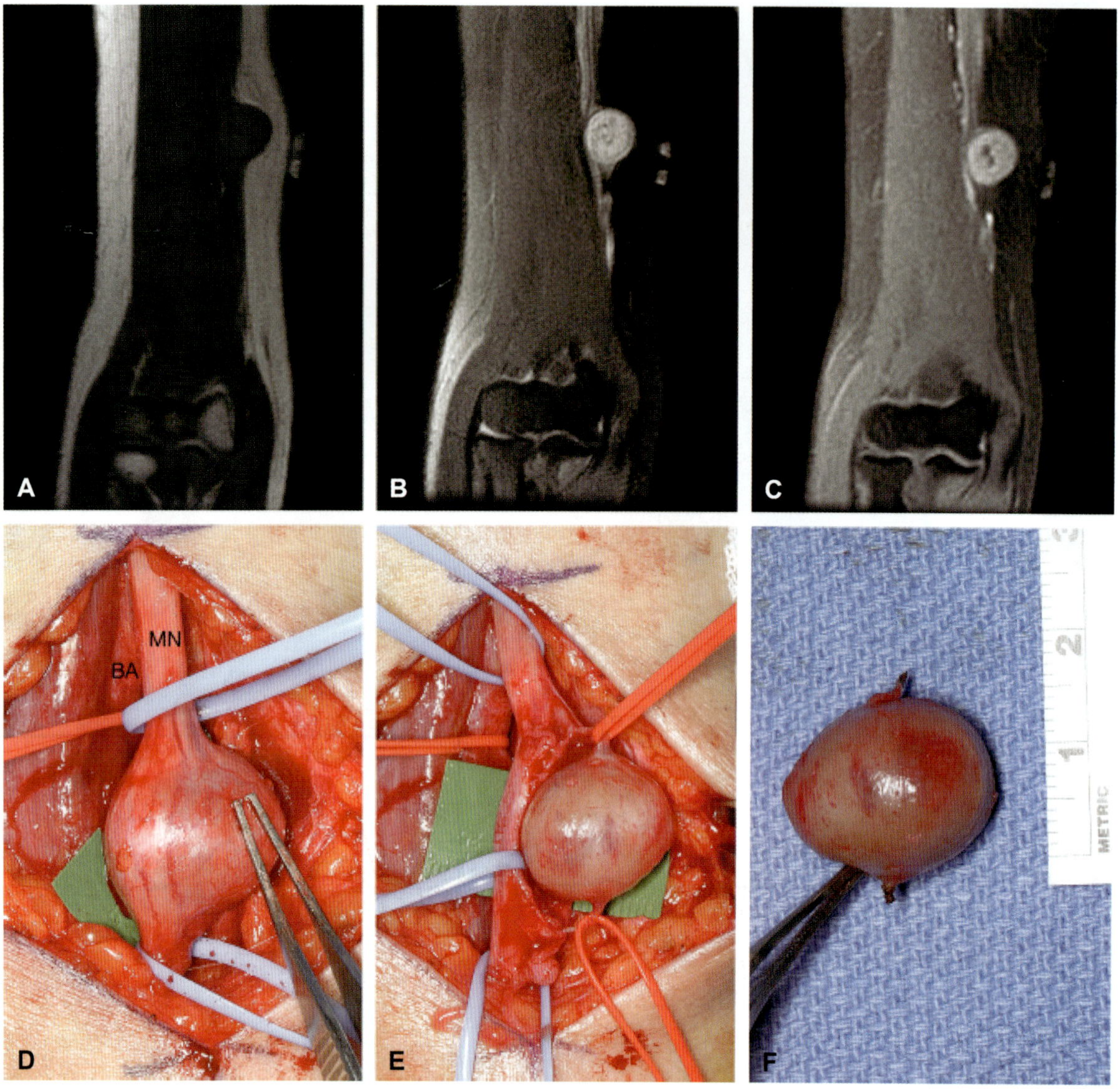

彩图 17.12 手臂远端正中神经神经鞘瘤的磁共振成像和术中照片。**A.**T1 加权；**B.** T2 加权；**C.** T1 加权强化的冠状位图像，展示了一例边界清楚的良性神经鞘瘤的典型外观。**D ～ F.** 术中照片显示一偏心正中神经（MN）肿瘤。对 MN 的近端和远端进行控制。保护肱动脉（BA）。可以清楚地看到单神经纤维束进出肿瘤。切除肿瘤，只切除受累的神经束，并保留未受累的神经束。在切除的肿瘤标本上囊肿完整，囊肿表面未见神经束。[Spinner，R.J.，Hanna，A.S.，Maldonado，A.A.，Wilson，T.J.，2019. Peripheral nerve. Oper Neurosurg 17（2），S229-S255.]

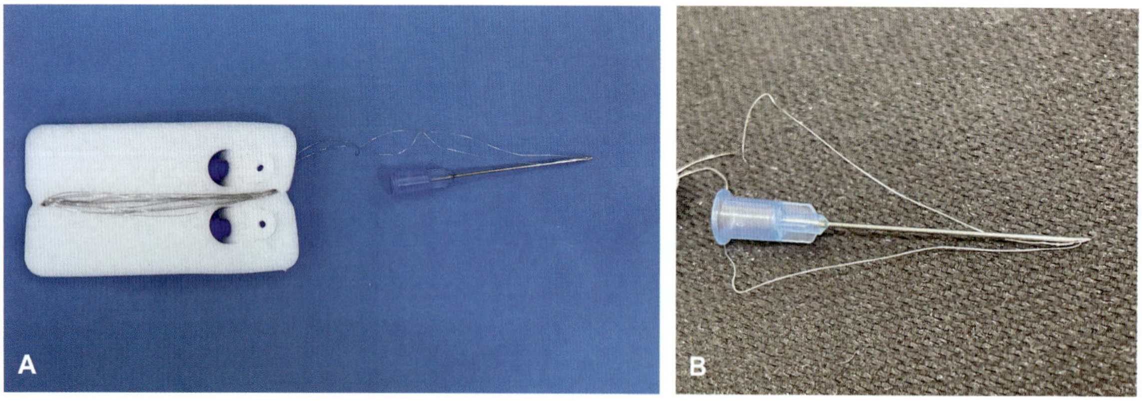

彩图 18.1 **A.** 成对 EMG 钩丝电极；**B.** 钩丝电极的近观。（Medtronic，Minneapolis，MN 55432-5640，USA，Product # 8226326，25mm. © 2021 Jaime R. López，MD.）

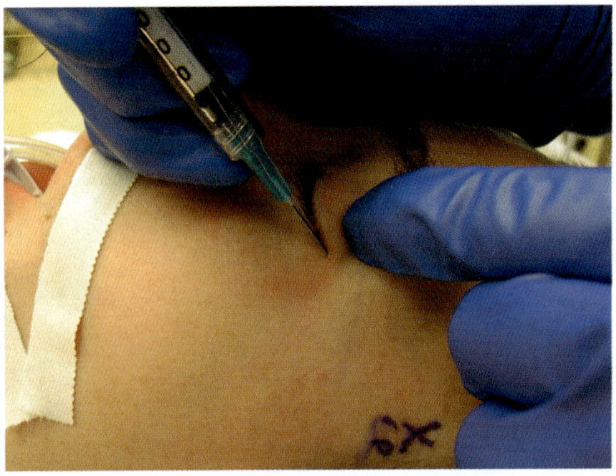

彩图 18.14　使用结核菌素注射器的 25 号针头，经皮将钩丝电极置入 LR。注意，将眼球轻轻向内侧推，以便放置电极且避免伤及眼睛。（© 2021 Jaime R. López，MD.）

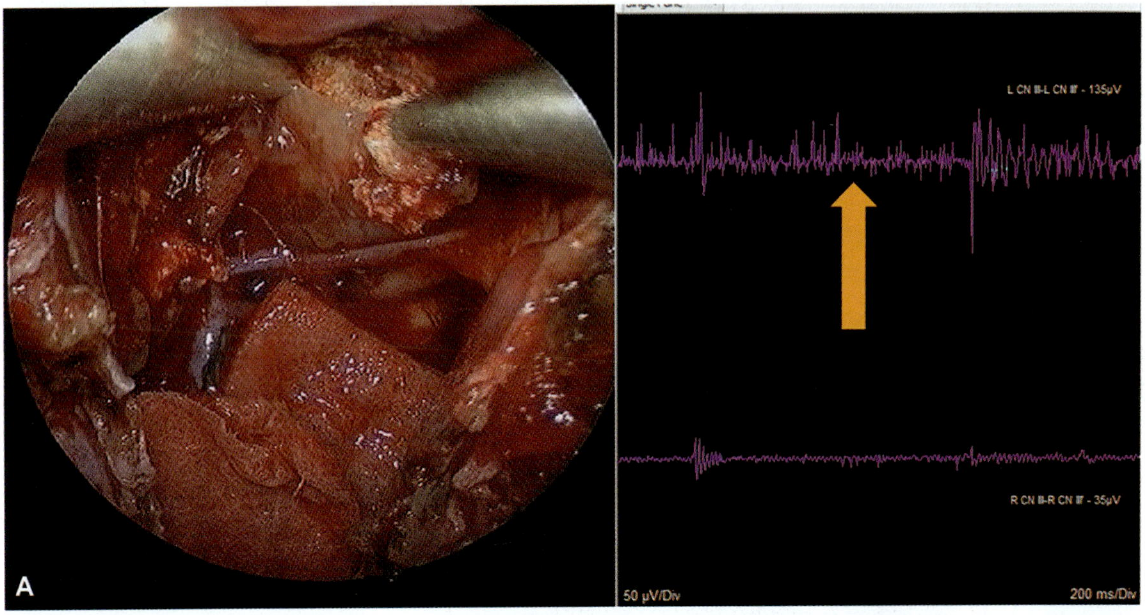

彩图 18.16　**A.** 一名 11 岁男孩患颅咽管瘤，肿瘤毗邻视神经和脑桥前区。在经鼻内镜切除肿瘤术中，从左侧下直肌 / 下斜肌记录到的神经强直放电（箭头）。**B.** 报告手术医师，采用单极刺激器刺激动眼神经（0.2 mA，脉宽 0.1 ms），左侧 IR/IO 记录到诱发 CMAP（箭头）。**C.** 一例 55 岁男性垂体肿瘤患者，术中重复刺激（0.3 mA，脉宽 0.1 ms），钩丝电极记录到右侧 LR CMAP（箭头）。（© 2021 Jaime R. López，MD.）

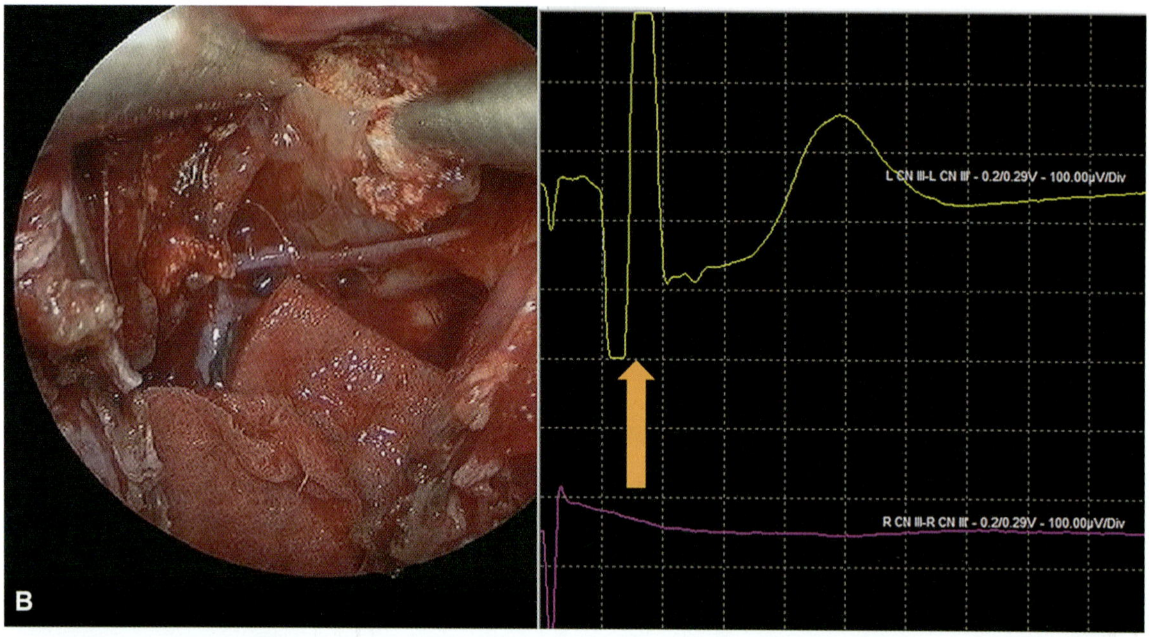
L CN III-L CN III' - 0.2/0.29V - 100.00μV/Div
R CN III-R CN III' - 0.2/0.29V - 100.00μV/Div
B

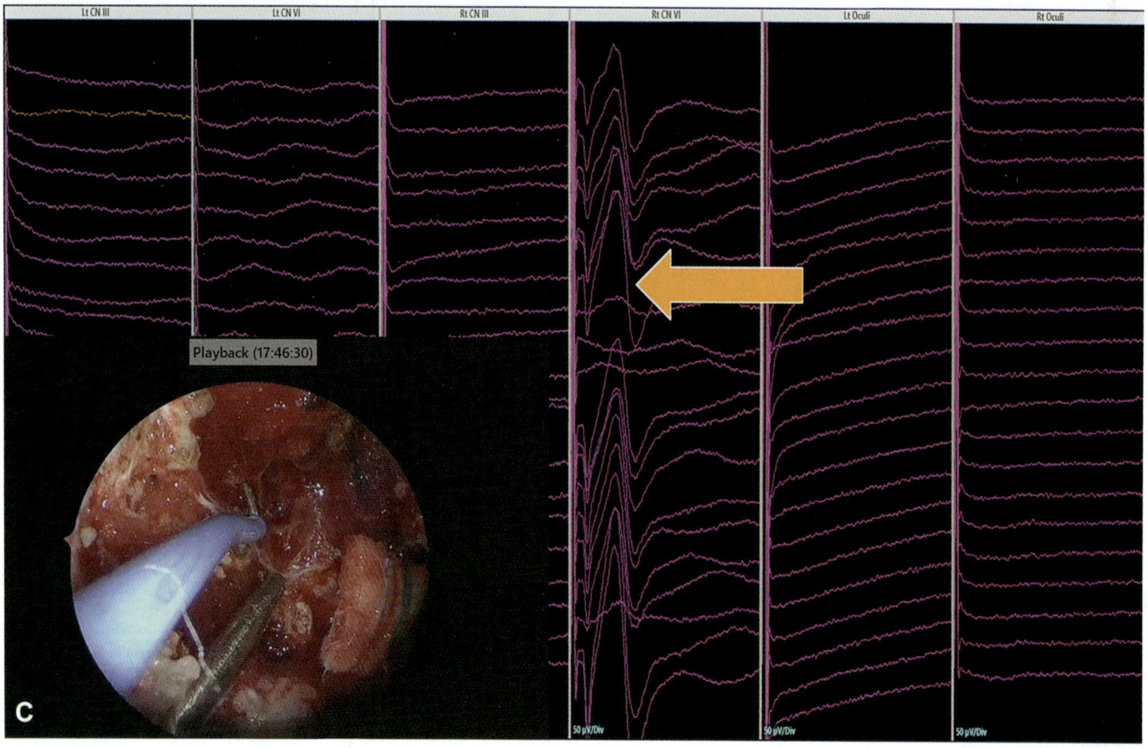
Lt CN III
Lt CN VI
Rt CN III
Rt CN VI
Lt Oculi
Rt Oculi
Playback (17:46:30)
C

彩图 18.16（续）

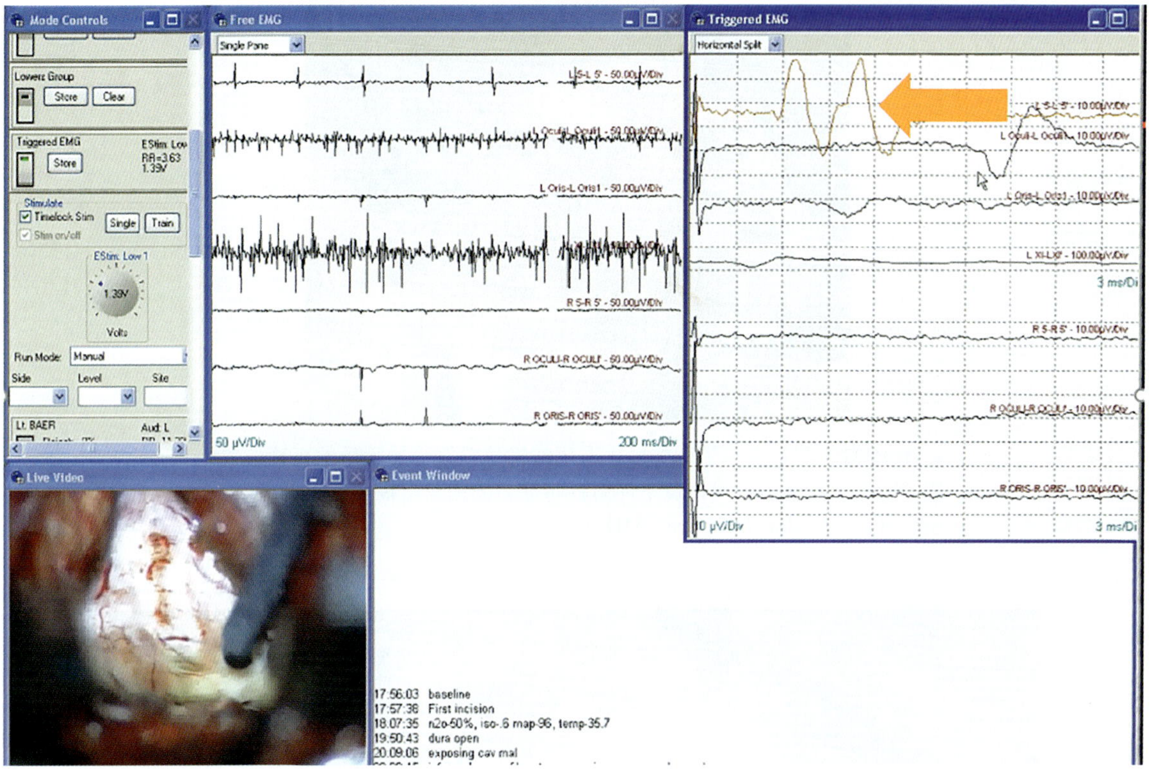

A

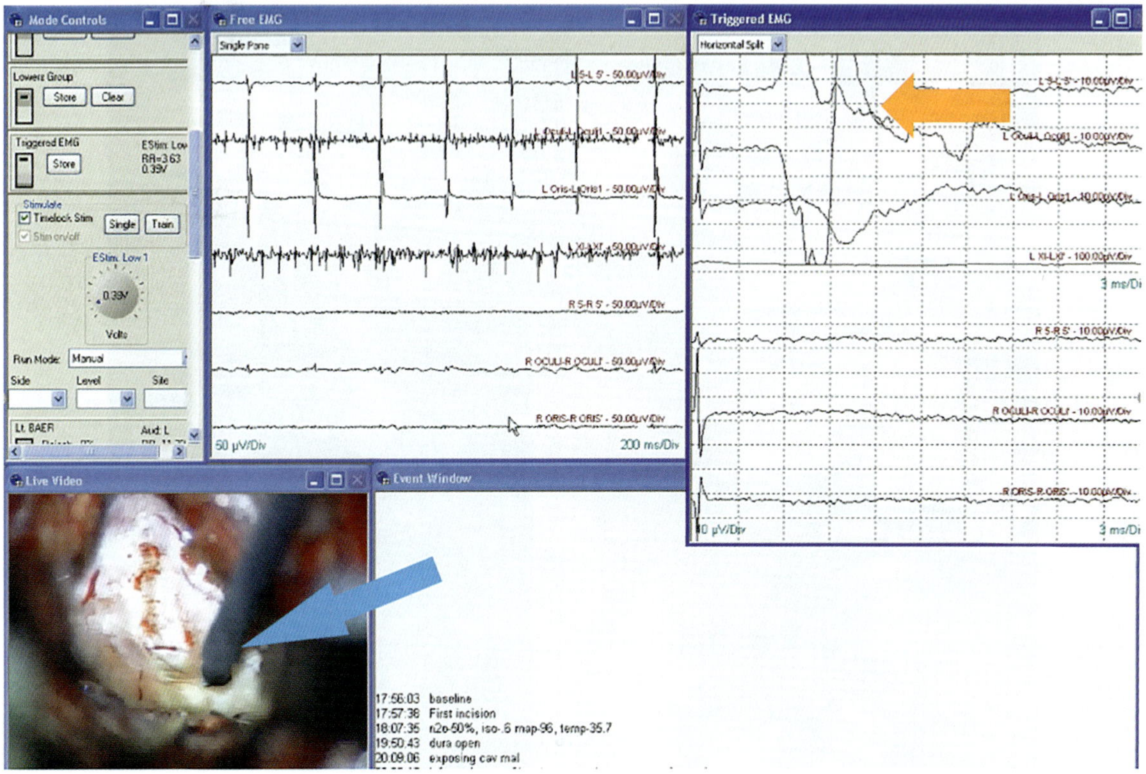

B

彩图 18.18　A. 箭头显示，在一名脑桥海绵状血管瘤患者中，切除前行脑干运动神经核团及相应通路定位，经第四脑室底部，采用单极电刺激脑干（1.39 V，脉宽 0.1 ms，频率 3.63 Hz），从左侧咬肌记录到 CMAP。**B.** 当刺激强度为 0.39 V、0.1 ms 脉宽时，从左侧咬肌和眼轮匝肌记录到的高波幅 CMAP（箭头），以及从口轮匝肌记录到的较小 CMAP。诱发 CMAP 的刺激强度较低，表明单极探头刺激部位更接近于 CN Ⅴ和Ⅶ的运动通路。手术显微镜拍摄图片中可见单极探针（左下箭头）。（© 2021 Jaime R. López，MD.）

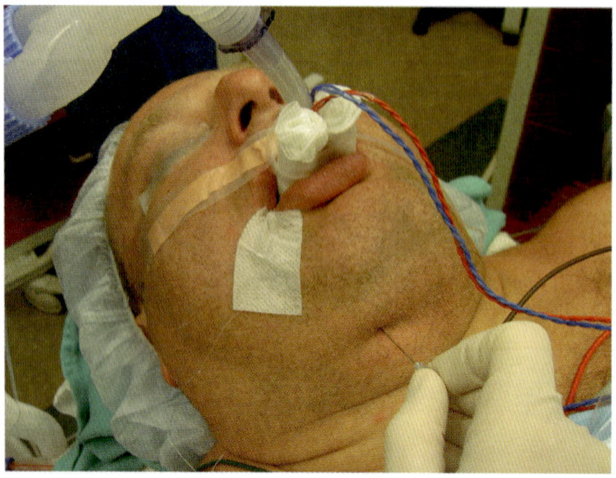

彩图 18.21　照片展示了麻醉医生采用喉镜放置气管导管后的正确位置。照片的右下角还显示通过皮下注射针将成对的钩丝电极放置在右侧颏舌肌。（© 2011 Jaime R. López，MD.）

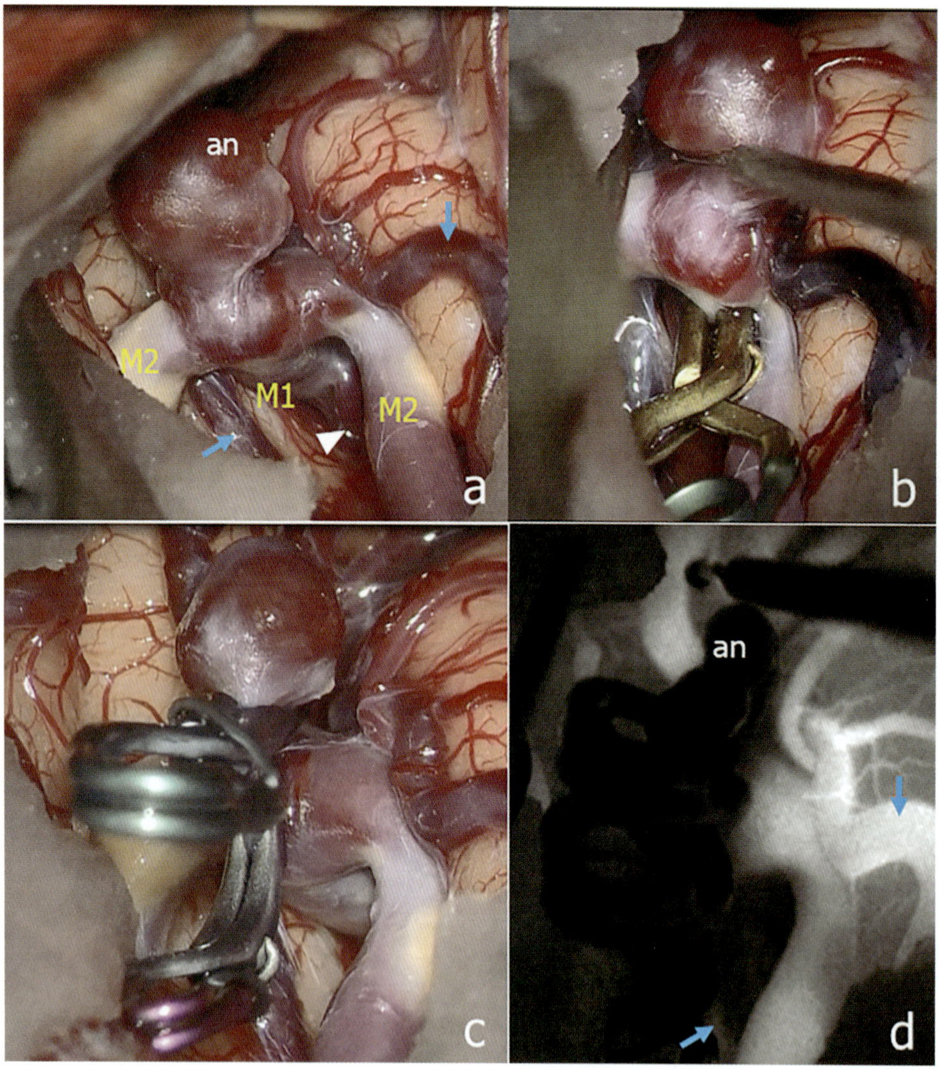

彩图 20.1　经侧裂入路，夹闭左大脑中动脉（MCA）动脉瘤的术中显微照片。**A.** 暴露 M1（MCA 水平段）和 M2（MCA 垂直段），MCA 分叉处动脉瘤（an）向前外侧突出。三角形箭头（△）表示豆纹动脉（LSA），箭头（↑）表示侧裂静脉贴附于 MCA 分支和动脉瘤上。**B.** 临时阻断 M1 段可降低动脉瘤内压力，并有助于从邻近贴附的动静脉中解剖出动脉瘤。注意该阻断远离 LSA。**C.** 夹闭动脉瘤后。**D.** 动脉瘤体不显影，保留了相关血管，并经术中吲哚菁绿血管造影证实

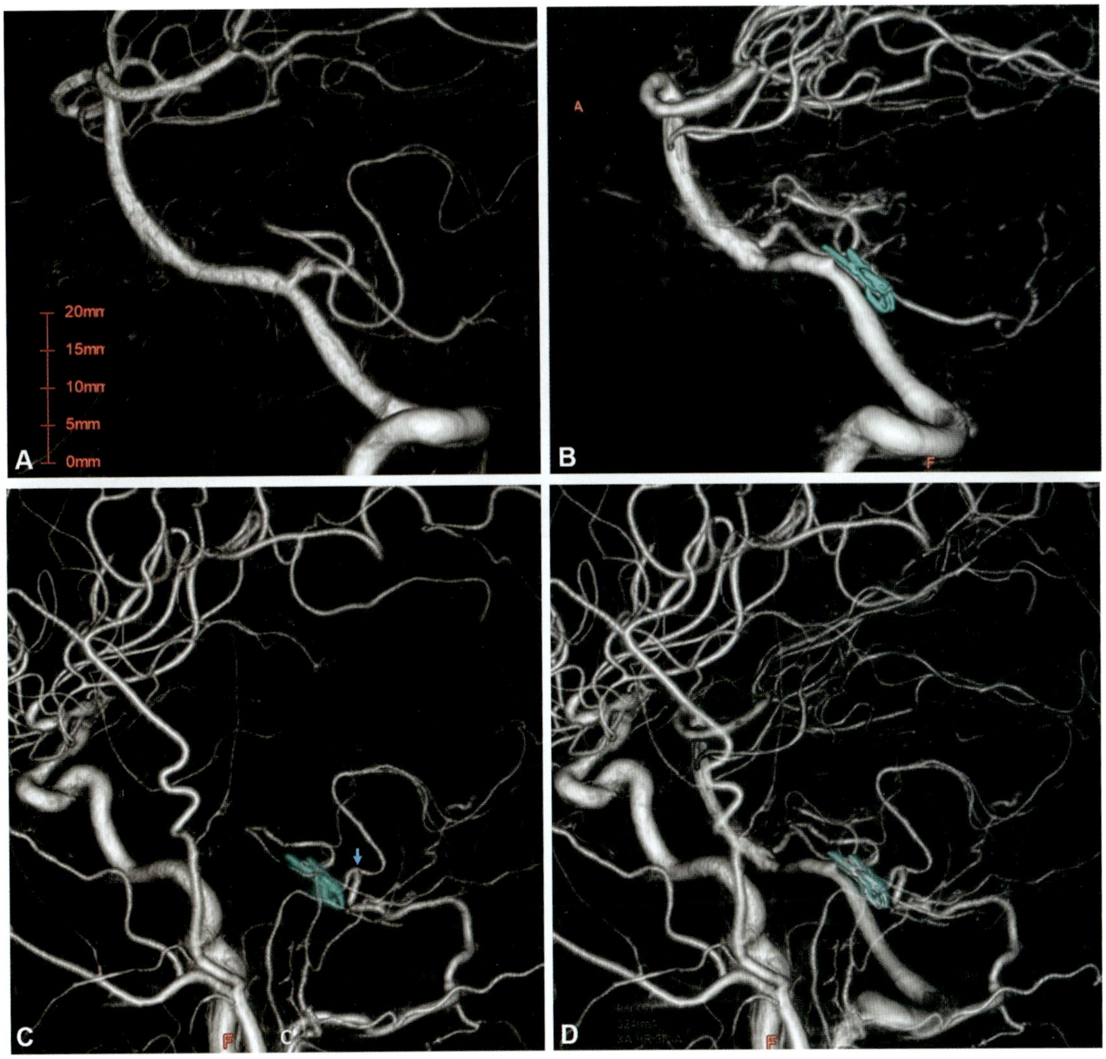

彩图 20.2 三维血管造影显示，采用动脉瘤孤立术以及枕动脉–小脑后下动脉（OA-PICA）吻合术治疗左侧小脑后下动脉（PICA）梭状动脉瘤。**A.** 术前左侧椎动脉造影显示左侧小脑后下动脉起始处梭状动脉瘤；**B.** 术后左侧椎动脉造影证实动脉瘤已闭塞；**C.** 左侧颈动脉造影显示部分 PICA 远端由 OA-PICA 吻合供血。**D.** 术后左侧椎动脉造影（**B**）和颈动脉造影（**C**）融合影像全面显示术后血管结构

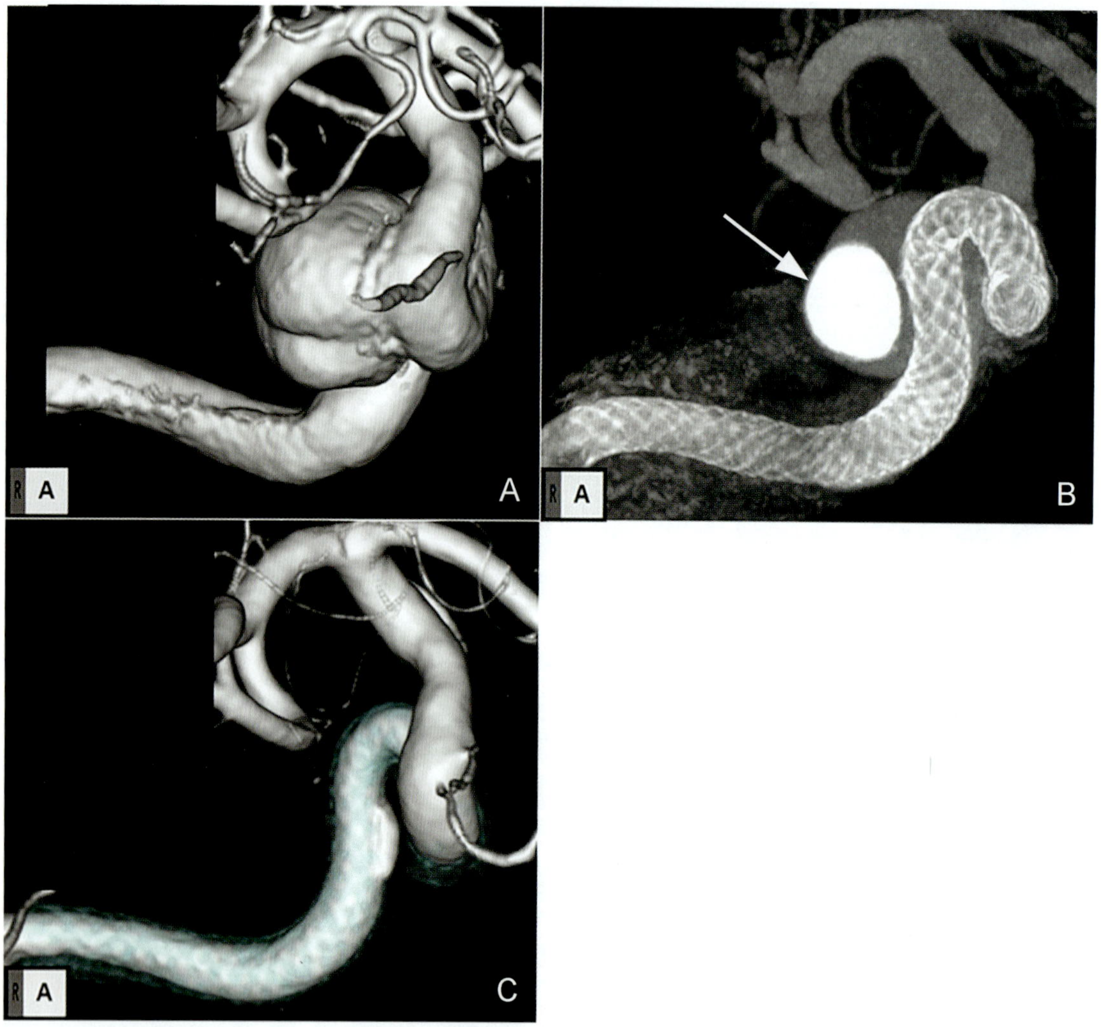

彩图 20.3 右颈内动脉（ICA）海绵窦段动脉瘤的血流导向装置治疗。**A.** 右侧颈动脉血管造影显示 ICA 海绵窦段动脉瘤。**B.** 术中血管造影显示 ICA 内放置了血流导向装置。血流导向装置放置于载瘤动脉内，覆盖动脉瘤瘤口。白色箭头表示造影剂在动脉瘤内聚集。造影剂聚集提示动脉瘤内血流停滞。**C.** 随访时血管造影证实动脉瘤缩小，仅见动脉瘤孔

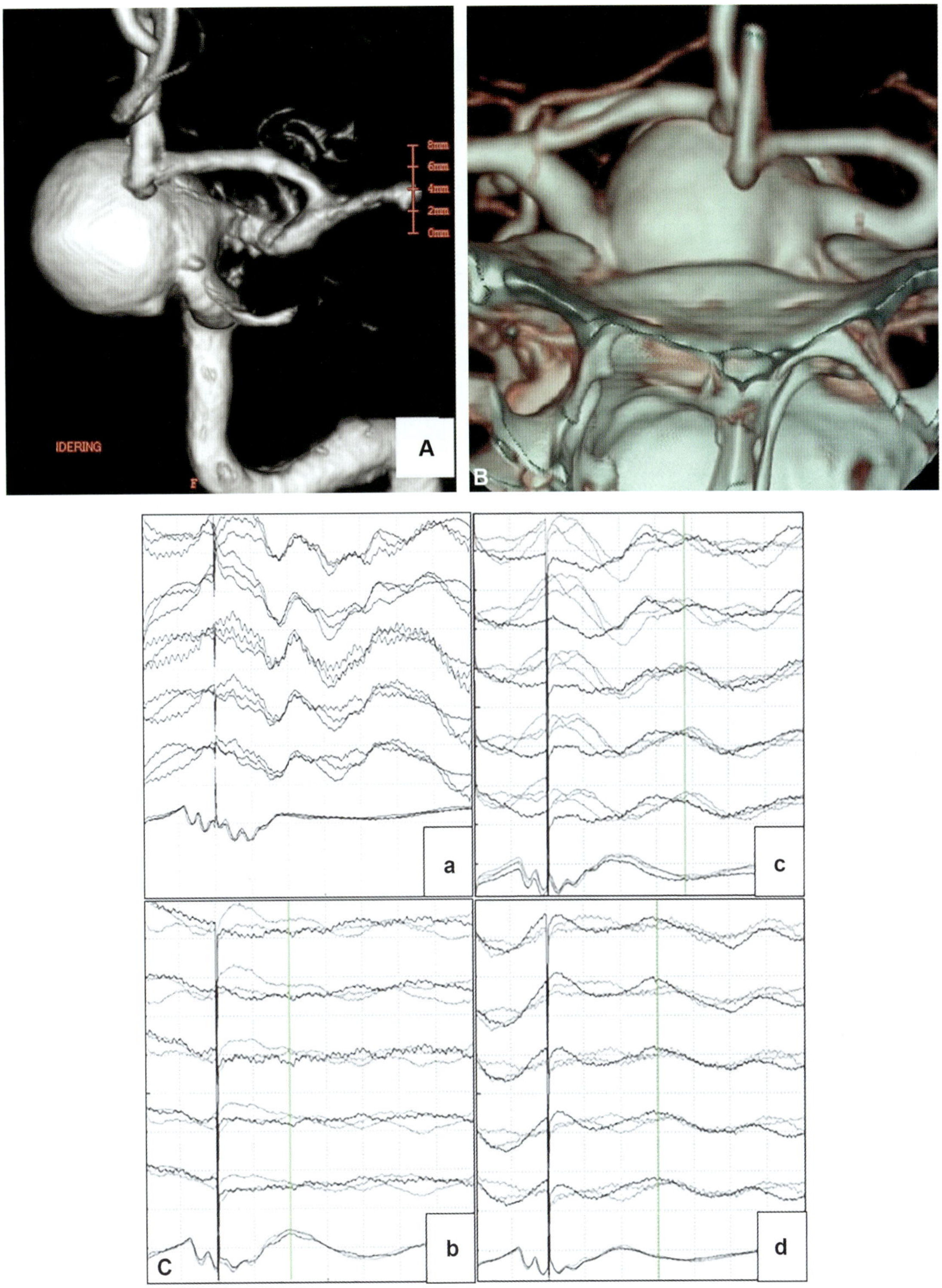

彩图 20.6 示例：一名 51 岁女性患者，患有 ICA 动脉瘤，突发头痛，提示动脉瘤增大。矫正视力 1.0/0.9，视野正常。血管造影提示左侧 ICA 见一 15 mm 大小的未破裂动脉瘤，从上方压迫左侧视神经。经同侧额颞入路，打开硬脑膜，在外侧裂操作约 30 min，邻近左侧视神经，左侧 VEP 波幅逐渐下降并最终消失。视网膜电图以及对侧 VEP 信号均稳定。磨除前床突和打开视神经管行视神经减压。视神经上方受到动脉瘤顶压迫，在镰状皱襞处视神经菲薄。开放视神经管 30 min 后，左侧 VEP 逐渐恢复。放置和调整动脉瘤夹的过程对左侧视神经有相对较大的压迫和牵拉。用吸引器吸住左侧 ICA 进行减压，创造足够空间放置动脉瘤夹，这个过程耗时 40 min。夹闭后左侧 VEP 波幅再次下降，手术结束时仍保持在基线的 50% 以上。术后左眼接近失明。**A 和 B.** 术前左侧颈动脉三维血管造影（**A**）和 CT 血管造影（**B**）提示颈内动脉眼动脉段动脉瘤，大小为 15 mm，宽颈向上内侧突出。**C.** 术中对左眼进行闪光灯刺激，记录 VEP。记录通道：LT-A＋、LO-A＋、Oz-A＋、RO-A＋和 RT-A＋；1 格，2 μV/20 ms 及左眼 ERG；1 格，20 μV/20 ms。（a）开颅前；（b）开颅后，VEP 下降；（c）打开视神经管后 10 min，VEP 恢复。（d）夹闭后的最终波形，VEP 再次下降。［Adapted from Kodama K，Goto T，Sato A，et al.（2010）. Standard and limitation of intraoperative monitoring of the visual evoked potential. Acta Neurochir（Wien）152：643-648.］

A

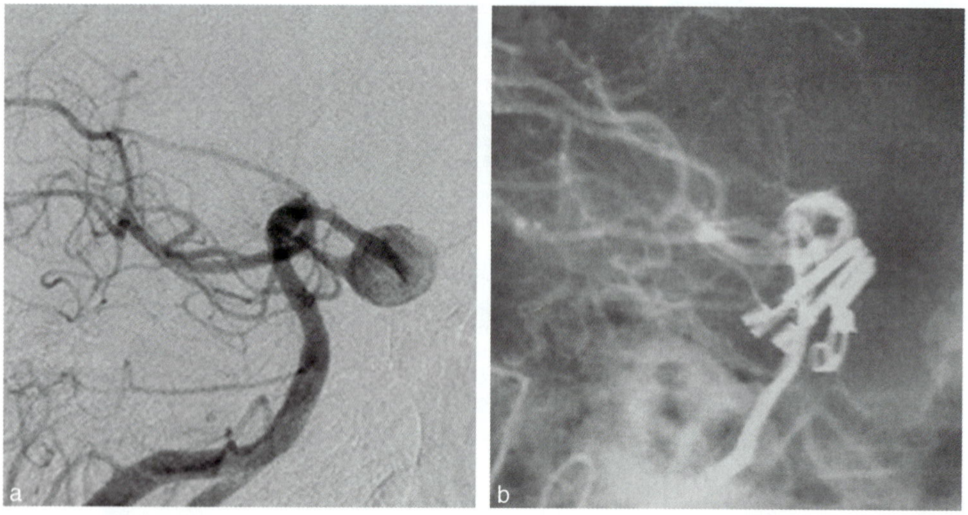

B

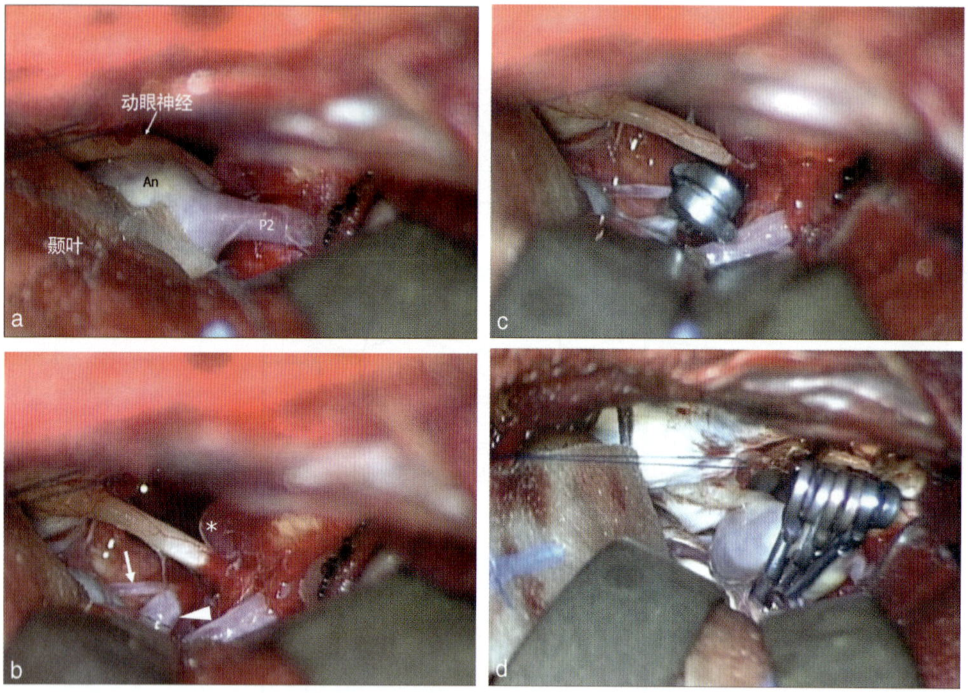

C

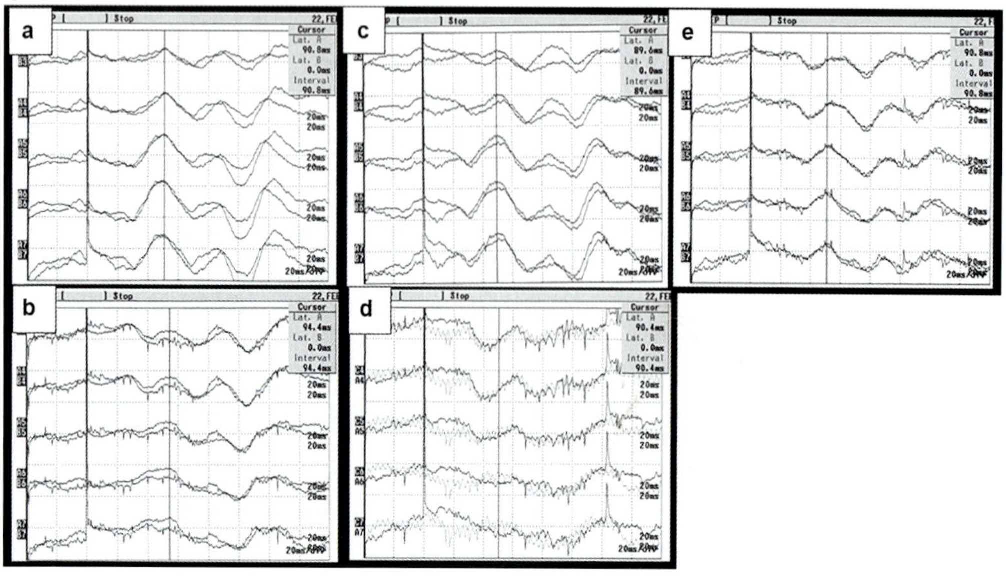

彩图 20.7 一位 60 岁女性患者意外发现右侧大脑后动脉 P2 段约 11 mm 大小的动脉瘤。经右侧颞下入路夹闭动脉瘤。临时阻断载瘤动脉近端以降低动脉瘤壁压力，这引起右侧 VEP 信号衰减。解除阻断后 VEP 波幅恢复。第二次临时阻断载瘤动脉时，再次观察到可逆的 VEP 衰减。动脉瘤在 VEP 信号没有进一步衰减的情况下成功夹闭。术后患者无视功能障碍。图示神经影像、术中显微手术照片和 VEP 波形记录。**A.** 术前椎动脉造影显示大脑后动脉（PCA）动脉瘤（a），术后椎动脉造影确认动脉瘤夹闭（b）。**B.** 术中显微手术照片，右侧颞下入路完成夹闭。（a）暴露动脉瘤；（b）放置脑压板暴露近端 PCA，牵拉动脉瘤和载瘤动脉（箭头），三角形箭头示后交通动脉，星号示小脑上动脉；（c）在 PCA 近端放置临时阻断夹；（d）解除临时阻断，夹闭动脉瘤。**C.** 右眼闪光刺激记录术中 VEP。记录通道：LT-A＋、LO-A＋、Oz-A＋、RO-A＋和 RT-A＋；1 格，2 μV/20 ms。（a）临时阻断前；（b）第一次阻断后 5 min，VEP 下降；（c）第一次解除临时阻断后 5 min，VEP 恢复；（d）第二次临时阻断后 5 min，VEP 再次下降；（e）第二次解除临时阻断后 10 min，VEP 恢复

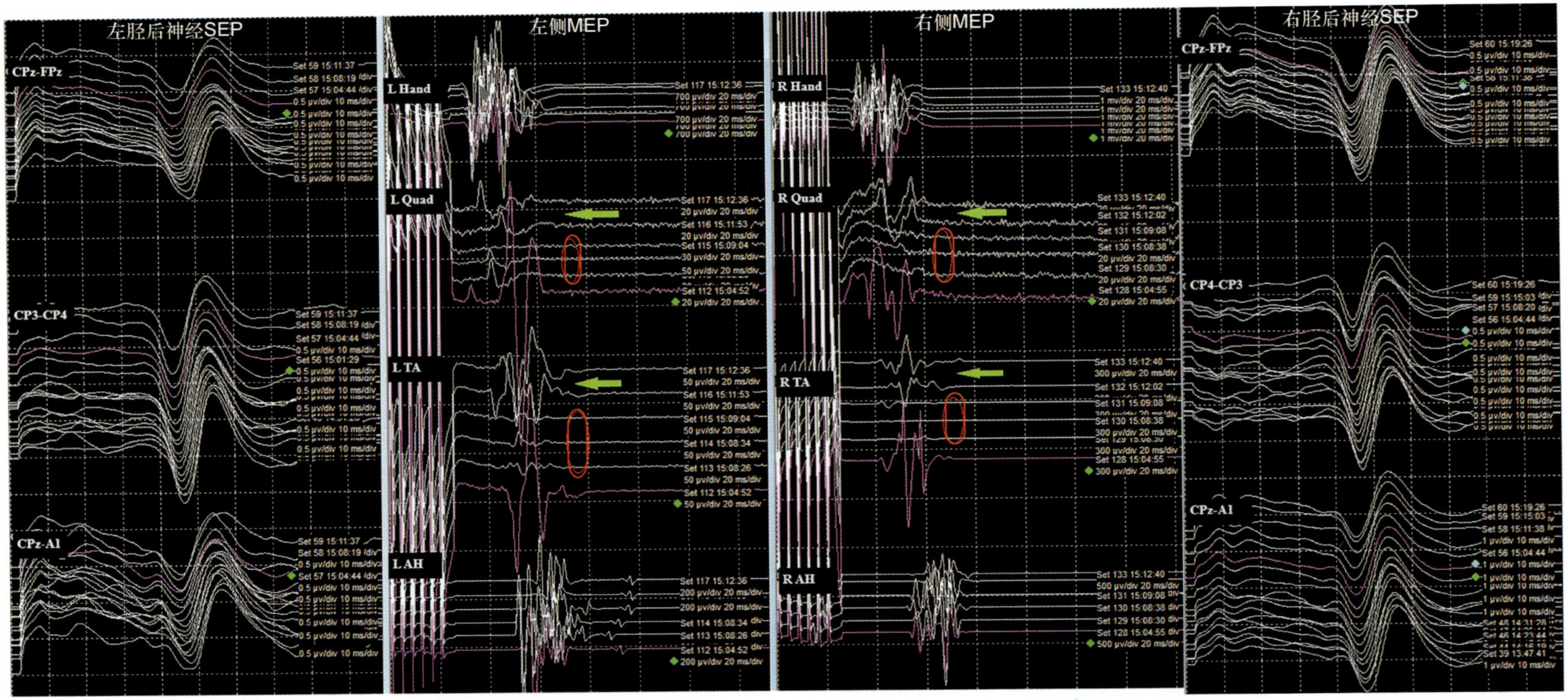

彩图 22.4 脊髓缺血时 MEP 和 SEP 的恶化模式。图中显示了双侧胫后神经 SEP 和双侧 MEP 的监测，术式为采用心房–股动脉分流的开放式 TAA 修复术。粉红色表示在主动脉远端夹闭前记录的 SEP 和 MEP 波形。注意双侧股四头肌和胫骨前肌 MEP 快速消失（在小于 4 min 内）（红圈），而双侧踇展肌 MEP 相对保留。注意一旦主动脉开放，MEP 迅速恢复（绿色箭头）。与明显的 MEP 下降相比，还可注意到在同样的约 10 min 时间窗内，胫后 SEP 变化波动最小（如果有）。Quad，股四头肌；TA，胫骨前肌；AH，踇展肌。MEP 的记录参数：LFF 100 Hz，HFF 2 KHz。灵敏度 70 ～ 2000 μV/div，时基 20 ms/div。经颅电刺激参数：分别为 3 个和 6 个双脉冲（启动和刺激）；脉冲持续时间 0.05 ms；脉冲频率 250 Hz，刺激间期 300 ms；刺激电极位置 C3/C4。刺激电压 350V。SEP 的记录参数：LFF 30 Hz，HFF 500 Hz，灵敏度 0.5 μV/div，时基 10 ms/div

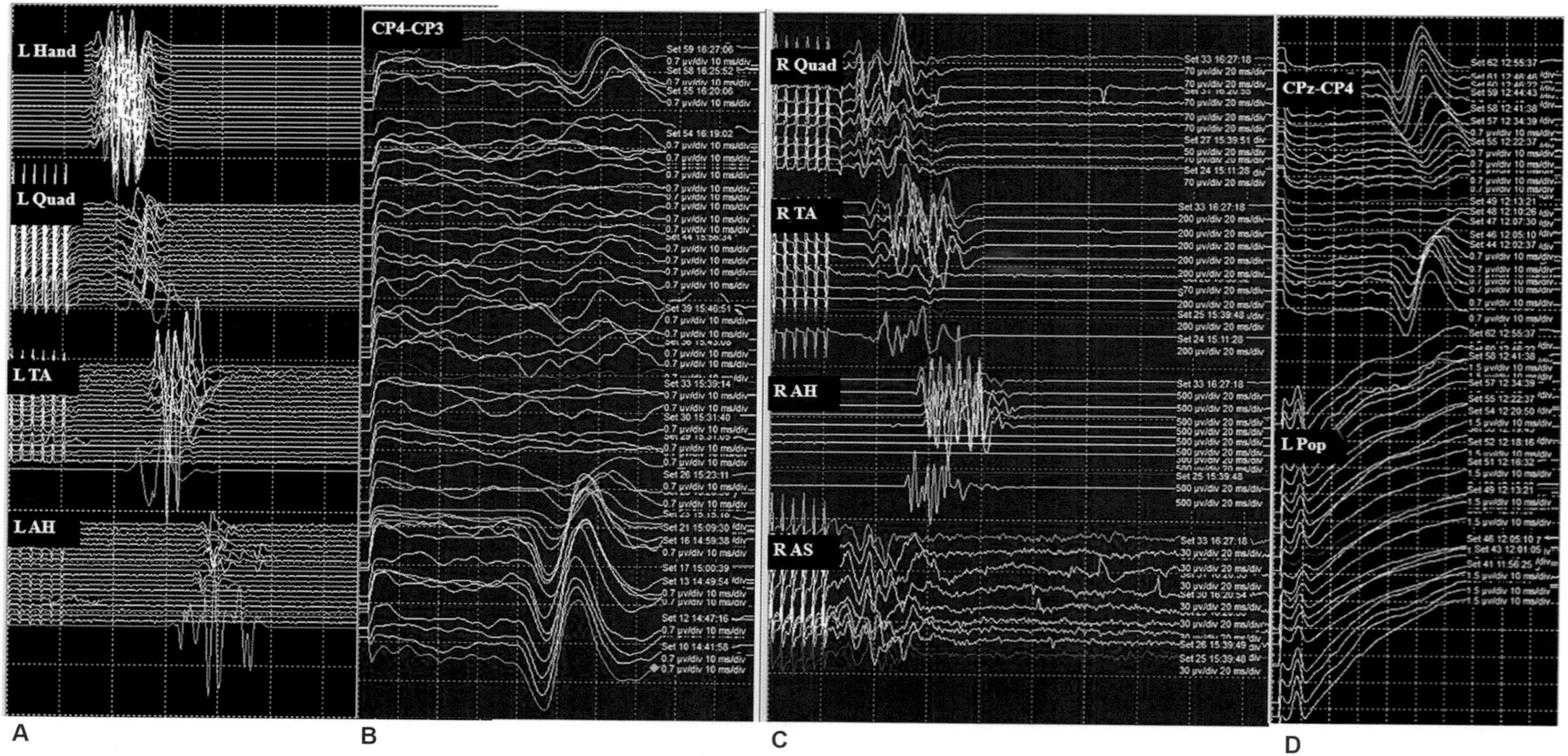

彩图 22.5 肢体缺血的神经生理学改变模式。**A.** 远端到近端肢体的 MEP 恶化进展。心房-股动脉分流术开始时出现左下肢缺血，随着远端平均动脉压的增加而改善（顶部波形）。注意 MEP 降低的远近梯度：最远端的 MEP（AH MEP）受影响最明显，而股四头肌 MEP 显示与近端主动脉夹闭开始前的基线（粉红色波形）几无变化。此模式为由肢体缺血引起的 MEP 恶化所特有。刺激和记录参数如图 22.4 所示。**B** 和 **C.** 肢体缺血时 SEP 恶化先于 MEP。该图描述了右髂动脉夹闭后导致右下肢 SEP（**B**）和 MEP（**C**）改变的发生发展状况。蓝色波形始于夹闭血管后肢体缺血开始（15:09 ～ 15:11）。注意虽然右侧 P37/N45 复合体已显示潜伏期延长、波幅下降，但所有右腿 MEP 都很稳定。红色的 SEP 和 MEP 曲线约同时（15:39）记录，当时最远端的肌肉反应，即 TA 和 AH MEP 出现首次无法记录，而更近端肌肉的反应，即 Quad 和 AS MEP 未见任何变化。右髂动脉夹闭解除后，SEP 和 MEP 均恢复明显，但恢复速度不同：与基线（堆栈图底部的绿色波形）相比，右侧 P37/N45 波形仍然很小，而且相对延迟（堆栈图顶部的绿色波形，约 16:27），但右侧 TA 和 AH MEP 已完全恢复（顶部绿色波形）。同时应注意到，虽然 AH 和 TA 的 MEP 在肢体缺血期间完全消失（红色波形），但 Quad 和 AS 的 MEP 仍然稳定（红色波形）。**D.** 肢体缺血时 SEP 的恶化模式。图中描述了由于左下肢缺血而同时出现的左胫后神经 SEP 周围（腘窝电位 PF）和中枢（P37/N45）电位波幅下降。注意电位恶化缓慢而渐进，约 20 min 内完全丧失；恢复也同样呈渐进性，约 30 min 内恢复到基线。AH，𧿹展肌；AS，肛门外括约肌；Quad，股四头肌；TA，胫骨前肌

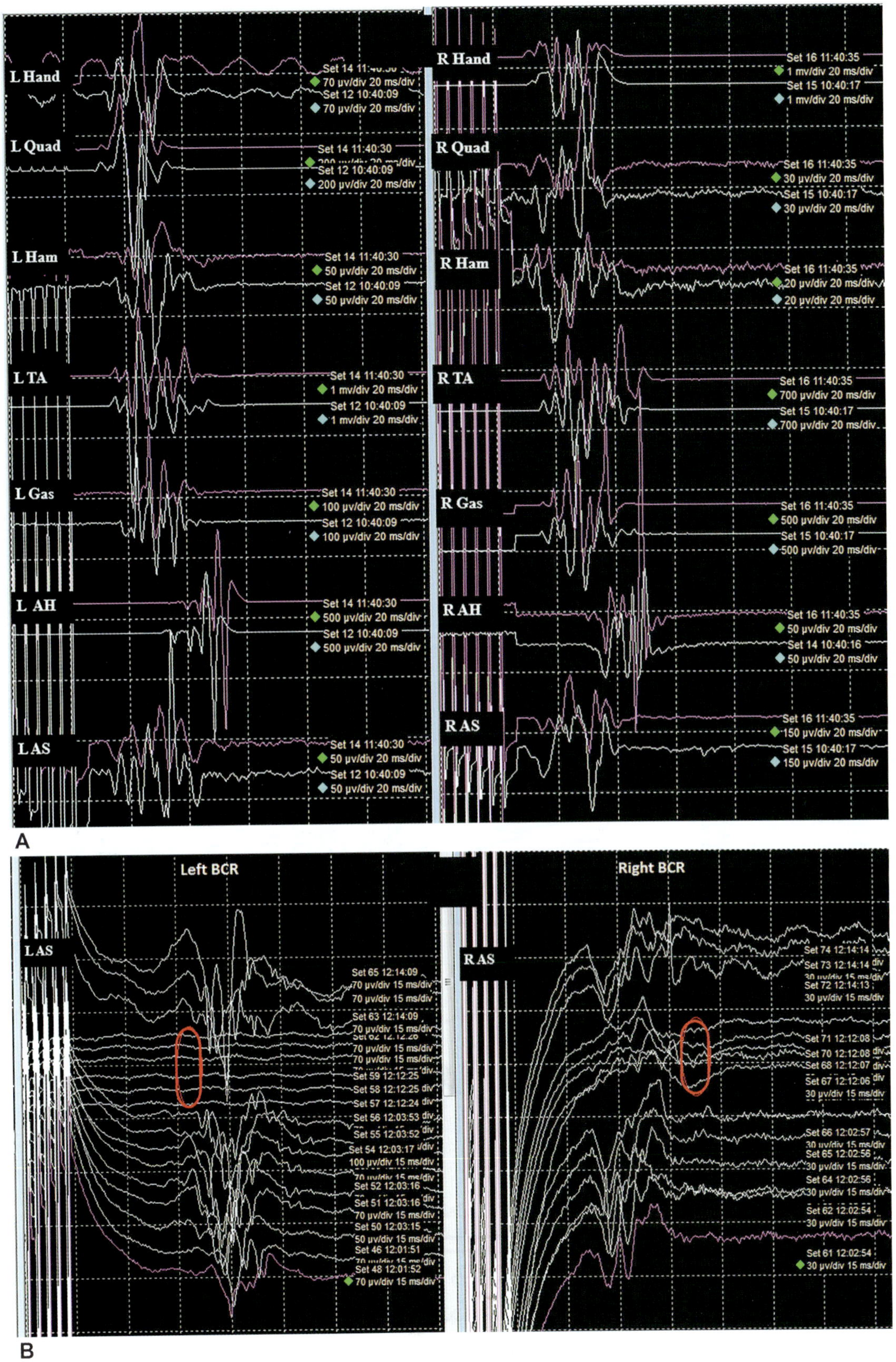

彩图 22.6　TAA 修复术的 MEP 和球海绵体肌反射（BCR）神经监测设置。**A.** 广泛记录双侧腰骶部神经支配肌肉组：股四头肌（Quad）、腘绳肌（Ham）、胫骨前肌（TA）、腓肠肌（Gas）、踇展肌（AH）和肛门外括约肌（AS）。记录腿的近端和远端肌肉，可以区分肢体和脊髓缺血，前者首先影响远端肌肉 MEP，并且影响不成比例。**B.** 脊髓圆锥缺血和恢复时 BCR 消失（约 12:12，红圈）及恢复（约 12:14）的例子。记录参数：LFF 100 Hz，3 kHz。灵敏度 30 ～ 70 μV/div，时基 15 ms/div。从 AS 肌肉进行记录，每侧 2 个皮下针电极。刺激参数：多脉冲成串刺激，每串 5 个脉冲，脉冲持续时间 0.5 ms，脉冲频率 333 Hz，成串刺激频率 0.5 Hz

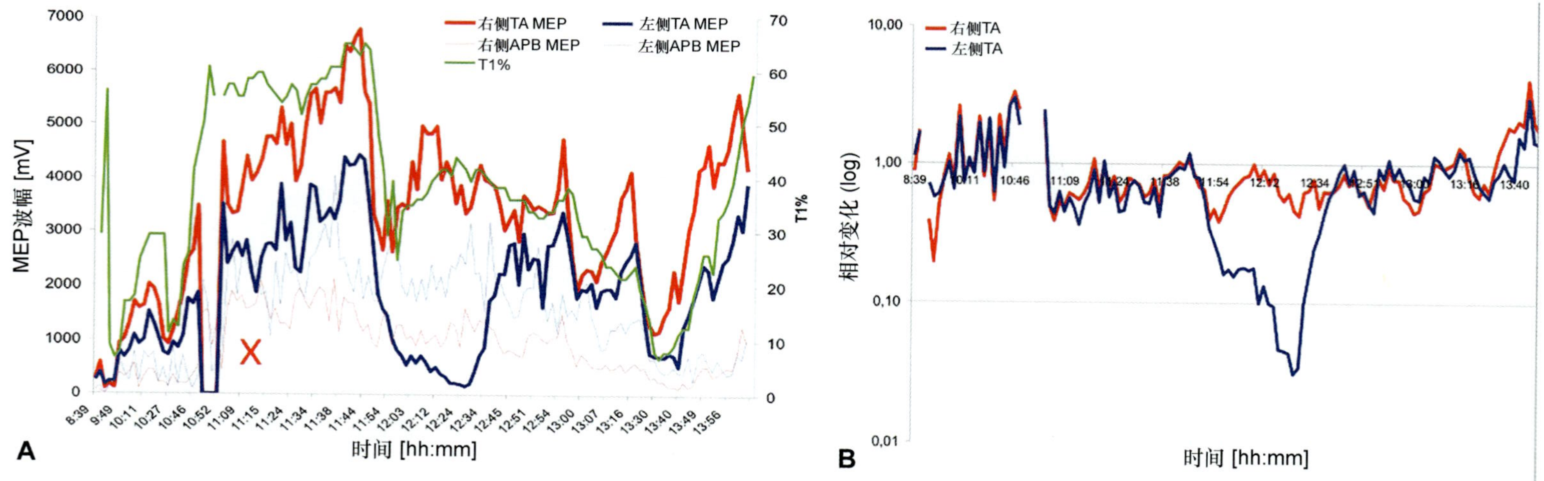

彩图 22.7 肌肉松弛程度及 MEP 波幅。**A.** 左侧 Y 轴上给出左、右小腿的 MEP 波幅（蓝色和红色实线）在短期（曲线的“锐利”外观）和长期都显示出相当大的变化，后者与肌肉松弛程度相关（绿色实线）；右侧 Y 轴给出的是在肌肉松弛前获得的 CMAP 值百分比。注意 X 表示导管插入左髂动脉 0.5 h 后，左小腿的 MEP 波幅下降，血供恢复后可逆转。该时间过程是周围（即并非脊髓）缺血的典型特征。在左侧 Y 轴上给出了 MEP 波幅，单位为 μV，右侧 Y 轴则给出了肌肉松弛程度与肌肉松弛前测量值的百分比。**B.** 此处描述了与图 22.9 相同的监测程序。然而，蓝色和红色实线并非显示左、右小腿的绝对 MEP 波幅，而是波幅与手部肌肉测量的 MEP 波幅之间的比率。尽管如图 22.9 显示出很强的绝对差异，但该比率在整个监测过程中要稳定得多，表明其能纠正系统性的混杂因素。TA，胫骨前肌；APB，拇短展肌

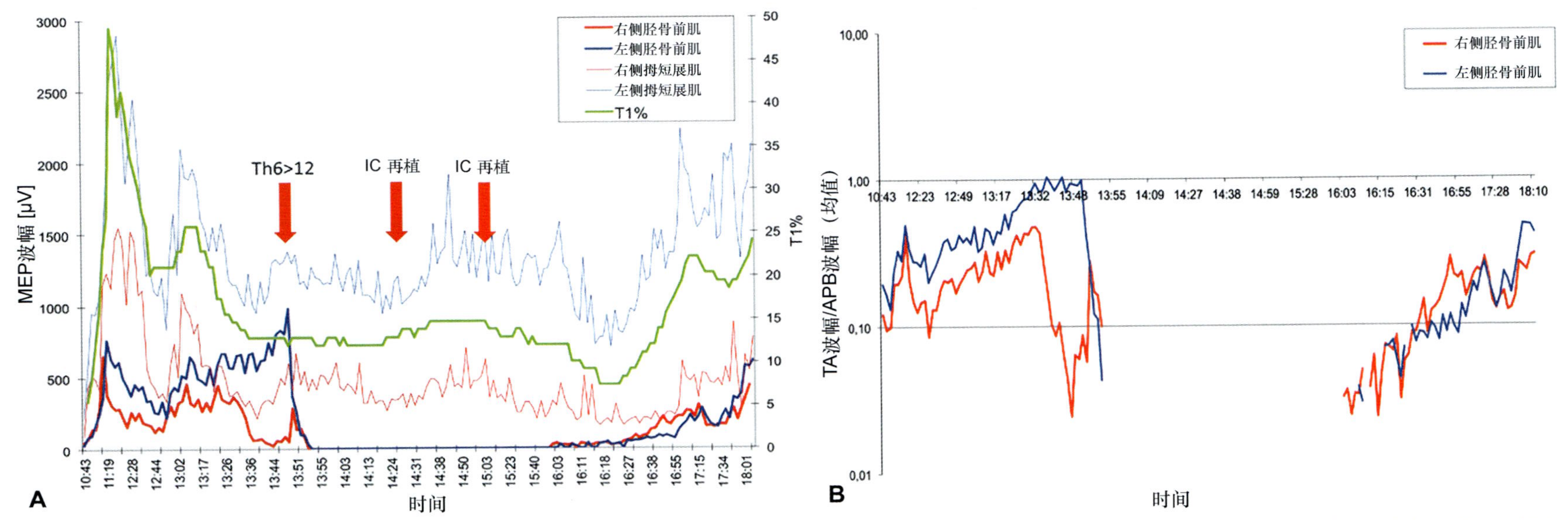

彩图 22.8 肋间动脉再植效果。**A.** Th6 ＞ 12 表示将下钳从 Th6 水平移到 Th12 水平。双小腿的 MEP 反应（蓝色和红色实线）立即消失，而双手的肌肉松弛程度（绿色实线）以及 MEP 反应（蓝色和红色细线）维持稳定。第一次再植未影响 MEP，而第二次后不久 MEP 缓慢恢复。图示典型的时间变化过程，请注意在大约 2 h 内无法检测到下肢 MEP。Th6 ＝第 6 胸椎水平；Th12 ＝第 12 胸椎水平。**B.** 描述了与图 22.8 A 中相同的监测程序。然而蓝色和红色实线并不显示左、右小腿的绝对 MEP 波幅，而是波幅与手部肌肉 MEP 波幅之间的比率。监测程序开始和结束时的比率相同，表明没有发生永久性 SCI。APB，拇短展肌；IC，肋间动脉；TA，胫骨前肌

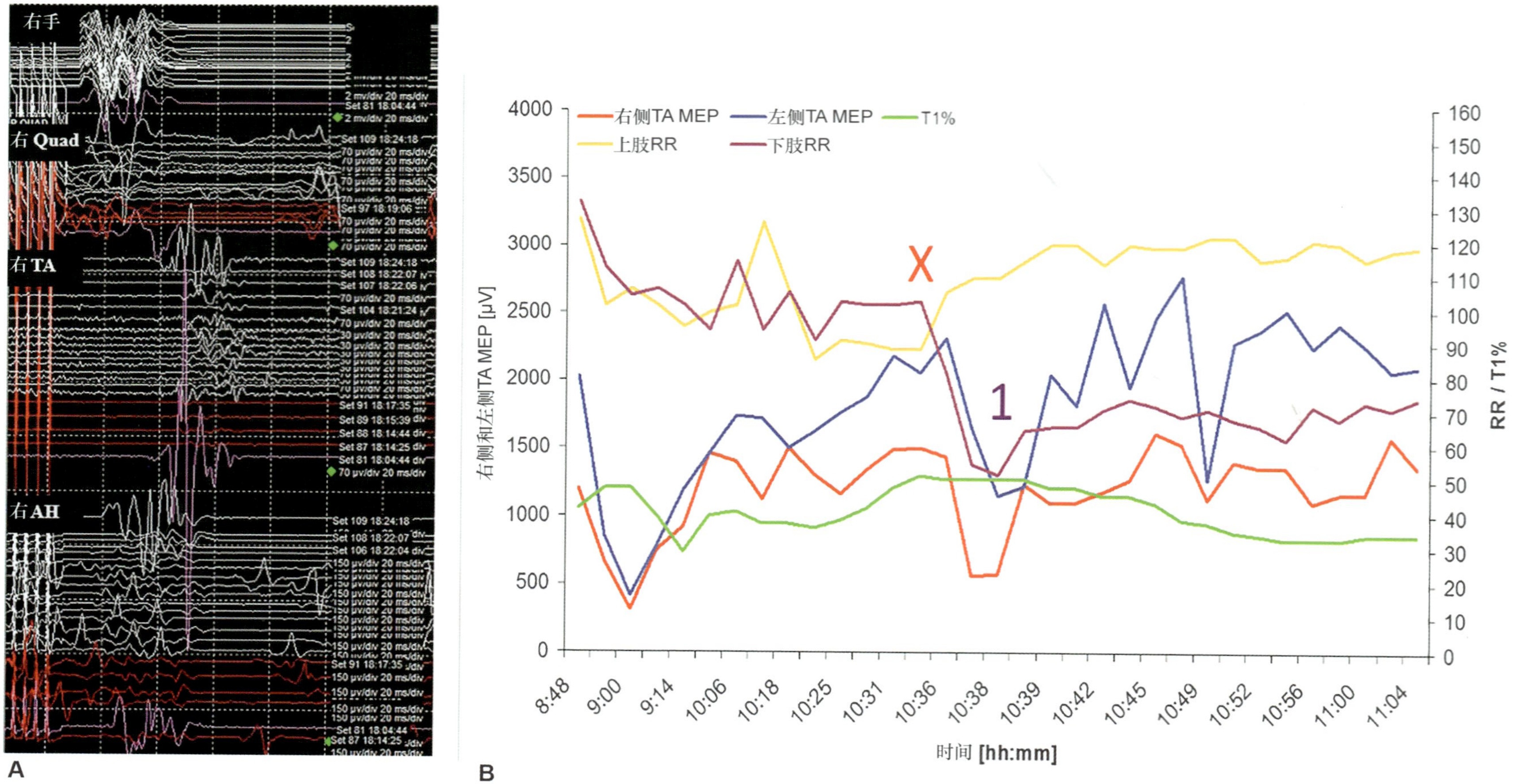

彩图 22.9 远端主动脉灌注压对两位患者 MEP 波幅的影响。**A.** 在近端主动脉夹闭后，右腿 MEP 突然消失（红色波形），表明右侧脊髓缺血。这与心房-股动脉分流的远端平均动脉压低直接相关（约 18:14，MAP 约 54 mmHg）。随后约 10 min，远端 MAP 逐渐升高而右腿 MEP 迅速改善，在远端 MAP 高于 80 mmHg 时返回到夹闭前基线（约 18:24，设定 109）。刺激和记录参数如图 22.4 所示。**B.** 该图显示了远端平均动脉压（DMAP）轻微上调对 MEP 波幅的影响。在 X 点，夹闭主动脉，右下肢和左下肢的 MEP 波幅立即下降（分别为蓝色和红色线条）。同时，右股动脉的血压（紫色线条）从约 100 mmHg 急剧下降到 50 mmHg，这似乎是 MEP 波幅下降的原因，预示着即将发生 SCI。只需稍微升高 DMAP（10～15 mmHg；“1”）就能使 MEP 恢复到原水平。应注意右侧桡动脉（黄色线条）的血压（“RR”）以及肌肉松弛程度（绿色线条）稳定。左侧 Y 轴给出 MEP 波幅，其他所有数值显示于右侧 Y 轴。Quad，股四头肌；TA，胫骨前肌；AH，踇展肌

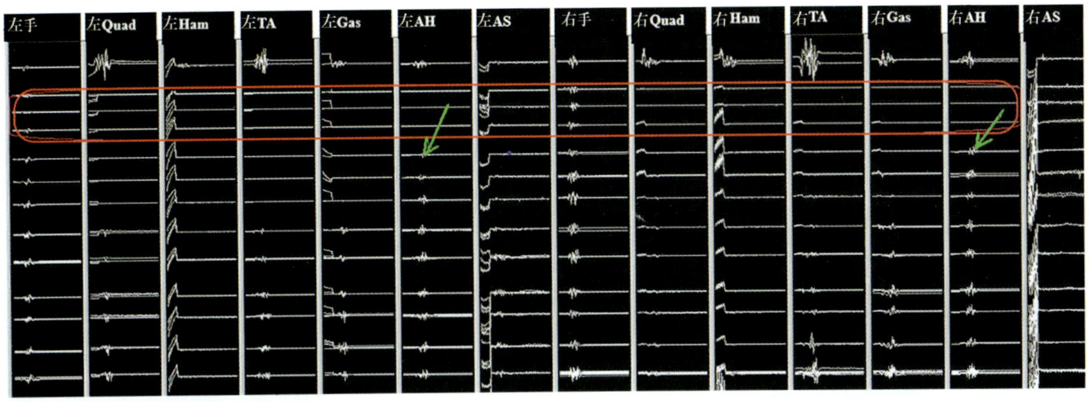

彩图 22.10 远端主动脉夹闭时 MEP 变化。历史记录显示，肋间动脉起始处远端的主动脉夹闭后双下肢 MEP 丢失（红色矩形）。约 25 min 选择性重建后，注意踇展肌（AH）MEP（绿色箭头）出现，标志着所有腿部 MEP 逐渐恢复的开始。事实上，大多数下肢远端 MEP 首先恢复，排除了外周缺血，也排除了与开放的、反流的节段动脉循环相关。Quad，股四头肌；Han，腘绳肌；TA，胫骨前肌；Gas，腓肠肌；AH，踇展肌；AS，肛门外括约肌

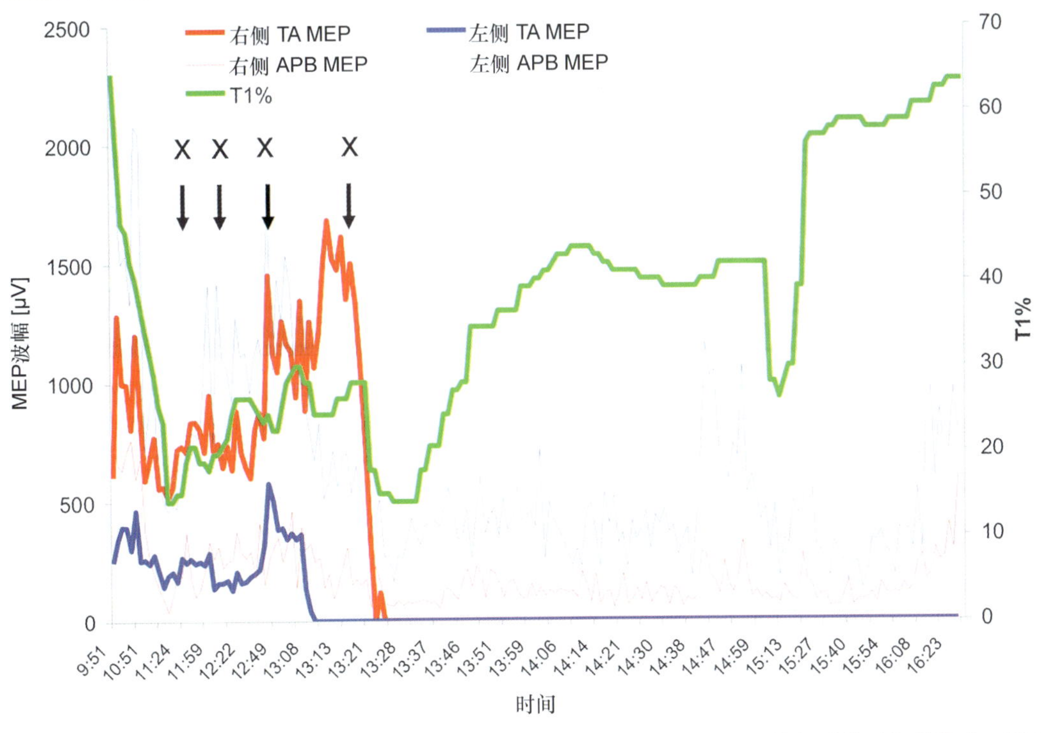

彩图 22.11 SCI 致下肢 MEP 不对称及不可逆地消失。“X”表示主动脉夹闭，夹闭节段随着时间的推移而增加。左小腿 MEP（蓝线）首先消失（在第 3 个夹位之后），右小腿 MEP（红线）仍保持高波幅。然而在放置第 4 夹后，后者亦立即消失。尽管全力采取医疗措施，MEP 未再出现，患者醒来后截瘫。绿线表示肌肉松弛程度，并在右侧 Y 轴上给出与麻醉诱导前相比的百分比。蓝色和红色细线分别表示右手和左手的 MEP 波幅，在左侧 Y 轴上以 μV 为单位表示。APB，拇短展肌；TA，胫骨前肌

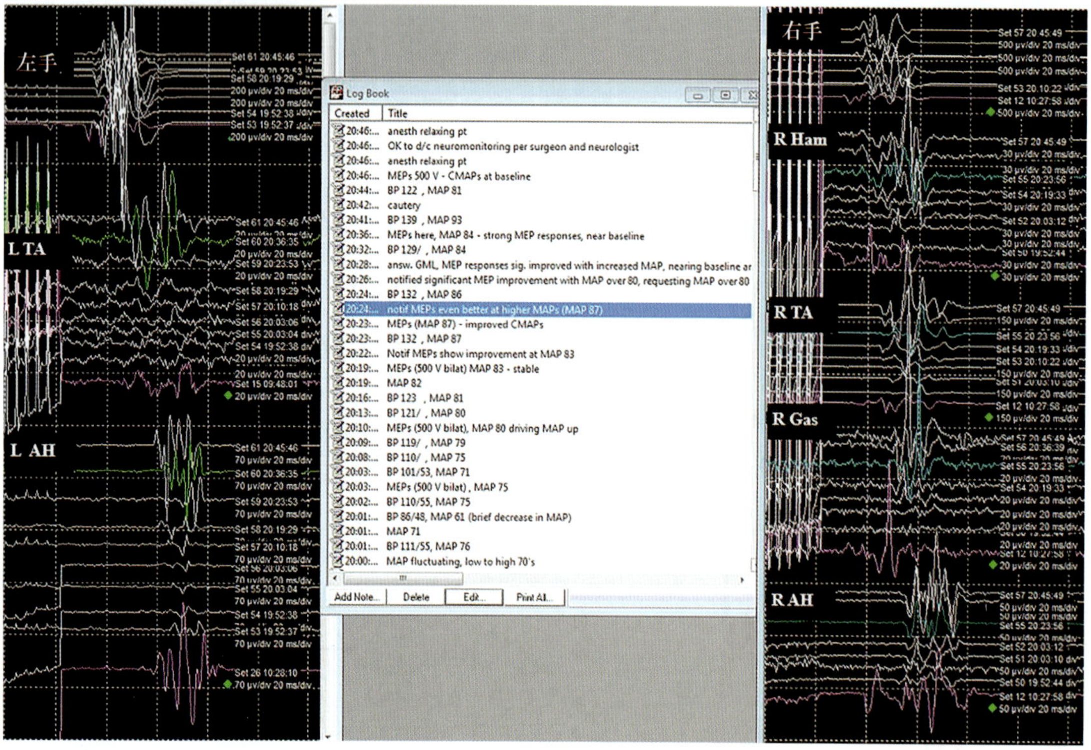

彩图 22.12 用于调节 DAP 后血压的延长 MEP 监测。记录显示，双下肢 MEP 波动与主动脉再通顺行复流后的全身血压变化直接相关：在平均动脉压（MAP）低于 70 mmHg 时，尽管给予最大刺激，仅记录到微弱的下肢肌肉 MEP。应注意 MEP 在 MAP 高于 80 mmHg 时明显改善，例如约 20:23 的右侧 MEP（第 55 组波形，蓝色）以及约 20:36 的左侧 MEP（第 60 组波形，绿色）。AH，踇展肌；Gas，腓肠肌；Ham，腘绳肌；TA，胫骨前肌。值得注意的是，记录了以下双侧下肢肌组：股四头肌（Quad）、TA、AH、Ham 和 Gas；考虑到篇幅限制，在此只显示基线测量获得的可靠的 MEP 通道（粉红色波形）。刺激和记录参数如图 22.4 所示。